现代外科常见病与微创手术

主编　赵秀瑶　付　强　张景坤　李　政
　　　郭　玲　周立兵　张增潮

黑龙江科学技术出版社

图书在版编目（CIP）数据

现代外科常见病与微创手术 / 赵秀瑶等主编. -- 哈
尔滨：黑龙江科学技术出版社，2022.6
ISBN 978-7-5719-1358-8

Ⅰ．①现… Ⅱ．①赵… Ⅲ．①显微外科学 Ⅳ.
①R616.2

中国版本图书馆CIP数据核字（2022）第055397号

现代外科常见病与微创手术
XIANDAI WAIKE CHANGJIANBING YU WEICHUANG SHOUSHU

主　　编	赵秀瑶　付　强　张景坤　李　政　郭　玲　周立兵　张增潮
责任编辑	陈兆红
封面设计	宗　宁
出　　版	黑龙江科学技术出版社
	地址：哈尔滨市南岗区公安街70-2号　邮编：150007
	电话：（0451）53642106　传真：（0451）53642143
	网址：www.lkcbs.cn
发　　行	全国新华书店
印　　刷	哈尔滨双华印刷有限公司
开　　本	787 mm×1092 mm　1/16
印　　张	31.75
字　　数	807千字
版　　次	2022年6月第1版
印　　次	2023年1月第1次印刷
书　　号	ISBN 978-7-5719-1358-8
定　　价	198.00元

前 言
FOREWORD

现代医学模式正在发生巨大变化,医学不再是单纯的自然科学,而是包括自然、社会和人文的综合性学科;不仅涉及生物方面,还涉及社会方面和心理方面。医师的任务是防病治病、救死扶伤,其医德、医技和服务质量是个人健康、家庭幸福和社会和谐的重要基础。

社会经济的发展使我国人民的生活得到极大改善,人们对医疗技术和服务质量的要求进一步提高。当前,医疗保健问题正成为我国人民最为关心的问题之一。为了社会的和谐发展,保证医疗水平与人民的需求相互协调,需要进一步提高医师队伍的整体素质。

外科学是一门实践性很强的学科,不同的外科病可能会有相同的临床表现,而同一种外科病也可能临床表现不同。外科医师不仅要诊断疾病、观察病情、合理地选择药物治疗,更重要的是要选择合适的手术方式,执行正确的手术操作。因此,我们特组织具有丰富临床经验的外科专家共同编写了《现代外科常见病与微创手术》一书。

本书在参照国内外最新文献的基础上,纳入了当下外科学领域的诊疗新技术。首先对急诊外科疾病的诊疗进行介绍;然后结合临床实际需求,对神经外科、普外科、肛肠外科、泌尿外科、手足外科等科室常见疾病的诊疗进行详细阐述;最后对外科麻醉和常用微创手术进行了补充说明,目的是提升临床医师的诊疗思维能力,完善临床需求。本书内容全面、详实,条理清晰,有助于临床医师对疾病迅速做出明确诊断和及时、恰当的处理,适合各级外科临床医师参考。

尽管我们已经竭尽全力,但是由于时间和水平的限制,书中难免有不足之处,希望广大同人批评指正,对此我们不胜感激。

《现代外科常见病与微创手术》编委会

2022 年 2 月

目 录
CONTENTS

2

第一章

急诊外科疾病

第一节　创伤性休克

一、临床表现

创伤性休克属于危重的低血容量性休克。

(一)创伤引起

(1)成人肱动脉收缩压<12.0 kPa(90 mmHg)。

(2)或较基础血压降低幅度>4.0 kPa(30 mmHg)。

(3)脉压减小。

(二)生命体征体位性改变

(1)仰卧位无低血压,但怀疑在休克时出现低血压。

(2)改变体位后3~5分钟测量脉搏,血压。

(3)收缩压下降>1.3 kPa(10 mmHg)。

(4)伴脉搏增快。

(5)患者感头昏不适。

(三)组织灌注不足的表现

(1)肢端湿冷。

(2)皮肤苍白或发绀。

(3)外周脉搏搏动未扪及或细弱。

(4)烦躁不安,易激惹。

(5)神志淡漠,嗜睡,昏迷。

(6)尿量减少或无尿。

(四)交感神经兴奋

(1)精神紧张,焦虑。

(2)过度换气。

(3)大汗。

(五)病因学及病理生理

(1)创伤导致内脏出血。

(2)大血管破裂。

(3)骨折。

(4)大面积烧伤所致大量体液丢失。

(六)院前处理

(1)优先处理气道阻塞,维持通气。

(2)有张力性气胸、开放性气胸、心脏压塞等情况时,应立即处理。

(3)有可见的活动性出血时,立即有效止血。

(4)建立大口径静脉通路,给予补液治疗。

(七)急诊检查

(1)血流动力学监测:动脉血压、中心静脉压、肺动脉楔压。

(2)动态监测血红蛋白和血细胞比容。

(3)血气分析,注意乳酸酸中毒情况。

(4)凝血功能检测,警惕弥散性血管内凝血(DIC)的发生。

(八)急诊治疗

1.初步治疗

(1)保持气道通畅,必要时给予通气支持。

(2)优先处理张力性气胸、心脏压塞等危及生命的情况。

(3)有效止血。

2.建立静脉通道

建立大口径静脉通路,通常采用中心静脉途径,同时有利于血流动力学监测和进一步治疗。

3.容量复苏

(1)复苏溶液的选择。①晶体溶液:平衡盐溶液(林格液)是目前治疗创伤性休克的首选液体。有文献报道,高渗盐水治疗低血容量性休克有良好效果,作用机制包括维持较高心排血量、扩大血容量使回心血量增加、降低外周血管阻力、减少组织水肿等,但有可能加重出血,而且不宜超过血容量的10%。②胶体溶液:全血是最理想的胶体液,但应注意避免大量输注库存血;白蛋白可作为选择之一,可以较长时间保留在血管内,对纠正休克有利;右旋糖酐有维持胶体渗透压的作用,可有效降低血黏度,改善微循环,但使用不宜超过1 500 mL。

(2)输液速度和输液量。①首先应快速补充晶体液,在第一个30分钟内给予平衡盐溶液1 000～1 500 mL。②失血在500 mL以上或输液在2 000 mL以上,应同时补充胶体溶液。③晶体与胶体溶液的比例为(2～4)∶1,严重失血可达1∶1。④失血1 000 mL以上或胶体用量1 000 mL以上,血细胞比容小于20%,应补充血制品。

(3)复苏有效的判断:①血压恢复并维持稳定。②血细胞比容30%～35%。③尿量每小时0.5～1.0 mL/kg。④神志恢复。

4.处理创伤

积极处理创伤,应同时做好手术的准备,纠正休克的目的是为手术赢得时间。

5.纠正酸中毒

(1)轻度酸中毒时,仅输入大量晶体液即可起到纠正酸中毒的作用。

(2)根据血气分析的结果指导碱性药物的应用,目前主张代谢性酸中毒 pH<7.20 时可适当考虑应用碱性药物。

6.血管活性药物的应用

(1)不能替代容量复苏。

(2)仅在病情危重、容量复苏后血压不能维持时应用,可选用多巴胺。

7.抗生素的应用

开放性创伤时为预防继发感染,可预防应用广谱抗生素。

(吴　熙)

第二节　挤压综合征

一、病因

(1)长时间受压或挤压。

(2)长期固定体位所致的自压。

(3)医源性处理不当,如四肢骨折不适当的固定。

二、病理生理

四肢或躯干肌肉丰富的部位,受压榨或长时间受重力压迫致使肌肉组织缺血性坏死。坏死的肌肉分解吸收引起酸中毒、肌红蛋白尿、高钾血症。肌红蛋白经血流在肾脏造成损害,最终导致急性肾衰竭。

挤压综合征与骨筋膜室综合征二者既有关联又有区别,两者可视为一个系列病症的不同病理过程。骨筋膜室综合征局部症状可较挤压综合征轻,但比挤压伤为重,肢体肌肉可出现缺血性坏死和肌红蛋白反应,一般无肾缺血、高血钾、肾功能障碍及全身反应等。

三、临床表现

(一)局部表现

局部表现为砸压伤肢肿胀,皮肤张力增加,有水泡形成,皮肤有瘀血斑,肌力下降,局部疼痛或感觉障碍,肢体远端动脉搏动减弱。

(二)全身表现

1.休克

由于组织损伤、出血,大量血浆外渗,使血容量丢失而出现轻度至中度休克,创伤后的剧痛和强烈的精神刺激也会使休克加重。

2.肌红蛋白尿

一经查出,挤压综合征的诊断即可成立,伤后 24 小时的尿色如呈红褐色,一般即考虑肌红蛋白尿。在受砸伤的肌肉组织恢复血运后 12 小时,肌红蛋白尿浓度最高,以后逐渐减少,2～3 天后可自行好转。

3.酸中毒

肌肉坏死后释放出大量的酸性物质,使体液 pH 值降低。损伤组织的分解使大量中间代谢产物在体内聚积,导致代谢性酸中毒,使二氧化碳结合率下降,非蛋白氮和尿素氮迅速升高,肾功能受到严重损害。临床表现为呼吸深长、神志模糊、烦躁、口渴、恶心等酸中毒及尿毒症的一系列表现。

4.高钾血症

坏死肌肉内的钾离子大量进入血循环,由于肾衰竭,尿少,排钾更加受阻,使体内的钾浓度明显上升。在少尿期,高钾血症可引起死亡。早期临床表现为反应迟钝、全身软弱无力、四肢麻木、神志不清、心跳缓慢,严重者甚至心脏停搏导致死亡。高钾血症同时伴有高血磷、高血镁、低血钙、低血钠及低血氯症。

四、院前急救

(1)迅速解除重压。

(2)伤肢予以制动,有骨折者,妥善固定骨折后再搬运。

(3)出血者,应及时止血、包扎。

(4)冷敷,但在冬季应注意预防冻伤。

(5)及时补充血容量。

(6)立即给予碱性药物。

(7)记录受压及解除压力的时间。

五、急诊检查

(1)监测心率、呼吸频率、SpO_2、血压、体温、尿量,并进行心电检测。

(2)检查血常规、尿常规(含尿比重),出血和凝血时间,肝功能、肾功能。

(3)X 线:受伤肢体的正、侧位 X 线摄片。

六、诊断要点

(1)挤压受伤史。

(2)受压肢体显著性肿胀,皮肤出现瘀斑,有水泡形成。

(3)出现肌红蛋白尿。

(4)肾功能障碍,常伴有高钾血症、酸中毒、氮质血症或休克等一系列全身表现。

七、鉴别诊断

(1)单纯挤压伤。

(2)骨筋膜室综合征。

(3)急性肾衰竭。

八、急诊治疗

(一)一般治疗

(1)减轻挤压损害:及早解除伤处挤压,有效制动,并将其暴露或降温。

(2)维护肾功能:服用碱性饮料或静脉给予碳酸氢钠溶液,酌情给予甘露醇,必要时也可应用解除肾血管痉挛的药物,如多巴胺、山莨菪碱等。

(3)维持水、电解质及酸碱平衡,有效补充血容量。

(4)防治并发症:应用抗生素等。

(5)开放性损伤应肌内注射破伤风抗毒素。

(二)局部治疗

若经对症处理后,受压肢体肿胀、张力不断增加,并出现骨筋膜室综合征的表现,则应及时切开减压。若中毒症状严重,且肢体坏死不能保存时,应尽早截肢。

九、留观指征

凡疑诊或确诊挤压综合征者均应留观。

十、住院指征

(1)经急诊处理症状不缓解,肢体肿胀、张力不断增加,需要切开减压。

(2)出现骨筋膜室综合征。

(3)肢体坏死,需要截肢。

(4)肾衰竭,需要人工透析。

十一、出院指征

(1)生命体征稳定。

(2)肝功能、肾功能正常。

(3)感染得到控制。

(4)伤口完全愈合。

(吴　熙)

第三节　心　脏　损　伤

一、闭合性心脏损伤

(一)病因学及病理生理改变

(1)暴力突然作用于患者后直接传导至心脏,或通过心腔内液压传导作用,造成心脏不同部位和不同程度损伤,包括心包伤、心肌挫伤、瓣膜损伤、间隔穿孔、心脏破裂。

(2)心肌挫伤病理改变是心内膜下或心外膜下呈现片状出血,或大块出血和坏死。

(2)透壁性坏死心肌形成瘢痕,可产生外伤性室壁瘤。

(二)临床表现

(1)心悸、气短。

(2)一过性心绞痛可见于中度心肌挫伤。

(3)严重心肌挫伤或合并心内结构损伤时,可出现心力衰竭征象。

(三)院前处理

(1)绝对卧床休息。

(2)监护。

(3)吸氧。

(4)尽快转运至急诊室。

(四)急诊检查

(1)描记心电图,心脏挫伤根据严重程度可出现窦性心动过速和期前收缩,T波低平或倒置,甚至 ST 段抬高的表现。

(2)血清心肌酶学检查。

(3)超声心动图检查,有利于明确心包积液及心内结构异常的诊断。

(4)心肌核素显像。

(五)诊断

结合外伤后心肌受损症状及心电图、心肌酶学异常多可明确诊断。

(六)治疗

(1)首先是卧床休息,给氧及对症处理。

(2)出现心力衰竭时可考虑强心、利尿等治疗。

(3)对于外伤性室间隔穿孔或瓣膜损伤,则应在积极改善心功能基础上,争取早期手术修复。

二、穿透性心脏损伤

(一)病因学

(1)多为前胸或背部枪弹、弹片或尖刀等锐器损伤。

(2)医源性损伤主要也是穿透性损伤。

(3)右心室是最常见的受伤部位。

(二)临床表现

(1)创伤后,如心包伤口大,足以引流出心包内血液时,会发生大量失血,导致严重失血性休克,迅速死亡。

(2)如心脏伤口不大,特别是心包伤口较小时,血液流至心包腔内不易排出,发生急性心脏压塞,表现为静脉压升高、动脉血压下降、心音遥远。

(3)心前区出现收缩期吹风样杂音,应注意有无室间隔穿孔或房室瓣损伤等。

(4)非贯通伤多有心脏异物存留,异物可导致继发感染,也可因脱落引起出血或栓塞。

(三)院前处理

(1)多为复合伤,维持气道通畅和呼吸支持是必要的。

(2)建立静脉通路。

(3)迅速转运。

（四）急诊检查及诊断

（1）心脏穿透性损伤患者送达急诊室时多已濒于死亡，没有时间进行相关检查，如条件许可，可立即开胸抢救。

（2）如病情允许，可选择超声心动图、胸部 X 线检查。

（3）伤后如出现循环功能不全，且创伤严重程度与失血量不呈比例时，特别伴有静脉压升高或有奇脉，常提示急性心脏压塞。

（4）心脏异物存留可根据受伤史、创道行径、超声心动图及胸部 X 线检查明确诊断。

（五）急诊治疗

（1）维持气道通畅和呼吸支持。

（2）建立静脉通路。

（3）对心脏压塞者可由剑突下经路做心包穿刺减压术。

（4）主张以手术治疗为主，即使患者送到急诊室时已濒于死亡或心跳已经停止，如立即开胸抢救，仍有可能挽救生命。开胸探查手术适应证：①急性心脏压塞，或经心包穿刺后症状稍有改善，但随即又恶化者。②心脏损伤后几分钟或短时间内即出现严重休克或大量血胸者。③心脏异物，一般可在开胸止血时一并摘除。尖锐异物，位于心脏、大血管旁或食管旁，应尽早手术摘除；对于无致命性征象者，则可待创伤急性期过后择期摘除异物；对于无症状、细小无尖刺的心脏异物可不予处理。

（吴　熙）

第四节　急性骨筋膜室综合征

骨筋膜室是由骨、骨间膜、肌间隔和深筋膜形成的腔隙，肌肉位于其内，主要神经血管也于其间通过。当创面或局部严重的高压使肌肉、血管损伤时，大量液体渗入肌肉和神经组织间隙，形成组织水肿，使间隙内压增高，造成肢体缺血和缺血-水肿的恶性循环。

一、病因

主要病因包括：肢体长时间受压；医源性因素，如敷料包扎过紧；骨折和肌肉损伤、缺血或渗血、渗液所引起的筋膜室内容物积聚；血流受阻或不畅所引起的缺血。

二、临床表现

（1）疼痛：早期疼痛明显，晚期则可减弱或消失。

（2）患肢肿胀：可出现张力性水疱。

（3）感觉异常：早期感觉过敏或麻木，晚期感觉消失。

（4）皮肤改变：皮肤缺血、苍白、发绀，出现大理石样花纹。

（5）循环障碍：远端肢体动脉搏动减弱或消失。

（6）运动障碍：肌力减退或出现功能障碍。

（7）肢体坏疽：肌肉缺血时间长者，肢体出现坏疽。

三、院前急救

(1)迅速解除重压。

(2)切不可将肢体抬高,以免局部血灌注量降低,缺血加重。

(3)解除包扎外固定的敷料、夹板或石膏,改用骨牵引。

(4)及时补充血容量。

(5)立即给予脱水药物。

(6)应用抗生素。

四、急诊检查

(1)监测心率、呼吸频率、SpO_2、血压、体温、尿量,并做心电图检查。

(2)检查血常规、尿常规,出、凝血时间,肝功能、肾功能。

(3)受伤肢体的正、侧位 X 线片。

五、诊断要点

(1)伤肢受挤压等伤史。

(2)广泛肿胀且有剧痛。

(3)骨筋膜室区触之张力增高,压痛显著。

(4)伤肢功能障碍。

(5)感觉异常。

(6)皮肤颜色改变。

(7)循环和运动功能障碍。

(8)筋膜腔内压≥4 kPa(30 mmHg)。

六、急诊治疗

(一)一般治疗

及早解除伤处挤压,并将其暴露或降温。立即给予脱水药物,如甘露醇或七叶皂苷钠维护肾功能,静脉给予碳酸氢钠溶液。维持水、电解质及酸碱平衡,有效补充血容量。防治并发症,应用抗生素等。开放性损伤应肌内注射破伤风抗毒素。

(二)会诊

一旦诊断明确,立即请骨科会诊,早期切开骨筋膜室减压。

七、留观指征

(1)四肢或臀部软组织广泛挤压伤者。

(2)石膏或夹板外固定后,四肢骨折伴有局部肿胀或软组织损伤。

(3)疑有骨筋膜室综合征。

八、住院指征

(1)诊断明确,需切开骨筋膜室减压或肢体坏疽需截肢者。

（2）出现全身中毒症状。

九、出院指征

（1）生命体征稳定。

（2）感染控制。

（3）伤口完全愈合。

（吴　熙）

第五节　大面积皮肤撕脱伤

一、病因

大面积皮肤撕脱伤多为直接性暴力所致。例如,常见于工矿和交通事故,如头发被卷入机器内而导致头皮撕脱(裂);肢体被车轮、履带、滚筒或齿轮等捻压而造成大片皮肤,甚至整个手、足或肢体皮肤发生撕脱(裂)或潜行剥离。

二、临床表现

大面积皮肤撕脱伤是指体表皮肤受到暴力的作用而造成大片皮肤从深筋膜上被撕脱(裂)或潜行剥离,多发生于头皮和四肢,常合并肌肉、肌腱、神经、血管、骨与关节等深部组织创伤。常见类型如下。

(一)片状撕脱伤

受损皮肤呈大片样撕脱。肌肉、肌腱及血管等深部组织可保持完整或伴有不同程度的挫裂伤。营养皮肤的血管可有广泛断裂。皮肤因血运障碍而丧失活力,且逐渐发生坏死。

(二)套状撕脱伤

受损皮肤连带皮下组织自损伤肢体的近端向远端呈"脱袖套"或"脱袜套"样撕脱。深部组织的肌肉、肌腱或血管等多有损伤。皮肤血液供应常受到严重破坏,其成活往往较为困难。

(三)潜行剥脱伤

受损皮肤多保持完整,可有很小的伤口或挫伤,但皮下与深筋膜间有广泛潜行性的剥脱分离,严重者可达整圈肢体。可因皮下血管受损而影响血运及其皮肤的活力。

三、院前急救

（1）用直接加压法进行止血或控制出血。

（2）用干净的敷料松软包扎,勿使任何皮片发生扭结,否则可能血供中断造成坏死。

（3）将患肢抬高。

（4）及时补充血容量。

（5）应用抗生素。

四、急诊检查

(1)监测心率、呼吸频率、SpO_2、血压、体温、尿量,及时做心电图检查。

(2)检查血常规、尿常规、ABO 血型,Rh 因子,出血、凝血时间,HbsAg、HIV-Ab。

(3)受伤肢体的正、侧位 X 线摄片。

五、诊断要点

依据伤肢受捻压等病史,局部创面一般诊断并不困难。但如闭合性潜行剥脱伤,皮肤表面常保持完整。应检查皮肤是否可以从深筋膜上提起,若皮肤有漂浮感则表明皮肤发生潜行剥离。同时还要确定有无合并肌肉、肌腱、神经、血管、骨与关节等深部组织创伤。

六、急诊治疗

(一)一般治疗

(1)止血:用直接压迫法。

(2)维持水、电解质及酸碱平衡,有效补充血容量。

(3)应用大量抗生素。

(4)常规注射破伤风抗毒素。

(5)抬高患肢,观察肢体循环及渗出等。

(二)局部治疗

严格按照清创原则处理创面。注意辨别或去除失活组织,彻底止血。

七、留观指征

单纯的大面积皮肤撕脱清创后均应留观。

八、住院指征

(1)大面积皮肤撕脱创面污染严重。

(2)皮肤缺损需要游离植皮或转移皮瓣闭合创面。

(3)合并肌肉、肌腱、神经、血管、骨与关节等深部组织创伤。

(4)皮肤坏死及创面感染,需清除坏死组织和处理创面。

九、出院指征

(1)生命体征稳定。

(2)感染得到有效控制。

(3)植皮或皮瓣成活,伤口完全愈合。

（吴　熙）

第六节 狗 咬 伤

一、病因及发病机制

常见的狗咬伤所致需氧微生物感染为化脓性链球菌、金黄色葡萄球菌;常见的厌氧微生物感染为假单孢杆菌、枯草杆菌,犬咬嗜二氧化碳噬细胞菌感染少见。

二、临床表现

咬伤部位多见于上下肢、头颈部、躯干。咬伤后发生组织撕脱伤、撕裂伤、穿通伤或表浅损伤。伤口可继发感染,出现蜂窝组织炎、淋巴结肿大、淋巴管炎及关节炎等。

三、院前处理

对症处理伤口,建立静脉通路,维持呼吸循环。

四、急诊检查

(1)简单询问病史,如犬的习性、受侵袭的时间,既往病史,如免疫功能状态、变态反应疾病、破伤风病史。
(2)检查损伤深度,估计伤处血供情况,了解神经、肌腱功能,检查关节损伤、感染情况。
(3)对感染伤口行需氧、厌氧细菌培养,伤口无临床感染征象无须培养。
(4)X线检查的适应证:局部水肿、压痛明显,疑有骨穿通伤或异物,皮下气肿者。

五、诊断

根据病史、体格检查、辅助检查等可确立诊断。

六、鉴别诊断

人咬伤、猫或其他哺乳动物咬伤,其他外伤。

七、急诊治疗

(1)维持患者生命体征平稳,保持呼吸道通畅,建立静脉通路。
(2)伤口处理。①伤口冲洗:沿穿透方向置入引流管,用大量盐水冲洗,需避免冲洗压力过大导致盐水注入组织内。②清创:清除异物、坏死组织,去除结痂以暴露冲洗痂下积脓。③伤口初期缝合:不适于手外伤、大面积撕裂伤、穿通伤、超过24小时的伤口或已有感染表现的损伤且需清创者。
(3)抗生素治疗。①适应证:中重度损伤、穿通伤、需外科清创的伤口,伴关节、肌腱、韧带的损伤,骨折,免疫功能受损的患者。②抗生素选择:青霉素、头孢类,根据药敏决定。
(4)狂犬病的预防。①未确诊的狂犬病不需免疫预防。②建议使用的情况:在狂犬病可疑区

11

域内不能在 10 天内为狗进行检疫,健康犬在检疫中呈现病态。③主动免疫人二倍体细胞狂犬病疫苗(HDCV),分别于伤后第 1、第 3、第 7、第 14、第 28 天进行肌内注射,每次 1 mL。④被动免疫,人狂犬病免疫球蛋白(HRIG)20 IU/kg,半量用于伤口周围,其余肌内注射。

八、留观指征

(1)伤口感染经急诊治疗有效。

(2)生命体征平稳。

(3)诊断、诱因明确。

九、住院指征

(1)伤口感染经抗生素治疗无效。

(2)严重的进展性感染。

(3)全身感染征象。

(4)严重的并发症。

(5)诊断或诱因不明确,需进一步专科检查治疗。

十、出院指征

(1)非感染伤口。

(2)感染伤口经抗生素治疗,病情趋于稳定。

(3)生命体征稳定。

(4)无须进一步检查的其他情况。

(5)治疗方案明确,出院后具备随访条件。

(吴　熙)

第七节　蛇　咬　伤

一、病因及发病机制

我国较常见的毒蛇有眼镜蛇、眼镜王蛇、金环蛇、银环蛇等。毒蛇咬伤多见于夏秋季节。毒蛇头部有毒牙、排毒导管和毒腺。毒液经排毒导管送至毒牙,注入伤口,经淋巴和血液循环扩散,引起局部和全身中毒症状。毒液主要为神经毒、血循毒和肌肉毒。神经毒有神经肌肉阻断作用,引起横纹肌弛缓性瘫痪、外周型呼吸麻痹。血循毒包括凝血毒、抗凝血毒、溶血毒、出血毒、心脏毒和磷脂酶 A_2、蛋白水解酶等。咬伤头部或躯干部较四肢更严重,下肢咬伤可出现迟发表现。直接咬破动脉或静脉可致严重的蛇毒中毒,甚至短时间内死亡。

二、临床表现

(一)局部症状

牙痕,被咬处肿胀、疼痛,肿胀可迅速蔓延到整个肢体伴淋巴结肿痛。咬伤后几小时内出现瘀点、瘀斑、出血性水疱、坏死。可出现干性或湿性坏疽、继发感染。患肢可出现筋膜间隔区综合征。

(二)全身症状

早期可有头痛、恶心、呕吐、腹痛、腹泻、虚脱、眩晕,呼吸有金属味等,之后出现神经毒、血循毒、混合毒症状。

1.神经毒症状

局部症状不明显。全身中毒症状可有视物模糊、眼睑下垂、声音嘶哑、言语吞咽困难、流涎、共济失调、牙关紧闭等,严重者肢体软瘫、惊厥、昏迷、休克、呼吸麻痹。海蛇毒致全身肌肉酸痛、无力,产生肌红蛋白尿和高血钾,致肾衰竭、心律失常和周围性呼吸衰竭,可猝死。

2.血循毒症状

局部症状明显,剧痛、肿胀、伴出血、水疱、组织坏死、淋巴结肿痛。全身症状有畏寒、发热、恶心、呕吐、心悸、烦躁不安、谵妄、血尿、便血、血压下降、少尿、无尿,皮肤瘀斑、瘀点或黄疸,心律失常。严重者因肺内出血、循环衰竭、肾衰竭、颅内出血或休克、死亡。

三、院前处理

保持安静,尽量保持不动。立刻在伤口近心端部位缚扎,沿牙痕做"一"字切开,充分冲洗、吸毒。

四、急诊检查

(1)询问毒蛇特征,检查咬伤部位。

(2)血常规、尿常规。

(3)凝血功能。

(4)电解质、血糖、肾功能、肌酸磷酸激酶(CK)、血型,交叉配血。

(5)可通过免疫学检查判断由何种毒蛇咬伤,如血凝抑制试验、放免法及酶联免疫吸附试验等。

五、诊断

有蛇咬伤史,伤口有针尖大的毒牙痕,伴有局部和全身症状。通过免疫学检查可作出蛇种诊断。

六、急诊治疗

(1)生理盐水补液维持血容量及肾血流量。

(2)咬伤肢体制动。

(3)心电监护,加强护理支持。

(4)中、重度患者使用广谱抗生素,必要时预防破伤风。

（5）筋膜间隔区综合征治疗。

（6）抗蛇毒血清：用前皮试,剂量根据严重程度、蛇种而定。皮试阳性者应用前常规脱敏,给予苯海拉明、糖皮质激素,备好肾上腺素,严密观察变态反应。

（7）对症处理：肾上腺皮质激素静脉滴注可减轻毒血症和组织损害,同时可应用 ATP、辅酶 A、维生素 C 及胰岛素等。利尿剂和甘露醇有利于毒液排出。减轻红细胞破坏造成的急性溶血和血红蛋白尿可用肾上腺皮质激素、碳酸氢钠、低分子右旋糖酐等。

七、留观指征

（1）经急诊治疗病情有所缓解。

（2）血流动力学稳定、生命体征平稳。

（3）诊断明确。

八、住院指征

（1）中、重度咬伤中毒,特别是儿童。

（2）经急诊治疗病情不缓解者。

（3）血流动力学不稳定。

（4）严重的并发症,需进一步专科检查治疗。

（5）诊断不明确。

九、出院指征

（1）可疑咬伤,伤后 6～8 小时内无中毒症状、体征,且实验室检查正常。

（2）病情稳定。

（3）生命体征稳定。

（4）无须进一步检查的其他情况。

（5）具备随访条件,出院后需继续观察 24 小时,下肢咬伤后观察 12 小时(防迟发中毒)。

（吴　熙）

第八节　猫咬伤或抓伤

一、院前处理

伤口冲洗。

二、急诊检查

(一)体格检查

伤口部位、局部表现(水疱、血疱、脓疱、淋巴结)。

(二)辅助检查

(1)特异性抗原皮内试验。

(2)淋巴结活检:坏死性、肉芽肿性病变,饱和银染色找到多形性革兰氏阴性小杆菌。

(3)影像学、X线片:骨穿透性骨折或有外伤时。

三、诊断

被猫抓或咬伤后1～2周出现局部淋巴结肿大,尤其伴有原发皮肤病损可拟诊本病。具有以下四项中的三项者可确诊。

(1)猫、犬等动物抓、咬史,伴原发损害。

(2)特异性抗原皮内试验阳性。

(3)淋巴结肿大,而其他病因的实验室检查均阴性,如血液、脓液或淋巴结穿刺液等培养,血清免疫学试验、各种皮肤试验等。

(4)淋巴结活检示坏死性、肉芽肿性病变,饱和银染色找到多形性革兰氏阴性小杆菌。

四、急诊治疗

(一)伤口清洗

沿伤口方向用大量的普通盐水冲洗。

(二)清创术

去除异物、坏死皮肤、毛发及失活组织。去除焦痂,以便清洗和排出脓液。勿清洗刺伤。

(三)抗生素的使用

(1)适用于中重度伤口,手、面部或四肢的深度刺伤,需外科清创的伤口,关节、肌腱、韧带损伤或骨折,伤后伤口暴露超过8小时,持续发热,有全身症状、淋巴结病,免疫缺陷者。

(2)可选药物:阿莫西林、青霉素、头孢霉素、四环素。

(四)打破伤风或狂犬疫苗

预防破伤风和狂犬病。

(五)其他治疗

镇痛剂,局部热敷消肿等。

五、留观指征

(1)经急诊治疗病情有所缓解。

(2)生命体征平稳。

六、住院指征

(1)伤口已感染者。

(2)危重或加重的蜂窝织炎。

(3)全身感染、持续发热、淋巴结病。

(4)经急诊治疗病情不缓解。

(5)严重的并发症。

15

七、出院指征

(1)病情稳定。

(2)体质强健者,停抗生素后随访 24 小时以上病情无变化,伤口感染局限在局部。

(3)观察 48 小时伤口未出现感染。

(4)生命体征稳定,无须进一步检查的其他情况。

(吴　熙)

第九节　蜂 螫 伤

一、病因及发病机制

蜂类腹部末端有一对毒囊和一枚毒刺。毒刺刺入皮肤即放出毒液。蜜蜂的毒液为酸性,毒素为分子量较小的短肽。黄蜂的毒液为碱性,毒素为分子量较大的蛋白。毒素中有蚁酸、组胺样物质、神经毒素、透明质酸酶、磷脂酶 A 等,可引起局部反应、溶血、出血或变态反应。

二、临床表现

(一)局部反应

红肿、疼痛、搔痒,少数有水疱或坏死,数小时后自愈。有的后期有烧灼痛,出现斑痕和斑状反应,严重者局部反应引起水肿和整个肢体红斑。

(二)全身反应

紧张、发热、头痛、恶心、呕吐、腹泻、肌肉痉挛,对蜂毒过敏者可立即发生荨麻疹、喉头水肿、喉部紧缩感、气管痉挛、呼吸急促等。严重时可出现昏迷、心律失常、低血压、休克,甚至窒息致死。

三、院前处理

有全身症状时,检查呼吸道,维持呼吸通畅,建立静脉通路。

四、急诊检查

(一)病史

简单询问患者病史。

(二)查体

(1)皮肤:荨麻疹、潮红、血管扩张。

(2)心血管:心律失常、低血压、休克。

(3)呼吸系统:声音嘶哑、喉头水肿、呼吸困难、喘息/气管及支气管痉挛、肺水肿体征。

(4)腹部、胃肠道:腹部触痛。

(5)中枢神经系统:意识丧失。

(三)实验室检查

血常规、电解质、血糖、肾功能、动脉血气分析、心电图,必要时行影像学检查,如胸部 X 线片。

五、诊断

根据病史和体征可作出诊断。

六、急诊治疗

(1)气管插管、辅助通气、给氧、补液。

(2)肾上腺素肌内注射或静脉推注,对抗呼吸症状和低血压。

(3)抗组胺药物,静脉滴注 H_1、H_2 阻断剂,如西咪替丁。

(4)激素的使用。

(5)β受体激动剂吸入对抗气喘、呼吸急促。

(6)纠正低血压,0.9%NaCl 静脉点滴,使用血管活性药物,如去甲肾上腺素、α受体激动剂。

(7)去除蜇伤部位毒素,可用刮或挤压的方法。

(8)局部反应的处理,低温挤压、抬高患处,使用抗组胺药/激素。

(9)可选药物,如西咪替丁、苯海拉明、肾上腺素、泼尼松、甲泼尼龙、去甲肾上腺素。

七、留观指征

(1)经急诊治疗病情有所缓解。

(2)血流动力学稳定、生命体征平稳。

(3)诊断明确。

八、住院指征

(1)经急诊治疗病情不缓解。

(2)生命体征不稳定。

(3)严重的并发症。

九、出院指征

(1)仅限于局部较轻的反应。

(2)全身反应缓解,观察 6 小时未再病情反复。

(3)生命体征稳定。

(4)无须进一步检查的其他情况。

(5)治疗方案明确,出院后具备出现危及生命反应时的急救预防条件。

(6)有条件随访,以便进行可能的免疫治疗。

(吴　熙)

第十节 冻 伤

一、病因及发病机制

(1)局部温度过低,血管先收缩再扩张,毛细血管壁通透性增加,血浆渗出、组织水肿,血液浓缩和血管壁损害形成血栓。

(2)再灌注损伤、热休克等亦导致组织、细胞的损害。

二、临床表现

冻伤常发生在手指、足趾、耳郭、鼻,亦可发生于腕、肘、踝、面、足、前臂、阴茎等处。局部皮肤苍白冰冷、疼痛、麻木。温度回升后,数小时内出现水肿并维持数天;水疱可在数小时至1天内形成,也可出现出血性水疱。约10天以后结痂。严重者约在3周后出现坏疽。

冻伤根据损害程度分为四度。

一度:皮肤浅层冻伤,初皮肤苍白,继变为蓝紫色,之后红肿、发痒、刺痛和感觉异常。

二度:皮肤全层冻伤,红肿、水疱,水疱破后易感染。

三度:皮肤全层及皮下组织,皮肤由苍白变为蓝色,再转为黑色,感觉消失。坏死组织脱落形成溃疡,易继发感染。

四度:皮肤、皮下组织、肌肉、神经甚至骨骼;冻伤部位呈暗灰色,边缘可有水肿、水疱。组织坏死,形成坏疽(干性/湿性)。感觉、运动功能丧失。后遗伤残和功能障碍。

三、院前处理

受伤肢体制动,运送患者时注意保护冻伤部位,脱去湿冷衣服。

四、急诊检查

严重冻伤者进行基本检查:血常规、电解质、肾功能、血糖、尿常规,疑冻伤部位合并感染时进行细菌培养。

五、诊断

根据病史,临床表现不难诊断。

六、急诊治疗

(1)纠正体温过低,保暖。体温低于31 ℃时,用热风或44 ℃热水袋温暖全身,或浸浴在40～44 ℃水浴中,使缓慢复温。肢体变温暖、红润、柔软时停止上述治疗。

(2)止痛药、非甾体抗炎药可对抗前列腺素的皮肤坏死反应。

(3)局部涂擦冻伤膏或药水。

(4)水疱清创、抽吸。

(5)预防破伤风。

(6)预防性地使用抗生素。

(7)严重冻伤者可予生理盐水扩容。

(8)治疗过程中保护冻伤部位,避免干燥加温或过度活动。冻伤部位应抬高、固定。

七、留观指征

(1)经急诊治疗病情有所缓解。

(2)血流动力学稳定,生命体征平稳。

(3)诊断、诱因明确。

八、住院指征

(1)严重冻伤,感觉丧失、运动丧失的患者。

(2)经急诊治疗病情不缓解。

(3)血流动力学不稳定。

(4)严重的并发症。

(5)需进一步检查治疗。

九、出院指征

(1)肢体转暖仅有表浅损伤者,病情趋于稳定。

(2)生命体征稳定。

(3)无须进一步检查的其他情况。

(4)治疗方案明确,出院后具备密切随访条件。

（吴　熙）

第十一节　烧　伤

一、临床表现

(1)Ⅰ度烧伤:局部红斑、疼痛。

(2)Ⅱ度烧伤:累及表皮层和部分真皮全层。创面红斑、潮湿、肿胀,有水疱或大疱形成;感觉功能尚好。

(3)Ⅲ度烧伤:皮肤表皮、真皮层全层损毁。创面下可见静脉血栓形成,严重者皮肤烧焦、感觉丧失。

(4)可伴有吸入性损伤、中毒等。

二、院前处理

维持气道通畅,一氧化碳中毒者应予吸氧,尽早静脉输液。

三、急诊检查

(1)估算烧伤面积。

(2)动脉血气分析。

(3)必要时行纤维支气管镜检测吸入性损伤的程度。

(4)严重烧伤者应查血常规、电解质、血糖、肝肾功能、凝血功能等。

(5)影像学检查:如胸部 X 线片。

四、诊断

根据受伤史及体征、症状可以确立诊断。

五、治疗

(一)现场急救

迅速使小儿脱离热源,如脱去着火的衣服,或用大衣、棉被、毛毯等扑灭,用水浇灭,千万不能抱着小孩奔跑。四肢烧伤可将肢体浸于冷水中或冲冷水半小时。石灰烧伤不能浸水或用水清洗,以免加重烧伤。去除热源后注意保护创面。及时转送医院。

(二)入院后治疗

1.小面积烧伤

(1)清创包扎:烧伤未满 24 小时的新鲜创面在无菌条件下进行创面处理,包括剃除创面周围毛发,剪短指(趾)甲,用清水或肥皂水擦洗创面周围健康皮肤,然后用碘伏棉球或纱布消毒创面,去除已脱落疱皮(浅二度或完整疱皮不必去除),吸干创面水分,酌情选择包扎或暴露疗法。

(2)包扎疗法:适用于四肢和躯干部烧伤,按照烧伤专科方法包扎。

(3)暴露疗法:适用于头、面、颈、会阴部烧伤,计划行早期切痂的三度烧伤创面或采用湿润烧伤膏治疗的二度烧伤创面。清创后在创面上涂纳米银抗菌凝胶,或湿润烧伤膏,或 1%磺胺嘧啶银冷霜,同时注意保护性隔离及保暖。

2.大面积烧伤

(1)早期处理:①迅速判断烧伤面积和深度,评估病情;②监护生命体征,及时处理危及生命的症状和体征;③镇痛、镇静;④建立静脉通道,有条件时进行中心静脉压和有创动脉压监护;⑤尽早获得实验室检查数据,如血常规、血气分析、电解质等,鉴定血型,交叉配血;⑥低氧者给氧;⑦留置导尿管,准确记录每小时尿量,尿常规检查,注意血红蛋白尿、血尿及尿比重;⑧制定输液计划;⑨选用有效抗生素及注射破伤风抗毒素;⑩病情平稳后清创处理。

(2)防治休克:烧伤后易发生低血容量休克,补液方法如下。①烧伤面积 10%以下,以口服补液为主,可给予盐开水、盐豆浆或肉汤等。②烧伤面积>10%需静脉补液。补液总量:第 1 个 24 小时液体丢失量按每 1% Ⅱ、Ⅲ度烧伤面积 1.5 mL/kg,输液总量为 24 小时丢失量加生理需要量[儿童 70 mL/(kg·d),婴儿 100 mL/(kg·d)]。第 2 个 24 小时液体丢失量可按第一个 24 小时的 1/2 计算。液体性质:液体丢失量晶体与胶体比例为 1:1,胶体可用血浆、白蛋白或全血,晶体以生理盐水为主,酸中毒需要纠酸时给予碳酸氢钠。补液速度:烧伤后第一天最初 8 小时输入量为 24 小时丢失量的 1/2,后 16 小时输入余下的 1/2,生理需要量每 8 小时输入 1/3。③输液量补足的判断:尿量达到婴儿 10 mL/h,儿童 20 mL/h;精神状态:安静,神清合作;末梢循环：肢端暖、皮肤红润、足背动脉搏动有力、浅静脉及毛细血管充盈良好；心率、血压正常。

（3）创面处理：保护创面，及时清创，预防局部感染，减少瘢痕形成。①Ⅰ度烧伤创面无须特殊处理，注意保护创面，防治外伤，等待自愈；②浅Ⅱ度烧伤创面处理：若无感染，在无休克情况下清创后包扎或暴露疗法（方法同小面积烧伤）；③深Ⅱ度、Ⅲ度创面处理：无休克情况下行清创术，一般采用暴露疗法，保持创面干燥结痂，尽早去痂植皮封闭创面；④感染创面的处理：及时清除感染焦痂和坏死组织，或使用湿润烧伤膏、纳米银抗菌凝胶外敷促进坏死组织脱落，达到充分引流，局部使用抗生素制剂外敷，创面周围蜂窝织炎时使用有效抗生素。

（4）脓毒症防治及合理使用抗生素：常见病原菌为金黄色葡萄球菌、铜绿假单胞菌和肠道革兰氏阴性菌，也可真菌或厌氧菌感染。脓毒症可发生于任何阶段，以烧伤早期（伤后10天）和溶痂期（伤后2～4周）多见，除及时合理处理保护创面外，应监测感染，合理使用抗生素。使用抗生素的原则：①小面积浅度烧伤，可不用抗生素；②大面积烧伤，休克期使用一般抗生素。感染期使用广谱抗生素或根据药敏结果选用，两种以上联合用药，足量静脉给予，同时注意继发真菌和厌氧菌感染可能。

3.其他并发症的防治

如电解质紊乱、肺部感染、消化道出血、急性肾衰竭和脑水肿等，根据病情给予相应处理。

（三）住院指征

以下情况有条件者应转送至烧伤中心。

（1）10岁以下或50岁以上，Ⅱ度和Ⅲ度烧伤面积超过10％的患者。

（2）Ⅱ度和Ⅲ度烧伤面积超过20％的任何患者。

（3）Ⅱ度和Ⅲ度烧伤严重威胁或损害容貌者，伤及面部、手、足、生殖器官、会阴部或大关节者。

（4）Ⅲ度烧伤面积超过5％的患者。

（5）电烧伤，包括电火花、闪电烧伤。

（6）化学烧伤严重影响功能和美容者。

（7）伴明显的吸入性损伤的任何烧伤患者。

（8）免疫功能低下者，如糖尿病、艾滋病、癌症、酒精中毒者。

（9）门诊环境不适合治疗、护理伤口者应收入院。

（四）出院指征

（1）成人Ⅱ度烧伤面积小于15％体表总面积者，儿童Ⅱ度烧伤面积小于10％的患者。

（2）非重要部位Ⅲ度烧伤面积小于2％的患者。

（3）未伤及重要部位，如眼、耳、手、足、颜面、会阴部。

（4）在门诊治疗即可护理创面者。

（5）有条件随访，每天换敷料。

（6）无免疫缺陷，未用免疫抑制剂治疗。

（吴　熙）

第二章

神经外科疾病

第一节 原发性脑损伤

一、脑震荡

脑震荡是指头颅遭受暴力作用后,大脑功能发生一过性功能障碍,出现的以短暂性意识障碍、近事遗忘为特征的临床综合征。脑震荡是脑损伤中最常见、最轻型的原发性脑损伤。

(一)损伤机制与病理

脑震荡致伤机制目前尚不明确,现有的各种学说都不能全面解释所有与脑震荡有关的问题。对脑震荡所表现的伤后短暂性意识障碍有多种不同的解释,可能与暴力所致的脑血循环障碍、脑室系统内脑脊液冲击、脑中间神经元受损及脑细胞生理代谢紊乱所致的异常放电等因素有关。近年来,普遍认为脑干网状结构上行激活系统受损才是引起意识丧失的关键因素,其依据:①以上诸因素皆可引起脑干的直接与间接受损;②脑震荡动物实验中发现延髓有线粒体、尼氏体、染色体改变,有的伴溶酶体膜破裂;③生物化学研究中,脑震荡患者的脑脊液化验中,乙酰胆碱、钾离子浓度升高,此两种物质浓度升高使神经元突触发生传导阻滞,从而使脑干网状结构不能维持人的觉醒状态,出现意识障碍;④临床发现,轻型脑震荡患者行脑干听觉诱发电位检查,有一半病例有器质性损害;⑤近年来认为脑震荡、原发性脑干损伤、弥漫性轴索损伤的致伤机制相似,只是损伤程度不同,是病理程度不同的连续体。有人将脑震荡归于弥漫性轴索损伤的最轻类型,只不过病变局限、损害更趋于功能性而易于自行修复,因此意识障碍呈一过性。

近年来的临床及实验研究表明,暴力作用于头部,可以造成冲击点、对冲部位、延髓及高颈髓的组织学改变。实验观察到,伤后瞬间脑血流量增加,但数分钟后脑血流量反而显著减少(约为正常的1/2),半小时后脑血流量开始恢复正常,颅内压在着力后的瞬间立即升高,数分钟后颅内压即趋下降。脑的大体标本上看不到明显变化。光镜下仅能见到轻度变化,如毛细血管充血、神经元胞体肿大和脑水肿等变化。电镜下观察,在着力部位,脑皮质、延髓和上部颈髓见到神经元的线粒体明显肿胀,轴突肿胀,白质部位有细胞外水肿的改变,提示血-脑屏障通透性增加。这些改变在伤后半小时可出现,1小时后最明显,并多在24小时内自然消失。这种病理变化可解释伤后的短暂性脑干症状。

(二)临床表现

1.短暂性脑干症状

外伤作用于头部后立即发生意识障碍,表现为神志不清或完全昏迷,持续数秒、数分钟或十几分钟,但一般不超过半小时。患者可同时伴有面色苍白、出汗、血压下降、心动徐缓、呼吸浅慢、肌张力降低、各种生理反射迟钝或消失等表现,但随意识恢复可很快趋于正常。

2.逆行性遗忘(近事遗忘)

患者清醒后不能回忆受伤当时乃至伤前一段时间内的情况,但对往事(远记忆)能够忆起。这可能与海马回受损有关。

3.其他症状

有头痛、头昏、乏力、恶心、呕吐、畏光、耳鸣、失眠、心悸、烦躁、思维和记忆力减退等。症状一般持续数月、数周后可消失,有的症状持续数月或数年,称为脑震荡后综合征。

4.神经系统查体

无阳性体征发现。

(三)辅助检查

1.颅骨 X 线检查

无骨折发现。

2.颅脑 CT 扫描

颅骨及颅内无明显异常改变。

3.脑电图检查

伤后数月脑电图多属正常。

4.脑血流检查

伤后早期可有脑血流量减少。

5.腰椎穿刺

颅内压正常,部分患者可出现颅内压降低。脑脊液无色透明,不含血,白细胞数正常。生化检查亦多在正常范围,有的可查出乙酰胆碱含量大增,胆碱酯酶活性降低,钾离子浓度升高。

(四)救治原则与措施

1.病情观察

伤后可在急诊室观察 24 小时,注意意识、瞳孔、肢体活动和生命体征的变化。对出院回家的患者,应嘱家属在 24 小时内密切注意患者头痛、恶心、呕吐和意识情况,如症状加重即应来院检查。

2.对症治疗

患者头痛较重时,嘱其卧床休息,减少外界刺激,可给予罗通定或其他止痛剂。对于烦躁、忧虑、失眠者给予地西泮、氯氮卓等;另可给予改善自主神经功能药物、神经营养药物及钙通道阻滞剂等。

3.其他

伤后即应向患者做好病情解释,说明本病不会影响日常工作和生活,解除患者的顾虑。

二、脑挫裂伤

脑挫裂伤是指头颅受到暴力打击而致脑组织发生的器质性损伤,脑组织挫伤或结构断裂,是一种常见的原发性脑损伤。

(一)损伤机制与病理

暴力作用于头部,在冲击点和对冲部位均可引起脑挫裂伤。脑挫裂伤多发生在脑表面的皮质,呈点片状出血,如脑皮质和软脑膜仍保持完整,即为脑挫伤;如脑实质破损、断裂,软脑膜也撕裂,即为脑挫裂伤。严重时合并脑深部结构的损伤。

脑挫裂伤灶周围常伴局限性脑水肿,包括细胞毒性水肿和血管源性水肿。前者神经元胞体增大,主要发生在灰质,伤后多立即出现;后者为血-脑屏障的破坏,血管通透性增加,细胞外液增加,主要发生在白质,伤后 2～3 天最明显。

重型脑损伤合并硬膜下血肿时,常发生弥漫性脑肿胀,以小儿和青年多见。其一般多在伤后24 小时内发生,部分患者在伤后 20～30 分钟出现。其病理形态变化可分 3 期:①早期,伤后数天,显微镜下以脑实质内点状出血、水肿和坏死为主要变化,脑皮质分层结构不清或消失,灰质和白质分界不清,神经细胞大片消失或缺血变性,神经轴索肿胀、断裂、崩解。星形细胞变性,少突胶质细胞肿胀,血管充血水肿,血管周围间隙扩大。②中期,大致在损伤数天至数周,损伤部位出现修复性病理改变。皮质内出现大小不等的出血,损伤区皮质结构消失,病灶逐渐出现小胶质细胞增生,形成格子细胞,吞噬崩解的髓鞘及细胞碎片,星形细胞及少突胶质细胞增生肥大,白细胞浸润,从而进入修复过程。③晚期,挫伤后数月或数年,病变被胶质瘢痕所代替,陈旧病灶区脑膜与脑实质瘢痕粘连,神经细胞减少或消失。

(二)临床表现

1.意识障碍

脑挫裂伤患者多数伤后立即昏迷,一般意识障碍的时间较长,短则半小时、数小时或数天,长则数周、数月,有的为持续性昏迷或植物生存,甚至昏迷数年至死亡。有些患者原发昏迷清醒后,因脑水肿或弥漫性脑肿胀,可再次昏迷,出现中间清醒期,容易误诊为合并颅内血肿。

2.生命体征改变

患者伤后除立即出现意识障碍外,可先出现迷走神经兴奋症状,表现为面色苍白、冷汗、血压下降、脉搏缓慢、呼吸深慢,以后转为交感神经兴奋症状。在入院后一般生命体征无多大改变,体温波动在 38 ℃上下,脉率和呼吸频率可稍增快,血压正常或偏高。如出现血压下降或休克,应注意是否合并胸腹部脏器损伤或肢体骨盆骨折等。如脉搏徐缓有力(尤其是慢于 60 次/分),血压升高,且伴意识障碍加深,常表示继发性脑受压存在。

3.不良反应

患者清醒后,有头痛、头昏、恶心、呕吐、记忆力减退和定向障碍,严重时智力减退。

4.癫痫

早期性癫痫多见于儿童,表现形式为癫痫大发作和局限性发作,发生率 5％～6％。

5.神经系统体征

体征有偏瘫、失语、偏侧感觉障碍、同向偏盲和局灶性癫痫。若伤后早期没有局灶性神经系统体征,而在观察治疗过程中出现新的定位体征时,应行进一步检查,以除外或证实脑继发性损害。昏迷患者可出现不同程度的脑干反应障碍。脑干反应障碍的平面越低,提示病情越严重。

6.外伤性脑蛛网膜下腔出血

可引起脑膜刺激征象,患者表现为头痛、呕吐、闭目畏光,皮肤痛觉过敏,颈项强直,凯尔尼格征、巴宾斯基征阳性。

（三）辅助检查

1.颅骨 X 线平片

多数患者可发现颅骨骨折。颅内生理性钙化斑可出现移位。

2.CT 扫描

脑挫裂伤区可见点片状高密度区，或高密度与低密度混杂。同时脑室可因脑水肿受压变形。弥漫性脑肿胀可见于一侧或两侧大脑半球，侧脑室受压缩小或消失，中线结构向对侧移位。并发蛛网膜下腔出血时，纵裂池呈纵行宽带状高密度影。脑挫裂伤区脑组织坏死液化后，表现为 CT 值近脑脊液的低密度区，可长期存在。

3.MRI 扫描

一般极少用于急性脑挫裂伤患者诊断，因为其成像较慢且急救设备不能带入机房，但 MRI 检查对小的出血灶、早期脑水肿、脑神经及颅后窝结构显示较清楚，有其独特优势。

4.脑血管造影

在缺乏 CT 的条件下，病情需要可行脑血管造影排除颅内血肿。

（四）诊断与鉴别诊断

根据病史和临床表现及 CT 扫描，一般病例诊断无困难。脑挫裂伤可以和脑干损伤、视丘下部损伤、脑神经损伤、颅内血肿合并存在，也可以和躯体合并损伤同时发生，因此要进行细致、全面检查，以明确诊断，及时处理。

1.脑挫裂伤与颅内血肿鉴别

颅内血肿患者多有中间清醒期，颅内压增高症状明显，神经局灶体征逐渐出现，如需进一步明确则可行 CT 扫描。

2.轻度挫裂伤与脑震荡

轻度脑挫裂伤早期最灵敏的诊断方法是 CT 扫描，它可显示皮质的挫裂伤及蛛网膜下腔出血。如超过 48 小时则主要依靠脑脊液光度测量判定有无外伤后蛛网膜下腔出血。

（五）救治原则与措施

1.非手术治疗

同颅脑损伤的一般处理。

（1）严密观察病情变化：伤后 72 小时以内每 1～2 小时观察一次生命体征、意识、瞳孔改变。重症患者应送到 ICU 观察，监测各项指标。对颅内压增高、生命体征改变者及时复查 CT，排除颅内继发性改变。轻症患者通过急性期观察后，治疗与脑震荡相同。

（2）保持呼吸道通畅：及时清理呼吸道内的分泌物。昏迷时间长，合并颌面骨折、胸部外伤、呼吸不畅者，应尽早行气管切开，必要时行辅助呼吸，防止缺氧。

（3）对症处理：及时处理高热、躁动、癫痫发作、尿潴留等，防治肺部、泌尿系统感染，治疗上消化道溃疡等。

（4）防治脑水肿及降低颅内压：方法详见脑水肿、颅内压增高部分。

（5）改善微循环：严重脑挫裂伤后，患者微循环有明显变化，表现为血液黏度增加，红细胞、血小板易聚积，因此引起微循环淤滞、微血栓形成，导致脑组织缺血缺氧，加重脑损害程度。可采取血液稀释疗法，低分子右旋糖酐静脉滴注。

（6）外伤性蛛网膜下腔出血患者，伤后数天内脑膜刺激症状明显者，可反复腰椎穿刺，将有助于改善脑脊液循环，促进脑脊液吸收，减轻症状，可应用尼莫地平，防治脑血管痉挛，改善微循环，减轻脑组织缺血、缺氧程度,从而减轻继发性脑损害。

2.手术治疗

原发性脑挫裂伤多无须手术,但继发性脑损害引起颅内压增高乃至脑疝时需手术治疗。重度脑挫裂伤合并脑水肿患者出现:①在脱水等降颅内压措施治疗过程中,患者意识障碍仍逐渐加深,保守疗法无效;②一侧瞳孔散大,有脑疝征象;③CT扫描示成片的脑挫裂伤混合密度影,周围广泛脑水肿,脑室受压明显,中线结构明显移位;④合并颅内血肿,骨折片插入脑内,开放性颅脑损伤患者,常需手术治疗。手术采取骨瓣开颅,清除失活脑组织。若脑压仍高,可行颞极和(或)额极切除的内减压手术。若局部无肿胀,可考虑缝合硬膜,但常常需敞开硬脑膜行去骨瓣减压术。广泛脑挫裂伤且脑水肿严重时可考虑两侧去骨瓣减压。脑挫裂伤后期并发脑积水者可行脑室引流、分流术。术后颅骨缺损者3个月后行颅骨修补。

3.康复治疗

可行理疗、针灸、高压氧疗法。另可给予促神经功能恢复药物,如胞磷胆碱、脑生素等。

三、脑干损伤

脑干损伤是一种特殊类型的脑损伤,是指中脑、脑桥和延髓损伤。原发性脑干损伤占颅脑损伤的2%～5%,因造成原发性脑干损伤的暴力常较重,脑干损伤常与脑挫裂伤同时存在,其伤情也较一般脑挫裂伤严重。

(一)损伤机制

1.直接外力作用所致脑干损伤

(1)加速或减速伤时,脑干与小脑幕游离缘、斜坡和枕骨大孔缘相撞击而致伤,其中以脑干被盖部损伤多见。

(2)暴力作用时,颅内压增高,压力向椎管内传递时,形成对脑干的冲击伤。

(3)颅骨骨折的直接损伤。

2.间接外力作用所致脑干损伤

主要见于坠落伤和挥鞭样损伤。

3.继发性脑干损伤

颞叶沟回疝、脑干受挤压导致脑干缺血。

(二)病理

1.脑干震荡

临床有脑干损伤的症状和体征,光镜和电镜特点同脑震荡。

2.脑干挫裂伤

患者表现为脑干表面的挫裂及内部的点片状出血。继发性脑干损伤时,脑干常扭曲变形,内部有出血和软化。

(三)临床表现

1.意识障碍

原发性脑干损伤患者,伤后常立即发生昏迷,昏迷为持续性,时间多较长,很少出现中间清醒或中间好转期。如出现中间清醒或中间好转期,应想到合并颅内血肿或其他原因导致的继发性脑干损伤。

2.瞳孔和眼运动改变

瞳孔和眼运动改变与脑干损伤的平面有关。中脑损伤时,初期两侧瞳孔不等大,伤侧瞳孔散大,对光反应消失,眼球向下外倾斜;两侧损伤时,两侧瞳孔散大,眼球固定;脑桥损伤时,可出现两瞳孔极度缩小,两侧眼球内斜、同向偏斜或两侧眼球分离等征象。

3.去大脑强直

去大脑强直是中脑损伤的表现,头部后仰,两上肢过伸和内旋,两下肢过伸,躯体呈角弓反张状态。开始可为间断性发作,轻微刺激即可诱发,以后逐渐转为持续状态。

4.锥体束征

锥体束征是脑干损伤的重要体征之一。临床表现包括肢体瘫痪、肌张力增高、腱反射亢进和病理反射出现等。在脑干损伤早期,由于多种因素的影响,锥体束征的出现常不恒定。但基底部损伤时,体征常较恒定。如脑干一侧性损伤则表现为交叉性瘫痪。

5.生命体征变化

(1)呼吸功能紊乱:脑干损伤常在伤后立即出现呼吸功能紊乱。当中脑下端和脑桥上端的呼吸调节中枢受损时,出现呼吸节律的紊乱,如陈-施呼吸;当脑桥中下部的长吸中枢受损时,可出现抽泣样呼吸;当延髓的吸气和呼气中枢受损时,则发生呼吸停止。在脑干继发性损害的初期,如小脑幕切迹疝形成时,先出现呼吸节律紊乱、陈-施呼吸;在脑疝的晚期颅内压继续升高,小脑扁桃体疝出现,压迫延髓,呼吸即先停止。

(2)心血管功能紊乱:当延髓损伤严重时,表现为呼吸、心跳迅速停止,患者死亡。较高位的脑干损伤时出现的呼吸循环紊乱常先有一兴奋期,此时脉搏缓慢有力,血压升高,呼吸深快或呈喘息样呼吸,以后转入呼吸衰竭,脉搏频速,血压下降,呼吸呈潮式,最终心跳呼吸停止。一般呼吸停止在先,在人工呼吸和药物维持血压的条件下,心跳仍可维持数天或数月,最后往往因心力衰竭而死亡。

(3)体温变化:脑干损伤后有时可出现高热,多由于交感神经功能受损,出汗的功能障碍,影响体热的发散所致。当脑干功能衰竭时,体温则可降至正常以下。

6.内脏症状

(1)上消化道出血:为脑干损伤应激引起的急性胃黏膜病变所致。

(2)顽固性呃逆。

(3)神经源性肺水肿:是由于交感神经兴奋,引起体循环及肺循环阻力增加所致。

(四)辅助检查

1.腰椎穿刺

脑脊液压力正常或轻度增高,多呈血性。

2.颅骨 X 线平片

颅骨骨折发生率高,亦可根据骨折的部位,结合受伤机制推测脑干损伤的情况。

3.颅脑 CT、MRI 扫描

原发性脑干损伤表现为脑干肿大,有点片状密度增高区,脚间池、桥池、四叠体池及第四脑室受压或闭塞。继发性脑疝的脑干损伤除显示继发性病变的征象外,还可见脑干受压扭曲向对侧移位。MRI 扫描可显示脑干内小出血灶与挫裂伤,由于不受骨性伪影影响,显示较 CT 扫描清楚。

4.颅内压监测

有助于鉴别原发性或继发性脑干损伤,继发者可有颅内压明显升高,原发者升高不明显。脑干听觉诱发电位(BAEP),可以反映脑干损伤的平面与程度。

(五)诊断与鉴别诊断

原发性脑干损伤伤后即出现持续性昏迷状态并伴脑干损伤的其他症状、体征,而不伴有颅内压增高,可通过 CT 扫描,甚至 MRI 检查以明确脑干损伤并排除脑挫裂伤、颅内血肿,以此也可与继发性脑干损伤相鉴别。脑干损伤平面的判断除依据脑干听觉诱发电位外,还可以借助各项脑干反射加以判断。随脑干损伤部位的不同,可出现相应平面生理反射的消失与病理反射的引出。

1.生理反射

(1)睫脊反射:刺激锁骨上区引起同侧瞳孔扩大。

(2)额眼轮匝肌反射:用手指牵拉患者眉梢外侧皮肤并固定之,然后用叩诊锤叩击手指,引起同侧眼轮匝肌收缩闭目。

(3)垂直性眼前庭反射或头眼垂直反射:患者头俯仰时双眼球与头的动作呈反方向上下垂直移动。

(4)瞳孔对光反射:光刺激引起瞳孔缩小。

(5)角膜反射:轻触角膜引起双眼轮匝肌收缩闭目。

(6)嚼肌反射:叩击颏部引起咬合动作。

(7)头眼水平反射或水平眼前庭反射:头左右转动时双眼球呈反方向水平移动。

(8)眼心反射:压迫眼球引起心率减慢。

2.病理反射

(1)掌颏反射:轻划手掌大鱼际肌处皮肤引起同侧颏肌收缩。

(2)角膜下颌反射:轻触角膜引起闭目,并反射性引起翼外肌收缩使下颌向对侧移动。

(六)救治原则与措施

原发性脑干损伤患者一般病情危重,死亡率高,损伤较轻的小儿及青年可以恢复良好。一般治疗措施同重型颅脑损伤,尽早行气管切开,亚低温疗法,防治并发症。原发性脑干损伤一般不采用手术;继发性脑干损伤,着重于及时解除颅内血肿、脑水肿等引起急性脑受压的因素,包括手术及减轻脑水肿的综合治疗。

四、弥漫性轴索损伤

弥漫性轴索损伤(diffuse axonal injury,DAI)是在特殊的生物力学机制作用下,脑内发生以神经轴索肿胀、断裂、轴缩球形成为特征的一系列病理生理变化,临床以意识障碍为主要特点的综合征。其占重型颅脑损伤的28%~42%,死亡率高达50%,恢复良好者不及25%。常见于交通事故,另见于坠落、打击等,诊断与治疗都较为困难。

(一)临床表现

1.意识障碍

弥漫性轴索损伤患者多伤后即刻昏迷,昏迷程度深,持续时间较长,极少有清醒期,此为DAI 的典型临床特点。

2.体征

部分 DAI 患者出现瞳孔征象,单侧或双侧瞳孔扩大,广泛 DAI 患者双眼向病变对侧偏斜和强迫下视。

3.其余临床表现

其余临床表现类似脑干损伤及重型脑挫裂伤。

（二）辅助检查

1.CT 扫描

大脑皮质与白质之间、灰质核团与白质交界区、脑室周围、胼胝体、脑干背外侧及脑内散在的小出血灶，不伴水肿，无占位效应，有时伴蛛网膜下腔出血、脑室内出血及弥漫性肿胀。

2.MRI

MRI 对脑实质内小出血灶与挫裂伤显示更为清楚。

（三）诊断与鉴别诊断

DAI 的临床诊断较为困难，其多发于交通事故或坠落伤后，此后患者长时间深度昏迷（6 小时以上），其诊断更依赖于影像学检查。CT、MRI 示好发区域组织撕裂出血的影像学特点，另外无颅脑明确结构异常的伤后持续植物生存状态、创伤后弥漫性脑萎缩都需考虑此诊断，确诊需病理检查。

DAI 需与原发性脑干损伤、广泛性脑挫裂伤相鉴别。原发性脑干损伤应属于 DAI 较重的一类；广泛性脑挫裂伤有时亦出现长时间昏迷、植物生存状态，但 DAI 的脑水肿、颅内压增高不明显，而且 CT 扫描无明显占位效应，是散在小出血灶。

（四）救治原则与措施

患者需重症监护，一般可采用过度换气、吸氧、脱水、巴比妥类药物治疗，冬眠、亚低温治疗措施亦可应用。还可应用脑细胞功能恢复药物系统治疗，但应早期应用。现临床中已开始应用尼莫地平、自由基清除剂、兴奋性氨基酸受体拮抗剂等，目前疗效仍难以确定。此外需加强并发症治疗，防治感染。

（张增潮）

第二节　开放性颅脑损伤

开放性颅脑损伤是颅脑各层组织开放伤的总称，它包括头皮裂伤、开放性颅骨骨折及开放性脑损伤，而不是开放性脑损伤的同义词。硬脑膜是保护脑组织的一层坚韧纤维膜屏障，此层破裂与否，是区分脑损伤为闭合性或开放性的分界线。

开放性颅脑损伤的原因很多，大致划为 2 类，即非火器伤与火器伤。

一、非火器性颅脑损伤

各种造成闭合性颅脑损伤的原因都可造成头皮、颅骨及硬脑膜的破裂，造成开放性颅脑损伤。在和平时期的颅脑损伤中，以闭合伤居多，开放性伤约占 16.8%，而后者中又以非火器颅脑损伤居多。

（一）临床表现

1.创伤的局部表现

开放性颅脑损伤的伤因、暴力大小不一，产生损伤的程度与范围差别极大。创伤多位于前额、额眶部,亦可发生于其他部位,可为单发或多发,伤口整齐或参差不齐,有时沾有头发、泥沙及其他污物,有时骨折片外露,也有时致伤物(如钉、锥、铁杆)嵌顿于骨折处或颅内。头皮血运丰富,出血较多,当大量出血时,需考虑是否存在静脉窦破裂。

2.脑损伤症状

患者常有不同程度的意识障碍与脑损害表现,脑部症状取决于损伤的部位、范围与程度。其临床表现同闭合性颅脑损伤表现。

3.颅内压改变

开放性脑损伤时,因颅骨缺损,血液、脑脊液及破碎液化坏死的脑组织可经伤口流出,或为脑膨出,颅内压力在一定程度上可得到缓冲。如伴脑脊液大量流失,可出现低颅内压状态。创口小时可与闭合性脑损伤一样,出现脑受压征象。

4.全身症状

开放性颅脑损伤时出现休克的机会较多,不仅因外出血造成失血性休克,还可由于颅腔呈开放性,脑脊液与积血外溢,使颅内压增高得到缓解,颅内压引起的代偿性血压升高效应减弱。同时伴有的脊柱、四肢及胸腹部伤可有相应的症状及体征。

(二)辅助检查

1.X线平片

颅骨的X线平片检查有助于了解骨折的范围、骨碎片与异物在颅内的存留情况。

2.颅脑CT扫描

颅脑CT扫描可显示颅骨、脑组织的损伤情况,能够对碎骨片及异物定位,发现颅内或脑内血肿等继发性改变。CT较X线平片更能清楚地显示X线吸收系数低的非金属异物。

(三)诊断

开放性颅脑损伤一般易于诊断,根据病史,以及检查伤口内有无脑脊液或脑组织,即可确定开放性损伤的情况。X线平片及CT扫描更有利于伤情的诊断。少数情况下,硬脑膜裂口很小,可无脑脊液漏,初诊时难以确定是否为开放性脑损伤,而往往手术探查时才能明确。

(四)救治原则与措施

1.治疗措施

首先做创口止血、包扎、纠正休克,患者入院后有外出血时,应采取临时性止血措施,同时检查患者的周身情况,有无其他部位严重合并伤,是否存在休克或处于潜在休克。当患者出现休克或处于休克前期时,最重要的是先采取恢复血压的有力措施,加快输液、输血,不必顾虑因此加重脑水肿的问题。当生命体征趋于平稳时,才适于进行脑部清创。

2.手术原则

(1)早期清创:按一般创伤处理的要求,尽早在伤后6小时内进行手术。在目前有力的抗生素防治感染的条件下,可延长时限至伤后48小时。

(2)彻底清创手术的要求:早期彻底清除术,应一期缝合脑膜,将开放性脑损伤转为闭合性,经清创手术,脑水肿仍严重者,则不宜缝合硬脑膜,而需进行减压术,避免发生脑疝。

(3)并存脏器伤时,应在输血保证下,迅速处理内脏伤,第二步行清创术。这时如有颅内血肿,脑组织存在受压危险,伤情特别急,需有良好的麻醉处理,输血、输液稳定血压,迅速应用简捷的方法,制止内出血,解除脑受压。

(4)颅骨缺损一般在伤口愈合后3~4个月进行修补为宜,感染伤口修补颅骨至少在愈合半年后进行。

3.手术方法

应注意的是,术中如发现硬脑膜颜色发蓝、颅内压增高,疑有硬膜下血肿,应切开硬脑膜探查处理。脑搏动正常时,表明脑内无严重损伤,无须切开探查,以免将感染带入脑部。开放性脑损伤的清创应在直视下进行,逐层由外及里冲净伤口,去除污物、血块,摘除碎骨片与异物,仔细止血,吸去糜烂失活的脑组织,同时要珍惜脑组织,不做过多的切除。保留一切可以保留的脑血管,避免因不必要的电凝或夹闭脑的主要供血动脉及回流静脉引起或加重脑水肿、脑坏死及颅内压增高。脑挫裂伤较严重,颅内压增高,虽经脱水仍无缓解,可容许做内减压术。清创完毕,所见脑组织已趋回缩、颅内压已降低的情况下,缝合硬脑膜及头皮。

钢钎、钉、锥等较粗大锐器刺入颅内,有时伤器为颅骨骨折处所嵌顿。如患者一般情况好,无明显颅内出血症状,不宜立即拔出,特别是位于动脉干与静脉窦所在处及鞍区的创伤。应摄头颅X线片了解颅内伤器的大小、形态和方位,如异物靠近大血管时,应进一步行脑血管造影,查明异物与血管等邻近结构的关系,据此制定手术方案,术前做好充分的输血准备。行开颅手术时,先切除金属异物四周的颅骨进行探查,若未伤及静脉,扩大硬脑膜破口,在直视下,徐徐将异物退出,随时观察伤道深处有无大出血,然后冲洗伤道、止血,放置引流管,缝合修补硬脑膜,闭合伤口,术后24~36小时拔除引流管。

颅面伤所致开放性脑损伤,常涉及颌面、鼻窦、眼部及脑组织。

清创术的要求:①做好脑部清创与脑脊液漏的修补处理;②清除可能引起的创伤感染因素;③兼顾功能与整容的目的。手术时要先扩大额部伤口或采用冠状切口,翻开额部皮瓣,完成脑部清创与硬膜修补术,然后对鼻窦做根治性处理。最后处理眼部及颌面伤。

脑挫裂伤、脑水肿及感染的综合治疗同闭合性颅脑外伤。

二、火器性颅脑损伤

火器性颅脑损伤是神经外科的一个重要课题。战争时期,火器性颅脑损伤是一种严重战伤,尤其是火器性颅脑穿通伤,处理复杂,死亡率高。在和平时期也仍然是棘手的问题。创伤医学及急救医学的发展,虽使火器性颅脑损伤的病理生理过程得到进一步阐明,火器性颅脑损伤的抢救速度、诊疗条件也有了很大的提高,但是其死亡率仍高。

(一)分类

目前按硬脑膜是否破裂将火器性颅脑损伤简化分为非穿通伤和穿通伤两类。

1.非穿通伤

常有局部软组织或伴颅骨损伤,但硬脑膜尚完整,创伤局部与对冲部位可能有脑挫裂伤,或形成血肿。此类多为轻、中型伤,少数可为重型伤。

2.穿通伤

穿通伤即开放性脑损伤。颅内多有碎骨片、弹片或枪弹存留,伤区脑组织有不同程度的破坏,并发弹道血肿的机会多,属重型伤。通常将穿通伤又分为以下几种。

(1)非贯通伤:只有入口而无出口,在颅内入口附近常有碎骨片与异物,金属异物存留在颅内,多位于伤道的最远端,局部脑挫裂伤较严重。

(2)贯通伤:有入口和出口,入口小,出口大。颅内入口及颅外皮下出口附近有碎骨片,脑挫裂伤严重。若伤及生命中枢,患者多在短时间内死亡。

(3)切线伤:头皮、颅骨和脑呈沟槽状损伤或缺损,碎骨片多在颅内或颅外。

(4)反跳伤:弹片穿入颅内,受到入口对侧颅骨的抵抗,变换方向反弹停留在脑组织内,构成复杂伤道。

此外,按投射物的种类,穿通伤又可分为弹片伤、枪弹伤,也可按照损伤部位来分类,以补充上述的分类法。

(二)损伤机制与病理

火器性颅脑损伤的病理改变与非火器伤有所不同,脑部伤道病理改变分为三个区域。

1.原发伤道区

原发伤道区是反映伤道的中心部位,内含毁损液化的脑组织,与出血和血块交融,杂有颅骨碎片、头发、布片、泥沙及弹片或枪弹等。伤道的近侧可由于碎骨片造成支道,间接增加脑组织损伤范围;远侧则形成贯通伤、非贯通伤或反跳伤。脑膜与脑的出血容易在伤道内聚积形成硬膜外、硬膜下、脑内或脑室内血肿。伤道内的血肿可位于近端、中段与远端。

2.挫裂伤区

挫裂伤区在原发伤道的周围,脑组织呈点状出血和脑水肿,神经细胞、胶质细胞及星形细胞肿胀或崩解。致伤机制是由于高速投射物穿入密闭颅腔后的瞬间在脑内形成暂时性空腔,产生超压现象,冲击波向周围脑组织传递,使脑组织顿时承受高压及相继的负压作用而引起脑挫裂伤。

3.震荡区

震荡区位于脑挫裂区周围,是空腔作用之间接损害,伤后数小时逐渐出现血循环障碍、充血、淤血、外渗及水肿等,但尚为可逆性。另外,脑部可能伴有冲击伤,乃因爆炸引起的高压冲击波所致,脑部可发生点状出血、脑挫裂伤和脑水肿。

脑部的病理变化可随创伤类型、伤后时间、初期外科处理,以及后期治疗情况而有所不同。脑组织的血液循环与脑脊液循环障碍,颅内继发性出血与血肿形成,急性脑水肿,并发感染等,皆可使病理改变复杂化。

(三)临床表现

1.意识障碍

伤后意识水平是判断火器性颅脑损伤轻重的最重要指标,是手术指征和预后估计的主要依据。但颅脑穿通伤有时局部有较重的脑损伤,可不出现昏迷。应强调连续观察神志变化过程,如损伤者在伤后出现中间清醒期或好转期,或受伤当时无昏迷随后转入昏迷,或意识障碍呈进行性加重,都反映损伤者存在急性脑受压征象。在急性期,应警惕创道或创道邻近的血肿,慢性期的变化可能为脓肿。

2.生命体征的变化

重型颅脑损伤者,伤后多数立即出现呼吸、脉搏、血压的变化。伤及脑干部位重要生命中枢者,可早期发生呼吸紧迫,缓慢或间歇性呼吸,脉搏转为徐缓或细远,脉律不整与血压下降等中枢性衰竭征象。呼吸深而慢,脉搏慢而有力,血压升高的进行变化是颅内压增高、脑受压和脑疝的危象,常指示颅内血肿。开放伤引起外出血,大量脑脊液流失,可引起休克和衰竭。出现休克时应注意查明有无胸腹部伤、大的骨折等严重合并伤。

3.脑损伤症状

损伤者可因脑挫裂伤、血肿、脑膨出而出现相应的症状和体征。蛛网膜下腔出血可引起脑膜刺激征。下丘脑损伤可引起中枢性高热。

4.颅内压增高

火器伤急性期并发颅内血肿的机会较多,但弥漫性脑水肿更使人担忧,主要表现为头痛、恶心、呕吐及脑膨出。慢性期常是由于颅内感染、脑水肿,表现为脑突出、意识转坏和视盘水肿,到一定阶段,反映到生命体征变化,并最终出现脑疝体征。

5.颅内感染

穿通伤的初期处理不彻底或过迟,易引起颅内感染。主要表现为高热、颈强直、脑膜刺激征。

6.颅脑创口的检查

这在颅脑火器伤是一项特别重要的检查。出入口的部位、数目、形态、出血、污染情况均很重要,出入口的连线有助于判断穿通伤是否横过重要结构。

(四)辅助检查

1.颅骨 X 线平片

对颅脑火器伤应争取在清除表面砂质等污染后常规拍摄颅骨 X 线平片。拍片不仅可以明确是非贯通伤还是贯通伤,颅内是否留有异物,并可了解确切位置,对指导清创手术有重要作用。

2.脑超声波检查

观察中线波有无移位作为参考。二维及三维超声有助于颅内血肿、脓肿、脑水肿等继发性改变的判断。

3.脑血管造影

在无 CT 设备的情况下,脑血管造影有很大价值,可以提供血肿的部位和大小的信息。脑血管造影还有助于外伤性颅内动脉瘤的诊断。

4.CT 扫描

颅脑 CT 扫描对颅骨碎片、弹片、创道、颅内积气、颅内血肿、弥漫性脑水肿和脑室扩大等情况的诊断,既正确又迅速,对内科疗效的监护也有特殊价值。

(五)诊断

作战时,因伤员多,检查要求简捷扼要,迅速明确颅脑损伤性质和有无其他部位合并伤。早期强调头颅 X 线平片检查,对明确诊断及指导手术有重要意义。晚期存在的并发症、后遗症可根据具体情况选择诊断检查方法,如脑超声波、脑血管造影及 CT 扫描等。在和平时期,火器性颅脑损伤者如能及时被送往有条件的医院,早期进行包括 CT 扫描在内的各种检查,可使诊断确切,利于早期治疗。

(六)救治原则与措施

1.急救

(1)保持呼吸道通畅:简单的方法是把下颌向前推拉,侧卧,吸除呼吸道分泌物和呕吐物,也可插管过度换气。

(2)抢救休克:早期足量的输血、输液和保持呼吸道通畅是战争与和平时期枪伤治疗的两大原则。

(3)严重脑受压的急救:损伤者在较短时间内出现单侧瞳孔散大或很快双瞳变化,呼吸转慢,估计不能转送至医院手术时,则应迅速扩大穿通伤入口,创道浅层血肿常可涌出而使部分损伤者获救,然后再考虑转送。

(4)创伤包扎:现场抢救只做伤口简单包扎,以减少出血,有脑膨出时,用敷料绕其周围,保护脑组织以免污染和增加损伤。强调直接送专科处理,但已出现休克或已有中枢衰竭征象者,应就地急救,不宜转送。尽早开始大剂量抗生素治疗,应用破伤风抗毒素(TAT)。

2.优先手术次序

大量损伤者到达时,损伤者手术的顺序大致如下。

(1)有颅内血肿等脑受压征象者,或伤道有活动性出血者,优先手术。

(2)颅脑穿通伤优先于非穿通伤手术,其中脑室伤有大量脑脊液漏及颅后窝伤也应尽早处理。

(3)同类型伤,先到达者,先做处理。

(4)危及生命的胸、腹部伤优先处理,然后再处理颅脑损伤;如同时已有脑疝征象,伤情极重,在良好的麻醉与输血保证下,两方面手术可同时进行。

3.创伤的分期处理

(1)早期处理(伤后72小时以内):早期彻底清创应于24小时以内完成,但由于近代有效抗生素的发展,对于转送较迟,垂危或其他合并伤需要紧急处理时,脑部的清创可以推迟至72小时。一般认为伤后3~8小时最易形成创道血肿,故最好在此期或更早期清创。

(2)延期处理(伤后3~6天):伤口如尚未感染,也可以清创,术后缝合伤口,置橡皮管引流,或两端部分缝合或不缝依具体情况而定。伤口若已感染,则可扩大伤口和骨孔,使脓液引流通畅,此时不宜脑内清创,以免感染扩散,待感染局限后晚期清创。

(3)晚期处理(伤后7天以上):未经处理的晚期伤口感染较重,应先药物控制感染,若创道浅部有碎骨片,妨碍脓液引流,也可以扩大伤口,去除异物,待后择期进一步手术。

(4)二期处理(再次清创术):颅脑火器伤可由于碎骨片、金属异物的遗留,脑脊液漏及术后血肿等情况进行二次手术。

(七)清创术原则与方法

麻醉、术前准备、一般清创原则基本上与平时开放性颅脑损伤的处理相同,在战时,为了减轻术后观察和护理任务,宜多采用局麻或只有短暂的全身麻醉。开颅可用骨窗法和骨瓣法,彻底的颅脑清创术要求修整严重污染或已失活的头皮、肌肉及硬脑膜,摘尽碎骨片,确实止血。对过深难以达到的金属异物不强求在一期清创中摘除。清创术后,颅内压下降,脑组织下塌,脑搏动良好,冲净伤口,缝合修补硬脑膜,缝合头皮,硬脑膜外可置引流管1~2天。

对于脑室伤,要求将脑室中的血块及异物彻底清除,充分止血,术毕用含抗生素的生理盐水冲净伤口,对预防感染有一定作用,同时可做脑室引流。摘出的碎骨片数目要与X线平片之数目核对,避免残留骨片形成颅内感染的隐患。新鲜伤道中深藏的磁性金属异物和弹片,可应用磁性导针伸入伤道吸出。颅脑贯通伤出口常较大,出口的皮肤血管也易于损伤,故清创常先从出口区进行。若入口处有脑膨出或血块涌出,则入口清创优先进行。

下列情况需行减压术,硬脑膜可不予缝合修补:①清创不彻底;②脑挫裂伤严重,清创后脑组织仍肿胀或膨出;③已化脓之创伤,清创后仍需伤道引流;④止血不彻底。

(八)术后处理

脑穿通伤清创术后,需定时观察患者生命体征、意识、瞳孔的变化,观察有无颅内继发出血、脑脊液漏等。加强抗脑水肿、抗感染、抗休克治疗。保持患者呼吸道通畅,吸氧。躁动、癫痫高热时,酌情使用镇静药、冬眠药和采用物理方法降温。昏迷瘫痪伤者,定时翻身,预防肺炎、压疮和泌尿系统感染。

(九)颅内异物存留

开放性颅脑损伤,特别是火器伤常有金属弹片及碎骨片、草木、泥沙、头发等异物进入颅内。当早期清创不彻底或因异物所处部位较深,难以取出时,异物则存留于颅内。异物存留有可能导致颅内感染,其中碎骨片易伴发脑脓肿,而且可促使局部脑组织退行性改变,极少数金属异物尚可有位置的变动,从而加重脑损伤,故需手术取出异物。摘除金属异物的手术指征为:①直径＞1 cm的金属异物因易诱发颅内感染而需手术;②位于非功能区、易于取出且手术创伤及危险性小;③出现颅内感染征象或顽固性癫痫及其他较严重的临床症状者;④合并有外伤性动脉瘤者;⑤脑室穿通伤,异物进入脑室时,由于极易引起脑室内出血及感染,且异物在脑室内移动可以损伤脑室壁,常需手术清除异物。手术方法可分为骨窗或骨瓣开颅直接手术取出异物及采用立体定向技术用磁性导针或异物钳取除异物。前者有造成附加脑损伤而加重症状的危险,手术宜沿原伤道口进入,避开重要功能区,可应用于表浅部位及脑室内异物取除。近年来,由于立体定向技术的发展,在X线颅骨正侧位片及头部CT扫描准确定位及监控下,颅骨钻孔后,精确地将磁导针插入脑内而吸出弹片,或利用异物钳夹出颅内存留的异物。此种方法具有手术简便、易于接受、附加损伤少等优点,但当吸出或钳夹异物有困难时,需谨慎操作,以免损伤异物附近的血管而并发出血。手术前后需应用抗生素预防感染,并需重复注射 TAT。

(张增潮)

第三节　外伤性颅内血肿

一、概述

外伤性颅内血肿在闭合性颅脑损伤中占10％左右,在重型颅脑损伤中占40％～50％。

(一)颅内血肿的分类

1.按血肿症状出现的时间分类

(1)特急性血肿:3 小时以内出现血肿症状者。

(2)急性血肿:伤后 3 天内出现症状者。

(3)亚急性血肿:伤后 3 天至 3 周出现症状者。

(4)慢性血肿:伤后 3 周以上出现症状者。

2.按血肿在颅腔内部位不同分类

(1)硬脑膜外血肿:血肿位于颅骨和硬脑膜之间。

(2)硬脑膜下血肿:血肿位于硬脑膜和蛛网膜之间。

(3)脑内血肿:血肿位于脑实质内。

(4)特殊部位血肿:脑室内出血,出血在脑室系统内;颅后窝血肿,血肿位于颅后窝;脑干血肿,血肿位于脑干。

3.按血肿数目多少分类

(1)单发性血肿:颅内出现单一血肿。

(2)多发性血肿:两个以上同部位不同类型的血肿或不同部位的血肿。

4.按血肿是否伴脑挫裂伤分类

(1)单纯性血肿:不伴有脑挫裂伤的血肿。

(2)复合性血肿:血肿部位伴脑挫裂伤。

此外,CT 扫描的出现又引出以下两种概念:①迟发性颅内血肿,即伤后首次 CT 扫描未发现血肿,当病情变化再次 CT 检查发现了血肿。②隐匿性颅内血肿,伤后病情稳定,无明显症状,经 CT 扫描发现了颅内血肿。

(二)病理生理

正常时,颅腔的容积是脑的体积、颅内血容量和颅内脑脊液量三者之和。外伤后颅内形成血肿,为维持正常颅内压,血肿形成早期,机体借颅内血管的反射性收缩使血容量减少,并将一部分脑脊液挤压到椎管内,脑脊液分泌也减少,吸收速度增加以代偿。但这种代偿有一定限度。脑脊液可代偿的容量占颅腔总量的 5% 左右,即相当于 70 mL,血容量可供代偿容量约 25 mL。但颅内血肿大多都伴有脑挫裂伤及脑水肿,因此,血肿即便小于 70 mL,也可产生急性脑受压及失代偿的表现。一般认为,幕上急性血肿超过 20~30 mL,幕下急性血肿超过 10 mL,即可产生症状而需手术处理。机体失代偿后可经以下环节形成恶性循环。

1.脑血液循环障碍

颅内压增高,脑静脉回流受阻,脑血流淤滞,引起脑缺氧和毛细血管通透性增强,产生脑水肿和颅内压增高。

2.脑脊液循环障碍

脑血循环的淤滞,导致脑脊液分泌量增加和吸收量减少,脑水肿加重,闭塞了脑池和蛛网膜下腔,特别是环池和枕大池。当脑疝形成时,中脑导水管受压,脑脊液循环障碍,致使颅内压更加增高。

3.脑疝形成

当血肿体积不断增大,压迫同侧大脑半球,导致颞叶沟回疝,压迫中脑致使导水管处脑脊液循环障碍。幕上颅内压急剧增高,压力向下传达到颅后窝,促使小脑扁桃体经枕骨大孔下疝,延髓受压,生命中枢衰竭,导致患者死亡。

(三)临床表现

1.颅内压增高症状

(1)头痛、恶心、呕吐:为头外伤的早期常见症状,如在急性期或亚急性期并发血肿者,头痛加剧,恶心、呕吐频繁。对慢性血肿则不明显。

(2)生命体征改变:急性颅内血肿引起的颅内压增高,可导致库欣综合征,表现为血压升高,脉压增大,脉搏和呼吸减慢。

(3)意识障碍:颅内血肿患者的意识障碍变化多有"中间清醒期"或"中间好转期",即患者伤后出现原发性昏迷,当患者神志转清或意识障碍有好转时,由于颅内出血的存在,血肿不断增大,颅内压增高或脑疝形成,再次出现昏迷。某些颅内血肿伴严重脑挫裂伤,如原发昏迷程度加重,应考虑到有脑水肿或多发颅内血肿的可能。

(4)躁动:为颅内压急剧增高或脑疝发生前的临床表现。

(5)视盘水肿:亚急性或慢性血肿,以及少数急性血肿均可出现视盘水肿。

2.局灶症状

颅内血肿的局灶体征是伤后逐渐出现的,这与脑挫裂伤后立即出现的局灶症状有所不同。

3.脑疝症状

幕上血肿造成小脑幕切迹疝,表现为意识丧失,血肿同侧瞳孔散大,对光反射消失和对侧偏瘫等。少数患者由于脑干被推向对侧,致使对侧的大脑脚与小脑幕游离缘相挤压,出现颠倒症状,这在血肿定位时应予以注意。

脑疝晚期则可出现双侧瞳孔散大、去大脑强直,进一步发生枕骨大孔疝,出现病理性呼吸,最终导致呼吸停止。

(四)辅助检查

1.颅骨 X 线平片

了解有无颅骨骨折、骨折线的走行和其与硬脑膜外血肿的关系,对判断头部着力部位、出血来源和血肿的位置、类型有帮助。钙化松果体的移位,对判断幕上血肿的定位有帮助。

2.超声波探查

简单易行,便于动态观察。单侧的血肿可出现中线波移位;发展中的血肿,初次检查时中线波可无明显移位,但随着血肿增大,复查中将发现中线波明显移位,但额底、颞底和两侧性血肿,中线波常不出现移位。

3.脑血管造影

在无 CT 扫描的条件下,脑血管造影仍然是较好的诊断方法,但对已出现脑疝症状者切忌做此项检查,防止因造影延迟手术时间,造成不良后果。

4.CT 扫描

在外伤性颅内血肿的检查中,CT 扫描是目前最为理想的方法。它可以准确地判断血肿的类型、大小、位置和数目,以及同时伴有的颅骨、脑组织损伤的情况,便于同时处理。

(五)诊断与鉴别诊断

根据患者的头外伤史,进行性颅内压增高的症状、体征及局灶体征,及时行 CT 扫描,有利于颅内血肿的早期诊断。当伤情发展到脑疝形成时,应抓紧时间直接进行钻孔探查。在临床上,外伤性颅内血肿应与以下疾病进行鉴别。

1.脑挫裂伤

伤后立即出现局灶神经体征,颅内压增高症状多不明显。鉴别主要靠 CT 扫描。

2.脑血管意外

发病时患者突然感到剧烈头痛、头晕,然后意识丧失而昏倒。因病种不同可有不同的病史和临床特点,有时合并轻度头外伤时,在临床上难以鉴别。经 CT 扫描了解血肿的部位和类型将有助于鉴别诊断。

3.脂肪栓塞

常伴有四肢长骨骨折,伤后患者情况良好,但数小时或数月后出现头痛、躁动、癫痫发作和意识障碍,全身皮肤可有散在小出血点。

(六)救治原则与措施

患者伤后无意识障碍及颅内压增高,CT 示血肿量小、中线结构移位不明显、脑室系统无明显受压,无局灶性神经系统体征可行保守疗法,其余者多需手术治疗,清除血肿。手术指征为:①意识障碍逐渐加重;②颅内压增高,颅内压监测 ICP>12.7 kPa,并呈进行性升高;③有局灶性神经系统体征;④CT 示幕上血肿量>30 mL,幕下>10 mL,中线结构移位>1 cm,脑池、脑室受压明显;⑤在脱水、利尿保守治疗中病情恶化者;⑥硬脑膜外血肿不易吸收,指征须放宽;⑦颞叶、颅后窝血肿易致脑疝,需密切观察患者病情变化,在脑疝出现前及早手术。

二、硬膜外血肿

硬膜外血肿位于颅骨内板与硬脑膜之间,占外伤性颅内血肿的 30% 左右,在闭合性颅脑损伤中其发生率为 2%～3%。据资料统计,临床显示外伤性硬膜外血肿以急性多见,约占 86.2%,亚急性血肿占 10.3%,慢性者少见,占 3.5%。在我国 1978 年全国神经精神科学会上将伤后 3 小时内出现典型颅内血肿症状及体征者定为特急性血肿,以加强此类患者的救治工作,硬膜外血肿呈特急性表现者在各类外伤性血肿中较为多见。硬膜外血肿多为单发,多发者少见,但可合并其他类型血肿,构成复合型血肿,其中以外伤着力点硬膜外血肿合并对冲部位硬膜下血肿较为常见,脑内血肿少见。硬膜外血肿可见于任何年龄患者,以 15～40 岁青壮年较为多见。儿童因颅内血管沟较浅且颅骨与脑膜粘连紧密,脑膜动脉损伤及脑膜剥离机会少,硬膜外血肿少见。

(一)急性硬膜外血肿

1.病因与病理

急性硬膜外血肿的常见原因是颅骨骨折致脑膜中动脉或其分支撕裂出血,于颅骨内板和硬膜之间形成血肿,以额颞部及颞顶部最为常见。脑膜中动脉经颅中窝底的棘孔进入颅内,沿脑膜中动脉沟走行,在翼点处分为前后两支,翼点处颅骨较薄,发生骨折时脑膜中动脉及其分支均可被撕裂,其主干出血形成血肿以额部为主,前支出血形成血肿多位于额部或额顶部,后支出血血肿多位于颞顶或颞部。脑膜中动脉出血凶猛,血肿可迅速增大,数小时内产生脑疝,特急性硬膜外血肿多见于此处出血者。前额部外伤或颅前窝骨折,可损伤筛前动脉及其分支(脑膜前动脉),于额极部或额底部形成硬膜外血肿,此处血肿形成较慢且临床少见,易于漏诊。有时骨折损伤与脑膜中动脉伴行的脑膜中静脉,因出血缓慢,血肿多为亚急性或慢性,临床少见。矢状窦、横窦可因相应部位骨折使其撕裂出血造成矢状窦旁血肿、颅后窝血肿或骑跨静脉窦的硬膜外血肿。板障静脉或穿通颅骨的导血管因骨折引起出血,可于硬膜外间隙形成血肿,临床可以遇见,但较静脉窦出血所致血肿形成更为缓慢。有时头部外伤后,并无骨折,但外力可使硬膜与颅骨分离,致微小血管撕裂形成硬膜外血肿,多位于外伤着力点处,形成缓慢且血肿较小。

血肿的大小、出血速度是影响患者病情的两大因素,出血速度快、血肿迅速形成者,即使血肿量较小,因颅内压增高来不及代偿,早期即出现脑受压及颅内压增高症状。大脑半球凸面急性血肿,向下、向内挤压脑组织,形成颞叶沟回疝,产生临床危象。亚急性与慢性血肿可因颅内血液与脑脊液的减少,以代偿颅内压的缓慢增高,即使血肿较大,仍可无脑疝形成。若血肿量继续增加(大于 100 mL),颅内压代偿失调,可出现危象。若救治不及时,则可致生命危险。

2.临床表现

(1)意识障碍:急性硬膜外血肿患者多数伤后昏迷时间较短,少数甚至无原发昏迷,说明大多数脑原发损伤比较轻。有原发昏迷者伤后短时间内清醒,后血肿形成并逐渐增大,颅内压增高及脑疝形成,出现再昏迷,两次昏迷之间的清醒过程称为"中间清醒期"。各种颅内血肿中,急性硬膜外血肿患者"中间清醒期"最为常见;部分无原发昏迷者伤后 3 天内出现继发昏迷,早期检查不细致容易漏诊;原发脑损伤严重,伤后持续昏迷或仅出现意识好转后进行性加重,无典型中间清醒期,颅内血肿征象被原发脑干损伤或脑挫裂伤掩盖,易漏治。

(2)颅内压增高:在昏迷或再昏迷之前,因颅内压增高,患者表现为剧烈头痛、恶心、呕吐、躁动不安,血压升高、脉压增大、心跳及呼吸缓慢等表现。

（3）神经系统体征：幕上硬膜外血肿压迫运动区、语言中枢、感觉区，可出现中枢性面瘫、偏瘫、运动性失语、感觉性失语、混合性失语、肢体麻木等，矢状窦旁血肿可单纯表现为下肢瘫。小脑幕切迹疝形成后，出现昏迷，血肿侧瞳孔散大，对光反应消失，对侧肢体瘫痪，肌张力增高，腱反射亢进，病理反射阳性等韦伯综合征表现。脑疝形成后可短期内进入脑疝晚期，出现双瞳孔散大、病理性呼吸、去大脑强直等。若不迅速手术清除血肿减压，将因严重脑干继发损害，致生命中枢衰竭死亡。偶见血肿迅速形成，致脑干向对侧移位嵌压于对侧小脑幕上，首先表现为对侧瞳孔散大、同侧肢体瘫痪等不典型体征，需要立即辅助检查确诊。幕下血肿出现共济失调、眼球震颤、颈项强直等，因颅后窝体积狭小，其下内侧为延髓和枕骨大孔，血肿继续增大或救治不及时，可因枕骨大孔疝突然形成出现呼吸、心跳停止而死亡。

3.辅助检查

（1）颅骨 X 线平片：颅骨骨折发生率较高，约 95％显示颅骨骨折。

（2）脑血管造影：血肿部位显示典型的双凸镜形无血管区，伤后数小时内造影者，有时可见对比剂外渗；矢状窦旁或跨矢状窦的硬脑膜外血肿，造影的静脉及静脉窦期，可见该段的矢状窦和注入静脉段受压下移。

（3）CT 扫描：表现为呈双凸镜形密度增高影，边界锐利，骨窗位可显示血肿部位颅骨骨折。同侧脑室系统受压，中线结构向对侧移位。

（4）MRI 扫描：多不用于急性期检查，形态与 CT 表现相似，呈梭形，边界锐利，T_1 加权像为等信号，其内缘可见低信号的硬脑膜，T_2 加权像为低信号。

4.诊断

依据头部外伤史，着力部位及受伤性质，伤后临床表现，早期 X 线颅骨平片等，可对急性硬膜外血肿做初步诊断。出现剧烈头痛、呕吐、躁动、血压增高、脉压加大等颅内压严重增高，或偏瘫、失语、肢体麻木等体征时，应高度怀疑颅内血肿，尽快行 CT 检查协助诊断。

5.鉴别诊断

急性硬膜外血肿应与硬膜下血肿、脑内血肿、局限性脑水肿及弥漫性脑肿胀等进行鉴别诊断。

（1）硬膜下血肿及脑内血肿：与硬膜外血肿比较，受伤暴力较重，顶枕及颞后部着力对冲性损伤多见，中间清醒期少见，意识障碍进行性加重多见，颅骨骨折较少见（约 50％）。CT 扫描显示硬膜下及脑内不规则高密度影，脑血管造影为硬膜下无血管区及脑内血管抱球征。

（2）局限性脑水肿及弥漫性脑肿胀：与各种血肿比较，受伤暴力更重，亦多见于对冲性损伤，原发损伤重，原发脑干损伤多见，伤后昏迷时间长，意识相对稳定，部分患者可有中间清醒期，水肿及肿胀以一侧为主者，临床表现与血肿相似。脑血管造影可见血管拉直，部分显示中线移位；CT 扫描见病变区脑组织呈低密度影及散在点片状高密度出血灶，脑室、脑池变小。多数患者对脱水、激素治疗有效，重症者 24～48 小时内严重恶化，脱水、激素治疗及手术效果均不理想，预后差。

6.救治原则与措施

急性硬膜外血肿原则上确诊后应尽快手术治疗。早期诊断，尽量在脑疝形成前手术清除血肿并充分减压，是降低死亡率、致残率的关键。CT 扫描可清晰显示血肿的大小、部位、脑损伤的程度等，使穿刺治疗部分急性硬膜外血肿成为可能，且可连续 CT 扫描动态观察血肿的变化。

（1）手术治疗：①骨瓣或骨窗开颅硬膜外血肿清除术，适用于典型的急性硬膜外血肿。脑膜中动脉或其分支近端撕裂、静脉窦撕裂等出血凶猛，短时间形成较大血肿，已经出现严重颅内压增高症状和体征或早期颞叶沟回疝表现,应立即行骨瓣开颅清除血肿,充分减压并彻底止血,术后骨瓣复位,避免二次颅骨修补手术。若患者已处于双侧瞳孔散大、病理性呼吸等晚期脑疝表现,为了迅速减压,可先行血肿穿刺放出血肿的液体部分,达到部分减压的目的,再进行其他术前准备及麻醉,麻醉完毕后采用骨窗开颅咬开骨窗应足够大,同时行颞肌下减压。骨瓣打开或骨窗形成后,即已达到减压的目的,血肿清除应自血肿周边逐渐剥离,遇有破裂的动静脉即电凝或缝扎止血。脑膜中动脉破裂出血可电凝、缝扎及悬吊止血,必要时填塞棘孔,血肿清除后仔细悬吊硬膜,反复应用生理盐水冲洗创面,对所有出血点进行仔细止血,防止术后再出血。硬膜外血肿清除后,若硬膜张力高或硬膜下发蓝,疑有硬膜下血肿时,应切开硬膜探查,避免遗漏血肿。清除血肿后硬膜外置橡皮条引流24～48小时。②穿刺抽吸液化引流治疗急性硬膜外血肿,部分急性硬膜外血肿位于颞后及顶枕部,因板障出血或脑膜动静脉分支远端撕裂出血所致,出血相对较慢,血肿形成后出现脑疝亦较慢。若血肿量大于30 mL,在出现意识障碍及典型小脑幕切迹疝之前,依据CT扫描简易定位,应用一次性穿刺针穿刺血肿最厚处,抽出血肿的液体部分后注入尿激酶液化血肿,每天1～3次,血肿可于2～5天内完全清除。穿刺治疗急性硬膜外血肿应密切观察病情变化,及时复查CT,若经抽吸及初次液化后血肿减少低于1/3或症状无明显缓解,应及时改用骨瓣开颅清除血肿。

(2)非手术治疗:急性硬膜外血肿量低于30 mL,可表现为头痛、头晕、恶心等颅内压增高症状,但一般无神经系统体征,没有CT扫描时难以确定血肿的存在。经CT扫描确诊后,应用脱水、激素、止血、活血化瘀等治疗,血肿可于15～45天吸收。保守治疗期间行动态CT扫描监测,血肿量超过30 mL可行穿刺治疗,在亚急性及慢性期内穿刺治疗,血肿多已部分或完全液化,抽出大部分血肿,应用液化剂液化1～2次即可完全清除血肿。

(二)亚急性硬膜外血肿

外伤第4天至3周内出现临床症状及体征的硬膜外血肿为亚急性硬膜外血肿,CT应用以后亚急性硬膜外血肿的发现率明显增加,约占硬膜外血肿的10.5%,但应与迟发性硬膜外血肿的概念结合起来进行诊断。

1.病因与病理

亚急性硬膜外血肿外伤暴力多较轻,着力点处轻微线形骨折,致局部轻微渗血,逐渐形成血肿;亦可无骨折,在受伤的瞬间颅骨轻微变形,后靠其弹性迅速复原,但已造成颅骨与硬膜剥离,致颅骨内面与硬膜表面微小血管损伤出血,形成血肿并逐渐增大。存在颅底骨折脑脊液漏者,颅内压明显低于正常,亦是血肿变大的因素之一。脑膜中动脉及其分支因外伤产生假性动脉瘤破裂也是亚急性硬膜外血肿形成的可能原因之一。因血肿形成缓慢,颅内压可通过降低脑脊液分泌量、减少颅内血液循环总量进行代偿,出现临床症状较慢且相对较轻。亚急性硬膜外血肿早期为一血凝块,一般在第6～9天即出现机化,逐渐在硬膜面形成一层肉芽组织,血肿出现钙化现象是慢性血肿的标志,较大的血肿经CT扫描可显示其包膜及其中心液化。

2.临床表现

本病多见于男性青壮年,因其从事生产劳动及其他户外活动多,且其硬脑膜与颅骨连接没有妇女、儿童及老人紧密,好发于额、顶、颞后及枕部。因颅内压增高缓慢,可长时间处于颅内压慢性增高状态,头痛、头晕、恶心、呕吐等逐渐加重,延误诊治者可出现意识障碍、偏瘫、失语等。

3.辅助检查

(1)CT扫描:表现为梭形稍高密度、等密度或低密度区,增强CT扫描可有血肿内缘的包膜强化,有助于等密度血肿的诊断。

(2)MRI 扫描:硬膜外血肿在亚急性期与慢性期 T_1、T_2 加权图像均为高信号。

(3)脑血管造影:可见颅骨内板下梭形无血管区。

4.诊断及鉴别诊断

明确的外伤史,X 线平片示骨折,结合临床表现可做出初步诊断。个别外伤史不明确者要与慢性硬膜下血肿及其他颅内占位性病变进行鉴别。及时的 CT、MRI 检查或脑血管造影可以确诊。

5.治疗及预后

对已经出现意识障碍的患者,应及时手术治疗。CT 检查显示血肿壁厚,有增强及钙化者,行骨瓣开颅清除血肿,内侧壁应周边缓慢剥离,仔细止血,血肿清除后硬膜悬吊,外置橡皮条引流,骨瓣完整保留。部分亚急性期血肿液化良好,可行穿刺对血肿抽吸液化引流治疗。个别症状轻微、意识清楚、血肿量低于 30 mL 的患者,可应用非手术治疗,期间密切观察病情,并行动态 CT 监测,多数 30~45 天可完全吸收。此类患者处理及时得当,多预后良好且无后遗症。

(三)慢性硬膜外血肿

1.发生率

由于文献中对诊断慢性硬膜外血肿的时间报道不一,因此,其发生率悬殊也很大。慢性硬膜外血肿占硬膜外血肿的比率在 3.9%~30.0%。

2.临床表现

慢性硬膜外血肿可以无症状或中间清醒期长达数月、数年,甚至数十年。幕上慢性硬膜外血肿常表现为进行性头痛、恶心、呕吐,轻度嗜睡,动眼神经、滑车神经麻痹,视盘水肿,以及偏瘫、行为障碍等。幕下者则以颈部疼痛和后组脑神经、小脑受累为主要表现。

3.诊断标准

多数人认为以头外伤 12~14 天诊断为慢性硬膜外血肿最为合理,因为此时显微镜下才能发现有血肿机化或钙化,而在亚急性硬膜外血肿(伤后 48 小时至 13 天)中则没有血肿机化这种组织学改变。

4.辅助检查

(1)CT 扫描:慢性硬膜外血肿几乎均发生在幕上,且主要发生在额部、顶部。多数慢性硬膜外血肿在 CT 平扫中呈双凸透镜形低密度区的脑外病变表现,亦可呈等密度或高密度影。强化 CT 扫描可减少漏诊率。强化 CT 中慢性硬膜外血肿呈周边高密度影,周边强化除血肿部位硬膜本身强化外,还与硬膜外层表面形成富含血管的肉芽组织有关。血肿亦可有钙化或骨化。绝大多数患者合并有颅骨骨折,其发生率要比急性硬膜外血肿更高。文献中报道合并颅骨骨折的发生率在 75%~100%,平均为 93%。

(2)MRI 扫描:对小而薄的慢性硬膜外血肿,MRI 发现率比 CT 要高。典型病例均表现为 T_1 及 T_2 加权像上硬膜外高信号。

5.治疗与手术病理所见

慢性硬膜外血肿可以自行机化、吸收。因此,对于症状轻微、意识清醒、血肿小于 3 cm× 1.5 cm 的病例可在 CT 动态观察下保守治疗。但是,保守治疗病例中偶有数月、数年后病情恶化或发生迟发性癫痫或再出血者。对已液化的慢性硬膜外血肿可行钻孔引流术,但多数情况下,为了清除机化的血凝块或寻找出血源,应行开颅清除血肿。术中可见机化的血凝块或发生液化形成血肿。一般认为慢性硬膜外血肿液化形成包膜的时间在 5 周左右。部分病例血肿亦可发生骨化,血肿处硬膜上,亦可见有一薄层炎性肉芽组织,富含不成熟的小血管,这是慢性血肿刺激产生的,尤其多见于青年患者。

6.预后

慢性硬膜外血肿的预后与诊断和治疗是否延误及恰当密切有关。绝大多数患者预后良好。

三、硬膜下血肿

硬膜下血肿为颅内出血积聚于硬脑膜下腔,占外伤性颅内血肿的 40% 左右,是最常见的继发性颅脑损伤。临床上多分为复合型硬膜下血肿和单纯型硬膜下血肿。前者与脑挫裂伤、脑内血肿或硬膜外血肿合并存在,脑皮质动静脉出血,血液积聚在硬脑膜和脑皮质之间。这类硬膜下血肿多因减速性损伤所致,即头部在运动中损伤,尤其是对冲性损伤所致的硬膜下血肿,一般原发性脑损伤较重,病情恶化迅速,伤后多持续昏迷,并且昏迷程度逐渐加深,部分有中间清醒期或中间好转期,早期缺乏特异性症状,易与硬膜外血肿混淆。当血肿增大到一定程度时,可出现脑疝形成瞳孔散大,并迅速恶化,预后不良。病死率较高;单纯型硬膜下血肿由桥静脉损伤所致,受伤暴力轻,合并轻微脑损伤或无原发脑损伤,血液积聚于硬脑膜和蛛网膜之间,出血缓慢,多呈亚急性或慢性表现。临床上根据血肿出现症状的时间将硬膜下血肿分为急性、亚急性和慢性这3 种类型。

(一)急性硬膜下血肿

1.病因与病理

减速性损伤所引起的对冲性脑挫裂伤,血肿常在受伤的对侧,为临床最常见者;加速性损伤所致的脑挫裂伤,血肿多在同侧。一侧枕部着力,因大脑在颅腔内相对运动,凸凹不平的前、中颅窝底可致对侧额颞部脑挫裂伤及血管撕裂发生复合性硬膜下血肿;枕部中线着力易致双侧额叶、颞极部血肿;头部侧方着力时,同侧多为复合性硬膜下血肿或硬膜外血肿,对侧可致复合性或单纯性硬膜下血肿;前额部的损伤,青年人受伤暴力大可形成复合性血肿,单纯性硬膜下血肿少见,因枕叶靠近光滑的小脑幕,极少出现对冲性损伤及对冲部位的硬膜下血肿,而老年人因存在一定程度脑萎缩且血管脆性增加,额部着力外伤易发生硬膜下血肿。

2.临床表现

急性硬膜下血肿多合并较重脑挫伤,临床分类大多数为重型颅脑损伤。伤后原发昏迷多较深,复合性硬膜下血肿中间清醒期少见,多表现为意识障碍进行性加重,部分患者有中间意识好转期,少部分患者出现中间清醒期。在脑挫伤的基础上随着血肿形成出现脑疝进入深昏迷。颅内压增高症状如呕吐、躁动比较常见;生命体征变化如血压升高、脉压增大、呼吸及脉搏缓慢、体温升高等明显;伤后早期可因脑功能区的损伤和血肿的压迫产生相应的神经系统体征,如中枢性面舌瘫及偏瘫、失语、癫痫等;出现小脑幕切迹疝时出现同侧瞳孔散大、眼球固定,对侧肢体瘫痪,治疗不及时或无效可迅速恶化出现双侧瞳孔散大、去大脑强直及病理性呼吸,进入濒危状态。特急性颅内血肿常见于减速性对冲性损伤所致硬膜下血肿。单纯性急性硬膜下血肿多有中间清醒期,病情进展相对较慢,局部损伤体征少见,颅内压增高表现及出现小脑幕切迹疝后表现与复合性硬膜下血肿相似。

3.辅助检查

(1)颅骨 X 线片:颅骨骨折的发生率较硬膜外血肿低,约为50%。血肿的位置与骨折线常不一致。

(2)脑血管造影:一侧脑表面的硬脑膜下血肿表现为同侧脑新月形无血管区,同侧大脑前动脉向对侧移位;两侧硬脑膜下血肿的一侧脑血管造影显示为同侧脑表面的新月形无血管区,而大脑前动脉仅轻度移位或无移位。额底和颞底的硬膜下血肿,脑血管造影可无明显变化。

(3)CT 扫描:表现为脑表面的新月形高密度影,内侧皮层内可见点片状出血灶,脑水肿明显,同侧侧脑室受压变形,中线向对侧移位,是目前颅脑损伤、颅内血肿首选且最常用的确诊依据。

(4)MRI 扫描:可清晰显示血肿及合并损伤的范围和程度,但费时较长。有意识障碍者不能配合检查,因此多不应用于急性期颅脑损伤患者。

4.诊断

依据头部外伤史,受伤原因及受伤机制,原发昏迷时间较长或意识障碍不断加深,并出现颅内压增高的征象,特别是早期出现神经系统局灶体征者,应高度怀疑有急性硬膜下血肿的可能,应及时行 CT 检查确诊。

5.鉴别诊断

(1)急性硬膜外血肿:典型的硬膜外血肿特点是原发性脑损伤较轻,有短暂的意识障碍,中间清醒期比较明显,继发性昏迷出现时间的早晚与血管损伤的程度、损伤血管的直径有关。病情发展过程中出现剧烈的头痛、呕吐、躁动不安等;并有血压升高、脉搏和呼吸缓慢等颅内压增高的表现。CT 扫描原发脑伤少见,颅骨内板下表现为双凸形高密度区。

(2)脑内血肿:急性硬膜下血肿与脑内血肿受伤机制、临床表现均极为相似,脑内血肿相对少见,病情进展较缓慢。脑血管造影、CT 扫描、MRI 扫描均可对两者鉴别。

(3)弥漫性脑肿胀:伤后短暂昏迷,数小时后再昏迷并迅速加重,且多见于顶枕部着力减速性对冲伤,单纯依据受伤机制和临床表现难以进行鉴别,CT 扫描显示一个或多个脑叶水肿肿胀、散在点片状出血灶,病情发展迅速或治疗不及时预后均极差。

6.治疗及预后

急性硬膜下血肿患者,病情发展迅速,确诊后应尽快手术治疗,迅速解除脑受压和减轻脑缺氧是提高手术成功率和患者生存质量的关键。

(1)手术治疗:①骨窗或骨瓣开颅血肿清除术是治疗急性硬膜下血肿最常用的手术方式,适用于病情发展快,血肿定位明确,血肿以血凝块为主,钻孔探查难以排出或钻孔冲洗引流过程中新鲜血液不断流出者。手术应暴露充分,清除血肿及挫碎、坏死的脑组织,仔细止血;清除血肿后脑肿胀明显应脑内穿刺,发现脑内血肿同时清除,血肿蔓延致颅底者,应仔细冲洗基底池;术中出现颅内压增高及脑膨出,有存在颅内多发血肿或开颅过程中继发远隔部位血肿者,应结合受伤机制对额、颞及脑深部进行探查,或行术中B超协助诊断,发现其他血肿随之予以清除;未发现合并血肿时行颞肌下减压或去骨瓣减压,减压充分者硬膜缝合下置橡皮条或橡皮管引流24～48小时,脑肿胀较重予硬膜减张缝合。合并脑室内出血者同时行脑室穿刺引流,术后脑疝无缓解者可行小脑幕切开术。②内减压术适用于严重的复合性硬膜下血肿且术前已经形成脑疝者。急性硬膜下血肿伴有严重的脑挫裂伤、脑水肿或脑肿胀时,颅内压增高,经彻底清除血肿及破碎的脑组织,颅内压不能缓解常需切除颞极及额极,作为内减压措施。③颞肌下减压术是将颞

肌自颅骨表面充分剥离后,咬除颞骨鳞部及部分额骨及顶骨,骨窗可达 8~10 cm,然后放射状剪
开硬膜达骨窗边缘,清除硬膜下血肿,反复冲洗蛛网膜下腔的积血,止血后间断缝合颞肌,颞肌筋
膜不予缝合,以充分减压。一般多行单侧减压,必要时可行双侧颞肌下减压。④去骨瓣减压术,
即去除骨瓣,敞开硬脑膜,仅将头皮缝合,以便减压,通常根据手术情况,决定是否行去骨瓣减压,
并将骨窗加大,向下达颧弓、向前达额骨眶突,使颞叶和部分额叶向外凸出,减轻对脑干及侧裂血
管的压迫。大骨瓣去除后,由于脑膨出导致的脑移位、脑变形和脑脊液流向紊乱,早期可致局部
水肿加重,脑结构变形,增加神经缺损,晚期可导致脑软化、脑积液、穿通畸形及癫痫等并发症,应
严格掌握指征。大骨瓣减压的指征:特重型颅脑损伤,急性硬膜下血肿,伴有严重的脑挫裂伤、脑
水肿肿胀,清除血肿后颅内压仍很高;急性硬膜下血肿时间较长,术前已形成脑疝,清除血肿后减
压不满意者;弥漫性脑损伤,严重的脑水肿,脑疝形成,CT 扫描硬膜下薄层血肿或无血肿;术前
双侧瞳孔散大,对光反应消失,去大脑强直。

(2)非手术治疗:急性硬膜下血肿就诊后应立即给予止血、脱水、保持呼吸道通畅、吸氧等抢
救治疗。下列情况可在密切观察病情变化、动态 CT 监测下采用非手术治疗:①意识清楚,病情
稳定,无局限性脑受压或神经功能受损,生命体征平稳;②CT 扫描血肿 40 mL 以下,中线移位小
于 1 cm,脑室、脑池无显著受压;③颅内压监护压力在 3.3~4.0 kPa(25~30 mmHg)以下;④高
龄、严重的心肺功能障碍、脑疝晚期双侧瞳孔散大、自主呼吸已停者。

(二)亚急性硬膜下血肿

亚急性硬膜下血肿为伤后第 4 天到 3 周之内出现症状者,在硬膜下血肿中约占 5%。出血
来源与急性硬膜下血肿相似,不同的是损伤的血管较小,多为静脉性出血,原发性脑损伤也较轻,
伤后很快清醒,主诉头痛,伴有恶心、呕吐,第 4 天后上述症状加重,可出现偏瘫、失语等局灶性神
经受损的症状、体征,眼底检查可见视盘水肿。若病情发展较缓,曾有中间意识好转期,3 天后出
现症状加重,并出现眼底水肿及颅内压增高症状,应考虑伴有亚急性硬膜下血肿。颅脑 CT 扫描
显示脑表面的月牙形高密度影或等密度区,需注意脑室系统的变形、移位。磁共振成像(MRI)能
直接显示血肿的大小、有无合并损伤及血管范围和程度,尤其是对 CT 等密度期的血肿,由于红
细胞溶解后高铁血红蛋白释放,T_1、T_2 均显示高信号。脑超声波检查或脑血管造影检查亦有定
位的价值。

亚急性硬膜下血肿的治疗可采用手术治疗和非手术治疗:①骨窗或骨瓣开颅术,同急性硬膜
下血肿;②穿刺血肿抽吸液化引流术,亚急性硬膜下血肿多液化较完全,不以血凝块为主,大部分
适合微创穿刺治疗,应用特制穿刺针于血肿中心处穿刺,抽出部分血肿,后注入尿激酶 10 000~
20 000 U,每天 1~2 次,可将凝固血肿液化后排出。亚急性硬膜下血肿病情较缓,脑损伤较轻,
多预后良好。

(三)慢性硬膜下血肿

慢性硬膜下血肿头部外伤 3 周以后出现血肿症状者,位于硬脑膜与蛛网膜之间,具有包膜。
其常见于老年人及小儿,以老年男性多见。本病发病率较高,约占各种颅内血肿的 10%,在硬膜
下血肿中占 25%。多数头部轻微外伤,部分缺乏外伤史,起病缓慢,无特征性临床表现。临床表
现早期症状轻微,血肿达到一定量后症状迅速加重,临床上在经影像检查确诊之前,易误诊为颅
内肿瘤、缺血或出血性急性脑血管病。

1.病因与病理

绝大多数患者都有轻微的头部外伤史。老年人由于脑萎缩,脑组织在颅腔内的移动度较大,

容易撕破汇入上矢状窦的桥静脉,导致慢性硬膜下血肿,血肿大部分位于额、颞、顶部的表面,位于硬脑膜与蛛网膜之间,血肿的包膜多在发病后5～7天开始出现,到2～3周基本形成,为黄褐色或灰色的结缔组织包膜。电镜观察,血肿内侧膜为胶原纤维,没有血管,外侧膜含有大量毛细血管网,其内皮血管的裂隙较大,基膜结构不清,通透性增强,内皮细胞间隙可见红细胞碎片、血浆蛋白、血小板,提示有渗血现象,导致血肿不断扩大。研究发现,血肿外膜中有大量嗜酸性粒细胞浸润,并在细胞分裂时有脱颗粒现象,这些颗粒基底内含有纤维蛋白溶解酶原,激活纤维蛋白溶解酶而促进纤维蛋白溶解,抑制血小板凝集,诱发慢性出血。

小儿慢性硬膜下血肿较为常见,多因产伤引起,小儿出生时头部变形,导致大脑表面汇入矢状窦的桥静脉破裂;其次为摔伤,小儿平衡功能发育不完善,头部摔伤常见。小儿以双侧慢性硬膜下血肿居多,6个月以内的小儿发生率高,之后逐渐减少。除外伤以外,出血性疾病、营养不良、颅内炎症、脑积水分流术后等亦是产生小儿硬膜下血肿的原因。

2.临床表现

(1)慢性颅内压增高的症状:如头痛、恶心、呕吐、复视等,查体示眼底视盘水肿。

(2)智力障碍及精神症状:记忆力减退,理解力差,反应迟钝,失眠多梦,易疲劳,烦躁不安,精神失常等。

(3)神经系统局灶性体征:偏瘫、失语、同向偏盲,偏侧肢体麻木,局灶性癫痫等。

(4)幼儿常有嗜睡、头颅增大、囟门突出、抽搐、视网膜出血等症状。

(5)病情发展到晚期出现嗜睡或昏迷、四肢瘫痪、去大脑强直发作、癫痫大发作,查体示一侧或双侧巴宾斯基征阳性。

3.辅助检查

(1)颅骨平片:可显示脑回压迹,蝶鞍扩大和骨质吸收,局部骨板变薄,甚至外突。患病多年的患者,血肿壁可有圆弧形的条状钙化,婴幼儿患者可有前囟扩大,颅缝分离和头颅增大等。

(2)脑血管造影:可见颅骨内板下月牙或梭形无血管区。

(3)CT扫描:多表现为颅骨内板下方新月形、半月形或双凸透镜形低密度区,也可为高密度、等密度或混杂密度。单侧等密度血肿应注意侧脑室的受压变形及移位,同侧脑沟消失及蛛网膜下腔内移或消失等间接征象。增强扫描可显示出血肿包膜。

(4)MRI对于慢性硬膜下血肿的诊断:MRI扫描比CT扫描具有优势。MRI的T_1加权像呈短于脑脊液的高信号。由于反复出血,血肿信号可不一致。形态方面同CT扫描。其冠状面在显示占位效应方面更明显优于CT。

4.诊断

多数患者有头部轻微受伤史,部分患者因外伤轻微,至数月后出现颅内压高症状时外伤已难回忆。在伤后较长时间内无症状或仅有轻微头痛、头晕等症状,3周以后出现头痛、呕吐、复视、偏瘫、精神失常等应考虑慢性硬膜下血肿。确诊可行CT、MRI检查。

5.鉴别诊断

慢性硬膜下血肿在确诊之前,特别是外伤史不明确者,易出现误诊。及时的影像学检查是减少误诊的关键。临床上应与以下疾病进行鉴别。

(1)颅内肿瘤:无外伤史,颅内压增高的症状多数较缓慢。根据肿瘤发生的部位及性质,相对较早出现神经系统局灶刺激或破坏的症状,如癫痫、肢体麻木无力、语言功能障碍、视力减退、脑神经症状、尿崩及内分泌功能障碍等,并进行性加重。头颅CT、脑血管造影及MRI检查均可对两者做出鉴别。

(2)脑血栓形成:亦多见于老年人,但无外伤史,意识障碍表现较轻而局灶性症状表现较重,多为急性静止时发病,缓慢进展,颅脑 CT 显示脑血管分支供应区低密度阴影。

(3)神经官能症:头痛、头晕,记忆力减退,失眠、多梦,注意力不集中,反应迟钝等。查体示无神经系统局灶体征,颅脑 CT 检查无阳性改变。

(4)慢性硬膜下积液:又称硬膜下水瘤,与慢性硬膜下血肿极为相似,积液为淡黄色或无色透明,蛋白含量高于正常脑脊液,低于血肿液体。硬膜下积液可演变成慢性硬膜下血肿,常需行颅脑 CT 或 MRI 检查才能明确诊断。

(5)其他:应与正常颅内压脑积水、脑脓肿、精神分裂症、高血压脑出血等进行鉴别。

6.治疗

慢性硬膜下血肿的诊断明确后,均应采取手术治疗,多数疗效比较好,甚至有些慢性硬膜下血肿患者已经形成脑疝,出现昏迷及瞳孔散大,颅脑 CT 显示脑中线显著移位,及时手术仍可挽救生命,并预后良好。

(1)钻孔血肿冲洗引流术:是治疗慢性硬膜下血肿的首选方式,方法简单、损伤小,局麻下进行,采用细孔钻颅可于病房床边进行,于血肿较厚的部位或顶结节处钻孔,引流并冲洗血肿腔,为冲洗引流彻底,可前后各钻一孔,冲洗完毕后接引流袋闭式引流,引流 48~72 小时。

(2)骨瓣开颅血肿清除术:适用于血肿内分隔、血肿引流不能治愈者、穿刺治疗术后复发者及血肿壁厚或已钙化的慢性硬膜下血肿患者。手术打开骨瓣后,可见硬膜肥厚,硬膜下发蓝,硬膜上切一小口,缓慢放出积血,减压太快有诱发远隔部位血肿的可能,然后剪开硬膜,血肿外侧壁与硬膜粘在一起翻开,血肿内膜贴在蛛网膜上,易于剥离,仔细剥离,在内外膜交界处剪断,严格止血。术毕,缝合硬膜,骨瓣复位,分层缝合帽状腱膜及皮肤各层,血肿腔内置橡皮管引流 2~4 天。

(3)前囟侧角硬脑膜下穿刺术:小儿慢性硬膜下血肿,前囟未闭者,可经前囟硬膜下穿刺抽吸血肿,经前囟外侧角采用 45°斜行穿向额部或顶部硬膜下,进针 0.5~1.0 cm 即有棕褐色液体抽出,每次抽出 15~20 mL。若为双侧血肿应左右交替反复穿刺,抽出血肿亦逐渐变淡,动态 CT 复查示血肿多逐渐减少。穿刺有鲜血抽出或经多次穿刺血肿无明显减少甚至增大者,应该行骨瓣开颅血肿清除术。

由于老年患者有程度不同的脑萎缩,慢性硬膜下血肿长时间压迫脑组织,术后脑膨起困难。另因血肿壁厚硬膜下腔不能闭合、慢性出血等原因可导致血肿复发。术后采用头低位,卧向患侧,多饮水,并动态 CT 监测。若临床症状明显好转,即使脑不能完全复位,硬膜下仍有少量积液,可出院随诊,大部分患者硬膜下积液可完全消失。

(四)外伤性硬膜下积液

外伤性硬膜下积液是指硬膜下腔在外伤后形成大量的液体潴留。其发生率占颅脑外伤的 0.5%~1.0%,占外伤性颅内血肿的 10%。

1.发病机制与病理

一般认为头外伤时,脑在颅内移动,造成脑池或脑表面的蛛网膜破裂并形成一个活瓣,使脑脊液进入硬膜下腔而不能回流,逐渐形成张力性液体潴留,覆盖于额、顶、颞表面,引起脑组织受压的表现。脑脊液一般为 50~60 mL,多者在 100 mL 以上。临床上根据出现症状的不同分为急性、亚急性和慢性三种类型。急性期者液体多呈血性,即蛛网膜下腔出血,血性脑脊液进入硬脑膜下腔,亚急性者呈黄色液体,慢性者多为草黄色或无色透明液体。硬膜下积液的蛋白含量较正常脑脊液为高,但低于血肿液体。

2.临床表现

急性硬膜下积液的表现与急性、亚急性硬膜下血肿相似,但原发性脑损伤一般较轻,主要表现为颅内压升高与脑受压的局限性体征。病情的进展比硬膜下血肿缓慢。慢性者与慢性硬膜下血肿的症状相似,起病隐袭,往往不被注意,直到出现颅内压增高症状、精神障碍及脑受压征象才就诊。严重时可出现昏迷、瞳孔散大、去大脑强直等脑疝症状。

3.辅助检查

(1)脑超声波检查:单侧硬膜下积液者可见中线移位,而双侧者则诊断困难。

(2)脑血管造影:造影所见同硬膜下血肿。单凭脑血管造影无法鉴别积液或血肿。

(3)CT 扫描:显示为新月形低密度影,CT 值近于脑脊液密度。占位表现较硬膜下血肿轻。硬膜下积液可发展为硬膜下血肿,可能系再出血所致,其 CT 值可升高。

(4)MRI 扫描:无论急性或慢性硬膜下积液,在 MRI 上均呈新月形长 T_1 与长 T_2 信号,信号强度接近于脑脊液。

4.诊断

根据轻度头外伤后继而出现的颅内压增高及脑受压征象,以及脑 CT 扫描或 MRI 扫描的特征性表现,一般都能做出定位、定性诊断。部分病例因囊液蛋白含量高或伴出血,CT 扫描及 MRI 扫描的表现不典型,难与硬膜下血肿鉴别。

5.救治原则与措施

急性硬膜下积液可用钻孔引流,钻孔后切开硬脑膜排液后放置引流管,多数病例可顺利治愈。慢性硬膜下积液的治疗与慢性硬膜下血肿相似,钻孔探查证实后,采用闭式引流的方法,引流 2～3 天即可治愈。硬膜下积液量较少者可暂保守治疗,部分病例可自行消散,亦可演变为慢性硬膜下血肿。如复查 CT 时发现积液增加或临床症状加重,应及时手术治疗。

四、脑内血肿

外伤后在脑实质内形成的血肿为脑内血肿,可发生于脑组织的任何部位,常见于对冲性闭合性颅脑损伤患者,少数见于凹陷骨折及颅脑火器伤患者。脑内血肿多以最大径 3 cm 以上,血肿量超过 20 mL 为标准。发生率为 1.1%～13.0%。在闭合性颅脑损伤中,脑内血肿多位于额叶及颞叶前部,约占脑内血肿总数的 80%,其余分别位于脑基底核区、顶叶、枕叶、小脑、脑干等处。

(一)急性脑内血肿

1.病因与病理

急性脑内血肿,即伤后 3 天内血肿形成并产生临床症状及体征,以额叶及颞叶前部和底侧最为常见,约占脑内血肿总数的 80%,多与脑挫裂伤及硬膜下血肿并存,系因顶后及枕部着力外伤致额极、颞极和额颞叶底面严重脑挫裂伤,皮层下动静脉撕裂出血所致。因着力点处直接打击所致冲击伤或凹陷骨折所致脑内血肿较少见,约占 10%,可见于额叶、顶叶、颞叶、小脑等处。因脑受力变形或因剪力作用致脑深部血管撕裂出血所致基底核区、脑干及脑深部血肿罕见。急性脑内血肿在血肿形成初期为一血凝块,形状多不规则,或与挫伤、坏死脑组织混杂,位于脑深部、脑干、小脑的血肿形状多相对规则,周围为受压水肿、坏死脑组织包绕。脑深部血肿可破入脑室使临床症状加重。

2.临床表现

急性外伤性脑内血肿的临床表现,与血肿的部位及合并损伤的程度相关。额叶、颞叶血肿多因合并严重脑挫伤或硬膜下血肿,表现为颅内压增高症状及意识障碍,而缺少定位症状与体征。脑叶血肿挫伤累及主要功能区可出现偏瘫、偏身感觉障碍、失语等;小脑血肿可出现同侧肢体共济及平衡功能障碍;脑干血肿可出现严重意识障碍及中枢性瘫痪。顶枕及颞后着力的对冲性颅脑损伤所致脑内血肿患者,伤后意识障碍较重且进行性加重,部分有中间意识好转期或清醒期,病情恶化迅速,易形成小脑幕切迹疝。颅骨凹陷骨折及冲击伤所致脑内血肿,脑挫伤相对局限,意识障碍少见且多较轻。

3.辅助检查

(1)脑超声波检查:较其他类型的血肿更有检查意义,多有明显的中线波向对侧移位,有时可见血肿波。

(2)脑血管造影:根据脑内血肿所处部位不同,显示相应的脑内占位病变处血管位置的改变。但在颅内看不到无血管区的改变。

(3)CT 扫描:表现为圆形或不规则形均一高密度肿块,CT 值为 50～90 Hu,周围有低密度水肿带,伴有脑室池形态改变,中线结构移位等占位效应。患者常伴有脑挫裂伤及蛛网膜下腔出血的表现。

(4)MRI 扫描:多不用于急性期脑内血肿的检查。MRI 多表现为 T_1 等信号,T_2 低信号,以 T_2 低信号更易显示病变。

4.诊断与鉴别诊断

在 CT 应用之前,急性外伤性脑内血肿难以与脑挫伤、局限性脑水肿肿胀、硬膜下血肿等鉴别,脑血管造影对脑内血肿的诊断有帮助,受伤机制、伤后临床表现、超声波检查等可做出初步定位,诊断性穿刺、手术探查是确诊和治疗的方法。及时 CT 扫描可以确定诊断,脑内血肿 CT 扫描显示高密度团块,周围为低密度水肿带,合并脑挫伤程度及是否并发急性硬膜外血肿亦可清楚显示。

5.治疗及预后

急性脑内血肿以手术为主,多采用骨瓣或骨窗开颅,合并硬膜下血肿时先予清除,后探查清除脑内血肿和坏死脑组织,保护主要功能区脑组织,血肿腔止血要彻底,内减压充分者骨瓣保留,脑组织肿胀明显者去骨瓣减压。血肿破入脑室者,术后保留脑室引流。急性脑内血肿经 CT 确诊,患者表现颅内压增高症状,神志清楚,无早期脑疝表现,可采用 CT 定位血肿穿刺引流治疗或立体定向血肿穿刺排空术。穿刺治疗脑内血肿,应密切观察病情变化并动态 CT 随访,个别患者若症状体征加重或 CT 显示局部占位效应加重,应及时改行开颅血肿清除术。脑内血肿量大或合并损伤严重者,病情恶化迅速,死亡率高达 50%;单纯性血肿、病情进展较慢者,及时手术或穿刺治疗,预后多较好。血肿量低于 30 mL,临床症状轻,位于非主要功能区,无神经系统体征,意识清楚,颅内压监测低于 3.3 kPa(25 mmHg)者可采用非手术治疗。

(二)亚急性脑内血肿

亚急性脑内血肿指外伤后 3 天至 3 周内出现临床症状及体征的脑内血肿。其多位于额叶、基底核区、脑深部、颞叶等处;顶枕叶、小脑、脑干罕见,因其原发伤多较轻且不合并硬膜下血肿;位于脑叶者预后好;位于基底核者因与内囊关系密切,偏瘫、失语等后遗症可能较重。

1.病因与病理

造成亚急性脑内血肿的外伤暴力相对较轻,一般为对冲性及冲击性损伤,外伤时脑组织各部分相对运动产生的剪力作用损伤脑深部小血管,致其撕裂,出血缓慢,形成血肿并逐渐增大,于亚急性期内出现临床症状。脑内血肿形成4~5天以后,开始出现液化,血肿逐渐变为酱油样或棕褐色陈旧液体,周围为胶质增生带;2~3周后血肿变为黄褐色囊性病变,表面有包膜形成,周围脑组织内有含铁血黄素沉着,皮层下血肿局部脑回增宽、平软。老年人血管脆性增加,易破裂出血形成血肿。

2.临床表现

亚急性脑内血肿多见于老年人,伤后多有短暂意识障碍,后逐渐表现头痛、头晕、恶心、呕吐、视盘水肿、血压升高、脉搏与呼吸缓慢等颅内压增高表现;基底核区血肿早期出现偏瘫、失语,额颞叶皮层下血肿可出现癫痫大发作。此类患者伤后应立即行CT扫描。

3.辅助检查

(1)CT扫描:初为高密度,随血肿内血红蛋白分解,血肿密度逐渐降低,边界欠清,3周左右为等密度,2~3个月后为低密度。

(2)MRI扫描:T_1、T_2加权像均为高信号,周围有 T_1 加权像低信号水肿带相衬,显示清楚。

4.诊断与鉴别诊断

头部外伤史,伤后4天至3周内出现颅内压增高症状及体征,可对亚急性脑内血肿做出初步诊断。应与亚急性硬膜下血肿和硬膜外血肿进行鉴别,及时CT扫描可以确定诊断。脑血管造影可排除硬膜外血肿及硬膜下血肿。个别外伤史不确切的亚急性脑内血肿病例应与颅内肿瘤鉴别。

5.治疗与预后

亚急性脑内血肿确诊后,因其多不并发严重脑挫伤,脑内血肿单独存在,且血肿已不同程度液化,行穿刺抽吸或立体定向穿刺血肿排空治疗,临床疗效极佳。穿刺抽吸依据CT简易定位,局麻下进行,穿刺血肿中心抽出大部分血肿后注入尿激酶液化引流,3天内可清除全部血肿,本方法迅速有效;立体定向穿刺血肿排空术,定位精确,但操作过程复杂。CT显示血肿量低于30 mL,临床症状轻微,可采用非手术治疗。极少数慢性脑内血肿,已完全囊变,无占位效应,颅内压正常,除合并难治性癫痫外,一般不做特殊处理。

(三)迟发性外伤性脑内血肿

迟发性外伤性脑内血肿在文献中虽早有报道,但自CT扫描应用以后,才较多地被发现,并引起人们重视。

1.发病机制

目前认为外伤后迟发性血肿的形成与以下几种因素有关:①脑损伤局部二氧化碳蓄积,引起局部脑血管扩张,进一步产生血管周围出血;②血管痉挛引起脑局部缺血,脑组织坏死,血管破裂多次出血;③脑损伤区释放酶的代谢产物,损伤脑血管壁引起出血;④与外伤后弥散性血管内凝血和纤维蛋白溶解有关。此外,治疗过程中控制性过度换气、过度脱水致颅内压过低,均可加重出血。

2.临床表现

大部分迟发性外伤性脑内血肿患者的原发伤不重。患者在经过一阶段好转或稳定期,数天或数周后又逐渐或突然出现意识障碍,出现局灶性神经体征或原有症状体征加重。部分患者的原发伤可以很重,伤后意识障碍亦可一直无改善或加重。复查 CT 才证实为迟发性脑内血肿。

3.诊断与鉴别诊断

迟发性脑内血肿的诊断主要依靠反复的 CT 扫描,脑血管造影。其病史诊断要满足以下4点:①无脑血管病;②有明确头外伤史;③伤后第一次 CT 扫描无脑内血肿;④经过一个好转期或稳定期后出现脑卒中发作。

在鉴别诊断上,其与高血压性脑出血不同,在年龄、血肿分布和病史等方面可以区别。对于脑血管畸形、颅内动脉瘤和肿瘤内出血,在有外伤史的情况下,术前难以截然区分,脑血管造影、CT 检查和病程的特点有助于鉴别诊断。颅脑 CT 检查特点是血肿呈混杂密度,血肿内有陈旧出血和新旧不同时间的出血,并呈扩张性占位性病变表现。

4.救治原则与措施

确诊后应及早做骨瓣开颅,清除血肿多能恢复良好。

五、特殊部位血肿

(一)脑室内出血

外伤性脑室内出血并非少见,而且常出现在非危重的患者中。这是由于邻近脑室的脑内血肿破入脑室,或脑穿通伤经过脑室系统,伤道的血流入脑室,或来自脑室壁的出血所致。

1.损伤机制

(1)外伤性脑室内出血大多伴有广泛性脑挫裂伤及脑内血肿,脑室邻近的血肿穿破脑室壁进入脑室。

(2)部分患者为单纯脑室内出血伴轻度脑挫裂伤。这是由于外伤时脑室瞬间扩张,造成室膜下静脉撕裂出血。脉络丛的损伤出血极为少见。

脑室内的少量血液,可被脑脊液稀释而不引起脑室系统梗阻;大量者可形成血肿,堵塞室间孔、第三脑室、导水管或第四脑室,引起脑室内脑脊液循环梗阻。

2.临床表现

患者伤后大多意识丧失,昏迷程度重,持续时间长,有些患者意识障碍可较轻。患者多缺乏局部体征,可有剧烈头痛、呕吐、高热及脑膜刺激症状。极少数患者可呈濒死状态。

3.辅助检查

CT 表现为脑室内的高密度出血。如果脑内血肿破入脑室,可见半球内的血肿腔。当血肿较大造成脑室梗阻时,可见双侧脑室扩大。

4.诊断

CT 应用以前,脑室内出血的诊断较困难,多在钻颅和(或)开颅探查中,穿刺脑室后确诊。CT 的出现,不仅使本病能得以确诊,而且可了解出血的来源、血肿在脑室内的分布,以及颅内其他部位脑挫裂伤和颅内血肿的发生情况。

5.救治原则与措施

治疗措施主要为先进行脑室持续引流,以清除血性脑脊液和小的血块。当患者意识情况好转,脑脊液循环仍不通畅,脑室引流拔除困难时,及时进行分流手术。

对于单侧脑室内大血肿和并发硬脑膜外、硬脑膜下或脑内血肿者,应手术清除。

(二)颅后窝血肿

颅后窝血肿较为少见,但由于其易引起颅内压急骤升高而引起小脑扁桃体疝,直接或间接压迫延髓而出现中枢性呼吸、循环衰竭,病情多急而险恶,应及早行手术以清除血肿,抢救脑疝,挽救患者生命。

1.损伤机制

颅后窝血肿主要见于枕部着力伤,常因枕骨骨折损伤静脉窦或导静脉而致,以硬脑膜外血肿多见,血肿多位于骨折侧,少数可越过中线累及对侧,或向幕上发展,形成骑跨性硬脑膜外血肿。当小脑皮质血管或小脑表面注入横窦的导静脉撕裂时,可形成硬脑膜下血肿,发病急骤,更易形成脑疝。小脑内血肿为小脑半球脑挫裂伤、小脑内血管损伤而形成的血肿,常合并硬脑膜下血肿,预后差。颅后窝血肿可直接或间接压迫脑脊液循环通路使颅内压升高而形成脑疝,或直接压迫脑干,从而使患者呼吸循环衰竭,危及患者生命。颅后窝血肿多因枕部着力的冲击伤而致,在对冲部位额极额底,颞极与颞底等部位易发生对冲性脑挫裂伤及硬脑膜下血肿或脑内血肿。

2.临床表现

(1)多见于枕部着力伤:着力点处皮肤挫裂伤或形成头皮血肿,数小时后可发现枕下部或乳突部皮下淤血(耳后淤血斑)。

(2)急性颅内压增高:头痛剧烈,喷射性呕吐,烦躁不安,库欣反应,出现呼吸深慢、脉搏变慢、血压升高等,亚急性及慢性者,可有视盘水肿。

(3)意识障碍:伤后意识障碍时间较长,程度可逐渐加重。或有中间清醒期后继续昏迷。

(4)局灶性神经系统体征:小脑受累可出现眼球震颤、共济失调、伤侧肌张力减低等;脑干受累可出现交叉瘫痪,锥体束征,去大脑强直等。

(5)颈项强直:一侧颈肌肿胀,强迫头位,为其特征性表现。

(6)脑疝征:生命体征紊乱,呼吸骤停可较早发生。瞳孔可两侧大小不等,伴小脑幕切迹疝时可有瞳孔散大、对光反射消失等。

3.辅助检查

(1)X线平片:汤氏位片可显示枕部骨折,人字缝分离等。

(2)CT扫描:可显示高密度血肿,骨窗可显示骨折。

(3)MRI扫描:CT扫描因颅后窝骨性伪影可影响病变显示,需MRI检查,符合血肿MRI各期表现。

4.诊断

患者有枕部着力的外伤史,出现颈项强直、强迫头位、耳后淤血斑、头痛剧烈呕吐等临床表现时,即怀疑颅后窝血肿存在,进一步需行CT扫描予以确诊,必要时需行MRI检查。

5.救治原则与措施

诊断一旦明确或高度怀疑颅后窝血肿并造成急性脑受压症状者,应行手术清除血肿或钻孔探查术。钻孔探查术可根据枕部皮肤挫裂伤部位采取枕部旁正中切口或枕后正中直切口钻孔探查,X线片显示有枕骨骨折者可于骨折线附近钻孔探查,CT扫描显示血肿者,可按血肿所在部位标出切口位置,于血肿处或骨折线附近钻孔,发现血肿后,按血肿范围扩大骨窗,上界不超过横窦,下界可达枕大孔附近,清除血肿及碎裂失活脑组织,若颅内压仍高,可咬开枕大孔后缘及寰椎后弓,敞开硬脑膜,行枕肌下减压术。对于骑跨横窦的硬脑膜外血肿,需向幕上扩大骨窗,保留横窦处一骨桥,然后清除血肿,为了减少出血,应先清除横窦远处血肿,后清除其附近血肿。若横窦损伤所致血肿,可用吸收性明胶海绵附于横窦破孔处止血。颅后窝血肿可伴有额、颞部脑挫裂伤或硬脑膜下血肿,必要时可开颅清除碎裂组织及血肿。

(三)脑干血肿

脑干血肿的诊断一般需 CT 及 MRI 检查。CT 扫描可显示脑干内高密度出血灶,但因颅骨伪影的原因,常常显示病变欠佳。MRI 可较清楚地显示脑干血肿,急性期 T_2 呈低信号,较易识别。MRI 信号随血肿内血红蛋白的变化而变化,进入亚急性期时 T_1 呈高信号,T_2 亦从低信号到高信号转变。脑干血肿多不需手术治疗,治疗措施同脑干损伤。当急性期过后,若血肿量大且压迫效应明显,可开颅后用空针穿刺吸除血肿,或选择脑干血肿最为表浅部切小口以排出血肿。

六、外伤性硬膜下积液演变为慢性硬膜下血肿

(一)演变机制

(1)硬膜下积液是慢性硬膜下血肿的来源,这是因为硬膜下长期积液形成包膜,且积液逐渐增多,导致桥静脉断裂或包膜壁出血,并且积液中纤维蛋白溶解亢进,出现凝血功能障碍,使出血不止而形成慢性血肿。这也可以解释为什么外伤性硬膜下积液演变为慢性硬膜下血肿常发生在积液 1 个月以后(包膜形成后)。

(2)慢性硬膜下血肿实际上是急性硬膜下出血转变而来的。其理由是仅根据 CT 上的低密度不能完全排除急性硬膜下出血而诊断为硬膜下积液,从而误认为慢性硬膜下血肿是由硬膜下积液演变而来。但这不能解释发生外伤性硬膜下积液与急性硬膜下血肿变为低密度区时间上的差异,因为硬膜下积液常发生在伤后 1 周之内,而急性硬膜下血肿变为低密度灶慢性血肿往往需要 2 周以上。

(3)硬膜下积液发生性状改变,其蛋白质含量高或混有血液成分,易导致外伤性硬膜下积液演变为慢性硬膜下血肿。

(4)再次头外伤导致积液内出血,发展为慢性硬膜下血肿。

(二)临床特点

外伤性硬膜下积液演变为慢性硬膜下血肿的病例具有以下临床特点:①发病年龄两极化,常发生在 10 岁以下小儿或 60 岁以上老人,这可能与小儿、老人的硬膜下腔较大有关;②常发生在积液量少、保守治疗的慢性型病例中,这是因为在少量积液的保守治疗过程中,积液可转变为水瘤,包膜形成后发生包膜出血而导致慢性血肿;而早期手术打断了积液转变为水瘤及包膜形成的过程,故外伤性硬膜下积液演变为慢性硬膜下血肿不易发生在手术治疗的病例;③致病方式常为减速损伤;④合并的颅脑损伤常常很轻微。

(三)治疗与预后

文献报道中,无论是手术治疗还是保守治疗均无死亡发生,因此,这类患者预后良好。从临床恢复过程来讲,多主张早期手术钻颅引流治疗,但是对于症状不明显的少量慢性硬膜下血肿可在 CT 动态观察下保守治疗。

(周立兵)

第四节　硬脑膜下血肿

硬脑膜下血肿(subdural hematoma,SDH)是外伤性血肿积聚于硬膜与蛛网膜之间。发生

率占闭合性颅脑损伤的 5%～6%,占颅内血肿的 50%～60%,是最常见的颅内血肿。

根据症状出现时间分为急性、亚急性和慢性硬膜下血肿。根据伴脑挫裂伤可分为复合型、单纯型硬脑膜下血肿。前者因脑挫裂伤、脑皮质动静脉出血,血液积聚在硬脑膜与脑皮质之间,可急性或亚急性起病,预后较差;后者为桥静脉断裂,出血较慢,血液积聚在硬脑膜与蛛网膜之间,呈慢性病程,脑部原发损伤较轻,预后较好。

一、急性硬脑膜下血肿

急性硬脑膜下血肿(acute subdural hematomas,ASDH)在伤后 3 天内出现症状,占硬脑膜下血肿68.6%。多伴较重的脑挫裂伤和脑皮质小动脉出血,伤后病情急剧变化,手术处理较复杂,弥散性活动性出血较难制止,术中及术后脑肿胀、脑水肿较重,治疗困难,死亡率、致残率高。

(一)病因及致伤机制

ASDH 多发生在减速性损伤,出血来源于脑皮质挫裂伤病灶中静脉和动脉,血肿常发生在着力部位脑凸面及对冲部位,如额叶底部、颞极和颞叶底部,常与脑挫裂伤并存,较小血肿也可出现症状。另一来源是脑表面桥静脉,多见于大脑上静脉注入上矢状窦,大脑中静脉和颞极静脉注入蝶顶窦,颞后下吻合静脉(Labbe 静脉)注入横窦等处,多不伴脑挫裂伤,称单纯型血肿,较广泛。

血肿发生部位与头部着力点和着力方式密切相关。①加速性损伤所致脑挫裂伤:血肿多在同侧。②减速性损伤所致脑挫裂伤:血肿多在对侧或着力侧,如一侧枕部着地减速性损伤,血肿多在对侧颞底、额极、颞极和额底部;脑挫裂伤区血肿较大,周围血肿较小,深部可有脑内血肿;枕部着力侧可发生颅后窝硬脑膜外血肿或硬脑膜下血肿。③头侧方受击的减速性损伤:多有同侧复合型硬脑膜下血肿,对侧多为单纯型硬脑膜下血肿,有时着力侧也有硬脑膜外和脑内血肿。④一侧前额着力减速性损伤:硬脑膜下血肿可发生在同侧额底、额极和颞极、颞底部,但同侧枕极和颅后窝几乎无血肿。⑤一侧前额部加速性损伤:多见着力部血肿。⑥枕部或前额部着力越邻近中线,越多发双侧硬脑膜下血肿。

(二)临床表现

1.意识障碍严重

脑挫裂伤及继发性脑水肿多同时存在,脑挫裂伤较重、血肿形成速度较快,脑挫裂伤昏迷与血肿导致脑疝昏迷重叠,意识障碍进行性加深,无中间清醒期或意识好转期。

2.颅内压增高明显

急性硬脑膜下血肿多为复合型损伤,可见头痛、喷射性呕吐、躁动,脉率慢、呼吸慢及血压升高等。病情常急剧恶化,一侧瞳孔散大后不久,对侧瞳孔也散大,出现去大脑强直和病理性呼吸,患者迅速处于濒危状态。局灶症状多见脑挫裂伤和血肿压迫,可引起中枢性面瘫和偏瘫,局灶性癫痫发作,神经损害体征进行性加重等。

3.CT 检查

CT 是首选检查,可见脑表面新月形高密度影,内缘可不整齐,相对脑皮质内有点片状出血灶,脑水肿明显,脑室受压变形,向对侧移位(图 2-1)。

诊断额底、颞底和两侧性血肿可减少遗漏。颅骨 X 线平片可见合并颅骨骨折发生率50%,较硬脑膜外血肿发生率低,故无颅骨骨折时硬脑膜下血肿可能性大,骨折线与血肿位置常不一致。DSA 可见一侧硬脑膜下血肿典型表现同侧大脑前动脉向对侧移位,同侧脑表面新月形无血管区;如两侧硬脑膜下血肿可见双侧脑表面新月形无血管区,大脑前动脉仅轻微移位或无移位;额叶或颞叶底部硬脑膜下血肿 DSA 可无明显变化。

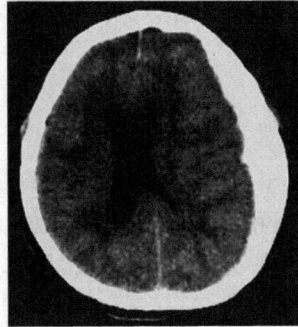

图 2-1　急性硬脑膜下血肿的 CT

(三)诊断及鉴别诊断

诊断根据颅脑外伤史;伤后原发昏迷时间长或原发昏迷与继发性意识障碍重叠,昏迷不断加深,脑受压及颅内高压征象,伴局灶性体征,CT 显示脑表面新月形高密度影,相对脑皮质点片状出血灶,同侧脑室受压变形,向对侧移位。急性硬脑膜下血肿应注意与急性硬脑膜外血肿鉴别(表 2-1)。

表 2-1　急性硬脑膜外血肿与急性硬脑膜下血肿的临床特点

临床特点	急性硬脑膜外水肿	急性硬脑膜下水肿
着力点	在着力点同侧	在着力点对侧多,在着力点同侧少
脑挫裂伤	轻,在冲击部位多	重,在对冲部位多
颅骨骨折	绝大多数均有(95%)	约半数(50%)
血肿与骨折关系	大多数在同侧	约半数在同侧
原发意识障碍	多较轻	多较重
中间意识好转期	较多见,常能完全清醒	较少见,不易完全清醒
蛛网膜下腔出血	较少见,轻	范围较广泛

(四)治疗

1.手术指征

急性硬脑膜下血肿病情发展迅速,一经诊断应尽早手术治疗。

2.手术治疗

(1)钻孔冲洗引流术:钻孔冲洗引流术适于病情稳定,脑损伤较轻,CT 确诊大脑凸面单纯型硬脑膜下液态血肿,一般在运动前区、后区和颞部钻 2~3 个孔,切开硬膜,生理盐水反复冲洗,引出积血,低位留置引流管,持续引流 24~48 小时,分层缝合头皮。

(2)骨窗或骨瓣开颅血肿清除术:骨窗或骨瓣开颅血肿清除术适于血肿定位明确,钻孔血肿呈凝血块,难以冲洗排出,钻孔冲洗,清除血肿后脑组织迅速膨起,颅内压升高;原则是充分清除血肿及挫碎糜烂脑组织,妥善止血。

(3)颞肌下减压术或去骨瓣减压术:颞肌下减压术或去骨瓣减压术,适于急性硬脑膜下血肿伴严重挫裂伤、脑水肿和脑疝形成患者,若无其他血肿,颅内压仍高可行颞肌下或去骨瓣减压术。

3.非手术治疗指征

患者神志清楚,生命体征正常,病情稳定,逐渐减轻,无局灶性神经功能受损表现,CT 检查脑室、脑池无显著受压,血肿量 40 mL 以下,中线移位不超过 1 cm,颅内压监测压力 3.3～4.0 kPa(25～30 mmHg)以下。

急性硬脑膜下血肿病情危重,死亡率高达 50％～90％,入院 GCS 评分和 CT 表现是判断预后的主要指标。老年人对冲性急性硬脑膜下血肿,血肿量小,病情可很重,预后极差。

二、亚急性硬脑膜下血肿

亚急性硬脑膜下血肿在伤后 3 天至 3 周出现症状,占硬脑膜下血肿 5％。致病原因及病理变化与急性硬脑膜下血肿相似,原发性脑损伤较轻,出血速度稍缓,血肿形成及脑受压较缓慢,颅内容积可代偿,常有中间清醒期,神志恢复不及硬膜外血肿明显。

亚急性硬脑膜下血肿如能及时确诊,尽早手术清除血肿,预后较好。

三、慢性硬脑膜下血肿

慢性硬脑膜下血肿(chronic subdural hematomas,CSDH)在伤后 3 周以上出现症状,占颅内血肿9.39％,占硬脑膜下血肿 15.6％,双侧发生率高达 14.8％,年发生率(1～2)/10 万,老年人约16.5/10 万。

(一)病因及致伤机制

CSDH 病因尚未完全明确,65％～75％的病例有颅脑外伤史,34％有乙醇成瘾史,以及抗凝药治疗史等。目前有两种学说:外伤学说认为硬脑膜下腔桥静脉撕裂出血,主要位于矢状窦旁,颅底颞叶前端及小脑幕附近,如致伤作用方向与矢状窦平行,易撕裂桥静脉,作用方向与矢状窦垂直,因有大脑镰抵抗,不易撕裂。静脉出血速度与撕裂程度及颅内压有关。炎症学说认为血肿继发于出血性硬脑膜内层炎性产物,其他原因可能为慢性乙醇中毒,B 族维生素、维生素 C、维生素 K 缺乏及凝血功能障碍等。CSDH 不断增大可能与患者脑萎缩、颅内压低、静脉张力增高及凝血机制障碍等因素有关。小儿常见双侧慢性硬脑膜下血肿,为产伤引起,出生 6 个月内发生率最高;也见于营养不良、坏血症、颅内外炎症和出血素质儿童,多为桥静脉破裂所致。CSDH 可引起颅腔内占位、局部压迫和供血障碍,导致脑组织萎缩与变性,癫痫发生率高达 40％。

(二)病理

CSDH 黄褐色或灰色结缔组织包膜多在发病后 5～7 天出现,2～3 周基本形成。靠近蛛网膜侧包膜较薄,血管很少,与蛛网膜轻微粘连,易剥开;靠近硬脑膜侧包膜较厚,与硬脑膜紧密粘连,剥除后可见新生毛细血管渗血。

(三)临床表现

(1)常见于老年人和 6 个月内婴儿,常有头部轻微外伤史,老年人轻度头部外伤史本人或家人易忽略或忘记,起病隐袭,受伤至发病时间为 1～3 个月,个别报告 3～4 年。

(2)临床表现:①慢性颅内压增高症状,头痛、恶心、呕吐、复视及视盘水肿等,头痛突出。②神经功能缺失症状,如病变对侧轻偏瘫、锥体束征、失语和癫痫发作,患侧瞳孔散大等。③精神障碍:轻症病例表现注意力不集中、记忆力减退、烦躁易怒等,重者出现痴呆、寡欲,甚至木僵。婴幼儿表现前囟膨隆、头颅增大、骨缝分离、眼球下转(落日征)和头皮静脉曲张等,前囟穿刺可吸出硬脑膜下积血。

(3)CT 检查:血肿密度直接征象,脑室、脑沟、脑池受压变形间接征象,病程越短,血肿密度越高,可能与血肿内血红蛋白破坏吸收有关。等密度血肿诊断困难,可借助脑室、脑池、脑干等受压间接征象判断,增强 CT 显示血肿内侧边缘弧形线状高密度影。MRI 显示等密度慢性硬脑膜下血肿,早期血肿 T_1WI 和 T_2WI 均为高信号;后期 T_1WI 低信号高于脑脊液,T_2WI 为高信号。

(四)诊断及鉴别诊断

1.诊断

根据头部外伤史,老年人轻度头外伤史,起病缓慢,颅内压增高症状为主,可伴精神症状和局灶性神经损害症状,结合 CT 及 MRI 检查特征性表现进行诊断。

2.鉴别诊断

(1)慢性硬脑膜下积液(硬脑膜下水瘤):多与外伤有关,颇似 CSDH。前者囊内为清水样或黄变液体,后者为积血。鉴别主要靠 CT 或 MRI 检查区分。

(2)半球占位病变:如脑膜瘤、胶质瘤、脑脓肿及肉芽肿等,进展缓慢,无头外伤史,局灶性神经功能缺失体征明显,CT、MRI 扫描或 DSA 等可确诊。

(五)治疗

1.手术治疗

(1)患者有症状应尽早手术治疗:①钻孔或锥孔冲洗引流术为首选方法,安全简单,无严重并发症,疗效满意,治愈率达 95%;根据血肿部位及大小选择前后两孔(一高一低)或在血肿中心钻一孔,抽出积血后留置引流或持续负压引流,引流时间根据引流量多少及颜色决定,一般术后 3~5 天拔除,适于血肿包膜未形成钙化的多数成人患者,术后血肿复发率 5%~33%。②骨瓣开颅慢性硬脑膜下血肿清除术:额、颞顶部开颅术彻底清除血肿,尽量切除血肿囊,利于术后脑膨起;适合血肿晚期已机化或钙化、少数钻孔引流术失败的患者。③前囟侧角硬脑膜下穿刺术适于早期血肿及囟门未闭婴儿。④脑室内镜术适于分隔型慢性硬脑膜下血肿,内镜直视下显微手术切除血肿内多囊性包膜,利于彻底冲洗引流血肿。

(2)术后并发症包括:①颅内压过低、脑膨起不全引起头晕呕吐,可静脉输注低渗溶液等。②术后血肿腔顽固性积液,多因清除血肿后脑萎缩不能复张,必要时去骨瓣缩小颅腔,消灭血肿腔。③血肿复发常见于老年脑萎缩患者。

2.非手术治疗

适于无临床症状或症状轻微,颅内压 1.96 kPa(200 mmH$_2$O)以下,CT 无中线移位、呈低密度影像者,合并凝血功能障碍及出血倾向的 CSDH 患者,如白血病、肝硬化和恶性肿瘤,病情允许可首选非手术治疗。可卧床休息、应用维生素类及止血类药,脑水肿可适当脱水。慢性硬脑膜下血肿治疗及时,多数预后良好。

四、外伤性硬脑膜下积液

外伤性硬脑膜下积液是颅脑损伤后大量脑脊液积聚在硬脑膜下间隙,又称外伤性硬膜下水瘤(traumatic subdural hydroma,SDG)。好发于颞部,占颅脑损伤 1.16%,占外伤性颅内血肿 10%左右,占硬脑膜下血肿 15.8%。

(一)病因及致伤机制

颅脑损伤时脑组织在颅腔内强烈移动,脑表面、视交叉池及外侧裂池等处蛛网膜撕裂,裂口处蛛网膜恰似单向活瓣,脑脊液随患者挣扎屏气或咳嗽等用力动作不断流出,不能返回蛛网膜下腔,导致硬脑膜下水瘤样积液、局部脑受压及进行性颅内压增高。硬脑膜下积液一般 50～60 mL,多者可达 150 mL。急性型是伤后数小时或数天内出现压迫症状,积液多为粉红色或血性,亚急性为黄色液体,慢性多为草黄色或无色透明液体。硬脑膜下积液蛋白含量较正常脑脊液高,低于血性液体。

(二)临床表现

(1)病程多为亚急性或慢性,偶呈急性过程。急性型患者有颅内压增高症状,半数可出现偏瘫、失语或局灶性癫痫,个别出现嗜睡、意识蒙眬、定向力差及精神失常等。病情严重可发生单侧瞳孔散大、脑疝、昏迷和去大脑强直等。

(2)CT 显示脑表面新月形低密度影,有别于硬脑膜下血肿。MRI 图像显示积液信号与脑脊液相近,硬脑膜下出现 T_1WI 低信号、T_2WI 高信号新月形影像。

(三)诊断及鉴别诊断

头部外伤史,渐进性颅内压增高,局灶性神经体征,以及 CT、MRI 典型表现是确诊的依据。外伤性硬脑膜下积液主要应与慢性硬脑膜下血肿鉴别,血肿 T_1WI、T_2WI 均呈高信号。

(四)治疗

硬脑膜下积液出现临床症状需手术治疗,包括以下两种。

1.钻孔引流术

钻孔引流术是多数病例的首选,在积液腔低处放置引流管,外接封闭式引流瓶,术后 48～72 小时积液腔明显缩小,脑水肿尚未消退前拔除引流管,以免复发;慢性积液为使脑组织膨起,闭合积液腔,术后不用或少用脱水剂,取平卧位或头低向患侧卧位,促进脑组织复位,必要时腰穿缓慢注入生理盐水 20～40 mL 使残腔闭合。

2.骨瓣或骨窗开颅清除积液术

骨瓣或骨窗开颅清除积液术适用少数久治不愈复发病例,广泛切开增厚囊壁,使与蛛网膜下腔交通,或置管使囊腔与脑基底部脑池相通,必要时弃去骨瓣使头皮塌陷,缩小残腔。

硬脑膜下积液原发性脑损伤一般较轻,处理及时合理,效果较好;原发性脑损伤严重和(或)伴颅内血肿者,预后较差,死亡率达 9.7％～12.5％。

(张增潮)

第五节　高血压性脑出血

一、定义

脑出血是指原发性非外伤性脑实质内出血,出血可来源于脑内动脉、静脉或毛细血管的坏死、破裂,但以动脉出血最为多见而且重要。脑出血的原因有外伤性和非外伤性两类。非外伤性脑出血又称自发性脑出血或原发性脑出血,其中约半数是由高血压病所致,其他原因包括颅内动脉瘤破裂、脑血管畸形破裂、败血症、脑肿瘤出血、动脉炎、血液病、子痫、抗凝治疗的并发症和维生素 C 缺乏症等。

高血压是脑出血最常见的病因,高血压伴发脑内小动脉病变,血压骤升引起动脉破裂出血,称为高血压性脑出血,约 1/3 的高血压患者可发生脑内出血,是脑血管疾病患者中病死率和致残率最高的一种疾病。

二、诊断

(一)发病年龄

高血压性脑出血常发生在 50～70 岁,男性略多于女性。多有高血压病史。目前,高血压发病有年轻化趋势,甚至在 30 岁左右高血压患者也可发生脑出血。

(二)发病时间

常在情绪激动,剧烈活动时突然起病,大多数病例病前无预兆,病情发展迅速,很快出现意识障碍及偏瘫的完全性卒中的表现,往往在数小时内达到顶峰。

(三)急性期常见的主要表现

急性期临床表现有头痛、呕吐、意识障碍、肢体瘫痪、失语等。

(四)临床表现

临床表现可因出血部位及出血量不同而临床特点各异。

1.内囊-基底核区出血

内囊出血的患者典型的临床特征为头和眼转向了出血病灶侧(凝视病灶)和"三偏症状"(偏瘫、偏身感觉障碍和偏盲)。优势半球出血者尚有语言障碍。

按其出血部位与内囊的关系可分为下列几种。①外侧型(壳核型):系豆纹动脉尤其是其外侧支破裂所致。出血局限外囊、壳核和屏状核。②内侧型(丘脑型):由丘脑膝状动脉和丘脑穿通动脉破裂所致。出血局限于丘脑附近。③混合型(内囊出血):出血扩延到内囊的内外两侧。

(1)壳核出血:依出血量及病情进展,患者可有意识障碍或无意识障碍,并伴有不同程度的"三偏",即病变对侧中枢性面瘫及肢体瘫痪、感觉障碍和同向偏盲,双眼向病侧偏斜、头转向病侧。优势半球出血者还伴有语言障碍等。

(2)丘脑出血:发病后多数患者出现昏迷及偏瘫。丘脑内侧或下部出血者可出现典型的眼征,即垂直凝视麻痹,多为上视障碍,双眼内收下视鼻尖;眼球偏斜视,出血侧眼球向下内侧偏斜;瞳孔缩小,可不等大,对光反应迟钝;眼球不能聚合及凝视障碍等。出血向外扩展,可影响内囊出现"三偏"征。丘脑出血侵入脑室者可使病情加重,出现高热、四肢强直性抽搐等。

丘脑出血因发生的位置不同其症状亦各异:丘脑前内侧部出血时可出现精神障碍、遗忘或痴呆。而左侧丘脑出血可有三种基本体征:①感觉障碍重于运动障碍。②伴有眼球运动障碍、瞳孔缩小、对光反射迟钝或消失。③丘脑性失语,丘脑受损后可出现语言迟钝、重复语言及语义性错语症。

右侧丘脑出血的基本体征:①结构性失用症,患者左半身出现感觉障碍,对物体的形状、体积、长度、重量产生错觉。②偏侧痛觉缺失,表现为对侧躯体感觉障碍及偏身失认症。

2.脑叶出血

其发病率仅次于基底核出血,多数学者认为脑叶出血好发于顶叶、颞叶与枕叶,即大脑后半部。脑叶出血的临床表现与基底核出血不同。脑叶出血后易破入邻近的蛛网膜下腔,因距中线较远而不易破入脑室系统,故脑膜刺激征重而意识障碍轻。

其临床表现特征:①意识障碍少见而相对较轻。②偏瘫与同向凝视较少、程度较轻,这是因为脑叶出血不像基底核出血那样容易累及内囊。③脑膜刺激征多见。

临床表现与出血所在的四个脑叶不同而有所不同:①额叶,可有智力障碍、尿失禁,可出现对侧偏瘫,偏瘫多发生于上肢、下肢和面部,较轻微。②顶叶,对侧半身感觉障碍,较轻的偏瘫。③枕叶,可有一过性黑蒙、同侧眼痛和对侧同向偏盲,有些可扩展至上 1/4 象限。④颞叶,在优势半球者,出现语言不流利和听力障碍,理解力差,但重复性相对较好。

3.小脑出血

其典型的临床特征为突发的头痛、眩晕、频繁呕吐。无明显瘫痪。主要体征为躯干性共济失调、眼球震颤及构音障碍。病情往往发展较快,患者很快昏迷,呼吸不规则或突然停止,甚至死亡。典型的小脑功能障碍只见于部分患者,对发病突然,迅速出现意识障碍和急性脑干受压者,小脑体征常被掩盖。

4.脑桥出血

90%以上高血压所致的原发性脑干出血发生在脑桥,少数发生在中脑,延髓出血罕见。脑干出血一直被认为是发病急骤、死亡率很高、预后很差的疾病。因为绝大多数脑干出血发生在脑桥,故此处只叙述脑桥出血。

脑桥出血的临床症状取决于出血灶的部位和大小。常突然发病,可表现为剧烈头痛、恶心、呕吐、头晕或眩晕;出现一侧或双侧肢体无力,偏身或半侧面部麻木;大量出血常迅速出现深昏迷、针尖样瞳孔、四肢瘫痪和双侧锥体束征阳性、高热、头眼反射和前庭眼反射消失等。患者可出现呼吸节律的改变,表现为呼吸不规则,呼吸浅、频率快,或出现陈-施呼吸。

5.脑室出血

原发性脑室出血十分罕见。发病急骤、头痛、无明显偏瘫体征,迅速出现丘脑下部及脑干症状,如昏迷、高热、瞳孔极度缩小。

(五)辅助检查

1.CT 检查

CT 是临床确诊脑出血的首选检查。可早期发现脑出血的部位、范围、形态、是否破入脑室,血肿周围有无低密度水肿带及占位效应,脑组织移位和梗阻性脑积水等。

2.MRI 检查

脑出血合并脑梗死诊断明确,可与脑肿瘤性出血鉴别。

3.数字减影脑血管造影

可与脑血管畸形、烟雾病、血管炎等鉴别。

4.腰椎穿刺

脑脊液多呈洗肉水样均匀血性,压力一般均增高。

三、外科治疗

手术治疗的目的是清除血肿、降低颅内压、避免脑疝发生,挽救患者的生命及减轻后遗症。在考虑是否施行手术时,最重要因素是术前患者的意识状况。根据患者的意识状况、瞳孔变化、语言功能及运动功能,临床上可将高血压脑出血分为五级,见表 2-2。

表 2-2　高血压脑出血的临床分级

分级	意识状态	瞳孔变化	语言功能	运动功能
I	情形或嗜睡	等大	可有语言	轻偏瘫
II	嗜睡或朦胧	等大	可有语言	不同程度偏瘫
III	浅昏迷	等大	失语	偏瘫
IV	中度昏迷	等大或不等	失语	
V	深昏迷	单侧或双侧放大	失语	去皮质强直或四肢软瘫

(一)手术适应证

手术治疗的目的是清除血肿、降低颅内压、解除或防止脑疝发生和发展,改善脑组织血液循环,促进受压迫脑组织的功能恢复。依照高血压脑出血的临床分级,一般认为,I 级患者出血量不多(不足 30 mL),内科保守治疗效果良好,不需要手术。II～IV 级患者绝大多数适于手术治疗,其中 II 级、III 级手术效果较佳。V 级患者病情危重,病死率高,手术难以奏效,一般不宜手术治疗。

高血压脑出血手术治疗指征的确定,需要综合考虑出血部位、出血量、病程进展、患者情况等多个因素。

1.出血部位

壳核、大脑半球皮质下、脑叶浅部和小脑半球等较浅部位的出血,适于手术治疗。小脑出血靠近脑干,除非出血量很少、症状轻微,一般应该积极考虑手术。脑干或丘脑出血,通常不是手术治疗的适应证。若存在脑室内出血或脑积水,可行脑室体外引流或分流术。

2.出血量

幕上血肿量超过 30 mL,占位效应明显,患侧脑室明显受压,中线结构明显向健侧移位;幕下血肿量大于 10 mL,四脑室受压变形、移位,即有手术必要。

3.病情进展

高血压脑出血后病情稳定,患者神志清楚,功能损害不明显,内科治疗效果良好,不需手术治疗。若经积极内科治疗,病情仍无好转或不稳定,出血部位比较表浅,应考虑手术治疗。尤其是对于病情好转或稳定后又发生恶化或出现脑疝征象者,应争取时间尽快手术。对于发病后进展急骤,很快进入深昏迷,出现严重功能障碍、一侧或双侧瞳孔散大、生命体征不稳定者,手术治疗效果不佳,死亡率很高,不宜进行手术治疗。

4.患者情况

患者若存在心、肺、肝、肾等脏器严重功能障碍,血压控制不好,持续超过 26.7/16.0 kPa (200/120 mmHg),应列为手术禁忌,但年龄不是决定是否手术的主要因素。

(二)手术时机

目前,国内外学者普遍认为高血压脑出血需要手术者,应尽量在发病后 6～7 小时内行超早期手术。

(三)术前检查及准备

1.CT 扫描

CT 扫描是诊断脑出血最安全、最可靠的手段,应列为首选。

2.脑血管造影

对于不能明确脑出血病因的或疑诊动脉瘤、脑血管畸形的患者,在病情允许的情况下,为避免手术的盲目性,可考虑行脑血管造影。

3.MRI检查

一般不作为脑出血首选的检查方法,但适用于脑干、小脑部位出血的检查。

4.术前准备

按常规开颅手术的要求做好其他术前准备,尤其应注意适当控制血压,保持呼吸道通畅,合理使用脱水降颅内压药物。

(四)手术方法

1.快速钻颅血肿碎吸术

(1)麻醉:清醒和合作者,可采用局部麻醉。有意识障碍者多采用气管内插管全身麻醉。

(2)体位:患者取仰卧位,头部稍抬高,肩下垫枕,头转向健侧,使病侧颞部在上。

(3)操作方法:根据CT扫描结果,选择最靠近血肿处(注意避开重要功能区)直接钻颅或颅骨钻孔,用脑穿针或带导芯的硅胶引流管穿刺血肿,抽吸出血肿的液体部分。可用无菌生理盐水适当行血肿腔冲洗,并留置引流管,持续引流。

2.皮质下血肿清除术

(1)麻醉:采用气管内插管全身麻醉。

(2)体位:根据血肿部位选择体位。

(3)操作方法:①切口和骨瓣开颅,一般以出血的脑叶部位为中心作马蹄形切口,头皮及帽状腱膜翻向下方,在预定钻孔处推开骨膜准备钻孔。一般钻4孔成形骨瓣,连同骨膜把骨瓣翻向下方或侧方。②硬脑膜切开,若颅内压力很高时,先在硬脑膜切一小口,电凝止血后穿刺血肿,抽出一些陈旧血液后弧形剪开硬脑膜,硬脑膜翻向矢状窦侧。③皮质切开血肿清除,选无血管区或以穿刺点为中心切开皮质2~3 cm,双极电凝脑表面血管后,再用窄脑压板分开皮质则可达到血肿,应用吸引器吸除血块。血肿清除后脑组织则塌陷,搏动恢复,用等渗盐水冲洗血肿腔后置硅胶管引流,若发现活动性出血,则用双极电凝止血,吸引器吸除血凝块时要防止对周围脑组织的损伤。④关颅,血肿清除后血肿腔内用硅胶管引流。颅内压力仍很高时也可去骨瓣减压。如脑组织塌陷、搏动好可缝合硬脑膜。骨瓣复位,逐层缝合头皮后关颅。

3.基底核区脑出血

(1)麻醉:采用气管内插管全身麻醉。

(2)体位:仰卧位,患侧肩下垫一小枕,头略偏向对侧。

(3)操作方法:①切口和开颅,有骨瓣开颅和小骨窗开颅两种入路。骨瓣开颅术作颞部皮瓣,翻向耳侧,然后再作大骨瓣,亦翻向同一方向,剪开硬脑膜,暴露外侧裂及两侧的额颞皮质。小骨窗开颅术作与外侧裂相投影的头皮直切口,约6 cm长,直达骨膜。用梳状拉钩将切口牵拉开,然后在外耳孔上方2~3 cm处钻孔。将颅骨孔扩大到直径约3 cm大小的小骨窗。十字形切开硬脑膜,暴露外侧裂及颞叶皮质。②血肿定位,用脑穿针穿刺血肿定位后,做皮质切口约2 cm。皮质切口可有两种选择,经侧裂入路和经颞叶入路。前者则挑开外侧裂蛛网膜后,用脑压板把额叶和颞叶牵开,向深部分离,避开大脑中动脉的分支,到脑岛皮质。切开脑岛皮质向后内方深入可进入血肿腔。经颞叶入路即在颞上回切开皮质,向深部分离、在侧裂动脉的下方,切开脑岛皮质,可达血肿腔。③血肿清除,用吸引器轻轻地吸除血块,并用双极电凝镊凝固动脉性出血点。血肿壁的静脉出血可用吸收性明胶海绵压迫止血。操作应在直视下进行,如血肿太大或血块与壁粘连十分紧密时,可残留小部分。必须彻底止血和避免对脑深部结构的损伤。如血肿有部分残留时,血肿腔内放置一根直径 3~4 mm 的硅胶管,术后可注入纤溶药物促使血块溶化并引流出来。④切口关闭,硬脑膜减张缝合,酌情去颅骨减压,分层缝合切口。

4.脑室内血肿清除术

当出现以下情况时应考虑行脑室内血肿清除术。①经 CT 扫描检查证实脑室内已充满血液铸型引起急剧性颅内压增高。②壳核-锥体束-脑室型脑出血,其血肿的大部分已破入一侧脑室者。③由于脑室内血肿,患者呈现深昏迷,颅内压持续升高,有发生脑疝的前驱症状,或已发生一侧瞳孔散大,意识障碍加深,对侧肢体无力或偏瘫加重者。④脑室内血肿形成的阻塞性脑积水,经脑室引流或其他保守疗法不见改善者。

(1)麻醉:一般行气管内插管全麻。

(2)体位:血肿位于侧脑室前部者多取仰卧位,头略偏向对侧;若血肿在脑室三角区或后部者,则取侧卧位,血肿侧在上。

(3)操作方法:①切口,大部分血块进入侧脑室前角时,则采用前额部马蹄形切口。若大部血块积聚在侧脑室后部时,则采取顶后部马蹄形切口。②开颅,作额部或顶部骨瓣开颅,一般钻 4 个孔,额部骨瓣翻向前方,顶部骨瓣翻向颞部。③硬脑膜切开,当脑膜张力很大时,在硬脑膜切开前先行脑室穿刺放液,降低颅内压力;也可快速静脉滴入 20% 甘露醇 250 mL 和呋塞米 20~40 mg,多数患者颅内压力可得到暂时缓解。将硬脑膜呈弧形切开翻向矢状窦侧。④脑切开,一般在额中回运动区前 2~3 cm 处切开皮质 3 cm,切开前也可用脑穿针向侧室前角穿刺,抽出少许凝血块或陈旧血液,以确定进入侧脑室的方向和深度,再用两个脑压板沿穿刺针方向分开皮质 3~4 cm,即可进入侧脑室。这时常从切口处涌出一些黑色血块,扩大切口范围,电凝两侧白质的出血点,以棉片保护好周边脑组织后,用脑室自动牵开器或蛇形脑自动牵开器将脑切口牵开。充分暴露侧脑室前角及脑室内血肿。如血肿在侧脑室后部区域,则可在顶部脑回少血管区切开3 cm,切开前先行脑针穿刺,方向对准侧脑室三角区,穿刺抽出黑色积血后,沿穿刺针方向分开脑组织3~4 cm 深即可进入侧脑室三角区,显露侧脑室后部的血肿,予以清除。⑤清除血肿,血肿在脑室内呈占位性压迫,与脑室很少有粘连,可用吸引器将血肿分块吸出,也可用取瘤钳把血块分块钳出,千万不要加重脑室壁及周围结构的损伤。当大部分血凝块清除后,应用等渗盐水反复冲洗,从三角区进入颞角的血块也可冲出。其次,检查室间孔处和第三脑室内的血块,轻轻将其吸出;如血块较大难以吸出时,也可将一侧穹隆柱切断,扩大室间孔,这样就容易取出第三脑室内的血块。对室间孔后缘的豆纹静脉、脉络丛组织用棉片盖好,防止损伤引起出血性梗死。如第三脑室由于充满血块异常扩大时,也可轻轻地用吸引器或取瘤钳将其取出,用含抗生素的等渗盐水冲洗,将脑室内血块彻底清除。由于脑室内血肿是由壳核或丘脑出血破入脑室的,一般不必寻找原出血点,当冲洗干净后,置一脑室引流管进行术后引流。如清除血肿后脑组织肿胀严重,估计术后难以渡过水肿关,可同时行额叶前部切除的内减压手术。⑥硬脑膜严密缝合,将骨瓣复位,头皮分两层缝合。⑦在术后第 2 天进行 CT 扫描,若发现脑室内还有较多的残存血块,应向脑室内注入尿激酶使血块溶解排出,并同时行腰椎穿刺放出血性脑脊液。也可经腰椎穿刺注入氧气治疗,促使脑脊液内血液加快吸收,减少蛛网膜下腔粘连,避免脑积水发生或减轻发生程度。

5.小脑血肿清除术

小脑出血一旦确诊,除非血肿量较少(<10 mL)或病情已进入脑干受压晚期,均应积极开颅手术清除血肿行颅后窝减压,解除对脑干的压迫,防止病情进一步加重。

(1)麻醉:气管插管全身麻醉。

(2)体位:侧卧位。

(3)操作方法:取一侧颅后窝旁正中切口或枕下正中直切口,分离肌肉,暴露枕骨鳞部。颅骨钻孔后扩大骨窗,一般需将枕骨大孔后缘和寰椎后弓咬开1～1.5 cm宽。放射状切开硬脑膜,打开枕大池放出脑脊液。在邻近血肿的小脑皮质表面电灼切开2～3 cm,脑压板分离至血肿,分块清除血肿,仔细止血,反复冲洗。减压不满意者可不缝合硬脑膜,肌肉彻底止血,严密缝合,逐层关颅。

6.脑干内血肿清除术

脑干内出血大多病情危重,进展急骤,手术危险性大,死亡率高,选择手术一定要慎重。

(1)麻醉:气管插管全身麻醉。

(2)体位:侧卧位。

(3)操作方法:根据脑干内出血的部位不同,可采取不同的手术入路。①小脑幕上枕下入路:适用于清除一侧中脑血肿。取患侧枕部马蹄形皮肤切口,常规骨瓣开颅,弧形切开硬脑膜翻向横窦侧,抬起枕叶,切开小脑幕游离缘,暴露中脑及中脑大脑脚,选择血肿最表浅最膨隆的部位切开3～5 mm,用生理盐水冲洗血肿腔或用吸引器轻柔吸除血块。②脑桥小脑角入路:适用于清除脑桥血肿。取患侧枕下旁正中切口,骨窗开颅,放射状切开硬脑膜,枕大池放液,一般需切除小脑半球外侧1/3,以利于显露。向脑桥小脑角探查,解剖面神经、听神经和三叉神经至脑桥背外侧,选择脑桥外侧最膨隆处,纵行切开3～5 mm,吸除血肿。③四脑室入路:适用于清除脑桥延髓交界处的血肿。取枕下正中直切口,骨窗开颅,咬开枕骨大孔后缘和寰椎后弓,Y形切开硬脑膜。分开两侧小脑扁桃体,切开小脑下蚓部,向第四脑室底探查。选样菱形窝的隆起处或颜色变蓝处切开。

7.立体定向脑内血肿清除术

适用于脑内各部位的出血,尤其适合脑干、丘脑等重要部位的局限性血肿。

(1)麻醉:局麻。

(2)体位:根据血肿位置决定。

(3)操作方法:局麻下安装立体定向头架,然后行颅脑CT扫描或MRI扫描,一般CT平扫即能看清血肿的位置和大小。选择血肿最大层面中心为靶点,确立靶点三维坐标参数,根据血肿位置避开皮质功能区,设计合理手术途径。颅骨钻孔,十字形切开硬脑膜。安装立体定向仪导向装置,先用细穿刺针试穿验证血肿位置,然后更换内径2～3 mm的穿刺管穿刺血肿中心,用生理盐水冲洗血肿腔至液体变清。若有血凝块不能吸出,可用螺旋针将血凝块打碎,也可通过留置在血肿腔内的导管注入尿激酶溶凝。术毕可留置硅胶引流管,缝线固定,拆除定向仪和头架,无菌包扎。

以上几种术后处理:严密观察病情,包括意识状况、瞳孔、肢体活动、言语功能、生命体征等;控制血压,全身血压维持在收缩压21.3 kPa(160 mmHg)、舒张压13.3 kPa(100 mmHg)较为合适;使用脱水剂;应用抗生素预防感染;积极防治并发症,如肺炎、消化道出血、尿路感染等;妥善治疗其他重要器官的病变,如心脏病、肾功能不全等;注意水、电解质平衡。

四、内科治疗

在急性期,主要是控制脑水肿、调整血压、防治内脏综合征及考虑是否采取手术清除血肿。

(一)一般处理

应保持安静、卧床休息、减少探视,严密观察体温、脉搏、呼吸、血压等生命体征,注意瞳孔和意识变化。保持呼吸道通畅,及时清理呼吸道分泌物,必要时吸氧。

(二)控制脑水肿,降低颅内压

这是抢救能否成功的主要环节。常用药为甘露醇、呋塞米及皮质激素等。临床上为加强脱水效果,减少药物的不良反应,一般均采取上述药物联合应用。常采用甘露醇＋呋塞米、甘露醇＋呋塞米＋激素等方式,但用量及用药间隔时间均应视病情轻重及全身情况,尤其是心脏功能及是否有高血糖等。20％甘露醇为高渗脱水剂,其降颅内压作用迅速,一般成人用量为每次 1 g/kg,每 6 小时快速静脉滴注 1 次。呋塞米有渗透性利尿作用,可减少循环血容量,对心功能不全者可改善后负荷,用量为每次 20～40 mg,每天静脉注射1～2 次。应用呋塞米期间注意补钾。皮质激素多采用地塞米松,用量 15～20 mg,静脉滴注,每天 1 次。

(三)治疗高血压

高血压是脑出血的主要原因,治疗脑出血首先想到降低高血压,但由于高血压往往为颅高压的自身的自动控制所致,可将发病后的血压控制在发病前血压数值略高一些的水平。如原有高血压,发病后血压又上升更高水平者,所降低的数值可按上升数值的30％控制。常用的降压药物有硝普钠,每次 50 mg,静脉滴注;25％硫酸镁每次 10～20 mL,肌内注射;注意不应降血压太快和过低。

(四)维持水、电解质平衡

水、电解质平衡和营养,注意防治低钠血症,以免加重脑水肿。

(五)防治并发症

选择对致病菌有效的抗菌药物,防止并发肺误吸、泌尿系统感染、应激性溃疡、抗利尿激素分泌异常综合征、痫性发作、中枢性高热、下肢深静脉血栓形成等。

(周立兵)

第六节　颅内压增高与脑疝

一、概述

颅内压增高是神经外科常见临床病理综合征,是颅脑损伤、脑肿瘤、脑出血、脑积水和颅内炎症等所共有征象,由于上述疾病使颅腔内容物体积增加,导致颅内压持续在 200 mmH$_2$O(2.0 kPa)以上,从而引起相应的综合征,称为颅内压增高。

(一)颅内压的形成与正常值

颅腔容纳着脑组织、脑脊液和血液 3 种内容物,当儿童颅缝闭合后及成人后,颅腔的容积是固定不变的,为 1 400~1 500 mL。颅腔内的上述 3 种内容物,使颅内保持一定的压力,称为颅内压(intracranial pressure,ICP)。由于颅内的脑脊液介于颅腔壁和脑组织之间,一般以脑脊液的静水压代表颅内压力,通过侧卧位腰椎穿刺或直接脑室穿刺测量来获得该压力数值,成人的正常颅内压为 70~200 mmH_2O(0.7~2.0 kPa),儿童的正常颅内压为 50~100 mmH_2O(0.5~1.0 kPa)。临床上颅内压还可以通过采用颅内压监护装置,进行持续地动态观察。

(二)颅内压的调节与代偿

颅内压可有小范围的波动,它与血压和呼吸关系密切,收缩期颅内压略有增高,舒张期颅内压稍下降;呼气时压力略增,吸气时压力稍降。颅内压的调节除部分依靠颅内的静脉血被排挤到颅外血液循环外,主要是通过脑脊液分泌和吸收的增减来调节。当颅内压高于正常颅内压范围的时候,脑脊液的分泌逐渐减少,而吸收增加,使颅内脑脊液量减少,以抵消增加的颅内压。相反,当颅内压低于正常范围时,脑脊液的分泌增多而吸收减少,使颅内脑脊液量减少,以维持颅内压不变。另外,当颅内压增高时,有一部分脑脊液被挤入脊髓蛛网膜下腔,也起到一定的调节颅内压的作用。脑脊液的总量占颅腔总容积的 10%,血液则依据血流量的不同占总容积的 2%~11%,所以一般而言允许颅内增加的临界容积约为 5%,超过此范围,颅内压开始增高,当颅腔内容物体积增大或颅腔容量缩减超过颅腔容积的 8%~10%,则会产生严重的颅内压增高。

(三)颅内压增高的原因

引起颅内压增高的原因可分为 3 大类。

(1)颅腔内容物的体积增大,如脑组织体积增大(脑水肿),脑脊液增多(脑积水),颅内静脉回流受阻或过度灌注,脑血流量增加,使颅内血容量增多。

(2)颅内占位性病变使颅内空间变小,如颅内血肿、脑肿瘤、脑脓肿等。

(3)先天性畸形使颅腔的容积变小,如狭颅症,颅底凹陷症等。

(四)颅内压增高的病理生理

1.影响颅内压增高的因素

(1)年龄:婴幼儿及小儿的颅缝未闭合或尚未牢固融合,颅内压增高可使颅缝裂开而相应地增加颅腔容积,从而缓和或延长了病情的进展。老年人由于脑萎缩使颅内的代偿空间增多,故病程亦较长。

(2)病变的扩张速度:1965 年 Langlitt 在狗的颅内硬脑膜外放置一小球囊,每小时将 1 mL 体液注入囊内,使之逐渐扩张。开始由于有上述颅内压调节功能的存在,颅内压的变动很小或不明显;随着球囊的继续扩张,调节功能的逐渐耗竭,颅内压增高逐渐明显。当颅内液体在注入 4 mL 时终于达到一个临界点,这时只要向囊内注入极少量液体,颅内压就会有大幅度的升高,释放少量液体颅内压即显著下降。这种颅腔内容物的体积与颅内压之间的关系可以用曲线来表示,称为体积/压力关系曲线。颅内压力与体积之间的关系不是线性关系而是类似指数关系,这种关系可以说明一些临床现象,如当颅内占位性病变时,随着病变的缓慢增长,可以长期不出现颅内压增高症状,一旦由于颅内压代偿功能失调,则病情将迅速发展,往往在短期内即出现颅内高压危象或脑疝;如原有的颅内压增高已超过临界点,释放少量脑脊液即可使颅内压明显下降,若颅内压增高处于代偿的范围之内(临界点以下),释放少量脑脊液仅仅引起微小的压力下降,这一现象称为体积压力反应(volume pressure response,VPR)。

(3)病变部位:在颅脑中线或颅后窝的占位性病变,由于病变容易阻塞脑脊液循环通路而发生梗阻性脑积水,故颅内压增高症状可早期出现而且严重。颅内大静脉窦附近的占位性病变,由于早期即可压迫静脉窦,引起颅内静脉血液的回流或脑脊液的吸收障碍,使颅内压增高症状亦可早期出现。

(4)伴发脑水肿的程度:脑寄生虫病、脑脓肿、脑结核瘤、脑肉芽肿等由于炎症性反应均可伴有较明显的脑水肿,故早期即可出现颅内压增高症状。

(5)全身系统性疾病:尿毒症、肝性脑病、毒血症、肺部感染、酸碱平衡失调等都可引起继发性脑水肿而致颅内压增高。高热往往会加重颅内压增高的程度。

2.颅内压增高的后果

颅内压持续增高,可引起一系列中枢神经系统功能紊乱和病理变化。主要病理改变包括以下6点。

(1)脑血流量的降低,脑缺血甚至脑死亡:正常成人每分钟约有 1 200 mL 血液进入颅内,通过脑血管的自动调节功能进行调节。正常的脑灌注压为 9.3～12 kPa(70～90 mmHg),脑血管阻力为0.2～0.3 kPa(1.2～2.5 mmHg)。此时脑血管的自动调节功能良好。如因颅内压增高而引起的脑灌注压下降,则可通过血管扩张,以降低血管阻力的自动调节反应使上述公式的比值不变,从而保证了脑血流量的稳定。如果颅内压不断增高使脑灌注压低于 5.3 kPa(40 mmHg)时,脑血管自动调节功能失效,这时脑血管不能再做相应的进一步扩张以减少血管阻力。公式的比值就变小,脑血流量随之急剧下降,就会造成脑缺血。当颅内压升至接近平均动脉压水平时,颅内血流几乎完全停止,患者就会处于严重的脑缺血状态,甚至出现脑死亡。

(2)脑水肿:颅内压增高可直接影响脑的代谢和血流量从而产生脑水肿,使脑的体积增大,进而加重颅内压增高。脑水肿时液体的积聚可在细胞外间隙,也可在细胞内。前者称为血管源性脑水肿,后者称为细胞中毒性脑水肿。血管源性脑水肿多见于脑损伤、脑肿瘤等病变的初期,主要是由于毛细血管的通透性增加,导致水分在神经细胞和胶质细胞间隙潴留,促使脑体积增加所致。细胞毒性脑水肿可能是由于某些毒素直接作用于脑细胞而产生代谢功能障碍,使钠离子和水分子潴留在神经和胶质细胞内所致,但没有血管通透性的改变,常见于脑缺血、脑缺氧的初期。在颅内压增高时,由于上述两种因素可同时或先后存在,故出现的脑水肿多数为混合性,或先有血管源性脑水肿以后转化为细胞中毒性脑水肿。

(3)库欣反应:Cushing 于 1900 年曾用等渗盐水灌入狗的蛛网膜下腔以造成颅内压增高,当颅内压增高接近动脉舒张压时,血压升高、脉搏减慢、脉压增大,继之出现潮式呼吸,血压下降,脉搏细弱,最终呼吸停止,心脏停搏而导致死亡。这一实验结果与临床上急性颅脑损伤所见情况十分相似,颅内压急剧增高时,患者出现血压升高(全身血管加压反应)、心跳和脉搏缓慢、呼吸节律紊乱及体温升高等各项生命体征发生变化,这种变化即称为库欣(Cushing)反应。这种危象多见于急性颅内压增高病例,慢性者则不明显。

(4)胃肠功能紊乱及消化道出血:部分颅内压增高的患者可首先出现胃肠道功能的紊乱,出现呕吐、胃及十二指肠出血及溃疡和穿孔等。这与颅内压增高引起下丘脑自主神经中枢缺血而致功能紊乱有关。亦有人认为颅内压增高时,消化道黏膜血管收缩造成缺血,因而产生广泛的消化道溃疡。

(5)神经源性肺水肿:在急性颅内压增高病例中,发生率高达 5%～10%。这是由于下丘脑、延髓受损导致 α-肾上腺素能神经活性增强,血压反应性增高,左心室负荷过重,左心房及肺静脉压增高,肺毛细血管压力增高,液体外渗,引起肺水肿,患者表现为呼吸急促,痰鸣,并有大量泡沫状血性痰液。

二、颅内压增高

颅内压增高是神经外科临床上最常见的重要问题,尤其是颅内占位性病变的患者,往往会出现颅内压增高症状和体征。颅内压增高会引发脑疝危象,可使患者因呼吸循环衰竭而死亡,因此对颅内压增高及时诊断和正确处理,十分重要。

(一)颅内压增高的类型

根据病因不同,颅内压增高可分为两类。①弥散性颅内压增高:由颅腔狭小或脑实质的体积增大而引起,其特点是颅腔内各部位及各分腔之间压力均匀升高,不存在明显的压力差,因此脑组织无明显移位。临床所见的弥散性脑膜脑炎、弥散性脑水肿、交通性脑积水等所引起的颅内压增高均属于这一类型。②局灶性颅内压增高:因颅内有局限的扩张性病变,病变部位压力首先增高,使附近的脑组织受到挤压而发生移位,并把压力传向远处,造成颅内各腔隙间的压力差,这种压力差导致脑室、脑干及中线结构移位。患者对这种颅内压增高的耐受力较低,压力解除后神经功能的恢复较慢且不完全,这可能与脑移位和脑局部受压引起的脑血管自动调节功能损害有关。由于脑局部受压较久,该部位的血管长期处于张力消失状态,管壁肌层失去了正常的舒缩能力,因此血管管腔被动地随颅内压的降低而扩张,管壁的通透性增加并有渗出,甚至发生脑实质内出血性水肿。

根据病变发展的快慢不同,颅内压增高可分为急性、亚急性和慢性三类。①急性颅内压增高:见于急性颅脑损伤引起的颅内血肿、高血压性脑出血等。其病情发展快,颅内压增高所引起的症状和体征严重,生命体征(血压、呼吸、脉搏、体温)变化剧烈。②亚急性颅内压增高:病情发展较快,但没有急性颅内压增高那么紧急,颅内压增高的反应较轻或不明显。多见于发展较快的颅内恶性肿瘤、转移瘤及各种颅内炎症等。③慢性颅内压增高:病情发展较慢,可长期无颅内压增高的症状和体征,病情发展时好时坏。多见于生长缓慢的良性肿瘤、慢性硬脑膜下血肿及其他破坏性或浸润性病变。

急性或慢性颅内压增高均可导致脑疝发生。脑疝发生后,移位脑组织被挤进小脑幕裂孔、硬脑膜裂隙或枕骨大孔中,压迫脑干,产生一系列紧急症状。脑疝发生又可加重脑脊液和血液循环障碍,使颅内压力进一步增高,从而使脑疝更加严重。

(二)引起颅内压增高的疾病

能引起颅内压增高的常见中枢神经系统疾病如下。

1.颅脑损伤

由于颅内血管损伤而发生的颅内血肿,脑挫裂伤伴有的脑水肿是外伤性颅内压增高常见原因。外伤性蛛网膜下腔出血,血块沉积在颅底脑池而引起的脑脊液循环障碍,以及红细胞阻塞蛛网膜颗粒所引起的脑脊液吸收障碍等,也是颅内压增高的常见原因。其他,如外伤性蛛网膜炎及静脉窦血栓形成或脂肪栓塞亦可致颅内压增高,但较少见。

2.颅内肿瘤

颅内肿瘤出现颅内压增高者占80%以上。一般肿瘤体积越大,颅内压增高越明显。但肿瘤大小并非是引起颅内压增高的程度的唯一因素,肿瘤的部位、性质和生长速度也有重要影响。例如,位于脑室或中线部位的肿瘤,虽然体积不大,但由于堵塞室间孔、中脑导水管和第四脑室脑脊液循环通路,易产生梗阻性脑积水,因而颅内压增高症状可早期出现而且显著。位于颅前窝和颅中窝底部或位于大脑半球凸面的肿瘤,有时瘤体较大但颅内压增高症状出现较晚;而一些恶性胶质瘤或脑转移癌,由于肿瘤生长迅速,且肿瘤周围伴有严重的脑水肿,故多在短期内即出现较明显的颅内压增高。

3.颅内感染

脑脓肿患者多数有明显的颅内压增高。化脓性脑膜炎亦多引起颅内压增高,并随着炎症的好转,颅内压力亦逐渐恢复。结核性脑膜炎晚期,因脑底部炎症性物质沉积,使脑脊液循环通路受阻,往往出现严重的脑积水和颅内压增高。

4.脑血管疾病

由多种原因引起的脑出血都可造成明显的颅内压增高。颅内动脉瘤和脑动静脉畸形发生蛛网膜下腔出血后,由于脑脊液循环和吸收障碍形成脑积水,而发生颅内压增高。颈内动脉血栓形成和脑血栓,脑软化区周围水肿,也可引起颅内压增高。如软化灶内出血,则可引起急剧的颅内压增高,甚至可危及患者生命。

5.脑寄生虫病

脑囊虫病引起的颅内压增高其原因有:①脑内多发性囊虫结节可引起弥散性脑水肿。②单个或数个囊虫在脑室系统内阻塞导水管或第四脑室,产生梗阻性脑积水。③葡萄状囊虫体分布在颅底脑池时引起粘连性蛛网膜炎,使脑脊液循环受阻。脑棘球蚴病或脑血吸虫性肉芽肿,均在颅内占有一定体积,由于病变较大,因而产生颅内压增高。

6.颅脑先天性疾病

婴幼儿先天性脑积水多由于导水管的发育畸形,形成梗阻性脑积水;颅底凹陷和先天性小脑扁桃体下疝畸形,脑脊液循环通路在第四脑室正中孔或枕大孔区受阻;狭颅症,由于颅缝过早闭合,颅腔狭小,限制脑的正常发育,引起颅内压增高。

7.良性颅内压增高

良性颅内压增高又称假脑瘤综合征,以脑蛛网膜炎比较多见,其中发生于颅后窝者颅内压增高最为显著。颅内静脉窦(上矢状窦或横窦)血栓形成,由于静脉回流障碍引起颅内压增高。其他代谢性疾病、维生素A摄入过多、药物过敏和病毒感染所引起的中毒性脑病等均可引起颅内压增高。但多数颅内压增高症状可随原发疾病好转而逐渐恢复正常。

8.脑缺氧

心搏骤停或昏迷患者呼吸道梗阻,在麻醉过程中出现喉痉挛或呼吸停止等均可发生严重脑缺氧。另外,癫痫持续状态和喘息状态(肺性脑病)亦可导致严重脑缺氧和继发性脑水肿,从而出现颅内压增高。

(三)颅内压增高的临床表现

颅内压增高的主要症状和体征如下。

1.头痛

这是颅内压增高最常见的症状之一,程度不同,以早晨或晚间较重,部位多在额部及两颞,可从颈枕部向前方放射至眼眶。头痛程度随颅内压的增高而进行性加重。当用力、咳嗽、弯腰或低头活动时常使头痛加重。头痛性质以胀痛和撕裂痛为多见。

2.呕吐

当头痛剧烈时,可伴有恶心和呕吐。呕吐呈喷射性,易发生于饭后,有时可导致水、电解质紊乱,甚至体重减轻。

3.视盘水肿

视盘水肿是颅内压增高的重要客观体征之一。表现为视神经乳头充血,边缘模糊不清,中央凹陷消失,视盘隆起,静脉曲张,动脉曲张扭曲。若视盘水肿较长期存在,则视盘颜色苍白,视力减退,视野向心缩小,称为视神经继发性萎缩。此时如果颅内压增高得以解除,往往视力的恢复并不理想,甚至继续恶化和失明。

以上三者是颅内压增高的典型表现,称之为颅内压增高"三主征"。颅内压增高的三主征各自出现的时间并不一致,可以其中一项为首发症状。颅内压增高还可引起一侧或双侧外展神经麻痹和复视。

4.意识障碍及生命体征变化

疾病初期意识障碍可表现为嗜睡,反应迟钝。严重患者可出现昏睡、昏迷、伴有瞳孔散大、对光反应消失、发生脑疝,去大脑强直。生命体征变化为血压升高,脉搏徐缓,呼吸不规则,体温升高等病危状态,甚至呼吸停止,终因呼吸、循环衰竭而死亡。

5.其他症状和体征

症状为头晕、猝倒。体征是头皮静脉曲张、血压升高、脉搏徐缓。在小儿患者可有头颅增大、颅缝增宽或分裂、前囟饱满隆起。头颅叩诊时呈破罐声,头皮和额眶部浅静脉扩张。

(四)颅内压增高的诊断

通过全面而详细地询问病史和认真地神经系统检查,可发现许多颅内疾病在引起颅内压增高之前已有一些局灶性症状与体征,由此可作出初步诊断。如小儿的反复呕吐及头围迅速增大,成人的进行性剧烈的头痛、癫痫发作,进行性瘫痪及各种年龄患者的视力进行性减退等,都应考虑到有颅内占位性病变的可能。应注意鉴别神经功能性头痛与颅内压增高所引起的头痛的区别。当发现有视盘水肿及头痛、呕吐三主征时,颅内压增高的诊断大致可以肯定。但由于患者的自觉症状常比视盘水肿出现得早,应及时地做以下辅助检查,以尽早诊断和治疗。

1.CT 扫描

CT 是诊断颅内占位性病变的首选辅助检查措施。它不仅能对绝大多数占位性病变作出定位诊断,而且还有助于定性诊断。CT 具有无创伤性特点,易于被患者接受。

2.MRI 检查

在 CT 不能确诊的情况下,可进一步行 MRI 检查,以利于确诊。

3.脑血管造影

脑血管造影主要用于疑有脑血管畸形或动脉瘤等疾病的病例。数字减影血管造影(DSA)不仅使脑血管造影术的安全性大大提高,而且图像清晰,使疾病的检出率提高。

4.头颅 X 线摄片

颅内压增高时,可见颅骨骨缝分离,指状压迹增多,鞍背骨质稀疏及蝶鞍扩大等。对于诊断颅骨骨折、垂体瘤所致蝶鞍扩大及听神经瘤引起内听道孔扩大等,具有重要价值。但单独作为诊断颅内占位性病变的辅助手段现已较少用。

5.腰椎穿刺

腰穿测压对颅内占位性病变患者有一定的危险性,有时引发脑疝,故应当慎重进行。

(五)治疗原则

1.一般处理

凡有颅内压增高的患者,应留院观察。密切观察神志、瞳孔、血压、呼吸、脉搏及体温的变化,以掌握病情发展的动态。有条件时可做颅内压监护,根据监护中所获得压力信息来指导治疗。频繁呕吐者应暂禁食,以防吸入性肺炎。不能进食的患者应予补液,补液量应以维持出入液量的平衡为度,补液过多可促使颅内压增高病情加重。注意补充电解质并调整酸碱平衡。用轻泻剂来疏通大便,不能让患者用力排便,不可做高位灌肠,以免颅内压骤然增高。对意识不清的患者及咳痰困难者要考虑做气管切开术,并保持呼吸道通畅,防止因呼吸不畅而使颅内压更加增高。给予氧气吸入有助于降低颅内压。病情稳定者需尽早查明病因,以明确诊断,尽早进行祛除病因的治疗。

2.病因治疗

颅内占位性病变,首先应考虑做病变切除术。位于手术易达到部位的良性病变,应争取做根治性切除;不能根治的病变可做大部切除、部分切除或减压术;有脑积水者可行脑脊液分流术,将脑室内液体通过特制导管分流入蛛网膜下腔、腹腔或心房。颅内压增高已引起急性脑疝时,应分秒必争进行紧急抢救或手术处理。

3.降低颅内压治疗

适用于颅内压增高但暂时尚未查明原因或虽已查明原因但仍需要非手术治疗的病例。高渗利尿剂选择应用的原则:意识清楚,颅内压增高程度较轻的病例,先选用口服药物。有意识障碍或颅内压增高症状较重的病例,则宜选用静脉滴注或肌内注射药物。

常用口服的药物:①氢氯噻嗪 25～50 mg,每天 3 次;②乙酰唑胺 250 mg,每天 3 次;③氨苯蝶啶 50 mg,每天 3 次;④呋塞米 20～40 mg,每天 3 次;⑤50%甘油盐水溶液 60 mL,每天 2～4 次。

常用的可供注射的制剂:①20%甘露醇 250 mL,快速静脉滴注,每天 2～4 次;②20%尿素转化糖或尿素山梨醇溶液 200 mL,静脉滴注,每天 2～4 次;③呋塞米 20～40 mg,肌内注射或静脉点滴,每天 1～2 次。此外,也可采用浓缩 2 倍的血浆 100～200 mL 静脉注射;20%人血清蛋白 20～40 mL 静脉注射,对减轻脑水肿、降低颅内压有效。

4.激素应用

地塞米松 5～10 mg 静脉点滴或肌内注射,每天 2～3 次;氢化可的松 100 mg 静脉注射,每天 1～2 次;泼尼松 5～10 mg 口服,每天 1～3 次,可减轻脑水肿,有助于缓解颅内压增高。

5.冬眠低温疗法或亚低温疗法

有利于降低脑的新陈代谢率,减少脑组织的氧耗量,防止脑水肿的发生与发展,对降低颅内压亦起一定作用。

6.脑脊液体外引流

有颅内压监护装置的病例,可经脑室缓慢放出脑脊液少许,以缓解颅内压增高。

7.巴比妥治疗

大剂量戊巴比妥钠或硫喷妥钠注射可降低脑的代谢,减少氧耗及增加脑对缺氧的耐受力,使颅内压降低,但需在有经验的专家指导下应用。在给药期间,应抽血做药物浓度监测。

8.辅助过度换气

目的是使体内 CO_2 排出。当动脉血的 CO_2 分压每下降 0.1 kPa(1 mmHg)时,可使脑血流量递减 2%,从而使颅内压相应下降。

9.抗生素治疗

控制颅内感染及防止感染,可根据致病菌药物敏感试验选用适当的抗生素。预防用药应选择广谱抗生素,术前和术后应用为宜。

10.对症治疗

对患者的主要症状进行治疗,疼痛者可给予镇痛剂,但应忌用吗啡和哌替啶等类药物,以防止对呼吸中枢产生抑制作用,导致患者死亡。有抽搐发作的患者,应给予抗癫痫药物治疗。烦躁患者给予镇静剂。

三、急性脑疝

(一)概念

颅内某分腔占位性病变或弥散性脑肿胀,使颅内局部或整体压力增高,形成压强差,造成脑组织移位、嵌顿,导致脑组织、血管及脑神经受压,产生一系列危急的临床综合征,称为脑疝。简而言之,脑组织被挤压突入异常部位谓之脑疝。

(二)脑疝的分类及命名

颅内硬脑膜间隙及孔道较多,因而脑疝可以发生的部位也较多,目前尚无统一命名。按照颅脑的解剖部位,临床工作中较多见的脑疝有四类。

1.小脑幕孔疝

(1)小脑幕孔下降疝:最常见,小脑幕上压力高于幕下压力时所引起。多见于幕上占位性病变。但幕下病变引起梗阻性脑积水,导致脑室系统幕上部位(侧脑室及第三脑室)明显扩张时,亦可出现小脑幕上压力高于幕下。靠近幕孔区的幕上结构(海马回、沟回等)随大脑、脑干下移而被挤入小脑幕孔。

由于幕孔区发生疝的部位不同,受累的脑池和突入的脑组织也不同,故此类脑疝又分为三种:①脚间池疝(颞叶沟回疝);②环池疝(海马回疝);③四叠体池(大脑大静脉池)疝。以上几种脑疝以脚间池疝较多见。

(2)小脑幕孔上升疝:此病为颅后凹占位性病变引起,并多与枕骨大孔疝同时存在。其症状和预后较沟回疝更为严重。

2.枕骨大孔疝

枕骨大孔疝是由于小脑扁桃体被挤入枕骨大孔及椎管内,故又称为小脑扁桃体疝。

3.大脑镰下疝

大脑镰下疝出脑组织为扣带回,它被挤入大脑镰下的间隙,故又称为扣带回疝。

4.蝶骨嵴疝

蝶骨嵴疝是额叶后下部被推挤进入颅中窝,甚至挤入眶上裂、突入眶内。

(三)脑疝形成机制及病理改变

1.小脑幕孔疝

(1)局部解剖学特点:小脑幕是一个横铺于颅腔后部的硬脑膜组织,它将颅腔分为幕上、幕下两个空间,其间有幕孔相通。幕孔呈卵圆形,纵径长于横径,其前缘游离。幕孔及邻近结构造成脑疝病变的解剖学基础:①颞叶内侧的海马沟及海马回正常情况下即位于小脑幕切迹游离缘的上方,其内侧跨过小脑幕孔游离缘。因此当外侧有占位性病变向内下挤压时,海马沟或海马回易于挤入幕孔之内造成脑疝。②脑干中脑部分,动眼神经及血管等重要结构均由幕孔通过。③基底动脉的分支,即小脑上动脉和大脑后动脉,分别走行于小脑幕切迹下方和上方,两动脉之间有动眼神经向前伴行。④中脑与幕孔之间有脑池,是脑脊液循环由幕下通向幕上的重要通道。此处前方为脚间池,两侧为环池,后方是四叠体池。

(2)脑疝形成机制：小脑幕孔疝多因一侧幕上占位性病变或脑水肿较为严重，从而造成颅内压力不平衡，特别是颞部压力的推动，使病变一侧的脑组织向压力较低的对侧及小脑幕下移位。因颅骨不具有弹性，小脑幕也较坚硬，这时位于小脑幕切迹上内方的海马沟或海马回即被挤入小脑幕孔的间隙内，从而形成了脑疝。脑疝形成后阻塞了脚间池、环池或四叠体池，并且压迫中脑和动眼神经及重要血管。小脑幕孔疝形成后，由于疝出的脑组织挤压中脑及动眼神经、大脑后动脉，并阻塞环池和导水管的脑脊液循环，从而促使颅内压不断增高，脑缺氧、缺血严重，如未及时抢救，局部性的病变会引起全局性病变，从而导致整个中枢神经系统的功能衰竭而死亡。

一般说来，广泛性的脑水肿、脑脊液梗阻性脑积水及颅内两侧对称的占位病变，由于是弥散性颅内压增高，脑疝多发生于中线部位，即使形成海马沟或海马回疝，也往往为双侧疝。凡是足以引起脑组织侧移位的占位病变，脑疝常发生在病变同侧的小脑幕切迹处。颅内前方如有占位性病变，脑疝即发生在病变的后方。颅内幕上后方如有占位病变，脑疝即发生在病变前方。

接近小脑幕孔区的占位性病变，如颞叶及内囊部位的病变，最易形成颞叶沟回疝（前位疝）。顶枕部的占位性病变，易于形成海马回疝（后位疝）。幕孔周围质地坚韧的病变，如蝶骨嵴内侧脑膜瘤，由于病变本身的覆盖阻挡了小脑幕孔间隙，所以反而可以妨碍脑疝的形成。

(3)小脑幕孔疝的病理改变：①疝入的脑组织早期常有轻度水肿和淤血，晚期则发生出血、梗死或软化，因此体积膨大，从而对中脑的压迫更加严重。以上改变主要是由于疝入的脑组织嵌顿于小脑幕切迹游离缘与中脑之间，使血管受压，局部发生血液循环障碍所引起的。②中脑本身的变化：脑疝时中脑出现变形、移位、出血和水肿。严重者，脑疝压及中脑，使中脑水肿加剧，甚至引起导水管闭锁。中脑变形和移位随脑疝的发生方向和体积而改变，一般由于脑疝从一侧挤压，致脑干前后径因挤压而拉长，横径因挤压而变短，故同时脑干可有侧移位，而使中脑脚底挤压于小脑幕游离缘上，造成压迹。小脑幕上升疝或下降疝方向不同，脑干可以分别出现向上或向下移位，甚至使之扭曲。脑疝所致中脑出血和水肿是由于中脑局部受压损伤，以及弥散性脑组织缺血缺氧造成的。因为中脑和脑桥旁正中穿通动脉随脑干变形和移位，在脑干内容易被牵拉损伤，可导致脑干出血，出血还常常会向上、下两个方向蔓延，向上会影响到大脑中线部位结构（如视丘下部），向下则会累及延髓。导水管闭锁是中脑受压、变形、水肿、出血的结果。导水管闭锁绞窄引起脑脊液循环通路梗阻，造成梗阻性脑积水，从而使颅内压增高加重。③脑神经的损伤：动眼神经从脚间窝发出到海绵窦的走行过程中，易受损害。受伤机制为脑干向下移位时，大脑后动脉也向下移位，从而压迫动眼神经。岩床内侧韧带、小脑幕切迹缘、斜坡嵴等处均为坚韧结缔组织或骨性组织，可在以上部位受累而损伤动眼神经。动眼神经损害者可无病理改变，重者可使受压处发生压痕，局部有点状出血，甚至坏死。滑车神经因位置低，且在幕下，很少受累。但上升疝时则可损伤。④血管的改变：脑疝时血管位置及本身发生的改变。脚间池疝（沟回疝），海马沟可将后交通动脉呈现弓形拉向内侧，大脑后动脉的起始段伴随脑干向下向内移位。环池疝，大脑后动脉后部向下向内移位。由于中脑和脑桥上部向下移位，基底动脉上端也向下移位。基底静脉后部则向后下及内侧移位。四叠体池疝，如脑疝偏重一侧，大脑后动脉的后方及其分支颞枕动脉和枕内动脉常被推向内下方，甚至超过中线。上升性小脑幕切迹疝，大脑后动脉，小脑上动脉，基底静脉及大脑内静脉均向上移位。由于血管移位和血管受损甚至梗死或出血，往往会导致枕叶梗死和脑软化。大脑大静脉的及基底静脉的损伤或阻塞会引起深部脑组织淤血水肿。以上严重的病理改变，就会造成致命的严重后果。⑤脑脊液循环障碍：由于小脑幕孔周围的脑池阻塞及导水管受压闭锁，使脑脊液既不能流向第四脑室，也不能使脑脊液由幕下通过脑池流向幕上蛛网膜下腔。结果形成梗阻性脑积水,使颅内压力增高。

除上述变化外,由于脑干向下移位,使视丘下部被牵拉压迫于后床突及附近韧带上,致垂体柄折叠,加以血管受损,梗阻性脑积水、脑组织缺血缺氧等病理变化,从而导致自主神经功能紊乱、代谢和内分泌障碍等,使病变更加复杂,更加严重。以上病理改变,错综复杂,形成恶性病理循环,局部病变累及为全脑性病变,全脑性病变又加重了局部病理变化,当脑干遭到严重损害,患者往往因生命中枢衰竭而死亡。

2.枕骨大孔疝

(1)解剖特点:枕大孔为卵圆形,其前后径约为 3.5 cm,横径约为 3 cm。其下缘相当于延髓与脊髓相连接处。枕骨大孔的上缘相邻为延髓,下缘为颈髓,后上邻近小脑扁桃体及小脑延髓池。除脑干外还有副神经、椎动脉、脊前和脊后动脉通过此孔。

(2)发生机制:颅后窝容量较小,对颅内压增高缓冲力有限。当颅内压增高传导至颅后窝占位病变时,由于周围为颅骨,上方为坚实的小脑幕,因此可发生两种脑疝。其一,邻近枕骨大孔后上方的小脑扁桃体被推挤入小脑延髓池,进而推入枕大孔突入椎管内。压迫延髓和上颈髓即形成小脑扁桃体疝。与此同时小脑延髓往往下降移位。其二,幕下压力增高,为求得空间代偿,邻近小脑幕孔区的小脑上蚓部及小脑前叶向上移动,严重者即可发生上升性小脑幕切迹疝。如小脑扁桃体疝急性发生,可由于疝出组织对延髓压迫导致延髓水肿、淤血、出血、软化等病理改变,加以脑脊液循环障碍和血管改变,致迅速出现延髓功能(生命中枢)衰竭。如系颅后窝原发病灶,因病程发展缓慢,颅内压缓慢增高,则可出现慢性小脑扁桃体疝。随后是小脑扁桃体缓缓地坠入椎管内,并无明显脑疝症状。但在这种病变基础上,如有用力咳嗽、挣扎、外伤、施行腰椎穿刺并快速大量放出脑脊液等诱因,即可引起脑脊液动力改变,使枕骨大孔疝骤然恶化,出现延髓危象,甚至突然呼吸停止。

综上所述,小脑幕上的病变容易引起小脑幕孔下降疝,小脑幕下病变易引起枕骨大孔疝。但从脑疝发生机制考虑,小脑幕上病变有可能引起小幕孔下降疝(其中包括种类型与一侧完全疝或双侧疝)及枕骨大孔疝。幕下占位性病变有可能引起枕骨大孔疝,小脑幕孔上升疝及小脑幕孔下降疝。

颅内占位性病变,有时还可并发其他部位的脑疝,成为多发性脑疝。这种情况多见于晚期脑疝病例。如小脑幕孔疝常合并有大脑镰下疝及蝶骨嵴疝等,往往使病情更加错综复杂。

3.大脑镰下疝(扣带回疝)

当一侧大脑半球有占位病变,除海马沟回小脑幕孔疝入外,病变侧的大脑内侧面扣带回也在大脑镰下前 2/3 部位向对侧疝入,因大脑镰后 1/3 与胼胝体接近,而其前 2/3 则与胼胝体有一段距离。一般扣带回疝不引起特殊症状,但有时由于扣带回疝可使大脑前动脉绞窄,使本侧额叶内侧面或旁中央小叶出现血液循环障碍,甚至软化,出现对侧下肢运动和深感觉障碍,以及排尿障碍等。但此种并发症并不常见。

(四)脑疝的分期

根据脑疝病程发展规律,在临床上可分为以下 3 期。

1.脑疝前驱期(初期)

指脑疝即将形成前的阶段。患者突然发生或逐渐发生意识障碍,剧烈头痛,烦躁不安,频繁呕吐,以及轻度呼吸深而快,脉搏增快,血压增高,体温上升等。以上症状是由于颅内压增高使脑缺氧程度突然加重所致。

2.脑疝代偿期(中期)

指脑疝已经形成,脑干受压迫,但机体尚能通过一系列调节作用代偿,勉强维持生命的阶段。此期全脑损害引起症状为昏迷加深,呼吸深而慢,缓脉,血压、体温升高等。另外,由于脑干受压,局灶性体征可有一侧瞳孔散大,偏瘫或锥体束征出现等。

3.脑疝衰竭期(晚期)

由于脑疝压迫,脑干衰竭,代偿功能耗尽。主要表现深度昏迷,呼吸不规律,血压急速波动并逐渐下降,瞳孔两侧散大而固定,体温下降,四肢肌张力消失。如不积极抢救,终因脑干衰竭死亡。

脑疝各期持续时间长短和临床表现的特点,取决于导致脑疝的原发病灶性质、部位和脑疝发生类型等因素。例如,急性颅脑损伤后所致脑疝,病程短促,多数一天之内即结束全部病程。而某些诱因(如腰穿)造成的急性枕骨大孔疝,往往呼吸突然停止而死亡,就无法对病程进行分期。

(五)脑疝

1.小脑幕孔疝

(1)意识障碍:患者在颅内压增高的基础上,突然出现脑疝前驱期症状(即烦躁不安,呕吐,剧烈头痛,呼吸深快,血压升高等),以后意识模糊,逐渐昏迷。但也可昏迷突然出现。昏迷往往逐渐加深,至脑疝衰竭期进入深昏迷。因此,颅内压增高病变患者突然发生昏迷或昏迷逐渐加重,应当认为是脑疝的危险信号。脑疝出现昏迷的原因,一般认为是由于颅内压增高时脑缺氧,加以位于中脑部位的网状结构受脑疝的压迫,尤其中脑背盖部缺氧、出血,使中脑-间脑上升性网状结构受到损害所致。

从解剖关系来看,小脑幕孔疝较早出现意识障碍,是因为易影响网状结构上行激活系统所致。相反,枕骨大孔疝尤其是慢性枕骨大孔疝发生意识障碍往往不明显或出现较晚。

(2)生命体征的改变:脑疝前驱期出现呼吸深快,脉搏频数,血压升高。脑疝代偿期表现为呼吸深慢,脉搏缓慢,血压高。脑疝衰竭期则呼吸抑制,不规则,脉搏细弱,血压急速波动至衰竭。以上表现是由于脑疝初期因颅内压增高,脑血循环障碍,脑缺氧,血中二氧化碳蓄积,兴奋呼吸中枢,呼吸变深变快。血压升高,从而代偿脑组织对血液和氧气需要量。至脑疝代偿期,颅内压增高及脑缺氧严重,使呼吸和心血管中枢再加强其调节作用来克服脑缺氧,血压更加增高,甚至收缩压可超过26.7 kPa(200 mmHg)以上,同时脉搏缓慢有力。这种缓脉的出现是由于血压骤然升高,通过心跳抑制中枢反射作用使心搏变慢的结果。也有人认为这是由于迷走神经受到刺激所致。脑疝引发的呼吸、循环衰竭,因呼吸和心血管中枢受到严重损害,失去调节作用,从而使呼吸变慢,血压下降,脉搏细弱和不规则;甚至呼吸停止,循环衰竭。一般为呼吸首先停止,而心跳和血压仍可维持一段时间。呼吸首先停止的原因,是因为呼吸中枢较心血管中枢敏感,易于衰竭,或因为延髓内呼吸中枢位置低于心血管中枢,枕骨大孔疝时呼吸中枢易先受压,所以呼吸最先停止。呼吸停止而心跳继续维持的原因可能与心脏的自动节律有关,因为此时有试验证明心血管中枢调节作用已经完全丧失。

脑疝时体温升高主要是由于位于视丘下部的体温调节中枢受损害,交感神经麻痹,汗腺停止排汗,小血管麻痹;使体内热量不能发散,加上脑疝时肌肉痉挛和去大脑强直产热过多,使体温升高。

(3)眼部症状:脑疝时首先是脑疝侧瞳孔缩小,但时间不长,易被忽略;以后病变侧瞳孔逐渐散大,光反射减弱,而出现两侧瞳孔不等大现象;最后脑疝衰竭期双侧瞳孔全部散大,直接和间接光反应消失。在病变瞳孔出现变化的前后,可出现眼肌麻痹,最后眼球固定。

小脑幕孔下降疝时眼部症状主要是由于同侧动眼神经的损害所致。动眼神经是一种混合神经,其中包含有两种不同作用的神经纤维,一种是副交感神经纤维支配缩瞳肌和睫状肌;另一种是运动神经纤维,支配除上斜肌及外直肌以外的其余眼外肌。沟回疝时,瞳孔首先发生改变的原因是副交感神经纤维分布在动眼神经的上部,当脑干向内向下移位时,使大脑后动脉压迫动眼神经,最初仅仅是副交感神经受到刺激,所以瞳孔缩小(刺激现象),以后因神经麻痹而致瞳孔散大,支配眼外肌的运动神经纤维直径细并且对损伤敏感,所以脑疝发生时首先出现瞳孔改变。但以上仍然难以解释临床上各种复杂现象,其原理有待于进一步研究。

(4)对侧肢体瘫痪或锥体束损伤:由于颞叶沟回疝压迫同侧大脑脚,损伤平面在延髓锥体束交叉以上,使支配对侧肢体的锥体束受到损伤。依据压迫程度不同可以出现不同程度对侧肢体偏瘫或轻偏瘫或锥体束征阳性。少数患者也有出现同侧肢体偏瘫及锥体束征者,这可能是由于海马回及沟回疝入小脑幕孔内将脑干挤向对侧,使对侧大脑脚在小脑幕切迹游离缘上挤压较重所致。极个别情况,属于解剖变异,锥体束纤维可能未行交叉而下降。小脑幕疝时出现的病变同侧动眼神经麻痹及对侧肢体偏瘫,即形成交叉性瘫痪,这是中脑受损的典型定位体征(Weber综合征)。

(5)去大脑强直:脑疝衰竭期,患者表现为双侧肢体瘫痪、间歇性或持续性四肢伸直性强直。往往同时伴有深昏迷,瞳孔两侧极度散大,呼吸不规则,高热等生命体征危重变化。去大脑强直这是由于脑疝挤压,在脑干红核及前庭核之间形成横贯性损伤,破坏了脑干网状结构下行抑制系统的结果。其四肢伸直性强直与去大脑皮质后上肢屈曲,下肢伸直性强直不同,后者的损伤部位是两侧大脑皮质或两侧内囊损害。去大脑强直是病情危重,预后不良的表现之一。持续时间越长,预后越差。至脑疝晚期肌张力完全丧失,常为临近死亡征兆。

2.枕骨大孔疝

(1)枕颈部疼痛及颈肌强直:慢性枕骨大孔疝时,除有颅内压增高症状外,常因小脑扁桃体下疝至颈椎管内,上颈脊神经根受到压迫和刺激,引起枕颈部疼痛及颈肌强直以至强迫头位。慢性枕骨大孔疝,有时因某一诱因(如用力咳嗽,腰穿放出大量脑脊液或过度搬运头部等)而引起脑疝急剧恶化,出现延髓危象甚至死亡。

(2)呼吸受抑制现象:由于小脑扁桃体对延髓呼吸中枢的压迫,表现为呼吸抑制,呼吸缓慢或不规则,患者此时往往神志清楚但烦躁不安。脑疝晚期,呼吸首先停止。

(3)瞳孔:由于枕大孔疝不直接影响动眼神经,所以不出现动眼神经受压症状。但这种脑疝发生时,初期常为对称性瞳孔缩小,继而散大,光反射由迟钝变成消失。这是由于急性脑缺氧损害动眼神经核的结果。

(4)锥体束征:枕骨大孔疝时,由于延髓受压,可以出现双侧锥体束征。由于小脑同时受累,故肌张力和深反射一并消失,锥体束征也可以不出现,常表现为四肢肌张力减低。

(5)生命体征改变及急性颅内压增高表现同小脑幕孔疝。

(六)诊断

1.病史及临床体征

注意询问是否有颅内压增高症的病史或由慢性脑疝转为急性脑疝的诱因。颅内压增高症患者神志突然昏迷或出现瞳孔不等大,应考虑为脑疝。颅内压增高患者呼吸突然停止或腰穿后出现危象,应考虑可能为枕骨大孔疝。诊断小脑幕孔疝的瞳孔改变应注意下列各种情况。

(1)患者是否应用过散瞳或缩瞳剂,是否有白内障等疾病。

(2)脑疝患者如两侧瞳孔均已散大,不仅检查瞳孔,尚可以检查两眼睑提肌肌张力是否有差异,肌张力降低的一侧,往往提示为动眼神经首先受累的一侧,常为病变侧。当然也可对照检查肢体肌张力、锥体束征及偏瘫情况以确定定位体征。

(3)脑疝患者两侧瞳孔散大,如经脱水剂治疗和改善脑缺氧后,瞳孔改变为一侧缩小,一侧仍散大,则散大侧常为动眼神经受损侧,可提示为病变侧。

(4)脑疝患者,如瞳孔不等大,假使瞳孔扩大侧光反应灵敏,眼外肌无麻痹现象,而瞳孔较小侧睑提肌张力低,这种情况往往提示瞳孔较小侧为病侧。这是由于病侧动眼神经的副交感神经纤维受刺激而引起的改变。

体检时如仅凭瞳孔散大一侧定为病变侧,而忽略眼外肌改变及其他有关体征即进行手术检查,则有时会发生定侧错误,因此应当提高警惕。

脑外伤后即刻发生一侧瞳孔散大,应考虑到是原发性动眼神经损伤。应鉴别为眶尖或眼球损伤所致。

2.腰椎穿刺

脑疝患者应禁止腰穿。即使有时腰穿所测椎管内压力不高,也并不能代表颅内压力不高,由于小脑扁桃体疝可以梗阻颅内及椎管内的脑脊液循环。

3.X线检查

颅骨平片(正侧位)。注意观察松果体钙化斑有无侧移位,以及压低或抬高征象。

4.头颅超声检查

了解是否有脑中线波移位或侧脑室扩大。以确定幕上占位性病变。个别病例可见肿瘤或血肿之病理波。

5.脑血管造影术

颞叶沟回部时除表现有幕上大脑半球占位性病变的特点之外,还可见大脑后动脉及脉络膜前动脉向内移位。小脑幕孔上升疝时相反。慢性小脑扁桃体疝时,气脑造影往往气体不能进入第四脑室内而积存在椎管中,有时可显示出扁桃体的阴影。

6.CT扫描检查

小脑幕孔疝时可见基底池(鞍上池)、环池、四叠体池变形或消失。下疝时可见中线明显不对称和移位。

7.MRI检查

可观察脑疝时脑池变形、消失情况,清晰度高的MRI可直接观察到脑内结构,如钩回、海马回、间脑、脑干及小脑扁桃体。

(七)预防

(1)对于颅内压增高症患者应早期诊断,早期治疗,以预防病变突然恶化,引起脑疝发生。

(2)颅内压增高症患者补液原则:①每天输液总量要少,一般成人患者总量为1 500～2 000 mL。②输液速度要慢,以预防颅内压骤然升高。③静脉输入的液体,宜采用高渗葡萄糖溶液,一般采用10%葡萄糖溶液为主。

(3)运送和搬运患者应尽量防止震动,检查患者时也应注意防止用力过大,如过猛地搬动患者的头颈部等。

(4)体位:颅内压增高症患者宜采用头高位,一般采用头高位5°～15°,以利于颅内静脉血回流。

（5）腰椎穿刺不要快速大量放出脑脊液。颅内压增高症患者腰椎穿刺时，应当谨慎，最好采用细针并密闭测量颅内压。

(八)治疗

1.急救措施

脑疝发生后患者病情突然恶化，医务人员必须正确、迅速、果断地奋力抢救。其急救措施，首先应当降低颅内压力。

（1）脱水降颅内压疗法：由于脑水肿是构成脑疝恶性病理循环的一个重要环节，因此控制脑水肿发生和发展是降低颅内压的关键之一。颅内占位性病变所导致的脑疝，也需要首先应用脱水药物降低颅内压，为手术治疗争得一定时间，为开颅手术创造有利条件。因此，在脑疝紧急情况下，应首先选用强力脱水剂由静脉快速推入或滴入。

脱水疗法的原理：脱水药物降低颅内压力其原理可分为两类。一是高渗透性脱水药物，二是全身利尿性药物。①高渗透性脱水药物是由于静脉快速大量注射高渗药物溶液，使血液内渗透压增高，由于血-脑屏障作用，该种大分子药物不易进入脑及脑脊液内，在一定时间内，血液与脑组织之间形成渗透压差，从而使脑组织及脑脊液的水分被吸收入血液内，这部分水分再经肾脏排出体外，因而使脑组织脱水。同时因血液渗透压增高及血管反射功能，抑制脉络丛的滤过和分泌功能，脑脊液量减少，使颅内压力降低。此类药物如高渗尿素溶液、甘露醇、高渗葡萄糖溶液等。②利尿性药物的作用是通过增加肾小球的过滤和抑制肾小管的再吸收，尿量排出增加，使全身组织脱水，从而降低颅内压。此类药物如利尿酸钠、呋塞米、乙酰唑胺、氢氯噻嗪等。

脱水降颅内压疗法的并发症：长时间应用强力脱水药物，可引起机体水和电解质的紊乱，如低钾和酸中毒等现象。颅脑损伤和颅内血肿患者，脱水降颅内压疗法可以使这类患者病情延误或使颅内出血加剧。因此，在颅脑损伤患者无紧急病情时，一般伤后 12 小时内不用脱水药物而严密观察。脱水疗法可能导致肾功能损害。心血管功能不全者，可能引起心力衰竭。

应用脱水降颅内压疗法的注意事项：①高渗溶液的剂量和注入的速度直接影响脱水降颅内压的效果：一般用量越大，颅内压下降越明显，持续时间越长；注入速度越快，降颅内压效果越好。②高渗溶液内加入氨茶碱 250 mg 或激素（氢化可的松 100～200 mg）可增强降颅内压效果。③在严重脑水肿和颅内压增高发生脑疝的紧急情况下，应当把 20% 甘露醇作为首选药物，足量快速静脉推入或滴入，为进一步检查和治疗做好准备，但应注意纠正水、电解质紊乱。

（2）快速细孔钻颅脑室体外持续引流术：颅内占位性病变尤其是颅后窝或中线部位肿瘤，室间孔或导水管梗阻时，即出现脑室扩大。在引起脑疝危象时，可以迅速行快速细孔钻颅，穿刺脑室放液以达到减压抢救目的。应用脱水药未达到治疗效果者行脑室穿刺放液，脑室体外引流常常可以奏效。婴幼儿患者，也可以行前囟穿刺脑室放液。对于幕上大脑半球占位性病变所致小脑幕孔疝时不适宜行脑室引流，这类引流可加重脑移位。

2.祛除病因的治疗

对已形成脑疝的病例，及时清除原发病灶是最根本的治疗方法。一般在脑疝代偿期或前驱期，清除原发病灶后，脑疝大多可以自行复位。但在脑疝衰竭期，清除原发病灶外，对某些病例还需要处理脑疝局部病变。处理脑疝局部的方法为以下几种。

（1）小脑幕孔疝：切开小脑幕游离缘，使幕孔扩大，以解除"绞窄"，或直接将疝出脑组织还纳复位。有时在清除原发病灶颅内压降低情况下，刺激患者的气管，引起咳嗽，以帮助脑疝还纳。

（2）枕骨大孔疝：清除原发病灶外，还应将枕骨大孔后缘、第一颈椎后弓椎板切除，并剪开寰枕筋膜以充分减压，解除绞窄并使疝下的脑组织易于复位或者直接将疝出的小脑扁桃体予以切除以解除压迫。

由巨大脑脓肿、慢性硬脑膜下血肿引起的脑疝，可以先行体外引流以降低颅内压，待患者情况稳定后再考虑开颅手术。

3.减压手术

原发病灶清除后，为了进一步减低颅内压，防止术后脑水肿，或者原发病灶无法清除，则常常需要进行减压手术。减压术的目的，是为了减低颅内压和减轻脑疝对脑干的压迫。例如，囊虫病、脑肿胀、脑水肿、广泛蛛网膜炎症粘连等疾病，原发病变不可能一举清除，也可行减压术。常做的减压术为颞肌下减压术、枕肌下减压术、内减压术。前两者减压时，切除之骨窗应够大，硬脑膜切开要充分，以达到减压之目的，后者应切除"哑区"之脑组织。对于颅内压很高的颅脑损伤合并血肿者，还可以考虑大骨片减压或双额叶切除减压等。

4.椎管内加压注射脑疝还纳术

当颅后窝或中线部位占位性病变，突然发生脑疝以致呼吸停止的紧急情况下，一方面行人工呼吸及快速细孔钻颅，脑室体外引流并应用脱水降颅内压疗法。一方面注射呼吸兴奋药物，若此时患者呼吸仍不恢复，为使疝出之小脑扁桃体复位还纳至颅内，减少对延髓的压迫和牵拉，在颅内压降低的前提下，作腰椎穿刺椎管内快速注射生理盐水 $50\sim100$ mL，使椎管压力升高，将疝出之小脑扁桃体推回颅内。推入液体同时，可见到脑室体外引流管的液体快速流出，有时可收到一定效果。

5.其他治疗

脑疝形成的患者，无论其原发疾病性质如何，均处于十分紧急危险状态。因此，在以上治疗或手术前后均应注意其他各方面的治疗。其中包括支持疗法；氧气吸入及保持呼吸道通畅，如气管切开术；促进中枢神经系统代谢药物治疗，如应用三磷酸腺苷、辅酶 A、细胞色素 C、核苷酸等以促进细胞代谢消除脑肿胀。其他，如激素治疗及促进中枢神经系统兴奋和清醒的药物，如甲氯芬酯、乙胺硫脲等亦可应用。

在抢救脑疝过程中，无论是否手术，或手术前后，应注意纠正水、电解质紊乱，合理应用降颅内压、抗感染、解除脑缺氧（如吸氧及高压氧舱等）等各项措施，从而对脑疝患者进行积极正确有效的抢救。

（张增潮）

第七节 脑 脓 肿

脑脓肿是指各种病原菌侵入颅内引起感染，并形成脓腔，是颅内一种严重的破坏性疾病。脑脓肿由于其有不同性质的感染、又生长于不同部位，故临床上表现复杂，患者可能是婴幼儿或老年，有时有危重的基础疾病，有时又有复杂的感染状态。

一、流行病学趋向

在 21 世纪开始之初,有人将波士顿儿童医院的神经外科资料对比了 20 年前脑脓肿的发病、诊断和疗效等一些问题,研究其倾向性的变化。他们把 1981－2000 年的 54 例脑脓肿病例和 1945－1980 年的病例特点进行了比较,发现婴儿病例从 7％增加到 22％,并证实新出现以前没有的枸橼酸杆菌和真菌性脑脓肿,前者现在见于新生儿,后者则是免疫抑制患者脑脓肿的突出菌种。过去的鼻窦或耳源性脑脓肿从 26％下降到现在的 11％,总的病死率则呈平稳下降,从 27％降至 24％。

过去罕见的诺卡菌脑脓肿、曲霉菌脑脓肿发病率也有增加,而艾滋病(AIDS)患者的神经系统弓形虫病则报道更多,其中少数也形成脑脓肿,甚至多发性脑脓肿。这表明一些原属于机会性或条件性致病菌(病原生物)现在变得更为活跃。另一方面,在广谱抗生素和激素的广泛使用中,耐药人群普遍增加,同时大量消耗病、恶性病患者的免疫功能受损、吸毒人群增加等,脑脓肿的危险因素在增加,脑脓肿菌群变化的概率也在上升。

二、病原学

(一)脑脓肿病菌的变化

脑脓肿的病原生物虽有细菌、真菌和原虫,但主要病原是细菌。脑脓肿的致病菌有较大的变化,抗生素应用以前,金黄色葡萄球菌占 25％～30％,链球菌占 30％,大肠埃希菌占 12％。20 世纪 70 年代葡萄球菌感染下降,革兰氏阴性杆菌上升,细菌培养阴性率达 50％以上。认为此结果与广泛应用抗生素控制较严重的葡萄球菌感染有关。

(二)原发灶与脑脓肿菌种的关系

原发灶的病菌是脑脓肿病菌的根源。脑脓肿的菌种繁多。但各种原发灶的病菌有常见的范围。耳鼻源性脑脓肿以链球菌和松脆拟杆菌多见;心源性则以草绿色链球菌、厌氧菌、微需氧链球菌较多;肺源性多见的是牙周梭杆菌、诺卡菌和拟杆菌;外伤和开颅术后常是金黄色葡萄球菌、表皮葡萄球菌及链球菌(详见表 2-3)。临床中,混合感染和厌氧感染各占 30％～60％。

表 2-3　原发灶、病原体、入颅途径及脑脓肿定位

原发灶、感染途径	主要病菌	脑脓肿主要定位
邻近接触为主		
中耳炎、乳突炎;邻近接触;血栓静脉炎逆行感染	需氧或厌氧链球菌、松脆拟杆菌(厌氧)、肠内菌群	颞叶(多)、小脑(小)(表浅、单发多);远隔脑叶或对侧
筛窦炎、额窦炎(蝶窦炎)	链球菌、松脆拟杆菌(厌氧)、肠内菌群、金黄色葡萄球菌、嗜血杆菌	额底、额板(垂体、脑干、颞叶)
头面部感染(牙、咽等)	牙周梭杆菌、松脆拟杆菌(厌氧)、链球菌	额叶(多位)
远途血行感染		
先天性心脏病(心内膜炎)	草绿链球菌、厌氧菌、微需氧链球菌(金黄色葡萄球菌、溶血性链球菌)	大脑中动脉分布区(可见各种部位)深部,多发,囊壁薄
肺源性感染(支气管扩张、脓胸等)	牙周梭杆菌、放线菌拟杆菌、星形诺卡菌	同上部位
其他盆腔、腹腔脓肿	肠内菌群、变形杆菌混合	同上部位

续表

原发灶、感染途径	主要病菌	脑脓肿主要定位
脑膜开放性感染		
外伤性脑脓肿	金黄色葡萄球菌、表皮葡萄球菌	依异物、创道定位
手术后脑脓肿	链球菌、肠内菌群、梭状芽孢杆菌	脑脊液瘘附近
免疫源性脑脓肿		
艾滋病、恶性病免疫抑制治疗等	诺卡菌、真菌、弓形虫、肠内菌群	似先心病
新生儿	枸橼酸菌、变形杆菌	单或双额(大)
隐源性脑脓肿	链球菌、葡萄球菌、初油酸菌	大脑、鞍区、小脑

(三)病原体入颅途径和脑脓肿定位规律

1.邻近结构接触感染

(1)耳源性脑脓肿：中耳炎经鼓室盖、鼓窦、乳突内侧硬膜板入颅，以形成颞叶中后部、小脑侧叶前上部脓肿最为多见。中耳炎颅内并发症包括脑膜炎、脑脓肿、硬膜外脓肿、乙状窦血栓形成、硬膜下脓肿、静脉窦周脓肿、横窦和海绵窦血栓形成。表明少数可通过逆行性血栓性静脉炎，至顶叶、小脑蚓部或对侧深部白质形成脓肿。

(2)鼻窦性脑脓肿：额窦或筛窦炎易引起硬膜下或硬膜外脓肿，或额极、额底脑脓肿。某医院1例小儿筛窦炎引起双眶骨膜下脓肿，后来在 MRI 检查时发现脑脓肿，这是局部扩散和逆行性血栓性静脉炎的多途径入颅的实例。蝶窦炎偶尔可引起垂体、脑干、颞叶脓肿。

(3)头面部感染引起：颅骨骨髓炎、先天性皮窦、筛窦骨瘤、鼻咽癌等可直接伴发脑脓肿；牙周脓肿、颌面部蜂窝织炎、腮腺脓肿等可以通过面部静脉与颅内的吻合支；板障静脉或导血管的逆行感染入颅。

2.远途血行感染

(1)细菌性心内膜炎，由菌栓循动脉扩散入颅。

(2)先天性心脏病，感染栓子随静脉血不经肺过滤而直接入左心房转入脑。

(3)发绀型心脏病，易有红细胞增多症，血黏度大，感染栓子入脑易于繁殖。此类脓肿半数以上为多发、多房，少数呈痼性，常在深部或大脑各叶，脓肿相对壁薄，预后较差。

(4)肺胸性感染，如肺炎、肺脓肿、支气管扩张、脓胸等，其感染栓子扩散至肺部毛细血管网，可随血流入颅。

(5)盆腔脓肿，可经脊柱周围的无瓣静脉丛，逆行扩散到椎管内静脉丛再转入颅内。

3.脑膜开放性感染

外伤性脑脓肿和开颅术后脑脓肿属于这一类。外伤后遗留异物或脑脊液时，偶尔会并发脑脓肿，常位于异物处、脑脊液瘘附近或在创道的沿线。

4.免疫源性脑脓肿

自从发现艾滋病的病原体以来，其普遍流行的程度不断扩大，影响全球。一些艾滋病患者继发的机会性感染，特别是细菌、真菌、放线菌及弓形虫感染造成的单发或多发性脑脓肿日渐增多，已见前述。这不仅限于艾滋病，许多恶性病和慢性消耗病(如各种白血病、中晚期恶性肿瘤、重型糖尿病、顽固性结核病等)患者机体的免疫力低下，耐药菌种不断增加，炎症早期未能控制，导致脑脓肿形成的概率上升。

5.隐源性脑脓肿

临床上找不到原发灶。此型有增加趋势。一般考虑还是血源性感染,只是表现隐匿。另外,最近欧美、亚洲都有一些颅内肿瘤伴发脑脓肿的报道,似属隐源性脑脓肿。鞍内、鞍旁肿瘤合伴脓肿,认为属窦源性;矢状窦旁脑肿瘤,暗示与窦有关;1 例颞极脑膜瘤的瘤内、瘤周白质伴发脓肿,术后培养出 B 型链球菌和冻链球菌,与其最近牙槽问题有关,可能仍为血行播散。

三、病理学基础

脑脓肿的形成因细菌毒力不同有很大差异。以需氧菌(α-溶血性链球菌)和厌氧混合菌群(松脆拟杆菌和能在厌氧条件下生长的表皮葡萄球菌)做两种实验研究,并以人的脑脓肿结合 CT 检查和临床进行系统研究。认为脑肿瘤的分期系自然形成,各期紧密相连而重点有别,但影响因素众多,及早而有效的药物治疗可改变其病情发展。

(一)需氧菌脑脓肿 4 期的形成和发展

1.脑炎早期(1~3 天)

化脓性细菌接种后,出现局限性化脓性脑炎,血管出现脓性栓塞,局部炎性浸润,中心坏死,周围水肿,周围有新生血管。第 3 天 CT 强化可见部分性坏死。临床以急性炎症突出,卧床不起。

2.脑炎晚期(4~9 天)

坏死中心继续扩大,炎性浸润以吞噬细胞,第 5 天出现成纤维细胞,并逐渐成网包绕坏死中心。第 7 天,周围新生血管增生很快,围绕着发展中的脓肿。第 5 天 CT 扫描可见强化环,延迟 CT,10~15 分钟显强化结节。

3.包囊早期(10~13 天)

10 天形成包囊,脑炎减慢,新生血管达最大程度,周围水肿减轻,反应性星形细胞增生,脓肿孤立。延迟 CT 的强化环向中心弥散减少。

4.包囊晚期(14 天以后)

包囊增厚,囊外胶质增生显著,脓肿分 5 层:①脓腔;②成纤维细胞包绕中心;③胶原蛋白囊;④周围炎性浸润及新生血管;⑤星形细胞增生,脑水肿。延迟强化 CT 增强剂不弥散入脓腔。临床突显占位病变。

(二)厌氧性脑脓肿的 3 期

从厌氧培养的专门技术发现,脑脓肿的脓液中厌氧菌的数量大大超过需氧菌。松脆拟杆菌是最常见的厌氧菌,很容易在人体内形成脓肿并造成组织破坏。过去从鼻旁窦、肺部炎症、腹部炎症所造成的脑脓肿中分离出此细菌,但最多是从耳源性脑脓肿中分离出来的,其毒力很大,显然不同于上述需氧性链球菌。

1.脑炎早期(1~3 天)

这一厌氧混合菌组接种实验动物后,16 只犬出现致命感染,是一种暴发性软脑膜炎,甚至到晚期都很重。其中 25% 是广泛性化脓性脑炎,其邻近坏死中心的血管充血及血管周围出血,或血栓形成,周围积存富含蛋白的浆液及脑炎早期的脑坏死和广泛脑水肿。

2.脑炎晚期(4~9 天)

本期与上期最不同的是出现坏死,脑脓肿破入脑室占 25%(4~8 天),死亡达 56%,这在过去链球菌性脑脓肿的模型中未曾见到,表明其危害性很高。

3.包囊形成(10 天以后)

虽然在第 5 天也出现成纤维细胞,但包囊形成明显延迟,3 周仍是不完全性包囊,CT 扫描证实,故研究人员在包囊形成阶段不分早晚期,研究的关键是失控性感染。另外,松脆拟杆菌属内的几个种,能产生 β-内酰胺酶,可以抗青霉素,应引起临床医师的重视。

四、临床表现

脑脓肿的症状和体征差别很大,与原发病的病情,脑脓肿的病期,脑脓肿的部位、数目,病菌的毒力,宿主的免疫状态均有关。

(一)原发病的变化

脑脓肿都是在常见原发病的基础上产生的,故在耳咽鼻喉、头面部、心、肺及其他部位的感染,或脓肿后出现脑膜刺激症状,就应提高警惕,特别应该引起重视的如原来流脓的中耳炎突然停止流脓,应注意发生有脓入颅内的可能性。

(二)急性脑膜脑炎症状

任何脑脓肿都是从脑膜脑炎开始,最早可表现为头痛伴发高热,甚至寒战等全身不适和颈部活动受限。突出的头痛可占 70%～95%,常为病侧更痛,局部叩诊时有定位价值,更多的是全头痛,药物难以控制。半数患者可伴颅内压增高,表现尚有恶心、呕吐,常有嗜睡和卧床不起。

(三)脑脓肿的局灶征

在脑脓肿取代脑膜脑炎的过程中,体温下降,精神好转,因脓肿的继续扩大,会再次卧床不起。一方面头痛加重、视盘水肿、烦躁或反应迟钝;另一方面局灶性神经体征突出,50%～80%出现偏瘫、语言障碍、视野缺损、锥体束征或共济失调的小脑病变特征。依脓肿所在部位突出相应额、顶、枕、颞部的局灶征,部分患者可出现癫痫,极少数脑干脓肿可表现出本侧脑神经麻痹、对侧锥体束征,发生率依次为脑桥、中脑、延脑。近年增多的不典型"瘤型"脑脓肿可达 14%,过去起伏 2 周的病期,可延缓至数月,大部分被误诊为胶质瘤。

(四)脑脓肿的危象

1.脑疝综合征

脑疝是脑脓肿危险阶段的临界信号,脑脓肿增大到一定体积时脑组织横形或纵形移位,脑干受压使患者突然昏迷或突然呼吸停止而致命。关键是及早处理脑脓肿,识别先兆症状和体征,避免使颅内压增高的动作,避免不适当的操作,特别要严密和善于观察意识状态。必要时应积极锥颅穿刺脓肿或脑室,迅速减压。

2.脑脓肿破裂

脑脓肿的脑室面脓肿壁常较薄,在不适当的穿刺或穿透对侧脓壁时,可自发性破裂,破入脑室或破入蛛网膜下腔。出现反应时,伴有头痛、高热、昏迷、角弓反张等急性室管膜炎或脑膜炎症状,应及时脑室外引流,积极抢救,以求逆转症状。

五、特殊检查

(一)CT 和 MRI 扫描

1.脑炎早晚期(不足 9 天)

CT 平扫,1～3 天,就出现低密度区,但可误为正常。重复 CT 见低密度区扩大。CT 增强,3 天后即见部分性强化环。MRI 扫描长 T_2 的高信号较长 T_1 的低信号水肿更醒目。4～9 天,CT

扫描见显著强化环。延迟 CT 扫描(30～60 秒)强化剂向中心弥散,小的脓肿显示强化结节。

2.包囊晚期(超过 10 天)

CT 平扫,低密度区边缘可见略高密度的囊壁,囊外为水肿带。MRI 扫描中 T_1 见等信号囊壁,囊壁内外为不同程度的长 T_1;T_2 的低信号囊壁介于囊壁内外的长 T_2 之间,比 CT 清晰。CT 增强,见强化囊壁包绕脓腔。延迟 CT(30～60 秒),强化环向中央弥散减少,14 天以后不向中央弥散。T_1 用 Gd-DTPA 增强时,强化囊壁包囊绕脓腔比 CT 反差更明显。

3.人类脑脓肿的 CT 模式

包括:①不同微生物,细菌性脑脓肿(A、D、E、G、H);真菌性脑脓肿(C、F);原虫性脑脓肿(B)。②不同时期,脑炎早期(A、B、C);脑炎晚期(D);包囊早期(E、F);包囊晚期(G、H)。③不同数量,单发脑脓肿(D～G);多发脑脓肿(A～C,H)。④各种脑脓肿,星形诺卡菌脑脓肿(A);弓形虫性脑脓肿(B);曲霉菌脑脓肿(C);肺炎球菌脑脓肿(D);微需氧链球菌脑脓肿(E);红花尖镰孢霉菌脑脓肿(F);牙周梭杆菌脑脓肿(G);分枝杆菌,绿色链球菌,肠菌性多发性后颅凹脑脓肿(H)。

(二)DWI 及 MRS 检查

1.弥散加权磁共振扫描(DWI)

脑脓肿的诊断有时与囊性脑瘤混淆。当脓液被引流后 ADC 值升高,脓肿复发时 ADC 值会降低。

2.磁共振波谱分析(MRS)

这是利用磁共振原理测定组织代谢产物的技术。MRS 检出多种氨基酸和胆碱即标志着脓肿和肿瘤。

(三)其他辅助检查

1.周围血常规

白细胞计数、血沉、C 反应蛋白升高,属于炎症。

2.脑脊液

白细胞计数轻度升高,蛋白升高显著是一特点。有细胞蛋白分离趋势。

3.X 线片

查原发灶。过去应用的脑血管造影、颅脑超声波、同位素扫描等现已基本不用。

六、处理原则

(一)单纯药物治疗

理想的治疗是化脓性脑膜脑炎阶段消炎,防止脑脓肿的形成。指征:①高危患者;②多发脑脓肿,特别是脓肿间距大者;③位于深部或重要功能区;④合并室管膜炎或脑膜炎者;⑤合并脑积水需要脑脊髓液(CSF)分流者。方法和原则同上述成功的因素。

(二)穿刺吸脓治疗

鉴于单纯药物治疗的脑脓肿直径都小于 2.5 cm,推荐直径大于 3 cm 的脑脓肿用穿刺引流。理论根据是当时哈佛大学有学者研究,发现穿透 BBB 和脓壁的抗生素,尽管其最小抑菌浓度已经超过,但细菌仍能存活,此系抗生素在脓腔内酸性环境下失效。故主张用药的同时,所有脓液应予吸除,特别在当今立体定向技术下,既符合微创原则,又直接减压。另外,还可以诊断(包括取材培养),且能治疗(包括吸脓、冲洗、注药或置管引流)。

（三）脑脓肿摘除术

开颅摘除脑脓肿是一种根治术,但代价较大,风险负担更重。指征:①厚壁脓肿;②表浅脓肿;③小脑脓肿;④异物脓肿;⑤多房或多发性脓肿(靠近);⑥诺卡菌或真菌脓肿;⑦穿刺失败的脑脓肿;⑧破溃脓肿;⑨暴发性脑脓肿;⑩脑疝形成的脓肿。开颅后可先予穿刺减压,摘除脓肿后可依情况内、外减压。创腔用过氧化氢及含抗生素溶液冲洗,应避免脓肿破裂,若有脓液污染更应反复冲洗。术后抗生素均应4~6周。定期CT复查。

（四）抗生素的联用

脓肿的微生物性质是脑脓肿治疗的基础,脓液外排和有效抗生素的应用是取得疗效的关键,由于近年来大量广谱抗生素的问世,对脑脓肿的治疗确实卓有成效,病死率大为降低。同时,因为脑脓肿的混合感染居多,目前采用的三联、四联用药,疗效尤其突出。

早年的抗生素(青霉素、氯霉素、新青霉素),对革兰氏阴性、革兰氏阳性、需氧、厌氧菌十分敏感,心源性、肺源性脑脓肿疗效肯定。对耳源性、鼻源性、牙源性脑脓肿同样有效。现在常用的抗生素(青霉素、甲硝唑、头孢),由于甲硝唑对拟杆菌是专性药,对细菌的穿透力强,不易耐药,价廉,毒副作用少,在强调厌氧菌脑脓肿的今天,此三联用药已成为首选,加上第三代头孢菌素对需氧菌混合感染也是高效。上两组中偶有耐甲氧西林的金黄色葡萄球菌,可将青霉素换成万古霉素,这是抗革兰氏阳性球菌中最强者,对外伤术后的脑脓肿高效。用甲硝唑、头孢治疗儿童脑脓肿也有高效。伏立康唑治霉菌性脑脓肿,磺胺(TMP/SMZ)治疗诺卡菌脑脓肿,都是专性药。头孢曲松及丁胺卡那治枸橼酸菌新生儿脑脓肿也具有特效,已见前述。亚胺培南/西司他汀可用于老年人、幼儿、免疫力低下者,对绝大多数厌氧、需氧、革兰氏阴性、革兰氏阳性菌和多重耐药菌均具强力杀菌作用,是目前最广谱的抗生素,可用于危重患者的治疗。脑脓肿破裂或伴有明显脑膜炎时,鞘内注药也是一种方法,其剂量是丁胺卡那每次10 mg,庆大霉素每次2万U,头孢曲松每次25~50 mg,万古霉素每次20 mg,半合成青霉素苯唑西林每次10 mg,氯唑西林每次10 mg,小儿减半,生理盐水稀释。

（杨　旭）

第八节　少突胶质细胞瘤

少突胶质细胞瘤占脑胶质瘤的4.0%~12.4%,占颅内肿瘤的2.6%,由少突胶质细胞形成,平均年龄40岁。男性占60%。90%位于幕上,其中10%左右由丘脑长出,突入侧脑室或第三脑室;其余位于大脑白质内,半数位于额叶。肿瘤生长缓慢,病程较长。有时可见肿瘤钙化。肿瘤虽呈浸润性生长,但肉眼边界清楚,有利于手术切除。切除后复发较慢。复发后再切除仍可获较好效果。

一、病理

肿瘤多位于皮质下,侵犯皮质和邻近的软脑膜;部位较深的可侵及脑室壁;亦可通过胼胝体侵至对侧。肿瘤多实质性,边界光整,可与正常脑组织分开,但无包膜,质地脆软,切面灰红色,常有钙化。有些肿瘤有黏液样变,质地如胶冻样。较大的肿瘤中心常有囊腔形成,也可有坏死,但多不显著。肿瘤钙化是少突胶质细胞瘤的形态特点之一,钙盐多沉积在肿瘤的周边部分,比较均匀,不太致密。周围脑水肿较轻。

镜检下,肿瘤与四周脑组织分界不清,呈浸润性生长。细胞极丰富,形状均匀一致。胞核圆形,染色深。胞质少而透亮或染浅伊红色,胞膜清楚,故胞核似置于空盒之内。银染色能见少而短的细胞突起。细胞排列成条索状或片状。其中可杂有星形细胞或室管膜细胞。血管较多,可有内膜增生和血管周围结缔组织增生。血管壁可有钙化。典型少突胶质细胞瘤的组织学特点:①细胞密集,大小一致,细胞质呈空泡状,肿瘤细胞呈蜂房状排列在一起。②细胞核位于空泡状细胞质的中央,大小一致,分化良好,细胞核内染色质丰富,故胞核染色极浓。③常可见到肿瘤细胞之间有球形或不规则形钙化物沉着,甚至可以形成大病灶状钙化。④肿瘤血管丰富,但均为细小的毛细血管,分支穿插于肿瘤细胞之间,瘤组织内很少见到粗大血管分布。⑤有时肿瘤细胞围绕血管生长而形成酷似假菊花团形态,注意同室管膜瘤相鉴别。

有的肿瘤分化不良,细胞及核形状不规则,核分裂较常见,称为间变性或恶性少突胶质细胞瘤,或称少突胶质母细胞瘤。少突胶质细胞瘤和少突胶质母细胞瘤的不同之处在于,后者的组成细胞是少突胶质母细胞,与少突胶质细胞比较,少突胶质母细胞分化程度低,形状较圆,核较大而染色较浅,胞质较多,核分裂象常见。有时有巨细胞形成,血管内皮细胞增生及大片组织坏死。这类肿瘤并不少见,约占少突胶质细胞系肿瘤的1/4。少突胶质细胞瘤是否恶性变,形成胶质母细胞瘤,意见尚不一致。

二、临床表现

病程较长。症状取决于病变部位。自出现症状至就诊时间平均2～3年,侵入脑室阻塞脑脊液循环者则病程较短。

(一)癫痫发作

癫痫发作为最常见的症状,见于52%～79%的病例,并常以此为首发症状。

(二)精神症状

精神症状亦较常见。精神症状常见于额叶患者,尤其是广泛浸润,沿胼胝体向对侧额叶扩展者,以情感异常和痴呆为主。

(三)偏瘫和偏侧感觉障碍

偏瘫和偏侧感觉障碍较常见,占1/3,是由于肿瘤侵犯运动和感觉区所引起。

(四)颅内压增高症状

颅内压增高症状一般出现较晚,患者除头痛、呕吐外,1/3的患者出现视力障碍和视盘水肿。间变型肿瘤生长较快,临床特征与胶质母细胞瘤相似。

三、辅助检查

(一)头颅 X 线平片

头颅 X 线平片约半数可见钙化,呈絮状、片状或索条状。

(二)气脑、脑室和脑血管造影

造影检查一般只能定位,显示的影像与其他胶质细胞瘤相似。但血管造影几乎看不到肿瘤血管影。

(三)CT 扫描

CT 扫描多显示为低密度影,70％可见钙化,50％有周围脑水肿,但不广泛,注射造影剂后多数有不规则的影像增强。

(四)MRI 扫描

MRI 扫描示长 T_1、长 T_2 信号,周围水肿易与肿瘤区分,若肿瘤内有较大的钙化,呈低信号。发生间变或恶性少突神经胶质瘤可有异常对比增强。在显示多灶性少突胶质细胞瘤方面,MRI 扫描优于 CT 扫描。

四、治疗

以外科手术切除为主,手术方法和原则与其他脑胶质瘤相同。术后进行放射治疗和化学治疗。由于肿瘤呈浸润性生长,术后几乎都要复发,但间隔时间较长。复发后再手术,仍能获得较满意的效果。

(杨　旭)

第九节　多形性胶质母细胞瘤

多形性胶质母细胞瘤过去称为多形性成胶质细胞瘤。由于这种肿瘤的细胞形态复杂,并非单独含有成胶质细胞,为了避免与极性成胶质细胞瘤混淆,目前广泛使用多形性胶质母细胞瘤这个名称(简称胶质母细胞瘤),需要注意的是,在胚胎发育中,并无胶质母细胞这种细胞。所谓胶质母细胞瘤,只是这种肿瘤的称谓。按 Kernohan 的分类,属胶质细胞瘤 Ⅳ 级。其起源细胞可能是各种胶质细胞,但在肿瘤内已不再能找到起源细胞的原型。

胶质母细胞瘤是最常见的脑胶质瘤之一,占脑胶质瘤的 25％～50％,也是最恶性的一种。患者的年龄多较大,85％介于 40～70 岁;男性较多见,占 55％～65％。成人胶质母细胞瘤多位于额、顶、颞叶,枕叶少见,儿童多位于脑干。病程较短,肿瘤呈浸润性生长,生长迅速,手术切除肿瘤后复发较快。其预后是脑胶质瘤中最差的一种,是颅内肿瘤治疗上的一个重要研究课题。

一、病理

胶质母细胞瘤体积常较大,多起源于脑白质中,大脑的前半部是好发部位,特别常见于额叶,颞叶次之,枕叶少见。肿瘤常沿神经纤维或血管方向呈浸润性生长,常侵犯几个脑叶。可侵犯大脑皮质,并可与硬膜粘连,或侵及深部结构,胼胝体常成为肿瘤跨越中线的桥梁。当额、顶、枕叶的胶质母细胞瘤经胼胝体侵犯到对侧大脑半球时,冠状切面内肿瘤具有蝴蝶形的分布范围。或侵及脑室壁,并可突入脑室内。突出脑表面或突入脑室者,瘤细胞可随脑脊液播散,个别的可向颅外转移至肺、肝、骨或淋巴结。颞叶胶质母细胞瘤常侵犯基底核。基底核和丘脑的胶质母细胞瘤常经中间块侵入对侧丘脑,或经底丘脑和大脑脚侵入中脑。小脑的胶质母细胞瘤较少见。

肉眼所见肿瘤边界常较光整,但实际瘤细胞浸润的区域远远超过这一边界。较表浅的胶质母细胞瘤常侵犯和穿过大脑皮质并与硬脑膜黏着,手术易被误认为脑膜瘤。深在者常穿过室管膜突入脑室中。瘤的切面形状多不规则;有酱红色的肿瘤区、灰黄色的坏死区和暗红色的出血区,并可有囊肿形成(个数和大小不一),有的瘤腔中含有乳白色黏稠液体,易误认为脓液,但在镜检下没有脓细胞,仅为粉末状坏死物质。瘤组织柔软易碎,血供丰富,易出血,分化较好的区域质地较韧。周围脑组织明显水肿和肿胀,边界不清。

镜检见组成细胞有多种。①多角形细胞:不同大小和形状,聚集成堆而无特殊排列。分裂象多而不正常。②梭形细胞:有细长突起,状如成胶质细胞,交织成束,有时排列成假栅栏样,放射形指向中央坏死区,细胞内有胶质纤维。③星形母细胞:常围绕血管呈假菊花样。④多核巨细胞:常与多角形细胞混杂,大概是异常核分裂的产物。⑤星形细胞:常位于肿瘤的周边部分,可能是肿瘤周围正常脑组织中的星形细胞发展而成。

胶质母细胞瘤的一个形态特点是瘤内血管改变:①主要影响小血管,特别是微血管。②血管增多扭曲,状如肾小球,称肾小球化。③血管内膜显著增生,突入管腔形成小堆,并可见核分裂象,有些血管甚至被增生内膜所阻塞。这种病态血管易于形成血栓,造成肿瘤的部分坏死。

生长特性:①胶质母细胞瘤有沿白质中的神经束生长到远处的倾向,例如沿额顶束自额叶长到同侧顶叶,沿胼胝体长到对侧大脑半球,沿钩束自额叶长到颞叶等。②肿瘤侵入脑室后,可经脑脊液转移接种于远处脑室壁上和蛛网膜下腔。这种转移灶并不多见。③多中心性生长,有4.9%～20.0%的胶质母细胞瘤,由几个独立的瘤中心组成。个别瘤中心常聚集在一处,有些在肿瘤主体邻近有卫星灶形成。肿瘤中心相互远离(在不同脑叶或两个大脑半球)的病例较少见,仅占全部肿瘤的2.5%。

二、临床表现

胶质母细胞瘤恶性程度很高。患者就医前的病程常在1年以内,其中1个月内者占30%,3个月内者占60%,6个月内者占70%,偶尔也有病程较长者,超过2年者仅占7%。这可能是由于肿瘤以较良性的类型开始,后演变为胶质母细胞瘤。

在临床方面,除病程较短,症状发展较快外,并无特异的症状群。①颅内压增高:由于肿瘤增长迅速并有广泛脑水肿,颅内压增高症状明显。均有头痛症状,大多数患者有呕吐、视盘水肿、视力减退。②癫痫:25%～30%患者有癫痫发作。③精神症状:肿瘤多位于额叶,故常有精神症状,表现为淡漠、迟钝、智力减退,甚至痴呆等。④脑局灶症状:依肿瘤所在部位产生相应的症状,约一半患者有不同程度的偏瘫,亦常有偏侧感觉障碍、失语、偏盲等。儿童的胶质母细胞瘤常发生在脑干,早期症状为脑神经麻痹(常为多发性)和长束征症状,由导水管阻塞引起的颅内压增高症状出现于晚期。个别由于瘤内出血可表现为卒中样发病。

三、辅助检查

(一)脑脊液检查
除压力增高外可有蛋白量及白细胞数增多。特殊染色有时可见瘤细胞。

(二)放射性核素
局部放射性核素浓集较明显,见于90%以上病例。

(三)头颅平片
头颅平片多显示颅内压增高征,少数由于病程短无颅内压增高表现。有的可见松果体钙化移位。

(四)脑室造影

脑室造影可显示脑室有明显受压移位,有的可见充盈缺损。额叶肿瘤有的可压迫阻塞室间孔,致两侧脑室不通。

(五)脑血管造影

脑血管造影可见脑血管受压移位。约 50% 显示肿瘤病理血管,粗细不均,形式扭曲不整,呈细小点状或丝状,或扩张呈窦样,或有动静脉瘘早期静脉充盈。

(六)CT 扫描

CT 扫描显示为形状不规则、边缘不整齐影像,多数为混杂密度,少数为高密度。瘤内有囊腔者显示有低密度区。周围脑水肿广泛,脑室移位显著。注射对比剂后影像增强,呈结节状或环状增强。

(七)MRI 扫描

由于肿瘤发生间变,细胞密度及多形性增加,肿瘤血管增多,瘤内大片坏死并出血,T_1 加权图像上呈混杂信号,以低信号为主,间以更低信号或高信号,反映了瘤内坏死或出血;T_2 加权图像上呈高信号,强度不均匀,间有许多曲线状或圆点状低信号区,代表肿瘤血管;在长 TR 短 TE(质子密度加权)图像上,肿瘤信号低于周围水肿信号,但肿瘤内部坏死区信号高于周围水肿信号;在 T_2 加权图像上,肿瘤内部坏死区信号强度近乎周围水肿信号强度,瘤体信号强度相对减低。

四、治疗与预后

以手术治疗为主,切除肿瘤方法与星形细胞瘤相似,但无法做到全部切除,可尽量切除肿瘤,或同时做内或外减压术。肿瘤约 1/3 边界比较清楚,手术可做到肉眼全切除,另外 2/3 呈明显浸润性,如位于额叶前部、颞叶前部、枕叶者,可将肿瘤连同脑叶一并切除,这样效果较好。位于脑干、基底神经节及丘脑的肿瘤可在显微镜下切除,手术同时可做外减压术。术后给予放射治疗及化学治疗。术后症状复发时间一般不超过 8 个月,生存时间大多不过一年。术后同步放射化学治疗可延长生存期。

(周立兵)

第十节　星形细胞瘤

星形细胞瘤是最常见的脑胶质瘤之一,占全部脑胶质瘤的 17.0%～39.1%。根据病理及临床特点的不同,又可将此类肿瘤分为分化良好型及分化不良型两类,前者较多。在成年人中,星形细胞瘤多见于顶、颞叶,少见于枕叶;儿童则常发生于小脑半球,也可见于蚓部、脑干、丘脑、视神经、脑室旁等部位。这种肿瘤主要由成熟的星形细胞构成。可浸润性生长,也可边界完整。临床上病程较长。浸润性生长的星形细胞瘤难以通过手术完全切除,但术后复发较慢。边界完整的星形细胞瘤手术可完全切除,全切除后能获痊愈。

一、病理

根据病理形态,星形细胞瘤可分为 3 种类型,即原浆型、纤维型(又分为弥漫型和局灶型两种)和肥胖细胞型。原浆型和纤维型常混合存在,不易截然分开。

(一)原浆型星形细胞瘤

原浆型星形细胞瘤是最少见的一种类型,属分化良好型星形细胞瘤。多位于颞叶,部位表浅,侵犯大脑皮质,使受累脑回增宽、变平。肿瘤肉眼观察呈灰红色,质软易碎。切面呈半透明均匀胶冻样。深部侵入白质,边界不清。肿瘤内部常因缺血及水肿而发生变性,形成单个或多个囊肿,囊肿的大小和数目不定,其四周是瘤组织,囊肿壁内有一小的瘤结节。

在镜检下,肿瘤由原浆型星形细胞构成,胞质丰富呈均匀一致的粉红色,可以见到胞质突起。核圆形,大小一致,位于肿瘤细胞中心或偏一侧,有时可以见到核小体,核分裂少见。细胞形态和分布都很均匀,填充于嗜伊红间质中。很少见到肿瘤血管增生现象,较纤维型星形细胞瘤生长活跃。

(二)纤维型星形细胞瘤

纤维型星形细胞瘤是常见类型,属于分化良好型星形细胞瘤。此类型见于中枢神经系统的任何部位,以及各种年龄的患者。在儿童和青年中,较多见于小脑、脑干和下丘脑,在成人中多见于大脑半球。肿瘤中有神经胶质纤维,这是与原浆型的主要区别,并使肿瘤质韧且稍具弹性,有橡皮感。弥漫纤维型星形细胞瘤的切面呈白色,与周围脑白质不易区别,邻近皮质常被肿瘤浸润;色泽变灰变深,与白质的分界模糊。肿瘤中心可有囊肿形成,大小数目不定。局灶纤维型的边界光整,主要见于小脑,常有囊肿形成。有时囊肿巨大,使肿瘤偏于囊肿一侧,成为囊壁上的一个结节,这时囊肿实际不属于肿瘤。手术时只要将瘤结节切除,就已将瘤组织全部去除。有些囊肿位于肿瘤内,囊肿四周是肿瘤组织。

在镜检下,肿瘤细胞分化良好,如正常的星形细胞,形状、大小和分布都不均匀。细胞质很少或看不到,散在分布,细胞核大小相差不大,圆或椭圆形,核膜清楚,核内染色质中等。肿瘤内血管内皮细胞和外膜细胞增生,有时可以见到点状分布的钙化灶。间质中有丰富的神经胶质纤维,交叉分布于瘤细胞之间。

(三)肥胖细胞型星形细胞瘤

这类肿瘤生长较快,属分化不良型星形细胞瘤。这类比较少见,占脑星形细胞瘤的1/4,多发生在大脑半球。肿瘤呈灰红色,切面均匀,质软。呈浸润性生长,但肉眼能见肿瘤边界。瘤内可有小囊肿形成。

镜检下见典型的肥胖细胞,体积肥大,呈类圆形或多角形,突起短而粗。分布致密,有时排列在血管周围,形成假菊花状。胞质均匀透明,略染伊红。细胞核卵圆形,较小,往往被挤到细胞的一侧,染色较浓。神经胶质纤维局限于细胞体周围,间质很少。

为便于临床掌握星形细胞瘤分化程度,星形细胞瘤按其组织细胞学分化程度分为四级。这种分级方法,尽管有一定的缺点,但有利于病理与临床的联系。

Ⅰ级:分化良好的瘤细胞。排列疏散均匀,细胞大小较一致,有的甚至与正常的组织细胞相似。

Ⅱ级:细胞较多,排列较密,部分细胞大小不等,形状不整,无核分裂象。

Ⅲ～Ⅳ级:明显恶性,细胞密集,分化程度低,核分裂象较多或细胞大小不等,形状不整,呈多形性胶质母细胞瘤的改变,有的可见瘤巨细胞。

二、临床表现

高分化星形细胞瘤恶性程度不高,生长缓慢。开始时症状很轻,进展亦缓慢,自出现症状至就诊时间较长,平均两年左右,有的可长达 10 年,可因囊肿形成而使病情发展加快,病程缩短,个别的可在一个月以内。一般位于幕下者出现颅内压增高较早,病程较短。症状取决于病变部位、肿瘤的病理类型和生物学特性。

各部位星形细胞瘤的症状表现有所不同。

(一)大脑半球星形细胞瘤

1.分类

(1)局灶原纤维型星形细胞瘤:占大脑星形细胞瘤的半数。性别分布相等。住院时平均年龄约 35 岁,以 21～50 岁为多见,占全数的 70%。病变部位以额叶为多见(40%),其次是颞叶(10%)。病程 2～4 年。

(2)浸润性纤维型星形细胞瘤:占大脑星形细胞瘤的 20%。性别分布相等。以 31～40 岁为多见(占 60%)。病变分布在颞、额、额顶诸叶的各占 40%、30%、20%。平均病程 3.5 年。

(3)肥胖细胞型星形细胞瘤:占大脑星形细胞瘤的 25%。男性占 60%。住院时年龄平均分布于 21～50 岁间(共占全数的 75%)。病变在额叶最多(40%),其次是颞叶(20%)。病程平均 2 年。

2.临床症状

(1)癫痫:约 60% 有癫痫发作,较生长快的其他神经胶质瘤为多见,肿瘤接近脑表面者易出现癫痫发作,一部分患者以癫痫发作为主要症状,可于数年后才出现颅内压增高症状及局部症状。癫痫发作形式与肿瘤部位有关,额叶肿瘤多为大发作,中央区及顶叶肿瘤多为局限性发作,颞叶肿瘤可出现沟回发作或精神运动性发作。

(2)精神症状:额叶范围较广泛的肿瘤或累及胼胝体侵及对侧者,常有精神症状,表现为淡漠、迟钝、注意力不集中、记忆力减退、性格改变、不知整洁、欣快感等。少数颞叶、顶叶肿瘤亦可有精神症状。

(3)神经系统局灶性症状:依肿瘤所在部位可出现相应的局部症状,在额叶后部前中央回附近者,常有不同程度的对侧偏瘫。在优势半球运动性或感觉性言语区者,可出现运动性或感觉性失语症。在顶叶者可有感觉障碍,特别是皮质感觉障碍。在顶叶下部角回及缘上回者,可有失读、失算、失用及命名障碍等。在颞枕叶累及视传导通路者可有幻视或视野缺损和偏盲。约 1/5 患者无局部症状,大多为肿瘤位于额叶前部、颞叶前部"静区"者。

(4)颅内压增高症状:一般出现较晚。位于大脑半球非重要功能区的肿瘤,颅内压增高可为首发症状。少数患者可因肿瘤内囊肿形成或出血而急性发病,且颅内压增高症状较严重。

(5)其他:个别患者因肿瘤出血可表现为蛛网膜下腔出血症状。

(二)丘脑星形细胞瘤

1.丘脑性"三偏"症状

常有对侧感觉障碍,深感觉较浅感觉明显;丘脑性自发性疼痛并不常见;累及内囊时常伴有对侧轻偏瘫。丘脑枕部肿瘤可出现病变对侧同向偏盲。

2.共济失调

小脑红核丘脑系统受损者,可出现患侧肢体共济失调。

3.精神症状及癫痫发作

丘脑肿瘤时常出现精神症状(约占 60%),表现为淡漠、注意力不集中、幼稚、欣快、激动或谵妄等,少见强迫性哭笑。约 1/3 患者可出现癫痫。

4.颅内压增高症状

约 2/3 患者出现,多在早期出现,为肿瘤侵犯第三脑室影响脑脊液循环所致。

5.其他症状

肿瘤向下丘脑发展时内分泌障碍较为突出,如影响到四叠体可出现瞳孔不等大,眼球上视障碍,听力障碍或耳鸣等症状。侵及基底核可有不自主运动。

(三)小脑星形细胞瘤

小脑星形细胞瘤占星形细胞瘤的 1/4。3/5 位于小脑蚓部和第四脑室,2/5 位于小脑半球。儿童或青少年多见,平均年龄 14 岁,男女之比为 2:1。病程取决于病变部位:蚓部和第四脑室者引起脑积水,平均病程 7 个月;小脑半球者平均病程 1.5 年。

1.颅内压增高

颅内压增高为最常见的症状,出现较早,表现为头痛、呕吐、视盘水肿。

2.后颅窝和小脑症状

位于小脑半球者表现患侧肢体共济运动失调,以上肢较明显,并有眼球震颤、肌张力降低、腱反射减弱等,位于蚓部者主要表现身体平衡障碍,走路及站立不稳。小脑肿瘤可有构音障碍及暴发性语言,亦常有颈部抵抗及强迫头位。晚期可出现强直性发作。常因急性严重颅内压增高引起,表现为发作性的去皮质强直,发作时意识短暂丧失,全身肌肉紧张,四肢伸直,呼吸缓慢,面色苍白,冷汗,一般数秒或数十秒即缓解。其发生原因可由于肿瘤直接压迫或刺激脑干,或小脑上蚓部通过小脑幕切迹向幕上疝出,引起脑干暂时性缺氧所致。

(四)脑干星形细胞瘤

脑干星形细胞瘤占星形细胞瘤的 2%。70% 的患者年龄在 20 岁以下。男女之比为 3:2。病变多位于脑桥,常侵及两侧脑干。早期出现患侧脑神经麻痹,如位于中脑可有动眼、滑车神经麻痹,在脑桥可有外展及面神经麻痹,在延髓可有面部感觉障碍及后组脑神经麻痹。同时出现对侧肢体运动及感觉障碍。肿瘤发展累及两侧时,则出现双侧体征。颅内压增高症状在中脑肿瘤出现较早,脑桥肿瘤出现较晚且较轻。

(五)视神经星形细胞瘤

视神经星形细胞瘤多见于儿童,亦见于成人。视神经呈梭形肿大,可发生于眶内或颅内,亦可同时受累,肿瘤呈哑铃形。发生于颅内者可累及视交叉,甚至累及对侧视神经及同侧视束。如继续增长可向第三脑室前部或向鞍旁发展。主要表现为患侧眼球突出,大多向外向下,视力减退。一般无眼球运动障碍。发生于颅内者可有不规则的视野缺损及偏盲。多产生原发性视神经萎缩,有的亦可出现视盘水肿。晚期可出现垂体下丘脑功能障碍。

三、辅助检查

(一)腰椎穿刺

多数脑脊液压力增高,白细胞计数多在正常范围,部分病例蛋白定量增高。

(二)头颅 X 线平片

约 80% 患者显示颅内压增高征,15%~20% 可见肿瘤钙化。视神经肿瘤可见视神经孔扩大,并可致前床突及鞍结节变形。

(三)脑室造影

幕上肿瘤显示脑室移位或并有充盈缺损。小脑肿瘤表现第三脑室以上对称扩大,导水管下段前曲,第四脑室受压移位。脑干肿瘤表现导水管及第四脑室上部向背侧移位。

(四)脑血管造影

显示血管受压移位,肿瘤病理血管少见。

(五)CT 扫描

大多显示为低密度影像,少数为等密度或高密度影像,边缘不规则,如有囊肿形成则瘤内有低密度区,周围常有脑水肿带,但较轻,脑室受压移位,亦多较轻,注射对比剂后肿瘤影像多增强。一般Ⅰ级星形细胞瘤为低密度病灶,与脑组织分界清楚,占位效应常显著;Ⅱ～Ⅲ级星形细胞瘤多表现为略高密度、混杂密度病灶或囊性肿块,可有点状钙化或肿瘤内出血。Ⅳ级星形细胞瘤显示略高或混杂密度病灶,病灶周围水肿相当明显,境界不清。增强扫描,Ⅰ级星形细胞瘤无或轻度强化,Ⅱ～Ⅳ级星形细胞瘤明显强化,呈形态密度不一的不规则或环状强化。

(六)放射性核素扫描

可显示肿瘤区放射性核素浓集,但浓度常较低,影像欠清晰。

(七)MRI 检查

MRI 呈长 T_1、长 T_2 信号,信号强度均匀,由于血-脑脊液屏障受损不明显,周围水肿较轻,占位效应相对轻,肿瘤边界不清,不易与周围水肿鉴别。在 T_2 加权像甚至不易区别肿瘤的结构,但对肿瘤出血较 CT 显示为佳,同时由于蛋白渗出有时可见肿瘤在 T_1 加权像呈稍高斑片样信号异常。若做 Gd-DTPA 增强扫描,肿瘤多无对比增强。星形细胞瘤在 T_1 加权像呈混杂信号,以低信号为主,有时呈高信号表现,体现了瘤体内坏死或出血。T_2 加权像表现为高信号,信号强度一般不均匀。

四、治疗及预后

治疗以手术切除为主。幕上者根据肿瘤所在部位及范围,行肿瘤切除术、脑叶切除或减压术。大脑半球表浅部位的星形细胞瘤手术切除范围要适度,以不产生偏瘫、失语、昏迷,而又能达到减压目的为限。大脑半球深部星形细胞瘤可行颞肌下减压术。视神经肿瘤经前额开颅,打开眶顶及视神经管,切除肿瘤。视神经交叉和第三脑室星形细胞瘤行手术切除时,要避免损伤下丘脑。脑干肿瘤小的结节性或囊性者可在显微技术下行切除术。脑干星形细胞瘤引起阻塞性脑积水者,可行脑脊液分流手术,解除颅内压增高。多数学者认为脑干外生性肿瘤或位于延颈髓交界处的肿瘤可行手术治疗。浸润性的实质性小脑星形细胞瘤的手术原则与大脑半球表浅部肿瘤相似。小脑肿瘤一般作后颅窝中线切口,切除肿瘤。局灶性囊性的小脑星形细胞瘤如有巨大囊腔和偏于一侧的瘤结节,只要将瘤结节切除即可,囊壁不必切除。

多数星形细胞瘤难以做到全部切除,术后可给予化学治疗及放射治疗,以延长生存及复发时间。对大脑半球Ⅰ～Ⅱ级星形细胞瘤是否行术后放疗有争议。未能全切除的Ⅰ～Ⅱ级星形细胞瘤手术加放疗的 5 年存活率为 46%,而单纯手术者仅 19%。但也有学者认为对Ⅰ～Ⅱ级星形细胞瘤术后放疗不能改善预后。对良性星形细胞瘤主张放疗的人认为可单纯行瘤床放疗,剂量30～45 Gy,疗程为6周。一般不主张预防性脊髓放疗。

平均复发时间为 2 年半,复发者如一般情况良好,可再次手术。但肿瘤生长常加快,有的肿瘤逐渐发生恶性变,再次复发时间亦缩短。

术后平均生存 3 年左右。5 年生存率为 14%～31%,幕下者较幕上者疗效为好,5 年生存率达50%～57%。如能完全切除肿瘤,可恢复劳动能力并长期生存,有报告术后生存已达 18 年者。

经手术与放射综合治疗的患者,五年生存率为 35%～54%。

影响其预后的因素包括年龄、肿瘤大小、部位、组织学类型、病史长短及治疗等多个方面,而以肿瘤组织学性质、治疗情况等尤为重要。影响儿童Ⅰ～Ⅱ级半球星形细胞瘤预后的主要因素是年龄,婴幼儿就诊时肿瘤一般较大,患儿的一般情况不好,因而手术耐受性差,手术危险性相对较大龄儿童高,预后也不如大龄儿童。巨大的肿瘤手术难于切除,而且手术损伤较大,预后不能令人满意。此外,病史较长,有癫痫发作及肿瘤有钙化者预后相对较好,因为这类肿瘤生长缓慢,瘤细胞分化较好,复发率较低。手术切除程度和术后是否放疗也是影响预后的主要原因之一。不论良、恶性星形细胞瘤,只要能够达到全切除或近全切除,其术后生存期均明显长于部分切除肿瘤者。

(杨　旭)

第十一节　垂 体 腺 瘤

一、概述

垂体腺瘤是发生于腺垂体的良性肿瘤,也是颅内最常见的肿瘤之一。根据肿瘤细胞的分泌功能,垂体腺瘤可分为分泌性(功能性)腺瘤和无分泌性(无功能性)腺瘤两大类。分泌性腺瘤占垂体腺瘤的 65%～80%,根据肿瘤细胞产生激素的不同又分为营养性激素腺瘤和促激素性激素腺瘤两类。营养性激素腺瘤肿瘤细胞分泌无周围靶腺的垂体激素,包括泌乳素(PRL)腺瘤和生长激素(GH)腺瘤两种;促激素性激素腺瘤肿瘤细胞分泌有周围靶腺的垂体促激素类激素,包括促肾上腺皮质激素(ACTH)腺瘤、促甲状腺激素(TSH)腺瘤和促性腺激素(GnH)腺瘤。无分泌性腺瘤占垂体腺瘤的20%～30%,肿瘤细胞无分泌激素功能或虽有分泌功能但目前技术尚不能检测。

随着垂体激素放射免疫检测、CT 和 MRI 的临床应用,特别是对垂体微腺瘤认识的深入,垂体腺瘤特别是泌乳素腺瘤的发病率逐年增加。一份流行病学调查表明泌乳素腺瘤的发病率在女性竟高达 1∶1 050,在男性也高达 1∶2 800;而尸体解剖研究发现泌乳素腺瘤的检出率为7%～21%。这些数据反映了垂体腺瘤发病率之高。

二、病理

(一)垂体腺瘤的病理分类

1892 年 Schoneman 根据 HE 染色将垂体腺瘤分为嫌色性、嗜酸性、嗜碱性及混合性腺瘤,这种方法一直沿用至今。1974 年 Trovillas 将垂体腺瘤分为有分泌活性和无分泌活性腺瘤两类;1975 年 Sager 又将垂体腺瘤分为嗜酸性、黏液性、嫌色性及瘤细胞瘤四类。根据免疫组化技术,垂体腺瘤分为泌乳素细胞腺瘤,生长激素细胞腺瘤、促肾上腺皮质激素细胞腺瘤,促甲状腺激素细胞腺瘤,促卵泡激素、黄体生成素细胞腺瘤,多功能细胞腺瘤和无功能细胞腺瘤,这是最常用的分类方法。

根据超微结构特点,垂体腺瘤可以分为以下几种。

1.生长激素细胞和泌乳素细胞腺瘤

分为颗粒密集型生长激素细胞腺瘤、颗粒稀疏型生长激素细胞腺瘤、颗粒密集型泌乳素细胞腺瘤、颗粒稀疏型泌乳素细胞腺瘤、混合性生长激素和泌乳素细胞腺瘤等。

2.促肾上腺皮质激素细胞腺瘤

可分为伴有库欣综合征的促肾上腺皮质激素细胞腺瘤、伴有纳尔逊综合征的促肾上腺皮质激素细胞腺瘤、静止的促肾上腺皮质激素细胞腺瘤等。

3.促性腺激素细胞腺瘤

可同时产生促卵泡激素和黄体生成素,但不一定相等。

4.促甲状腺激素细胞腺瘤

免疫组化促甲状腺激素不一定阳性,原因不明,分泌颗粒电子致密核心与界膜之间有明显电子透亮空晕是其特征。

5.其他

包括无特征性细胞腺瘤、嗜酸性粒细胞瘤、未分化腺瘤等。

(二)垂体腺瘤的组织发生

目前认为垂体腺瘤来源于腺垂体细胞,在同一种细胞内具有能与生长激素和泌乳素两种激素抗体结合的颗粒,说明两种激素可以同时在同一垂体细胞内产生。促卵泡激素和黄体生成素可由同一种细胞分泌。垂体内一种细胞不是只能分泌一种相应的激素。这类多激素细胞腺瘤,称为"异源性垂体腺瘤"。其发生机制一般认为与瘤细胞的基因表达有关。

(三)垂体增生

垂体增生是垂体病理中最有争议的问题,其是否能单独存在目前还不能肯定。垂体增生是非肿瘤细胞数量的增加,分弥散性增生和结节性增生,前者应与正常垂体区别,后者应与腺瘤区别。一般来说,垂体腺瘤与周围非肿瘤性腺垂体有明显分界,非肿瘤性腺垂体在腺瘤附近受挤压,网状纤维缺乏、不规则和退化。腺瘤除多激素来源的混合性腺瘤外,主要由一种细胞组成。在腺瘤的附近还可见到一些非肿瘤性细胞,而这些现象在垂体增生是不多见的。

(四)恶性垂体腺瘤(垂体腺癌)

关于恶性垂体腺瘤一般认为,凡肿瘤细胞有明显异型性,易见到核分裂,特别是侵及邻近脑组织和颅内转移者,应视为恶性垂体腺瘤。

三、临床表现

垂体腺瘤主要表现为内分泌功能障碍和局部压迫两组症状。

(一)内分泌功能障碍

垂体腺瘤的内分泌功能障碍包括分泌性垂体腺瘤相应激素分泌过多引起的内分泌亢进症状,无分泌性垂体腺瘤及分泌性垂体腺瘤压迫、破坏垂体造成的正常垂体激素分泌不足所致的相应靶腺功能减退两组症状。

1.垂体腺瘤激素分泌过多产生的内分泌症状

见于分泌性垂体腺瘤,且随分泌激素种类的不同而表现为相应症状。

(1)泌乳素腺瘤:泌乳素腺瘤引起的高泌乳素血症的临床表现因性别、年龄及肿瘤大小的差异而有所不同,多见于女性。

女性泌乳素腺瘤:多见于20～30岁,典型临床表现为闭经、泌乳、不育三联症。①闭经,闭经或月经稀少几乎见于所有病例,这主要是由高泌乳素血症所致。青春期前发生泌乳素腺瘤可引起发育延迟和月经初潮延迟,随后月经稀少最终闭经;青春期后发生泌乳素腺瘤表现为继发性闭经,即早期为正常排卵性月经,随后发展为虽有排卵而黄体期缩短,进而出现无排卵月经,最后月经稀发、闭经。②泌乳,多数患者表现为自发性泌乳,部分患者则需挤压乳头后才出现少量乳汁;多数表现为双侧泌乳,少数患者并未自己觉察而在检查时发现。闭经伴泌乳素水平增高不一定有泌乳,有乳溢者也可无闭经。③不孕,泌乳素腺瘤目前已成为不孕症的最常见原因之一。④更年期症状,部分患者可因雌激素水平低落,出现面部阵发性潮红,性情急躁,性欲减退,阴道干燥,性感丧失,性交困难等。⑤其他症状,泌乳素腺瘤特别是病程较长的泌乳素腺瘤患者常常表现为肥胖和高血压,目前还不清楚是与泌乳素本身有关,还是其他因素所致。

男性泌乳素腺瘤:男性泌乳素腺瘤并不少见,由于临床症状较为隐匿,内分泌症状易于忽视,早期诊断较为困难,往往发展至大腺瘤时才作出诊断。早期主要症状为性功能减退,表现为性欲减退或缺失、阳痿、精子减少。可能与促性腺激素分泌不足或泌乳素影响雄性激素的生成和代谢,以及对精子生成的直接干扰有关。部分患者表现为男性乳房发育、泌乳、不育、睾丸萎缩等表现。

(2)生长激素腺瘤:生长激素腺瘤在青春期以前发生表现为巨人症和肢端肥大症,在青春期以后发生则只表现为肢端肥大症。

肢端肥大症:女性略多于男性,常于 30～50 岁起病,病程一般较为缓慢,早期诊断较为困难。①肢端肥大,常常是患者最早出现的临床表现,由于肿瘤长期大量分泌生长激素,全身骨和结缔组织过度增生、组织间液增加,造成特征性的容貌改变和全身组织器官肥大。②内分泌代谢紊乱,肢端肥大症患者甲状腺常常肿大,但功能多为正常。基础代谢率往往增高,可能与生长激素的代谢促进作用有关。至疾病后期,伴发垂体功能减退时,基础代谢率降低。绝大多数女性患者表现有月经失调,甚至闭经。患者一般无排卵功能,不能生育。男性患者在疾病早期可呈性欲亢进,生殖器增大,随着病程的进展,性欲逐渐减退以至完全消失,并逐渐出现生殖器萎缩。性腺功能减退及腺体萎缩的原因,可能与继发性垂体功能低下有关。80％患者胰岛素耐受性增加,30％～60％患者糖耐量异常,30％患者患有糖尿病。少数患者血糖浓度可显著增高,但患者临床耐受性较好。糖尿病的发生主要与肿瘤细胞长期大量分泌的生长激素有关,多数随生长激素水平的控制而逐渐好转。

心血管系统表现:肢端肥大症患者全身脏器增生肥大,但心脏肥大的程度往往比其他脏器更为明显,心脏重量常在 500 g 以上。患者常有动脉硬化,尤其是冠状动脉粥样硬化。1/3 患者存在肥大性心脏病,主要表现为左心室肥厚、充血性心力衰竭、心律失常,甚至心肌梗死。其发生的机制与合并糖尿病和异常高浓度生长激素直接作用于心脏有关。18％～48％的患者常伴高血压。

垂体性巨人症:生长激素腺瘤在儿童期起病表现为巨人症,在少年期起病者表现为肢端肥大性巨人症,即身体既高大,又有肢端肥大症的表现。

生长过度:在儿童期或少年期起病后,生长异常迅速,可持续到青春期以后,患者身高可达 2 m 左右。由于生长主要从长骨的骨骺开始,所以大多数患者肢体特别长,下部量较上部量为大。也可出现内脏增大及软组织增厚。至成年期骨骺闭合后,则出现肢端肥大症的表现。生长激素分泌过度和性激素分泌不足是造成肢体过度发育的原因。

(3)促肾上腺皮质激素腺瘤:库欣综合征又称皮质醇增多症,是由于肾上腺皮质激素分泌过多所产生的一组临床症候群,它可以由垂体促肾上腺皮质激素分泌增多、肾上腺皮质肿瘤、肾上腺皮质结节性增生、异位促肾上腺皮质激素或促肾上腺皮质激素释放因子(CRF)分泌性肿瘤等多种原因引起。其中因垂体促肾上腺皮质激素分泌增多导致双侧肾上腺皮质增生所引起的库欣综合征,称为库欣病(Cushing病)。本病多见于女性,男女之比为 1：(3.5～8.0)。任何年龄均可发病,以 20～40 岁居多,约占 2/3。起病大多缓慢,从起病到明确诊断一般须 2～5 年。①一般表现:肥胖是最常见的临床表现(85%～96%),典型患者表现为以躯干为主的向心性肥胖,面部、颈部、躯干和腹部的皮下脂肪积聚导致满月脸、水牛背、锁骨上窝脂肪垫增厚和腹壁脂肪肥厚。重度肥胖比较少见。某些患者也可表现为全身性肥胖,儿童患者常表现为全身性肥胖和线性增长停滞。多数患者体重增加,某些患者虽然体重并不增加,但总是有向心性肥胖和特征性的脸部征象。75%～85%的患者有高血压,50%以上的患者舒张压＞13.3 kPa(100 mmHg),高血压可以发生冠心病、脑卒中等并发症,是本病患者的主要死亡原因之一。水肿的发生率较低,约在 20%以下。②皮肤改变:表皮及皮下结缔组织萎缩导致面部潮红,皮肤菲薄透亮,皮下血管清晰可见。血管脆性增加使皮肤稍受外力即可出现瘀斑,静脉穿刺处有时也可出现广泛的皮下出血。紫纹的发生率约为 50%,最常见于下腹部,也可发生于大腿部、乳房、臀部、髋部和腋窝等处,表现为中间宽、两端细、表皮菲薄的紫色裂纹。然而这种紫纹也可见于短期内明显肥胖的年轻人。一般紫纹越宽、颜色越深,诊断意义越大。紫纹多见于年轻患者,老年患者相对少见。轻微的外伤及手术刀口愈合甚慢。50%的患者有表浅真菌感染。一般的细菌感染也不易局限,往往趋慢性经过或向周围扩散。由于高浓度的氢化可的松的作用,感染的症状和发热反应等常比同等感染程度的一般人为轻,应引起重视。多毛见于 65%～70%的女性患者,但程度一般不重,表现为眉毛浓黑,阴毛增多、呈男性分布,面颊和两肩毳毛增多,在须眉区或胸腹部也可出现粗毛。35%的患者有痤疮。但男性化少见,明显的男性化更常见于肾上腺肿瘤。皮肤色素沉着较少见,常在膝、肘及指间关节的伸侧面比较显著。明显的色素沉着常见于异位促肾上腺皮质激素分泌性肿瘤。③精神症状,85%的患者出现精神症状,可表现为情感障碍(抑郁症、欣快)、认知障碍(注意力和记忆力减退)和自主神经功能障碍(失眠、性欲减退)等。④性腺功能障碍,性腺功能减低是比较常见的症状,在病程较长的患者中尤为明显。75%的绝经期前患者有月经稀少或闭经,常常伴有不育。男性患者表现为性欲低下和阳痿,精子生成减少,但女性化极为少见。⑤肌肉骨骼症状,40%的患者有腰背疼痛,肌肉无力也比较常见。X 线检查,50%的患者可见骨质疏松,如果定量测量骨密度则高达 80%～90%。16%～22%有脊柱压缩性骨折。⑥代谢障碍,75%～90%的患者糖耐量降低,其中多数只表现为服用葡萄糖后 3 小时血糖水平不能恢复正常;20%有显性糖尿病,糖尿病性微血管病变和酮症较少见;10%的患者有肾结石,可能与氢化可的松诱导的高钙血症有关。10%的患者有多饮、多尿,可能与高钙血症及糖尿病有关。

(4)促甲状腺激素腺瘤:真性促甲状腺激素腺瘤极为少见,临床表现为垂体性甲状腺功能亢进症。多数为假性促甲状腺激素腺瘤,是由于原发性甲状腺功能减退,甲状腺激素对下丘脑的反馈性抑制减弱导致的垂体促甲状腺激素细胞的反应性增生。由于下丘脑分泌的促甲状腺激素释放激素(TRH)对泌乳素的分泌有很强的激动作用,临床除表现为甲状腺功能低下症状外,还有高泌乳素血症的典型表现,可误诊为泌乳素瘤。

2.腺垂体功能减退症状

分泌性垂体腺瘤和无分泌性垂体腺瘤均可产生腺垂体功能减退症状,这是由于肿瘤对正常垂体的压迫、破坏所造成的。研究表明,50%腺垂体破坏一般情况下不产生明显垂体功能低下症状,60%破坏产生轻微症状,75%破坏产生中度症状,95%破坏产生严重功能低下症状。因此垂体腺瘤必须达到一定体积,才能影响垂体功能出现垂体功能低下症状,所以明显的垂体功能低下多见于垂体大腺瘤特别是巨大腺瘤。

根据对正常人体生理功能影响的不同,腺垂体功能分为主要功能和次要功能。主要功能包括对肾上腺和甲状腺的调控,而次要功能则包括对性腺和生长等功能的调控。促性腺激素分泌不足,在男性表现为性欲减退、阳痿、外生殖器萎缩、睾丸和前列腺萎缩、精子量减少、第二性征不明显、皮肤细腻、体毛黄软稀少和阴毛女性分布;在女性则主要表现为月经稀少或闭经、不孕、子宫和附件萎缩、性欲减退、阴毛和体毛稀少。促甲状腺激素分泌不足主要表现为畏寒、疲劳乏力、精神不振、食欲减退、嗜睡。促肾上腺皮质激素分泌不足主要表现为虚弱无力、厌食、恶心、抵抗力差、血压偏低、低血糖;在急性严重肾上腺功能不足时表现为极度淡漠、无力,甚至急性腹泻水样便。生长激素分泌不足在儿童可影响生长发育。神经垂体激素分泌不足极为少见,垂体腺瘤术前出现尿崩极为罕见。

(二)局部压迫症状

1.头痛

头痛常位于双颞、前额或眼球后,呈间歇性发作或持续性隐痛。头痛与肿瘤大小有关,垂体微腺瘤头痛常常较为显著,可能是肿瘤刺激局部鞍膈和硬膜所致,一旦肿瘤明显鞍上发展,头痛也随之减轻;头痛也与肿瘤的分泌类型有关,生长激素腺瘤头痛常常较为显著,可能与生长激素异常大量分泌造成骨及软组织增生有关。

2.视力损害

由于鞍膈与视神经之间一般有 2~10 mm 的间距,因而垂体腺瘤需要达到一定体积、向鞍上发展到一定程度才能接触视神经,再继续发展一定程度才能因为直接压迫视神经、视交叉和视束的视觉传导纤维或影响视觉传导纤维的血液供应而造成视力障碍,因而视力损害主要见于垂体大腺瘤。初期主要表现为视野障碍,随后再出现视力受损。视野障碍的类型与肿瘤向鞍上生长的方式及视交叉的位置有关,当肿瘤在视交叉前下方向上压迫视交叉,则视野以颞上象限→颞下象限→鼻下象限→鼻上象限的顺序发展,双颞侧偏盲为最常见的视野障碍,两侧视野改变的程度可以并不相同,当肿瘤偏侧向鞍上发展时可表现为单侧视野障碍。尽管多数肿瘤向鞍上生长的形态较为规则,然而视力减退几乎总是从一侧开始。视力减退可以是渐进性的,也可以是迅速发展的,经眼科治疗可以有一过性好转。垂体腺瘤的眼底改变表现为视神经萎缩。视神经萎缩的程度一般与视力损害的程度成比例。

3.邻近其他结构受压表现

肿瘤显著向海绵窦内发展,可以影响展神经或动眼神经出现患侧眼球内斜或患侧上睑下垂、瞳孔散大、眼球内斜。肿瘤显著向鞍上发展,可以影响下丘脑出现嗜睡、多食、肥胖、行为异常等症状。肿瘤向蝶窦和鼻腔发展,可出现鼻出血、脑脊液漏。但即使肿瘤体积巨大也极少引起颅内压增高和梗阻性脑积水。

四、诊断

(一)临床表现

垂体腺瘤的临床症状包括垂体功能障碍和垂体邻近结构受压两组症状。临床上对闭经、泌乳、不孕、阳痿、性功能障碍,身体过度发育、肢端肥大,氢化可的松增多表现,视力视野障碍、眼底萎缩,以及头痛等症状的患者,应该考虑有垂体腺瘤的可能,需要进行进一步的内分泌检查和神经影像学检查。

(二)内分泌学检查

内分泌学检查是诊断垂体腺瘤的重要依据。详细的内分泌学检查不仅可以检测异常增高的肿瘤激素,为定性诊断和判断病情提供依据;而且还可以了解正常垂体功能受肿瘤累及的程度,确定是否需要替代治疗。

1.分泌性垂体腺瘤的内分泌学检查

(1)泌乳素腺瘤:血清泌乳素水平检测是诊断垂体泌乳素瘤特别是泌乳素微腺瘤重要的内分泌学指标,也是判断疗效的可靠指标。明显升高(>200 ng/mL)的泌乳素水平可以肯定垂体泌乳素瘤的诊断。一般情况下血清泌乳素水平与肿瘤大小和内分泌症状之间有一定正相关关系,垂体微腺瘤患者血清泌乳素水平多为轻度升高,一般不超过100 ng/mL,明显升高提示肿瘤向海绵窦内侵袭生长。在肿瘤坏死、出血、囊变时血清泌乳素水平则相应减低。

除垂体泌乳素瘤外,某些生理因素、药物和病理过程均可影响泌乳素的分泌,造成不同程度的高泌乳素血症。妊娠、哺乳,服用精神药物(多巴胺拮抗剂)、雌激素制剂、利血平等,患有原发性甲状腺功能减退、多囊卵巢综合征、空蝶鞍综合征等,均可导致高泌乳素血症。另外,泌乳素检测的实验室误差较大,对可疑患者应进行多次检测进行综合分析判断。

(2)生长激素腺瘤:基础生长激素水平是目前诊断垂体生长激素腺瘤和反映肿瘤活动程度的主要内分泌学指标。明显升高(>30 ng/mL)和显著降低(<2 ng/mL)的基础生长激素水平可以肯定或排除活动性肢端肥大症。正常人体在生理状态下生长激素也可呈阵发性大量分泌,所以轻度升高的生长激素水平也可见于正常人,特别是激烈运动、应激状态和睡眠时;另外,活动性生长激素腺瘤患者中20%生长激素浓度<10 ng/L,5%生长激素浓度<5 ng/L。一般情况下血清生长激素浓度与肿瘤大小和疾病活动程度之间呈一定正相关关系。

(3)促肾上腺皮质激素腺瘤:过去内分泌学检查对垂体促肾上腺皮质激素腺瘤的诊断和鉴别诊断处于重要地位,通过促肾上腺皮质激素和氢化可的松的测定结合各种抑制和刺激试验,一般均可明确诊断。现在由于高分辨CT和MRI检查已可显示直径小至3~5 mm的微腺瘤,影像学检查也成为诊断垂体促肾上腺皮质激素腺瘤的重要方法。①库欣综合征的筛选试验,氢化可的松是肾上腺皮质束状带分泌的主要糖皮质激素,占肾上腺各种皮质类固醇总量的81%,在血浆中以结合和游离两种形式存在,即一种和皮质类固醇结合球蛋白、清蛋白结合,占90%,无生物活性,不能通过肾小球,不随尿液排出;另一种以游离形式存在,有生物活性,可从肾脏滤过,当血中游离氢化可的松增加到超过肾脏重吸收的阈值时,尿中游离氢化可的松的排泄量也增加。受促肾上腺皮质激素分泌节律的影响,氢化可的松的分泌也有昼夜节律。白天工作夜间睡眠的正常人,血浆氢化可的松有明显的变化节律,午夜含量最低,清晨4时左右开始升高,6~8时达到高峰,以后逐渐下降,晚上入睡后逐渐降至最低水平。隔夜地塞米松抑制试验:隔夜地塞米松抑制试验比血浆氢化可的松的测定更有诊断价值。午夜口服地塞米松1 mg能够抑制90%以上的正常人清晨促肾上腺皮质激素的分泌,从而降低血浆氢化可的松浓度50%以上。尽管少数正常人血浆氢化可的松的抑制达不到这一水平,但几乎所有的库欣综合征患者均不能抑制到这一水平。综合文献,隔夜地塞米松抑制试验对库欣病的敏感性为92%,特异性为100%,诊断准确性为93%。隔夜地塞米松抑制试验不能抑制的患者高度提示为库欣综合征,应进一步行库欣综合征的确诊试验。②库欣综合征的确诊试验,对隔夜地塞米松抑制试验不能抑制,或尿游离氢化可的松或氢化可的松代谢产物升高的患者,应进一步行小剂量地塞米松抑制试验以肯定或排除库欣综合征。也有人认为尿游离氢化可的松增高即可肯定诊断而无须行此试验。方法是试验前1～2天收集24小时尿测定尿游离氢化可的松和(或)17-经类固醇、17-酮类固醇,试验第一天上午9点开始口服地塞米松0.5 mg,每6小时1次,共8次,同时收集24小时尿标本。正常情况下,服药第24～48小时的尿游离氢化可的松或氢化可的松代谢产物应抑制50%以上,如不能抑制,即可确诊为库欣综合征。

(4)促甲状腺激素腺瘤:详细的内分泌学检查是区别真性与假性促甲状腺激素腺瘤的重要步骤。真性和假性促甲状腺激素腺瘤患者血清促甲状腺激素均明显升高。然而,真性促甲状腺激素腺瘤患者在血清促甲状腺激素显著增高的同时,血清甲状腺激素水平也明显升高;假性促甲状腺激素腺瘤患者虽然血清促甲状腺激素也显著升高,但血清甲状腺激素水平却显著降低。

2.垂体功能检测

正常垂体功能检测包括垂体激素检测和促激素类激素靶腺功能检测两方面内容。目的在于反映正常垂体及其靶腺受肿瘤激素及肿瘤本身的直接破坏所造成的功能障碍和程度,为垂体功能评估和替代治疗提供依据。包括促肾上腺皮质激素和肾上腺功能(肾上腺皮质激素)检测、促甲状腺激素和甲状腺功能(甲状腺激素)检测、促性腺激素(黄体生成素LH和促卵泡激素FSH)水平检测、生长激素水平检测和泌乳素水平检测。

(三)垂体腺瘤的影像学表现

1.正常垂体的CT和MRI表现

熟悉正常垂体的影像学表现是诊断垂体微腺瘤等垂体微小病变的先决条件。垂体由腺垂体和神经垂体两部分组成。腺垂体又包括远侧部、结节部和中间部;神经垂体则包括漏斗部和神经部。远侧部又称垂体前叶,神经部称为垂体后叶,漏斗和结节部组成垂体柄。前叶约占垂体体积的3/4,占据垂体窝的大部分,部分包绕中间叶和后叶。垂体的血液供应极为丰富,接受双侧垂体上动脉、垂体下动脉和下被囊动脉的供血。

(1)垂体高度:一般认为,正常垂体的高度男性≤5 mm,女性≤7 mm。垂体高度与年龄呈负相关,青春期或生育期由于内分泌功能活跃,垂体高度较高。一般认为正常垂体高度应≤8 mm,而垂体高度≥10 mm则可肯定为异常。

(2)垂体密度(信号):正常垂体也可呈不均匀的混杂密度(信号),增强扫描垂体强化的程度主要取决于其血液供应,血供越丰富密度(信号)越高;其次,也与垂体的组织结构有关,组织结构越致密密度(信号)越高。前叶的血供较后叶丰富,且组织结构较后叶致密,因而密度(信号)较高。研究表明,64%的正常垂体密度(信号)比较均匀,其中26%呈均匀一致的高密度(信号),38%呈筛网状;36%可出现局部低密度(信号)区,其中多数极小而无法用光标测量。明显的低或高密度(信号)区常见于垂体的中后部。正常情况下局部异常密度(信号)区的大小应小于垂体体积的1/3或直径在3 mm以下。明显的局部低密度(信号)区常为一些先天性变异,如中间部囊肿等。

(3)垂体上缘形态:正常垂体多数上缘平坦或稍微凹陷,少数上缘膨隆。研究表明,51%的正常垂体上缘平坦,31%上缘凹陷,18%上缘膨隆。垂体上缘膨隆多见于年轻女性,而上缘凹陷多见于老年人,且与鞍膈孔较大、鞍上池压迫垂体有关。

(4)垂体柄:一般认为,绝大多数垂体柄居中或稍微偏离中线。但详细的MR研究发现,

46％的正常垂体柄可以或多或少地偏离中线。根据垂体与垂体柄及大脑中线（纵裂）的关系，垂体柄的位置可分为3种类型。①垂体居中，垂体柄无偏斜，占54％。②垂体偏离中线，垂体柄仍在垂体中线进入垂体，致使垂体柄倾斜，占34％。③垂体居中，垂体柄偏离垂体中线进入垂体，垂体柄因而偏斜，占12％。由此可见，部分正常人的垂体柄也可稍微偏离中线，只有当垂体柄明显偏离中线，或伴有其他异常时才可以认为异常。

2.垂体微腺瘤的 CT 和 MRI 表现

（1）直接征象：垂体内低密度（信号）区是诊断垂体微腺瘤的可靠征象。低密度（信号）区在3 mm 以上或超过垂体体积的 1/3 即可诊断为垂体微腺瘤。低密度（信号）区的显示与垂体及肿瘤的造影剂充盈方式有关。造影剂快速增强扫描时，由于垂体的血供极其丰富，且无血-脑屏障，注入造影剂后可立即增强，其增强的程度与海绵窦及颈内动脉相接近。而肿瘤组织的血供不及垂体丰富，增强不及垂体迅速，肿瘤密度（信号）增加缓慢，因而在注入造影剂的一瞬间，肿瘤与邻近垂体组织或海绵窦相比呈低密度（信号）。随着时间的推移，循环血中的造影剂浓度逐渐降低，垂体与海绵窦的密度（信号）均逐渐下降，肿瘤组织逐渐呈等密度（信号）。因此，快速增强扫描可使低密度（信号）区的显示最佳，而延长注射造影剂至扫描完成的时间则会造成漏诊。少数微腺瘤表现为或高密度（信号）区，表现为等密度（信号）区的微腺瘤只能依据占位征象进行诊断。

（2）占位征象。①垂体增高和（或）上缘膨隆：垂体高度超过 8 mm 即提示可能存在微腺瘤。但正常垂体高度也可能＞8 mm。另外，垂体高度正常也不能否定微腺瘤的存在，因此不能单纯用垂体高度作为微腺瘤是否存在的唯一标准，必须结合其他 CT 表现。垂体增高且上缘膨隆，则高度提示微腺瘤的存在，若垂体上缘的隆起不对称，则更支持微腺瘤的诊断。有人报道，垂体增高且上缘隆起不对称，91％有肿瘤存在。垂体上缘呈普遍性隆起只有部分病例中线区有肿瘤存在。因为正常垂体上缘也可膨隆，故观察垂体上缘形态也需结合其他征象。②垂体柄移位：肿瘤的占位效应可将垂体柄推向对侧，但在少数情况下，垂体柄也可向肿瘤同侧移位。另外，动态增强扫描可见垂体柄周围毛细血管丛，微腺瘤的占位效应也可导致此毛细血管丛的移位。垂体柄偏离中线 2 mm 以上，常常提示微腺瘤的存在。同样，在分析垂体柄的变化时也需结合其他 CT 征象，因为微腺瘤患者垂体柄可以不移位，而正常人的垂体柄又可略偏离中线。③神经垂体消失：冠状 CT 扫描在通过垂体后缘的层面上，在鞍背前方常可见到略低密度的卵圆形后叶；而MRI 检查可更清晰地显示神经垂体。微腺瘤的占位效应常导致后叶受压缩小而不能显示，或被挤向一侧。但若肿瘤发生于前叶前部，体积又较小，其占位效应不重，则仍可见到后叶。故神经垂体消失常常提示有微腺瘤，而后叶显示良好也不能完全排除微腺瘤。④鞍底骨质的变化：微腺瘤可导致鞍底骨质的吸收或破坏，使鞍底两侧厚度不一，CT 表现为鞍底一侧变薄或破坏。但正常人鞍底厚度有较大变异，只有骨质改变伴有相应部位的其他异常表现时，才可认为异常。

总之，垂体是否异常或是否存在微腺瘤，应从垂体高度、上缘形态、内部密度（信号）、异常密度（信号）区的存在及其大小、密度（信号）及边界、垂体柄的移位、神经垂体及鞍底骨质的变化等几方面进行仔细观察，还应结合临床表现进行综合分析。如果临床有闭经-泌乳、肢端肥大或巨人症、库欣病等内分泌障碍的症状和体征，放免检查有相应激素的分泌异常，CT 或（MRI）检查显示垂体局部低密度（信号）区大小超过垂体体积的 1/3 或大小在 3 mm 以上；或垂体高度＞8 mm，上缘呈普遍或不对称隆起，内部密度（信号）不均匀，即可诊断为垂体微腺瘤。垂体柄移位、后叶消失及鞍底骨质的变化，仅提示有微腺瘤存在。

3.垂体大腺瘤的 CT 和 MRI 表现

CT 和 MRI 检查是诊断垂体腺瘤最主要的影像学方法,不仅可以作出定性诊断,而且还可以了解肿瘤的大小、形态、质地,以及与周围结构之间的关系,为治疗方法的选择提供依据。

非增强扫描可见蝶鞍扩大,鞍底和鞍背骨质吸收变薄、倾斜;肿瘤位于脑外,由鞍内向鞍上生长,占据鞍上池、第三脑室前部甚至达室间孔水平,但极少因此出现梗阻性脑积水;肿瘤可呈实体性或囊实性,无钙化,边界清楚,呈类圆形或哑铃形;两侧海绵窦受肿瘤推移挤压外移,少数肿瘤侵袭海绵窦腔包绕颈内动脉甚至使该侧海绵窦明显外移;有时肿瘤可明显向额叶或颞叶发展,或者突入蝶窦。增强扫描可见实体性肿瘤呈均一中度强化,囊性肿瘤呈周边强化,中小体积肿瘤在肿瘤周边可见残存垂体。

4.垂体腺瘤的放射学分类

(1)根据垂体腺瘤的大小将之分为微腺瘤(<10 mm)、大腺瘤(10~40 mm)和巨腺瘤(>40 mm)。

(2)根据垂体腺瘤蝶鞍断层表现,分为局限型和浸润型两种。

局限型,肿瘤限于蝶鞍硬膜的范围内,鞍底完整。Ⅰ级,肿瘤≤10 mm,蝶鞍大小正常(小于 16 mm×13 mm),但可见一侧鞍底下沉或局部变薄、凹陷。肿瘤直径在 10 mm 以内,即微腺瘤。Ⅱ级,蝶鞍不同程度扩大,但鞍底完整。浸润型,肿瘤破坏鞍底突入蝶窦内。Ⅲ级,蝶鞍不同程度扩大,但鞍底骨质有局限性侵蚀或破坏。Ⅳ级,鞍底骨质弥散性侵蚀和破坏,蝶鞍诸壁轮廓不清而呈幻象蝶鞍。

(3)对于向鞍上发展的肿瘤,根据其向鞍上发展的程度分为四级。

A 级:肿瘤位于蝶骨平台上方 10 mm 以内,占据视交叉池,尚未推移第三脑室。

B 级:肿瘤位于蝶骨平台上方 10~20 mm,占据第三脑室前下部。

C 级:肿瘤位于蝶骨平台上方 20~30 mm,占据第三脑室前部。

D 级:肿瘤位于蝶骨平台上方 30 mm 以上,达室间孔水平;或 C 级伴有不对称的侧方或多处扩展。

(4)根据 CT 扫描、蝶鞍断层和其他神经放射学检查及临床症状,将垂体腺瘤分型如下。

局限型有 0~Ⅱ级。

0 级:肿瘤直径≤4 mm,蝶鞍大小正常,鞍结节角正常≥110°,CT、MRI 检查难以检出。

Ⅰ级(微腺瘤):肿瘤直径≤10 mm。蝶鞍大小正常,鞍结节角减小,鞍底有局限性骨质变薄、下凹,双鞍底,病侧鞍底倾斜。CT 扫描可以发现肿瘤,此型仅有内分泌障碍症状。

Ⅱ级(鞍内型):肿瘤直径>10 mm。位于鞍内或轻度向鞍上生长,蝶鞍扩大,不对称,鞍结节角≤90°。鞍底局限性变化明显,病侧鞍底下沉呈双鞍底。CT 扫描显示肿瘤位于鞍内或扩展到鞍上池前部。临床可有内分泌症状,无视力、视野改变。

侵蚀型有Ⅲ~Ⅴ级。

Ⅲ级(局部侵蚀型):肿瘤直径>2 cm,向鞍上生长,蝶鞍扩大较著,鞍底骨质有局限性侵蚀、破坏。CT 扫描可见肿瘤扩展至视交叉池,第三脑室轻度抬高,临床有或无明显视觉障碍。

Ⅳ级(弥漫侵蚀型):肿瘤直径达 4 cm 左右,肿瘤向鞍上或蝶窦内生长,蝶鞍显著扩大,鞍壁骨质弥散性破坏,呈幻影蝶鞍,第三脑室前下部明显抬高。

Ⅴ级(巨大腺瘤):肿瘤直径>5 cm,肿瘤除向鞍上或蝶窦生长外,并可向前、中、后颅窝及海绵窦生长,第三脑室室间孔阻塞,有脑积水。

五、鉴别诊断

(一)垂体腺瘤

垂体腺瘤多见于成年人;表现为闭经泌乳、肢端肥大、巨人症、氢化可的松增多症等特征性表现;少见于儿童及青少年,表现为闭经泌乳、巨人症、氢化可的松增多症等明显内分泌异常;视力损害多在中晚期出现,即在肿瘤体积达到相当程度以后才出现视力损害;早期表现为肿瘤激素亢进症状,晚期才出现垂体功能低下表现;颅内压增高和尿崩症状极为罕见,眼球运动障碍仅见于极少数病例;详细的内分泌学检查可见肿瘤激素增高,晚期才出现垂体功能低下;X线片示蝶鞍球形扩大,骨质吸收破坏,肿瘤钙化极为少见;CT 和 MRI 检查显示蝶鞍扩大,肿瘤由鞍内向鞍上发展,易囊变,但无钙化,实体部分呈等或略高密度,中等程度增强。

(二)颅咽管瘤

颅咽管瘤多见于儿童,也可见于成年人;造釉细胞型颅咽管瘤可见于儿童和成人,特点是有钙化、易囊变;鳞状乳头型仅见于成人,无钙化和囊变。无垂体功能亢进症状,而表现为垂体功能低下,如发育迟滞、性征发育不良等,1/3 患者有尿崩,易出现颅内压增高症状;蝶鞍正常或呈盆性扩大,2/3 患者有鞍上钙化斑块,蛋壳样钙化对确诊更有价值;CT 和 MRI 检查肿瘤多发生于鞍上,向鞍上池、第三脑室和鞍内生长;70%~90% 为囊性,壁薄呈环状强化,多有钙化。

(三)鞍结节脑膜瘤

鞍结节脑膜瘤多见于中老年女性,内分泌症状阙如,以视力损害为突出表现,且视力损害的程度与肿瘤大小不成比例;蝶鞍无扩大,基本无骨质破坏,肿瘤向鞍后发展显著时可见鞍背上端骨质吸收;CT 呈高密度影像,显著均匀强化,由于肿瘤起源于鞍结节,因而肿瘤主要位于鞍上且偏前,肿瘤与垂体之间有间隙;矢状重建图像或 MRI 检查可见肿瘤位于鞍上池内、垂体上方,基底位于鞍结节,多数向鞍结节后上方发展较著,可见特征性的"燕尾征"。

(四)鞍区动脉瘤

鞍区动脉瘤临床少见,偶见于中老年人;缺乏内分泌障碍表现,以眼球运动障碍和视力损害为主要表现,且视力损害的程度和眼球运动障碍的出现与病变大小不成比例;蝶鞍多无明显改变,偶尔可见扩大;CT 扫描病变边缘清晰,显著增强,且与颈内动脉等脑底动脉关系密切;MRI 扫描可见病变内部的流空效应,病变和脑底动脉环相连,可有附壁血栓;DSA 检查可以明确诊断。但要警惕垂体腺瘤合并动脉瘤的情况。

(五)脊索瘤

脊索瘤多见于成年人;无垂体功能亢进症状,可见垂体功能低下表现,眼球运动障碍较为显著,向鞍上发展较著时可出现视力损害。平片检查可见蝶鞍及邻近蝶骨体、蝶骨大翼和枕骨基底部广泛骨质破坏;CT 和 MRI 检查显示肿瘤主要位于颅底,骨质破坏范围广泛,蝶窦、蝶鞍、斜坡等部位被肿瘤侵蚀破坏,呈低密度病灶,中度增强,内有残存的被破坏的碎骨片。

(六)空蝶鞍综合征

空蝶鞍综合征(empty sella syndrome,ESS)是指鞍膈扩大或阙如,鞍上蛛网膜下腔疝入蝶鞍内,导致蝶鞍扩大、垂体受压变形而引起的临床综合征。多发生于中年肥胖及长期高血压的经产妇,病因及发病机制未完全明了,可分为原发性和继发性两类。原发性空蝶鞍综合征原因不明确,目前有多种学说,包括:①先天性鞍膈缺损;②垂体腺退化变性;③脑积水;④鞍内囊肿破裂;⑤垂体腺缺血坏死;⑥垂体淋巴炎等。继发性空蝶鞍综合征指发生于鞍区手术及放疗后患者。

根据病变程度又将空蝶鞍综合征分为部分性（鞍内尚可见到腺垂体）和完全性（腺垂体完全消失）。

原发性空蝶鞍综合征绝大多数处于良性状态,患者无任何症状或仅有轻微症状。继发性空蝶鞍综合征通常呈良性过程,但易发生较严重并发症。其症状主要因蛛网膜下腔脑脊液冲击鞍区组织受牵拉、移位引起。其主要表现以下:①偏头痛。为非特异性,一般认为由于鞍内脑脊液搏动,对硬脑膜及周围结构压迫和硬膜扩张引起。②视力下降、视野缺损,有时可在影像学上发现视神经、视交叉及视束经过鞍膈孔部分或完全陷入鞍内,造成视路结构压迫,导致视力下降、视野缺损。有的在影像学上没有视路下疝而出现视野缺损,或有视路下疝而视力正常。有人认为,此临床表现可能是由于牵拉垂体柄,使视觉通路或血管出现显微结构变化所致。③非创伤性脑脊液漏,长期脑脊液搏动压迫。使鞍底骨质受侵蚀、变薄,甚至出现脑脊液鼻漏、颅内感染。④垂体功能低下,腺垂体受挤压、萎缩严重,导致腺垂体激素分泌减少。⑤高泌乳素血症,为合并泌乳素腺瘤或腺垂体过度分泌所致。⑥尿崩,牵拉垂体柄,使抗利尿激素无法到达垂体所致。⑦合并垂体腺瘤时,可有肢端肥大、库欣病等表现。

CT、MRI 检查为诊断空蝶鞍综合征的可靠方法,尤其是 MRI 诊断准确率最高,其可清晰显示垂体受压变薄、向后下方移位,主要表现:①蝶鞍增大或正常,鞍底下陷;②鞍内充满脑脊液信号,与鞍上池蛛网膜下腔相通;③垂体对称性受压变扁,高度<3 mm,紧贴于鞍底,垂体上缘凹陷,矢状面呈新月形,冠状面垂体柄与受压的垂体共同构成锚形;④平扫及增强扫描垂体内信号均无异常,也可仅见蝶鞍内均匀一致的长 T_1、长 T_2 脑脊液信号充填,但看不到垂体信号显示(完全性空蝶鞍);⑤垂体柄延长直达鞍底,居中或后移;⑥视神经上抬,垂体与视神经的距离延长。X 线平片结合气脑造影曾是空蝶鞍综合征的主要诊断方法,可见蝶鞍扩大呈球形或方形,骨质疏松,造影时气体可进入鞍内。

空蝶鞍综合征无症状者无须特殊处理,但应定期随访。有症状者应行对症治疗,包括激素替代治疗及用溴隐亭纠正高泌乳素血症等,必要时行手术治疗,其指征:①顽固头痛;②进行性视力下降或视野缺损;③脑脊液鼻漏;④明显的内分泌功能紊乱。手术方式为空蝶鞍填充术,手术可经额或鼻蝶入路行蝶鞍内填塞,以消除鞍内异常扩大的蛛网膜下腔,解除垂体受压,抬高隔鞍,减轻视神经张力,进而改善视力障碍、视野缺损。其目的为消除鞍内异常的蛛网膜下腔,解除脑脊液搏动对垂体组织及骨质的压迫。抬高陷入鞍内的视路结构,减轻垂体柄的牵拉。鞍内填充物包括肌肉、脂肪、可吸收明胶海绵等,因生物材料可被吸收致空蝶鞍综合征复发,故有人采用惰性材料,如可脱性球囊、硅橡胶等。有人采用肌肉-骨骼-肌肉制成的"三明治"样填充物,术后 5 年复查,未见明显吸收表现,短期疗效较显著,可即刻改善头痛、视野缺损等症状。长期疗效有待大组病例长期随访观察。

六、治疗

(一)经蝶窦切除垂体腺瘤

1.经蝶窦切除垂体腺瘤的适应证和禁忌证

近年来,由于对蝶鞍局部解剖研究的深入、CT 和 MRI 的临床应用、经蝶窦垂体腺瘤切除手术经验的积累、手术显微镜和 X 线定位设备的临床应用,经蝶窦垂体腺瘤切除术变得相当安全和简单。绝大多数垂体腺瘤均适合经蝶窦手术切除;对垂体微腺瘤和侵蚀蝶鞍主要向蝶窦内生长的肿瘤更应该采用经蝶窦手术切除。

对显著向额叶或颞叶发展的垂体腺瘤、合并蝶窦急性化脓性炎症的垂体腺瘤,不适合经蝶窦手术。根据手术条件和经验的不同,蝶窦发育较差和合并蝶窦慢性炎症的垂体腺瘤应列为经蝶窦手术的相对禁忌证。

对显著向两侧海绵窦和邻近结构如上颌窦内侵袭生长的垂体腺瘤,经蝶窦手术不能全切;肿瘤向鞍上发展部分与鞍内部分连接处显著狭窄的垂体腺瘤,经蝶窦手术常常难以切除鞍上发展的部分,手术疗效不满意。但这两种情况采用经颅手术时在绝大多数情况下并不能比经蝶窦手术切除更多的肿瘤。鉴于两者在手术创伤、并发症等方面的悬殊差异,仍以采用经蝶窦手术为好。

垂体微腺瘤由于蝶鞍扩大不明显,术中蝶鞍定位要求较高,鞍底硬膜出血常常较剧烈,脑脊液漏和尿崩等并发症相对较多;主要向蝶窦内生长的垂体腺瘤和经蝶窦手术后复发的垂体腺瘤,由于局部解剖关系不清,比切除一般垂体腺瘤需要更娴熟的技巧。建议初次开展经蝶窦切除垂体腺瘤手术的医师,谨慎选择此类患者。

2.经蝶窦垂体腺瘤切除的术前准备

(1)X线平片和断层检查:X线平片可以提供蝶鞍局部骨质结构的全貌,应作为垂体腺瘤患者术前的常规检查,不能因为已进行 CT 或 MRI 检查而忽略。注意观察以下内容。①蝶鞍的大小、形态、左右及前后位的倾斜度,鞍底骨质的厚度及是否完整;蝶窦气化的类型,蝶窦与蝶鞍特别是蝶窦前上、后下与蝶鞍的相互位置关系。指导术中准确辨认蝶鞍;确定鞍底打开的前后位置。②观察蝶窦隔的位置、数目、形态、厚度,根据蝶窦隔与鞍底的相互位置关系,指导术中确定鞍底打开的左右位置。

(2)CT 扫描或 MRI 检查:CT 扫描或 MRI 检查能清楚显示肿瘤的直接征象及其与周围结构之间的关系,是垂体腺瘤患者最重要的影像学检查,注意观察以下内容。①对垂体微腺瘤要注意垂体的高度、上缘形态、垂体柄的位置,肿瘤的大小、位置、形态、与垂体前叶及后叶的位置关系、与海绵窦的关系。②对垂体大腺瘤要注意肿瘤大小、形态、内部质地;向鞍上发展的程度、方向;海绵窦受累的类型(推移挤压或侵袭窦腔)、位置、程度,肿瘤与颈内动脉的关系;蝶鞍周围脑池、视神经、鞍上动脉、间脑、脑干等受压的程度及其相互位置关系;残存垂体的位置、大小。③蝶鞍大小、形态、鞍底是否完整,蝶窦气化的类型、有无炎症息肉,蝶鞍与蝶窦的相互位置关系,蝶窦隔与鞍底的位置关系,肿瘤突入蝶窦的位置、大小,鼻腔内有无炎症息肉、鼻中隔有无偏曲、鼻甲是否肥大、两侧鼻腔的大小。

(3)垂体功能检查:详细的内分泌学检查一方面可以了解肿瘤激素分泌水平,为疗效判断提供依据;另一方面可以了解正常垂体功能情况,明确是否需要替代治疗,为手术创造安全条件。

(4)神经眼科学检查:检查视力、视野和眼底情况,了解患者术前视功能的损害程度,作为推断和观察手术疗效的依据。术前视力损害越重(如小于 4.0)术后恢复越慢且很难恢复至理想水平;如视力仅为光感或手动,少数患者术后视力有可能没有恢复甚至完全丧失。

(5)耳鼻喉科检查:了解鼻腔有无炎症、息肉,鼻中隔有无偏曲,鼻甲是否肥大,鼻窦有无炎症。

(6)鼻腔准备:如鼻腔、鼻窦内有炎症术前要予以控制;术前要剪鼻毛。

(7)控制并发症:高血压、糖尿病是垂体腺瘤常见的并发症,术前要仔细观察,系统治疗,待病情控制以后再考虑手术。

3.经口鼻蝶窦入路切除垂体腺瘤

(1)手术器械:双极电凝、手术显微镜或头灯、消毒钳、针持、枪状镊子、吸引器、拉钩、刀柄、剥离子、鼻腔牵开器、髓核钳、椎板咬骨钳、骨凿、锤子、刮钩、钩刀、刮匙、取瘤钳或取瘤镊。

(2)手术方法。①一般准备:全麻后平卧位,头略后仰。常规消毒面部皮肤,铺无菌单;放置手术显微镜;用1‰威力碘消毒双侧鼻腔、口腔;湿绷带填塞口咽部。②上唇黏膜切口和显露梨状孔:用拉钩牵开上唇,用含有肾上腺素的局麻药或生理盐水注入上唇近齿龈部黏膜下和骨膜下;再经鼻前庭注入双侧鼻中隔和鼻底部骨膜下,以此将黏膜自骨和软骨表面分离。沿上唇距齿龈0.5 cm两侧犬齿间作横行切口,第一刀与黏膜垂直达黏膜下,第二刀由黏膜下与上颌骨牙槽突表面垂直直达骨质表面。剥离上颌骨牙槽突骨膜至梨状孔下缘,然后剥离前鼻棘和鼻中隔前下缘的皮肤和黏膜,显露鼻中隔软骨前下缘,注意保持皮肤和黏膜的完整,以免形成面部瘢痕。③剥离鼻中隔和鼻底黏膜:紧贴软骨面于骨膜下剥离鼻中隔前下缘右侧黏膜至蝶窦腹侧壁,再沿梨状孔下缘于骨膜下剥离右侧鼻底黏膜,最后剥离右侧鼻中隔与鼻底黏膜交界处,即鼻中隔软骨与硬腭连接处。该处黏膜与骨质粘连紧密,应从前往后直视下自上而下(沿鼻中隔向鼻底)和自下而上(自鼻底向鼻中隔)逐渐剥离,必要时紧贴骨质表面锐性分离。采用相同的方法剥离左侧鼻中隔和鼻底黏膜。注意黏膜的剥离必须在骨膜下进行,尽量保持骨膜的完整,以防鼻中隔穿孔。为防治鼻中隔穿孔,可采用保留鼻中隔软骨的方法,即在剥离左侧鼻中隔黏膜时,从右侧将鼻中隔软骨与前鼻棘和硬腭骨质的连接处向左侧折断,直至鼻中隔骨部(犁骨),然后向上方将鼻中隔软骨与骨部(犁骨)连接处分离,将鼻中隔软骨和左侧鼻中隔黏膜作为一层结构与鼻底黏膜分离。④扩大梨状孔和确定进路方向:绝大多数情况下不需要扩大梨状孔,但如牵开器太粗而患者梨状孔又太小,可咬除梨状孔下缘和外侧少许骨质扩大梨状孔。前鼻棘并不妨碍手术操作,应原位保留以防术后鼻小柱偏斜。根据以前鼻棘为基点,硬腭与蝶鞍前壁之间的角度可以确定前鼻棘与蝶鞍前壁之间的连线,该线即大致为手术进路,沿此方向向后上方剥离鼻中隔黏膜即可到达蝶窦腹侧壁,自中线向外侧剥离蝶窦腹侧壁黏膜,在蝶窦前壁上份外侧可找到蝶窦口,沿此方向安放牵开器绝大多数情况下均可满足切除肿瘤的需要。犁骨恒定位于中线,牵开器前端距犁骨两侧的距离应该相等,以防侧向偏斜。少数患者蝶窦腹侧壁骨质菲薄,特别是肿瘤向蝶窦内生长时骨质吸收使蝶窦腹侧壁更为薄弱,剥离过程中容易捣碎蝶窦腹侧壁而难以准确确定蝶窦腹侧壁和蝶窦口,手术操作中应引起注意。⑤切除鼻中隔、进入蝶窦:用髓核钳咬除鼻中隔骨部(犁骨),注意保留犁骨后部作为确定中线的标志。如骨质较厚可用骨凿凿开,而不要用髓核钳左右摇曳以防将犁骨完全取下。咬除蝶窦腹侧壁骨质即可进入蝶窦,切开蝶窦黏膜,探查蝶鞍的位置,根据蝶鞍的位置确定蝶窦腹侧壁开窗的位置,一般蝶窦腹侧壁开窗达(1~1.5)cm×(1~1.5)cm即可满足手术切除肿瘤的需要。蝶窦隔的变异甚多,约半数患者蝶窦有多个纵隔、斜隔、甚至横隔,术前应根据影像学检查仔细分析,以免术中定位困难。⑥确定鞍底开窗的位置和大小:根据影像学显示的蝶窦隔与蝶鞍的相互关系,进一步确定中线和鞍底开窗的左右位置和大小,对偏于一侧生长的肿瘤特别是微腺瘤,鞍底开窗可向该侧适当扩大,但两侧尽量不要显露海绵窦;根据肿瘤与蝶鞍的相互关系,确定鞍底开窗的前后位置,一般应以蝶鞍前壁与下壁转折处为中心咬除骨质,或向后方略多于前上方,前上方不宜过高,应在鞍膈或鞍结节下方。垂体大腺瘤蝶鞍扩大骨质吸收变薄,咬除蝶窦隔时多可同时打开鞍底,垂体微腺瘤或鞍底骨质较厚时则需要用骨凿凿开,然后用椎板咬骨钳扩大鞍底开窗至(1~1.2)cm×(1~1.2)cm即可满足手术切除肿瘤的需要。核实手术方向及诊断:用长针选择鞍底中部无血管区穿刺鞍内,以排除鞍内动脉瘤

(抽出新鲜动脉血液)或手术方向偏斜(抽出脑脊液或新鲜静脉血液),如穿出肿瘤组织或陈旧性血液或囊液则可明确诊断。⑦切除肿瘤:X形切开鞍底硬膜,在接近海绵窦时硬膜增厚不要损伤,海绵间窦出血可以电凝或压迫止血。切开硬膜以后,即可见质地细软的灰白色肿瘤组织涌出。用刮匙分块刮除肿瘤,先切除鞍内肿瘤,然后切除向两侧海绵窦发展的肿瘤,最后切除向鞍上发展的肿瘤。切除明显向海绵窦发展的肿瘤时常常可触及颈内动脉,注意轻柔操作以免损伤颈内动脉和展神经。对显著向鞍上发展的肿瘤,不要急于向鞍上搔刮,只要肿瘤鞍内与鞍上部分连接处不十分狭窄,在鞍内肿瘤切除后鞍上部分会自动垂落入鞍内,必要时可在鞍内肿瘤切除后通过增加颅内压的方法促使肿瘤进入鞍内。肿瘤切除后可见肿瘤上壁翻入鞍内,肿瘤较小时肿瘤上壁多为质地粗糙似横纹肌样的红色残存垂体和鞍膈;肿瘤较大时肿瘤上壁则为增厚并透射上方鞍上池灰暗色彩的蛛网膜,注意不要撕破造成脑脊液漏。⑧瘤床处理:肿瘤切除后大多数瘤床没有明显出血,少数出血用凝血酶盐水浸泡顷刻即可,个别仍有活动性出血者最好电凝出血点或用明胶海绵压迫。仔细观察有无脑脊液漏,如无脑脊液漏则无须填塞蝶鞍和蝶窦,如有脑脊液漏则取自体肌肉制成肌肉浆覆盖漏液部位,然后填塞可吸收明胶海绵。无须重建鞍底。不填塞蝶窦。⑨鼻腔处理:撤出牵开器,复位鼻中隔和鼻黏膜,清理鼻腔内分泌物,再次消毒鼻腔,双侧鼻腔内填塞油纱。⑩术后处理:术后预防性应用抗生素,全麻清醒后即可进食和下地活动,2～3天后拔除纱条。

4.经单侧鼻腔-蝶窦入路切除垂体腺瘤

经口鼻蝶窦入路切除垂体腺瘤是国内外经蝶窦切除垂体腺瘤的常规手术方式,也有由此派生的经鼻蝶入路等手术方式。虽然上述手术方式较开颅手术有很大的优越性,但仍存在手术创伤大、时间长、局部并发症多等缺点。

(1)手术器械:经单侧鼻腔-蝶窦入路切除垂体腺瘤所需器械与经口鼻蝶窦入路切除垂体腺瘤类似。

(2)手术方法。①一般准备:全麻后仰卧位,头部略后仰,常规消毒面部皮肤,铺无菌单;放置手术显微镜;用1%威力碘消毒双侧鼻腔。②选择入路鼻腔:一般根据习惯选择左侧或右侧鼻腔入路,多数情况下学者习惯采用左侧鼻腔入路。但如肿瘤生长明显偏向右侧或左侧则分别选择左侧或右侧鼻腔入路,即选择肿瘤生长偏向的对侧鼻腔入路。③确定进路方向:经术侧鼻腔用剥离子沿鼻后孔向前上方触摸蝶窦下壁,沿蝶窦下壁继续向前上方即到达蝶窦前壁,再用剥离子在蝶窦前壁自下而上于中线外侧寻找蝶窦开口,确定蝶窦开口后沿此方向将牵开器徐徐放入,直至蝶窦腹侧壁,并使牵开器前端上缘位于蝶窦口附近。④扩大术野进入蝶窦:用牵开器前端自鼻中隔根部向对侧折断部分犁骨(鼻中隔根部),再向外侧折断同侧中鼻甲,撑开牵开器扩大术野。弧形切开鼻中隔根部和蝶窦腹侧壁黏膜后翻向外侧;咬除鼻中隔根部少许骨质即进入蝶窦,切开蝶窦黏膜,用刮匙确定蝶鞍前壁与下壁的转折处,然后修正牵开器的指向,使之正好指向蝶鞍前壁与下壁转折处。扩大蝶窦开窗至(1～1.5)cm×(1～1.5)cm,蝶窦开窗宜中线两侧等大或手术侧稍大,注意保留后下部犁骨作为确定中线的参考标志。

以下步骤与经口鼻蝶窦入路切除垂体腺瘤类似,不再赘述。

经口鼻蝶窦入路切除垂体腺瘤自上唇切口剥离上颌骨牙槽突骨膜达梨状孔,然后剥离双侧鼻底和鼻中隔黏膜至蝶窦前下壁,因而手术路径长、创伤大、定位难、出血多、时间长,不仅增加了手术难度,而且术后上切牙麻木、鼻中隔穿孔等局部并发症多。

与常规经蝶窦入路垂体腺瘤切除术相比,经单侧鼻腔蝶窦入路具有以下优点:①无须切开上唇黏膜,无须剥离双侧鼻底和鼻中隔黏膜,没有上切牙麻木、鼻中隔穿孔、鼻黏膜萎缩等并发症。②创伤极小,失血量明显减少,一般只有几十毫升。③手术时间明显缩短。④无须术中X线定位,免除了患者及医护人员的放射损伤与防护问题。⑤由于手术未剥离鼻底和鼻中隔黏膜,纱条仅填塞鼻腔后上部的上中鼻道即可,术后仍然可以用鼻腔呼吸,免除了鼻腔不通用口呼吸的痛苦,有利于术后呼吸管理;而且术后鼻腔纱条留置时间明显缩短,手术当天或次日即可拔除鼻腔纱条。⑥术后无明显刀口疼痛;全麻清醒后即可进食和下地活动。

5.经蝶窦切除垂体腺瘤术中蝶窦和蝶鞍定位技巧

(1)蝶窦定位。蝶窦的定位方法:①在蝶鞍侧位片上以前鼻棘为基点,向蝶鞍前壁引一直线,即大致为手术进路,该线与硬腭之间的扇形区域即为经口鼻蝶窦入路时需要剥离的鼻中隔黏膜区域,该角度一般在30°~45°。②蝶窦口位于蝶窦前壁上份鼻中隔两侧、中鼻甲后上方,用弯头剥离子沿蝶窦前壁向外上方探查即可找到蝶窦口,找到蝶窦口即可准确进入蝶窦;蝶窦口是牵开器前端上缘的安放位置,也是蝶窦开窗的上缘界限。③用剥离子沿一侧鼻腔下鼻道向后方找到鼻后孔,沿鼻后孔向上方可触及水平位的鼻咽顶部即蝶窦下壁,沿蝶窦下壁向前上方移动可感到水平位的蝶窦下壁逐渐移行为呈垂直位的蝶窦前壁,多数情况下牵开器前端指向蝶窦前壁下部或中下部即可。④在鼻腔外侧壁由下向上依次辨别下鼻道、下鼻甲、中鼻道、中鼻甲和上鼻甲,多数情况下牵开器前端安放在适对中鼻甲后端或稍微偏向上方显露出部分上鼻甲即可。

大多数垂体腺瘤患者蝶窦气化良好,蝶鞍扩大,根据上述方法定位进入蝶窦基本可以满足打开蝶鞍切除肿瘤的需要。为进一步使蝶窦打开的位置更为适合切除肿瘤的需要,术前应根据影像学检查仔细分析肿瘤与蝶鞍、蝶鞍与蝶窦、蝶窦腔与蝶窦诸壁、蝶窦前下壁与鼻腔的相互位置关系,调整牵开器前端的安放位置。一般情况下如垂体腺瘤较小,蝶鞍扩大不明显,牵开器前端的安放位置宜稍微上移,如肿瘤体积较大,蝶鞍下沉较明显,牵开器前端的安放位置宜稍微下移。当然最重要的是打开蝶窦以后的调整。

(2)蝶鞍定位。蝶鞍的定位方法:①根据蝶鞍矢状断层、CT矢状重建或矢状MRI图像显示的蝶鞍与蝶窦的相互位置关系,进入蝶窦后首先探查蝶窦的最前上部和最后下部,即可确定蝶鞍的位置和鞍底开窗的高度及宽度。②犁骨恒定位于中线,是确定中线避免左右偏斜的主要解剖标志。③冠状CT和蝶鞍冠状断层图像可显示蝶窦隔与鞍底的相互位置关系,是确定中线的准确标志,对垂体微腺瘤可以利用这一定位关系仅仅打开局部鞍底,切除肿瘤。④鞍底硬膜总是具有一定的弧度,据此可进一步确定蝶鞍。如打开鞍底后见硬膜呈与影像学检查相符合的弧形,则可确定为鞍底硬膜;反之,如硬膜呈平坦而无蝶鞍弧形的冠状位或水平位,则可能偏斜至斜坡或蝶骨平台。对甲介型蝶窦,也可在准确安放牵开器后,用骨凿和咬骨钳去除未气化的骨质,到达蝶鞍。该处为松质骨因而易于切除,出血也不太多,可用骨蜡涂抹止血。根据硬膜形态的变化可以确定蝶鞍。

6.经蝶窦切除垂体腺瘤的术后处理

(1)一般处理。①吸氧:吸氧的主要原因是防止因全麻对呼吸的抑制所造成的缺氧,一般6~8小时即可。②体位:麻醉完全清醒以前取平卧位,麻醉清醒以后取自由体位。对少数眼睑肿胀较明显者取头高位,以利面部肿胀的消退。③应用抗菌药物预防感染。④经单侧鼻腔:纱条拔出以后注意观察鼻腔渗液的情况,对术中出现脑脊液漏者尤应注意观察有无脑脊液漏。纱条拔出以后鼻腔滴注氯麻液或呋麻液,以减轻鼻腔黏膜肿胀和预防鼻腔感染,注意每天清理鼻腔分泌物。⑤记尿量:对绝大多数垂体大腺瘤患者,术后尿崩的发生率极低,不需要记录尿量或仅记录术后第一天尿量即可。对垂体微腺瘤,特别是行垂体微腺瘤扩大切除的患者,则应记录每小时或每两小时尿量,以便为术后尿崩的诊断与治疗提供依据。同时还应注意尿液的颜色、比重甚至电解质含量等情况。尿液的颜色对诊断术后尿崩比尿量更为直观和方便。如尿液颜色正常或较深,则基本可以排除尿崩。⑥垂体激素检测:垂体激素检测应分别在术后不同时间重复进行。目的有 2 个,一是了解垂体肿瘤激素分泌是否恢复正常,或减轻的程度,为判断疗效和进行进一步治疗提供依据;二是了解手术对垂体功能的影响,为术后是否需要替代治疗提供依据。

(2)脑脊液鼻漏的诊断与处理:脑脊液鼻漏是经蝶窦垂体腺瘤切除术后最为常见的并发症,多见于垂体微腺瘤。脑脊液鼻漏如不及早愈合,有可能由此造成颅内感染。

原因:部分性空蝶鞍、鞍膈孔过大和鞍膈下方残存垂体太少是经蝶窦切除垂体腺瘤发生脑脊液漏的解剖学基础,手术操作本身对鞍上池蛛网膜的直接损伤是发生脑脊液漏的直接原因。因而脑脊液漏多见于垂体微腺瘤,常在术中用刮匙搔刮鞍膈下方肿瘤时发生,偶尔也发生在用组织钳或刮匙镊子进入鞍内取出肿瘤之时。垂体大腺瘤由于鞍上池蛛网膜显著增厚所以极少发生脑脊液漏。

预防:多数情况下脑脊液漏的发生是可以避免的,由于绝大多数肿瘤质地细软,术中轻轻搔刮即可切除肿瘤。搔刮鞍膈下方肿瘤时应尽量轻柔;先用刮匙将肿瘤刮到鞍外再用组织钳或刮匙镊子取出肿瘤;采用双极电凝替代机械切割的方法实行垂体微腺瘤扩大切除;特别是采用显微手术,术中早期发现鞍上蛛网膜及其深部呈灰蓝色的脑池,可最大限度地减少脑脊液漏的发生。

诊断:术中出现脑脊液漏,当蛛网膜漏口较小时,表现为鞍内持续流出暗色液体;漏口较大时,表现为术野中突然涌入大量暗色液体,此时不要误认为损伤了重要血管而惊慌失措,脑脊液的颜色较出血更为灰暗。用吸引器吸除术野内的液体,随之可见脑搏动,涌入术野内的脑脊液的量也逐渐减少。此时如没有处理完肿瘤可继续切除肿瘤,随后自患者股部取肌肉用针持反复钳夹成肌肉浆,填入漏口部位,如有组胶可将其注入肌肉浆周围。如瘤床较大可再填入可吸收明胶海绵。提高颅内压,观察无脑脊液漏后即可结束手术。单纯用可吸收明胶海绵或自体脂肪填堵脑脊液漏效果并不理想;由于漏口部脑脊液的存在,EC 耳脑胶常常难以封闭漏口,或虽于术中堵住漏口,但术后患者喷嚏等动作时急剧的颅内压变化有可能使胶与漏口脱离而再次出现脑脊液漏。

一般只有在术中出现了脑脊液漏的情况下,术后才有可能出现脑脊液鼻漏;在罕见的情况下脑脊液鼻漏也见于术中无脑脊液漏的患者。术后是否存在脑脊液鼻漏需要在术后拔出鼻腔纱条以后才能作出诊断。头部位置变化(如由仰卧位变为侧卧位和/或坐位)时由鼻孔连续滴出数滴无色或淡血性水样液体。但应与鼻腔渗出液和泪液两种情况相鉴别。

脑脊液鼻漏与渗出液的鉴别:由于对鼻腔及蝶窦黏膜的刺激和损伤,术后短期常有渗液自鼻腔流出,如经验不足可能难以与脑脊液漏鉴别。①脑脊液鼻漏时流出的脑脊液为无色或淡血性的水样液体,而渗液为黏稠的黄色液体。②脑脊液鼻漏为间断性的,常与体位变化有关;而渗液为持续性的,与体位变化关系不大。③脑脊液鼻漏量较多,一次可能滴出数滴甚至更多;而渗液量较少,常为一滴黏稠液体缓慢向下流动。④脑脊液糖定性检查(用尿糖试纸)为+～++;而渗液糖定性为阴性。

脑脊液鼻漏与泪液的鉴别:由于手术消毒时对眼睛结膜的刺激使泪液产生增多,而鼻腔的手术操作及术后的鼻腔填塞又使泪液经鼻泪管由中鼻道的流出受到影响,因而脑脊液鼻漏还要与泪液鉴别。泪液也可呈间断外流,无色水样,但量较少,见于双侧。

处理:漏液较轻时 1～2 天后多可自行愈合,无须特殊处理。漏液较重或虽然漏液较轻但 3 天后仍未减轻或停止者,由于漏道周围组织浸泡在脑脊液中往往很难愈合,而一旦继发颅内感染则可能危及患者生命,因此应行腰穿蛛网膜下腔置管持续体外引流。

方法:将 18 号硬膜外麻醉穿刺针末端磨成 30°锐角以利穿透硬脊膜。取 L$_{3～4}$ 或 L$_{2～3}$、L$_{4～5}$ 间隙常规腰椎穿刺,见有脑脊液通畅外流后向尾侧放置塑料或硅胶硬膜外麻醉导管,拔出穿刺针后蛛网膜下腔留管 5～10 cm,用纱布覆盖穿刺点后胶布固定或直接用护肤膜覆盖,引流管外接常压闭式引流袋,调整引流袋高度即可调节脑脊液的引流量。引流袋平放于床平面时每天可引流脑脊液 300～450 mL,如患者出现明显头痛、呕吐等低颅内压症状则暂时夹闭并随后抬高引流袋高度,但不宜超过室间孔高度(相当于外耳孔和冠状缝连线)。

一般引流 5 天可治愈脑脊液漏。引流期间平卧位,全身应用抗生素。引流管不通时多数将引流管向外拔出少许即可,偶尔被蛋白质凝块等堵塞可用盐水冲洗。一般置管引流后数小时脑脊液漏即停止,持续 3 天无脑脊液漏则抬高引流袋高度至接近室间孔水平,如 24 小时内仍无脑脊液外漏即可夹闭引流管,夹管 24 小时仍无脑脊液漏即可拔管,抬高和夹闭引流过程中一旦出现脑脊液漏则应再次低位引流。

腰穿蛛网膜下腔置管持续体外引流将脑脊液引流至体外,从而避免脑脊液对漏道周围组织的浸泡,促进漏口早日愈合,是处理术后脑脊液漏简单、安全、有效的方法。

对腰穿蛛网膜下腔置管不成功者,可再次行经蝶窦手术取自体肌肉修补。

(3)尿崩的诊断与处理:尿崩是经蝶窦垂体腺瘤切除术后比较常见的并发症,几乎均见于垂体微腺瘤。

原因:垂体微腺瘤由于瘤体较小,对垂神经体功能影响较轻,机体尚没有对后叶功能进行代偿。术中的机械性搔刮有可能损伤垂体下动脉、神经垂体甚至垂体柄而发生尿崩。更常见的原因是行垂体微腺瘤扩大切除,特别是采用机械性方法切割瘤周垂体时,直接切除神经垂体而发生尿崩。垂体大腺瘤由于瘤体较大,对神经垂体功能损伤较重,神经垂体功能已经代偿,因而术后尿崩较为少见。

预防:预防的关键在于避免损伤神经垂体、垂体柄和神经垂体供血血管。垂体腺瘤质地细软,轻轻搔刮即可切除,而神经垂体质地较韧,需用力搔刮才能切除,因而切除肿瘤时动作要尽量轻柔。采用显微手术很容易区别灰白色质地细软的肿瘤和浅黄色质地致密的神经垂体;在高倍放大下采取用双极电凝依次电灼瘤周垂体的方法替代机械性切割瘤周可能受肿瘤侵袭结构的方法,均可显著减少尿崩的发生或尿崩的程度。

诊断:尿崩的诊断主要依据尿量、脉搏血压变化、皮肤脱水情况和患者自觉症状来进行综合分析和判断。尿崩多见于手术 3 小时以后,表现为尿量持续在 300 mL/h 以上,脉搏逐渐加快、血压逐渐降低、脉压逐渐缩小,皮肤黏膜弹性较差,患者自觉烦渴难忍。尿崩须与术后一过性多尿相鉴别,后者是由于入量过多所致,患者尽管尿量增多,但无明显口渴,脉搏血压平稳,无脱水征象。除观察尿量以外,尿液的颜色对诊断术后尿崩比尿量更为直观和方便,尿崩时尿液呈无色水样,如尿液颜色正常或较深,则基本可以排除尿崩。术后尿崩的诊断多年来一直存在认识上的误区,主要原因是对术后尿崩缺乏深入研究,没有发现术后尿崩的特殊性,生搬硬套一般尿崩症的诊断和治疗原则来处理术后尿崩问题。一般尿崩症患者由于长期尿崩,体内电解质大量丢失,尿液为低渗尿且氯化钠等电解质含量极低。然而术后尿崩为急性尿崩,体内电解质储备相对较好,再加上为纠正多尿、循环血量不足而大量补液,尿比重和尿液中电解质(特别是氯化钠)含量并不明显降低反而可能升高,因而在尿崩早期甚至尿崩已相当严重时仍不能作出正确诊断,延误治疗。

处理:对尿崩症的治疗多年来也存在认识上的误区,一是认为由于抗利尿激素缺乏,尿液浓缩功能障碍,尿液成分几乎均为水,电解质含量极低,因而治疗上单纯补充大量水分如 5% 葡萄糖溶液即可;二是认为术后尿崩为一过性,治疗上不宜使用垂体后叶粉等长效药物。有学者研究发现,术后尿崩患者尿液电解质(主要是氯化钠)含量约相当于血浆的一半。

术后尿崩多为一过性,如处理正确及时,多在 1～3 天内稳定、1～2 周内好转。治疗中注意以下原则。①控制尿量:对轻度尿崩,口服氢氯噻嗪(25～50 mg,每天 3～4 次)可将尿量控制在 4 000 mL/d 左右。氢氯噻嗪为噻嗪类利尿药,主要通过抑制磷酸二酯酶的活性来增加肾脏远曲小管和集合管细胞对水的通透性,因而能明显减少尿崩患者的尿量。②对中重度尿崩,则应使用加压素来控制尿量。加压素为油制鞣酸加压素,直接补充体内抗利尿激素的不足,因而作用迅速而显著。术后急性期用量 30～60 U 多可在 1～2 小时内将尿量控制正常,必要时可重复使用;注意从小剂量开始,如用量过大可用呋塞米等利尿药拮抗。根据术中情况估计术后发生尿崩时,可于术后预防性应用小剂量垂体后叶粉。尿崩基本控制后改用氢氯噻嗪口服。③纠正水、电解质紊乱:尿崩急性期即予以控制则一般不会发生水、电解质紊乱。如尿量控制不满意,术后急性期按尿量的一半补充等渗电解质溶液即可将血浆渗透压控制在大致正常范围内;亚急性期由于患者长期多尿、大量电解质丢失,再加上口服和静脉补液时电解质补充不足,因而临床表现为低渗性脱水。对术后尿崩导致的低渗性脱水用等渗盐水很难纠正,必须用 3%～5% 高渗盐水才能产生良好效果。根据当日血浆氯化钠浓度计算出累计丧失量于当日一次或分次补给,可阻断低渗-多尿-低渗的恶性循环,水、电解质紊乱 1～3 天内即可纠正。在输注高渗盐水的过程中,伴随着血浆渗透压的提高,细胞内水分外移,尿量随之增多为正常现象,不必过多补液而影响高渗盐水的疗效。在补充氯化钠的同时还要注意钾的补充。

(4)其他并发症的处理:经蝶窦切除垂体腺瘤的常见并发症主要有脑脊液鼻漏和尿崩,其他并发症较为少见。眼球运动神经损害偶见于展神经,常发生在切除显著侵袭海绵窦腔特别是包裹颈内动脉和展神经的肿瘤之时,表现为患侧眼球内斜和复视,多于术后 1～2 周内好转。术后视力损害加重主要见于术前视力极差的患者,一般不能恢复。其他更为少见的并发症有误入海绵窦损伤颈内动脉造成大出血、动眼神经损伤、鞍上血管损伤、下丘脑损伤、垂体功能低下等。

(二)经颅切除垂体腺瘤

经颅入路切除垂体腺瘤包括经额下入路、翼点入路和额蝶入路切除垂体腺瘤。随着经蝶窦入路切除垂体腺瘤手术的逐渐普及,经颅切除垂体腺瘤的应用已越来越少。目前,经颅切除垂体腺瘤主要用于不适合经蝶窦入路切除的垂体腺瘤,如明显向额颞叶发展的垂体巨大腺瘤和蝶窦发育不良或伴发蝶窦炎症的患者;另外,在缺乏开展经蝶窦垂体手术条件的单位或缺乏开展经蝶窦垂体手术经验的医师仍采用这一传统的方法切除垂体腺瘤。

经颅切除垂体腺瘤的手术操作与一般开颅手术基本相似,但应注意以下几个方面技巧。

1.手术入路选择

额下入路是经颅切除垂体腺瘤的经典方法,优点是显露充分,能同时显露双侧视神经、视交叉和颈内动脉,具备切除肿瘤的良好角度;在前置位视交叉或视交叉前间隙狭小时,可以结合额蝶入路切除肿瘤。缺点是需要抬起额叶,因手术对脑组织牵拉较重,易于损伤嗅神经。翼点入路是近年来鞍区手术采用较多的手术入路,优点是通过打开侧裂池利用额颞叶之间的间隙进入鞍区,对脑组织的机械性牵拉较轻,不易损伤嗅神经;尽管也可以经视交叉前间隙和颈内动脉内外侧间隙切除肿瘤,但对肿瘤和邻近结构的显露和切除角度不如额下入路,手术技巧要求相对较高。

额下入路取双额冠状切口,骨窗下缘尽量与前颅底齐平以尽量减少对脑组织的牵拉;同时头向后仰15°～30°,使额叶借其重力自然垂落进一步减轻对额叶的牵拉。翼点入路骨窗宜略向前上方扩大以利于从视交叉前间隙切除肿瘤。

如肿瘤外形比较规则,常规采用右侧入路;如肿瘤明显向侧方扩展,则根据扩展部位的不同采用不同侧其他入路;肿瘤明显侵入一侧额颞叶脑内时行同侧入路;肿瘤明显侵入海绵窦时取对侧入路可能更有利于从视交叉前间隙切除肿瘤;肿瘤明显侵入双侧额颞叶脑内时行一侧或双侧入路。

在显露鞍区时,应首先缓慢放出脑脊液,降低颅内压,避免过度牵拉脑组织。在嗅结节及前穿质附近,由额叶内侧至前脑内侧束的下行传导束及由隔区至中脑背盖的投射纤维紧靠脑表面走行,过度牵拉或损伤大脑前动脉的穿动脉,均可直接或间接损伤这些结构而出现意识障碍。

2.切除肿瘤的途径

在绝大多数情况下,均经视交叉前间隙切除肿瘤。当肿瘤向前上方发展较著时,此间隙显得较为狭小,当肿瘤被部分切除后,向前上方移位的视神经及视交叉复位,视交叉前间隙则明显扩大。如确为前置位视交叉,可以采用经额窦入路切除肿瘤,或经颈内动脉-视神经间隙切除肿瘤。但应注意,颈内动脉在此发出一组垂体上动脉,主要分布于垂体柄和前叶,也发支分布于视神经、视交叉、视束前部、乳头体及灰结节等部,应尽量避免损伤以免出现供血区域的功能障碍。另外,颈内动脉在此段还发出后交通动脉和脉络膜前动脉,一旦损伤将产生严重后果。一般情况下不推荐经终板入路切除肿瘤。终板本身虽无重要结构,但终板周围存在许多调整人体体液平衡及生殖功能的高级中枢,视上核和穹隆柱位于视交叉后上方终板侧方,是重要的体液平衡中枢并参与记忆功能;终板血管器官位于前联合下方终板的中线部位,调节人体的体液平衡及生殖功能;穹隆下器官位于室间孔水平,也参与体液平衡的调节。上述结构的损伤均可产生严重的体液失衡,特别是水钠代谢障碍;穹隆柱及视上核的损伤还可出现记忆障碍,但可随尿崩的控制而改善。

3.切除肿瘤的方法

肿瘤切除的基本方法是先在鞍内分块切除,随着肿瘤鞍内部分的切除,向鞍上扩展的部分多可自动垂落进入鞍内。因此,应耐心地于视交叉后下方分块切除鞍内各部位的肿瘤,最后再向上方切除上方残留的肿瘤。根据手术中的具体情况采用不同角度和大小的刮匙切除肿瘤。注意肿瘤本身并不形成瘤壁,所谓的瘤壁实际上是肿瘤周围的正常结构特别是垂体受肿瘤推移挤压而形成的,一旦切除将造成正常垂体功能的进一步损害。在切除蝶鞍后上方、入路同侧、前方的肿瘤时,可用不同角度和大小的间接鼻咽镜观察,以正确判断肿瘤存留的大小及与周围结构的关系。

4.手术并发症

(1)下丘脑损伤:垂体大腺瘤特别是巨大腺瘤均累及三脑室及其周围的下丘脑,下丘脑室周带的直接或间接损伤是垂体巨大腺瘤手术死亡的主要原因。因为调整人体生存及生殖的神经内分泌核团、调整人体水钠代谢及糖代谢的化学感受区均位于室旁带。神经内分泌核团主要包括室旁核、弓状核及视上核,室旁核是自主神经系统及内分泌系统的高级整合中枢,调整机体适应内外环境改变的神经肽及胺类均产生于室旁核。因此,下丘脑,特别是双侧下丘脑的损伤必将影响人体基本生命活动的维持。由于肿瘤组织的长期压迫,下丘脑的功能代偿多有程度不同的障碍,术中过分牵拉或间接损伤下丘脑,势必加剧原有的功能障碍而出现基本生命活动的紊乱,因此在切除上部肿瘤时必须谨慎细致,突入鞍内的肿瘤上壁往往包括下丘脑的一部分,一定要妥善保护不可切除。下丘脑的间接损伤继发于供应下丘脑的血管损伤。脑底动脉各部几乎均发出穿动脉供应下丘脑及丘脑、基底核或内囊。在前穿质附近,有大量发自颈内动脉终末段、大脑中动脉主干、后交通动脉、大脑前动脉及前交通动脉的穿动脉穿经入脑;在下丘脑视束沟、灰结节外侧部,以及视束、大脑脚与乳头体之间的区域集中了大量发自颈内动脉终末段、脉络膜前动脉、后交通动脉及大脑后动脉的穿动脉。这些穿动脉之间几乎没有吻合,其中任何一支损伤,接受供血的区域将发生梗死。垂体巨大腺瘤常常累及这些区域,由于这些穿动脉多数直径不足 1 mm,应引起高度重视。

(2)脑底血管损伤:虽然少见,但常常造成术中难以控制的出血。少数颈内动脉海绵窦段可突入鞍内,尽管钝性操作一般不致损伤,但切除肿瘤之前鞍内穿刺时进入血管腔可抽得动脉血,不要将此误认为鞍内动脉瘤而放弃肿瘤切除。垂体巨大腺瘤合并鞍内动脉瘤极为少见。大脑前动脉近侧段越过视交叉或视神经上面行向内上方;在视交叉的前方、上方,少数在视交叉一侧与对侧大脑前动脉借前交通动脉相连,在解剖鞍上池特别是经颈内动脉内外侧间隙切除肿瘤时,应注意保护大脑前动脉、前交通动脉及其穿动脉。在处理蝶鞍前外侧部肿瘤时,应注意勿损伤眼动脉。垂体巨大腺瘤常常挤压或部分包绕眼动脉,而此处又为经颅入路的视线死角,容易遗漏肿瘤,可用刮匙反复搔刮,配合鼻咽镜下的间接观察,方可切除该处肿瘤而不损伤眼动脉。如肿瘤自海绵窦上方向额颞叶脑内生长,应注意勿损伤大脑前动脉、大脑中动脉、后交通动脉、脉络膜前动脉及其穿动脉。垂体大腺瘤常常累及海绵窦,其中多数为由内向外挤压海绵窦内壁,占据海绵窦内侧、前下、后上甚至外侧腔隙,少数侵蚀海绵窦内壁进入海绵窦腔包绕颈内动脉和展神经,重者海绵窦外壁可明显向外膨隆,但极少突破海绵窦壁进入脑内,出现海绵窦内神经症状者也较少。处理明显侵入海绵窦内的肿瘤是垂体巨大腺瘤手术的又一困难之处。在切除颈内动脉周围的肿瘤时应尽量使用钝性操作,用刮匙分块刮除,避免损伤颈内动脉海绵窦段及其分支。前下间隙肿瘤的切除最为困难,肿瘤常常侵入眶上裂,该处又为视线死角,应在间接鼻咽镜观察下反复搔刮,多能全切,一般不主张磨除前床突、切开海绵窦壁进入海绵窦腔。

(3)垂体功能障碍:多数术后垂体功能维持原状或略有好转,加重是术后较为少见的并发症。由于肿瘤组织的挤压,残存垂体位于肿瘤周边,特别是鞍膈下及鞍背前方;垂体柄多数位于肿瘤的后方或后外方;注意避免误切,尽量做到保留垂体的选择性全切或选择性次全切除。一般认为,如能保留正常垂体的1/3,即可维持一般的生理需要。

(4)术后视力障碍:加重并不多见。由于肿瘤体积巨大,鞍上扩展明显,视神经常严重受压、变扁、向前上方移位,有时可宽达 1 cm,极薄,贴附于肿瘤表面而不易辨认,有时可误认为增厚的蛛网膜束带,从视神经管颅口处仔细观察可以辨别为视神经而避免损伤。有时肿瘤可自明显变宽的视神经或视交叉、视束中间向上突出,多数可从视神经下方切除。另外,还应注意勿损伤视神经、视交叉及视束的供血血管,以免术后残存视力进一步下降。

(杨 旭)

第十二节　黑色素瘤

颅内黑色素瘤为少见的中枢恶性肿瘤,其恶性度高,病程短,进展快,诊治困难。可分为原发和转移性两大类。颅内黑色素瘤约占原发颅内肿瘤的 0.1%,年轻人多发,20 岁左右为发病高峰,男女比例约为1.6:1。颅内的成黑色素细胞多见于软脑膜,特别是脊髓和延髓下部的前方,也存在于脑内血管鞘的周围,这些细胞成为中枢黑色素瘤的起源,所以肿瘤的好发部位是脊髓周围、脑底部等。

一、病理

肿瘤多沿脑膜向四周扩散,向脑内呈浸润性生长。瘤细胞也可脱落于蛛网膜下腔,形成播散转移。肿瘤还可侵犯血管,造成蛛网膜下腔出血。镜下可见细胞为圆形、多角形等多种形态,还可见多核巨细胞,这些细胞内含有黑色素。

二、临床表现

由于肿瘤好发于颅底,常常出现脑神经受累症状。若肿瘤引起脑脊液循环障碍,则可发生颅内压增高症状。部分患者可发生反复出现的蛛网膜下腔出血。

三、辅助检查

(一)CT 扫描
平扫可见轻度高密度影,肿瘤可被境界清晰地增强。肿瘤沿软脑膜扩散时,脑膜可被增强。

(二)MRI 检查
特征性影像为 T_1 加权像呈高信号,T_2 加权像呈低信号。

四、诊断

如果腰穿脑脊液呈黑色或茶色,找到含有色素颗粒的细胞,结合影像检查,可诊断为黑色素瘤。单凭 CT、MRI 检查证据,诊断十分困难。

五、治疗

(一)手术治疗
颅内黑色素瘤恶性程度极高,需综合治疗。对于单发颅内大结节性病灶可行手术切除,切除范围根据病灶部位及与周围结构关系而定,不必强求全切除。术后应行辅助治疗。

(二)放射治疗
恶性黑色素瘤只有一定的放射敏感性,局部外放疗的目的是杀灭瘤床内肿瘤,以降低局部复发风险。全颅放疗单独应用效果差,常用于巨大、多发病灶。立体定向放射外科(SRS)治疗恶性黑色素瘤颅内转移十分有效,单次大剂量照射可以克服其对射线的抵抗性,对病灶周围脑组织损伤小,局部转移灶控制率高。单独采用或加全颅放疗可延长生存时间,提高中枢神经系统病灶的控制率。患者死亡原因多为颅外病变进展。

(三)化学治疗

达卡巴嗪是目前最常用且最有效的治疗恶性黑色素瘤的药物,可在术后或放疗后单独静脉应用,如果为脑脊液播散性转移,可行鞘内注射。替莫唑胺是一种细胞生长抑制剂,是新型的口服烷化剂,生物吸收性高,易通过血-脑屏障,与达卡巴嗪作用机制相同,对恶性黑色素瘤及其他系统性转移瘤有效率为 25%,可降低转移,提高恶性黑色素瘤临床前期抗肿瘤活性。

(四)免疫疗法

积极的特异性免疫疗法是重要的辅助方法,用于治疗残留很小病灶的恶性黑色素瘤,毒性较小。高剂量干扰素 β、干扰素 α 可提高疾病控制率和生存时间,缺点是不易耐受。

(周立兵)

第十三节　血管网状细胞瘤

血管网状细胞瘤的组织来源,多数认为是血管源性,起自血管母细胞系的干细胞。也有认为起自血管内皮细胞,2000 年 WHO 分类将其归于组织来源未定的肿瘤。单独发生(57%)和作为 von Hippel-Lindau 病的一部分(43%)发生。为好发于小脑的成人脑肿瘤,35～45 岁为发病高峰。但因为该病是遗传性疾病,多从 20 岁前后即开始发病。占全脑肿瘤的 1.0%～1.5%,每 100 万人口约有 50 人发病。在成人颅后窝肿瘤中占 7.3%～12.0%。男女比例约2∶1。约 6% 的视网膜血管瘤患者伴发小脑的血管网状细胞瘤,而小脑血管网状细胞瘤患者中约有 20%伴发视网膜血管瘤。

一、病理

(一)大体所见

小脑发生的血管网状细胞瘤多以巨大的囊泡和壁在结节的形式出现(70%～80%)。小脑表面常有异常扩张的血管。囊液多为黄色,抽出后放置于体外可凝固成胶冻状。肿瘤结节多为粉红色,在囊壁靠近脑膜面生长。脑干、脊髓、大脑半球发生的肿瘤多为实质性,和周围组织界限不清,肿瘤多呈紫红色,血运丰富,质地柔软富有弹性。

(二)镜下所见

由密织网状排列的毛细血管或巨大的海绵状血管组成。肿瘤细胞为含有脂肪的细胞质明亮的多形性细胞,多不含有作为内皮细胞标志的第Ⅷ因子(factor Ⅷ)抗原。肿瘤细胞与毛细血管密接,缓慢生长,很少见到核分裂。肿瘤沿毛细血管走行向周围脑组织浸润性生长。

二、临床表现

多数以颅内压增高引起的头痛发病,以小脑症状发病的却很少。平均病程 6～12 个月,入院时的体征有视盘水肿、小脑症状、眼震等。症状缓慢发生,一部分病例伴有红细胞增多症(polycythemia,红细胞在5×10^{12}/L 以上),是由于肿瘤细胞产生红细胞生成素所引起。12%～20%的病例有家族遗传倾向。

三、影像学检查

(一)头颅 X 线片

只有部分患者可见颅内压增高征象。常无其他异常征象。

(二)脑血管造影

椎动脉造影可见肿瘤结节的异常血管网或血管染色。

(三)CT 检查

幕下小脑半球的囊性占位病变,少数为实体性肿块,囊性型平扫为较均匀的低密度灶,较脑脊液密度略高。增强扫描可见强化的壁结节,囊壁无强化,有轻度水肿,第四脑室可见受压移位,伴幕上梗阻性脑积水,但很少见到明显的脑积水。实质型呈略高或等密度,分叶状,脑水肿及幕上脑积水更明显。增强扫描瘤体明显强化,少有钙化。

(四)MRI 检查

因不受颅后窝骨伪影的影响,检出率明显高于 CT,且对肿瘤结构显示清晰。囊性肿瘤 T_1WI 囊部为低信号,壁结节为等信号,T_2WI 均为高信号,壁结节不易发现。周围可见迂曲走行的肿瘤血管流空影。MRI 增强后的 T_1 加权像上肿瘤结节明显地被强化。实性肿瘤 T_1WI 为等信号,T_2WI 为高信号,增强扫描明显均匀强化。MRI 对囊性血管网状细胞瘤诊断有特异性,对实质型无特异性。

四、诊断

成人小脑占位病,CT 或 MRI 扫描见圆形囊性,囊壁上有均匀一致的强化瘤结节,诊断不难确立。结合家族史、红细胞计数、眼底及其他脏器改变等,有利于诊断和鉴别诊断。

五、治疗

血管网织细胞瘤是一种良性肿瘤,手术切除肿瘤可以治愈。囊性肿瘤经探查穿刺证实后,先切开囊腔吸出囊液,将自囊壁突入囊内的瘤结节沿其周围剥离,全部切除。

(1)对瘤结节无明显突出而隐蔽在囊壁内者,应仔细寻找,发现颜色厚度异常处,探查寻找瘤结节,予以切除。对多发肿瘤结节尤应仔细寻找,一一切除。单纯引流囊液,只能获得一时的症状缓解,常于数年内症状复发。

(2)一般囊性肿瘤,切除瘤结节可以治愈,囊壁不必切除。

(3)实质性血管网织细胞瘤,手术切除有一定的难度,手术的危险性也大。暴露肿瘤切瘤时,首先自瘤周分离,寻找肿瘤供血动脉,电凝离断,再沿肿瘤包膜逐步分离,电凝使其皱缩,再次进行完全控制肿瘤供血后,力争完整切除肿瘤。在未完全控制肿瘤供血时,勿分块切瘤,以免出血妨碍肿瘤切除。

(周立兵)

第十四节 颅内脂肪瘤

原发于颅内的脂肪瘤(intracranial lipomas,ICLs)是中枢神经系统较为少见的良性肿瘤,由脂肪组织发生,随着神经影像学的发展,对本病的报道日渐增多。

一、概述

颅内脂肪瘤在临床上发病率较低,颅内脂肪瘤可发生于各年龄组,无性别差异。可发生于颅内任何部位,但多见于中线周围,以胼胝体区多见。颅内脂肪瘤常合并有其他中枢神经系统畸形,如胼胝体发育不全、透明隔缺如、脊柱裂、脑膨出、脑膜脑膨出、小脑蚓部发育不全、脑皮质发育不良等。

颅内原发的脂肪瘤,其发生机制仍存在着争议,有多种理论:①胚胎间质细胞的移位。②软脑膜脂肪细胞过度增生。③软脑膜上结缔组织的脂肪瘤化生。④增生的神经胶质细胞的脂肪变性。⑤神经管闭合时,隶属于中胚层的脂肪细胞被卷入其中。⑥胚胎形成过程中,原始脑膜的残留和异常分化,神经嵴向间质衍化的结果。多数学者倾向于认同最后一种理论,认为颅内脂肪瘤为一种先天性畸形,而非真正的肿瘤。起源于神经嵴的原始脑膜间充质组织在胚胎发育过程中常常被程序化地溶解和吸收,由此产生蛛网膜下腔;胼胝体的生长、发育是从其嘴部向压部开始的,如果其背侧的原始脑膜不被溶解吸收,而是分化成脂肪组织,阻碍了蛛网膜下腔的发生,也导致了相邻的胼胝体的严重发育不良,形成较大的脂肪瘤;在胚胎发育后期,胼胝体前部已大部分发育,如果与背侧胼胝体沟相邻的原始脑膜溶解、吸收和分化成蛛网膜下腔发生障碍,形成较小的脂肪瘤,位于胼胝体体部背侧,呈狭带状或呈 C 形绕在胼胝体压部;处于胚胎发育较晚阶段,脂肪瘤常伴有胼胝体发育不良或轻微畸形,从而在组织发生学上肯定了颅内脂肪瘤是原始脑膜间充质异常分化形成。

二、病理学

大体标本:脂肪瘤大小不一,可小如豆粒或大如香蕉。形状有卵圆形、细线状或柱状。瘤体呈金黄或黄白色,外面可有纤维结缔组织囊包绕,质地较韧,囊壁及周围脑组织可有不规则钙化。

镜下检查:肿瘤是由细纤维分隔的成熟脂肪细胞组成,周围由薄层纤维囊包裹,细胞核位于周边,有时可见齿状胞核,细胞间质为结缔组织,其内还可含有部分神经组织和血管结构,没有上皮样结构。

三、临床表现

半数以上的颅内脂肪瘤无明显症状,少数颅内脂肪瘤可在相应部位的头皮下有脂肪堆积。肿瘤多为检查时偶然发现,部分患者虽有症状,但无明显特异性。癫痫是颅内脂肪瘤最常见的症状,尤其是胼胝体脂肪瘤的患者癫痫发生率可达 60% 以上,绝大部分始于 15 岁以前,几乎均是局限性发作,有的发作频繁,药物难以控制。癫痫发生的原因可能是由于瘤体周围脑组织发生胶质变性对脑组织的刺激,也有可能与胼胝体联合纤维被阻断有关。除癫痫外,还可伴有智力低下、精神障碍、行为异常、性格改变、痴呆及记忆力减退等,有的儿童出现生长迟滞。其他部位的脂肪瘤多表现为该部位的一般占位性病变的症状和体征,如靠近脑室周围的脂肪瘤可引起梗阻性脑积水症状,桥小脑角区脂肪瘤可引起面、听神经及后组颅神经受累、脑干受压的表现。

四、影像学

颅内脂肪瘤的 CT 和 MRI 扫描表现较有特征性,具有重要的诊断价值。典型的颅内脂肪瘤在 CT 上表现为中线附近、均一的脂肪样低密度影,边界清楚,其 CT 值为 $-100\sim-50$ Hu,增强后病灶不强化,亦无明显占位效应和周围脑组织水肿,常可伴有线状或点状钙化。由于颅骨在脑实质内产生伪影,时常影响肿瘤的检出,特别是位于脑干及其周围池内较小脂肪瘤的检出有较大困难。

MRI 表现上,病变主要分布于中线及其附近部位,并常伴有胼胝体发育不良等先天性畸形。不同部位其形态表现多样。病灶边缘清晰,无占位效应和瘤周水肿带,可显示棘状突起或锯齿样改变,沿脑沟、脑池生长,这是颅内脂肪瘤的特征性表现。脂肪瘤具有短的 T_1 弛豫值和长的 T_2 弛豫值,增强后无强化。在 STIR 序列中脂肪瘤中的脂肪完全被抑制,呈低信号,该序列为脂肪成分的定性提供了准确可靠的诊断手段。

五、诊断及鉴别诊断

多数脂肪瘤无症状,常为偶然发现。因其影像学特点较典型,诊断并不困难,但需与畸胎瘤、皮样囊肿、表皮样囊肿及蛛网膜囊肿相鉴别。脂肪瘤因不含有脱屑的上皮组织及其他的组织成分,故在 CT 和 MRI 上表现为均质性,而畸胎瘤和皮样囊肿因有多种组织成分共存,影像学上很少表现为均质性。此外,皮样囊肿及表皮样囊肿病灶虽然在 CT 上呈低密度,但 CT 值高于脂肪瘤组织。病变好发部位不同:畸胎瘤和皮样囊肿多位于第三脑室后方。表皮样囊肿常见于桥小脑角区、鞍区、第四脑室等部位,多沿脑池延伸生长。蛛网膜囊肿好发于侧裂、枕大池等部位。

六、治疗

目前,对于颅内脂肪瘤不主张直接手术切除肿瘤。原因:①脂肪瘤与毗邻神经组织粘连紧密,且常包裹周围脑神经和血管,手术难以全切除病灶,勉强全切除常造成严重的神经功能损害。②肿瘤为良性,且生长缓慢,很少引起致命性的颅内压增高。③肿瘤所表现出的症状、体征并不完全是由脂肪瘤本身引起,可能为伴发的其他先天性畸形所致(额骨缺损,胼胝体发育不良等),手术切除后并不能明显改善症状和体征。

因此,对于无临床症状的患者,应密切随访,不需立即手术治疗。对于引起明显邻近结构受压表现的,如阻塞室间孔引起脑积水、桥小脑角区肿瘤引起神经损害表现或出现癫痫症状、经药物治疗无法控制者的患者,可考虑行手术切除。而对于伴有脑积水的可行分流术以缓解症状。

手术应以减轻病灶对邻近结构的压迫为主要目的,强调显微操作,不必强求全切除,因其为良性病变,生长缓慢,即使部分切除也可获得较长时期的症状缓解。Kiymaz 认为位于重要功能区或者与周围重要血管、神经关系密切(如胼胝体、鞍区、桥小脑角、脑干背侧等处)的脂肪瘤,手术很难达到全切除,如果为了达到全切除目的,可能会过度牵拉或损伤重要的血管及神经,以致遗留严重的并发症。对于切除后仍有癫痫的患者,需要继续服抗癫痫药物治疗。

(周立兵)

第十五节 转移性脑肿瘤

原发肿瘤的来源最多为肺癌(50%),60%～70%为男性,其次为乳腺癌(11.5%)、消化系统肿瘤(10%)。有相当一部分转移瘤病例找不到原发病灶。经血流转移为最常见的途径,肿瘤细胞通过体循环进入脑内。如肺癌、乳腺癌,皮肤癌等多经此途径。头皮、颅骨附近发生的肿瘤可直接侵入脑内。

一、病理

转移性肿瘤可以发生在脑的任何部位,约75%长在幕上,25%长在幕下。肿瘤栓子沉积于脑动脉从皮质进入髓质时的分叉部,肿瘤多发生在血管分布最广泛的大脑中动脉供血区域。以额叶部位最多见,其次多发部位依次为顶叶、枕叶、颞叶、小脑。肿瘤多为单发或多发的结节,呈暗红色至灰白色,中心部多伴有坏死。半数以上的肿瘤边界清晰,血运较差,伴有明显的水肿带。分化高的瘤细胞镜下呈原发瘤的特点。

二、临床表现

转移性肿瘤无特征性症状,和其他恶性脑肿瘤有类似的表现:①急速发展的局灶性症状,如偏瘫、偏身感觉障碍、失语等;②颅内压增高表现,约1/4的患者有视盘水肿;③急速发生的精神症状,精神症状在20%～30%的病例发生,是区别于原发恶性脑肿瘤的特征。

三、影像学检查

(一)CT 扫描

平扫可见到单个或多个低密度灶,中线结构移位,脑室受压等。几乎所有的病灶都有增强效应。增强 CT 的特点:①被明显增强的高密度灶,位于脑皮质,伴有明显的脑水肿;②被圆形增强的高密度灶,被广泛的脑水肿所包围;③多数病例可见环形增强。

(二)MRI 扫描

在显示小的瘤灶、颅后窝病灶、颅底转移及脑膜转移等方面优于 CT 检查。一般情况下,T_1加权为低信号,T_2 加权为高信号,除多发肿瘤以外无特征性。肿瘤可被 Gd-GDTA 明显强化。另外,转移性腺癌的 T_2 加权多为低或等信号。常呈长 T_1、长 T_2 信号,伴有出血时,可见短 T_1高信号,周围水肿明显。增强扫描很重要,可以发现平扫未发现的小瘤灶,并可确定有无脑膜的转移等。疑有颅底转移时,为突出强化病灶与周围结构的信号对比,增强扫描的同时要加脂肪抑制序列为好。

四、诊断

既往有肿瘤病史的患者,如果出现了头痛、恶心、呕吐等颅内压增高症状和局限性定位体征,应首先想到颅内转移的可能,诊断并不困难。对无癌瘤病史,中年以上的患者,出现颅内压增高和神经系统定位体征,在短期内病情进展迅速,CT 扫描如见脑皮髓交界处圆形占位,增强效应显著,周围脑水肿明显,特别是多发病灶者,支持转移瘤的诊断。

五、鉴别诊断

多发转移瘤要和多中心胶质瘤、多发脑脓肿、多发结核球、淋巴瘤、脑猪囊尾蚴病、多发硬化等多种疾病进行鉴别;单发者也要和胶质瘤、淋巴瘤、脑脓肿等鉴别。合并出血时要注意和脑出血鉴别。鉴别诊断时,要密切结合临床病史及其他检查材料,不能仅仅以影论病。单发者常需鉴别的肿瘤要点如下所述。

(一)胶质瘤

(1)胶质瘤很少有多发。

(2)胶质瘤患者无癌瘤病史。

(3)肿瘤周围的水肿不如转移癌明显。

(4)胶质瘤多发生在髓质,而转移癌多在皮髓交界处发生。

(二)脑脓肿

囊性多发的转移癌和脑脓肿在 CT 影像上常常难以区分,但通过详细询问病史,可以鉴别。

六、治疗

由肺癌所致的脑转移,脑常常是唯一的转移器官,所以对多数病例应积极治疗(手术＋放疗)。

(一)手术治疗

对转移性脑肿瘤是否施行手术,有时很难作出判断。

1.相对适应证

(1)单发病灶全身状态好。

(2)病灶在手术后不至于遗留严重后遗症的部位,即病灶在大脑深部及优势半球时要特别注意。

(3)原发灶已全切除、全切者尚无症状。

(4)虽有颅外转移,但开颅手术时颅外转移没有构成直接危及生命的危险。

2.手术切除的方法及步骤

手术切除的方法及步骤同星形细胞瘤。

(二)放射治疗

对多发病灶不能手术的病例应施行放疗。全脑照射剂量为 30～40 Gy。对单发病灶的术后,应加以局部放射,剂量为 20～30 Gy。γ 刀对直径在 3 cm 以下的单发转移灶非常有效。对颅内压增高的患者要特别注意,应避免放射造成的颅内压增高、脑疝。

(三)化疗和免疫疗法

除绒癌以外,目前的治疗效果尚未得到确认。

(四)激素疗法

激素本身对肿瘤影响不大,但对减轻肿瘤周围的脑水肿却非常有效。对颅内压增高的病例应常规给予。

(周立兵)

第三章

普外科疾病

第一节 贲门失弛缓症

贲门失弛缓症是最常见的食管功能性疾病,是仅次于食管癌需要外科治疗的疾病。

一、病因及病理

贲门失弛缓症的病因尚不清楚,一般认为与食管肌层内 Auerbach 神经节细胞变性、减少或缺乏及副交感神经分布缺陷有关,食管壁蠕动和张力减弱,食管末端括约肌不能松弛,常存在 2~5 cm 的狭窄区域,食物滞留于食管腔内,逐渐导致食管扩张、伸长及屈曲。长期食物滞留可继发食管炎及溃疡,在此基础可发生癌变,其癌变率为 2%～7%。

二、临床表现

(1)多见于 20～50 岁的青壮年,病程长。

(2)吞咽困难:常为间歇性,部分患者精神因素和进冷食可诱发或加重。

(3)反吐:多在食后 20～30 分钟内发生,可将前一餐或隔夜潴留在食管内未消化食物吐出。

(4)疼痛:少数患者可感胸骨后或季肋部疼痛。

(5)营养不良:严重吞咽困难可致营养不良。

(6)因反流、误吸可引起肺炎、支气管炎、支气管扩张,甚至肺脓肿等。

三、诊断及鉴别诊断

(一)食管吞钡造影

可见食管明显扩张,根据扩张程度可分为 3 级(表 3-1);食管末端狭窄呈鸟嘴状,但食管及贲门黏膜正常。

(二)食管压力测定

可见食管体蠕动波幅变小,食管末端括约肌吞咽时不松弛或松弛时间延长,但压力多在正常范围。

表 3-1 食管扩张的分级

Ⅰ级(轻度),食管直径小于 4 cm
Ⅱ级(中度),食管直径为 4～6 cm
Ⅲ级(重度),食管直径＞6 cm,甚至玩去呈 S 形

结合病史及吞钡检查多可明确诊断,但尚需与贲门癌鉴别,贲门癌多见于老年人,病程较短,吞咽困难为进行性加重,食管吞钡检查可见食管蠕动增强,食管测压食管体部振幅增大,食管镜检查可明确诊断。

四、治疗

(一)药物治疗

轻度患者可服用解痉或镇静剂治疗,部分患者症状可缓解。

(二)扩张治疗

药物治疗效果不佳者,可试行食管扩张,包括气囊、水囊、钡囊及其他机械扩张方法,但扩张有食管穿孔、出血等并发症,应仔细操作,尤其是食管明显扩张并弯曲的患者更应注意。

(三)肉毒杆菌素注射治疗

对年龄大,不愿意接受手术治疗的患者可采用食管括约肌肉毒杆菌素注射治疗,其有效率为 75％～90％,但疗效多只能维持 1.5 年。

(四)手术治疗

对中、重度及食管扩张治疗效果不佳的患者应行手术治疗。贲门肌层切开术(Heler 手术)仍是目前最常用的术式,方法简便、疗效确实、安全。可经胸或经腹手术,手术要点的把握是手术疗效的关键(表 3-2)。Heler 手术后远期并发症主要是反流性食管炎,因而多主张附加抗反流手术,常用抗反流手术有胃底包绕食管末端 360°(Nissen 手术)、270°(Belsey 手术)、180°(Hil 手术)或将胃底缝合在食管腹段前壁(Dor 手术)等。

表 3-2 Heler 手术要点

1.纵行切开食管下端及贲门前壁肌层,长度一般为 6～7 cm;头端应超过狭窄区,胃端直径不超过 1 cm,如胃壁切开过长,易发生胃-食管反流
2.肌层切开应完全,使黏膜膨出超过食管周径的 1/2
3.避免切口黏膜,如遇小的食管黏膜切口,可用无损伤细针修补,加大网膜等组织覆盖

(付 强)

第二节 胃 轻 瘫

胃轻瘫不是一种独立的疾病,而是各种原因引起的胃运动功能低下。主要表现为胃排空障碍,这种排空障碍是功能性的,诊断主要基于临床症状、无胃出口梗阻或溃疡及胃排空延迟证据。

按病因学可分为原发性胃轻瘫及继发性胃轻瘫。前者又称特发性胃轻瘫,二者的发病机制尚不十分清楚。

一、病因学

胃轻瘫的病因繁杂,可分为急性和慢性两类。

(一)急性病因

急性病因多由药物、病毒感染及电解质代谢紊乱引起。常见导致胃轻瘫的药物有麻醉镇静剂、抗胆碱能药物、胰高血糖素样肽-1(GLP-1)和糊精类似物。此外,β受体阻滞剂、钙通道阻断剂、左旋多巴、生长抑素类药物也可引起胃轻瘫临床症状。需要注意的是,在进行胃排空检查时需停用类似药物,避免影响检查结果。

前期病毒感染可以导致胃轻瘫,称为病毒感染后胃轻瘫。常见可导致胃轻瘫的病毒包括轮状病毒、诺如病毒、EB病毒、巨细胞病毒等。沙门菌、肠贾第鞭毛虫等其他病原体可能也参与了胃轻瘫的发病。部分病毒感染后胃轻瘫的临床症状可随时间推移得到改善。

(二)慢性病因

慢性病因诸多,包括糖尿病、胃食管反流病、胃部手术/减肥手术/迷走神经切断手术史、贲门失弛缓症、结缔组织病、甲状腺功能减退、慢性肝衰竭或肾衰竭、假性肠梗阻、神经肌肉病变、肿瘤和神经性厌食等。

糖尿病性胃轻瘫在近年受到最多的关注。临床实验表明,血糖控制水平不佳(血糖>11.10 mmol/L)会明显加重胃轻瘫临床症状,延迟胃排空。对糖尿病性胃轻瘫而言,控制合适的血糖作为治疗的目标,合适血糖情况下胃排空可明显改善,且临床症状可得到缓解。除糖尿病之外,垂体功能减退症、艾迪生病、甲状腺功能异常、甲状旁腺功能减退等多种内分泌代谢疾病也可引起胃轻瘫。

胃食管反流病和胃轻瘫的发病相关,且胃轻瘫可能加重胃食管反流病临床症状。因而对抑酸治疗存在抵抗的胃食管反流患者,有必要评估是否存在胃轻瘫诊断。

二、病理生理学

胃动力障碍是胃轻瘫病理生理的最关键因素。胃肠运动不协调、胃顺应性降低,以及胃电节律异常均与胃轻瘫的发病关系密切。胃动力障碍可有以下表现:近端胃张力性收缩减弱,容受性舒张功能下降;胃窦收缩幅度减低、频率减少;胃推进性蠕动减慢或消失;胃固相和液相排空延迟;移行性运动复合波Ⅲ相(MMCⅢ)缺如或幅度明显低;幽门功能失调,紧张性和时相性收缩频率增加;胃电节律紊乱;胃扩张感觉阈值降低。

此外,能够影响胃动力及感觉功能的激素分泌异常均可能导致胃轻瘫的发病,包括胃肠动素、生长抑素、生长素、食欲素-A和食欲素-B、黑色素聚集激素、胆囊收缩素、酪氨酰酪氨酸肽、胰高血糖素样肽-1、胰多肽、胃泌素、瘦素、肠肽、载脂蛋白AIV、淀粉素等。

而目前研究较为深入的是糖尿病性胃轻瘫。病理生理改变主要认为与副交感神经功能失调、高血糖、神经元型一氧化氮合酶的表达缺失、肠神经元的表达缺失、平滑肌异常、Cajal肠间质细胞病变、激素、微血管病变等因素有关。

三、临床表现

胃轻瘫的临床表现多样,主要为上腹部饱胀与恶心、呕吐。多数患者有早饱、食欲缺乏表现,晨起明显。部分患者伴上腹部胀痛,少数患者可有腹泻或便秘表现。发作性干呕常见,可伴反复呃逆,进餐时或进餐后加重。也有部分患者空腹存在恶心表现。严重的胃轻瘫可出现呕吐,呕吐物多为 4 小时内进食的胃内容物,也可出现隔夜食物。部分患者呕吐后腹胀可稍减轻,但通常无法完全缓解。若患者长期食欲缺乏或反复恶心、呕吐,可出现明显消瘦、体重减轻、疲乏无力等临床症状,严重者出现营养不良、贫血。部分患者伴有神经精神临床症状。

四、辅助检查

(一)推荐检查

1.核素扫描技术

其是通过核素标记的固体或液体食物从胃中的排空速率来反映胃排空功能的一种检测方法。目前核素扫描的闪烁法固体胃排空是评估胃排空和诊断胃轻瘫的金标准技术。诊断胃轻瘫最可靠的方法和参数即是 4 小时闪烁法固体胃潴留评估。固体试餐用 ^{99m}Tc 标记,由 λ-闪烁仪扫描计数,测定不同时间的胃排空率及胃半排空时间。实验持续时间短或基于液体的排空实验可能会降低诊断的敏感性。液体试餐一般由 ^{111}Mo 标记,其敏感性略差,是受倾倒综合征等因素影响。本实验为金标准,但费用高且有放射暴露,所以广泛开展受一定限制。

2.无线胶囊动力检测

吞服内置微型传感器的胶囊,当胶囊在消化道运动时可检测 pH、压力、温度。根据胃内酸性环境到十二指肠碱性环境的 pH 骤变来判断胃排空。胶囊同时也可检测小肠和结肠的数据。该检查历史较短,目前受到临床极大重视,但其替代闪烁显像法还需要进一步确证。

3. ^{13}C 呼吸试验

应用 ^{13}C 标记的八碳饱和脂肪酸、辛酸、青绿藻或者螺旋藻试餐, ^{13}C 进入小肠后迅速被吸收,并在肝脏中氧化分解,从呼吸中排出 $^{13}CO_2$。通过质谱分析仪检测 ^{13}C 含量从而间接检测胃排空功能。该检查同样在临床迅速推广,但其替代闪烁显像法同样需要确证。

(二)其他检查

1.X 线检测

通过服用不透 X 线标记物装置(如钡条),可以了解胃排空情况。此法简便易行、敏感性高,但其为半定量检查,测定的准确性受到一定限制。

2.超声检查

经腹部超声是一种相对简单、无创、经济的检查技术。它可以评价胃结构功能异常,被用于研究胃扩张和胃潴留、胃窦收缩力、机械性受损、反流、胃排空等。二维超声是通过测量试餐后不同时间胃窦部胃容积的变化反映胃排空,其局限性在于仅能测定对液体的排空。三维超声能够对胃内食物的分布、胃窦部容积及近端胃容积和总容积的比率进行检测,但该技术耗时,测量结果的准确性与操作者技术密切相关,且设备昂贵。

3.磁共振成像(MRI)

近年来发展迅速,已成为临床评价胃肠功能较普及的检测工具。它可以提供精确的解剖扫描图像,并实时收集相关胃容积排空信息。有更好的时间及空间分辨率,可辨别胃内气体还是液体,从而同步评估胃排空和胃分泌功能。该检查依从性高,无创,安全,可以获得动态参数。但数据处理缺乏标准化,且费用高。

4.单光子发射 CT(SPECT)

此技术是应用静脉内注射^{99m}Tc 使其在胃壁积聚来构建胃的三维成像,测量实时胃容积,评价胃底潴留和胃内分布情况。缺点是存在射线暴露。

5.上消化道压力及阻抗测定

测定胃内压的方法有导管法、无线电遥测法等。通过导管测压最常用,需将测压导管插至胃十二指肠,通过多导联压力测定进行评估。该方法可区分肌源性和神经源性小肠运动功能障碍。但因其有创伤性和技术操作要求高,主要用于难治性胃轻瘫的评估。

6.胃电监测

包括体表胃电监测和黏膜下胃电监测。临床常采用体表 EGG 间接反映胃肌电活动,可作为胃轻瘫的筛查试验。

此外需要注意的是,影响胃排空的药物在诊断试验前至少停用 48 小时,具体停用时间主要依赖药物的药代动力学。此外,糖尿病患者在进行胃排空实验前需检测血糖,血糖控制在15.26 mmol/L 以下时才推荐进行胃排空测定,避免因血糖过高影响试验结果的准确性。

五、诊断与鉴别诊断

胃轻瘫的诊断基于临床症状及以上胃排空的测定的结果,同时需排除胃出口梗阻或溃疡等器质性疾病。急性胃轻瘫的诊断需结合患者近期较明确的感染、电解质代谢紊乱的病史或用药史。慢性胃轻瘫中的继发性胃轻瘫诊断主要依据患者明确的糖尿病、系统性硬化或迷走神经切断术等病史作出诊断,若患者无此类疾病病史,可考虑原发性胃轻瘫。

鉴别诊断需重点考虑反刍综合征和进食障碍类疾病,如厌食症和贪食症。这些疾病可能与胃排空异常有关。同时也应考虑周期性呕吐综合征,其有反复周期性发作的恶心和呕吐表现。长期慢性使用大麻素的患者可能会出现类似周期性呕吐综合征的表现。以上患者的治疗策略与胃轻瘫并不相同,如建议患者停用大麻素、替代治疗等,在诊断时需重点鉴别以上疾病的可能。

六、治疗

胃轻瘫的治疗包括饮食及营养支持治疗、糖尿病患者的血糖控制、药物治疗、内镜治疗、胃电刺激、手术治疗、其他补充替代治疗、前瞻性治疗。胃轻瘫患者一线治疗包括液体和电解质恢复、营养支持、糖尿病患者优化血糖控制。

(一)饮食及营养支持治疗

营养和水的补充最好经口摄入。患者胃窦研磨能力下降,脂肪排空速度减慢,因而应当接受营养师的建议,少量多次进餐,进食低脂肪、可溶性纤维营养餐。建议患者充分咀嚼食物,饭后保持直立和行走,以缓解临床症状。

如果不能耐受固体食物,推荐使用匀浆或液体营养餐。如果口服摄入不够,需考虑肠内营养支持,因胃传输功能障碍,幽门下营养优于胃内营养。首先需考虑经鼻腔肠管进行肠内营养,此后可能需要考虑经空肠造瘘管进行肠内营养。肠内营养的指征包括 3~6 个月内体重下降 10%和(或)临床症状顽固反复住院。肠内营养优于肠外营养。

(二)糖尿病胃轻瘫患者的血糖控制

良好的血糖控制是目标,急性血糖升高可能影响胃排空,可以推测控制血糖可能会改善胃排空和减轻临床症状。糖尿病患者应用普兰林肽和 GLP-1 类似物可能会延迟胃排空,在开始胃轻瘫治疗前应考虑停止以上药物应用,并选择其他替代治疗。

(三)药物治疗

在已开始饮食治疗后,充分考虑治疗利弊,可应用促动力药物以改善胃轻瘫临床症状及胃排空。

1.甲氧氯普胺

甲氧氯普胺是中枢及外周神经多巴胺受体阻滞剂,具有促胃动力和止吐作用。通过拮抗多巴胺受体增加肠肌神经丛释放乙酸胆碱发挥促胃动力作用,止吐效应是作用于延脑催吐化学感应区。甲氧氯普胺的中枢神经系统不良反应相对常见,如嗜睡、头晕及锥体外系反应。甲氧氯普胺为一线促动力药物,推荐以最低剂量液体形式给药,最大剂量不应超过 0.5 mg/(kg·d)。出现锥体外系不良反应后需要停药。

2.多潘立酮

周围神经多巴胺受体阻滞剂,也具有促胃动力和止吐作用,能增进胃窦部蠕动、十二指肠收缩力。此药不影响胃酸的分泌,不透过血-脑屏障,不良反应相对较少。对不能使用甲氧氯普胺的患者推荐使用多潘立酮。考虑到多潘立酮可能会延长心电图矫正的 Q-T 间期,故推荐做基线心电图。若存在 Q-T 间期延长表现,则不建议应用该药物。应用多潘立酮同时随诊心电图变化。

3.红霉素

除作为抗生素外,还作用于胃及十二指肠的胆碱能神经元和平滑肌,激动胃动素受体,是最有效的静脉促胃动力药物。主要不良反应是胃肠道反应,长期应用易致菌群失调,偶见转氨酶轻度升高。口服红霉素也可以改善胃排空,但长期疗效会因快速抗药反应而受限。

4.米坦西诺

米坦西诺是一种新的大环内酯类胃动素激动剂,具有促胃动力作用而没有抗生素活性。

5.莫沙必利

莫沙必利为苯甲酸胺的衍生物,是新一代选择性 5-HT4 受体激动剂,主要作用于胃肠肌间神经丛末梢的 5-羟色胺受体,促进节后神经纤维释放乙酰胆碱,从而促进胃排空。

6.止吐药

可以改善伴随的恶心、呕吐症状,但不能改善胃排空。

7.三环类抗抑郁药

可用于胃轻瘫伴顽固恶心、呕吐的患者,但药物本身不能促进胃排空,同时有潜在的延迟胃排空的风险。

(四)内镜治疗

曾有通过幽门内注射肉毒杆菌毒素及幽门扩张治疗以缓解幽门痉挛促进胃排空的方法。但目前基于随机对照研究,不推荐该治疗。

(五)胃电起搏治疗

基本原理是在腹壁埋藏胃电起搏装置,利用外源性电流驱动胃体起搏点的电活动,使其恢复正常的节律和波幅,从而改善胃动力。其临床疗效已在临床试验中得到肯定,可考虑用于顽固性恶心、呕吐的患者。与特发性胃轻瘫和术后胃轻瘫相比,糖尿病胃轻瘫患者从胃电起搏治疗获益的可能性更大。

(六)手术治疗

保守治疗无效的严重病例可考虑手术治疗。可行胃造口术、空肠造口术、幽门成形术、胃切除术。胃造口术主要为了引流胃内潴留物,空肠造口术主要为了行肠内营养,均为减轻临床症状的方案。对术后胃轻瘫临床症状严重持续存在、药物治疗失败的患者可考虑行全胃切除。外科幽门成形术或胃空肠造口术已经用于顽固性胃轻瘫的治疗,但需要进一步研究证实手术效果。胃部分切除术和幽门成形术临床很少应用,需慎重评估。

(七)其他补充替代治疗

针灸作为胃轻瘫的替代治疗方案,与胃排空的改善和临床症状减轻有关。许多中医的理气药或方剂具有促进胃排空作用。部分胃轻瘫患者存在焦虑、抑郁等心理障碍,应进行必要的心理支持治疗。

(八)前瞻性治疗

如肠神经的干细胞移植。已有研究显示,神经元型一氧化氮合成酶被敲除的大鼠,在其幽门壁进行神经干细胞移植,可以改善胃排空。目前仅限于动物实验阶段,其治疗前景值得期待。

七、预防与预后

该疾病属于胃肠动力障碍相关的疾病,病情容易反复发作、迁延不愈。大部分患者需要长期应用药物治疗。目前,大部分患者可以通过现有的治疗方式取得较满意的效果,但对于重度胃轻瘫的患者,尚缺乏有效的治疗方法。

(付 强)

第三节 急性胃扩张

急性胃扩张是指短期内由于大量气体和液体积聚,胃和十二指肠上段的高度扩张而致的一种综合征。其发病原因可能是胃运动功能失调或机械性梗阻,通常为某些内外科疾病或麻醉手术的严重并发症,国内报道多因暴饮暴食所致。任何年龄均可发病,但以 21~40 岁男性多见。

一、病因学

急性胃扩张通常发生于外科手术后,也可见于非手术疾病包括暴饮暴食、延髓型脊髓灰质炎、慢性消耗性疾病、伤寒、机械性梗阻及分娩等。常见的病因可以归纳为两大类。

(一)胃及肠壁神经肌肉麻痹

引起胃及肠壁神经肌肉麻痹的主要原因:①创伤、麻醉和外科手术,尤其是腹腔、盆腔手术及迷走神经切断术,均可直接刺激躯体或内脏神经,引起胃的自主神经功能失调,胃壁的反射性抑制,造成胃平滑肌弛缓,进而形成扩张。麻醉时气管插管,术后给氧和胃管鼻饲,亦可使大量气体进入胃内,形成扩张。②中枢神经损伤。③腹腔及腹膜后的严重感染。④慢性肺源性心脏病、尿毒症、肝性脑病是毒血症及缺钾为主的电解质紊乱。⑤情绪紧张、精神抑郁、营养不良所致的自主神经功能紊乱,使胃的张力减低和排空延迟。⑥糖尿病神经病变、抗胆碱药物的应用均可影响胃的张力和胃排空。⑦暴饮暴食可导致胃壁肌肉突然受到过度牵拉而引起反射性麻痹,也可产生胃扩张。⑧各种外伤产生的应激状态,尤其是上腹部挫伤或严重复合伤,其发生与腹腔神经丛受强烈刺激有关。

(二)机械性梗阻

正常解剖中腹主动脉与肠系膜上动脉之间成一锐角,十二指肠横部位于其中。此段十二指肠又由 Treitz 韧带将十二指肠空肠曲固定而不易活动。胃扭转及各种原因所致的十二指肠壅积症、十二指肠肿瘤、异物等均可引起胃潴留和急性胃扩张;幽门附近的病变,如脊柱畸形、环状胰腺、胰腺癌等偶可压迫胃的输出道引起急性胃扩张;躯体部上石膏套后1～2天引起的所谓"石膏套综合征",可引起脊柱伸展过度,十二指肠受肠系膜上动脉压迫引起急性胃扩张。

有人认为神经肌肉麻痹和机械性梗阻两者可能同时存在,而胃壁肌肉麻痹可能占主导作用。

除了吞气症外,其他疾病所致的急性胃扩张的发病机制均不明确。术后急性胃扩张的发病机制与麻醉性肠梗阻相似。糖尿病酮症酸中毒时,代谢及电解质紊乱可能参与急性胃扩张的发病。外源性中枢去神经支配及平滑肌变性在神经源性胃扩张中起重要作用。

急性胃扩张的发生、发展是一个连续性的过程。胃及十二指肠受到各种病因的刺激,其自主神经反射性抑制,平滑肌张力减低,运动减弱,排空延缓。胃内气体增加,胃内压升高。当胃扩张到一定程度时,胃壁肌肉张力减弱,使食管与贲门、胃与十二指肠交界处形成锐角,阻碍胃内容物的排出。膨大的胃可压迫十二指肠,并将肠系膜及小肠挤向盆腔,导致肠系膜及肠系膜上动脉受牵拉压迫十二指肠,造成幽门远端梗阻。胃液、胆汁、胰液及十二指肠液分泌增多并积存于胃及十二指肠却不被重吸收,加上吞咽及发酵产生的气体,胃十二指肠进一步扩张。扩张进一步引起肠系膜被牵拉而刺激腹腔神经丛,加重胃肠麻痹,形成恶性循环。

二、病理解剖和病理生理学

病理解剖发现胃及十二指肠高度扩张,可以占据几乎整个腹腔。早期胃壁因过度扩展而变薄,黏膜变平,表面血管扩张、充血,胃壁黏膜层至浆膜层均可见出血,少数血管可见血栓形成。由于炎症和潴留胃液的刺激,胃壁逐渐水肿、变厚。后期胃高度扩张而处于麻痹状态,血液循环障碍,在早期胃黏膜炎症的基础上可发生胃壁全层充血、水肿、微血栓形成、坏死和穿孔。

病程中由于大量胃液、胆汁、胰液及十二指肠液积存于胃及十二指肠却不被重吸收,胃内液体可达6 000～7 000 mL;又可因大量呕吐、禁食和胃肠减压引流,引起不同程度的水和电解质紊乱。扩张的胃还可以机械地压迫门静脉,使血液淤滞于腹腔内脏,亦可压迫下腔静脉,使回心血量减少,最后可导致严重的周围循环衰竭。扩张的胃还可以使膈肌抬高,使呼吸受限而变得浅快,过度通气导致呼吸性碱中毒。

三、临床表现

大多数起病慢,手术后的急性胃扩张可发生于手术期或术后任何时间,迷走神经切断术者常于术后第 2 周开始进行流质饮食后发病。

主要临床症状有上腹部饱胀或不适,上腹部或脐周胀痛,可阵发性加重,但多不剧烈。由于上腹部膨胀,患者常有恶心、频繁呕吐甚至持续性呕吐,为溢出性,呕吐物初为胃液和食物,以后混有胆汁,并逐渐变为黑褐色或咖啡样液体,呕吐后腹胀、腹痛临床症状并不减轻。随着病情的加重,全身情况进行性恶化,严重时可出现脱水、碱中毒,并表现为烦躁不安、呼吸急促、手足抽搐、血压下降和休克。

突出的体征为上腹膨胀,呈不对称性,可见毫无蠕动的胃轮廓,局部有压痛,叩诊过度回响,胃鼓音区扩大,有振水声,肠鸣音多减弱或消失。膈肌高位,心脏可被推向上方。典型病例于脐右侧偏上出现局限性包块,外观隆起,触之光滑有弹性、轻压痛,其右下边界较清,此为极度扩张的胃窦,称巨胃窦症,乃是急性胃扩张特有的重要体征,可作为临床诊断的有力佐证。本病可因胃壁坏死发生急性胃穿孔和急性腹膜炎。

四、辅助检查

潜血试验常为强阳性,并含有胆汁。因周围循环障碍、肾脏缺血,可出现尿少、蛋白尿及管型,尿比重增高。可出现血液浓缩、血红蛋白、红细胞计数升高,白细胞总数常不高,但胃穿孔后白细胞总数及中性粒细胞比例可明显升高。血液生化分析可发现低血钾、低血钠、低血氯和二氧化碳结合力升高,严重者可有尿素氮升高。

立位腹部 X 线片可见左上腹巨大液平面和充满腹腔的特大胃影及左膈肌抬高。腹部 B 超可见胃高度扩张,胃壁变薄,若胃内为大量潴留液,可测出其量的多少和在表的投影,若为大量气体,与肠胀气不易区分。

五、诊断与鉴别诊断

根据病史、体征,结合实验室检查和腹部 X 线征象及腹部 B 超,诊断一般不难。手术后发生的胃扩张常因临床症状不典型而与术后一般胃肠病临床症状相混淆造成误诊。如胃肠减压引流出大量液体(3～4 L)可协助诊断。本病需与以下疾病鉴别。

(一)高位机械性肠梗阻

常有急性发作性腹部绞痛,可出现高亢的肠鸣音,腹胀早期不显著,呕吐物为肠内容物,有臭味。除绞窄性肠梗阻外,周围循环衰竭一般出现较晚。腹部立位 X 线片可见多数扩大的呈梯形的液平面。

(二)弥漫型腹膜炎

本病常有原发病灶可寻,全身感染中毒临床症状较重,体温升高。腹部可普遍膨隆,胃肠减压后并不消失,有腹膜炎体征及移动性浊音。腹部诊断性穿刺往往可抽出脓性腹水。应注意与急性胃扩张并穿孔时鉴别。

(三)胃扭转

起病急,上腹膨胀呈球状,脐下平坦,下胸部及背部有牵扯感,呕吐频繁,呕吐物量少,并不含胆汁,胃管不能插入胃内。腹部立位 X 线平片可见胃显著扩大,其内出现一个或两个宽大的液平面,钡餐检查显示钡剂在食管下段受阻不能进入胃内,梗阻端呈尖削影。

(四)急性胃炎

胃扩张好发于饱餐之后,因有频繁呕吐及上腹痛而易与急性胃炎相混淆,但急性胃炎时腹胀并不显著,呕吐后腹部疼痛可缓解,急诊内镜可确诊。

(五)幽门梗阻

有消化性溃疡病史,多为渐进性,以恶心、呕吐和上腹痛临床症状为主,呕吐物为隔天或隔顿食物。体检可见胃型和自左向右的胃蠕动波,X 线检查可发现幽门梗阻。

(六)胃轻瘫

多由于胃动力缺乏所致,一般病史较长,反复发生,可有糖尿病、系统性红斑狼疮、系统性硬化症等病史。以呕吐为主要表现,呕吐物为数小时前的食物或宿食,伴上腹胀痛,性质以钝痛、绞痛、烧灼痛为主。上腹部膨隆或胃型,无蠕动波,表明胃张力缺乏。上消化道造影提示 4 小时胃内钡剂残留 50％,6 小时后仍见钡剂残留。

六、治疗

本病以预防为主。如上腹部手术后即采用胃肠减压,避免暴饮暴食,对于预防急性胃扩张很重要。

(一)内科治疗

暂时禁食,放置胃管持续胃肠减压,经常变换卧位姿势,以解除十二指肠横部的压迫,促进胃内容物的引流。纠正脱水、电解质紊乱和酸碱代谢平衡失调。低钾血症常因血液浓缩而被掩盖,应予注意。病情好转 24 小时后,可于胃管内注入少量液体,如无潴留,即可开始少量进食。

(二)外科治疗

以简单有效为原则,可采取的术式有胃壁切开术、胃壁内翻缝合术、胃部分切除术手术、十二指肠-空肠吻合术。以下情况发生为外科手术指征:①饱餐后极度胃扩张,胃内容物无法吸出;②内科治疗 8～12 小时后,临床症状改善不明显;③十二指肠机械性梗阻因素存在,无法解除;④合并胃穿孔或大量胃出血;⑤胃功能长期不能恢复,静脉高营养不能长期维持者。

术后处理与其他胃部手术相同,进食不宜过早,逐渐增加食量。若经胃肠减压后胃功能仍长期不恢复而无法进食时,可作空肠造瘘术以维持营养。

七、预后

伴有休克、胃穿孔、胃大出血等严重并发症者,预后较差,病死率高达 60％。近代外科在腹部大手术后多放置胃管,并多变换体位。注意水、电解质及酸碱平衡,急性胃扩张发生率及病死率已大为降低。

(付 强)

第四节 胃 憩 室

胃憩室可分类为真性和假性两类。对外科医师而言,在手术时区分这两类是非常明显的,但 X 线检查却会引起诊断困难。

假性胃憩室通常是由于良性溃疡造成深度穿透或局限性穿孔。其他因素包括坏死性肿瘤和粘连向外牵张等。这些胃憩室的壁可能不包含任何可辨认的胃壁。

真性的胃憩室较假性少见。可能会有多发性的,通常憩室壁由胃壁的所有层次组成。病因不确定,可能是先天性的。在所有的胃肠憩室病例报道中,真性胃憩室约占 3％。

一、发生率

有文献报道 412 例真性胃憩室,其中的 165 例是对 380 000 例常规钡餐检查时发现的,发生率为 0.04％。然而在 Meerhof 系列报道中,在 7 500 例常规 X 线钡餐检查中,发现 30 例憩室,发生率为 0.4%。尽管两组发生率相差 10 倍,但不可能代表胃憩室发生率的真正差异,可能与小的病灶易被疏漏及检查者经验等因素有关。

二、病理

胃憩室以发生在右侧贲门的后壁为多见。胃憩室大小差异很大,通常为直径 1~6 cm,呈囊状或管状。胃腔和憩室间孔大的可容纳 2 个指尖,最小的只能用极细的探针探及。多数孔径为 2~4 cm。开口的大小与并发症有关,宽颈开口憩室内容物不滞留,并发症发生率较低;腔颈较小者,食物残渣易滞留和细菌过度繁殖,可能引发炎症。另外,憩室开口小者钡剂难以进入憩室腔内,X 线钡餐检查不易发现。

三、临床表现与并发症

憩室可能发生在任何年龄,但最常发生在 20~60 岁的成年人。儿童通常是真性憩室,且易发生并发症。大部分胃憩室是无症状的,有时在一些患者中,充满食物残渣的胃大憩室会引起上腹部胀感及不适,但在缺乏特殊的并发症者,手术切除憩室后很少能减缓症状。

胃憩室并发症罕见。由于内容物滞留和细菌过度繁殖可导致急性憩室炎,严重时会发生穿孔。炎症致局部憩室壁黏膜和血管糜烂,可引起出血和便血。穿孔伴出血则导致血腹。有个案报道成年人胃憩室造成幽门梗阻。罕见的是,憩室内出现恶性肿瘤,异物和胃石。

四、诊断

除发生并发症外,大部分胃憩室无任何症状,故多系在上消化道疾病检查时偶然发现的。在没有其他病理情况时发现憩室较困难。

憩室在上部胃肠道钡餐检查中表现为胃腔的突出物,周围平整圆滑,对照剂有时聚集在囊袋底部,当患者站立时,囊内上部有空气。发生于胃前壁或胃后壁的憩室很容易被忽视,除非使用气钡双重对比造影技术,并取患者头低位或站立位进行检查。小憩室可被误认为穿透性胃溃疡,反之亦然。两者的区分取决于病变的部位,由于近贲门溃疡是少见的。其他运用钡餐进行鉴别诊断的包括贲门癌、贲门裂隙疝、食管末端憩室和皮革样胃。

患者口服对照造影剂 CT 扫描通常能显示憩室。若不给予对照剂,或憩室没有对照物填充,CT 结果会与肾上腺肿瘤相似。

内镜对鉴别诊断是最有价值的。

五、治疗

仅显示有憩室存在并非手术切除的指征。经常显现模糊的消化不良症状,而无其他异常或憩室的并发症,则手术治疗不会减轻患者的症状。

手术仅适应于有并发症时,如发生憩室炎或出血,或合并其他病灶出现者。当诊断不能确定,剖腹探查是最后手段。

六、手术方法

手术由憩室部位和有无合并病灶而定。

若憩室近贲门,游离胃左侧大网膜,以显露近胃食管孔的后方,小心分离粘连、胃壁和胰腺,显露分离憩室,需要时可牵引憩室以利显露,切除憩室、残端双层缝合。

若剖腹探查时不易发现憩室时,可钳闭胃窦,经鼻胃管注入盐水充盈胃,可能易于发现。

胃小弯和大弯侧憩室做 V 形切除,缝合裂口。幽门窦的憩室可施行部分胃切除术治疗,若合并胃部病灶时尤其适合。

(付　强)

第五节　胃　扭　转

胃扭转是由于胃固定机制发生障碍,或因胃本身及其周围系膜(器官)的异常,使胃沿不同轴向发生部分或完全地扭转。胃扭转最早于 1866 年由 Berti 在尸检中发现。

本病可发生于任何年龄,多见于 30~60 岁,男女性别无差异。15%~20%胃扭转发生于儿童,多见于 1 岁以前,常同先天性膈缺损有关。2/3 的胃扭转病例为继发性,最常见的是食管旁疝的并发症,也可能同其他先天性或获得性腹部异常有关。

一、分类

(一)按病因分类

1.原发性胃扭转

致病因素主要是胃的支持韧带有先天性松弛或过长,再加上胃运动功能异常,如饱餐后胃的重量增加,容易导致胃扭转。除解剖学因素外,急性胃扩张、剧烈呕吐、横结肠胀气等亦是胃扭转的诱因。

2.继发性胃扭转

胃本身或周围脏器的病变造成,如食管裂孔疝、先天及后天性膈肌缺损、胃穿透性溃疡、胃肿瘤、脾脏肿大等疾病,亦可由胆囊炎、肝脓肿等造成胃粘连牵拉引起胃扭转。

(二)以胃扭转的轴心分类

1.器官轴(纵轴)型胃扭转

此类型较少见。胃沿贲门至幽门的连线为轴心向上旋转。造成胃大弯向上、向左移位,位于胃小弯上方,贲门和胃底的位置基本无变化,幽门则指向下。横结肠也可随胃大弯向上移位。这种类型的旋转可以在胃的前方或胃的后方,但以前方多见。

2.系膜轴型(横轴)胃扭转

此类型最常见。胃沿着从大、小弯中点的连线为轴发生旋转。该型又可分为两个亚型:一个亚型是幽门由右向上、向左旋转,胃窦转至胃体之前,有时幽门可达到贲门水平,右侧横结肠也可随胃幽门窦部移至左上腹;另一亚型是胃底由左向下、向右旋转,胃体移至胃窦之前。系膜轴型扭转造成胃前后对折,使胃形成两个小腔。这类扭转中膈肌异常不常见,多为胃部手术并发症或为特发性,典型的为慢性不完全扭转,食管胃连接部并无梗阻,胃管或内镜多可通过。

3.混合型胃扭转

较常见,兼有器官轴型扭转及系膜轴型扭转两者的特点。

（三）按扭转范围分为完全型和部分型胃扭转

1.完全型扭转

整个胃除与横膈相附着的部分以外都发生扭转。

2.部分型扭转

仅胃的一部分发生扭转，通常是胃幽门终末部发生扭转。

（四）按扭转的性质分为急性胃扭转和慢性胃扭转

1.急性胃扭转

发病急，呈急腹症表现。常与胃解剖学异常有密切关系，在不同的诱因激发下起病。如食管裂孔疝、膈疝、胃下垂、胃的韧带松弛或过长。剧烈呕吐、急性胃扩张、胃巨大肿瘤、横结肠显著胀气等可成为胃的位置突然改变而发生扭转的诱因。

2.慢性胃扭转

有上腹部不适，偶有呕吐等临床表现，可以反复发作。多为继发性，除膈肌的病变外，胃本身或上腹部邻近器官的疾病，如穿透性溃疡、肝脓肿、胆道感染、膈创伤等亦可成为慢性胃扭转的诱因。

二、临床表现

胃扭转的临床表现与扭转范围、程度及发病的快慢有关。

（一）急性胃扭转

表现为上腹部突然剧烈疼痛，可放射至背部及左胸部。有时甚至放射到肩部、颈部并伴随呼吸困难，有时可有心电图改变，有可能被误诊为心肌梗死。急性胃扭转常伴有持续性呕吐，呕吐物量不多，不含胆汁，以后有难以消除的干呕，进食后可立即呕出，这是因为胃扭转使贲门口完全闭塞的结果。上腹部进行性膨胀，下腹部平坦柔软。大多数患者不能经食管插入胃管。急性胃扭转晚期可发生血管闭塞和胃壁缺血坏死，以致发生休克。

查体可发现上腹膨隆及局限性压痛，下腹平坦，全身情况无大变化，若伴有全身情况改变，提示胃部有血液循环障碍。反复干呕、上腹局限压痛、胃管不能插入胃内，这是急性胃扭转的三大特征，称为急性胃扭转三联症。但这三联症在扭转程度较轻时，不一定存在。

（二）慢性胃扭转

较急性胃扭转多见，临床表现不典型，多为间断性胃灼热感、嗳气、腹胀、腹鸣、腹痛，进食后尤甚。主要临床症状是间断发作的上腹部疼痛，有的病史可长达数年。亦可无临床症状，仅在钡餐检查时才被发现。对于食管旁疝患者发生间断性上腹痛，特别是伴有呕吐或干呕者应考虑慢性间断性胃扭转。

三、辅助检查

（一）X 线检查

1.立位胸腹部 X 线平片

可见两个液气平面，若出现气腹则提示并发胃穿孔。

2.上消化道钡餐

上消化道 X 线钡餐不仅能明确有无扭转，且能了解扭转的轴向、范围和方向，有时还可了解扭转的病因。器官轴型表现为胃大弯、胃底向前、从左侧转向右侧，胃大弯朝向膈面，胃小弯向下,后壁向前呈倒置胃,食管远端梗阻呈尖削影,腹食管段延长,胃底与膈分离,食管与胃黏膜呈十字形交叉。系膜轴型表现为食管胃连接处位于膈下的异常低位,而远端位于头侧,胃体、胃窦重叠,贲门和幽门可在同一水平面上。

(二)内镜检查

内镜检查有一定难度,进镜时需慎重。胃镜进入贲门口时可见到齿状线扭曲现象,贲门充血、水肿,胃腔正常解剖位置改变,胃前后壁或大、小弯位置改变,有些患者可发现食管炎、肿瘤或溃疡。

四、诊断与鉴别诊断

(一)诊断

诊断标准:①临床表现以间歇性腹胀、间断发作的上腹痛、恶心、轻度呕吐为主要临床症状,病程短者数天,长者选数年,进食可诱发。②胃镜检查时,内镜通过贲门后,盘滞于胃底或胃体腔,并见远端黏膜皱襞呈螺旋或折叠状,镜端难通过到达胃窦,见不到幽门。③胃镜下复位后,患者可感觉临床症状减轻,尤以腹胀减轻为主。④上消化道 X 线钡剂检查示:胃囊部有两个液平;胃倒转,大弯在小弯之上;贲门幽门在同一水平面,幽门和十二指肠面向下;胃黏膜皱襞可见扭曲或交叉,腹腔段食管比正常增长等。符合上述①～③或①～④条可诊断胃扭转。

(二)鉴别诊断

1.食管裂孔疝

主要临床症状为胸骨后灼痛或烧灼感,伴有嗳气或呃逆。常于餐后 1 小时内出现,可产生压迫临床症状,如气促、心悸、咳嗽等。有时胃扭转可合并有疝,X 线钡餐检查有助于鉴别。

2.急性胃扩张

本病腹痛不严重,以上腹胀为主,有频繁的呕吐,呕吐量大且常含有胆汁。可插入胃管抽出大量气体及胃液。患者常有脱水及碱中毒征象。

3.粘连性肠梗阻

常有腹部手术史,表现为突然阵发性腹痛,排气、排便停止,呕吐物有粪臭味,X 线检查可见肠腔呈梯形的液平面。

4.胃癌

多见于中老年,腹部疼痛较轻,查体于上腹部可触及结节形包块,多伴有消瘦、贫血等慢性消耗性表现。通过 X 线征象或内镜检查可与胃扭转相鉴别。

5.幽门梗阻

都有消化性溃疡病史,可呕吐宿食,呕吐物量较多。X 线检查发现幽门梗阻,内镜检查可见溃疡及幽门梗阻。

6.慢性胆囊炎

非急性发作时,表现为上腹部隐痛及消化不良的临床症状,进油腻食物诱发。可向右肩部放射,墨菲征阳性,但无剧烈腹痛、干呕。可以顺利插入胃管,胆囊 B 超、胆囊造影、十二指肠引流可有阳性发现。

7.心肌梗死

多发生于中老年患者,常有基础病史,发作前有心悸、心绞痛等先兆,伴有严重的心律失常,特征性心电图、心肌酶学检查可协助鉴别。

五、治疗

急性胃扭转多以急腹症入外科治疗,手术通常是必需的。术前可先试行放置胃管行胃肠减压,可提高手术的成功率;在插入胃管时也有损伤食管下段的危险,操作时应注意。急性绞窄性胃扭转致胃缺血、坏疽或胃肠减压失败时需要尽早应用广谱抗生素和补液。如胃管不能插入,应尽早手术。在解除胃扭转后根据患者情况可进一步作胃固定或胃造瘘术,必要时须行胃大部切除术。术后需持续胃肠减压直至胃肠道功能恢复正常。近年来有人报道内镜下胃造瘘术,但主要适用于无须纠正解剖异常的系膜扭转型患者或少数手术指征不明显的慢性器官轴型扭转。

对于慢性胃扭转,医师和患者应权衡手术利弊。如果患者不愿意接受手术时,应使患者清楚病情有发展为急性胃扭转或出现并发症。如果全胃位于胸腔或存在于食管旁疝,应施行手术预防急性发作。目前,手术治疗慢性复发性胃扭转建议行胃扭转的复位术、胃固定术。对因膈向腹腔突出造成的胃扭转行膈下结肠移位术。合并食管裂孔疝或膈疝者应作胃固定术及膈疝修补术。对有胸腹裂孔疝的儿童,应经腹关闭缺陷。伴有胃溃疡或胃肿瘤者可作胃大部切除。

另有一些急性和慢性胃扭转患者可通过内镜进行操作扭转复位。对可耐受手术的患者,行内镜减压可作为暂时性的处理,但不推荐用于治疗急性胃扭转。

六、预后

由于诊断和治疗措施的不断改进,急性胃扭转的病死率已下降至 15%,急性胃扭转的急症手术病死率约为 40%,若发生绞窄则病死率可达 60%。已明确诊断的慢性胃扭转患者的病死率为 0~13%。

(付　强)

第六节　急性胃黏膜病变

一、病因

(一)药物

多种药物,常见的有非甾体抗炎药,如阿司匹林、吲哚美辛、保泰松,以及肾上腺皮质激素类。阿司匹林在酸性环境中呈非离子型及相对脂溶性,能破坏胃黏膜上皮细胞的脂蛋白层,削弱黏膜屏障引起氢离子逆渗至黏膜内,引起炎症渗出、水肿、糜烂、出血或浅溃疡。其他药物(如洋地黄、抗生素、钾盐、咖啡因等)亦可引起本病。

(二)乙醇(酒精)中毒

也是本病常见的原因。大量酗酒后引起急性胃黏膜糜烂、出血。

二、临床表现

上消化道出血是其最突出的症状,可表现为呕血或黑便,其特点是:①有服用有关药物、酗酒或可导致应激状态的疾病史。②起病骤然,突然呕血、黑便。可出现在应激性病变之后数小时或数天。③出血量多,可呈间歇性、反复多次,常导致出血性休克。起病时也可伴上腹部不适,烧灼感、疼痛、恶心、呕吐及反酸等症状。

三、诊断

(1)X线钡剂检查常阴性。

(2)急性纤维内镜检查(24～48小时进行),可见胃黏膜局限性或广泛性点片状出血,呈簇状分布,多发性糜烂、浅溃疡。好发于胃体底部,单纯累及胃窦者少见,病变常在48小时以后很快消失,不留瘢痕。

四、鉴别诊断

(一)急性腐蚀性胃炎

有服强酸(硫酸、盐酸、硝酸)、强碱(氢氧化钠、氢氧化钾)或来苏水等病史。服后引起消化道灼伤、出现口腔、咽喉、胸骨后及上腹部剧烈疼痛,伴吞咽疼痛,咽下困难,频繁恶心、呕吐。严重者可呕血,呕出带血的黏膜腐片,可发生虚脱、休克或引起食管、胃穿孔的症状,口腔、咽喉可出现接触处的炎症,充血、水肿、糜烂、坏死黏膜剥脱、溃疡或可见到黑色、白色痂。

(二)急性阑尾炎

本病早期可出现上腹痛、恶心、呕吐,但随着病情的进展,疼痛逐渐转向右下腹,且有固定的压痛及反跳痛,多伴有发热、白细胞数增高、中性粒细胞数明显增多。

(三)胆囊炎、胆石症

有反复发作的腹痛,腹痛常以右上腹为主,可放射至右肩、背部。查体时注意患者是否出现巩膜、皮肤黄疸,右上腹压痛、墨菲征阳性,或可触到肿大的胆囊。血胆红素定量、尿三胆检测有助于诊断。

(四)其他

大叶性肺炎、心肌梗死等发病初期可有不同程度的腹痛、恶心、呕吐。如详细询问病史、体格检查及必要的辅助检查,不难鉴别诊断。

五、治疗

(一)一般治疗

祛除病因,积极治疗引起应激状态的原发病,卧床休息,流质饮食,必要时禁食。

(二)补充血容量

5%葡萄糖盐水静脉滴注,必要时输血。

(三)止血

口服止血药,如白药、三七粉或经胃管吸出酸性胃液,用去甲肾上腺素8 mg加入100 mL冷盐水中。每2～4小时1次。亦可在胃镜下止血,喷洒止血药(如孟氏溶液、白药等)或电凝止血、激光止血、微波止血。

(四)抑制胃酸分泌

西咪替丁200 mg,每天4次或每天800～1 200 mg分次静脉滴注;雷尼替丁(呋喃硝胺)150 mg,每天2次,静脉滴注。此外,用硫糖铝或前列腺素E_2,亦获得良好效果。

(付 强)

第七节　胃肠道异物

胃肠道异物主要见于误食,进食不当或经肛门塞入。美国消化内镜学会 2011 年《消化道异物和食物嵌塞处理指南》指出,异物摄入和食物团嵌塞在临床上并非少见,80%以上的异物可以自行排出,无须治疗。但自行摄入的异物 63%~76%需要行内镜治疗,12%~16%需要外科手术取出。经肛途径异物常见于借助器具的经肛门性行为,医源性(纱布、体温计等)遗留,外伤或遭恶意攻击塞入,绝大多数可通过手法取出,少数需外科手术治疗。下文按两种途径分别阐述。

一、经口吞入异物

(一)病因

1.发病对象

多数异物误食发生在儿童,好发年龄段在 6 个月至 6 岁之间;成年人误食异物多发生于精神障碍,发育延迟,酒精中毒及在押人员等,可一次吞入多种异物,也可有多次吞入异物病史;牙齿缺如的老年人易吞入没有咀嚼的大块食物或义齿。

2.异物种类

报道种类相当多,多为动物骨刺、牙签、果核、别针、鱼钩、食品药品包装、义齿、硬币、纽扣电池等,也有磁铁、刀片、缝针、毒品袋及各种易于拆卸吞食的物品,有学者曾手术取出订书机、门扣、钢笔等。在押人员吞食的尖锐物品较多,常用纸片、塑料等包裹后再吞下,但仍存在风险。

(二)诊断

1.临床表现

多数病例并无明显症状。完全清醒、有沟通能力的儿童和成人,一般都能确定吞食的异物,指出不适部位。一些患者并不知道他们吞食了异物,而在数小时、数天甚至数年后出现并发症。幼儿及精神病患者可能对病史陈述不清,如果突然出现呛咳、拒绝进食、呕吐、流涎、哮鸣、血性唾液或呼吸困难等症状时,应考虑到吞食异物的可能。颈部出现肿胀、红斑、触痛或捻发音提示口咽部损伤或上段食管穿孔。腹痛、腹胀、肛门停止排气应考虑肠梗阻。发热、剧烈腹痛,腹膜炎体征提示消化道穿孔可能。在极少数情况下可出现脸色苍白、四肢湿冷,心悸、口渴,焦虑不安或淡漠以至昏迷,可能为异物刺破血管,造成失血性休克。

2.体格检查

对于消化道异物病例,病史、辅助检查远较体格检查重要。多数患者无明显体征。当出现穿孔、梗阻及出血时,相应出现腹膜炎、腹胀或休克等体征。

3.辅助检查

(1)胸腹正侧位 X 线片:可诊断大多数消化道异物及位置,了解有无纵隔和腹腔游离气体,然而鱼刺、木块、塑料、大多数玻璃和细金属不容易被发现。不推荐常规钡餐检查,因有误吸危险,且造影剂裹覆异物和食管黏膜,可能会给内镜检查造成困难。

(2)CT 扫描:可提高异物检出的阳性率,且更好的显示异物位置,以及与周围脏器的关系,但是对透 X 线的异物为阴性。

（3）手持式金属探测仪：可检测多数吞咽的金属异物，对儿童可能是非常有用的筛查工具。

（4）内镜检查：结肠镜和胃镜是消化道异物诊疗的最常用方法，且可以直接取出部分小异物。

需特别指出的是，一些在押人员为逃避关押，常用乳胶避孕套或透明薄膜包裹尖锐金属异物后吞食，或将金属异物贴于后背造成 X 线片假象，应当予以鉴别。

（三）治疗

首先了解通气情况，保持呼吸道通畅。

1.非手术治疗

包括等待或促进异物自行排出和内镜治疗。

（1）处理原则：消化道异物一旦确诊，必须决定是否需要治疗、紧急程度和治疗方法。影响处理方法的因素包括患者年龄，临床状况，异物大小、形状和种类，存留部位，内镜医师技术水平等。内镜介入的时机，取决于发生误吸或穿孔的可能性。锋利物体或纽扣电池停留在食管内，需紧急进行内镜治疗。异物梗阻食管，为防止误吸，也需紧急内镜处理。圆滑无害的小型异物则很少需要紧急处理，大多可经消化道自发排出。任何情况下异物或食团在食管内的停留时间都不能超过 24 小时。儿童患者异物存留于食管的时间可能难以确定，因此可发生透壁性糜烂、瘘管形成等并发症。喉咽部和环咽肌水平的尖锐异物，可用直接喉镜取出。而环咽肌水平以下的异物，则应用纤维胃镜。胃镜诊治可以在患者清醒状态下或是在静脉基础麻醉下进行，取决于患者年龄、配合能力、异物类型和数量。

（2）器械：取异物必须准备的器械包括鼠齿钳、鳄嘴钳、息肉圈套器、息肉抓持器、Dormier 篮、取物网、异物保护帽等。有时可先用类似异物在体外进行模拟操作，以设计适当的方案。在取异物时使用外套管可以保护气道，防止异物掉入，取多个异物或食物嵌塞时允许内镜反复通过，取尖锐异物时可保护食管黏膜免受损伤。对于儿童外套管则并不常用。异物保护帽用于取锋利的或尖锐的物体。为确保气道通畅，气管插管是一备选方法。

（3）钝性异物的处理：使用异物钳、鳄嘴钳、圈套器或者取物网，可较容易地取出硬币。光滑的球形物体最好用取物网或取物篮。在食管内不易抓取的物体，可以推入胃中以更易于抓取。有报道在透视引导下使用 Foley 导管取出不透 X 线的钝性物体的方法，但取出异物时 Foley 导管不能控制异物，不能保护气道，亦不能评估食管损伤状况，故价值有限。如果异物进入胃中，大多在 4～6 天内排出，有些异物可能需要长达 4 周。在等待异物自行排出的过程中，要指导患者日常饮食，可以增服一些富有纤维素的食物（如韭菜），以利异物排出，并注意观察粪便以发现排出的异物。小的钝性异物，如果未自行排出，但无症状，可每周进行一次 X 线检查，以跟踪其进程。在成人，直径＞2.5 cm 的圆形异物不易通过幽门，如果 3 周后异物仍在胃内，就应进行内镜处理。异物一旦通过胃，停留在某一部位超过 1 周，也应考虑手术治疗。发热、呕吐、腹痛是紧急手术探查的指征（图 3-1）。

（4）长形异物的处理：长度超过 10 cm 的异物，诸如牙刷、汤勺，很难通过十二指肠。可用长型外套管（＞45 cm）通过贲门，用圈套器或取物篮抓住异物拉入外套管中，再将整个装置（包括异物、外套管和内镜）一起拉出（图 3-2）。

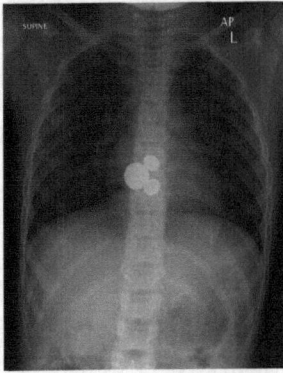

图 3-1　X线检查见钝性异物

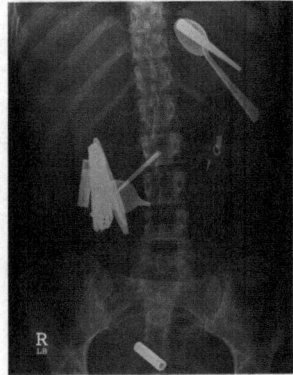

图 3-2　X线见长形异物

(5)尖锐异物的处理:因为许多尖锐和尖细异物在 X 线下不易显示,所以 X 线检查阴性的患者必须行内镜检查。停留在食管内的尖锐异物应急诊治疗。环咽肌水平或以上的异物也可用直接喉镜取出。尖锐异物虽然大多数能够顺利通过胃肠道而不发生意外,但其并发症率仍高达35%。故尖锐异物如果已抵达胃或近端十二指肠,应尽量用内镜取出,否则应每天行 X 线检查确定其位置,并告诉患者在出现腹痛、呕吐、持续体温升高、呕血、黑便时立即就诊。对于连续3 天不前行的尖锐异物,应考虑手术治疗。使用内镜取出尖锐异物时,为防黏膜损伤,可使用外套管或在内镜端部装上保护兜。

(6)纽扣电池的处理:对吞入纽扣电池的患者要特别关注,因纽扣电池可能在被消化液破坏外壳后有碱性物质外泄,直接腐蚀消化道黏膜,很快发生坏死和穿孔,导致致命性并发症(图 3-3),故应急诊处理。通常用内镜取石篮或取物网都能成功。另一种方法是使用气囊,空气囊可通过内镜工作通道,到达异物远端,将气囊充气后向外拉,固定住电池一起取出。操作过程中应使用外套管或气管插管保护气道。如果电池不能从食管中直接取出,可推入胃中用取物篮取出。若电池在食管以下,除非有胃肠道受损的症状和体征,或反复 X 线检查显示较大的电池(直径>20 mm)停留在胃中超过 48 小时,否则没有必要取出。电池一旦通过十二指肠,85%会在 72 小时内排出。这种情况下每 3~4 天进行一次 X 线检查是适当的。使用催吐药处理吞入的纽扣电池并无益处,还会使胃中的电池退入食管。胃肠道灌洗可能会加快电池排出,泻药和抑酸剂并未证明对吞入的电池有任何作用。

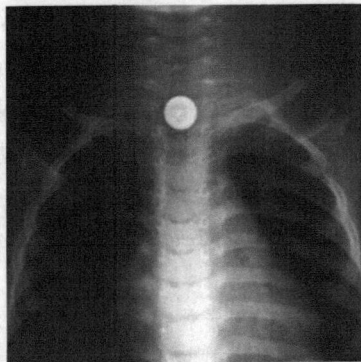

图 3-3　食管内纽扣电池的 X 线表现

(7)毒品袋的处理:人体藏毒是现代毒品犯罪的常见运送方法,运送人常将毒品包裹在塑料中或乳胶避孕套中吞入。这种毒品包装小袋在 X 线下通常可以看到,CT 检查也可帮助发现。毒品袋破损会致命,用内镜取出时有破裂危险,所以禁用内镜处理。毒品袋在体内若不能向前运动,出现肠梗阻症状,或怀疑毒品袋有破损可能时,应行外科手术取出。

(8)磁铁的处理:吞入磁铁可引起严重的胃肠道损伤和坏死。磁铁之间或与金属物体之间的引力,会压迫肠壁,导致肠壁坏死、穿孔或肠梗阻、肠扭转,因此应及时去除所有吞入的磁铁。

(9)硬币的处理:最常见于幼儿吞食。如果硬币进入食管内,可观察 12～24 小时,复查 X 线片,通常可自行排出且无明显症状。若出现流涎、胸痛、喘鸣等症状,应积极处理取出硬币。若吞入大量硬币,还需警惕并发锌中毒。

(10)误食所致直肠肛管异物的处理:多因小骨片、鱼刺、小竹签等混在食物中,随进食时大口吞咽而进入消化道,随粪便进入直肠,到达狭窄的肛管上口时,因位置未与直肠肛管纵轴平行而嵌顿,可刺伤或压迫肠壁过久,导致直肠肛管损伤。小骨片等直肠异物经肛门钳夹取出一般不难,但有时异物大部分刺入肠壁,肛窥直视下不易寻找,需用手指仔细触摸确定部位,取出异物后还需仔细检查防止遗漏。

2.手术治疗

(1)处理原则。需手术治疗的情况包括:①尖锐异物停留在食管内,或已抵达胃或近端十二指肠,内镜无法安全取出者,或已通过近端十二指肠,每天行 X 线检查连续 3 天不前行。②钝性异物停留胃内 3 周以上,内镜无法取出;或已通过胃,但停留在某一部位超过 1 周。③长形异物很难通过十二指肠,内镜也无法取出。④出现梗阻、穿孔、出血症状,以及腹膜炎体征。

(2)手术方式。进入消化道的异物可停留在食管、幽门、回盲瓣等生理性狭窄处,需根据不同部位采取不同手术方式。①开胸异物取出术:尖锐物体停留在食管内,内镜无法取出,或已造成胸段食管穿孔,甚至气管割伤,形成气管-食管瘘,继发纵隔气肿、脓肿,肺脓肿等,均应行开胸探查术,酌情可采用食管镜下取出异物加一期食管修补术、食管壁切开取出异物,或加空肠造瘘术。②胃前壁切开异物取出术:适用于胃内尖锐异物,或钝性异物停留胃内 3 周以上,内镜无法取出者,术中全层切开胃体前壁,取出异物后再间断全层缝合胃壁切口,并作浆肌层缝合加固。③幽门切开异物取出术:适用于近端十二指肠内尖锐异物,或钝性异物停留近端十二指肠 1 周以上,或长形异物无法通过十二指肠,内镜无法取出者。沿胃纵轴全层切开幽门,使用卵圆钳探及近端十二指肠内的异物并钳夹取出,过程中注意避免损伤肠壁,不可强行拉出,取出异物后沿垂直胃纵轴方向横行全层缝合幽门切口,并作浆肌层缝合加固,行幽门成形术。④小肠切开异物取出术:适用于尖锐异物位于小肠内,连续 3 天不前行,或钝性异物停留小肠内 1 周以上时。术中于异物所在部位沿小肠纵轴全层切开小肠壁,取出异物后,垂直小肠纵轴全层缝合切口,并作浆肌层缝合加固。⑤结肠异物取出术:适用于尖锐异物位于结肠内连续 3 天不前行,或钝性异物停留结肠内 1 周以上,肠镜无法取出者。绝大多数结肠钝性异物可推动,对于降结肠、乙状结肠的钝性异物多可开腹后顺肠管由肛门推出,对于升结肠、横结肠的钝性异物可挤压回小肠,再行小肠切开异物取出术。对于结肠内尖锐异物,可在其所处部位切开肠壁取出,根据肠道准备情况决定是否一期缝合,也可将缝合处外置,若未愈合则打开成为结肠造瘘,留待以后行还瘘手术,若顺利愈合则可避免结肠造瘘,3 个月后再将外置肠管还纳腹腔。⑥特殊情况:对于梗阻、穿孔、出血等并发症,如梗阻严重术中可行肠减压术、肠造瘘术等;穿孔至腹腔者,需行肠修补术(小肠)或肠造瘘术(结肠),并彻底清洗腹腔,放置引流;肠坏死较多者需切除坏死肠段,酌情一期吻合(小肠)或肠造瘘(结肠);尖锐异物刺破血管者予相应止血处理。

二、经肛门置入异物

(一)病因

1.发病对象

多由非正常性行为引起,患者多见于 30～50 岁的男性。偶有外伤造成异物插入,体内藏毒,或因排便困难用条状物抠挖过深难以取出等,极少数为医疗操作遗留。

2.异物种类

多为条状物和瓶状物,种类繁多,曾见于临床的有按摩棒、假阳具、黄瓜、衣架、茄子、苹果、雪茄、灯泡、圣诞饰品、啤酒瓶、扫帚、钢笔、木条等,也有因外伤插入的钢条,极少数情况为医源性纱布、体温计等(图 3-4)。

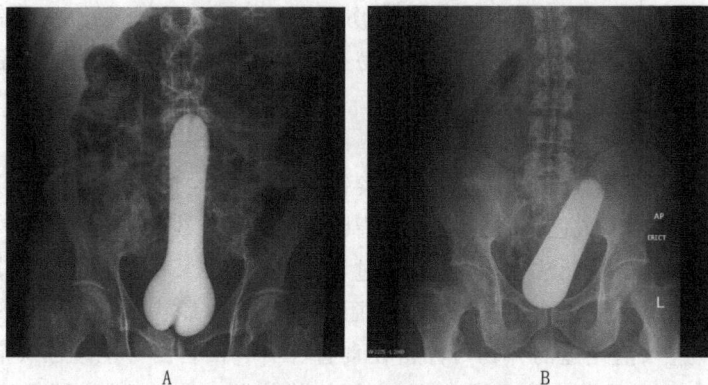

图 3-4　经肛塞入直肠的异物(X 线腹平片)

(二)诊断

1.临床表现

异物部分或全部进入直肠,造成肛门疼痛、腹胀、直肠黏膜,若肛门括约肌损伤会出现出血症状,若导致穿孔可出现剧烈腹痛、会阴坠胀、发热等症状,合并膀胱损伤者有血尿、腹痛、排尿困难等症状。一部分自行取出异物的患者,仍有可能出现出血和穿孔,此类患者往往羞于讲述病因,可能为医师诊断带来困难。较轻的异物性肛管直肠损伤,由于就诊时间晚,多数发生局部感染症状。

2.体格检查

由于患者多羞于就医,就医前多自行反复试图取出异物,就医后也可能隐瞒部分病史,因此体格检查尤为重要。腹部体检有腹膜炎体征者,应怀疑穿孔和腹腔脏器损伤,肛门指诊为必需项目,可触及异物,探知直肠和括约肌损伤情况。

3.辅助检查

体格检查怀疑穿孔可能时,血常规检查白细胞计数和中性粒细胞比值升高有助于帮助判断。放射学检查尤为重要,腹部立卧位 X 线片可显示异物形状、位置,CT 有助于判断是否穿孔及发现其他脏器损伤。

(三)治疗

1.处理原则

(1)对直肠异物病例首先需明确是否发生直肠穿孔,向腹腔穿孔将造成急性腹膜炎,腹膜返折以下穿孔将引起直肠周围间隙严重感染。X线腹平片可显示异物位置和游离气体,可帮助诊断穿孔。若患者出现低血压、心动过速、严重腹痛或会阴部红肿疼痛、发热,体查发现腹膜炎体征,X线腹平片存在游离气体,可诊断为直肠穿孔。应立即抗休克和抗感染治疗,尽快完善术前准备,放置尿管,急诊手术。若病情稳定,生命体征正常,但不能排除穿孔,可行CT检查以协助诊断。此类穿孔通常发生于腹膜返折以下,CT可发现直肠系膜含气、积液,周围脂肪模糊。当异物被取出或进入乙状结肠,行肛门镜或肠镜检查可明确乙状结肠直肠损伤或异物位置。

(2)对于没有出现穿孔和腹膜炎、生命体征稳定的患者,大多数异物可在急诊室或手术室内取出。近肛门处异物可直接或在骶麻下取出。对远离肛门进入直肠上段或乙状结肠的异物不可使用泻剂和灌肠,这可能造成直肠损伤,甚至可能将异物推至更近端的结肠,可尝试在肛门镜或肠镜下取出,否则只能手术取出异物。

(3)取出异物后,应再次检查直肠,以排除缺血坏死或肠壁穿孔。

(4)应当指出的是,直肠异物患者中同性恋者较多,为HIV感染高危人群,在处理直肠异物尤其是尖锐异物时,医务人员应注意自身防护。

2.经肛异物取出

多采用截石位,优点是有利于暴露肛门、便于下压腹部,有助取出异物。

使直肠和肛门括约肌放松是经肛异物取出的关键,可以用腰麻、骶麻或静脉麻醉,配合充分扩肛,以利于暴露和观察。如果异物容易被手指触到,可在扩肛后使用Kocher钳或卵环钳夹持住异物,将其拉至肛缘取出。之后需用乙状结肠镜或肠镜检查远端结肠和直肠有无损伤。直肠异物种类很多,需根据具体情况设计不同方式取出。

(1)钝器:如前所述,在患者充分镇静、扩肛、异物靠近肛管的情况下,使用器械钳夹或手指可较为容易地取出异物。在操作过程中可要求患者协助作用力排便动作,使异物下降靠近肛管,以便取出(图3-5)。

(2)光滑物体:光滑物体(如酒瓶、水果等)不易抓取,水果等破碎后无伤害的物体可以破碎后取出,但酒瓶、灯泡等破裂后可造成损伤的物体应小心避免其破碎。光滑异物与直肠黏膜紧密贴合,将异物向下拉扯时可形成真空吸力妨碍取出,此时可尝试放置Foley尿管在异物与直肠壁之间,扩张尿管球囊,使空气进入,去除真空状态,取出异物(图3-6)。

(3)尖锐物体:尖锐物体的取出比较困难,而且存在黏膜撕裂、出血、穿孔等风险,需要外科医师在直视或内镜下仔细、耐心操作。异物取出后应再次检查直肠以排除损伤(图3-7)。

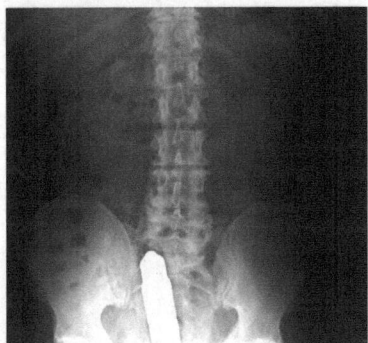

图3-5 直肠内钝器的X线表现

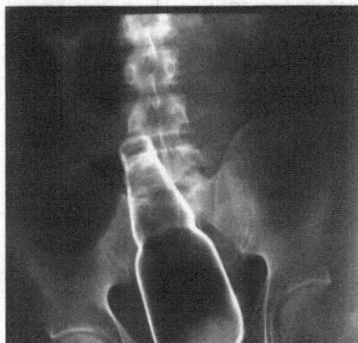

图3-6 直肠内光滑物体X线表现

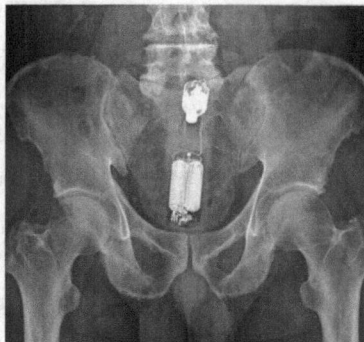

图 3-7　直肠内尖锐物体 X 线表现

3.肠镜下异物取出

适用于上段直肠或中下段乙状结肠,肠镜可提供清晰的画面,可观察到细小的直肠黏膜损伤。有报道使用肠镜可顺利取出 45% 的乙状结肠异物和 76% 的直肠异物,而避免了外科手术。常用方法是用息肉圈套套住异物取出。使用肠镜还可起到去除真空状态的作用,适用于光滑异物的取出。成功取出异物后应在肠镜下再次评估结直肠损伤情况。

4.手术治疗

经肛门或内镜多次努力仍无法取出异物时需手术取出。有穿孔、腹膜炎等情况也是明确的手术适应证。在开腹或腹腔镜手术中,可尝试将异物向远端推动,以尝试经肛门取出。不能成功则须开腹切开结肠取出异物,之后可根据结肠清洁程度一期缝合,或将缝合处外置。若异物已导致结直肠穿孔,则按结直肠损伤处理。还应注意勿遗漏多个异物,或已破碎断裂的异物部分。

(四)并发症及术后处理

直肠异物最危险的并发症是直肠或乙状结肠穿孔,接诊医师应作 3 方面的判断:①患者全身情况。②是否存在穿孔,穿孔部位位于腹腔还是腹膜返折以下。③腹腔穿刺是否存在粪样液体。治疗的原则是粪便转流,清创,冲洗远端和引流。

若发现直肠黏膜撕裂,最重要的是确认有否肠壁全层裂伤,若排除后,较小的撕裂出血一般为自限性,无须特殊处理,而撕裂较大时需在麻醉下缝合止血,或用肾上腺素生理盐水纱布填塞。术后 3 天内应调整饮食或经肠外营养支持,尽量减少大便。

开腹取异物术后易发切口感染,对切口的处理可采用甲硝唑冲洗、切口内引流,或采用全层减张缝合关腹,并预防性使用抗生素。

若因肛门括约肌损伤或断裂导致不同程度大便失禁,需进行结肠造瘘术、括约肌修补或成形术和造瘘还纳术的多阶段治疗。

（付　强）

第八节　应激性溃疡

应激性溃疡(stress ulcer,SU)又称急性胃黏膜病变(acute gastric mucosa lesion,AGML)或急性应激性黏膜病(acute stress mucosal lesion,ASML),是指机体在各类严重创伤或疾病等应

激状态下发生的食管、胃或十二指肠等部位黏膜的急性糜烂或溃疡。库欣（Curling）最早在1842年观察到严重烧伤患者易发急性胃十二指肠溃疡出血，1932年Cushing报道颅脑损伤患者易伴发SU。现已证实，SU在重症患者中很常见，75%～100%的重症患者在进入ICU 24小时内发生SU。0.6%～6.0%的SU并发消化道大出血，而一旦并发大出血，会导致约50%患者死亡。SU病灶通常较浅，很少侵及黏膜肌层以下，穿孔少见。

一、病因

诱发SU的病因较多，常见病因包括严重创伤及大手术后、全身严重感染、多脏器功能障碍综合征和（或）多脏器功能衰竭、休克及心肺脑复苏后、心脑血管意外、严重心理应激等。其中由严重烧伤导致者又称库欣溃疡，继发于重型颅脑外伤的又称库欣溃疡。

二、病理生理

目前认为SU的发生是由于胃运动、分泌、血流、胃肠激素等多种因素的综合作用，使损伤因素增强，胃黏膜防御作用减弱，不足以抵御胃酸和胃蛋白酶的侵袭，最终导致胃黏膜损害和溃疡形成（图3-8）。

正常生理状态下，胃十二指肠黏膜具有一系列防御和修复机制，以抵御各种侵袭因素的损害，维持黏膜的完整性。这些防御因素主要包括上皮前的黏液和碳酸氢盐屏障、上皮细胞及上皮后的微循环。

（1）黏液和碳酸氢盐屏障：胃黏液是由黏膜上皮细胞分泌的一种黏稠、不溶性的冻胶状物，其主要成分为糖蛋白，覆盖在胃黏膜表面形成黏液层，此层将胃腔与黏膜上皮细胞顶面隔开，并与来自血流或细胞内代谢产生的HCO_3^-一起构成黏液和碳酸氢盐屏障。黏液层是不流动层，H^+在其中扩散极慢，其中的HCO_3^-可充分与H^+中和，并造成黏液层的胃腔侧与黏膜侧之间存在pH梯度，从而减轻胃酸对黏膜上皮细胞的损伤。

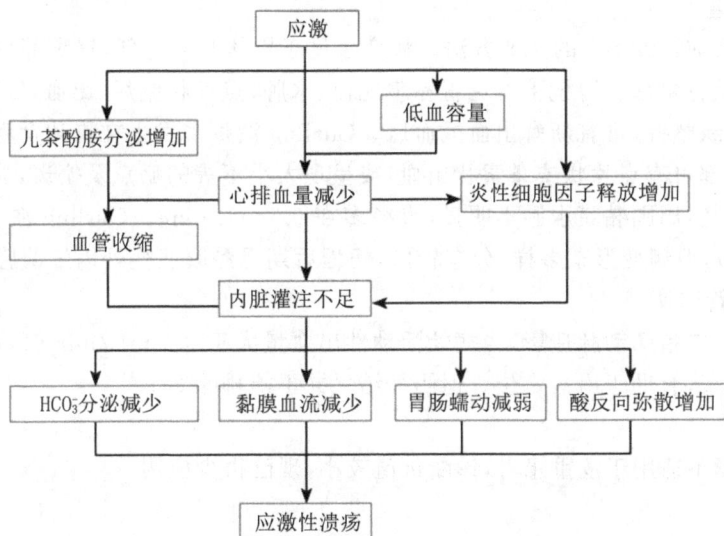

图3-8 SU病理生理

（2）胃黏膜屏障：胃黏膜上皮细胞层是保护胃黏膜的重要组成部分，胃腔面的细胞膜由脂蛋白构成,可阻碍胃腔内 H^+ 顺浓度梯度进入细胞内,避免了细胞内 pH 降低。同时上皮细胞能在黏膜受损后进行快速迁移和增生,加快黏膜修复。

(3)黏膜血流:可为黏膜提供氧、营养物质及胃肠肽类激素等以维持其正常功能,还可及时有效清除代谢产物和逆向弥散至黏膜内的 H^+,维持局部微环境稳定。此外,胃黏膜内存在许多具有细胞保护作用的物质,如胃泌素、前列腺素、生长抑素、表皮生长因子等,有保护细胞,抑制胃酸分泌,促进上皮再生的作用。

在创伤、休克等严重应激情况下,黏膜上皮细胞功能障碍,不能产生足够的 HCO_3^- 和黏液,黏液和碳酸氢盐屏障受损;同时交感神经兴奋,使胃的运动功能减弱,幽门功能紊乱,十二指肠内容物返流入胃,加重对胃黏膜屏障的破坏;应激状态下胃黏膜缺血坏死,微循环障碍使黏膜上皮细胞更新减慢;应激时前列腺素(PGs)水平降低,儿茶酚胺大量释放,可激活并产生大量活性氧,其中的超氧离子可使细胞膜脂质过氧化,破坏细胞完整性,并减少核酸合成,使上皮细胞更新速度减慢,加重胃黏膜损伤。活性氧还可与血小板活化因子(PAF)、白三烯(LTC)、血栓素(TXB_2)等相互作用,参与多种原因所致的 SU 发病过程。

三、临床表现

消化道出血是 SU 的主要表现,可出现呕血和(或)黑便,或仅有胃液或大便潜血阳性。出血的显著特点是具有间歇性,可间隔多天,这种间歇特性可能是由于原有黏膜病灶愈合同时又有新病灶形成所致。消化道出血量大时常有血压下降、心率增快、体位性晕厥、皮肤湿冷、尿少等外周循环衰竭表现,连续出血可导致血红蛋白下降,血尿素氮增多,甚至出现重要脏器功能衰竭。除出血外,SU 可出现上腹痛、腹胀、恶心、呕吐、反酸等消化道症状,但较一般胃十二指肠溃疡病轻。由于 SU 常并发于严重疾病或多个器官损伤,其临床表现容易被原有疾病掩盖。

四、辅助检查

(一)胃镜检查

胃镜检查是目前诊断 SU 的主要方法。病变多见于胃体及胃底部,胃窦部少见,仅在病情发展或恶化时才累及胃窦部。胃镜下可见胃黏膜充血、水肿、点片状糜烂、出血,以及大小不一的多发性溃疡,溃疡边缘整齐,可有新鲜出血或血斑。Curling 溃疡多发生在胃和食管,表现为黏膜局灶性糜烂,糜烂局部可有点片状或条索状出血,或呈现大小不等的瘀点及瘀斑,溃疡常为多发,形态不规则,境界清楚,周围黏膜水肿不明显,直径多在 $0.5 \sim 1.0$ cm。Curling 溃疡内镜下表现与其他类型 SU 相似,但病变形态多样,分布较广,病程后期胃黏膜病变处因细菌感染可见脓苔。

(二)介入血管造影

行选择性胃十二指肠动脉造影,当病灶活动性出血量大于 0.5 mL/min 时,可于出血部位见到造影剂外溢、积聚,有助于出血定位。但阴性结果并不能排除 SU。

(三)其他

X 线钡剂造影不适用于危重患者,诊断价值较小,现已很少应用。

五、诊断

SU 的诊断主要靠病史和临床表现。中枢神经系统病变(颅内肿瘤、外伤、颅内大手术等)、严重烧伤、外科大手术、创伤、休克、脓毒血症和尿毒症等患者出现上腹部疼痛或消化道出血时,要考虑到 SU 可能,确诊有赖于胃镜检查。

六、治疗

(一)抑酸治疗

目标是使胃内 pH>4,并延长 pH>4 的持续时间,从而降低 SU 的严重程度,治疗和预防 SU 并发的出血。目前常用的抑酸药物主要有 H_2 受体阻滞剂和质子泵抑制剂。H_2 受体阻滞剂可拮抗胃壁细胞膜上的 H_2 受体,抑制基础胃酸分泌,也抑制组胺、胰岛素、胃泌素、咖啡因等引起的胃酸分泌,降低胃酸,保护胃黏膜,并通过干扰组胺作用,间接影响垂体激素的分泌和释放,从而达到控制 SU 出血的作用。常用药物有雷尼替丁(100 mg 静脉滴注,每天 2~4 次),法莫替丁(20 mg 静脉滴注,每天 2 次)。质子泵抑制剂能特异性作用于胃黏膜壁细胞中的 H^+,K^+-ATP酶,使其不可逆性失活,从而减少基础胃酸分泌和各种刺激引起的胃酸分泌,保护胃黏膜,缓解胃肠血管痉挛状态,增加因应激而减少的胃黏膜血流,显著降低出血率和再次出血的发生率。但质子泵抑制剂减少胃酸同时也降低胃肠道的防御功能,利于革兰氏阴性杆菌生长,不利于对肺部感染及肠道菌群的控制,长期应用还可引起萎缩性胃炎等,并可能与社区获得性肺炎或医院获得性肺炎相关。常用药物有奥美拉唑和潘妥拉唑,每次 40 mg,静脉滴注,每天 2 次。

(二)保护胃黏膜

前列腺素 E_2 可增加胃十二指肠黏膜的黏液和碳酸氢盐分泌,改善黏膜血流,增强胃黏膜防护作用,同时可抑制胃酸分泌。硫糖铝、氢氧化铝凝胶等可黏附于胃壁起到保护胃黏膜的作用,并可以降低胃内酸度。用法可从胃管反复灌注药物。

(三)其他药物

近年研究认为氧自由基的大量释放是 SU 的重要始动因子之一,别嘌醇、维生素 E 及中药复方丹参、小红参等具有拮抗氧自由基的作用,但临床实际效果还需循证医学方法证实。

(四)SU 并发出血的处理

一般先采用非手术疗法,包括输血,留置胃管持续胃肠负压吸引,使用抑酸药物,冰盐水洗胃等。有条件时可行介入治疗,行选择性动脉插管(胃左动脉)后灌注血管升压素。另外,如果患者情况可以耐受,可行内镜下止血,如钛夹止血、套扎止血、局部应用组织粘附剂和药物止血、黏膜内或血管内注射止血剂、高频电和氩离子凝固止血等。若非手术治疗无效,对持续出血或短时间内反复大量出血、范围广泛的严重病变,需及时手术治疗,原则是根据患者全身情况、病变部位、范围大小及并发症等选择最简单有效的术式。病变范围不大或十二指肠出血为主者,多主张行胃大部切除或胃大部切除加选择性迷走神经切断术。若病变范围广泛,弥漫性大量出血,特别是病变波及胃底者,可视情况保留 10% 左右的胃底,或行全胃切除术。但全胃切除创伤大,应谨慎用于 SU 患者。

七、预防

预防 SU 的基本原则是积极治疗原发病,纠正休克和抑制胃酸。具体措施包括积极治疗原发病和防治并发症;维护心肺等重要器官正常功能;及时纠正休克,维持有效循环容量;控制感染;维持水、电解质及酸碱平衡;预防性应用抑酸药物;避免应用激素及阿司匹林、吲哚美辛等非甾体抗炎药(NSAIDs);对有腹胀及呕吐者留置胃管减压,以降低胃内张力,减轻胃黏膜缺血和十二指肠反流液对胃黏膜的损害。

(付　强)

第九节 胃十二指肠溃疡大出血

胃十二指肠溃疡患者有大量呕血、柏油样黑便,引起红细胞、血红蛋白和血细胞比容明显下降,脉率加快,血压下降,出现为休克前期症状或休克状态,称为溃疡大出血,不包括小量出血或仅有大便潜血阳性的患者。胃十二指肠溃疡出血,是上消化道大出血中最常见的原因,占50%以上。

一、流行病学

十二指肠溃疡并发症住院患者中,出血多于穿孔4倍。约20%的十二指肠溃疡患者在其病程中会发生出血,十二指肠溃疡患者出血较胃溃疡出血为多见。估计消化性溃疡患者约占全部上消化道出血住院患者的50%。虽然H_2受体阻滞剂和奥美拉唑药物治疗已减少难治性溃疡择期手术的病例数,但因合并出血患者的手术例数并无减少。

二、病因和发病机制

(一)NSAIDs

应用NSAIDs是溃疡出血的一个重要因素,具有这部分危险因素的患者在增加。在西方国家多于50%以上消化道出血患者有新近应用NSAIDs史。在老年人口中,以前有胃肠道症状,并有短期NSAIDs治疗,这一危险因素正在增高。使用大剂量的阿司匹林(300 mg/d)预防一过性脑缺血发作的患者,其相对上消化道出血的危险性比用安慰剂治疗的高7.7倍,其他NSAIDs亦增加溃疡上消化道出血的危险性。

(二)皮质类固醇

皮质类固醇在是否引起消化性溃疡合并出血中的作用仍有争议。最近回顾性研究提示,同时应用NSAIDs是更重要的危险因素。合并应用皮质类固醇和NSAIDs,上消化道出血的危险性升高10倍。

(三)危重疾病

危重患者是消化性溃疡大出血的危险人群,尤其是需要在重病监护病房治疗的。例如,心脏手术后,这种并发症的发生率为0.4%,这些患者大多数被证实为十二指肠溃疡,且这些溃疡常是大的或多发性的。

(四)幽门螺杆菌(Hp)感染

出血性溃疡患者的Hp感染为15%~20%,低于非出血溃疡患者,因此Hp根治对于减少溃疡复发和再出血是十分重要的。

三、病理生理学

溃疡基底的血管壁被侵蚀而导致破裂出血,大多数为动脉出血。引起大出血的十二指肠溃疡通常位于球部后壁,可侵蚀胃十二指肠动脉或胰十二指肠上动脉及其分支引起大出血。胃溃疡大出血多数发生在胃小弯,出血源自胃左、右动脉及其分支。十二指肠前壁附近无大血管,故此处的溃疡常无大出血。溃疡基底部的血管侧壁破裂出血不易自行停止,可引发致命的动脉性出血。大出血后血容量减少、血压降低、血流变缓,可在血管破裂处形成血凝块而暂时止血。由于胃肠的蠕动和胃十二指肠内容物与溃疡病灶的接触,暂时停止的出血有可能再次活动出血,应予高度重视。

溃疡大出血所引起的病理生理变化与其他原因所造成的失血相同,与失血量的多少及失血的速度有密切的关系。据实验证明,出血 50～80 mL 即可引起柏油样黑便,如此少量失血不致发生其他显著症状,但持续性大量失血可以导致血容量减低、贫血、组织低氧、循环衰竭和死亡。

大量血液在胃肠道内可以引起血液化学上的变化,最显著的变化为血非蛋白氮增高,其主要原因是血红蛋白在胃肠内被消化吸收。有休克症状的患者,由于肾脏血液供应不足,肾功能受损,也是可能的原因。胃肠道大出血所致的血非蛋白氮增高在出血后 24～48 小时内即出现,如肾脏功能未受损害,增高的程度与失血量成正比,出血停止后 3～4 天内恢复至正常。

四、临床表现

胃十二指肠溃疡大出血的临床表现主要取决于出血的量及出血速度。

(一)症状

呕血和柏油样黑便是胃十二指肠溃疡大出血的常见症状,多数患者只有黑便而无呕血症状,迅猛的出血则为大量呕血与紫黑血便。呕血前常有恶心症状,便血前后可有心悸、眼前发黑、乏力、全身疲软,甚至晕厥症状。患者过去多有典型溃疡病史,近期可有服用阿司匹林或 NSAIDs 等情况。

(二)体征

一般失血量在 400 mL 以上时,有循环系统代偿的现象,如苍白、脉搏增速但仍强有力、血压正常或稍增高。继续失血达 800 mL 后即可出现明显休克的体征,如出汗、皮肤凉湿、脉搏快弱、血压降低、呼吸急促等。患者意识清醒,表情焦虑或恐惧。腹部检查常无阳性体征,也可能有腹胀、上腹压痛、肠鸣音亢进等。约半数的患者体温增高。

五、辅助检查

大量出血早期,由于血液浓缩,血常规变化不大,以后红细胞计数、血红蛋白值、血细胞比容均呈进行性下降。

依据症状和体检不能准确确定出血的原因。约 75% 患者过去有消化性溃疡病史以证明溃疡是其出血的病因;干呕或呕吐发作后突然发生出血提示食管黏膜撕裂症(Mallory-Weiss Tear);病史及体检有肝硬化证据提示可能食管静脉曲张出血。为了正确诊断出血的来源,必须施行上消化道内镜检查。

内镜检查在上消化道出血患者中有各种作用。除可明确出血的来源,如来源于弥漫性出血性胃炎、静脉曲张、贲门黏膜撕裂症,或胃十二指肠溃疡出血外,内镜所见的胃十二指肠溃疡的外貌有估计的预后意义,在有小出血的患者,见到清洁的溃疡基底或着色的斑点预示复发出血率低,约为 2%,这些患者适合早期进食和出院治疗。相反,发现于溃疡基底可见血管或新鲜凝血块预示有较高的再出血率。大的溃疡(直径>1 cm)同样有高的复发再出血率。由于内镜下治疗技术的发展,非手术治疗的成功率已明显提高,手术的需要和病死率显著下降。

内镜下胃十二指肠溃疡出血病灶特征现多采用 Forrest 分级:FⅠa,可见溃疡病灶处喷血;

FⅠb,可见病灶处渗血;FⅡa,病灶处可见裸露血管;FⅡb,病灶处有血凝块附着;FⅢ,溃疡病灶基底仅有白苔而无上述活动性出血征象。根据上述内镜表现除 FⅢ外,只要有其中一种表现均可确定为此次出血的病因及出血部位。

选择性腹腔动脉或肠系膜上动脉造影也可用于血流动力学稳定的活动性出血患者,可明确病因与出血部位,指导治疗,并可采取栓塞治疗或动脉内注射垂体加压素等介入性止血措施。

六、诊断和鉴别诊断

(一)诊断

有溃疡病史者,发生呕血与黑便,诊断并不困难。10%～15%的患者出血无溃疡病史,鉴别出血的来源较为困难。大出血时不宜行上消化道钡剂检查,因此,急诊纤维胃镜检查在胃十二指肠溃疡出血的诊断中有重要作用,可迅速明确出血部位和病因,出血 24 小时内胃镜检查检出率可达 70%～80%,超过 48 小时则检出率下降。

(二)鉴别诊断

胃十二指肠溃疡出血应与应激性溃疡出血、胃癌出血、食管静脉曲张破裂出血、贲门黏膜撕裂综合征和胆管出血相鉴别。上述疾病,除内镜下表现与胃十二指肠溃疡出血不同外,应结合其他临床表现相鉴别。如应激性溃疡出血多出现在重大手术或创伤后;食管静脉曲张破裂出血体检可发现蜘蛛痣、肝掌、腹壁静脉曲张、肝大、腹水、巩膜黄染等肝硬化的表现;贲门黏膜撕裂综合征多发生在剧烈呕吐或干呕之后;胆管大量出血常由肝内疾病(化脓性感染、胆石、肿瘤)所致,其典型表现为胆绞痛、便血或呕血、黄疸。

七、治疗

治疗原则是补充血容量,防止失血性休克,尽快明确出血部位,并采取有效的止血措施,防止再出血。总体上,治疗方式包括非手术治疗、手术治疗。

(一)非手术治疗

主要是针对休克的治疗,主要措施如下:①补充血容量,建立可靠畅通的静脉通道,快速滴注平衡盐液,做输血配型试验。同时严密观察血压、脉搏、尿量和周围循环状况,并判断失血量,指导补液。失血量达全身总血量的 20%时,应输注羟乙基淀粉、右旋糖酐或其他血浆代用品,用量在 1 000 mL 左右。出血量较大时可输注浓缩红细胞,也可输全血,并维持血细胞比容不低于 30%。输注液体中晶体与胶体之比以 3:1 为宜。监测生命体征,测定中心静脉压、尿量,维持循环功能稳定和良好呼吸十分重要。②留置鼻胃管,用生理盐水冲洗胃腔,清除血凝块,直至胃液变清,持续低负压吸引,动态观察出血情况。可经胃管注入 200 mL 含 8 mg 去甲肾上腺素的生理盐水溶液,每 4～6 小时 1 次。③急诊纤维胃镜检查可明确出血病灶,还可同时施行内镜下电凝、激光灼凝、注射或喷洒药物等局部止血措施。检查前必须纠正患者的低血容量状态。④止血、制酸、生长抑素等药物的应用经静脉或肌内注射巴曲酶;静脉给予 H_2 受体阻滞剂(西咪替丁等)或质子泵抑制药(奥美拉唑等);静脉应用生长抑素。

(二)手术治疗

内镜止血的成功率可达 90%,使急诊手术大为减少,且具有创伤小、极少并发穿孔和可重复实施的优点,适用于绝大多数溃疡病出血,特别是高危老年患者。即使不能止血的病例,内镜检查也明确了出血部位、原因,使后续的手术更有的放矢,成功率升高。内镜处理后发生再出血时仍建议首选内镜治疗,仅在以下患者考虑手术处理:①难以控制的大出血,出血速度快,短期内发生休克,或较短时间内(6～8小时)需要输注较大量血液(＞800 mL)方能维持血压和血细胞比容者。②纤维胃镜检查发现动脉搏动性出血,或溃疡底部血管显露再出血危险很大。③年龄在60岁以上,有心血管疾病、十二指肠球后溃疡及有过相应并发症者。④近期发生过类似的大出血或合并穿孔、幽门梗阻。⑤正在进行药物治疗的胃十二指肠溃疡患者发生大出血,表明溃疡侵蚀性大,非手术治疗难以止血。

手术治疗的目的在于止血抢救患者生命,而不在于治疗溃疡本身和术后的溃疡复发问题。手术介入的方式,经常采用的有:①单纯止血手术,即(胃)十二指肠切开＋腔内血管缝扎,加或不加腔外血管结扎。结合术前胃镜和术中扪摸检查,一般可快速确定出血溃疡部位,即在溃疡对应的前壁切开,显露溃疡后稳妥缝扎止血。如是在幽门部切开,止血后要做幽门成形术(Heineke-Mikulicz法)。②部分胃切除术。③(选择性)迷走神经切断＋胃窦切除或幽门成形术。④介入血管栓塞术。胃部分切除术是前一段时间国内较常采用的一种手术,认为切除了出血灶本身止血可靠,同时切除了溃疡,也避免了术后溃疡的复发。但手术创伤大,在发生了大出血的患者施行,病死率及并发症发生率均高。由于内科治疗的进步和考虑到胃切除后可能的并发症和病死率,近年来更多地采用仅以止血为目的的较保守的一类手术,通过结扎溃疡出血点和(或)阻断局部血管以达到止血目的,术后再辅以正规的内科治疗。因创伤较小,尤其适合老年和高危患者。血管栓塞术止血成功率也较高,但要求特殊设备和娴熟的血管介入技术。

(付　强)

第十节　胃十二指肠溃疡急性穿孔

急性穿孔是胃十二指肠溃疡的严重并发症,也是外科常见的急腹症之一。起病急、病情重、变化快是其特点,常需紧急处理,若诊治不当,可危及患者生命。

一、流行病学调查

近年来,胃十二指肠溃疡的发生率下降,住院治疗的胃十二指肠溃疡患者数量明显减少,特别是胃十二指肠溃疡的选择性手术治疗数量尤为减少,但溃疡的急性并发症(穿孔、出血和梗阻)的发生率和需要手术率无明显改变。

溃疡穿孔每年的发病率为 0.7/10 000～1.0/10 000;穿孔病住院患者占溃疡病住院患者的7％;穿孔多发生在30～60岁人群,占75％。约2％十二指肠溃疡患者中穿孔为首发症状。估计在诊断十二指肠溃疡后,在第1个10年中,每年约0.3％患者发生穿孔。十二指肠溃疡穿孔多位于前壁,特点是前壁溃疡穿孔,后壁溃疡出血。胃溃疡急性穿孔大多发生在近幽门的胃前壁,偏小弯侧,胃溃疡的穿孔一般较十二指肠溃疡略大。

二、病因及发病机制

胃十二指肠溃疡穿孔发生在慢性溃疡的基础上,患者有长期溃疡病史,但在少数情况下,急性溃疡也可以发生穿孔。下列因素可促进穿孔的发生。

(1)精神过度紧张或劳累,增加迷走神经兴奋程度,溃疡加重而穿孔。

(2)饮食过量,胃内压力增加,使溃疡穿孔。

(3)应用 NSAIDs 和十二指肠溃疡、胃溃疡的穿孔密切相关,现在研究显示,治疗患者时应用这类药物是主要的促进因素。

(4)免疫抑制,尤其在器官移植患者中应用激素治疗。

(5)其他因素包括患者年龄增加、慢性阻塞性肺疾病、创伤、大面积烧伤和多器官功能障碍。

三、病理生理

急性穿孔后,有强烈刺激性的胃酸、胆汁、胰液等消化液和食物溢入腹腔,引起化学性腹膜炎,导致剧烈的腹痛和大量腹腔渗出液,甚至可致血容量下降,低血容量性休克。6～8 小时后,细菌开始繁殖,并逐渐转变为化脓性腹膜炎,病原菌以大肠埃希菌及链球菌多见。在强烈的化学刺激,细胞外液丢失的基础上,大量毒素被吸收,可导致感染中毒性休克的发生。胃十二指肠后壁溃疡可穿透全层,并与周围组织包裹,形成慢性穿透性溃疡。

四、临床表现

(一)症状

患者以往多有溃疡病症状或溃疡病史,而且近期常有溃疡病活动的症状。可在饮食不当后或在清晨空腹时发作。典型的溃疡急性穿孔表现为骤发腹痛,十分剧烈,如刀割或烧灼样,为持续性,但也可有阵发加重。由于腹痛发作突然而猛烈,患者甚至有一时性昏厥感。疼痛初起部位多在上腹或心窝部,迅即延及全腹面,以上腹为重。由于腹后壁及膈肌腹膜受到刺激,有时可引起肩部或肩胛部牵涉性疼痛,可有恶心感及反射性呕吐。

(二)体征

患者仰卧拒动,急性痛苦病容,由于腹痛严重而致面色苍白、四肢凉、出冷汗、脉率快、呼吸浅。腹式呼吸因腹肌紧张而消失。在发病初期,血压仍正常,腹部有明显腹膜炎体征,全腹压痛明显,上腹更重,腹肌高度强直,即所谓板样强直。肠鸣音消失。如腹腔内有较多游离气体,则叩诊时肝浊音界不清楚或消失。随着腹腔内细菌感染的发展,患者的体温、脉搏、血压、血常规等周身感染中毒症状,以及肠麻痹、腹胀、腹水等腹膜炎症也越来越重。

溃疡穿孔后,临床表现的轻重与漏出至游离腹腔内的胃肠内容物的量有直接关系,也与穿孔的大小,穿孔时胃内容物的多少(空腹或饱餐后),以及孔洞是否很快被邻近器官或组织粘连堵塞等因素有关。穿孔小或漏出的胃肠内容物少或孔洞很快即被堵塞,则漏出的胃肠液可限于上腹,或顺小肠系膜根部及升结肠旁沟流至右下腹,腹痛程度可以较轻,腹膜刺激征也限于上腹及右侧腹部。

五、辅助检查

如考虑为穿孔,应做必要的实验室检查,检查项目包括血常规、血清电解质和淀粉酶,穿孔时间较长的需检查肾功能、血清肌酐、肺功能并进行动脉血气分析、监测酸碱平衡。常见白细胞升高及核左移,但在免疫抑制和老年患者中有时没有。血清淀粉酶一般是正常的,但有时升高,通常小于正常的 3 倍。肝功能一般是正常的。除非就诊延迟,血清电解质和肾功能是正常的。

胸部 X 线片和立位及卧位腹部 X 线片是必需的。约70％的患者有腹腔游离气体,因此无游离气体的不能排除穿孔。当疑为穿孔但无气腹者,可做水溶性造影剂上消化道造影检查,确立诊断腹膜炎体征者,这种 X 线造影是不需要的。

诊断性腹腔穿刺在部分患者是有意义的,若抽出液中含有胆汁或食物残渣常提示有消化道穿孔。

六、诊断和鉴别诊断

(一)诊断标准

胃十二指肠溃疡急性穿孔后表现为急剧上腹痛,并迅速扩展为全腹痛,伴有显著的腹膜刺激征,结合 X 线检查发现腹部膈下游离气体,诊断性腹腔穿刺抽出液含有胆汁或食物残渣等特点,正确诊断一般不困难。在既往无典型溃疡病者,位于十二指肠及幽门后壁的溃疡小穿孔,胃后壁溃疡向小网膜腔内穿孔,老年体弱反应性差者的溃疡穿孔及空腹时发生的小穿孔等情况下,症状、体征不太典型,较难诊断。另需注意的是,X 线检查未发现膈下游离气体并不能排除溃疡穿孔的可能,因约有 20％患者穿孔后可以无气腹表现。

(二)鉴别诊断

1.急性胰腺炎

溃疡急性穿孔和急性胰腺炎都是上腹部突然受到强烈化学性刺激而引起的急腹症,因而在临床表现上有很多相似之处,在鉴别诊断上可能造成困难。急性胰腺炎的腹痛发作虽然也较突然,但多不如溃疡穿孔者急骤,腹痛开始时有由轻而重的过程,疼痛部位趋向于上腹偏左及背部,腹肌紧张程度也略轻。血清及腹腔渗液的淀粉酶含量在溃疡穿孔时可以有所增高,但其增高的数值尚不足以诊断。急性胰腺炎 X 线检查无膈下游离气体,B 超及 CT 提示胰腺肿胀。

2.胆石症、急性胆囊炎

胆绞痛发作以阵发性为主,压痛较局限于右上腹,而且压痛程度也较轻,腹肌紧张远不如溃疡穿孔者显著。腹膜炎体征多局限在右上腹,有时可触及肿大的胆囊,墨菲征阳性,X 线检查无膈下游离气体,B 超提示有胆囊结石、胆囊炎,如血清胆红素有增高,则可明确诊断。

3.急性阑尾炎

溃疡穿孔后胃十二指肠内容物可顺升结肠旁沟或小肠系膜根部流至右下腹,引起右下腹腹膜炎症状和体征,易被误诊为急性阑尾炎穿孔。仔细询问病史当能发现急性阑尾炎开始发病时的上腹痛一般不十分剧烈,阑尾穿孔时腹痛的加重也不以上腹部为主,腹膜炎体征则右下腹较上腹部明显。

4.胃癌穿孔

胃癌急性穿孔所引起的腹内病理变化与溃疡穿孔相同,因而症状和体征也相似,术前难以鉴别。老年患者,特别是无溃疡病既往史而近期内有胃部不适或消化不良及消瘦、体力差等症状者,当出现溃疡急性穿孔的症状和体征时,应考虑到胃肠穿孔的可能。

七、治疗

对胃十二指肠溃疡急性穿孔的治疗原则首先是终止胃肠内容物继续漏入腹腔,使急性腹膜炎好转,以挽救患者的生命。经常述及的 3 个高危因素:①术前存在休克;②穿孔时间超过24 小时;③伴随严重内科病。这 3 类患者病死率高,可达 5％～20％;而无上述高危因素者病死率＜1％。故对此 3 类患者的处理更要积极、慎重。具体治疗方法有 3 种,即非手术治疗、手术修补穿孔及急症胃部分切除和迷走神经切断术,现在认为后者(胃部分切除术和迷走神经切断术)不是溃疡病的合理手术方式,已很少采用。术式选择主要依赖于患者一般状况、术中所见、局部解剖和穿孔损伤的严重程度。

(一)非手术治疗

近年来,特别是在我国,对溃疡急性穿孔采用非手术治疗累积了丰富经验,大量临床实践经验表明,连续胃肠吸引减压可以防止胃肠内容物继续漏向腹腔,有利于穿孔自行闭合及急性腹膜炎好转,从而使患者免遭手术痛苦。其病死率与手术缝合穿孔者无显著差别。为了能够得到满意的吸引减压,鼻胃管在胃内的位置要恰当,应处于最低位。非手术疗法的缺点是不能去除已漏入腹腔内的污染物,因此只适用于腹腔污染较轻的患者。其适应证:①患者无明显中毒症状,急性腹膜炎体征较轻,或范围较局限,或已趋向好转,表明漏出的胃肠内容物较少,穿孔已趋于自行闭合。②穿孔是在空腹情况下发生的,估计漏至腹腔内的胃肠内容物有限。③溃疡病本身不是根治性治疗的适应证。④有较重的心肺等重要脏器并存病,致使麻醉及手术有较大风险。但对70岁以上、诊断不能肯定、应用类固醇激素和正在进行溃疡治疗的患者,不能采取非手术治疗方法。

因为手术治疗的效果确切,非手术治疗的风险并不低(腹内感染、脓毒症等),一般认为非手术治疗要极慎重。在非手术治疗期间,需动态观察患者的全身情况和腹部体征,若病情无好转或有所加重,则要及时改用手术治疗。

(二)手术治疗

手术治疗包括单纯穿孔缝合术和确定性溃疡手术。

1.单纯穿孔缝合术

单纯穿孔缝合术是目前治疗溃疡病穿孔主要的手术方式。只要闭合穿孔不致引起胃出口梗阻,就应首先考虑。缝闭瘘口、中止胃肠内容物继续外漏后,彻底清除腹腔内的污染物及渗出液。术后经过一段时期内科治疗,溃疡可以愈合。缝合术的优点是操作简便,手术时间短,安全性高。一般认为,以下为单纯穿孔缝合术的适应证:穿孔时间超过8小时,腹腔内感染及炎症水肿较重,有大量脓性渗出液;以往无溃疡病史或有溃疡病史未经正规内科治疗,无出血、梗阻并发症,特别是十二指肠溃疡;有其他系统器质性疾病而不能耐受彻底性溃疡手术。单纯穿孔缝合术通常采用经腹手术,穿孔以丝线间断横向缝合,再用大网膜覆盖,或以网膜补片修补;也可经腹腔镜行穿孔缝合大网膜覆盖修补。一定吸净腹腔内渗液,特别是膈下及盆腔内。吸除干净后,腹腔引流并非必须。对所有的胃溃疡穿孔患者,需做活检或术中快速病理学检查,若为恶性,应行根治性手术。单纯溃疡穿孔缝合术后仍需内科治疗,Hp 感染者需根除 Hp,以减少复发的机会,部分患者因溃疡未愈合仍需行彻底性溃疡手术。

利用腹腔镜技术缝合十二指肠溃疡穿孔为 Nathanson 等于1990年首先报道。后来 Mouret 等描述一种无缝合穿孔修补技术:以大网膜片和纤维蛋白胶封闭穿孔。以后相继报道了明胶海绵填塞、胃镜引导下肝圆韧带填塞等技术。无缝合技术效果不确切,其术后再漏的机会很大(10%左右),尤其在穿孔直径>5 mm 者,因此应用要慎重。缝合技术有单纯穿孔缝合、缝合加大网膜补片加强和以大网膜补片缝合修补等。虽然腔镜手术具有微创特点,而且据报道术后切口的感染发生率较开腹手术低,但并未被广大外科医师普遍接受,原因是手术效果与开腹手术比较仍有争议,术后发生再漏需要手术处理者不少见,手术时间较长和花费高。以下情况不宜选择腹腔镜手术:①存在前述高危因素(术前存在休克、穿孔时间>24 小时和伴随内科疾病)。②有其他溃疡并发症,如出血和梗阻。③较大的穿孔(直径>10 mm)。④腹腔镜实施技术上有困难(上腹部手术史等)。

2.部分胃切除和迷走神经切断术

随着对溃疡病病因学的深入理解和内科治疗的良好效果,以往常用手术方法——部分胃切除和迷走神经切断手术已经很少采用。尤其在急性穿孔有腹膜炎的情况下进行手术,其风险显然较穿孔修补术为大,因此需要严格掌握适应证。仅在以下情况时考虑手术:①需切除溃疡本身以治愈疾病。如急性穿孔并发出血;已有幽门瘢痕性狭窄等,在切除溃疡时可根据情况考虑做胃部分切除手术。②较大的胃溃疡穿孔,有癌变可能,做胃部分切除。③Hp 感染阴性、联合药物治疗无效或胃溃疡复发时,仍有做迷走神经切断术的报道。

(付　强)

第十一节　肥厚性幽门狭窄

肥厚性幽门狭窄是常见疾病,占消化道畸形的第 3 位。早在 1888 年丹麦医师 Hirchsprung 首先描述本病的病理特点和临床表现,但未找到有效治疗方法。1912 年 Ramstedt 在前人研究基础上创用幽门肌切开术,从而使病死率明显降低,成为标准术式推行至今。目前,手术病死率已降至 1% 以下。

依据地理、时令和种族的区别,有不同的发病率。欧美国家较高,在美国每 400 个活产儿中 1 例患此病,非洲、亚洲地区发病率较低,我国发病率为 1/3 000。男性居多,占 90%,男女之比为(4~5):1。多为足月产正常婴儿,未成熟儿较少见:第一胎多见,占总病例数的 40%~60%。有家族聚集倾向,母亲患病,则子女患病可能性增加 3 倍。

一、病理解剖

主要病理改变是幽门肌层显著增厚和水肿,尤以环肌为著,纤维肥厚但数量没有增加。幽门部呈橄榄形,质硬有弹性。当肌肉痉挛时则更为坚硬。一般测量长 2~2.5 cm,直径 0.5~1 cm,肌层厚 0.4~0.6 cm,在年长儿肿块还要大些。但肿块大小与症状严重程度和病程长短无关。肿块表面覆有腹膜且光滑,由于血供受压力影响,色泽显得苍白。肥厚的肌层挤压黏膜呈纵形皱襞,使管腔狭小,加上黏膜水肿,以后出现炎症,使管腔更显细小,在尸解标本上幽门仅能通过 1 mm 的探针。细窄的幽门管向胃窦部移行时腔隙呈锥形逐渐变宽,肥厚的肌层逐渐变薄,二者之间无精确的分界。但在十二指肠侧则界限明显,胃壁肌层与十二指肠肌层不相连续,肥厚的幽门肿块类似子宫颈样突入十二指肠。组织学检查见肌层肥厚,肌纤维排列紊乱,黏膜水肿、充血。由于幽门梗阻,近侧胃扩张,胃壁增厚,黏膜皱襞增多且水肿,并因胃内容物滞留,常导致黏膜炎症和糜烂,甚至有溃疡。

肥厚性幽门狭窄病例合并先天畸形相当少见,占 7% 左右。食管裂孔疝、胃食管反流和腹股沟疝是最常见的畸形,但未见有大量的病例报道。

二、病因

对幽门狭窄的病因和发病机制至今尚无定论,多年来进行大量研究,主要有以下几种观点。

(一)遗传因素

在病因学上起着很重要的作用。发病有明显的家族性,甚至一家中母亲和 7 个儿子同病,且在单卵双胎比双卵双胎多见。双亲中有一人患此病,子女发病率可高达 6.9%。若母亲患病,其子发病率为 19%,其女为 7%;如父亲患病,则分别为 5.5% 和 2.4%。经过研究指出幽门狭窄的遗传机制是多基因性,既非隐性遗传亦非伴性遗传,而是由一个显性基因和一个性修饰多因子构成的定向遗传基因。这种遗传倾向受一定的环境因素而起作用,如社会阶层、饮食种类、季节等。发病以春秋季为高,但其相关因素不明。常见于高体重的男婴,但与胎龄的长短无关。

(二)神经功能

从事幽门肠肌层神经丛研究的学者发现,神经节细胞直至生后 2～4 周才发育成熟。因此,许多学者认为神经节细胞发育不良是引起幽门肌肉肥厚的机制,否定了过去幽门神经节细胞变性导致病变的学说。但也有持不同意见者,其观察到幽门狭窄的神经节细胞数目减少不明显,但有神经节细胞分离、空化等改变,这些改变可能造成幽门肌肥厚。如神经节细胞发育不良是原因,则早产儿发病应多于足月儿,然而二者并无差异。近年研究认为肽能神经的结构改变和功能不全可能是主要病因之一,通过免疫荧光技术观察到环肌中含脑啡肽和血管活性肠肽神经纤维数量明显减少,应用放射免疫法测定组织中 P 物质含量减少,由此推测这些肽类神经的变化与发病有关。

(三)胃肠激素

幽门狭窄患儿术前血清促胃液素升高曾被认为是发病原因之一,经反复实验,目前并不能推断是幽门狭窄的原因还是后果。近年研究发现血清和胃液中前列腺素(PGS)浓度增高,由此提示发病机制是幽门肌层局部激素浓度增高使肌肉处于持续紧张状态,而致发病。亦有人对血清胆囊收缩素进行研究,结果无异常变化。近年来研究认为一氧化氮合成酶的减少也与其病因相关。幽门环肌中还原性辅酶Ⅱ(NADPHd)阳性纤维消失或减少,NO 合酶明显减少,致 NO 产生减少,使幽门括约肌失松弛,导致胃输出道梗阻。

(四)肌肉功能性肥厚

有学者通过细致观察,发现有些出生 7～10 天的婴儿将凝乳块强行通过狭窄幽门管的征象,由此认为这种机械性刺激不仅可造成黏膜水肿增厚;也导致大脑皮质对内脏的功能失调,使幽门发生痉挛。两种因素促使幽门狭窄形成严重梗阻而出现症状。但亦有持否定意见,认为幽门痉挛首先应引起某些先期症状,如呕吐,而在某些呕吐发作很早进行手术的病例中却发现肿块已经形成,且肥厚的肌肉主要是环肌,这与痉挛引起幽门肌肉的功能性肥厚是不相符的。

(五)环境因素

发病率有明显的季节性高峰,以春秋季为主,在活检组织切片中发现神经节细胞周围有白细胞浸润。推测可能与病毒感染有关,但检测患儿及其母亲的血、便和咽部均未能分离出柯萨奇病毒,检测血清抗体亦无变化,用柯萨奇病毒感染动物亦未见相关病理改变。

三、临床表现

症状出现于生后 3～6 周,亦有更早的,极少数发生在 4 个月之后。呕吐是主要症状,最初仅是回奶,接着为喷射性呕吐。开始时偶有呕吐,随着梗阻加重,几乎每次喂奶后都要呕吐。呕吐物为黏液或乳汁,在胃内滞留时间较长则吐出凝乳,不含胆汁。少数病例由于刺激性胃炎,呕吐物含有新鲜或变性的血液。有报道幽门狭窄病例在新生儿高胃酸期发生胃溃疡及大量呕血者,也有发生十二指肠溃疡者。在呕吐之后婴儿仍有很强的觅食欲,如再喂奶仍能用力吸吮。未成熟儿的症状常不典型,喷射性呕吐并不显著。

随呕吐加剧,由于奶和水摄入不足,体重起初不增,继之迅速下降,尿量明显减少,数天排便1次,量少且质硬,偶有排出棕绿色便,被称为饥饿性粪便。由于营养不良、脱水,婴儿明显消瘦,皮肤松弛有皱纹,皮下脂肪减少,精神抑郁呈苦恼面容。发病初期呕吐丧失大量胃酸,可引起碱中毒,呼吸变浅而慢,并可有喉痉挛及手足抽搐等症状,以后脱水严重,肾功能低下,酸性代谢产物滞留体内,部分碱性物质被中和,故很少有严重碱中毒者。如今,因就诊及时,严重营养不良的晚期病例已难以见到。

幽门狭窄伴有黄疸,发生率约2%。多数以非结合胆红素升高为主。一旦外科手术解除幽门梗阻后,黄疸就很快消退。因此,这种黄疸最初被认为是幽门肿块压迫肝外胆管引起,现代研究认为是肝酶不足的关系。高位胃肠梗阻伴黄疸婴儿的肝葡萄糖醛酸转移酶活性降低,但其不足的确切原因尚不明确。有人认为酶的抑制与碱中毒有关,但失水和碱中毒在幽门梗阻伴黄疸的病例中并不很严重。热能供给不足亦是一种可能原因,与先天性非溶血性黄疸综合征的黄疸病例相似,在供给足够热量后患儿胆红素能很快降至正常水平。一般术后5～7天黄疸自然消退,无须特殊治疗。

腹部检查时将患儿置于舒适体位,腹部充分暴露,在明亮光线下,喂糖水时进行观察,可见胃型及蠕动波。检查者位于婴儿左侧,手法必须温柔,左手置于右肋缘下腹直肌外缘处,以示指和环指按压腹直肌,用中指指端轻轻向深部按摩,可触到橄榄形、光滑质硬的幽门肿块,1～2 cm大小。在呕吐之后胃空瘪且腹肌暂时松弛时易于扪及。当腹肌不松弛或胃扩张明显时肿块可能扪不到,可先置胃管排空胃,再喂给糖水边吸吮边检查,要耐心反复检查,据经验多数病例均可扪到肿块。

实验室检查发现临床上有失水的婴儿,均有不同程度的低氯性碱中毒,血液 PCO_2 升高,pH升高和低氯血症。必须认识到代谢性碱中毒时常伴有低钾现象,其机制尚不清楚。小量的钾随胃液丢失外,在碱中毒时钾离子向细胞内移动,引起细胞内高钾,而细胞外低钾,同时肾远曲小管上皮细胞排钾增多,从而造成血钾降低。

四、诊断

依据典型的临床表现,见到胃蠕动波、扪及幽门肿块和喷射性呕吐等3项主要征象,诊断即可确定。其中最可靠的诊断依据是触及幽门肿块。同时可进行超声检查或钡餐检查以助明确。

(一)超声检查

诊断标准包括反映幽门肿块的3项指标:幽门肌层厚度≥4 mm,幽门管长度≥18 mm,幽门管直径≥15 mm。有人提出以狭窄指数(幽门厚度×2÷幽门管直径×100%)＞50%作为诊断标准。超声下可注意观察幽门管的开闭和食物通过情况。

(二)钡餐检查

诊断的主要依据是幽门管腔增长(＞1 cm)和管径狭窄(＜0.2 cm),"线样征"。另可见胃扩张,胃蠕动增强,幽门口关闭呈"鸟喙状",胃排空延迟等征象。有报道随访复查幽门环肌切开术后的病例,这种征象尚可持续数天,以后幽门管逐渐变短而宽,然而有部分病例不能恢复至正常状态。术前患儿钡餐检查后须经胃管洗出钡剂,用温盐水洗胃以免呕吐而发生吸入性肺炎。

五、鉴别诊断

婴儿呕吐有各种病因,应与下列各种疾病相鉴别,如喂养不当、全身性或局部性感染、肺炎和先天性心脏病、颅内压增加的中枢神经系统疾病、进展性肾脏疾病、感染性胃肠炎、各种肠梗阻、内分泌疾病、胃食管反流和食管裂孔疝等。

六、治疗

(一)外科治疗

采用幽门环肌切开术是最好的治疗方法,疗程短,效果好。术前必须经过 24～48 小时的准备,纠正脱水和电解质紊乱,补充钾盐。营养不良者给静脉营养,改善全身情况。手术是在幽门前上方无血管区切开浆膜及部分肌层,切口远端不超过十二指肠端,以免切破黏膜,近端则应超过胃端以确保疗效,然后以钝器向深层划开肌层,暴露黏膜,撑开切口至 5 mm 以上宽度,使黏膜自由膨出,局部压迫止血即可。目前采用脐环内弧形切口和腹腔镜完成此项手术已被广泛接受和采纳。患儿术后进食在次日早晨开始为妥,先进糖水,由少到多,24 小时渐进奶,2～3 天加至足量。术后呕吐大多是饮食增加太快的结果,应减量后再逐渐增加。

长期随访报道患儿术后胃肠功能正常,溃疡病的发病率并不增加;而 X 线复查见成功的幽门肌切开术后有时显示狭窄幽门存在 7～10 年之久。

(二)内科治疗

内科疗法包括细心喂养的饮食疗法,每隔 2～3 小时 1 次饮食,定时温盐水洗胃,每次进食前 15～30 分钟服用阿托品类解痉剂等进行综合治疗。这种疗法需要长期护理,住院 2～3 个月,很易遭受感染,效果进展甚慢且不可靠。目前,美国、日本有少数学者主张采用内科治疗,尤其对不能耐受手术的特殊患儿,保守治疗相对更安全。近年提倡硫酸阿托品静脉注射疗法,部分病例有效。

(付　强)

第十二节　胃　癌

胃癌是我国最常见的恶性肿瘤之一,病死率居恶性肿瘤首位。胃癌多见于男性,男女之比约为 2∶1。平均死亡年龄为 61.6 岁。

一、病因

病因目前尚不十分清楚,与以下因素有关。

(一)地域环境

地域环境不同,胃癌的发病率也大不相同,发病率最高的国家和最低的国家之间相差可达数十倍。在世界范围内,日本发病率最高,美国则很低。我国的西北部及东南沿海各省的胃癌发病率远高于南方和西南各省。

(二)饮食因素

饮食因素是胃癌发生的最主要原因。具体因素如下所述。

(1)含有致癌物：如亚硝胺类化合物、真菌毒素、多环烃类等。

(2)含有致癌物前体：如亚硝酸盐，经体内代谢后可转变成强致癌物亚硝胺。

(3)含有促癌物：如长期高盐饮食破坏了胃黏膜的保护层，使致癌物直接与胃黏膜接触。

(三)化学因素

(1)亚硝胺类化合物：多种亚硝胺类化合物均致胃癌。亚硝胺类化合物在自然界存在的不多，但合成亚硝胺的前体物质亚硝酸盐和二级胺却广泛存在。亚硝酸盐及二级胺在 pH 1～3 或细菌的作用下可合成亚硝胺类化合物。

(2)多环芳烃类化合物：最具代表性的致癌物质是 3,4-苯并芘。污染、烘烤及熏制的食品中3,4-苯并芘含量增高。3,4-苯并芘经过细胞内粗面内质网的功能氧化酶活化成二氢二醇环氧化物，并与细胞的 DNA、RNA 及蛋白质等大分子结合，致基因突变而致癌。

(四)Hp

1994 年世界卫生组织(WHO)国际癌症研究机构得出"Hp 是一种致癌因子，在胃癌的发病中起病因作用"的结论。Hp 感染率高的国家和地区常有较高的胃癌发病率，且随着 Hp 抗体滴度的升高胃癌的危险性也相应增加。Hp 感染后是否发生胃癌与年龄有关，儿童期感染 Hp 发生胃癌的危险性增加；而成年后感染多不足以发展成胃癌。Hp 致胃癌的机制有如下提法：①促进胃黏膜上皮细胞过度增生。②诱导胃黏膜细胞凋亡。③Hp 的代谢产物直接转化胃黏膜。④Hp 的 DNA 转换到胃黏膜细胞中致癌变。⑤Hp 诱发同种生物毒性炎症反应，这种慢性炎症过程促使细胞增生和增加自由基形成而致癌。

(五)癌前疾病和癌前病变

这是两个不同的概念，胃的癌前疾病指的是一些发生胃癌危险性明显增加的临床情况，如慢性萎缩性胃炎、胃溃疡、胃息肉、胃黏膜巨大皱襞症、残胃等；胃的癌前病变指的是容易发生癌变的胃黏膜病理组织学变化，但其本身尚不具备恶性改变。现阶段得到公认的是不典型增生。不典型增生的病理组织学改变主要是细胞的过度增生和丧失了正常的分化，在结构和功能上部分地丧失了与原组织的相似性。不典型增生分为轻度、中度和重度 3 级。一般而言重度不典型增生易发生癌变。不典型增生是癌变过程中必经的一个阶段，这一过程是一个谱带式的连续过程，即正常→增生→不典型增生→原位癌→浸润癌。

此外，遗传因素、免疫监视机制失调、癌基因(如 C-met、K-ras 基因等)的过度表达和抑癌基因(如 P53、APC、MCC 基因等)突变、重排、缺失、甲基化等变化都与胃癌的发生有一定的关系。

二、病理

(一)肿瘤位置

1.初发胃癌

将胃大弯、胃小弯各等分为 3 份，连接其对应点，可分为上 1/3(U)、中 1/3(M)和下 1/3(L)。每个原发病变都应记录其二维的最大值。如果 1 个以上的分区受累，所有的受累分区都要按受累的程度记录，肿瘤主体所在的部位列在最前面。如果肿瘤侵犯了食管或十二指肠，分别记为 E 或D。胃癌一般以 L 区最为多见，约占半数，其次为 U 区，M 区较少，广泛分布者更少。

2.残胃癌

肿瘤在吻合口处(A)、胃缝合线处(S)、其他位置(O)、整个残胃(T)、扩散至食管(E)、十二指肠(D)、空肠(J)。

(二)大体类型

1.早期胃癌

早期胃癌指病变仅限于黏膜和黏膜下层,而不论病变的范围和有无淋巴结转移。癌灶直径10 mm 以下称小胃癌,5 mm 以下称微小胃癌。早期胃癌分为 3 型(图 3-9):Ⅰ 型,隆起型;Ⅱ 型,表浅型,包括3个亚型,Ⅱa 型,表浅隆起型;Ⅱb 型,表浅平坦型;Ⅱc 型,表浅凹陷型;Ⅲ 型,凹陷型。如果合并两种以上亚型时,面积最大的一种写在最前面,其他依次排在后面。如Ⅱc+Ⅲ。Ⅰ型和Ⅱa 型鉴别如下:Ⅰ型病变厚度超过正常黏膜的 2 倍,Ⅱa 型的病变厚度不到正常黏膜的 2 倍。

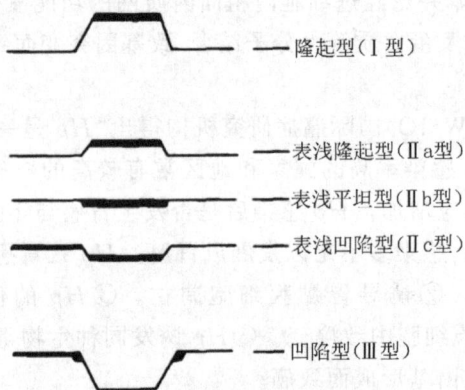

隆起型(Ⅰ型)

表浅隆起型(Ⅱa型)

表浅平坦型(Ⅱb型)

表浅凹陷型(Ⅱc型)

凹陷型(Ⅲ型)

图 3-9　早期胃癌示意图

2.进展期胃癌

进展期胃癌指病变深度已超过黏膜下层的胃癌。按 Borrmann 分型法分为 4 型(图 3-10):Ⅰ 型,息肉(肿块)型;Ⅱ 型,无浸润溃疡型,癌灶与正常胃界限清楚;Ⅲ 型,有浸润溃疡型,癌灶与正常胃界限不清楚;Ⅳ 型,弥漫浸润型。

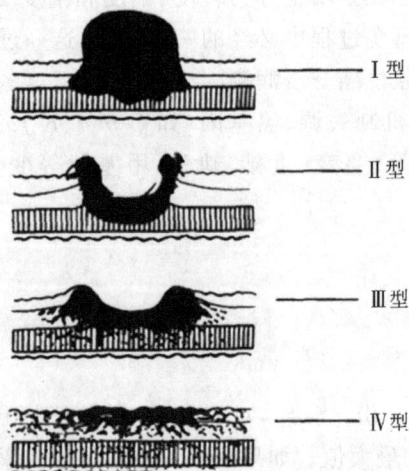

Ⅰ型

Ⅱ型

Ⅲ型

Ⅳ型

图 3-10　胃癌的 Borrmann 分型

(三)组织类型

(1)WHO(1990年)将胃癌归类为上皮性肿瘤和类癌两种,其中前者又包括:①腺癌(包括乳头状腺癌、管状腺癌、低分化腺癌、黏液腺癌及印戒细胞癌);②腺鳞癌;③鳞状细胞癌;④未分化癌;⑤不能分类的癌。

(2)日本胃癌研究会(1999年)将胃癌分为以下3型:①普通型,包括乳头状腺癌、管状腺癌(高分化型、中分化型)、低分化性腺癌(实体型癌和非实体型癌)、印戒细胞癌和黏液细胞癌;②特殊型,包括腺鳞癌、鳞状细胞癌、未分化癌和不能分类的癌;③类癌。

(四)转移扩散途径

1.直接浸润

直接浸润是胃癌的主要扩散方式之一。当胃癌侵犯浆膜层时,可直接浸润腹膜、邻近器官或组织,主要有胰腺、肝脏、横结肠及其系膜等,也可借黏膜下层或浆膜下层向上浸润至食管下端、向下浸润至十二指肠。

2.淋巴转移

淋巴转移是胃癌的主要转移途径,早期胃癌的淋巴转移率近20%,进展期胃癌的淋巴转移率高达70%左右。一般情况下按淋巴流向转移,少数情况也有跳跃式转移。胃周淋巴结分为以下23组(图3-11)。除了上述胃周淋巴结外,还有2处淋巴结在临床上很有意义,一处是左锁骨上淋巴结,如触及肿大为癌细胞沿胸导管转移所致;另一处是脐周淋巴结,如肿大为癌细胞通过肝圆韧带淋巴管转移所致。淋巴结的转移率=转移淋巴结数目/受检淋巴结数目。

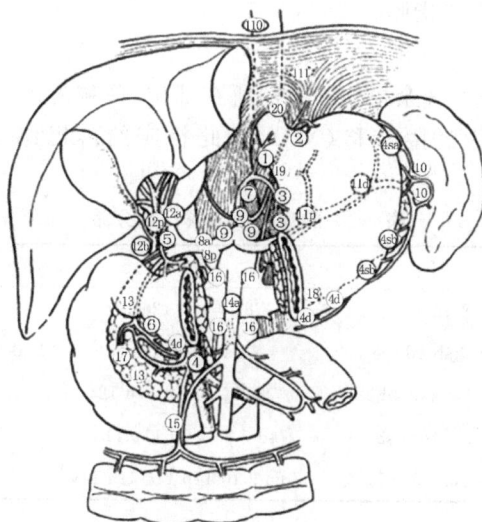

1.贲门右区;2.贲门左区;3.沿胃小弯;4sa.胃短血管旁;4sb.胃网膜左血管旁;4d.胃网膜右血管旁;5.幽门上区;6.幽门下区;7.胃左动脉旁;8a.肝总动脉前;8p.肝总动脉后;9.腹腔动脉旁;10.脾门;11p.近端脾动脉旁;11d.远端脾动脉旁;12a.肝动脉旁;12p.门静脉旁;12b.胆总管旁;13.胰头后;14a.肠系膜上动脉旁;15.结肠中血管旁;16.腹主动脉旁(a1.膈肌主动脉裂孔至腹腔干上缘;a2.腹腔干上缘至左肾静脉下缘;b1.左肾静脉下缘至肠系膜下动脉上缘;b2.肠系膜下动脉上缘至腹主动脉分叉处);17.胰头前;18.胰下缘;19.膈下;20.食管裂孔;110.胸下部食管旁;111.膈上

图3-11 胃周淋巴结分组

3.血行转移

胃癌晚期癌细胞经门静脉或体循环向身体其他部位播散,常见的有肝、肺、骨、肾、脑等,其中以肝转移最为常见。

4.种植转移

当胃癌浸透浆膜后,癌细胞可自浆膜脱落并种植于腹膜、大网膜或其他脏器表面,形成转移性结节,黏液腺癌种植转移最为多见。若种植转移至直肠前凹,直肠指诊可能触到肿块。胃癌卵巢转移占全部卵巢转移癌的 50% 左右,其机制除以上所述外,也可能是经血行转移或淋巴逆流所致。

5.胃癌微转移

胃癌微转移是近年提出的新概念,定义为治疗时已经存在但目前常规病理学诊断技术还不能确定的转移

(五)临床病理分期

国际抗癌联盟(UICC)1987 年公布了胃癌的临床病理分期,尔后经多年来的不断修改已日趋合理。

1.肿瘤浸润深度

用 T 来表示,可以分为以下几种情况:T_1,肿瘤侵及黏膜和(或)黏膜肌(M)或黏膜下层(SM),SM 又可分为 SM1 和 SM2,前者是指癌肿越过黏膜肌不足 0.5 mm,而后者则超过了 0.5 mm。T_2,肿瘤侵及肌层(MP)或浆膜下(SS)。T_3,肿瘤浸透浆膜(SE)。T_4,肿瘤侵犯邻近结构或经腔内扩展至食管、十二指肠。

2.淋巴结转移

无淋巴结转移用 N_0 表示,其余根据肿瘤的所在部位,区域淋巴结分为三站,即 N_1、N_2、N_3。超出上述范围的淋巴结归为远隔转移(M_1),与此相应的淋巴结清除术分为 D_0、D_1、D_2 和 D_3(表 3-3)。

表 3-3 肿瘤部位与淋巴结分站

肿瘤部位	N_1	N_2	N_3
L/LD	3 4d 5 6	1 7 8a 9 11p 12a 14v	4sb 8p 12b/p 13 $16a_2/b_1$
LM/M/ML	1 3 4sb 4d 5 6	7 8a 9 11p 12a	2 4sa 8p 10 11d 12b/p 13 14v $16a_2/b_1$
MU/UM	1 2 3 4sa 4sb 4d 5 6	7 8a 9 10 11p 11d 12a	8p 12b/p 14v $16a_2/b_1$ 19 20
U	1 2 3 4sa 4sb	4d 7 8a 9 10 11p 11d	5 6 8p 12a 12b/p $16a_2/b_1$ 19 20
LMU/MUL/MLU/UML	1 2 3 4sa 4sb 4d 5 6	7 8a 9 10 11p 11d 12a 14v	8p 12b/p 13 $16a_2/b_1$ 19 20

表 3-3 中未注明的淋巴结均为 M_1,如肿瘤位于 L/LD 时 4sa 为 M_1。

考虑到淋巴结转移的个数与患者的 5 年生存率关系更为密切,UICC 在新 TNM 分期中(1997 年第 5 版),对淋巴结的分期强调转移的淋巴结数目而不考虑淋巴结所在的解剖位置,规定如下:N_0 无淋巴结转移(受检淋巴结个数须≥15);N_1 转移的淋巴结数为 1～6 个;N_2 转移的淋巴结数为 7～15 个;N_3 转移的淋巴结数在 16 个以上。

3.远处转移

M_0 表示无远处转移;M_1 表示有远处转移。

4.胃癌分期

详见表3-4。

表 3-4　胃癌的分期

肿瘤部位	N_0	N_1	N_2	N_3
T_1	ⅠA	ⅠB	Ⅱ	
T_2	ⅠB	Ⅱ	ⅢA	
T_3	Ⅱ	ⅢA	ⅢB	
T_4	ⅢA	ⅢB		
$H_1P_1CY_1M_1$				Ⅳ

表 3-4 中Ⅳ期胃癌包括如下几种情况：N_3淋巴结有转移、肝脏有转移(H_1)、腹膜有转移(P_1)、腹腔脱落细胞检查阳性(CY_1)和其他远隔转移(M_1)，包括胃周以外的淋巴结、肺脏、胸膜、骨髓、骨、脑、脑脊膜、皮肤等。

三、临床表现

(一)症状

早期患者多无症状，以后逐渐出现上消化道症状，包括上腹部不适、心窝部隐痛、食后饱胀感等。胃窦癌常引起十二指肠功能的改变，可以出现类似十二指肠溃疡的症状。如果上述症状未得到患者或医师的充分注意而按慢性胃炎或十二指肠溃疡病处理，患者可获得暂时性缓解。随着病情的进一步发展，患者可逐渐出现上腹部疼痛加重、食欲缺乏、消瘦、乏力等；若癌灶浸润胃周血管则引起消化道出血，根据患者出血速度的快慢和出血量的大小，可出现呕血或黑便；若幽门被部分或完全梗阻则可致恶心与呕吐，呕吐物多为隔宿食和胃液；贲门癌和高位小弯癌可有进食哽噎感。此时虽诊断容易但已属于晚期，治疗较为困难且效果不佳。因此，外科医师对有上述临床表现的患者，尤其是中年以上的患者应细加分析，合理检查以避免延误诊断。

(二)体征

早期患者多无明显体征，上腹部深压痛可能是唯一值得注意的体征。晚期患者可能出现上腹部肿块、左锁骨上淋巴结肿大、腹水、直肠指诊在直肠前凹触到肿块等。

四、诊断

胃镜和X线钡餐检查仍是目前诊断胃癌的主要方法，胃液脱落细胞学检查现已较少应用。此外，利用连续病理切片、免疫组化、流式细胞分析、反转录聚合酶链反应(RT-PCR)等方法诊断胃癌微转移也取得了一些进展，本节也将做一简单介绍。

(一)纤维胃镜

纤维胃镜优点在于可以直接观察病变部位，且可以对可疑病灶直接钳取小块组织做病理组织学检查。胃镜的观察范围较大，从食管到十二指肠都可以观察及取活检。检查中利用刚果红、亚甲蓝等进行活体染色可提高早期胃癌的检出率。若发现可疑病灶应进行活检，为避免漏诊，应在病灶的四周钳取4～6块组织，不要集中一点取材或取材过少。

(二)X线钡餐检查

X线钡餐检查通过对胃的形态、黏膜变化、蠕动情况及排空时间的观察确立诊断，痛苦较小。

近年,随着数字化胃肠造影技术逐渐应用于临床使影像更加清晰,分辨率大为提高,因此 X 线钡餐检查仍是目前胃癌的主要诊断方法之一。其不足是不能取活检,且不如胃镜直观,对早期胃癌诊断较为困难。进展期胃癌 X 线钡餐检查所见与 Borrmann 分型一致,即表现为肿块(充盈缺损)、溃疡(龛影)或弥漫性浸润(胃壁僵硬、胃腔狭窄等)3 种影像。早期胃癌常需借助于气钡双重对比造影。

(三)影像学检查

影像学检查常用的有腹部超声、超声内镜(EUS)、多层螺旋 CT(MSCT)等。这些影像学检查除了能了解胃腔内和胃壁本身(如超声内镜可将胃壁分为 5 层对浸润深度作出判断)的情况外,主要用于判断胃周淋巴结,胃周器官(肝、胰及腹膜)等部位有无转移或浸润,是目前胃癌术前 TNM 分期的首选方法。分期的准确性普通腹部超声为 50%,EUS 与 MSCT 相近,在 76% 左右,但 MSCT 在判断肝转移、腹膜转移和腹膜后淋巴结转移等方面优于 EUS。此外,MSCT 扫描三维立体重建模拟内镜技术近年也开始用于胃癌的诊断与分期,但尚需进一步积累经验。

(四)胃癌微转移的诊断

胃癌微转移的诊断主要采用连续病理切片、免疫组化、RT-PCR、流式细胞术、细胞遗传学、免疫细胞化学等先进技术,检测淋巴结、骨髓、周围静脉血及腹腔内的微转移灶,阳性率显著高于普通病理检查。胃癌微转移的诊断可为医师判断预后、选择术式、确定淋巴结清扫范围、术后确定分期及建立个体化的化疗方案提供依据。

五、鉴别诊断

大多数胃癌患者经过外科医师初步诊断后,通过 X 线钡餐或胃镜检查都可获得正确诊断。在少数情况下,胃癌需与胃良性溃疡、胃肉瘤、胃良性肿瘤及慢性胃炎相鉴别。

(一)胃良性溃疡

胃良性溃疡与胃癌相比较,胃良性溃疡一般病程较长,曾有典型溃疡疼痛反复发作史,抗酸剂治疗有效,多不伴有食欲缺乏。除非合并出血、幽门梗阻等严重的并发症,多无明显体征,不会出现近期明显消瘦、贫血、腹部包块甚至左锁骨上窝淋巴结肿大等。更为重要的是,X 线钡餐和胃镜检查,良性溃疡常<2.5 cm,圆形或椭圆形龛影,边缘整齐,蠕动波可通过病灶;胃镜下可见黏膜基底平坦,有白色或黄白色苔覆盖,周围黏膜水肿、充血,黏膜皱襞向溃疡集中。而癌性溃疡与此有很大的不同,详细特征参见胃癌诊断部分。

(二)胃良性肿瘤

胃良性肿瘤多无明显临床表现,X 线钡餐为圆形或椭圆形的充盈缺损,而非龛影。胃镜则表现为黏膜下包块。

六、治疗

(一)手术治疗

手术治疗是胃癌最有效的治疗方法。胃癌根治术应遵循以下 3 点要求:①充分切除原发癌灶。②彻底清除胃周淋巴结。③完全消灭腹腔游离癌细胞和微小转移灶。胃癌的根治度分为 3 级,A 级:D>N,即手术切除的淋巴结站别大于已有转移的淋巴结站别;切除胃组织切缘 1 cm 内无癌细胞浸润;B 级:D=N,或切缘 1 cm 内有癌细胞浸润,也属于根治性手术;C 级:仅切除原发灶和部分转移灶,有肿瘤残余,属于非根治性手术。

1.早期胃癌

20世纪曾将胃癌标准根治术定为胃大部切除加DF淋巴结清除术,小于这一范围的手术不列入根治术。但是经过多个国家大量病例的临床和病理反复实践与验证,发现这一原则有所欠缺,并由此提出对某些胃癌可行缩小手术,包括缩小胃的切除范围、缩小淋巴结的清除范围和保留一定的脏器功能。这样使患者既获得了根治又有效地减小了手术的侵袭,提高了手术的安全性和手术后的生存质量。常用的手术方式有:①内镜或腔镜下黏膜切除术,适用于黏膜分化型癌,隆起型<20 mm、凹陷型(无溃疡形成)<10 mm。该术式创伤小但切缘癌残留率较高,达10%。②其他手术,根据病情可选择各种缩小手术,常用的有腹腔镜下或开腹胃部分切除术、保留幽门的胃切除术、保留迷走神经的胃部分切除术和D_1手术等,病变范围较大的则应行D_2手术。早期胃癌经合理治疗后黏膜癌的5年生存率为98.0%、黏膜下癌为88.7%。

2.进展期胃癌

根治术后5年生存率一般在40%左右。对局限性胃癌未侵犯浆膜或浆膜为反应型、胃周淋巴结无明显转移的患者,以DF手术为宜。局限型胃癌已侵犯浆膜、浆膜属于突出结节型,应行DF手术或DF手术。NF阳性时,在不增加患者并发症的前提下,选择DF手术。一些学者认为扩大胃周淋巴结清除能够提高患者术后5年生存率,并且淋巴结的清除及病理学检查对术后的正确分期、正确判断预后、指导术后监测和选择术后治疗方案都有重要的价值。

3.胃癌根治术

胃癌根治术包括根治性远端或近端胃大部切除术和全胃切除术3种。根治性胃大部切除术的胃切断线依胃癌类型而定,Borrmann Ⅰ型和Borrmann Ⅱ型可少一些、Borrmann Ⅲ型则应多一些,一般应距癌外缘4~6 cm并切除胃的3/4~4/5;根治性近端胃大部切除术和全胃切除术应在贲门上3~4 cm切断食管;根治性远端胃大部切除术和全胃切除术应在幽门下3~4 cm切断十二指肠。以L区胃癌,D_2根治术为例说明远端胃癌根治术的切除范围:切除大网膜、小网膜、横结肠系膜前叶和胰腺被膜;清除N_1淋巴结3、4d、5、6组;N_2淋巴结1、7、8a、9、11p、12a、14v组;幽门下3~4 cm处切断十二指肠;距癌边缘4~6 cm切断胃。根治性远端胃大部切除术后消化道重建与胃大部切除术后相同。根治性近端胃大部切除术后将残胃与食管直接吻合,要注意的是其远侧胃必须保留全胃的1/3以上,否则残胃将无功能。根治性全胃切除术后消化道重建的方法较多,常用的有(图3-12):①食管空肠Roux-en-Y法,应用较广泛并在此基础上演变出多种变法。②食管空肠襻式吻合法,常用Schlatter法,也有多种演变方法。全胃切除术后的主要并发症有食管空肠吻合口瘘、食管空肠吻合口狭窄、反流性食管炎、排空障碍、营养性并发症等。

4.扩大胃癌根治术与联合脏器切除术

扩大胃癌根治术是指包括胰体、胰尾及脾在内的根治性胃大部切除术或全胃切除术。联合脏器切除术是指联合肝或横结肠等脏器的切除术。联合脏器切除术损伤大、生理干扰重,故不应作为姑息性治疗的手段,也不宜用于年老体弱、心、肺、肝、肾功能不全或营养、免疫状态差的患者。

5.姑息手术

其目的一是减轻患者的癌负荷;二是解除患者的症状,如幽门梗阻、消化道出血、疼痛或营养不良等。术式主要有以下3种:①姑息性切除,即切除主要癌灶的胃切除术。②旁路手术,如胃空肠吻合术。③营养造口,如空肠营养造口术。

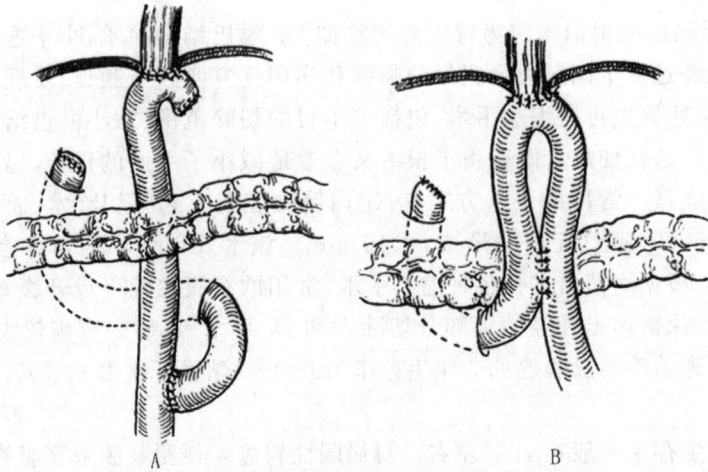

图 3-12 全胃切除术后消化道重建的常用方法

A.Roux-en-Y 法；B.Schlatter 法

6.腹腔游离癌细胞和微小转移灶的处理

术后腹膜转移是术后复发的主要形式之一。已浸出浆膜的进展期胃癌随着受侵面积的增大，癌细胞脱落的可能性也增加，为消灭脱落到腹腔的游离癌细胞，可采取如下措施。

(1)腹腔内化疗：可在门静脉内、肝脏内和腹腔内获得较高的药物浓度，而外周血中的药物浓度则较低，这样药物的毒副作用就随之减少。腹腔内化疗的方法主要有 2 种：①经皮腹腔内置管；②术中皮下放置植入式腹腔泵或腹膜透析导管。

(2)腹腔内高温灌洗：在完成根治术后应用封闭的循环系统，以 42～45 ℃的蒸馏水恒温下行腹腔内高温灌洗，蒸馏水内可添加各种抗癌药物，如 ADM、DDP、MMC、醋酸氯己定等。一般用 4 000 mL 左右的液体，灌洗 3～10 分钟。早期胃癌无须灌洗。T_2 期胃癌虽未穿透浆膜，但考虑到胃周淋巴结转移在 40％以上，转移癌可透过淋巴结被膜形成癌细胞的二次脱落、术中医源性脱落及 T_2 期胃癌患者死于腹膜转移的达 1.2％～1.8％，所以也主张行腹腔内高温灌洗。至于 T_3 期与 T_4 期胃癌，腹腔内高温灌洗则能提高患者的生存期。

(二)化学治疗

胃癌对化疗药物有低度至中度的敏感性。胃癌的化疗可于术前、术中和术后进行，本节主要介绍常用的术后辅助化疗。术后化疗的意义在于在外科手术的基础上杀灭亚临床癌灶或脱落的癌细胞，以达到降低或避免术后复发、转移的目的。

1.适应证

(1)根治术后患者：早期胃癌根治术后原则上不必辅以化疗，但具有下列一项以上者应辅助化疗：癌灶面积＞5 cm^2、病理组织分化差、淋巴结有转移、多发癌灶或年龄＜40 岁。进展期胃癌根治术后无论有无淋巴结转移，术后均需化疗。

(2)非根治术后患者：如姑息性切除术后、旁路术后、造瘘术后、开腹探查未切除，以及有癌残留的患者。

(3)不能手术或再复发的患者：要求患者全身状态较好、无重要脏器功能不全。4 周内进行过大手术、急性感染期、严重营养不良、胃肠道梗阻、重要脏器功能严重受损、血白细胞计数低于 $3.5×10^9$/L、血小板计数低于 $80×10^9$/L 等不宜化疗。化疗过程中如出现上述情况也应终止化疗。

2.常用化疗方案

已证实胃癌化疗联合用药优于单一用药。临床上常用的化疗方案及疗效如下。

(1)FAM方案:由氟尿嘧啶(5-FU)、多柔比星(ADM)和丝裂霉素(MMC)三药组成,用法:5-FU($600 \ mg/m^2$),静脉滴注,第1、第8、第29、第36天;ADM $30 \ mg/m^2$,静脉注射,第1、第29天;MMC $10 \ mg/m^2$,静脉注射,第1天。每2个月重复一次。有效率为21%～42%。

(2)UFTM方案:由替加氟/尿嘧啶(UFT)和MMC组成,用法:UFT $600 \ mg/d$,口服;MMC 6～8 mg,静脉注射,1次/周。以上两药连用8周,有效率为9%～67%。

(3)替吉奥(S-1)方案:由替加氟(FT)、吉莫斯特(CDHP)和奥替拉西钾三药按一定比例组成,前者为5-FU前体药物,后两者为生物调节剂。用法为:$40 \ mg/m^2$,每天2次,口服;6周为1个疗程,其中用药4周,停药2周。有效率为44.6%。

近年胃癌化疗新药如紫杉醇类、拓扑异构酶Ⅰ抑制药、口服氟化嘧啶类、第三代铂类(奥沙利铂)等备受关注,含新药的化疗方案呈逐年增高趋势,这些新药单药有效率>20%,联合用药疗效更好,可达50%以上。此外,分子靶向药物联合化疗也在应用和总结经验中。

(三)放射治疗

胃癌对放射线敏感性较低,因此多数学者不主张术前放疗。因胃癌复发多在癌床和邻近部位,故术中放疗有助于防止胃癌的复发。术中放疗的优点为:①术中单次大剂量(20～30 Gy)放射治疗的生物学效应明显高于手术前、后相同剂量的分次照射。②能更准确地照射到癌复发危险较大的部位,即肿瘤床。③术中可以对周围的正常组织加以保护,减少放射线的不良反应。术后放疗仅用于缓解由狭窄、癌浸润等所引起的疼痛,以及对残癌处(非黏液细胞癌)银夹标志后的局部治疗。

(四)免疫治疗

生物治疗在胃癌综合治疗中的地位越来越受到重视。主要包括:①非特异性免疫增强剂,临床上应用较为广泛的主要有卡介苗、短小棒状杆菌、香菇多糖等。②过继性免疫制剂,属于此类的有淋巴因子激活的杀伤细胞(LAK)、细胞毒性T细胞(CTL)及一些细胞因子,如白细胞介素-2(IL-2)、肿瘤坏死因子(TNF)、干扰素(IFN)等。

(五)中药治疗

中药治疗是通过扶正和祛邪来实现的,如人参、黄芪、六味地黄丸等具有促进骨髓有核细胞及造血干细胞的增生、激活非特异性吞噬细胞和自然杀伤细胞、加速T淋巴细胞的分裂、诱导产生干扰素等扶正功能。再如健脾益肾冲剂具有清除氧自由基的祛邪功能。此外,一些中药可用于预防和治疗胃癌化疗中的不良反应,如恶心、呕吐、腹胀、食欲缺乏,白细胞计数、血小板计数减少和贫血等。

(六)基因治疗

基因治疗主要有抑癌基因治疗、自杀基因治疗、反义基因治疗和基因免疫治疗等。虽然这些治疗方法目前多数还仅限于动物实验,但正逐步走向成熟,有望将来成为胃癌治疗的新方法。

(付　强)

第十三节 十二指肠憩室

消化道憩室最常见的部位是结肠,其次为小肠,而小肠憩室最常发生于十二指肠,即十二指肠憩室(图 3-13)。最早在 1710 年由法国病理学家 Chome 报道,1913 年 Case 首先用 X 线钡剂造影发现十二指肠憩室,1914 年 Bauer 对 1 例产生梗阻症状的十二指肠憩室行胃-空肠吻合术,1915 年 Forsell 和 Key 首次切除 1 例经 X 线检查出的十二指肠憩室。根据目前的文献统计,十二指肠憩室的钡剂造影检出率为 1%~6%,内镜检出率为 12%~27%,尸检检出率更高,为 15%~22%。

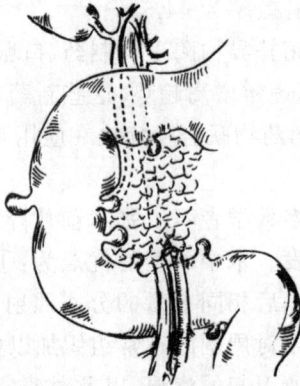

图 3-13 十二指肠憩室示意图

一、病因

憩室产生的确切原因尚不清楚,多认为因先天性肠壁局限性肌层发育不全或薄弱,在肠内突然高压、或长期持续、或反复压力增高时,肠壁薄弱处黏膜及黏膜下层突出形成憩室。肠壁外炎症组织形成的粘连瘢痕牵拉亦可导致憩室发生。故不同类型的憩室,其产生原因也有所不同。

(一)先天性憩室

非常少见,为先天性发育异常,出生时即存在。憩室壁的结构包括肠黏膜、黏膜下层及肌层,与正常肠壁完全相同,又称为真性憩室。

(二)原发性憩室

部分肠壁存在先天性解剖缺陷,因肠内压增高而使该处肠黏膜及黏膜下层向外突出形成憩室。罕见的黏膜和黏膜下层向内突出形成十二指肠腔内憩室,多位于乳头附近,呈息肉样囊袋状。此种憩室壁的肌层组织多缺如或薄弱。

(三)继发性憩室

多由十二指肠溃疡瘢痕收缩或慢性胆囊炎粘连牵拉所致,故均发生在十二指肠球部,又称为假性憩室。

二、病理生理

十二指肠憩室多数可终身没有症状,也没有病理改变,仅在并发憩室炎症或出血时出现相应病理变化和临床症状。

（一）好发部位

十二指肠憩室以单发性多见，多发罕见。原发性憩室70％位于十二指肠降部，20％位于水平部，10％位于升部。继发性憩室则多在十二指肠球部。文献统计60％～95％的憩室位于十二指肠降部内侧壁，并且多位于以十二指肠乳头为中心的2.5 cm直径范围内，称为乳头旁憩室（peri-ampullary diverticula，PAD）。好发于此处的原因是该处为胚胎发育时前肠和后肠的结合部，为先天性薄弱区，加上胆胰管穿行致结缔组织支撑缺乏，使该处肠壁缺陷或薄弱。

PAD在解剖上与胰腺关系密切，与胰管和胆管邻近，多数伸向胰腺后方，甚至穿入胰腺组织内。此外，PAD中还有一种特殊情况，即胆总管和胰管直接开口于憩室，故PAD常可引起梗阻、胆管炎、胰腺炎等并发症。

（二）病理改变

憩室大小形态各异，与其解剖位置、肠内压力及产生的时间长短有关。一般为0.5～10 cm大小，形状可呈圆形、椭圆形或管状等。憩室颈部大小与症状的产生密切相关，颈部开口较宽者憩室内容物容易引流，可长时间无症状发生；如开口狭小，或因炎症反应导致开口狭小、憩室扩张，则肠内容物或食物进入憩室后容易潴留其中，发生细菌感染而致憩室炎和其他并发症。

（三）病理分型

根据憩室突出方向与十二指肠腔的关系，可分为腔内型憩室和腔外型憩室。临床常见为腔外型憩室，腔内型罕见。

1.腔内型憩室

憩室壁由两层肠黏膜和其间少许黏膜下结缔组织构成，呈息肉状或囊袋状附着于十二指肠乳头附近，肠腔外触之似肠腔内息肉。部分病例十二指肠乳头位于憩室内，故易引起胆道、胰腺疾病及十二指肠腔内堵塞，并发胃十二指肠溃疡，此类病例也常伴有其他器官先天畸形。

2.腔外型憩室

多为圆形或呈分叶状，颈部可宽可窄。多为单发，约10％的患者可有两个以上腔外憩室或并存其他消化道憩室。70％位于十二指肠降部，与胰腺解剖关系密切，30％在水平部或升部。

三、临床表现

十二指肠憩室很少发现于30岁以下患者，82％的患者在60岁以上才出现症状，大多数在58～65岁时作出诊断，男女发生率几乎相等。多数十二指肠憩室无症状，只有在发生并发症后才引起不适。憩室的大小形状各不相同，但多数颈部口径比较狭小，一旦肠内容物进入又不易排出时，可引起各种并发症。常见的十二指肠憩室并发症可分为憩室炎和憩室压迫邻近结构两类情况。前者系由于憩室内食糜潴留引发急慢性憩室炎和憩室周围炎，可有右上腹疼痛及压痛，并可向背部放射，并伴有上腹饱胀不适，恶心、呕吐。严重的憩室炎可继发溃疡、出血或穿孔，出现黑便和剧烈腹痛等症状。后者系因憩室内食糜潴留膨胀，或较大的十二指肠腔内、外憩室扩张，引起十二指肠部分梗阻，或者憩室内虽无肠内容物潴留，但也可能压迫邻近器官而产生并发症。临床表现为上消化道梗阻症状，呕吐物初为胃内容物，其后为胆汁，甚至可混有血液，呕吐后症状可缓解。十二指肠乳头附近的憩室，特别是憩室在乳头内者，可因炎症、压迫胆管和胰管而引发胆道感染、梗阻性黄疸和急慢性胰腺炎，出现相应症状和体征。

十二指肠憩室的并发症较多，如十二指肠部分梗阻、憩室炎、憩室周围炎、憩室内结石、急性或慢性胰腺炎、胃十二指肠溃疡恶变、大出血、穿孔、胆管炎、憩室胆总管瘘、十二指肠结肠瘘、梗阻性黄疸等。

(一)憩室炎与憩室出血

由于十二指肠憩室内容物潴留,细菌繁殖,发生感染,引起憩室炎。继之憩室黏膜糜烂出血,亦有憩室内为异位胰腺组织,并发胰腺炎引起出血,或憩室炎症侵蚀穿破附近血管发生大出血。尚有少见的憩室内黏膜恶变出血。

(二)憩室穿孔

由于憩室内容物潴留,黏膜炎性糜烂并发溃疡,最终穿孔。穿孔多位于腹膜后,穿孔后症状不典型,甚至剖腹探查仍不能发现。通常出现腹膜后脓肿,胰腺坏死,胰瘘。若剖腹探查时发现十二指肠旁蜂窝织炎,或有胆汁、胰液渗出,应考虑憩室穿孔可能,需切开侧腹膜仔细探查。

(三)十二指肠梗阻

多见于腔内型憩室,形成息肉样囊袋堵塞肠腔。也可因较大的腔外型憩室内容物潴留,压迫十二指肠导致梗阻,但大多数是不全性梗阻。

(四)胆、胰管梗阻

多见于 PAD,腔内型或腔外型均可发生。因胆总管、胰管开口于憩室下方或两侧,甚至于憩室边缘或憩室内,致使 Oddi 括约肌功能障碍,发生梗阻。憩室机械性压迫胆总管和胰管,可致胆汁、胰液潴留,腔内压力增高,十二指肠乳头水肿,胆总管末端水肿,增加逆行感染机会,并发胆管感染或急慢性胰腺炎。十二指肠憩室合并肝胆、胰腺疾病时所表现的症状群可称为十二指肠憩室综合征。

(五)伴发病

十二指肠憩室常伴有胆道疾病、胃炎、消化性溃疡、胰腺炎、结石、寄生虫等,以上疾病之间互相影响、互为因果,两种疾病同时存在的可能性为 10%～50%。其中伴发胆道疾病者应属首位,常是胆道术后综合征的原因之一。因此,在处理十二指肠憩室的同时,要注意不要遗漏这些伴发病,反之亦然。

十二指肠憩室反复引起逆行性胆总管感染,可造成胆总管下段结石。根据相关文献统计,显示十二指肠憩室合并胆石的发病率为 6.8%～64.2%。有人指出在处理胆石症时(事先未发现十二指肠憩室)同时处理憩室的情况日益多见。遇到十二指肠乳头开口正好在憩室内和(或)合并胆石症者,处理较为困难,术前应有所估计。

四、辅助检查

无症状的十二指肠憩室多于行上消化道钡餐检查时被发现,如果发现应作正位、斜位摄片,重点了解憩室大小、部位、颈部口径和排空情况。十二指肠镜检查为诊断此病的金标准,其优点是可以直视十二指肠憩室,并重点了解憩室颈与乳头的关系,有助于正确选择手术方式。对伴有胆胰病变者可同时行 ERCP,以了解胆胰管情况。有观点认为 MRI 检查在十二指肠憩室诊断中具有较高准确性,且认为其临床意义不止于诊断憩室本身,更在于对胆道炎症和结石的病因诊断,以及对 ERCP 及内镜下治疗的指导作用。

(一)X 线钡餐检查

可发现十二指肠憩室,表现为突出肠壁的袋状龛影,轮廓整齐清晰,边缘光滑,加压后可见龛影中有黏膜纹理延续到十二指肠。有的龛影在钡剂排空后,显示为腔内残留钡剂阴影的较大憩室,颈部较宽,在憩室内有时可见气液平面。如憩室周围肠黏膜皱襞增粗,轮廓不整齐,局部有激惹征象,或憩室排空延长,或有限局性压痛,为憩室炎表现,如憩室固定不能移动,为憩室周围炎表现。

继发性十二指肠憩室常伴有十二指肠球部不规则变形,并有肠管增宽阴影。当憩室较小或颈部狭窄,其开口部常被肠黏膜皱襞掩盖,或因憩室内充满大量食物残渣,而不易发现其存在。如有少量钡剂进入憩室,或可见一完整或不完整的环影。用低张十二指肠 X 线钡剂造影可增加憩室的发现率。

(二)纤维十二指肠镜检查

除可发现憩室的开口外,尚可了解憩室与十二指肠乳头的关系,为决定手术方案提供依据。

(三)胆道造影

有静脉胆道造影、经皮经肝穿刺胆道造影(PTC)或 ERCP 等方法。可了解憩室与胆管胰管之间的关系,对外科治疗方法的选择有参考意义。憩室与胆胰管的关系有胆胰管开口于憩室底部,或胆胰管开口于憩室侧壁或颈部等。这些胆胰管异常开口常伴有 Oddi 括约肌功能异常,因而容易引起憩室内容物的逆流或梗阻,而导致胆管炎或胰腺炎。

五、诊断

临床中十二指肠憩室的延误诊断率很高,原因是其临床表现没有特异性,难以与常见病如急慢性胆囊炎、胆石症、慢性胃炎、胃溃疡、胰腺炎、非溃疡性消化不良等相区别,或有时与这些疾病并存,加上十二指肠憩室的发现率较低,临床医师缺乏警惕性,出现相关症状时首先想到的是常见病,对合并常见病而症状反复发作的患者,也只满足于原有诊断,而忽略追查原因。因此,凡有前述临床表现而按常见病治疗效果不佳时,除考虑治疗措施得当与否外,还要考虑到存在十二指肠憩室的可能性,以下几点尤应引起注意:①无法用溃疡病解释的消化道症状和黑便史。②胆囊切除术后症状仍存在,反复发作胆管炎而无结石残留或复发者。③反复发作的慢性胰腺炎。④无明确原因的胆道感染。若怀疑憩室是引起症状的原因,也必须排查其他疾病。诊断十二指肠憩室时应先行上消化道钡餐检查,诊断依据为 X 线片上显示的狭颈憩室,钡剂潴留其内>6 小时,有条件时可以加做纤维十二指肠镜检查进一步确诊,并明确其与十二指肠乳头的关系。

六、治疗

治疗原则:没有症状的十二指肠憩室无须治疗;有一定临床症状而无其他病变存在时,应先采用内科治疗,包括饮食调节,使用制酸药、解痉药等,并可采取侧卧位或调整各种不同姿势,以帮助憩室内积食排空。由于憩室多位于十二指肠降部内侧壁,甚或埋藏在胰腺组织内,手术切除比较困难,故仅在内科治疗无效并屡次并发憩室炎、出血或压迫邻近脏器时才考虑手术治疗。

手术切除憩室为理想的治疗,但十二指肠憩室壁较薄弱,粘连紧密,剥离时易撕破,憩室位于胰腺头部者分离时出血多,并容易损伤胰腺及胆胰管等,故手术方式必须慎重选择。手术原则是切除憩室和治疗憩室并发症。

(一)手术适应证

十二指肠憩室有下列情况可考虑手术:①憩室颈部狭小,内容物潴留,排空障碍,有憩室炎的明显症状,反复进行内科治疗无效。②憩室出血、穿孔或形成脓肿。③憩室巨大、胀满,使胆总管或胰管受压梗阻,以及胆胰管异常开口于憩室内,引起胆胰系统病变。④憩室内有息肉、肿瘤、寄生虫或性质不明病变等。

(二)术前准备

除按一般胃肠手术前准备外,应尽量了解憩室的部位及与周围器官的关系。准确定位有利于术中探查和术式选择。上消化道 X 线钡餐造影应摄左前斜位片和右前斜位片,以判断憩室在十二指肠内前侧或内后侧,与胰腺实质和胆道走行的关系及憩室开口与十二指肠乳头的关系。位于降部内侧的憩室,最好在术前行内镜及胆道造影检查,了解憩室与十二指肠乳头及胆管的关系。必须留置胃管,必要时术中可经胃管注入空气,使憩室充气以显示其位置。

(三)常用手术方法

因十二指肠憩室的手术比较复杂,风险较大,目前国内外均没有腹腔镜十二指肠憩室手术的相关报道,手术仍局限于开放术式。术中显露憩室有不同途径,依其部位而定。位于十二指肠水平部和升部的憩室应将横结肠系膜切开显露;位于降部内前侧的憩室,应解剖降部内前缘;在降部内后侧的憩室,应切开十二指肠外侧腹膜(Kocher 切口),将十二指肠向左前方翻转以显露(图 3-14)。

1.憩室切除术

对容易分离或位于十二指肠水平部和升部的憩室,以切除为好。找到憩室后将其与周围粘连组织剥离干净,在憩室颈部钳夹切除。钳夹部位须离开十二指肠约 1 cm,作纵行(或斜行)切除,切除时避免用力牵拉,以防切除黏膜过多,导致肠腔狭窄。切除后做全层间断内翻缝合,外加浆肌层间断缝合。

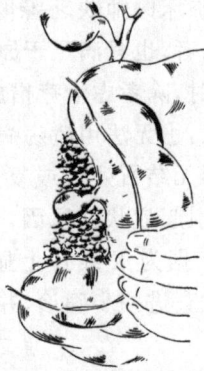

图 3-14　Kocher 切口显露降部内后侧憩室

憩室位于十二指肠降部内侧时,可在十二指肠降段前壁中段作一小切口,将憩室内翻入十二指肠腔切除,再缝合十二指肠切口。

若憩室位于十二指肠乳头附近或胆总管、胰管的开口处,切除憩室后须行胆囊切除术、胆总管置 T 形管引流及十二指肠乳头成形术。也可考虑将憩室纳入十二指肠腔,在十二指肠内施行切除,然后作十二指肠乳头成形术。

2.憩室内翻缝闭术

切除憩室会损伤胆总管开口时,不宜强行切除,可做憩室内翻缝闭术,此种手术只适用于无出血、穿孔等并发症的较小憩室。方法是于憩室颈部做一荷包缝合,用血管钳将憩室内翻入肠腔内,然后结扎荷包缝线,或使憩室内翻后以细丝线缝合颈部,使其不再脱出即可。

3.转流术（捷径术）

适用于无法切除或不宜内翻或缝闭的憩室，可行胃部分切除 B-Ⅱ式吻合术，使食物改道，将憩室旷置，以避免炎症出血等并发症。对于巨大憩室也有人主张用 DeNicola 法作 Y 形憩室空肠吻合术。

（四）十二指肠憩室急性并发症治疗

1.出血

当憩室入口较小引流不畅时，易使憩室及其周围反复发生炎症，导致局部溃疡、糜烂，可使血管裸露破裂。憩室内如有异位的胰、胃及其他腺组织，或憩室内有异物存留、肿瘤、静脉破裂等，亦可导致憩室出血。临床上以黑便多见，若出血量较大，则可引起呕血。

对十二指肠憩室出血患者，若血压等生命体征稳定，首选抗感染、抑酸、止血等保守治疗，多数有效。随着内镜技术的普及与提高，各种内镜下止血法已广泛开展。只要全身情况许可，急诊内镜检查配合相应治疗已成为诊断和治疗十二指肠憩室出血的首选方法。目前用于内镜下止血的方法主要为无水乙醇、高渗钠-肾上腺素局部注射，以及凝血酶喷洒、金属止血夹的明胶海绵等单独或联合应用。对动脉喷射样出血往往需用止血夹止血法，但要求组织具有一定的弹性，或为裸露血管出血。如上述几种内镜止血法治疗无效，就应及时开腹手术治疗。

手术治疗首选憩室切除术，既可切除病灶，又可达到有效止血目的。但有的憩室向胰腺内长入，或距十二指肠乳头太近，若切除易误伤胆胰管，十二指肠多发憩室亦较难切除。遇到这些情况，必须切开十二指肠壁，在直视下缝扎出血点，止血可靠后行十二指肠旷置、BⅡ式胃部分切除术。此外，经保守治疗出血停止后，可择期行保留幽门的十二指肠旷置胃空肠吻合术，此术式可避免残留憩室、十二指肠排空障碍及反流性胃炎，有利于防止残胃癌的发生。

2.穿孔

因十二指肠憩室通常位于腹膜后，所以其穿孔症状的发展常呈隐匿性，早期体征亦不明显，为避免误漏诊，需注意上腹部剧烈疼痛伴腰背部疼痛要想到十二指肠憩室穿孔的可能。早期症状不明显的患者，会逐渐出现腹膜刺激征，故反复检查腹部体征并前后对比有重要意义，另外诊断性腹腔穿刺和腹部 X 线检查亦对本病诊断有意义。CT 检查可见腹膜后十二指肠周围积液、积气。在手术探查中发现横结肠系膜右侧或小肠系膜根部有胆汁染色和捻发感时，提示十二指肠存在穿孔。

穿孔诊断明确后多需手术治疗，术式选择应根据十二指肠憩室穿孔的部位、大小、发病时间长短、腹腔污染情况决定。对伤口小、边缘血运好、穿孔时间较短的患者，行单纯修补加局部引流，同时将胃管放至修补处远端肠腔内即可；对破口虽小、病程长、破口周围污染较重者，行修补加十二指肠造口术；对十二指肠破口大，肠壁有缺损不能直接缝合者，可行带蒂肠片修补术；对十二指肠降段、水平段憩室穿孔应考虑行十二指肠憩室化手术（图 3-15）。术后禁食，应用抗生素，并早期应用静脉营养支持，以保证穿孔处愈合。

七、术后并发症及处理

由于憩室缺乏肌层组织、壁薄及与周围组织粘连，分离时易撕破，或损伤周围器官，又或因缝合欠佳，常见手术并发症有以下几种。

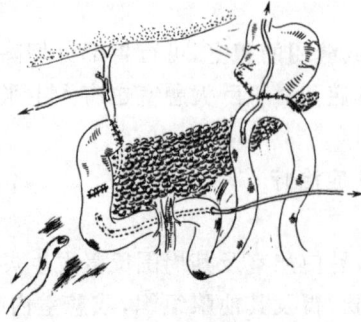

图 3-15　十二指肠憩室化手术

(一)十二指肠瘘

十二指肠瘘为严重并发症,病死率高,多在切除乳头旁憩室时发生。防止的关键在于分离憩室时要操作轻柔,缝合严密。一旦发生十二指肠瘘必须及时引流,给予胃肠减压,抗感染治疗和营养支持,维持水、电解质平衡,瘘口多可逐渐愈合。

(二)梗阻性黄疸与胰腺炎

多因切除憩室时误伤胆管或胰管,或憩室内翻缝闭时致胆总管远端或壶腹部局限性狭窄引起。临床表现为上腹部疼痛、发热及黄疸,需再次手术解除梗阻。为避免此并发症发生,手术时应仔细辨认胆、胰管,切除憩室时勿将十二指肠黏膜切除过多,以免影响胆道开口的通畅。切除距乳头近的憩室前一般应先行胆总管切开,插入导管至壶腹部以标志胆道开口位置,然后再分离憩室,缝合时防止误将胆道开口缝合。

十二指肠手术是高风险手术,术后处理十分重要,主要措施:①生命体征监测。②持续十二指肠减压(将胃管远端送至十二指肠降部)3～5 天。③施行十二指肠造瘘者必须妥善固定造瘘管,术后 15 天以后方能酌情拔除。④其他应严格按照胃肠道手术后常规处理。

(董俊峰)

第十四节　十二指肠内瘘

十二指肠内瘘是指在十二指肠与腹腔内的其他空腔脏器之间形成的病理性通道开口分别位于十二指肠及相应空腔脏器。十二指肠仅与单一脏器相沟通称单纯性十二指肠内瘘,与 2 个或以上的脏器相沟通则称为复杂性十二指肠内瘘。前者临床多见,后者较少发生。内瘘时十二指肠及相应空腔脏器的内容物可通过该异常通道相互交通,由此引起感染、出血体液丧失(腹泻呕吐)水电解质紊乱、器官功能受损及营养不良等一系列改变。

先天性十二指肠内瘘极为罕见,仅见少数个案报道十二指肠可与任何相邻的空腔脏器相沟通形成内瘘,但十二指肠胆囊瘘是最常见的一种类型,据统计其发生率占十二指肠内瘘的44%～83%,十二指肠胆总管瘘占胃肠道内瘘的 5%～25%。

一、病因

十二指肠内瘘形成的原因较多,如先天发育缺陷、医源性损伤、创伤、疾病等。在疾病中,可由十二指肠病变所引致,如十二指肠憩室炎,亦可能是十二指肠毗邻器官的病变所造成,如慢性结肠炎、胆结石等。一组资料报道,引起十二指肠内瘘最常见的病因是医源性损伤,其次是结石、开放性和闭合性损伤。肿瘤、结核、溃疡病、克罗恩病及放射性肠炎等病理因素低于10%。

(一)先天因素

真正的先天性十二指肠内瘘极为罕见,仅见少数个案报道

(二)医源性损伤

医源性损伤引起的十二指肠内瘘一般存在于十二指肠与胆总管之间,多见于胆管手术中使用硬质胆管探条探查胆总管下端所致,因解剖上胆总管下端较狭小,探查时用力过大穿破胆总管和十二指肠壁,形成胆总管十二指肠乳头旁瘘。胆管术后发生胆总管十二指肠内瘘,是由于胆总管炎性狭窄,胆管探条引入困难强行探查所致,因此提示对胆总管炎性狭窄胆总管探查术中使用探条应慎重,不可暴力探查以减少医源性损伤。再者胆总管T形管引流时,T形管放置位置过低、置管时间过长、T形管压迫十二指肠壁致缺血坏死穿孔,引起胆总管十二指肠内瘘,亦属于医源性损伤。

(三)结石

十二指肠内瘘常发生于十二指肠与胆管系统间,大多数是被胆石穿破的结果。90%以上的胆囊十二指肠瘘,胆总管十二指肠瘘,胆囊十二指肠结肠瘘,均来自慢性胆囊炎、胆石症内瘘,且多在胆、胰、十二指肠汇合区。当然与胆管胰腺疾病有着更多关系,胆囊炎、胆石症的反复发作导致胆囊或胆管与其周围某一器官之间的粘连,是后来形成内瘘的基础。在粘连的基础上,胆囊内的结石压迫胆囊壁引起胆囊壁缺血、坏死、穿孔并与另一器官相通形成内瘘。胆囊颈部是穿孔形成内瘘最常见部位之一,这与胆囊管比较细小、胆囊受炎症或结石刺激后强烈收缩、颈部承受压力较大有关。胆囊炎反复发作时最常累及的器官是十二指肠、结肠和胃,当胆管系统因炎症与十二指肠粘连,胆石即可压迫十二指肠造成肠壁的坏死、穿孔、自行减压引流,胆石被排到十二指肠从而形成胆囊十二指肠瘘、胆总管十二指肠瘘、胆囊十二指肠结肠瘘。这种因结石嵌顿、梗阻、感染导致十二指肠穿孔自行减压形成的内瘘,常常是机体自行排石的一种特殊过程或视为胆结石的一种并发症,有时可引起胆石性肠梗阻。

(四)消化性溃疡

十二指肠的慢性穿透性溃疡,常因慢性炎症向邻近脏器穿孔而形成内瘘,如溃疡位于十二指肠的前壁或侧壁者可穿入胆囊,形成胆囊十二指肠瘘。而溃疡位于十二指肠后壁者穿入胆总管,引起胆总管十二指肠瘘,十二指肠溃疡亦可向下穿入结肠引起十二指肠结肠瘘,或胆囊十二指肠结肠瘘。也有报道穿透性幽门旁溃疡所形成的胃十二指肠瘘,肝门部动脉瘤与十二指肠降部紧密粘连向十二指肠内破溃而导致大出血的报道,亦是一种特殊的十二指肠内瘘。因抗酸分泌药对十二指肠溃疡的早期治疗作用,由十二指肠溃疡引起的十二指肠内瘘目前临床上已十分少见。

(五)恶性肿瘤

恶性肿瘤引起的十二指肠内瘘亦称为恶性十二指肠内瘘,主要是十二指肠癌浸润结肠肝曲或横结肠,或结肠肝区癌肿向十二指肠的第3、第4段浸润穿孔所致。近年来,国内有报道十二指肠结肠瘘是结肠癌的少见并发症;另外十二指肠或结肠的霍奇金病,或胆囊的癌肿也可引起十二指肠内瘘。随着肿瘤发病率的增高,由恶性肿瘤引起十二指肠内瘘的报道日益增多。

(六)炎性疾病

因慢性炎症向邻近脏器浸润穿孔可形成内瘘。炎性疾病包括十二指肠憩室炎、克罗恩病溃

疡性结肠炎、放射性肠炎及肠道特异性感染(如腹腔结核)等均可引起十二指肠结肠瘘或胆囊十二指肠结肠瘘。

二、发病机制

先天性十二指肠内瘘的病理改变为异常通道底部为胆囊黏膜,颈部为十二指肠腺体上方 0.5 cm,可见胆囊腺体与十二指肠腺体相移行证实为先天性异常。内瘘瘘管都发生在十二指肠第三部与横结肠之间。鉴于消化系统发生的胚胎学研究,十二指肠后 1/3 与横结肠前 2/3 同属中肠演化而来。因此,从胚胎发生学的角度来分析,如果中肠在胚胎发育过程中发生异常,则形成这类内瘘是完全有可能的。

三、检查

(一)实验室检查
选择做血、尿、便常规,生化及电解质检查。

(二)其他辅助检查
1.X 线检查

X 线检查包括腹部透视、腹部平片和消化道钡剂造影。

(1)腹部透视和腹部平片:有时可见胆囊内积气,是诊断十二指肠内瘘的间接依据,但要与产气杆菌引起的急性胆囊炎相鉴别。十二指肠肾盂(输尿管)瘘时,腹部平片可见肾区有空气阴影和不透 X 线的结石(占 25%~50%)。

(2)消化道钡剂造影:消化道钡剂造影能提供内瘘存在的直接依据,可显示十二指肠内瘘瘘管的大小、走行方向、有无岔道及多发瘘。

上消化道钡剂造影:可见影像有以下 4 种。①胃十二指肠瘘:胃幽门管畸形及与其平行的幽门管瘘管。②十二指肠胆囊瘘:胆囊或胆管有钡剂和(或)气体,瘘管口有黏膜征象,以前者更具诊断意义此外,胆囊造瘘时不显影也为间接证据之一。③十二指肠结肠瘘:结肠有钡剂充盈。④十二指肠胰腺瘘:钡剂进入胰腺区域。

下消化道钡剂灌肠:可发现钡剂自结肠直接进入十二指肠或胆管系统,对十二指肠结肠瘘的正确诊断率可达 90% 以上做结肠气钡双重造影,可清楚地显示瘘管的位置,结合观察显示的黏膜纹,有助于鉴别十二指肠结肠瘘、空肠结肠瘘、结肠胰腺瘘和结肠肾盂瘘。

(3)静脉肾盂造影:十二指肠肾盂(输尿管)瘘患者行此检查时,因病肾的功能遭到破坏,常不能显示瘘的位置,但从病肾的病变可提供瘘的诊断线索;并且治疗也需要通过造影来了解健肾的功能,所以仍有造影的意义。

2.超声、CT、MRI 检查

可从不同角度不同部位显示肝内外胆管结石及消化道病变的部位、范围及胆管的形态学变化,如胆管积气、结肠瘘浸润十二指肠等,而对十二指肠内瘘的诊断只能提供间接的诊断依据。

3.ERCP 检查

内镜可直接观察到十二指肠内瘘的瘘口,同时注入造影剂,可显示瘘管的走行大小等全貌,确诊率可达 100%,是十二指肠内瘘最可靠的诊断方法。

4.内镜检查

(1)肠镜检查:可发现胃肠道异常通道的开口,并作鉴别诊断。十二指肠镜进入十二指肠后见黏膜呈环形皱襞柔软光滑,乳头位于十二指肠降段内侧纵行隆起的皱襞上,一般瘘口位于乳头开口的上方,形态多呈不规则的星状形,无正常乳头形态及开口特征。当瘘口被黏膜覆盖时不易发现,但从乳头开口插管,导管可从瘘口折回至肠腔,改从乳头上方瘘口插管,异常通道显影而被确诊,此时将镜面靠近瘘口观察,可见胆汁或其他液体溢出。内镜下十二指肠内瘘应注意与十二指肠憩室相鉴别,憩室也可在十二指肠乳头附近有洞口,但边缘较整齐,开口多呈圆形,洞内常有食物残渣,拨开残渣后能见到憩室底部导管向洞内插入即折回肠腔注入造影剂可全部溢出,同时肠道内可见到造影剂,而无异常通道显影。一组资料报道47例胆总管十二指肠内瘘同时合并十二指肠憩室 5 例,有 1 例乳头及瘘口均位于大憩室的腔内,内镜检查后立即服钡剂检查,证实为十二指肠降段内侧大憩室纤维结肠镜检查对十二指肠结肠瘘可明确定位,并可观察瘘口大小,活组织检查以确定原发病灶的性质为选择手术方式提供依据。

(2)腹腔镜检查:亦可作为十二指肠内瘘诊断及治疗的手段且有广泛应用前景。

(3)膀胱镜检查:疑有十二指肠肾盂(输尿管)瘘时,此检查除可发现膀胱炎征象外,尚可在病侧输尿管开口处看到有气泡或脓性碎屑排出;或者经病侧输尿管的插管推注造影剂后摄片,可发现十二指肠内有造影剂。目前诊断主要依靠逆行肾盂造影,将近 2/3 的患者是阳性。

5.骨炭粉试验

口服骨炭粉,15～40 分钟后有黑色炭末自尿中排出。此项检查仅能肯定消化道与泌尿道之间的内瘘存在,但不能确定瘘的位置。

四、临床表现

十二指肠瘘发生以后,患者是否出现症状,应视与十二指肠相通的不同的空腔脏器而异。与十二指肠相交通的器官不同,内瘘给机体带来的后果亦不同,由此产生的症状常因被损害的器官的不同而差异较大,如十二指肠胆管瘘是以胆管感染为主要病变,故临床以肝脏损害症状为主;而十二指肠结肠瘘则以腹泻、呕吐、营养不良等消化道症状为主。

(一)胃十二指肠瘘

胃十二指肠瘘可发生于胃与十二指肠球部横部及升部之间,几乎都是由于良性胃溃疡继发感染、粘连继而穿孔破入与之粘连的十二指肠球部,或因胃穿孔后形成局部脓肿,继而破入十二指肠横部或升部。胃十二指肠瘘形成后,对机体的生理功能干扰不大,一般多无明显症状。绝大部分患者都因长期严重的溃疡症状而掩盖了瘘的临床表现;少数患者偶尔发生胃输出道梗阻。

(二)十二指肠胆囊瘘

十二指肠胆囊瘘症状颇似胆囊炎,如嗳气、恶心、呕吐、厌食油类、消化不良,有时有寒战高热、腹痛,出现黄疸而酷似胆管炎、胆石症的表现。有时表现为十二指肠梗阻,也有因胆石下行到肠腔狭窄的末端回肠或回盲瓣处而发生梗阻,表现为急性机械性肠梗阻症状,如为癌症引起,则多属晚期,其症状较重,且很快出现恶病质。

(三)十二指肠胆总管瘘

通常只出现溃疡病的症状,有少数可发生急性化脓性胆管炎而急诊入院。

(四)十二指肠胰腺瘘

十二指肠胰腺瘘发生之前常先有胰腺脓肿或胰腺囊肿的症状,故可能追问出有上腹部肿块的病史;其次,多数有严重的消化道出血症状,手术前不易明确诊断。Berne 和 Edmondson 认为消化道胰腺瘘具有 3 个相关的临床经过,即胰腺炎后出现腹内肿块及突然出现严重的胃肠道出血,应警惕内瘘的发生;腹内肿块消失之时,常为内瘘形成之日,这个经验可供诊断时参考。

(五)十二指肠结肠瘘

良性十二指肠结肠瘘常有上腹部疼痛、体重减轻、乏力、胃纳增大,大便含有未消化的食物或严重的水泻。有的患者伴有呕吐,可闻到呕吐物中的粪臭结合既往病史有诊断意义。内瘘发生的时间,据统计从1~32周,多数(70%以上)患者至少在内瘘发生3个月才被确诊而手术。内瘘存在时间越长,症状就越突然,后果也越严重。先天性十二指肠结肠瘘最突出的症状是腹泻,往往自出生即出现,病史中查不到腹膜炎、肿瘤和腹部手术的有关资料。由于先天性内瘘在十二指肠一侧开口位置较低而且内瘘远端不存在梗阻,故很少发生粪性呕吐与腹胀。如无并发症,则不产生腹痛。要注意与非先天性良性十二指肠结肠瘘的区别。若为恶性肿瘤浸润穿破所造成的十二指肠结肠瘘,除了基本具备上述症状外,病情较重,恶化较快,常同时又有恶性肿瘤的相应症状。

(六)十二指肠肾盂(输尿管)瘘

十二指肠肾盂(输尿管)瘘临床上可先发现有肾周围脓肿,即病侧腰痛局部有肿块疼痛向大腿或睾丸放射,腰大肌刺激征阳性。以后尿液可有气泡,或者尿液混浊,或有食物残渣,以及尿频、尿急尿痛等膀胱刺激症状。如果有突然发生水样、脓性腹泻同时伴有腰部肿块的消失,往往提示内瘘的发生。此时腰痛减轻,也常有脱水及血尿。此外尚有比较突出的消化道症状,如恶心、呕吐和厌食,未能得到及时治疗者呈慢性病容乏力和贫血,有时可以引起明显的脓毒血症,患者始终有泌尿道的感染症状,有的患者有高氯血症的酸中毒。曾报道有1例先天性输尿管十二指肠瘘并发尿路蛔虫病,患者自4岁起发病到18岁就诊止估计自尿道排出蛔虫达400条左右,该例经手术证实且治愈。另有报道1例5岁男性右输尿管十二指肠瘘的患者,也有排蛔虫史,由于排蛔虫,首先想到的是膀胱低位肠瘘,很容易造成误诊。该例手术发现不仅右输尿管上段与十二指肠间有一瘘管,而且右肾下极1 cm处有一交叉瘘管与十二指肠降部相通,实为特殊。故对尿路蛔虫病的分析不能只局限于膀胱低位肠瘘的诊断。

五、并发症

(1)感染是最常见的并发症,严重者可发生败血症。

(2)合并水电解质紊乱。

(3)出血、贫血亦是常见并发症。

六、诊断

十二指肠内瘘,术前诊断较为困难,因为大部分十二指肠内瘘缺乏特征性表现,漏诊率极高。有学者报道10例胆囊十二指肠内瘘,术前诊断7例为胆囊炎、胆囊结石,3例诊断为肠梗阻。为提高十二指肠内瘘的正确诊断率,应注意以下多个方面。

(一)病史

正确详细的既往史、现病史是临床诊断的可靠信息来源,有下列病史者应考虑有十二指肠内瘘存在的可能。

(1)既往有反复发作的胆管疾病史,尤其是曾有胆绞痛黄疸后又突然消失的患者。

(2)既往彩超提示胆囊内有较大结石,近期复查显示结石已消失,或移位在肠腔内。

(3)长期腹痛、腹泻消瘦、乏力伴程度不等的营养不良。

(二)辅助检查

十二指肠内瘘诊断的确定常需要借助影像学检查,如 X 线检查、彩超或 B 超、CT、MRI、ERCP 等,能提供直接的或间接的影像学诊断依据,或内镜检查发现胃肠道异常通道的开口等即可明确诊断。

七、治疗

十二指肠内瘘的治疗分为手术治疗和非手术治疗。

(一)非手术治疗

鉴于部分十二指肠内瘘可以自行痊愈,加之部分十二指肠内瘘可以长期存在而不发生症状,目前多数学者认为只对有临床症状的十二指肠内瘘行手术治疗,方属合理。一组资料报道 13 年行胆管手术186 例,术后发生 8 例胆总管十二指肠内瘘(4.7%),经消炎、营养支持治疗,6 例内瘘治愈(75%)仅有 2 例经非手术治疗不好转而改行手术治疗而治愈。非手术治疗包括纠正水、电解质紊乱,选用有效足量的抗生素控制感染积极的静脉营养支持,必要时可加用生长激素严密观察生命体征及腹部情况,如临床表现不好转应转手术治疗。

(二)手术治疗

在输液(建立两条输液通道)、输血、抗感染等积极抗休克与监护下施行剖腹探查术。

1.胃十二指肠瘘

根据胃溃疡的部位和大小,做胃大部分切除术及妥善地缝闭十二指肠瘘口,疗效均较满意。若瘘口位于横部及升部,往往炎症粘连较重,手术时解剖、显露瘘口要特别小心避免损伤肠系膜上动脉或下腔静脉。在解剖、显露十二指肠瘘口之前,先游离、控制肠系膜上动脉和静脉,这样既可避免术中误伤血管,又可减轻十二指肠瘘口的修补张力。

2.十二指肠胆囊瘘

术中解剖时应注意十二指肠胆囊瘘管位置有瘘口短而较大的直接内瘘,也有瘘管长而狭小的间接内瘘。由于粘连多,解剖关系不易辨认,故宜先切开胆囊,探明瘘口位置与走向,细致地游离,才不致误伤十二指肠及其他脏器,待解剖完毕后,切除十二指肠瘘口边缘的瘢痕组织,再横行缝合十二指肠壁。若顾虑缝合不牢固者,可加用空肠浆膜或浆肌片覆盖然后探查胆总管是否通畅置 T 形管引流,最后切除胆囊。对瘘口较大或炎性水肿较重者,应做相应的十二指肠或胃造口术进行十二指肠减压引流,以利缝合修补的瘘口愈合,术毕须放置腹腔引流。

3.十二指肠胆总管瘘

单纯性的由十二指肠溃疡并发症引起的十二指肠胆总管瘘可经非手术治疗而痊愈。对经常发生胆管炎的病例或顽固的十二指肠溃疡须行手术治疗,否则内瘘不能自愈。较好的手术方法是迷走神经切断胃次全切除的胃空肠吻合术。十二指肠残端的缝闭,可采用 Bancroft 法。十二指肠胆总管无须另做处理,胃内容改道后瘘管可以自行闭合。如有胆管结石、胆总管积脓,则不宜用上述手术方法。应先探查胆总管胆管内结石、积脓、食物残渣等均须清除、减压,置 T 形管引流;或者待十二指肠与胆总管分离后分别修补十二指肠和胆总管的瘘孔,置 T 形管引流,另外做十二指肠造口减压。切除胆囊,然后腹腔安置引流。

4.十二指肠胰腺瘘

关键在于胰腺脓肿或囊肿得到早期妥善的引流,及时解除十二指肠远端的梗阻和营养支持,则十二指肠胰腺瘘均能获得自愈。因胰液侵蚀肠壁血管造成严重的消化道出血。如非手术治疗无效,应及时进行手术,切开十二指肠壁,用不吸收缝线缝扎出血点。

5.十二指肠结肠瘘

有学者曾报道1例因溃疡穿孔形成膈下脓肿所致的十二指肠结肠瘘,经引流膈下脓肿后,瘘获得自愈。结核造成内瘘者,也有应用抗结核治疗后而痊愈的报道,但大多数十二指肠结肠瘘内瘘(包括先天性),均需施行手术治疗。由于涉及结肠,术前须注意充分的肠道准备与患者全身状况的改善。良性的可做单纯瘘管切除,并分别做十二指肠和结肠修补,缝闭瘘口,若瘘口周围肠管瘢痕较重或粘连较多要行瘘口周围肠切除和肠吻合术。对位于十二指肠第三部的内瘘切除后,有时十二指肠壁缺损较大,则修补时应注意松解屈氏韧带,以及右侧系膜上血管在腹膜后的附着处,保证修补处无张力。必要时应用近端空肠襻的浆膜或浆肌覆盖修补十二指肠壁的缺损。由十二指肠溃疡引起者,只要患者情况允许宜同时做胃次全切除术。先天性者,有多发性瘘的可能,因此手术时要认真而仔细地探查,防止遗漏。因结肠癌浸润十二指肠而引起恶性内瘘者,视具体情况选择根治性手术或姑息性手术。

(1)根治性手术:以扩大的右半结肠切除术治疗位于结肠肝曲恶性肿瘤所致的十二指肠结肠瘘。所谓的扩大右半结肠切除,即标准右半结肠切除加部分胰十二指肠切除,然后改建消化道。即行胆总管(或胆囊)-空肠吻合,胰腺-空肠吻合(均须分别用橡皮管或塑料管插管引流),胃-空肠吻合,回肠-横结肠吻合术。

(2)姑息性手术:对于无法切除者,可做姑息性手术。具体为分别切断胃幽门窦横结肠、末端回肠,再分别闭锁胃与回肠的远端,然后胃-空肠吻合回肠-横结肠吻合与空肠输出襻同近侧横结肠吻合。无论是根治性或姑息性手术,术中均需安置腹腔引流。

6.十二指肠肾盂(输尿管)瘘

(1)引流脓肿:伴有肾周围脓肿或腹膜后脓肿者,须及时引流。

(2)排除泌尿道梗阻:如病肾或输尿管有梗阻应设法引流,可选择病侧输尿管逆行插管或暂时性肾造口术。经上述治疗,有少数瘘管可闭合自愈。

(3)肾切除和瘘修补术:病肾如已丧失功能或者是存在无法控制的感染。而健肾功能良好,可考虑病肾的切除,以利内瘘的根治。采用经腹切口,以便同时做肠瘘修补。因慢性炎症使肾周围粘连较多,解剖关系不清,故对术中可能遇到的困难有充分的估计并做好相应准备,包括严格的肠道准备。十二指肠侧瘘切除后做缝合修补,并做十二指肠减压,腹腔内和腹膜外的引流。

(4)十二指肠输尿管瘘多数需将病肾和输尿管全切除。如仅在内瘘的上方切除肾和输尿管,而未切除其远侧输尿管,则瘘可持续存在。少数输尿管的病变十分局限,肾未遭到严重破坏,则可考虑做病侧输尿管局部切除后行端端吻合术。术后须严密观察病情,继续应用有效的抗生素给予十二指肠减压。

(董俊峰)

第十五节　十二指肠良性肿瘤

十二指肠良性肿瘤少见,良、恶性比例为1:(2.6～6.8)。据国内1 747例与国外2 469例十二指肠良恶性肿瘤综合统计,十二指肠良性肿瘤分别占21%与33%。十二指肠良性肿瘤本身虽属良性,但部分肿瘤有较高的恶变倾向,有的本身就介于良、恶性之间,甚至在镜下均难于鉴别。因为肿瘤生长的位置与胆、胰引流系统有密切关系,位置固定,十二指肠的肠腔又相对较窄,因此常引起各种症状,甚至发生严重并发症而危及生命。由于十二指肠位置特殊,在这些肿瘤的手术处理上十分棘手。

一、十二指肠腺瘤

十二指肠腺瘤是常见的十二指肠良性肿瘤,约占小肠良性肿瘤的 25％。从其发源可分为 Brunner 腺瘤和息肉样腺瘤两种。

(一)Brunner 腺瘤

Brunner 腺瘤系十二指肠黏液腺(Brunner 腺)腺体增生所致,故有人认为它并非真正的肿瘤。该腺体位于十二指肠黏膜下层,可延伸至黏膜固有层,其导管通过 Lieberkuhn 腺陷窝开口于十二指肠腔,分泌含粘蛋白的黏液和碳酸氢盐。此腺体绝大多数位于十二指肠球部,降部和水平部相对较少。

Brunner 腺瘤有 3 种类型:①腺瘤样增生最多见,为单个瘤样物突出肠腔内,有蒂或无蒂,质较硬,呈分叶状。国外报道其直径多不超过 1 cm,国内报道肿瘤均较大,最大直径达 8 cm。②局限性增生,表面呈结节状,多位于十二指肠乳头上部。③弥漫性结节增生:呈不规则的多发性小结节,分布于十二指肠的大部分。

Brunner 腺瘤显微镜下所见无明显包膜,由纤维组织、平滑肌分隔成大小不等的小叶结构,可见腺泡、腺管和潘氏细胞,故认为属错构瘤,极少恶变。

1.临床表现

十二指肠 Brunner 腺瘤常无明显临床症状,当肿瘤生长到一定程度可出现上腹部不适、饱胀、疼痛或梗阻,约 45％病例有上消化道出血,以黑便为主,伴贫血,少有呕血。

2.诊断

十二指肠 Brunner 腺瘤常由上消化道辅助检查发现十二指肠黏膜下隆起性病变,而获得临床诊断,最后确诊常依赖病理组织检查。

常用辅助检查手段为钡餐或气钡双重造影和十二指肠镜。前者见球后有圆形充盈缺损或呈光滑的空泡征,若为弥漫性结节样增生,则呈多个小充盈缺损,如鹅卵石样改变。十二指肠镜则可见肿瘤位于黏膜下,向肠腔内突出,质较硬,黏膜表面有炎症、糜烂,偶见溃疡,行活体组织病理检查时必须取材较深部位方能诊断。

3.治疗

理论上 Brunner 腺瘤属错构瘤性质,很少恶变,加之有学者认为 Brunner 腺瘤系胃酸分泌过多的反应。因而认为可经药物治疗消退,或长期追踪,但因于术前很难对 Brunner 腺病定性,而且腺瘤发展到一定大小常致出血、贫血等,因此绝大多数学者认为仍应手术治疗,特别是对单个或乳头旁局限性增生的腺瘤应予切除。处理方法如下。

(1)肿瘤小且蒂细长者可经内镜切除。

(2)肿瘤较大,基底较宽应经十二指肠切除。

(3)球部肿瘤直径＞3 cm,基底宽,切除后十二指肠壁难以修复者,可行胃大部切除。

(4)肿瘤位于乳头周围,引起胆、胰管梗阻或疑有恶变经快速病理检查证实者,应做胰头十二指肠切除。

(二)十二指肠腺瘤性息肉

十二指肠腺瘤多属此类。源于十二指肠黏膜腺上皮,有别于 Brunner 腺瘤。由于腺瘤的结构形态不同,表现各异,预后亦有较大的差异。目前按腺瘤不同结构和形态将其分为 3 类。①绒毛状腺瘤:腺瘤内有大量上皮从管腔黏膜表面突起,呈绒毛状或乳头状,表面如菜花样,基底部、质软、易出血,恶变率高达 63%,临床较少见。②管状腺瘤:较多见,肿瘤多数较小、有蒂、质较硬,肿瘤内以管腔为主,少见绒毛状上皮,恶变率较低,约 14%。③管状绒毛状腺瘤:其形状结构和恶变率居前两者之间。

1.临床表现

早期多无症状,肿瘤发展到一定大小则可有上腹部不适、隐痛等胃十二指肠炎表现。较长病史者可出现贫血,大便潜血阳性,其中尤以绒毛状腺瘤表现突出。位于乳头部腺瘤可因阻塞胆总管而致黄疸,或诱发胰腺炎。较大的肿瘤可致十二指肠梗阻,但较罕见。

2.诊断

同其他十二指肠肿瘤诊断方法一样,依赖于十二指肠低张造影和十二指肠镜检查,前者表现为充盈缺损;后者则可见向肠腔突起的肿块、呈息肉样或乳头状,病理学检查常可明确诊断。

B 超及 CT 等检查对诊断较大的腺瘤也有一定参考价值。

值得注意的是:十二指肠腺瘤可伴发于家族性息肉等,因而对十二指肠腺瘤作出诊断的同时,应了解结肠等其他消化道有无腺瘤存在。

3.治疗

十二指肠腺瘤被认为是十二指肠腺癌的癌前期病变,恶变率高。因此,一旦诊断确定应争取手术治疗。具体方法如下。

(1)经内镜切除:适用于单发、较小、蒂细长、无恶变可能的腺瘤。蒂较宽、肿瘤较大则不宜采用本方法。操作时应注意电灼或圈套切除,避免发生出血和穿孔。切除后复发率为 28%~43%,故应每隔半年行内镜复查,1~2 年后每年复查 1 次。

(2)经十二指肠切除:适用于基底较宽、肿瘤较大经内镜切除困难者。乳头附近的肿瘤亦可采用此法。切除后同样有较高的复发率,要求术后内镜定期随访。

手术方法是切开十二指肠侧腹膜(Kocher 切口),游离十二指肠,用双合诊方法判断肿瘤部位和大小,选定十二指肠切开的部位,纵向切开相应部位侧壁至少 4 cm,显露肿瘤并切取部分肿瘤行术中快速病理切片检查。如肿瘤位于乳头附近,则经乳头逆行插管以判断肿瘤与乳头和胆管的关系,如有黄疸则应切开胆总管,经胆管内置管以显露十二指肠乳头。注意切除肿瘤时距瘤体外周 0.3~0.5 cm 切开黏膜,于肌层表面游离肿瘤。乳头附近肿瘤常要求连同瘤和乳头一并切除,因而应同时重做胆胰管开口。其方法:在胆管开口前壁切断胆道口括约肌,用两把蚊式钳夹住胆管和胰管开口相邻处,在两钳之间切开约 0.5 cm,分别结扎缝合,使胆、胰管出口形成一共同通道,细丝线间断缝合十二指肠黏膜缘与胆、胰管共同开口处的管壁,分别于胆管和胰管内插入相应大小的导管,以保证胆汁、胰液引流通畅,亦可切开胆总管,内置T形管,下壁穿过胆管十二指肠吻合口达十二指肠,胰管内置管,经T形管引出体外,缝合十二指肠切口,肝下置引流,将胃肠减压管前端置入十二指肠。本法虽然术后术后胰腺炎、十二指肠瘘等并发症发生较少,但切除范围有限。

(3)胃大部切除:适用于球部腺瘤,蒂较宽,周围有炎症,局部切除后肠壁难以修复者。

(4)胰头十二指肠切除:适用于十二指肠乳头周围单个或多发腺瘤,或疑有恶变者。十二指肠良性肿瘤是否应行胰头十二指肠切除术尚有争议。

二、其他十二指肠良性肿瘤

十二指肠良性肿瘤有的前面已经提到（如平滑肌瘤、脂肪瘤等），有的十分罕见（如神经源性肿瘤、错构瘤、纤维瘤、内分泌肿瘤等），此外还有一些组织的异位等。

(一)十二指肠血管瘤(肉瘤)

血管瘤 90% 以上见于空肠与回肠，十二指肠少见，通常来自黏膜下血管丛。多数为很小的息肉状肿瘤，呈红色或紫血色，向肠腔内突出，可单发，也可多发，可呈局限性生长，也可弥漫性分布。可分为 3 类：①毛细血管瘤，无包膜，呈浸润性生长，在肠黏膜内呈蕈状突起的鲜红色或仅呈暗红色或紫红色斑。②海绵状血管瘤，由扩张的血窦构成，肿瘤切面呈海绵状。③混合型血管瘤，常并发出血，在诊断与治疗上均感棘手。极少数血管瘤可恶变为血管肉瘤。

血管肉瘤亦来自十二指肠的血管组织，除了能转移外，临床表现与血管瘤相似，但血管肉瘤的血管丰富，易向黏膜生长而形成溃疡与出血。

(二)十二指肠纤维瘤(肉瘤)

纤维瘤好发于回肠黏膜，十二指肠纤维瘤很少见，常为单发，也可多发。由肠黏膜纤维组织发生的良性肿瘤，也可发生在黏膜下、肌层、浆膜下。外观呈结节状，有包膜、界限清楚的肿瘤，切面呈灰白色，可见编织状的条纹，质地韧。镜下由胶原纤维和纤维细胞构成，其间是血管和其周围少量疏松的结缔组织。瘤组织内纤维排列成索状，纤维间含有血管的细胞，一般不见核分裂象。纤维肉瘤镜下瘤细胞大小不一，呈梭形或圆形，分化程度差异很大，瘤细胞核大深染，核分裂象多见，生长快，预后不佳。术后易复发。

临床表现：主要症状为腹痛、恶心、呕吐、食欲缺乏、消瘦等，偶可发生梗阻与出血。

十二指肠肿瘤可引起严重并发症，少数可发生恶变，故一旦确诊，应以手术治疗为主。切除率一般可达 98% 以上，切除方案应根据病灶所在十二指肠的部位、大小、形态、肿瘤的类型而定，一般肿瘤较小，且距十二指肠乳头有一定的距离时，可行局部肠壁楔形切除，或局部摘除，有学者主张经十二指肠将肿瘤做黏膜下切除；肿瘤较大或多发性者，可行部分肠段切除术；肿瘤累及壶腹部或有恶变倾向时，应行部分十二指肠切除术。术中一定要注意将切除的肿瘤标本送冰冻切片检查，才能根据病理结果确定切除的范围。对十二指肠小的、单发的、带蒂的良性肿瘤可在内镜下用圈套器切除，或用微波、激光凝固摘除。

(董俊峰)

第十六节　十二指肠恶性肿瘤

本节主要讨论的十二指肠恶性肿瘤指原发于十二指肠组织结构的恶性肿瘤，即原发性十二指肠恶性肿瘤，较少见，国外报道尸检发现率为 0.02%～0.05%，约占胃肠道恶性肿瘤的 0.35%，但小肠肿瘤以十二指肠发生率最高，约占全部小肠肿瘤的 41%。其中恶性肿瘤多于良性肿瘤，前后两者比例约为 6.8:1。

一、十二指肠腺癌

十二指肠腺癌是指起源于十二指肠黏膜的腺癌。其发病率国外文献报道占十二指肠恶性肿瘤的80%，占全消化道恶性肿瘤的1%。国内报道占十二指肠恶性肿瘤的65%左右，占全消化道肿瘤的0.3%，占小肠恶性肿瘤的25%～45%。好发于50～70岁，男性稍多于女性。

(一)病因病理

目前对十二指肠腺癌的病因不甚清楚。胆汁和胰腺中分泌出来的可能是致癌原的一些物质(如石胆酸等二级胆酸)对肿瘤的形成起促进作用。十二指肠腺癌与家族性息肉病、加德纳综合征、特科特综合征、多发性神经纤维瘤综合征、林奇综合征、良性上皮肿瘤(如绒毛状腺瘤)等有关。另有报道与溃疡或憩室的恶变及遗传等因素也有一定关系。

根据癌瘤发生的部位可将十二指肠腺癌分为壶腹上段、壶腹段(不包括发生于胰头、壶腹本身及胆总管下段的癌)及壶腹下段。以发生于壶腹周围者最多，约占50%；其次为壶腹下段；壶腹上段最少。

十二指肠癌大体形态分为息肉型、溃疡型、环状溃疡型和弥漫浸润型，其中息肉型多见，约占60%，溃疡型次之。镜下所见多属乳头状腺癌或管状腺癌，位于十二指肠乳头附近，以息肉型乳头状腺癌居多；其他部位多为管状腺癌，呈溃疡型或环状溃疡型，溃疡病灶横向扩展可致十二指肠环形狭窄。

(二)分期

国内对十二指肠腺癌尚未进行详细分期，其分期方法多沿引美国癌症联合会制定的分期法。

临床分期为第Ⅰ期，肿瘤局限于十二指肠壁；第Ⅱ期，肿瘤已穿透十二指肠壁；第Ⅲ期，肿瘤有区域淋巴结转移；第Ⅳ期，肿瘤有远处转移。

TNM分期如下。

T：原发肿瘤。

T_0：没有原发肿瘤证据。

T_{is}：原位癌。

T_1：肿瘤侵犯固有层或黏膜下层。

T_2：肿瘤侵犯肌层。

T_3：肿瘤穿破肌层浸润浆膜或穿过无腹膜覆盖的肌层处(如系膜或后腹膜处)并向外浸润≤2 cm。

T_4：肿瘤侵犯毗邻器官和结构，包括胰腺。

N：局部淋巴结。

N_0：无局部淋巴结转移。

N_1：局部淋巴结有转移。

M：远处转移。

M_0：无远处转移。

M_1：有远处转移。

(三)临床表现

早期症状一般不明显，或仅有上腹不适、疼痛、无力、贫血等。其症状、体征与病程的早晚及肿瘤部位有关。根据文献统计现将常见症状、体征分别如下。

1.疼痛

多类似溃疡病,表现为上腹不适或钝痛,进食后疼痛并不缓解,有时疼痛可向背部放射。

2.厌食、恶心、呕吐

此类消化道非特异性症状在十二指肠腺癌的发生率为 $30\%\sim40\%$,如呕吐频繁,呕吐内容物多,大多是由于肿瘤逐渐增大堵塞肠腔,引起十二指肠部分或完全梗阻所致。呕吐内容物是否含有胆汁可判别梗阻部位。

3.贫血、出血

贫血、出血为最常见症状,其出血主要表现为慢性失血,如大便潜血、黑便;大量失血则可呕血。

4.黄疸

黄疸系肿瘤阻塞壶腹所致,此种肿瘤引起黄疸常因肿瘤的坏死、脱落而使黄疸波动,大便潜血阳性后黄疸症状也随之减轻;另外,黄疸常伴有腹痛。以上两点有别于胰头癌常见的进行性加重的无痛性黄疸。

5.体重减轻

此种症状亦较常见,但进行性体重下降常预示治疗效果不佳。

6.腹部包块

肿瘤增长较大或侵犯周围组织时,部分病例可扪及右上腹包块。

(四)诊断、鉴别诊断

由于本病早期无特殊症状、体征,故诊断主要依赖于临床辅助检查,其中十二指肠低张造影和纤维十二指肠镜是术前确诊十二指肠肿瘤的主要手段。

十二指肠低张造影是首选的检查方法,如行气钡双重造影可提高诊断率。因癌肿形态不同,其 X 线影像有不同特征,一般可见部分黏膜变粗糙、紊乱或皱襞消失,肠壁僵硬;亦可见息肉样充盈缺损、龛影、十二指肠腔狭窄。壶腹部腺癌与溃疡引起的壶腹部变形相似,易误诊。十二指肠纤维内镜检查因难窥视第 3、第 4 段,故可能遗漏诊断。临床可采用超长内镜或钡餐弥补其不足。镜下见病变部位黏膜破溃,表面附有坏死组织。如见腺瘤顶部黏膜粗糙、糜烂,应考虑癌变,对可疑部位需取多块组织行病理检查,以免漏诊。

B超、超声内镜和CT检查可见局部肠壁增厚,并可了解肿瘤浸润范围、深度、周围区域淋巴结有无转移,以及肝脏等腹内脏器情况。

对上述检查仍未能确诊者,行选择性腹腔动脉和肠系膜上动脉造影,有助于诊断。

由于发生在壶腹部癌可原发于十二指肠壁黏膜、胰管或胆管,而来源部位不同其预后可能不同,因此对肿瘤产生的黏蛋白进行分析来提示肿瘤组织来源,唾液黏蛋白来自真正的壶腹的肿瘤,是胆管上皮和十二指肠黏膜的特征,中性黏蛋白是 Bruner 腺特征性分泌蛋白;硫酸黏蛋白则主要由胰管产生。

需与十二指肠腺癌相鉴别的疾病繁多,但根据主要临床征象不同,考虑不同疾病的鉴别:①表现为梗阻性黄疸者,需与其鉴别的常见疾病有胰头癌、胆管癌、胆管结石、十二指肠降部憩室等。②表现为呕吐或梗阻者,则需与十二指肠结核、溃疡病幽门梗阻、环状胰腺、肠系膜上动脉综合征相鉴别。③消化道出血者,需与胃、肝胆系、结肠、胰腺、右肾和腹膜后等肿瘤相鉴别。④上腹隐痛者,需与溃疡病、胆石症等相鉴别。

(五)治疗

十二指肠腺癌原则上应行根治切除术,其术式可根据癌肿的部位和病期选用十二指肠节段切除或胰头十二指肠切除等术式。对于不能切除的肿瘤可采用姑息性胆肠引流或胃肠引流等术式。由于胰头十二指肠切除符合肿瘤手术治疗、整块切除和达到淋巴清除的原则,同时有良好的治疗效果,目前已被公认为是治疗十二指肠癌的标准术式。现对几种常用术式及注意事项介绍如下。

1.胰头十二指肠切除术

十二指肠腺癌手术时,淋巴结转移率为 $50\%\sim65\%$,尽管很多医者认为淋巴结阳性并不影响术后生存率,但胰头十二指肠切除因其能广泛清除区域淋巴结而倍受推崇。随着手术技巧的提高和围术期管理的加强,胰头十二指肠切除术后死亡率降至 10% 以下。胰头十二指肠切除术包括保留幽门和不保留幽门两种基本术式,应根据肿瘤所在部位和生长情况加以选择。但应注意的是:十二指肠腺癌行胰头十二指肠切除术后较之胰腺或胆管病变行胰头十二指肠切除有更高的并发症发生率(如胰漏)等,其机制可能与软胰结构即胰腺质地正常、胰管通畅有关。一般认为,原发十二指肠癌行胰头十二指肠切除术应注意下列各点:①采用套入式(Child)法的胰空肠端端吻合为好。特别是胰管不扩张者更为适宜。②十二指肠肿瘤侵及胰腺钩突部机会较少。因此,处理钩突部时在不影响根治的原则下,可残留薄片胰腺组织贴附于门静脉,较有利于手术操作;另外,分离其与门静脉和肠系膜上静脉间细小血管支时,不可过度牵拉,避免撕破血管或将肠系膜上动脉拉入术野将其损伤。门静脉保留侧的血管支需结扎牢固,采用缝合结扎更加妥善。③不伴梗阻性黄疸者,胆胰管常不扩张。因此,经胆管放置细 T 形管引流,其横臂一端可经胆肠吻合口放入旷置的空肠襻内,另一端放在近侧胆管,有助于减少胆肠、胰肠吻合口瘘的发生。④伴有营养不良、贫血、低蛋白血症者,除考虑短期 TPN 治疗外,术中宜于空肠内放置饲食管(经鼻或行空肠造瘘置管)备术后行肠内营养,灌注营养液或(和)回收的消化液(如胆、胰液等),颇有助于术后患者的恢复。⑤对高龄或伴呼吸系统疾病者,应行胃造瘘术。⑥术后应加强防治呼吸系统并发症,尤其是肺炎、肺不张等,采用有效的抗生素,鼓励咳嗽和床上活动等措施。

2.节段性十二指肠管切除术

本术式选择适当,能达到根治性切除的目的,其 5 年生存率不低于胰头十二指肠切除术的效果,且创面小,并发症少,手术死亡率低。此术式主要适用于水平部、升部早期癌,术前及术中仔细探查,必须确定肠壁浆膜无浸润,未累及胰腺,区域淋巴结无转移。充分游离十二指肠外侧缘,切断十二指肠悬韧带,游离十二指肠水平部和升部,切除包括肿瘤在内的十二指肠段及淋巴引流区域组织,在肠系膜上血管后方将空肠远侧端拉至右侧,与十二指肠降部行端端吻合。若切除较广泛,不可能将十二指肠行端端吻合时,也可行 Roux-en-Y 吻合术,即空肠、十二指肠和空肠、空肠吻合术。

3.乳头部肿瘤局部切除术

对肿瘤位于乳头部的高龄患者或全身情况欠佳不宜行胰头十二指肠切除术者,可行乳头部肿瘤局部切除术。手术要点:①纵行切开胆总管下段,探查并明确乳头及肿瘤的部位。通过胆总管切口送入乳头部的探条顶向十二指肠前壁做标志,在其上方 1 cm 处切开做一长 5 cm 的纵向切口,也可做横行切口,在肠腔内进一步辨认乳头和肿瘤的关系。②在十二指肠后壁乳头肿瘤上方,可见到胆总管的位置,在牵引线支持下,距肿瘤约 1 cm 处切开十二指肠后壁和胆总管前壁,并用细纯丝线将两者的近侧切端缝合,其远侧切端亦予以缝合牵引乳头部肿瘤。用相同的方法,距肿瘤 1 cm 的周边行边切开边缝合十二指肠后壁和胆总管,直至将肿瘤完整切除。在12点至3点方向可见胰管开口,分别将其与胆总管和十二指肠后壁缝合,在切除肿瘤的过程中,小出血点可缝扎或用电凝止血。切除肿瘤后,创面需彻底止血。③经胰管十二指肠吻合口置一口径适宜、4～5 cm 长的细硅胶管,纳入胰管内支撑吻合口,并用可吸收缝线将其与胰管缝合一针固定。经胆总管切口置 T 形管,其横壁一端置入近侧肝管,另一端伸向并通过胆总管十二指肠吻合口,入十二指肠腔内,起支撑作用。横行缝合十二指肠前壁切口和胆总管切口,T 形管从后者引出。④切除胆囊,放置腹腔引流管关腹。⑤乳头部肿瘤局部切除,不仅要求完整切除肿瘤,而且边缘不残留肿瘤组织,应行冰冻切片检查协助诊断。⑥在完成胆总管、胰管与十二指肠后壁吻合之后,如果已放置 T 形管,可不必再行胆总管十二指肠侧侧吻合术。但应保留 T 形管 6 个月以上。⑦术后应加强预防胰瘘、胆瘘、胰腺炎和出血等并发症。使用生长抑素、H_2 受体阻滞剂等。编者曾有一例十二指肠乳头部腺癌经局部切除后 3 年复发,再次手术局部切除后共生存近 5 年。

4.胃大部分切除术

对十二指肠球部的早期癌,病灶靠近幽门可采用本术式。注意切缘必须距肿瘤 2 cm 以上,不要误伤周围重要结构。

放疗、化疗对十二指肠腺癌无显著疗效,个别报道化疗能延长存活时间,可在术中或术后配合使用。

(六)预后

十二指肠腺癌总的预后较胰头癌与胆总管下段癌等好。其手术切除率 70% 以上,根治性切除后 5 年生存率为 25%～60%。但不能切除的十二指肠癌预后差,生存时间一般为 4～6 个月,几乎无长期生存病例。而十二指肠癌根据发生的部位不同其预后亦有差异,一般认为发生于十二指肠第 3、第 4 段的腺癌预后比发生于第 1、第 2 段者预后好。其原因认为有如下 3 点:①生物学特征不同,第 3、第 4 段肿瘤生物学特征表现为中肠特性,而第 1、第 2 段表现为前肠特性。②第 3、第 4 段肿瘤临床发现常相对较早,即使肿瘤虽已突破固有肌层,但常不侵犯周围器官而仅侵及周围脂肪组织。③第 3、第 4 段腺癌由于可行肠段切除而手术死亡率低。有很多资料显示,十二指肠腺癌预后与淋巴结阳性与否、肿瘤浸润的深度、组织学分化程度及性别等无关。但有胰腺等侵犯,被认为是导致局部复发和致死的原因。

二、十二指肠类癌

类癌是消化道低发性肿瘤,仅占消化道肿瘤的 0.4%～1.8%,而十二指肠类癌发病率更低,仅占全胃肠类癌的 1.3%,占小肠类癌的 5%。十二指肠第 2 段多见,第 1 段次之。

(一)病理

十二指肠类癌是起源于肠道 Kultschitzsky 细胞(肠嗜铬细胞),能产生多种胺类激素肽,是胺前体摄取和脱羧肿瘤(APUD 肿瘤),属神经内分泌肿瘤范畴。肿瘤一般较小,单发或多发。随肿瘤增长可出现恶性肿瘤浸润生长的特征,诸如浸润和破坏黏膜、肌层,继而侵及浆膜和周围脂肪结缔组织、淋巴管和血管。十二指肠类癌一般属于低度恶性肿瘤,生长缓慢。本病转移较少,最常见的转移部位是肝脏,其次是肺。判断类癌的良、恶性不全取决于细胞形态,主要取决于有无转移。一般认为肿瘤的转移与其大小有关,肿瘤小于 1 cm 者转移率为 2%,1～2 cm 者转移率为 50%,超过 2 cm 者则 80%～90% 有转移。

十二指肠类癌多发生于降部黏膜下,质硬、表面平滑,易发生黏膜浅表溃疡。肿瘤切面呈灰白色,置于甲醛溶液固定后转为鲜黄色。如肿瘤呈环形浸润可引起十二指肠肠腔狭窄;位于十二指肠乳头附近者可压迫胆管出现黄疸;若向浆膜外生长,则可浸润周围脏器。

(二)临床表现

十二指肠类癌一方面有十二指肠肿瘤的共同表现,如黑便、贫血、消瘦、黄疸或十二指肠梗阻症状;另一方面由于类癌细胞分泌多种具有生物活性的物质,如 5-HT、血管舒张素、组胺、前列腺素、生长抑素、胰高糖素、胃泌素等,当这些生物活性物质进入血循环时,尤其是类癌肝转移时这些生物活性物质直接进入体循环,可出现类癌综合征,表现为发作性面、颈、上肢和躯干上部皮肤潮红和腹泻等。腹泻严重时有脱水、营养不良、哮喘,甚至出现水肿、右心衰竭等。

(三)诊断

胃肠钡剂造影和纤维十二指肠镜检查有助于诊断,但 X 线和镜检所见有时难以与腺癌鉴别,需行活体组织病理检查。

测定 24 小时尿 5-羟基吲哚乙酸(5-hyaroxyindo-leaceticacid,5-HIAA)5-HIAA 排出量是目前诊断类癌和判定术后复发的重要依据之一。类癌患者排出量超过正常 1～2 倍,类癌综合征患者排出量更高。

B 超和 CT 检查主要用于诊断有无肝脏或腹腔淋巴转移灶。

(四)治疗

以手术治疗为主。局部切除适用于<1 cm、远离十二指肠乳头的肿瘤,如肿瘤较大呈浸润性发生,或位于十二指肠乳头周围,应行胰头十二指肠切除术。

对类癌肝转移,可在切除原发灶同时切除转移灶。肝内广泛转移者可行肝动脉结扎或栓塞治疗。

类癌综合征病例可用二甲麦角新碱和磷酸可待因控制症状,前者易引起腹膜后纤维化。腹泻难以控制可用对氯苯丙氨酸,但可能引起肌肉痛和情绪低落。

广泛转移病例用多柔比星、5-FU、长春碱、甲氨蝶呤、环磷酰胺等可有一定疗效。最近研究表明链脲霉素疗效最好,单独用赛庚啶亦有疗效。放疗可缓解骨转移所引起的疼痛,但不能使肿瘤消退。

三、十二指肠恶性淋巴瘤

原发性十二指肠恶性淋巴瘤,是指原发于十二指肠肠壁淋巴组织的恶性肿瘤,这有别于全身恶性淋巴瘤侵及肠道的继发性病变。Dawson 提出原发性小肠恶性淋巴瘤的 5 项诊断标准:①未发现体表淋巴结肿大。②白细胞计数及分类正常。③胸部 X 线片示无纵隔淋巴结肿大。④手术时未发现受累小肠及肠系膜区域淋巴结以外的病灶。⑤肝、脾无侵犯。

原发性小肠恶性淋巴瘤发病率的地区差异很大,中东国家的发生率甚高,但美国仅占小肠恶性肿瘤的 1%,而我国的小肠恶性淋巴瘤占小肠恶性肿瘤的 20%～30%。据国内 1 389 例小肠恶性淋巴瘤统计,发生于十二指肠者有 218 例,占 15.7%,国外 908 例中有 102 例,占 11.2%。虽然恶性淋巴瘤占全部小肠恶性肿瘤的一半以上,但其主要发生于回肠,约占 47%;其次为空肠;十二指肠少见。

(一)病理

原发性十二指肠恶性淋巴瘤起源于十二指肠黏膜下淋巴组织,可向黏膜层和肌层侵犯,表现为息肉状或为黏膜下肿块或小肠管纵轴在黏膜下弥漫性浸润,常伴有溃疡。肿瘤常为单发,少有多发。按组织学形态可分为淋巴细胞型、淋巴母细胞型、网织细胞型、巨滤泡型,以及 Hodgkin 病。按大体病理形态可分为:①肿块型或息肉型;②溃疡型;③浸润型;④结节型。按组织学类型可分为霍奇金病与非霍奇金淋巴瘤两类,以后者最多见。转移途径可经淋巴道、血运及直接蔓延,淋巴结转移较腺癌为早。

(二)临床表现

原发性十二指肠恶性淋巴瘤好发于 40 岁左右,比其他恶性肿瘤发病年龄较轻,男女发病率比例为1∶1～3∶1。该病在临床上表现无特异性,可因肿瘤的类型和部位而异。临床病理分期标准:Ⅰ期,病灶局限,未侵犯淋巴结;Ⅱ期,病灶局限,已侵犯淋巴结;Ⅲ期,邻近器官组织受累;Ⅳ期,有远处转移。

1.腹痛

腹痛大多由于肠梗阻;肿瘤的膨胀、牵拉;肠管蠕动失调;肿瘤本身的坏死而继发感染,溃疡、穿孔等因素所致。腹痛为该病的最常见症状,据国内资料统计,发生率约为 65% 以上。出现较早,轻重不一,隐匿无规律,呈慢性过程。初起为隐痛或钝痛,随病情的发展逐渐加重,转为阵发性挛缩性绞痛,晚期疼痛呈持续性,药物不能缓解。腹痛多数位于中腹部、脐周及下腹部,有时可出现在左上腹或剑突下。一旦肿瘤穿孔而引起急性腹膜炎时,可出现全腹剧痛。

2.肠梗阻

肿瘤阻塞肠腔或肠壁浸润狭窄均可引起肠梗阻。临床常见的症状,出现较早。多为慢性、部分性梗阻,反复发作的恶心、呕吐,进餐后加重。乳头部以上梗阻者,呕吐物中不含胆汁;乳头部以下梗阻者,呕吐物中含大量胆汁。腹胀不明显。

3.腹部肿块

因有 60%～70% 的肿瘤直径超过 5 cm,大者直径 10 cm 以上,故临床上据国内资料统计约25.5% 的患者可扪及腹部包块,有的以该病为主诉。

4.黄疸

因恶性肿瘤侵犯或阻塞胆总管开口部或因转移淋巴结压迫胆总管而引起梗阻性黄疸。黄疸发生率远远低于腺癌,大约为 2%。

5.肠穿孔与腹膜炎

因肿瘤侵犯肠壁发生溃疡,坏死、感染而致穿孔,急性穿孔引起弥漫性腹膜炎,慢性穿孔可以引起炎性包块、脓肿、肠瘘。在十二指肠恶性淋巴瘤中的发生率为 15%～20%。北京协和医院统计发生率为19.4%,比其他恶性肿瘤发生率高。

6.其他

十二指肠恶性淋巴瘤尚可出现上消化道出血、消瘦、贫血、腹泻、乏力、食欲下降、发热等一些非特异性临床表现。

(三)诊断与鉴别诊断

该病的早期诊断十分困难,往往被误诊为胃十二指肠炎、消化性溃疡、慢性胰腺炎、胆管疾病等。经常延误诊断超过数月之久。误诊率可高达 70%～90%。具体原因分析:①缺乏特异性临床表现。②医师对该病的认识不足,甚至缺乏这方面的知识,故警惕性不高。③该病往往以急症就诊,常被急腹症的临床表现所掩盖。④该病的诊断方法,尤其在基层医院常常没有有效的诊断手段。出现未能查明原因的发热、恶心、呕吐、食欲下降、消瘦、贫血、肠道出血、上腹部疼痛、慢性肠梗阻等临床表现时,应警惕有该病的可能性。可通过各项检查以诊断与鉴别诊断。

1.实验室检查

缺乏特异性,可能出现红细胞数与血红蛋白量下降,呕吐物与大便潜血试验阳性。

2.X线检查

X线平片可能显示十二指肠梗阻的X线表现,或软组织块影。胃肠道钡餐双重对比造影对十二指肠肿瘤的诊断准确率达42%～75%,主要表现为十二指肠黏膜皱襞变形、破坏、消失、肠壁僵硬,充盈缺损、龛影或环状狭窄。十二指肠恶性淋巴瘤X线表现更具有一定特征。因该病破坏肌层中肠肌神经丛,故肠管可能出现局限性囊样扩张,呈动脉瘤样改变,肠壁增厚,肠管变小,呈多发性结节状狭窄。十二指肠低张造影,更有利于观察黏膜皱襞的细微改变,使其诊断准确率提高到93%左右。

3.内腔镜检查

十二指肠镜对该病可以直接进行观察病灶的大小、部位、范围、形态等,同时可进行摄像、照相、刷检脱落细胞和活检以获病理确诊。

4.其他

超声、CT和DSA等对该病的诊断有一定作用,但价值不大。

(四)治疗

该病应以手术治疗为主,手术有诊断与治疗的双重作用。国内报道原发性十二指肠恶性肿瘤的手术率约为60%。手术方案根据该肿瘤所在部位、病变的范围而决定。可以考虑局部切除,但应行胰十二指肠根治性切除为妥。

该病对化疗药物有不同程度的敏感性。故术前和术后可以配合进行。疗效优于单纯手术治疗。一般放疗的剂量为40 Gy左右。化疗一般采用CTX、VCR、ADM、MTX、PCB及泼尼松等药组成的各种联合化疗方案。

四、十二指肠平滑肌肉瘤

十二指肠平滑肌肉瘤是起源于十二指肠黏膜肌层或固有肌层或肠壁血管壁的肌层肿瘤,根据其组织学特征,分为平滑肌瘤、平滑肌肉瘤和上皮样平滑肌瘤(或称平滑肌母细胞肌瘤),后者罕见。平滑肌瘤和平滑肌肉瘤分别居十二指肠良、恶性肿瘤发病率的第2位,但也有统计认为淋巴瘤发生率稍高于平滑肌肉瘤者。由于临床上平滑肌瘤和平滑肌肉瘤表现无明显差异,大体观难以区别其性质,因而列入一并讨论。

(一)病理

十二指肠平滑肌肉瘤根据其生长方式可分为腔外型、腔内型、腔内外型和壁间型等4型。平滑肌肉瘤主要见于腔外型、腔内外型。平滑肌肉瘤的特点是肿瘤较大,瘤内易发生出血、坏死、囊变,形成多个内含黄色液体的囊腔。若囊内继发感染,破溃后与肠腔相通形成假性憩室,若向腹腔破溃、穿孔则形成局限性脓肿。区分良恶性肿瘤缺乏统一标准。一般认为肿瘤直径大于10 cm或已有转移者,可诊断为肉瘤;肿瘤直径大于8 cm、质脆、血供丰富者,肉瘤可能性大。

术中快速切片病理检查有时难以正确判定其良、恶性,应以石蜡切片观察核分裂象的数目作为诊断的主要依据,判定标准有如下5种:①每个高倍镜视野下核分裂象多于2个则为恶性。②每10个高倍镜视野下核分裂象超过5个为肉瘤。③每25个高倍镜视野下核分裂象为1～5个为低度恶性,多于5个为肉瘤。④镜下有不典型核分裂象,核的多形性和染色深是肉瘤的基本特征。⑤每25个高倍镜视野下核分裂象数≥4个,圆形核超过20%为肉瘤。平滑肌瘤能否恶变尚不清楚。上皮样平滑肌瘤的大多数瘤细胞呈圆形或多边形,胞质内有空泡或核周有透明区,以此可与平滑肌瘤和平滑肌肉瘤鉴别。以往认为上皮样平滑肌瘤属良性肿瘤,有恶性趋向,现认为此型肿瘤存在良性和恶性两种,恶性多向肝转移或腹膜种植。平滑肌肉瘤多向肝转移或腹腔瘤床种植,少有淋巴转移。

(二)临床表现

十二指肠平滑肌肿瘤所产生的症状、体征与其他十二指肠良、恶性肿瘤相似,但以出血、腹部肿块较为突出。有统计肉瘤的出血发生率约为80%,肌瘤约为50%,可为少量、持续或间歇大出血,出血与否、出血程度与肿瘤大小无直接关系。肿块多在右上腹,表面较光滑,硬或囊性感,活动度差,个别肿块可在右下腹触及。

(三)诊断

十二指肠平滑肌肿瘤首选的检查方法:①胃肠道钡剂造影,其X线特征视肿瘤生长方式和大小而异。腔内型肿瘤可表现为表面光滑、边界清楚的充盈缺损,如形成溃疡则于充盈缺损部有龛影;腔外型肿瘤见十二指肠受压,黏膜皱襞紊乱;如肿瘤破溃与肠腔相通时,有巨大憩室征。②十二指肠内镜检查可见肠壁外压性改变或黏膜下隆起病变,黏膜糜烂。十二指肠降部以下病变易被漏诊,活检亦因取材受限,难以明确诊断。③CT检查在十二指肠部位有边界限清楚的实质性肿块影,若瘤内有对比造影剂和气体,更有助于诊断。增强扫描为中等血供或血供较丰富的肿瘤,应与胰头部肿瘤鉴别。

(四)治疗

该病一旦确诊,即使肿瘤局部复发,或转移病灶,均应积极手术探查,不应轻易放弃手术机会。力争根治性切除,对于晚期的或复发的病例,只要全身情况和局部解剖条件许可即积极做姑息性切除或其他手术,这样可以延长生存期,有时甚至可以达到意想不到的效果。其手术方案应根据肿瘤大小、生长部位和生长方式决定。局部切除仅适用于十二指肠外侧壁腔外型肌瘤。由于肉瘤术后复发主要是瘤床和腹腔内肿瘤种植,因此,术中避免瘤体包膜破裂是预防复发的关键之一。术毕于瘤床部位可用蒸馏水浸泡和冲洗。胰头十二指肠切除术适用于较大或位于十二指肠乳头周围的肿瘤。

平滑肌肉瘤肝转移病灶的边界较清楚可沿肿块边缘切除。若有多个转移灶局限于一叶,宜于肝叶切除。对不能切除的肝转移灶,可行肝动脉插管和门静脉插管化疗。有1例46岁的男性患者,因十二指肠平滑肌肉瘤(约4 cm直径)同时右肝后叶有一直径5 cm的转移灶,而行肉瘤所在十二指肠段的切除及不规则的右肝后叶切除,术后3年因肿瘤复发,再次行肝肿瘤切除,痊愈出院。

五、十二指肠脂肪瘤和脂肪内瘤

临床上十二指肠脂肪瘤与脂肪肉瘤表现无明显差异,大体观乃至镜下均难以区别其性质,因而列入一并讨论。脂肪肉瘤(瘤)来自原始间叶组织,多发生于腹膜后。小肠脂肪瘤占整过消化道脂肪瘤的50%以上,占小肠良性肿瘤的20%,发病率次于平滑肌瘤,60%发生于回肠,十二指肠与空肠各占20%左右,多见于老年人,男性略多于女性。

脂肪瘤外观呈黄色,质软,有一层极薄的外膜,有油脂样光泽,瘤组织分叶规则,并有纤维组织间隔存在。其镜下结构与正常脂肪组织基本一样,有包膜。脂肪肉瘤极少数由脂肪瘤恶变而来,而且一开始即具有恶性特征。肉眼观大体标本差异较大,有的似一般脂肪瘤,有的呈鱼肉样外观或黏液样外观。镜下组织学分类有分化良好型、黏液样型、圆形细胞型、多形性脂肪瘤这4种类型。

十二指肠脂肪肉瘤早期无特异性临床表现,根据肿瘤的大小、部位、范围而异,有肠梗阻、腹痛、黄疸、呕吐、食欲下降,乏力、消瘦等不同表现,少有肠套叠与出血的发生。绝大多数患者是通过消化道钡餐检查或十二指肠镜发现肿瘤的。有学者曾遇到1例十二指肠脂肪瘤曾在当地施行局部切除,8个月后又因肿瘤复发而致十二指肠梗阻并出现黄疸,故行胰十二指肠切除,病理诊断为十二指肠脂肪肉瘤。术后恢复良好。现已生存4年多,尚未见复发与转移。

(董俊峰)

第十七节 肝 囊 肿

一、病因与病理

肝囊肿临床上较为常见,分先天性与后天性两大类,后天性多为创伤、炎症或肿瘤性因素所致,以寄生虫性(如肝包虫)感染所致最多见。先天性肝囊肿又称真性囊肿,最为多见,其发生原因不明,可由先天性因素所致,可能与肝内迷走胆管与淋巴管在胚胎期的发育障碍,或局部淋巴管因炎性上皮增生阻塞,导致管腔内分泌物滞留所致。可单发,亦可多发,女性多于男性,从统计学资料来看,多发性肝囊肿多有家族遗传因素。

肝囊肿多根据形态学或病因学进行分类,根据病因将肝囊肿分为先天性和后天性两大类,其中先天性肝囊肿又分为原发性肝实质肝囊肿和原发性胆管性肝囊肿,前者又可分为孤立性和多发性肝囊肿;后者则可分为局限性肝内主要胆管扩张和卡罗利(Caroli)病。后天性肝囊肿可分为外伤性、炎症性和肿瘤性,炎症性肝囊肿可由胆管炎性或结石滞留引起,也可与肝包囊病有关。肿瘤性肝囊肿则可分为皮样囊肿、囊腺瘤或恶性肿瘤引起的继发性囊肿。

孤立性肝囊肿多发生于肝右叶,囊肿直径一般从数毫米至30 cm不等,囊内容物多为清晰、水样黄色液体,呈中性或碱性反应,含液量一般在500 mL以上,囊液含有清蛋白、黏蛋白、胆固醇、白细胞、酪氨酸等,少数与胆管相通者可含有胆汁,若囊内出血可呈咖啡样。囊壁表面平滑反光,呈乳白色或灰蓝色,部分菲薄透明,可见血管走行。囊肿包膜通常较完整,囊壁组织学可分三层。①纤维结缔组织内层:往往衬以柱状或立方上皮细胞。②致密结缔组织中层:以致密结缔组织成分为主,细胞少。③外层为中等致密的结缔组织,内有大量的血管、胆管通过,并有肝细胞,偶可见肌肉组织成分。

多发性肝囊肿分两种情况,一种为散在的肝实质内很小的囊肿,另一种为多囊肝,累及整个肝脏,肝脏被无数大小不等的囊肿占据。显微镜下囊肿上皮可变性扁平或缺如;外层为胶原组织,囊壁之间可见为数较多的小胆管和肝细胞。多数情况下合并多囊肾、多囊脾,有的还可能同时合并其他脏器的先天性畸形。

二、临床表现

由于肝囊肿生长缓慢,多数囊肿较小且囊内压低,临床上可无任何症状。但随着病变的持续发展,囊肿逐渐增大,可出现邻近脏器压迫症状,如上腹饱胀不适,甚至隐痛、恶心、呕吐等,少数患者因囊肿破裂或囊内出血而出现急性腹痛。晚期可引起肝功能损害而出现腹水、黄疸、肝大及食管静脉曲张等表现,囊肿伴有继发感染时可出现畏寒、发热等症状。体检可发现上腹部包块,肝大,可随呼吸上下移动、表面光滑的囊性肿物,以及脾大、腹水及黄疸等相应体征。

肝囊肿巨大时 X 线平片可有膈肌抬高,胃肠受压移位等征象。

B 超检查见肝内一个或多个圆形、椭圆形无回声暗区,大小不等,囊壁菲薄,边缘光滑整齐,后方有增强效应。囊肿内如合并出血、感染,则液性暗区内可见细小点状回声漂浮,部分多房性囊肿可见分隔状光带。

CT 表现为外形光滑、境界清楚、密度均匀一致。平扫 CT 值在 $0 \sim 20$ Hu,增强扫描注射造影剂后囊肿的 CT 值不变,周围正常肝组织强化后使对比更清楚。

MRI 图像 T_1 加权呈极低信号,强度均匀,边界清楚;质子加权多数呈等信号,少数可呈略低信号;T_2 加权均呈高信号,边界清楚;增强后 T_1 加权囊肿不强化。

三、诊断

肝囊肿诊断多不困难,结合患者体征及 B 超、CT 等影像学检查资料多可作出明确诊断,但如要对囊肿的病因作出明确判断,需密切结合病史,应注意与下列疾病相鉴别。①肝包虫囊肿:有疫区居住史,嗜伊红细胞增多,包虫皮内试验阳性,超声检查可在囊内显示少数漂浮移动点或多房性、较小囊状集合体图像。②肝脓肿:有炎症史,肝区有明显压痛、叩击痛,B 超检查在未液化的声像图上,多呈密集的点状、线状回声,脓肿液化时无回声区与肝囊肿相似,但肝脓肿呈不规则的透声区,无回声区内见杂乱强回声,长期慢性的肝脓肿,内层常有肉芽增生,回声极不规则,壁厚,有时可见伴声影的钙化强回声。③巨大肝癌中心液化:有肝硬化史及进行性恶病质,B 超、CT 检查均可见肿瘤轮廓,病灶内为不规则液性占位。

四、治疗

对体检偶尔发现的小而无症状的肝囊肿可定期观察,无须特殊治疗,但需警惕其发生恶变。对于囊肿近期生长迅速,疑有恶变倾向者,宜及早手术治疗。

(一)孤立性肝囊肿的治疗

1.B 超引导下囊肿穿刺抽液术

B 超引导下囊肿穿刺抽液术适用于浅表的肝囊肿,或患者体质差,不能耐受手术,囊肿巨大有压迫症状者。抽液可缓解症状,但穿刺抽液后往往复发,需反复抽液,有继发出血和细菌感染的可能。近年有报道经穿刺抽液后向囊内注入无水乙醇或其他硬化剂的治疗方法,但远期效果尚不肯定,有待进一步观察。

2.囊肿开窗术或次全切除术

囊肿开窗术或次全切除术适用于巨大的肝表面孤立性囊肿,在囊壁最菲薄、浅表的地方切除1/3 左右的囊壁,充分引流囊液。

3.囊肿或肝叶切除术

囊肿在肝脏的周边部位或大部分突出肝外或带蒂悬垂者,可行囊肿切除。若术中发现肝囊肿较大或多个囊肿集中某叶或囊肿合并感染及出血,可行肝叶切除。此外,对疑有恶变的囊性病变,如肿瘤囊液为血性或黏液性或囊壁厚薄不一,有乳头状赘生物时,可即时送病理活检,一旦明确，则行完整肝叶切除。

4.囊肿内引流

术中探查如发现有胆汁成分则提示囊肿与肝内胆管相通，可行囊肿空肠 Roux-en-Y 吻合术。

(二)多发性肝囊肿的治疗

多发性肝囊肿一般不宜手术治疗，若因某个大囊肿或几处较大囊肿引起症状时，可考虑行一处或多处开窗术，晚期合并肝功能损害，有多囊肾、多囊膜等，可行肝移植或肝、肾多脏器联合移植。

（李 政）

第十八节 肝 脓 肿

一、细菌性肝脓肿

(一)流行病学

细菌性肝脓肿通常指由化脓性细菌引起的感染，故亦称化脓性肝脓肿。本病病原菌可来自胆管疾病(占 16%～40%)；门静脉血行感染(占 8%～24%)；经肝动脉血行感染报道不一，最多者为 45%；直接感染者少见；隐匿感染占 10%～15%。致病菌以革兰氏阴性菌最多见，其中 2/3 为大肠埃希菌，粪肠球菌和变形杆菌次之；革兰氏阳性球菌以金黄色葡萄球菌最常见。临床常见多种细菌的混合感染。细菌性肝脓肿 70%～83%发生于肝右叶，这与门静脉分支走行有关。左叶者占 10%～16%；左右叶均感染者为6%～14%。脓肿多为单发且大，多发者较少且小。少数细菌性肝脓肿患者的肺、肾、脑及脾等亦可有小脓肿。尽管目前对本病的认识、诊断和治疗方法都有所改进，但病死率仍为 30%～65%，其中多发性肝脓肿的病死率为 50%～88%，而孤立性肝脓肿的病死率为 12.5%～31.0%。本病多见于男性，男女比例约为2：1。但目前的许多报道指出，本病的性别差异已不明显，这可能与女性胆管疾病发生率较高，而胆源性肝脓肿在化脓性肝脓肿发生中占主导地位有关。本病可发生于任何年龄，但中年以上者约占 70%。

(二)病因

肝由于接受肝动脉和门静脉双重血液供应，并通过胆管与肠道相通，发生感染的机会很多。但是在正常情况下由于肝的血液循环丰富、单核吞噬细胞系统的强大吞噬作用，可以杀伤入侵的细菌并且阻止其生长，不易形成肝脓肿。但是如各种原因导致机体抵抗力下降时，或当某些原因造成胆管梗阻时，入侵的细菌便可以在肝内重新生长引起感染，进一步发展形成脓肿。化脓性肝脓肿是一种继发性病变，病原菌可由下列途径进入肝。

1.胆管系统

这是目前最主要的侵入途径，也是细菌性肝脓肿最常见的原因。当各种原因导致急性梗阻性化脓性胆管炎，细菌可沿胆管逆行上行至肝，形成脓肿。胆管疾病引起的肝脓肿占肝脓肿发病率的21.6%～51.5%，其中肝胆管结石并发肝脓肿更多见。胆管疾病引起的肝脓肿常为多发性，以肝左叶多见。

2.门静脉系统

腹腔内的感染性疾病,如坏疽性阑尾炎、内痔感染、胰腺脓肿、溃疡性结肠炎及化脓性盆腔炎等均可引起门静脉属支的化脓性门静脉炎,脱落的脓毒性栓子进入肝形成肝脓肿。由于抗生素的应用,这种途径的感染已大为减少。

3.肝动脉

体内任何部位的化脓性疾病,如急性上呼吸道感染、亚急性细菌性心内膜炎、骨髓炎和痈等,病原菌由体循环经肝动脉侵入肝。当机体抵抗力低下时,细菌可在肝内繁殖形成多发性肝脓肿,多见于小儿败血症。

4.淋巴系统

与肝相邻部位的感染,如化脓性胆囊炎、膈下脓肿、肾周围脓肿、胃及十二指肠穿孔等,病原菌可经淋巴系统进入肝,亦可直接侵及肝。

5.肝外伤后继发感染

开放性肝外伤时,细菌从创口进入肝或随异物直接从外界带入肝引发脓肿。闭合性肝外伤时,特别是中心型肝损伤患者,可在肝内形成血肿,易导致内源性细菌感染。尤其是合并肝内小胆管损伤,则感染的机会更高。

6.医源性感染

近年来,由于临床上开展了许多肝脏手术及侵入性诊疗技术,如肝穿刺活检术、经皮肝穿刺胆管造影术(PTC)、内镜逆行胰胆管造影术(ERCP)等,操作过程中有可能将病原菌带入肝形成肝的化脓性感染。肝脏手术时由于局部止血不彻底或术后引流不畅,形成肝内积血积液时均可引起肝脓肿。

7.其他

有一些原因不明的肝脓肿,如隐源性肝脓肿,可能肝内存在隐匿性病变。当机体抵抗力减弱时,隐匿病灶的病菌开始在肝内繁殖,导致肝的炎症和脓肿。25%隐源性肝脓肿患者伴有糖尿病。

(三)临床表现

细菌性肝脓肿并无典型的临床表现,急性期常被原发性疾病的症状所掩盖,一般起病较急,全身脓毒性反应显著。

1.寒战和高热

寒战和高热多为最早也是最常见的症状。患者在发病初期骤感寒战,继而高热,热型呈弛张型,体温在38～40 ℃,最高可达41 ℃,伴有大量出汗,脉率增快,一日数次,反复发作。

2.肝区疼痛

由于肝增大和肝被膜急性膨胀,肝区出现持续性钝痛;出现的时间可在其他症状之前或之后,亦可与其他症状同时出现,疼痛剧烈者常提示单发性脓肿;疼痛早期为持续性钝痛,后期可呈剧烈锐痛,随呼吸加重者提示脓肿位于肝膈顶部;疼痛可向右肩部放射,左肝脓肿也可向左肩部放射。

3.乏力、食欲缺乏、恶心和呕吐

由于伴有全身毒性反应及持续消耗,患者可出现乏力、食欲缺乏、恶心、呕吐等消化道症状。少数患者还出现腹泻、腹胀及顽固性呃逆等症状。

4.体征

肝区压痛和肝增大最常见。右下胸部和肝区叩击痛;若脓肿移行于肝表面,则其相应部位的皮肤呈红肿,且可触及波动性肿块。右上腹肌紧张,右季肋部饱满,肋间水肿并有触痛。左肝脓肿时上述症状出现于剑突下。并发于胆管梗阻的肝脓肿患者常出现黄疸。其他原因的肝脓肿,一旦出现黄疸,表示病情严重,预后不良。少数患者可出现右侧反应性胸膜炎和胸腔积液,可查及肺底呼吸音减弱、啰音和叩诊浊音等。晚期患者可出现腹水,这可能是由于门静脉炎及周围脓肿的压迫影响门静脉循环及肝受损,长期消耗导致营养性低蛋白血症引起。

(四)诊断

1.病史及体征

在急性肠道或胆管感染的患者中,突然发生寒战、高热、肝区疼痛、压痛和叩击痛等,应高度怀疑本病的可能,做进一步详细检查。

2.实验室检查

白细胞计数明显升高,总数达$(1\sim2)\times10^{10}$/L或以上,中性粒细胞在90%以上,并可出现核左移或中毒颗粒,谷丙转氨酶、碱性磷酸酶升高,其他肝功能检查也可出现异常。

3.B超检查

B超检查是诊断肝脓肿最方便、简单又无痛苦的方法,可显示肝内液性暗区,区内有絮状回声并可显示脓肿部位、大小及距体表深度,并用以确定脓腔部位作为穿刺点和进针方向,或为手术引流提供进路。此外,还可供术后动态观察及追踪随访。能分辨肝内直径2 cm以上的脓肿病灶,可作为首选检查方法,其诊断阳性率可达96%以上。

4.X线片和CT检查

X线片检查可见肝阴影增大、右侧膈肌升高和活动受限,肋膈角模糊或胸腔少量积液,右下肺不张或有浸润,以及膈下有液气面等。肝脓肿在CT图像上均表现为密度减低区,吸收系数介于肝囊肿和肝肿瘤之间。CT可直接显示肝脓肿的大小、范围、数目和位置,但费用高。

5.其他

如放射性核素肝扫描(包括ECT)、选择性腹腔动脉造影等对肝脓肿的诊断有一定价值。但这些检查复杂、费时,因此在急性期患者最好选用操作简便、安全、无创伤性的B超检查。

(五)鉴别诊断

1.阿米巴性肝脓肿

阿米巴性肝脓肿的临床症状和体征与细菌性肝脓肿有许多相似之处,但两者的治疗原则有本质上的差别,前者以抗阿米巴和穿刺抽脓为主,后者以控制感染和手术治疗为主,故在治疗前应明确诊断。阿米巴肝脓肿常有阿米巴肠炎和脓血便的病史,发生肝脓肿后病程较长,全身情况尚可,但贫血较明显。肝显著增大,肋间水肿,局部隆起和压痛较明显。若粪便中找到阿米巴原虫或滋养体,则更有助于诊断。此外,诊断性肝脓肿穿刺液为巧克力样,可找到阿米巴滋养体。

2.胆囊炎、胆石症

此类病有典型的右上部绞痛和反复发作的病史,疼痛放射至右肩或肩胛部,右上腹肌紧张,胆囊区压痛明显或触及增大的胆囊,X线检查无膈肌抬高,运动正常。B超检查有助于鉴别诊断。

3.肝囊肿合并感染

这些患者多数在未合并感染前已明确诊断。对既往未明确诊断的患者合并感染时,详细询问病史和仔细检查,亦能加以鉴别。

4.膈下脓肿

膈下脓肿往往有腹膜炎或上腹部手术后感染史,脓毒血症和局部体征较化脓性肝脓肿为轻,主要表现为胸痛,深呼吸时疼痛加重。X线检查可见膈肌抬高、僵硬,运动受限明显,或膈下出现气液平。B超可发现膈下有液性暗区。但当肝脓肿穿破合并膈下感染者,鉴别诊断就比较困难。

5.原发性肝癌

巨块型肝癌中心区液化坏死而继发感染时易与肝脓肿相混淆。但肝癌患者的病史、发病过程及体征等均与肝脓肿不同,如能结合病史、B超和 AFP 检测,一般不难鉴别。

6.胰腺脓肿

有急性胰腺炎病史,脓肿症状之外尚有胰腺功能不良的表现;肝无增大,无触痛;B超及 CT 等影像学检查可辅助诊断并定位。

(六)并发症

细菌性肝脓肿如得不到及时、有效的治疗,脓肿破溃后向各个脏器穿破可引起严重并发症。右肝脓肿可向膈下间隙穿破形成膈下脓肿;亦可再穿破膈肌而形成脓肿;甚至能穿破肺组织至支气管,脓液从气管排出,形成支气管胸膜瘘;如脓肿同时穿破胆管则形成支气管胆瘘。左肝脓肿可穿破入心包,发生心包积脓,严重者可发生心脏压塞。脓肿可向下穿破入腹腔引起腹膜炎。有少数病例,脓肿穿破入胃、大肠,甚至门静脉、下腔静脉等;若同时穿破门静脉或胆管,大量血液由胆管排出十二指肠,可表现为上消化道大出血。细菌性肝脓肿一旦出现并发症,病死率成倍增加。

(七)治疗

细菌性肝脓肿是一种继发疾病,如能及早重视治疗原发病灶可起到预防的作用。即便在肝脏感染的早期,如能及时给予大剂量抗生素治疗,加强全身支持疗法,也可防止病情进展。

1.药物治疗

对急性期,已形成而未局限的肝脓肿或多发性小脓肿,宜采用此法治疗。即在治疗原发病灶的同时,使用大剂量有效抗生素和全身支持治疗,以控制炎症,促使脓肿吸收自愈。全身支持疗法很重要,由于本病的患者中毒症状严重,全身状况较差,故在应用大剂量抗生素的同时应积极补液,纠正水、电解质紊乱,给予 B 族维生素、维生素 C、维生素 K,反复多次输入少量新鲜血液和血浆以纠正低蛋白血症,改善肝功能和输注免疫球蛋白。目前,多主张有计划地联合应用抗生素,如先选用对需氧菌和厌氧菌均有效的药物,待细菌培养和药敏结果明确再选用敏感抗生素。多数患者可望治愈,部分脓肿可局限化,为进一步治疗提供良好的前提。多发性小脓肿经全身抗生素治疗不能控制时,可考虑在肝动脉或肝门静脉内置管滴注抗生素。

2.B超引导下经皮穿刺抽脓或置管引流术

适用于单个较大的脓肿,在B超引导下以粗针穿刺脓腔,抽吸脓液后反复注入生理盐水冲洗,直至抽出液体清亮,拔出穿刺针。亦可在反复冲洗吸净脓液后,置入引流管,以备术后冲洗引流之用,至脓腔直径小于 1.5 cm 时拔除。这种方法简便,创伤小,疗效亦满意。特别适用于年老体虚及危重患者。操作时应注意:①选择脓肿距体表最近点穿刺,同时避开胆囊、胸腔或大血管。②穿刺的方向对准脓腔的最大径。③多发性脓肿应分别定位穿刺。但是这种方法并不能完全替代手术,因为脓液黏稠,会造成引流不畅,引流管过粗易导致组织或脓腔壁出血,对多分隔脓腔引流不彻底,不能同时处理原发病灶,厚壁脓肿经抽脓或引流后,脓壁不易塌陷。

3.手术疗法

(1)脓肿切开引流术:适用于脓肿较大或经非手术疗法治疗后全身中毒症状仍然较重或出现并发症者,如脓肿穿入腹腔引起腹膜炎或穿入胆管等。常用的手术途径有以下几种。①经腹腔切开引流术:取右肋缘下斜切口,进入腹腔后,明确脓肿部位,用湿盐水垫保护手术野四周以免脓液污染腹腔。先试穿刺抽得脓液后,沿针头方向用直血管钳插入脓腔,排出脓液,再用手指伸进脓腔,轻轻分离腔内间隔组织,用生理盐水反复冲洗脓腔。吸净后,脓腔内放置双套管负压吸引。脓腔内及引流管周围用大网膜覆盖,引流管自腹壁戳口引出。脓液送细菌培养。这种入路的优点是病灶定位准确,引流充分,可同时探查并处理原发病灶,是目前临床最常用的手术方式。②腹膜外脓肿切开引流术:位于肝右前叶和左外叶的肝脓肿,与前腹膜已发生紧密粘连,可采用前侧腹膜外入路引流脓液。方法是做右肋缘下斜切口或右腹直肌切口,在腹膜外间隙,用手指推开肌层直达脓肿部位。此处腹膜有明显的水肿,穿刺抽出脓液后处理方法同上。③后侧脓肿切开引流术:适用于肝右叶膈顶部或后侧脓肿。患者左侧卧位,左侧腰部垫一沙袋。沿右侧第12肋稍偏外侧做一切口,切除一段肋骨,在第1腰椎棘突水平的肋骨床区做一横切口,显露膈肌,有时需将膈肌切开到达肾后脂肪囊区。用手指沿肾后脂肪囊向上分离,显露肾上极与肝下面的腹膜后间隙直达脓肿。将穿刺针沿手指方向刺入脓腔,抽得脓液后,用长弯血管钳顺穿刺方向插入脓腔,排出脓液。用手指扩大引流口,冲洗脓液后,置入双套管或多孔乳胶管引流,切口部分缝合。

(2)肝叶切除术适用于:①病期长的慢性厚壁脓肿,切开引流后脓肿壁不塌陷,长期留有无效腔,伤口经久不愈合者。②肝脓肿切开引流后,留有窦道长期不愈者。③合并某肝段胆管结石,因肝内反复感染、组织破坏、萎缩,失去正常生理功能者。④肝左外叶内多发脓肿致使肝组织严重破坏者。肝叶切除治疗肝脓肿应注意术中避免炎性感染扩散到术野或腹腔,特别对肝断面的处理要细致妥善,术野的引流要通畅,一旦局部感染,将导致肝断面的胆瘘、出血等并发症。肝脓肿急诊切除肝叶,有使炎症扩散的危险,应严格掌握手术指征。

(八)预后

本病的预后与年龄、身体素质、原发病、脓肿数目、治疗及时与合理,以及有无并发症等密切相关。有人报道多发性肝脓肿的病死率明显高于单发性肝脓肿。年龄超过50岁者的病死率为79%,而50岁以下则为53%。手术病死率为10%～33%。全身情况较差,肝明显损害及合并严重并发症者预后较差。

二、阿米巴性肝脓肿

(一)流行病学

阿米巴性肝脓肿是肠阿米巴病最多见的主要并发症。本病常见于热带与亚热带地区。好发于20～50岁的中青年男性,男女比例约为10:1。脓肿以肝右后叶最多见,占90%以上,左叶不到10%,左右叶并发者亦不罕见。脓肿单腔者为多。国内临床资料统计,肠阿米巴病并发肝脓肿者占1.8%～20.0%,最高者可达67%。综合国内外报道4819例中,男性为90.1%,女性为9.9%。此外,发病率农村高于城市。

(二)病因

阿米巴性肝脓肿是由溶组织阿米巴原虫所引起,有的在阿米巴痢疾期间形成,有的发生于痢疾之后数周或数月。据统计,60%发生在阿米巴痢疾后4～12周,但也有在长达20～30年或之后发病者。溶组织阿米巴是人体唯一的致病型阿米巴,在其生活史中主要有滋养体型和虫卵型。前者为溶组织阿米巴的致病型,寄生于肠壁组织和肠腔内,通常可在急性阿米巴痢疾的粪便中查到,在体外自然环境中极易破坏死亡,不易引起传染;虫卵仅在肠腔内形成,可随粪便排出,对外界抵抗力较强,在潮湿低温环境中可存活12天,在水中可存活9～30天,在低温条件下其寿命可为6～7周。虽然没有侵袭力,但为重要的传染源。当人吞食阿米巴虫卵污染的食物或饮水后,在小肠下段,由于碱性肠液的作用,阿米巴原虫脱卵而出并大量繁殖成为滋养体,滋养体侵犯结肠黏膜形成溃疡,常见于盲肠、升结肠等处,少数侵犯乙状结肠和直肠。寄生于结肠黏膜的阿米巴原虫,分泌溶组织酶,消化溶解肠壁上的小静脉,阿米巴滋养体侵入静脉,随门静脉血流进入肝;也可穿过肠壁直接或经淋巴管到达肝内。进入肝的阿米巴原虫大多数被肝内单核-吞噬细胞消灭;仅当侵入的原虫数目多、毒力强而机体抵抗力降低时,其存活的原虫即可繁殖,引起肝组织充血炎症,继而原虫阻塞门静脉末梢,造成肝组织局部缺血坏死;又因原虫产生溶组织酶,破坏静脉壁,溶解肝组织而形成脓肿。

(三)临床表现

本病的发展过程一般比较缓慢,急性阿米巴肝炎期较短暂,如不能及时治疗,继之为较长时期的慢性期。其发病可在肠阿米巴病数周至数年之后,甚至可长达30年后才出现阿米巴性肝脓肿。

1.急性肝炎期

在肠阿米巴病过程中,出现肝区疼痛、肝增大、压痛明显,伴有体温升高(持续在38～39 ℃),脉速、大量出汗等症状亦可出现。此期如能及时、有效治疗,炎症可得到控制,避免脓肿形成。

2.肝脓肿期

临床表现取决于脓肿的大小、位置、病程长短及有无并发症等。但大多数患者起病比较缓慢,病程较长,此期间主要表现为发热、肝区疼痛及肝增大等。

(1)发热:大多起病缓慢,持续发热(38～39 ℃),常以弛张热或间歇热为主;在慢性肝脓肿患者体温可正常或仅为低热;如继发细菌感染或其他并发症时,体温可高达40 ℃以上;常伴有畏寒、寒战或多汗。体温大多晨起低,在午后上升,夜间热退时有大汗淋漓;患者多有食欲缺乏、腹胀、恶心、呕吐,甚至腹泻、痢疾等症状;体重减轻、虚弱乏力、消瘦、精神不振、贫血等亦常见。

(2)肝区疼痛:常为持续性疼痛,偶有刺痛或剧烈疼痛;疼痛可随深呼吸、咳嗽及体位变化而加剧。疼痛部位因脓肿部位而异,当脓肿位于右膈顶部时,疼痛可放射至右肩胛或右腰背部;也可因压迫或炎症刺激右膈肌及右下肺而导致右下肺肺炎、胸膜炎,产生气急、咳嗽、肺底湿啰音等。如脓肿位于肝的下部,可出现上腹部疼痛症状。

(3)局部水肿和压痛:较大的脓肿可出现右下胸、上腹部膨隆,肋间饱满,局部皮肤水肿发亮,肋间隙因皮肤水肿而消失或增宽,局部压痛或叩击痛明显。右上腹部可有压痛、肌紧张,有时可扣及增大的肝脏或肿块。

(4)肝增大:肝往往呈弥漫性增大,病变所在部位有明显的局限性压痛及叩击痛。右肋缘下常可扣及增大的肝,下缘钝圆有充实感,质中坚,触痛明显,且多伴有腹肌紧张。部分患者的肝有局限性波动感,少数患者可出现胸腔积液。

(5)慢性病例:慢性期疾病可迁延数月甚至1～2年。患者呈消瘦、贫血和营养性不良性水肿,甚至胸腔积液和腹水;如不继发细菌性感染,发热反应可不明显。上腹部可扣及增大坚硬的包块。少数患者由于巨大的肝脓肿压迫胆管或肝细胞损害而出现黄疸。

(四)并发症

1.继发细菌感染

继发细菌感染多见于慢性病例,致病菌以金黄色葡萄球菌和大肠埃希菌多见。患者表现为症状明显加重,体温上升至40 ℃以上,呈弛张热,白细胞计数升高,以中性粒细胞为主,抽出的脓液为黄色或黄绿色,有臭味,光镜下可见大量脓细胞。但用抗生素治疗难以奏效。

2.脓肿穿破

巨大脓肿或表面脓肿易向邻近组织或器官穿破。向上穿破膈下间隙形成膈下脓肿;穿破膈肌形成脓胸或肺脓肿;也有穿破支气管形成肝-支气管瘘,常突然咳出大量棕色痰,伴胸痛、气促,胸部X线检查可无异常,脓液自气管咳出后,增大的肝可缩小;肝右叶脓肿可穿破至心包,呈化脓性心包炎表现,严重时引起心脏压塞;穿破胃时,患者可呕吐出血液及褐色物;肝右下叶脓肿可与结肠粘连并穿入结肠,表现为突然排出大量棕褐色黏稠脓液,腹痛轻,无里急后重症状,肝迅速缩小,X线显示肝脓肿区有积气影;穿破至腹腔引起弥漫性腹膜炎。

3.阿米巴原虫血行播散

阿米巴原虫经肝静脉、下腔静脉到肺,也可经肠道至静脉或淋巴道入肺,双肺呈多发性小脓肿。在肝或肺脓肿的基础上易经血液循环至脑,形成阿米巴性脑脓肿,其病死率极高。

(五)辅助检查

1.实验室检查

(1)血液常规检查:急性期白细胞总数可达$(10\sim20)\times10^9/L$,中性粒细胞在80%以上,明显升高者应怀疑合并有细菌感染。慢性期白细胞升高不明显。病程长者贫血较明显,血沉可增快。

(2)肝功能检查:肝功能多数在正常范围内,偶见谷丙转氨酶、碱性磷酸酶升高,清蛋白下降。少数患者血清胆红素可升高。

(3)粪便检查:仅供参考,因为阿米巴包囊或原虫阳性率不高,仅少数患者的新鲜粪便中可找到阿米巴原虫,国内报道阳性率约为14%。

(4)血清补体结合试验:对诊断阿米巴病有较大价值。有报道结肠阿米巴期的阳性率为15.5%,阿米巴肝炎期为83%,肝脓肿期可为92%~98%,且可发现隐匿性阿米巴肝病,治疗后即可转阴。但由于在流行区内无症状的带虫者和非阿米巴感染的患者也可为阳性,故诊断时应结合具体患者进行分析。

2.超声检查

B超检查对肝脓肿的诊断有肯定的价值,准确率在90%以上,能显示肝脓性暗区。同时B超定位有助于确定穿刺或手术引流部位。

3.X线检查

由于阿米巴性肝脓肿多位于肝右叶膈面,故在X线透视下可见到肝阴影增大,右膈肌抬高,运动受限或横膈呈半球形隆起等征象。有时还可见胸膜反应或胸腔积液,肺底有云雾状阴影等。此外,如在X线片上见到脓腔内有液气面,则对诊断有重要意义。

4.CT

CT可见脓肿部位呈低密度区,造影强化后脓肿周围呈环形密度增高带影,脓腔内可有气液平面。囊肿的密度与脓肿相似,但边缘光滑,周边无充血带;肝肿瘤的CT值明显高于肝脓肿。

5.放射性核素肝扫描

放射性核素肝扫描可发现肝内有占位性病变,即放射性缺损区,但直径小于2 cm的脓肿或多发性小脓肿易被漏诊或误诊,因此仅对定位诊断有帮助。

6.诊断性穿刺抽脓

这是确诊阿米巴肝脓肿的主要证据,可在 B 超引导下进行。典型的脓液呈巧克力色或咖啡色,黏稠无臭味。脓液中查滋养体的阳性率很低(为 3%～4%),若将脓液按每毫升加入链激酶 10 U,在 37 ℃条件下孵育 30 分钟后检查,可提高阳性率。从脓肿壁刮下的组织中,几乎都可找到活动的阿米巴原虫。

7.诊断性治疗

如上述检查方法未能确定诊断,可试用抗阿米巴药物治疗。如果治疗后体温下降,肿块缩小,诊断即可确立。

(六)诊断及鉴别诊断

对中年男性患有长期不规则发热、出汗、食欲缺乏、体质虚弱、贫血、肝区疼痛、肝增大并有压痛或叩击痛,特别是伴有痢疾史时,应疑为阿米巴性肝脓肿。但缺乏痢疾史,也不能排除本病的可能性,因为 40%阿米巴肝脓肿患者可无阿米巴痢疾史,应结合各种检查结果进行分析。应与以下疾病相鉴别。

1.原发性肝癌

同样有发热、右上腹痛和肝大等,但原发性肝癌常有传染性肝炎病史,并且合并肝硬化占 80%以上,肝质地较坚硬,并有结节。结合 B 超检查、放射性核素肝扫描、CT 扫描、肝动脉造影及 AFP 检查等,不难鉴别。

2.细菌性肝脓肿

细菌性肝脓肿病程急骤,脓肿以多发性为主,且全身脓毒血症明显,一般不难鉴别(表 3-5)。

表 3-5 细菌性肝脓肿与阿米巴性肝脓肿的鉴别

鉴别要点	细菌性肝脓肿	阿米巴性肝脓肿
病史	常先有腹内或其他部位化脓性疾病,但近半数不明	40%～50%有阿米巴痢疾或腹泻史
发病时间	与原发病相连续或隔数天至 10 天	与阿米巴痢疾相隔 1～2 周,数月至数年
病程	发病急并突然,脓毒症状重,衰竭发生较快	发病较缓,症状较轻,病程较长
肝	肝增大一般不明显,触痛较轻,一般无局部隆起,脓肿多发者多	增大与触痛较明显,脓肿多为单发且大,常有局部隆起
血液检查	白细胞和中性粒细胞计数显著增高,少数血细菌培养阳性	血细胞计数增高不明显,血细菌培养阴性,阿米巴病血清试验阳性
粪便检查	无溶组织阿米巴包囊或滋养体	部分患者可查到溶组织内阿米巴滋养体
胆汁	无阿米巴滋养体	多数可查到阿米巴滋养体
肝穿刺	黄白或灰白色脓液能查到致病菌,肝组织为化脓性病变	棕褐色脓液可查到阿米巴滋养体,无细菌,肝组织可有阿米巴滋养体
试验治疗	抗阿米巴药无效	抗阿米巴药有效

3.膈下脓肿

膈下脓肿常继发于腹腔继发性感染,如溃疡病穿孔、阑尾炎穿孔或腹腔手术之后。本病全身症状明显,但腹部体征轻;X 线检查肝向下推移,横膈普遍抬高和活动受限,但无局限性隆起,可在膈下发现液气面;B超提示膈下液性暗区而肝内则无液性区;放射性核素肝扫描不显示肝内有缺损区;MRI检查在冠状切面上能显示位于膈下与肝间隙内有液性区,而肝内正常。

4.胰腺脓肿

本病早期为急性胰腺炎症状。脓毒症状之外可有胰腺功能不良,如糖尿、粪便中有未分解的脂肪和未消化的肌纤维。肝增大亦甚轻,无触痛。胰腺脓肿时膨胀的胃挡在病变部前面。B超检查无异常所见,CT扫描可帮助定位。

(七)治疗

本病的病程长,患者的全身情况较差,常有贫血和营养不良,故应加强营养和支持疗法,给予高糖类、高蛋白、高维生素和低脂肪饮食,必要时可补充血浆及蛋白,同时给予抗生素治疗,最主要的是应用抗阿米巴药物,并辅以穿刺排脓,必要时采用外科治疗。

1.药物治疗

(1)甲硝唑:为首选治疗药物,视病情可给予口服或静脉滴注,该药疗效好,毒性小,疗程短,除妊娠早期均可适用,治愈率70%～100%。

(2)依米丁:由于该药毒性大,目前已很少使用。对阿米巴滋养体有较强的杀灭作用,可根治肠内阿米巴慢性感染。本品毒性大,可引起心肌损害、血压下降、心律失常等。此外,还有胃肠道反应、肌无力、神经疼痛、吞咽和呼吸肌麻痹。故在应用期间,每天测量血压。若发现血压下降应停药。

(3)氯喹:本品对阿米巴滋养体有杀灭作用。口服后肝内浓度高于血液200～700倍,毒性小,疗效佳,适用于阿米巴性肝炎和肝脓肿。成人口服第1、第2天每天0.6 g,以后每天服0.3 g,3～4周为1个疗程,偶有胃肠道反应、头痛和皮肤瘙痒。

2.穿刺抽脓

经药物治疗症状无明显改善者,或脓腔大或合并细菌感染病情严重者,应在抗阿米巴药物应用的同时,进行穿刺抽脓。穿刺应在B超检查定位引导下和局部麻醉后进行,取距脓腔最近部位进针,严格无菌操作。每次尽量吸尽脓液,每隔3～5天重复穿刺,穿刺术后应卧床休息。如合并细菌感染,穿刺抽脓后可于脓腔内注入抗生素。近年来也加用脓腔内放置塑料管引流,收到良好疗效。患者体温正常,脓腔缩小为5～10 mL后,可停止穿刺抽脓。

3.手术治疗

常用术式有两种。

(1)切开引流术:下列情况可考虑该术式。①经抗阿米巴药物治疗及穿刺抽脓后症状无改善者。②脓肿伴有细菌感染,经综合治疗后感染不能控制者。③脓肿穿破至胸腔或腹腔,并发脓胸或腹膜炎者。④脓肿深在或由于位置不好不宜穿刺排脓治疗者。⑤左外叶肝脓肿,抗阿米巴药物治疗不见效,穿刺易损伤腹腔脏器或污染腹腔者。在切开排脓后,脓腔内放置多孔乳胶引流管或双套管持续负压吸引。引流管一般在无脓液引出后拔除。

(2)肝叶切除术:对慢性厚壁脓肿,引流后腔壁不易塌陷者,遗留难以愈合的无效腔和窦道者,可考虑做肝叶切除术。手术应与抗阿米巴药物治疗同时进行,术后继续抗阿米巴药物治疗。

(八)预后

本病预后与病变的程度、脓肿大小、有无继发细菌感染或脓肿穿破,以及治疗方法等密切相关。根据国内报道,抗阿米巴药物治疗加穿刺抽脓,病死率为7.1%,但在兼有严重并发症时,病死率可增加 1 倍多。本病是可以预防的,主要在于防止阿米巴痢疾的感染。只要加强粪便管理,注意卫生,对阿米巴痢疾进行彻底治疗,阿米巴肝脓肿是可以预防的;即使进展到阿米巴肝炎期,如能早期诊断、及时彻底治疗,也可预防肝脓肿的形成。

(李　政)

第十九节　慢性胰腺炎

一、概述

慢性胰腺炎是各种原因所致的胰实质和胰管的不可逆慢性炎症,其特征是反复发作的上腹部疼痛伴不同程度的胰腺内、外分泌功能减退或丧失。

长期酗酒是慢性胰腺炎最主要的病因。甲状旁腺功能亢进的高钙血症和胰管内蛋白凝聚沉淀均可形成胰腺结石,导致慢性胰腺炎;此外,高脂血症、营养不良、血管因素、遗传因素、先天性胰腺分离畸形及急性胰腺炎造成的胰管狭窄等均与本病的发生有关。

病理病变为不可逆改变。典型的病变是胰腺缩小,呈不规则结节样变硬。胰管狭窄伴节段性扩张,其内可有胰石或囊肿形成。显微镜下见大量纤维组织增生,腺泡细胞缺失,胞体皱缩、钙化和导管狭窄。电子显微镜下可见致密的胶原和成纤维细胞增生,并将胰岛细胞分隔。

二、临床表现

腹痛是本病最常见症状。疼痛位于上腹部剑突下或偏左,常放射到腰背部,呈束腰带状。平时为隐痛,发作时疼痛剧烈,酷似急性胰腺炎。随着急性发作的次数增加,间歇期逐渐变短,最后呈持续痛。

疼痛的发作主要是由于结石或胰管上皮增生所造成的胰管阻塞,使胰液不能通畅流入十二指肠,管内压力增高所引起;在手术解除梗阻后,疼痛就得到缓解。如果梗阻原因得不到解除,反复急性发作,纤维化病变逐渐加重,最后是胰腺的主要管道多处出现狭窄,犹如串珠状,疼痛就更难缓解。

血糖增高和出现糖尿是胰腺内分泌腺遭到破坏的表现。由于胰腺炎的反复发作,胰岛破坏严重,胰岛素分泌减少。但与急性胰腺炎不一样,糖尿病不仅不会缓解,且日趋严重。

腹胀、不耐油腻、腹泻是胰腺外分泌缺少的症状。由于胰管的阻塞,腺泡被破坏,使蛋白酶、脂肪酶和淀粉酶的分泌减少,蛋白质、脂肪等吸收都受到影响,表现为大便次数增多,粪便量大、不成形、色浅、发亮带油粒,即所谓脂肪泻。由于吸收不良,加以进食后引起疼痛而畏食,患者逐渐消瘦,体质量减轻。

少数患者出现黄疸,是因为慢性胰腺炎在胰头的纤维病变,压迫胆总管下端,或因为同时伴有胆管疾病。如果引起慢性胰腺炎的病因是慢性酒精中毒,还可出现营养不良性肝硬化所引起的一系列症状。

三、诊断

依据典型临床表现,可做出初步诊断。

(一)常规检查

粪便检查可发现脂肪滴,胰功能检查有功能不足。

(二)超声检查

B 超可见胰腺局限性结节,胰管扩张,囊肿形成,胰大或纤维化。

(三)腹部 X 线

腹部 X 线平片可显示胰腺钙化或胰石影。

(四)CT 扫描

CT 扫描可见胰实质钙化,呈结节状,密度不均,胰管扩张或囊肿形成等。CT 检查的准确性远较 B 超检查高。

四、治疗

(一)非手术治疗

(1)病因治疗:治疗胆管疾病,戒酒。

(2)镇痛:可用长效抗胆碱能药物,也可用一般止痛药,要防止药物成瘾,必要时行腹腔神经丛封闭。

(3)饮食疗法:少食多餐,高蛋白、高维生素、低脂饮食,按糖尿病的要求控制糖的摄入。

(4)补充胰酶:消化不良,特别对脂肪泻患者,大量外源性胰酶制剂有一定治疗效果。

(5)控制糖尿病:控制饮食,并采用胰岛素替代疗法。

(6)营养支持:长期慢性胰腺炎多伴有营养不良。除饮食疗法外,可有计划地给予肠外和(或)肠内营养支持。

(二)手术治疗

手术治疗目的主要在于减轻疼痛,延缓疾病的进展,但不能根治。

1.纠正原发疾病

若并存胆石症应行手术取出胆石。

2.胰管引流术

(1)经十二指肠行肝胰壶腹括约肌切开术或成形术:可解除括约肌狭窄,使胰管得到引流;也可经ERCP行此手术。

(2)胰管空肠侧-侧吻合术:全程切开胰管,取除结石,与空肠做侧-侧吻合。

3.胰腺切除术

有严重胰腺纤维化而无胰管扩张者可根据病变范围选用适宜的手术。

(1)胰体尾部切除术:适用于胰体尾部病变。

(2)胰腺次全切除术:胰远侧切除达胆总管水平,适用于严重的弥漫性胰实质病变。术后有胰岛素依赖性糖尿病的危险,但大部分患者可获得疼痛的减轻。

(3)胰头十二指肠切除术:适宜于胰头肿块的患者。可解除胆管和十二指肠梗阻,保留了富有胰岛细胞的胰体尾部。

(4)保留幽门的胰头十二指肠切除术:由于保留了幽门,较前者更为优越。

（5）保留十二指肠的胰头切除术：残留胰腺与空肠施 Roux-en-Y 吻合术，与 PPPD 效果相似。

（6）全胰切除术：适用于顽固性疼痛患者。半数以上患者可解除疼痛，但术后发生糖尿病、脂肪泻和体重下降，患者需终生依靠注射胰岛素及口服胰酶片的替代治疗。

（李　政）

第二十节　急性胰腺炎

急性胰腺炎（acute pancreatitis，AP）是指胰腺及其周围组织被胰腺分泌的消化酶自身消化而引起的急性化学性炎症，临床表现以急性腹痛、发热，伴有恶心、呕吐，以及血、尿淀粉酶升高为特征。大多数患者病程呈自限性，20%～30% 的病例临床经过凶险，总体病死率 5%～10%。AP 按病情程度可分为轻症急性胰腺炎（mild acute pancreatitis，MAP）和重症急性胰腺炎（severe acute pancreatitis，SAP）。MAP 无器官功能障碍和局部并发症，保守治疗效果好。SAP 病情发展迅猛，并发症多，病死率高，短期内可引起多器官系统功能障碍，乃至衰竭而危及生命。

一、病因

（一）胆道疾病

胆道疾病在我国仍是主要的发病因素，胆石症、胆道感染、胆道蛔虫等均可引起 AP。胆道结石常是 AP 首发及反复发作的主要原因，发病机制主要为共同通道学说（图 3-16），也与梗阻或 Oddi 括约肌功能不全有关，导致胆汁或十二指肠液反流入胰管，激活消化酶，损伤胰管黏膜，进而导致胰腺组织自身消化而引起胰腺炎。

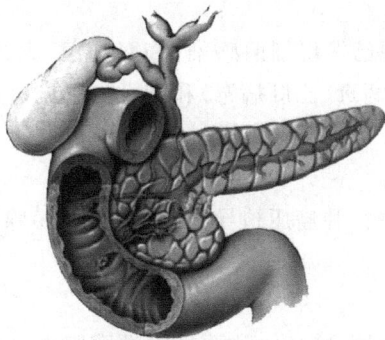

图 3-16　胆道结石阻塞胆胰共同通道

（二）高脂血症

随着我国居民饮食结构发生改变，动物性食物比例上升，使高脂血症引起的 AP 数量上升，国内有些报道认为高脂血症已成为 AP 的第二位病因。目前，高脂血症引起 AP 的原因尚不明确，可能由于其导致动脉粥样硬化，使内皮细胞损伤，合成或分泌前列腺素（PGI_2）减少，可激活血小板，释放血栓素（TXA_2），使 PGI_2-TXA_2 平衡失调，胰腺发生缺血性损伤。另外，高脂血症时血液黏稠度增加，有利于血栓形成；过高的乳糜微粒栓塞胰腺微血管或在胰腺中发生黄色瘤；

胰腺毛细血管内高浓度的甘油三酯被脂肪酶水解,生成大量具有毒性的游离脂肪酸,引起毛细血管脂肪栓塞和内膜损伤,引起胰腺炎发作。随着人们生活水平的提高,高脂血症引起的 AP 患病率正逐渐增高,故在 AP 防治中应重视控制血脂水平。

(三)大量饮酒

酗酒是西方国家急、慢性胰腺炎的首要病因,在我国占次要地位。一般认为酒精通过下列机制与酒精性胰腺炎有关:①刺激胰腺分泌,增加胰腺对胆囊收缩素的敏感性,使胰液中胰酶和蛋白质含量增加,小胰管内蛋白栓形成,引起胰管阻塞,胰液排出受阻;②使胰腺腺泡细胞膜的流动性和完整性发生改变,线粒体肿胀,细胞代谢障碍,细胞变性坏死;③引起胆胰壶腹括约肌痉挛,导致胰管内压力升高;④引起高甘油三酯血证直接毒害胰腺组织;⑤刺激胃窦部 G 细胞分泌胃泌素,激发胰腺分泌;⑥从胃吸收,刺激胃壁细胞分泌盐酸,继而引起十二指肠内胰泌素和促胰酶素分泌,最终导致胰腺分泌亢进。

(四)暴饮暴食

暴饮暴食使短时间内大量食糜进入十二指肠,引起乳头水肿和 Oddi 括约肌痉挛,同时刺激大量胰液和胆汁分泌,进而由于胰液和胆汁排泄不畅而引发 AP。养成良好的进食习惯非常重要,尤其对患有胆源道疾病的患者进行饮食指导对预防 AP 有重要作用。

(五)其他病因

包括药物、妊娠、手术和创伤、胰腺肿瘤、特发性胰腺炎等。

1.药物

迄今为止已经发现超过 260 种药物与胰腺炎发病有关,如氢氯噻嗪、糖皮质激素、磺胺类、华法林、拉米夫定、他汀类药物等均能导致胰腺炎发生,其发病机制至今仍未完全阐明,其发病率呈逐年上升趋势。

2.手术和创伤

胃、胆道手术或 ERCP 容易引发术后胰腺炎。

3.感染

感染是 AP 的少见病因。现已发现细菌感染(伤寒杆菌、大肠埃希菌、溶血性链球菌)、病毒感染(柯萨奇病毒、HIV、泛嗜性病毒、乙肝病毒)和寄生虫感染(蛔虫、华支睾吸虫等)均能引起胰腺炎。

4.肿瘤

胰腺或十二指肠附近的良恶性肿瘤压迫导致胰管梗阻、胰腺缺血或直接浸润胰腺激活胰酶均可诱发 AP。

5.特发性胰腺炎

部分胰腺炎未能发现明确病因,临床上称为特发性胰腺炎。

二、病理生理

正常情况下,胰液中的胰蛋白酶原在十二指肠内被胆汁和肠液中的肠激酶激活后,方具有消化蛋白质的作用。如果胆汁和十二指肠液逆流入胰管,胰管内压增高,使腺泡破裂,胰液外溢,大量胰酶被激活。胰蛋白酶又能激活其他酶,如弹性蛋白酶及磷脂酶 A。弹性蛋白酶能溶解弹性组织,破坏血管壁及胰腺导管,使胰腺充血、出血和坏死。磷脂酶 A 被激活后,作用于细胞膜和线粒体膜的甘油磷脂,使其分解为溶血卵磷脂,后者可溶解破坏胰腺细胞膜和线粒体膜的脂蛋白结构,致细胞坏死,引起胰腺和胰周组织的广泛坏死。饮酒能刺激胃酸分泌,使十二指肠呈酸性环境,刺激促胰液素分泌增多,使胰液分泌增加。酒精还可增加 Oddi 括约肌阻力,或者使胰管被蛋白阻塞,导致胰管内压和通透性增高,胰酶外渗引起胰腺损伤。乙醇还可使自由脂肪酸增高,其毒性作用可引起胰腺腺泡细胞和末梢胰管上皮细胞损害。氧自由基损伤也是乙醇诱发胰腺损伤的机制之一。此外,细胞内胰蛋白酶造成细胞的自身消化也与胰腺炎发生有关,人胰腺炎标本的电镜观察发现细胞内酶原颗粒增大和较大的自身吞噬体形成。另外,脂肪酶使脂肪分解,与钙离子结合形成皂化斑,可使血钙降低。大量胰酶被吸收入血,使血淀粉酶和脂肪酶升高,并可导致肝、肾、心、脑等器官损害,引起多器官功能障碍综合征(MODS)。

三、临床表现

AP 发病多较急,主要表现有腹痛、腹胀、腹膜炎体征及休克等,因病变程度不同而使临床表现复杂。

(一)腹痛

不同程度的腹痛常在饱餐或饮酒后 1～2 小时突然起病,呈持续性,程度多较重,也可因结石梗阻或 Oddi 括约肌痉挛而有阵发性加剧。腹痛位于上腹正中或偏左,有时呈带状,并放射到腰背部、左肩,患者常喜弯腰前倾,一般镇痛剂不能使疼痛缓解。腹痛原因包括胰腺肿胀,包膜张力增高,胰胆管梗阻和痉挛,腹腔化学性物质刺激和腹腔神经丛受压。

(二)恶心、呕吐

90%以上患者在起病时有频繁恶心、呕吐,呕吐后腹痛并不减轻,病程初期呕吐为反射性,呕吐物为食物和胆汁,至晚期因胰腺炎症渗出致麻痹性肠梗阻,呕吐物可有粪臭味。

(三)发热

根据胰腺炎的发病原因和是否继发感染,患者可出现不同程度的发热。若为胆源性胰腺炎,胆道感染可有寒战、高热。MAP 多为中等程度发热,体温一般不超过 38.5 ℃,SAP 体温常超过39 ℃。早期的发热是由于组织损伤及代谢产物引起,后期发热常提示胰周感染、脓肿形成或其他部位的感染,如肺部感染的存在。若继发感染发生的较晚,病程中可有一个体温下降的间歇期。

(四)黄疸

胆源性胰腺炎会引起胆道感染、梗阻,胰头水肿造成胆总管下端梗阻,或 Oddi 括约肌痉挛水肿,都可引起梗阻性黄疸。病程长、感染严重者,可因肝功能损害而发生黄疸。

(五)休克

休克为 SAP 的全身表现,患者烦躁、出冷汗、口渴、脉细速、四肢厥冷、呼吸浅快、血压下降、尿少,进一步发生呼吸困难、发绀、昏迷、血压测不到、无尿等,主要原因是胰酶外渗、组织蛋白分解、多肽类物质释放使毛细血管通透性增加,腹膜及胰周组织受到刺激,大量组织液渗出至腹膜后和腹腔内,导致血容量大量减少。

(六)体征

1.腹膜刺激征

MAP 时腹部压痛轻,局限于上腹或左上腹,腹肌紧张不明显。SAP 有明显的腹部压痛,范围广泛可遍及全腹,腹肌紧张明显。

2.腹胀、肠鸣音消失

腹膜后渗液、内脏神经刺激、腹腔内渗液导致肠麻痹,引起腹胀,随之肠鸣音消失。

3.腹水

MAP 一般无腹水或仅有少量淡黄色腹水。SAP 腹水多见,可从淡黄色、粉红色至暗红色,颜色深浅常可反映胰腺炎症的程度,腹水内胰淀粉酶通常很高。诊断性腹腔穿刺抽出血性腹水对 SAP 有诊断价值。

4.皮下出血征象

较少见,仅发生于严重的 SAP,在起病数天内出现,常伴有血性腹水。其发生机制为含有胰酶的血性渗液沿组织间隙到达皮下,溶解皮下脂肪,发生组织坏死、毛细血管破裂出血,表现为局部皮肤青紫色瘀斑。发生在腰部两侧的皮肤瘀斑称为格雷·特纳征,发生在脐周者称为卡伦征。

5.腹部包块

在部分患者由于胰腺水肿增大,小网膜囊积液,胰腺周围脓肿或假性胰腺囊肿形成,在上腹部可扪及边界不清有压痛的肿块。

四、辅助检查

(一)血清酶学检查

强调血清淀粉酶测定的临床意义,尿淀粉酶变化仅作参考。血清淀粉酶活性高低与病情不呈相关性。AP 血淀粉酶升高始于发病后 1～3 小时,24 小时达到高峰,每毫升检测＞50 000 U 有诊断意义,72 小时后降至正常;尿淀粉酶升高始于发病后 24 小时,可持续 1～2 周,每毫升超过 25 000 U 有诊断意义。血清淀粉酶持续增高要注意病情反复、并发假性囊肿或脓肿、存在结石或肿瘤、肾功能不全、巨淀粉酶血症等。要注意鉴别其他急腹症引起的血清淀粉酶增高。血清脂肪酶活性测定具有重要临床意义,尤其当血清淀粉酶活性已经下降至正常,或其他原因引起血清淀粉酶活性增高时,血清脂肪酶活性测定有互补作用。血清脂肪酶活性与疾病严重度亦不呈正相关。

(二)血清标志物

推荐使用 C 反应蛋白(CRP),发病 72 小时后 CRP＞150 mg/L 提示胰腺组织坏死。动态测定血清白细胞介素-6(IL-6),增高提示预后不良。

(三)影像学诊断

在发病初期 24～48 小时行 B 超检查,可以初步判断胰腺形态变化,同时有助于判断有无胆道疾病。AP 患者可能存在胃肠道积气影响,B 超可能不能做出准确判断,故推荐 CT 作为诊断 AP 的标准影像学方法,必要时可行增强 CT 或动态增强 CT 检查,根据炎症程度分为 A～E 级(Balthazar 分级)。A 级:正常胰腺;B 级:胰腺实质改变,包括局部或弥漫性腺体增大;C 级:胰腺实质及周围炎症改变,胰周轻度渗出;D 级:除 C 级外,胰周渗出显著,胰腺实质内或胰周单个液体积聚;E 级:胰腺或胰周有 2 个或多个积液区,不同程度的胰腺坏死。

五、诊断

以上腹痛为主诉的急腹症患者均须考虑急性胰腺炎可能,并进行相关检查,常规有血淀粉酶检查、B 超或 CT 扫描。根据临床表现,实验室检查和影像学检查诊断并不困难。

六、治疗

因生长抑素类药物和外科营养支持的发展,现在 MAP 的治疗效果普遍较好。而 SAP 病情重,临床变化多样,存在较大的个体差异,虽经国内外学界多年探索,仍属复杂而疑难的临床问题,其治疗观点近年来也多有变化。AP 的基本治疗要点如下。

(一)发病初期的处理和监护

目的是纠正水、电解质紊乱,支持治疗,防止局部及全身并发症。监护内容包括血、尿常规检查,粪便隐血、血糖、肝肾功能、血脂、血清电解质测定,血气分析,心电监护,胸部 X 线片,中心静脉压(IVP)测定,动态观察腹部体征和肠鸣音变化,记录 24 小时出入量。上述指标可根据患者具体病情进行选择。常规禁食,对有严重腹胀、麻痹性肠梗阻者应留置胃管胃肠减压。在患者腹痛减轻或消失、腹胀减轻或消失、肠道动力恢复或部分恢复时可以考虑恢复流质饮食,开始以碳水化合物为主,逐步过渡至低脂饮食。血清淀粉酶活性不作为恢复饮食的判断指标。

(二)补液

补液量包括基础需要量、丢失液体量及继续丢失量,并根据间断复查实验室指标,调整水、电解质和酸碱平衡。

(三)镇痛

AP 诊断明确后,腹痛剧烈时可给予镇痛治疗,在严密观察病情下,可注射盐酸哌替啶。不推荐应用吗啡或胆碱能受体拮抗剂,如阿托品、山莨菪碱等,因前者会收缩壶腹部和十二指肠乳头括约肌,后者则可能诱发或加重肠麻痹。

(四)抑制胰腺外分泌和应用胰酶抑制剂

生长抑素类药物可以有效抑制胰腺外分泌,已成为 AP 治疗的重要措施。H_2 受体拮抗剂和质子泵抑制剂可通过抑制胃酸分泌间接抑制胰腺分泌,并可预防应激性溃疡。蛋白酶抑制剂主张早期、足量应用,可选用加贝酯等。

(五)血管活性物药物

由于微循环障碍在 AP 发病中起重要作用,推荐应用改善胰腺和其他器官微循环的药物,如前列腺素 E_1 制剂、血小板活化因子拮抗剂、丹参制剂等。

(六)抗生素应用

对非胆源性 MAP 不推荐常规使用抗生素,而对胆源性 AP 应常规使用抗生素。AP 感染的致病菌主要为革兰氏阴性菌和厌氧菌等肠道常驻菌。使用抗生素应选用抗菌谱以革兰氏阴性菌和厌氧菌为主。推荐甲硝唑联合喹诺酮类药物为一线用药,疗效不佳时改用其他广谱抗生素,疗程不宜超过 7～14 天,否则可能导致二重感染。要注意真菌感染的诊断,如无法用细菌感染来解释的发热等表现,应考虑到真菌感染可能,可经验性应用抗真菌药,同时进行血液或体液真菌培养。

(七)营养支持

MAP 患者只需短期禁食,可仅需短期的肠外营养支持。SAP 患者常先施行全肠外营养支持,待病情趋向缓解,则过渡至肠内营养支持。肠内营养支持时需将鼻饲管放至 Treitz 韧带远端,输注能量密度为 4.187 J/mL 的要素营养物质,若能量不足,可辅以部分肠外营养支持。应注意观察患者反应,如能耐受则逐渐加大肠内营养支持剂量。应注意补充谷氨酰胺制剂。对于高脂血症患者,应减少脂肪类物质的补充。进行肠内营养支持时,应注意患者的腹痛、肠麻痹、腹部压痛等胰腺炎症状和体征是否加重,并定期复查电解质、血脂、血糖、总胆红素、血清蛋白、血常规及肝肾功能等,以评价机体代谢状况,调整营养支持剂量。

(八)免疫增强剂

对于重症病例,可选择性使用胸腺肽等免疫增强制剂。

(九)预防和治疗肠道衰竭

对于 SAP 患者,应密切观察腹部体征和排便情况,监测肠鸣音变化。早期给予促肠道动力药物,包括生大黄、硫酸镁、乳果糖等;给予微生态制剂调节肠道菌群;应用谷氨酰胺制剂保护肠道黏膜。同时可应用中药外敷,如皮硝。病情允许时应尽早恢复流质饮食或实施肠内营养支持,对预防肠道衰竭具有重要意义。

(十)中医中药

单味中药,如生大黄,复方制剂,如清胰汤、柴芍承气汤等被临床实践证明有效。中药制剂通过降低血管通透性、抑制巨噬细胞和中性粒细胞活化、清除内毒素而达到治疗功效。

(十一)胆源性 AP 的内镜治疗

对于怀疑或已经证实的胆源性 AP,如果符合重症指标,和(或)存在胆管炎、黄疸、胆总管扩张,或最初判断是 MAP,但在治疗中病情恶化,应首选内镜下括约肌切开术(EST)和鼻胆管引流。

(十二)并发症的处理

处理并发症是 AP 治疗中较困难和复杂的部分,并发症多发生于 SAP,种类多样,个体差异较大。急性呼吸窘迫综合征(ARDS)是 AP 的严重并发症,治疗包括机械通气和大剂量、短程应用糖皮质激素,如甲泼尼龙,必要时行气管镜下肺泡灌洗术。对急性肾衰竭主要采取支持治疗,稳定血液循环,必要时透析。低血压与高动力循环相关,治疗包括密切的血流动力学监测,静脉补液和使用血管活性药物。AP 有胰液周围积聚者,部分会发展为假性胰腺囊肿,应密切观察,部分病例可自行吸收,若假性囊肿直径>6 cm,且出现周围压迫症状,可行穿刺引流或外科手术引流。胰腺脓肿是外科手术的绝对指征。上消化道出血可应用制酸剂,如 H_2 受体拮抗剂和质子泵抑制剂。

(十三)手术治疗

手术治疗主要针对 SAP,而确定其手术时机和手术方式仍是临床疑难问题。而对处于高度应激状态的 SAP 患者实施手术,创伤大,风险高,更应慎重决定。对胆源性 SAP 伴有胆道梗阻和胆管炎但无条件行 EST 者,经积极保守治疗 72 小时病情未有好转者,出现胰周感染者应予手术干预。

1.手术步骤

(1)切口:上腹正中纵行切口对腹腔全面探查的灵活性较大,组织损伤小,但对暴露全部胰腺,探查腹膜后间隙和清除坏死组织较困难,在切口开放者或栅状缝合者更易发生肠道并发症。两侧肋缘下切口可以良好暴露全部胰腺,有利于清理两侧腹膜后间隙的坏死组织,且网膜与腹膜缝闭后,将小肠隔离于大腹腔,对横结肠系膜以上的小网膜囊可以充分引流或置双套管冲洗,若须重复手术,肠道损伤机会亦减少。近年来,临床倾向于选择两侧肋缘下切口或横切口(图 3-17)。

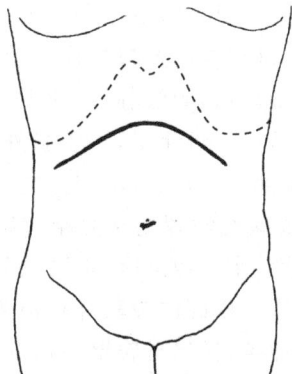

图 3-17 两侧肋缘下切口

(2)暴露胰腺:进入腹腔后先检查腹腔渗液,包括渗液量、性状及气味,抽取渗液做常规、生化、淀粉酶、脂肪酶检查和细菌培养。之后尽可能吸尽渗液,切开胃结肠韧带即可显露胰腺。

(3)确定胰腺坏死部位及坏死范围:发病 3 天内的手术,判断胰腺坏死部位和范围仍然是关键问题,也是当前尚未解决的问题。胰腺坏死范围一般分为局灶坏死(30%),大片坏死(50%~75%),和次全、全部坏死(75%~100%)。亦有以切除坏死组织的湿重区别程度,即局灶坏死(切除坏死组织湿重<50 g),大片坏死(<120 g),次全坏死(<190 g),超过 190 g,其中未检查到有活力组织者为完全坏死。

(4)胰腺坏死组织清除:用指捏法清除坏死组织,保护目测大致正常的组织。清除坏死组织无须十分彻底,对肠系膜根部的坏死组织切忌锐性解剖或试图完全清除,这样很可能会误伤肠系膜上动、静脉,发生致死性危险,正确的做法是任其自行脱落,经冲洗排出。坏死腔内应彻底止血,以免术中或术后发生大出血。清除的坏死物应称湿重并记录,以判断坏死范围,同时立即送细菌学检查,做革兰氏染色涂片和需氧、厌氧菌培养。标本需做病理检查,以进一步判断坏死程度。

胰腺坏死严重者往往在胰周和腹膜后间隙存留有大量渗出物,其中富含血管活性物质和毒素、脂肪坏死组织,故在清除胰内坏死组织的同时还应清除胰周和腹膜后间隙的坏死组织。探查腹膜后间隙时对胰腺头、颈部病变主要分离十二指肠结肠韧带,游离结肠肝曲、右侧结肠旁沟、肠系膜根部和肾周围;胰体尾部病变累及脾门、肾周围时,应游离结肠脾曲和左侧结肠旁沟、肠系膜根部。凡属病变波及范围均应无遗漏地探查,清除坏死组织,吸尽炎性渗液,特别应注意肾周围及两侧结肠后间隙的探查和清理。

(5)局部灌洗腔形成:将胰内、胰周和腹膜后间隙的坏死组织、渗出物清理后,用大量生理盐水冲洗坏无效腔。缝合胃结肠韧带,形成局部灌洗腔。

(6)引流和灌洗:单纯胰腺引流目前已无人采用,无论胰腺坏死组织清除后或是胰腺规则性切除术后都必须放置引流和(或)进行双套管灌洗,放置位置包括小网膜囊,腹膜后间隙或结肠旁沟。胰腺广泛坏死者还须进行"栽葱"引流。有胆囊和胆总管结石并伴有黄疸,又不允许施行胆囊切除者应切开胆囊或胆总管取石,放置胆囊引流和胆总管 T 管引流。术后冲洗小网膜囊平均需 25 天,根据坏死范围大小而有不同,局灶性坏死平均 13 天,大片坏死平均 30 天,次全或全部胰腺坏死平均 49 天,最长 90 天。灌洗液体量局灶性坏死平均 6 L/24 h,大片、次全或全部坏死平均 8 L/24 h,最多可达 20 L/24 h。冲洗液体可以是等渗或稍高渗的盐水。停止灌洗的指征为吸出液培养无菌生长;组织碎片极少或未见(<7 g/24 h);淀粉酶同工酶和胰蛋白酶检查阴性。

(7)三造口术:指胆囊造口,胃造口和空肠造口。由于急性坏死性胰腺炎伴有肠梗阻、肠麻痹,特别是十二指肠空肠曲近端胃肠液潴留,胃液、胆汁和十二指肠液淤积,且胃肠道梗阻往往持续数周甚至数月,三造口术即针对此状况。近年来,由于肠外营养支持的质量不断提高,加之三造口术在病变剧烈进展期难以达到预期目的,反而增加并发症危险,故而主张选择性应用。

(8)腹壁切口处理:急性坏死性胰腺炎病理变化复杂,尚无一种手术能将本病一次性治愈。胰腺坏死清除术辅以坏死区冲洗虽然手术次数减少,但再次乃至多次手术仍难避免。胰腺早期规则性切除术结果更差,据统计其再次手术的次数较坏死清除术更多。再次和多次坏死组织清除手术需要多次打开腹部切口,针对此点,提出对腹壁切口的几种不同处理方法:①如前所述将坏死区做成灌洗腔,插入两根粗而软的双套管,持续灌洗引流,切口缝合。②用不易粘连的网眼纱布覆盖内脏,再以湿纱垫填充于腹内空间和腹壁切口,腹壁切口不缝合,或做全层栅状缝合数针固定。根据病情需要,定期更换敷料。此法可动态观察病情,及时清除不断形成的坏死组织,进行局部冲洗,避免多次切开、缝合和分离粘连。但每次更换敷料均需在全麻下进行,切口形成肉芽创面后方可能在病房内更换敷料。此法仅适用于胰腺坏死已有明显感染,胰腺脓肿形成,或有严重弥漫性腹膜炎的病例。③胰腺坏死组织清除后,切口开放,填塞敷料,然后盖以聚乙烯薄膜,在腹壁安装尼龙拉链闭合切口。此法优点与切口开放填塞法相同,更因有拉链闭合切口,减少了经蒸发丢失的液体量。但反复全身麻醉,出血、肠瘘、感染等严重并发症风险也决定了此类方法必须严格选择病例,不可轻率施行。

2.术中要点

(1)胰腺坏死组织清除术的关键步骤是有效清除胰内、胰周和腹膜后间隙坏死组织及感染病灶,保护仍有活力的胰腺组织,尽量用手指做钝性分离,保护主要血管。肠系膜根部周围的坏死组织无须分离,切忌追求彻底清除而导致术中或术后大出血。必须彻底止血,必要时结扎局部主要供血血管,但若为肠系膜根部血管受累,只能修补不可结扎。

(2)选择引流管质地应柔软,以避免长期使用形成肠瘘。有严重腹膜炎时腹腔应灌洗1～3天。腹膜后间隙坏死,感染严重时应进行充分而有效的引流。

(3)为不可避免的再次手术或重复手术所设计的腹部开放填塞或腹壁安装拉链术,要注意严格选择病例,不宜作为常规方式。

3.术后处理

(1)患者需 ICU 监护治疗。

(2)应用抗生素防治感染。选择广谱、对需氧及厌氧菌均有效的药物,或联合用药。

(3)严密监测主要脏器功能,及时治疗心、脑、肺等器官出现的功能不全。若有指征及时应用呼吸机辅助呼吸,观察每小时尿量及比重,观察神志、瞳孔变化。

(4)肠外营养支持,一旦肠功能恢复,即逐渐过渡至肠内营养支持。

(5)持续双套管冲洗,严格记录出入量,测量吸出坏死组织重量,吸出液行细菌培养,以决定何时停止冲洗。

(6)发现需要再次手术的指征,主要是经过坏死组织清除及冲洗,症状一度缓解却又再度恶化,高热不退,局部引流不畅。

(7)若发现坏死腔出血,应停止冲洗,出血量不大时可采用填塞压迫止血,出血量大则应急诊手术。

（8）发现继发性肠瘘,应立刻进行腹腔充分引流。

（9）主要并发症:胰腺坏死清除术的主要并发症为胰腺坏死进展,继发严重感染,形成胰腺脓肿或感染性假性胰腺囊肿;胰腺坏死累及主要血管发生大出血,继发休克;严重感染、中毒导致脓毒血症;多因素导致 MODS。①感染:坏死性胰腺炎手术中胰腺坏死组织细菌培养阳性率为62.8%。手术引流不畅或感染进展时,细菌培养阳性率增高,术中培养阳性者病死率比培养阴性者高 1 倍。感染未能控制,发生脓毒血症者则存活率很低。②出血:往往由于术中企图彻底切除坏死组织或坏死、感染侵蚀血管引起。预防方法是术中对血管周围或肠系膜根部的坏死组织不必彻底清除,及时发现和处理出血。若发生大出血则病死率接近 40%。③肠瘘:包括小肠瘘和结肠瘘,是最常见的并发症之一,约 1/10 的患者发生肠瘘。与坏死病变侵蚀,反复行胰腺坏死组织清除术,或切口开放有关。④胰瘘:坏死性胰腺炎术后约 8% 的病例发生胰瘘,经充分引流,多可自行愈合。超过半年不愈合者应手术治疗。⑤假性胰腺囊肿:多在 SAP 发病 4 周以后形成,是由纤维组织或肉芽组织囊壁包裹的胰液积聚。直径<6 cm 无症状者可不处理,若发生感染或>6 cm 者,需做 B 超或 CT 引导下的介入引流,或手术行内引流或外引流。

（李　政）

第二十一节　胆　石　症

胆石症是胆道系统的常见病,因急性症状而住院的胆石症占外科急腹症的第 2～3 位。

一、临床表现

胆石症的症状和体征与胆石的部位、大小、胆管梗阻的程度,以及并发症的有无等因素有关,现将主要临床表现分述如下。

(一)临床症状

1.腹痛

腹痛是胆石症的主要临床表现之一。胆石症发作时多有典型的胆绞痛,为上腹和右上腹阵发性痉挛性疼痛,伴有持续性加重,常向右肩部或肩胛部放射。腹痛的原因是胆石从胆囊移动至胆囊管或胆管内结石移动至胆总管下端或从扩张的胆总管移行至壶腹部时结石嵌顿所引起。由于胆囊管或胆道梗阻使胆囊或胆管内压升高,胆囊或胆总管平滑肌扩张及痉挛,企图将胆石排出而产生剧烈的胆绞痛。90%以上的胆绞痛为突然发作,常发生在饱餐、过劳或激烈运动之后。除剧烈胆绞痛外,患者常表现坐卧不安,甚至辗转反侧,心烦,常大汗淋漓,面色苍白,恶心、呕吐。每次发作持续时间可以数十分钟到数小时。如此发作往往需持续数天才能完全缓解。疼痛缓解和消失表示结石退入胆囊或嵌顿于胆管下端的结石移动或通过松弛的括约肌排出胆道,此时其他症状亦随之消失。由于结石所在部位的不同,腹痛的临床表现特征也有所不同。

（1)胆囊结石:胆囊内结石(尤其是较大结石)不一定均产生绞痛,有的可以终生无症状,称之为安静胆囊结石。胆囊颈部结石极易引起急性梗阻性胆囊炎。胆囊袋(又称哈德门袋)是胆囊颈部一个袋状结构,极易堆积结石而产生胆绞痛。除胆绞痛外,还可出现恶寒、发热等感染症状,严重病例由于炎性渗出或胆囊穿孔可引起局限性或弥漫性腹腔炎,因而出现腹膜刺激症状。部分病例可在腹部检查时触及胀大的胆囊。如结石不大或胆囊管直径较粗时,从胆囊排出的结石进入胆总管,但可能嵌顿在壶腹部引起胆绞痛、梗阻性黄疸、化脓性胆管炎,甚至出血性坏死性胰腺炎。

(2)胆总管结石:约75％的患者有上腹部或右上腹部阵发性剧烈绞痛,继疼痛之后约70％的患者出现黄疸,黄疸的深浅随结石嵌顿的程度而异,且有波动性升降,如胆石阻塞胆道合并胆道感染时,可同时出现腹痛、寒战与高热、黄疸三联征症状。病变在胆总管时,疼痛多局限在剑突下区,如感染已波及肝内小胆管时,可出现肝区胀痛和叩击痛。

(3)肝内胆管结石:常缺乏典型的胆绞痛,发作时常有患侧肝区持续性闷胀痛或叩击痛,伴有发热、寒战与不同程度的黄疸。一侧肝内胆管结石多无黄疸。如结石位于肝右叶疼痛可放散至右肩及背部;左侧肝胆管结石放散至剑突下、下胸部。如结石梗阻于肝左、右胆管,以及二、三级胆管,亦可引起高位梗阻性化脓性胆管炎的表现。

2.胃肠道症状

胆石症急性发作时,继腹痛后常有恶心、呕吐症状。呕吐内容物为胃内容物,此后腹痛并不缓解。急性发作后常有厌油腻食物、腹胀和消化不良等症状

3.寒战与发热

与胆道感染的程度有关:胆囊炎多继发于胆囊结石,它们之间有互为因果的关系,可出现不同程度的发热,梗阻性坏疽性胆囊炎可有寒战及高热,胆管结石常并发急性胆管炎,而出现腹痛、寒战高热和黄疸三联征。当胆总管或肝内胆管由于结石、蛔虫和胆管狭窄等造成胆管急性完全梗阻时,胆管扩张,胆管内压升高,管腔内充满脓性胆汁,大量细菌和内毒素滞留于肝内,通过肝窦状隙进入血液循环而导致败血症和感染性休克,此种病变称之为急性梗阻性化脓性胆管炎(AOSC)。典型的AOSC除上述三联征外,还可出现血压降低(四联征),如再出现神志障碍则称之为雷诺氏五联征。

4.黄疸

胆囊结石一般不出现黄疸,但约有10％的患者可以出现一过性黄疸。发生黄疸的原因可有以下几种:①胆囊炎同时并发胆管炎或结石排出至胆总管;②肿大的胆囊压迫胆总管,引起部分性梗阻,即Mirizzi综合征;③由于感染引起肝细胞一过性损害,在合并胆总管结石时,70％以上的患者可以出现黄疸,黄疸呈波动性,如不清除结石或解除梗阻,虽经各种药物治疗亦消退很慢,迁延日久可引起胆汁性肝硬化。

(二)体格检查

胆囊结石的体征与胆道梗阻的有无及炎症的严重程度密切相关。

1.全身检查

在发作期呈急性病容,感染严重者有体温升高及感染中毒征象,如伴有呕吐或进食困难可有脱水、酸中毒表现,当引起胆道梗阻时巩膜与皮肤有黄染。

2.腹部检查

胆囊结石的腹部压痛多局限于剑突偏右侧或(和)右上腹胆囊区,胆囊复发性梗阻时可触及胀大的胆囊,随着炎症的加重,也可出现肌紧张与反跳痛。莫菲征在胆囊结石引起的胆囊炎中多呈阳性。

胆管结石的腹部压痛多在剑突下偏右侧,可能触及胀大的胆囊;位于肝内胆管的结石压痛在右肝区,有时伴有肝大;左肝管结石压痛位于剑突或左上腹部。

二、诊断与鉴别诊断

(一)诊断

根据病史、体检及必要的特殊检查,胆石症的诊断多无困难。对于少数缺乏明确病史及典型症状的病例,特别是老年患者,需借助于超声波或 X 线检查加以确诊。在出现梗阻性黄疸时,要结合实验室和其他胆道图像检查加以确诊。对胆石症的诊断,不能仅仅满足于是否有胆石的初级层次诊断,还应对结石的部位、结石的大小及数目、胆囊的形态与功能改变、胆总管下端(包括 Oddi 括约肌)有无梗阻,以及是否合并有其他并发症等作出明确的判断。现将常用的诊断方法及检查程序分述如下。

1.病史与临床表现

除无症状的胆石症外,70%以上的患者有典型的胆绞痛或胆道感染的病史,部分患者可有胆道手术史。为了能全面明确胆石症的诊断,必须仔细询问胆绞痛发作的情况,以及胆绞痛与其他症状(如恶心呕吐、发热寒战、黄疸等)之间的关系。腹部检查要注意压痛点的位置,右上腹饱满和胀大的胆囊。

2.实验室检查

(1)在胆石症的发作间歇期,实验室检查多无阳性发现。

(2)发作期的检查所见与急性胆囊炎、急性胆管炎或 AOSC 相同。

(3)如出现梗阻性黄疸可见血清胆红素增高,血清碱性磷酸酶和 r-谷氨酰转肽酶升高。黄疸持续时间较长,可有不同程度的肝功能损害,严重者可出现凝血机制障碍。对梗阻性黄疸患者要尽可能在较短时间完成各项检查并采取有效的治疗措施。

3.十二指肠引流液检查

十二指肠液中查到胆沙或胆固醇结晶,有助于诊断,若查到细菌或寄生虫卵则更有参考价值。胆汁缺乏说明胆囊管有梗阻或者胆囊功能已经丧失。

4.超声波检查法

该法是一种无创伤性的检查方法,是胆石症的首选诊断方法。除能发现胆石的光团和声影外,还能了解胆管扩张的程度、胆囊的大小和炎症程度,对疾病能做出定性定量的诊断,对选择治疗方法很有帮助。

5.内镜逆行胰胆管造影术(ERCP)检查

ERCP 为一种诊断与介入治疗的理想方法。ERCP 常能显示胆管的内部病变,如结石阴影、胆管扩张的程度,以及胆管下端有无梗阻等。

6.经皮穿刺肝胆道成像(PTC)检查

PTC 是梗阻性黄疸的重要检查方法。一般在 CT 或 B 型超声波导向指引下进行 PTC,可显示胆管扩张的程度和梗阻部位。肝内胆管扩张达 0.5 cm 以上者,PTC 的成功率可达 95%上。

7.手术中胆管造影、胆道镜检查与 B 超检查

胆管结石的术中检查也十分重要,除常规检查外,应用手术中胆道造影与胆道镜检查可以大大减少残余结石的发生率。胆道镜检查还能直接观察胆道黏膜,做出胆管炎的形态学分类,对胆管的其他病变,如胆管狭窄、肿瘤等也能作出准确的判断。

术中 B 超检查已在越来越多的临床单位中应用于临床。此种检查方法更便于肝内胆管结石的定位,同时还可较具体的了解肝、胰等邻近器官的病理损害,对于提高胆石症的手术效果有

十分重要的实用价值。值得注意的是,上述几种特殊检查除需要有专用设备外,进行这些检查还延长了手术时间,增加了手术污染的机会,故应严重选择适应证,注意无菌操作,以免给患者增加额外负担。

(二)鉴别诊断

胆石症的鉴别诊断亦十分重要。

1.发作期需要鉴别的疾病

先天性胆总管囊性扩张、胆道蛔虫病、胆道运动障碍、溃疡病穿孔、胰腺炎、肠梗阻、右侧肾结石、右下肺炎或胸膜炎等。

2.非发作期需要鉴别的疾病

肝炎、肝硬化、肝或胆囊癌、胆管癌、壶腹周围癌、慢性胰腺炎、胰腺癌等。值得提出的是胆石症常常伴发或继发于许多其他消化道疾病,如肝硬化、溃疡病、先天性胆总管囊性扩张、胆囊癌等。这些都增加胆石症的诊断与鉴别诊断上的困难性。

三、治疗

胆石症治疗方法的选择,要根据患者的周身情况,发病原因,以及结石的位置、大小、伴随的病变等,进行合理的选择,有时还需要几种治疗方法配合使用。

(一)合理的选择治疗方法

1.胆囊结石

原则上宜采用手术治疗,但也要区分不同情况,灵活对待。

(1)无症状胆囊结石:对这类结石是不是需要施行预防性胆囊切除术,目前尚有不同意见。主张不做胆囊切除术的理由是这类患者术前无症状或仅有轻微上腹部疼痛,如贸然手术,于术后症状有时比术前还要多。多数外科医师认为,凡确属在查体中发现的无症状结石,均可采用定期随诊的方法进行观察,待有明确的手术指征时再考虑手术。口服溶石药物对肝功能有一定损害,一般不主张采用。如有急性发作,应立即进行手术治疗,切除胆囊。

(2)症状性胆囊结石。①伴急性胆囊炎的胆囊结石:除并发急性梗阻性坏疽性胆囊炎的胆囊结石需采用急性期手术治疗外,多数病例均先采用中西医结合非手术治疗以控制急性症状。然后进行胆道系统的全面检查,根据检查结果再决定施行手术治疗或非手术治疗。②伴慢性胆囊炎的胆囊结石:若患者已有反复发作,胆道系统检查有多发或较大结石者,宜采用手术治疗。对于3 mm以下的微小结石,直径<0.5 cm的小结石,有人认为是一种危险结石,因游动性大,容易嵌顿在胆囊管内或引起胰腺炎等严重并发症,宜早期手术。③胆囊结石伴有继发性胆总管结石:这类结石原则上宜采用手术治疗,但在具备较好内镜条件的单位,应先行内镜括约肌切开术(EST),取出胆总管结石,然后再行腹腔镜胆囊切除术,可缩小手术范围,减少住院时间。④伴有严重并发症的胆囊结石:这类结石应及时采用手术治疗,术前应尽量将病变的性质和程度判定清楚,以便选用合理的手术式并最大限度地避免手术并发症的发生。

2.胆管结石

胆管结石的适应证选择,大致可分为以下两类情况。

(1)非手术治疗适应证:肝胆管泥沙样结石、胆总管结石直径<2.0 cm,均可采用十二指肠镜取石,一些内镜中心具有胆道镜的子母镜,更可以取出肝内胆管的结石。

当胆总管下端的狭窄段不超过2 cm,结石直径不超过2 cm者,可先行经内镜括约肌切开术

(EST)，用网篮取出结石，对较小分散的结石可给予复方大柴胡汤以增加胆汁分泌，冲刷胆道，可取得良好的治疗效果。较大结石可采用液电碎石或激光碎石的方法一次或数次取出结石。

（2）手术治疗的适应证：对于有一叶或一段肝组织萎缩、肝内胆管多发结石、伴有胆管（肝内或肝外）狭窄及其他并发症的胆管结石，应采用手术治疗。

（二）非手术治疗方法

1.排石疗法

如患者先有腹痛加重，随后突然缓解、体温下降或黄疸消退，往往提示为排石现象；若腹痛持续不止，体温升高，脉搏加快，血压下降，黄疸加重，则是病情加重，服用通便药物时，切忌太过，对体质虚弱者还要适当补液。排石过程中还进行常规的大便筛石。遇有结石过大、严重胆道感染、结石与胆管壁粘连等情况，排石可能无效，应及时中转手术。

2.溶石疗法

胆石的溶解剂亦具备以下条件：①具有促进胆固醇、胆色素的溶解能力；②对身体无毒；③能与胆石较长时间接触或能维持一定的浓度。

胆囊结石的溶石疗法：目前最常用口服溶石剂是鹅去氧胆酸（CDCA）和熊去氧胆酸（UDCA）。胆囊结石的溶解剂只对无钙化的胆囊胆固醇结石效果较好，而且结石的直径在0.5 cm以下、胆囊功能较好的病例。CDCA 的开始剂量为每天1 000 mg，然后减至每天500 mg。此类胆酸制剂对肝功能有一定损害，要每月进行肝功能检查，一旦有肝功能异常即应停药。

3.内镜取石

由于现代科技的发展，内镜性能的不断改善，在胆石症的治疗中也发挥越来越明显的作用。内镜取石的途径如下。①经十二指肠镜取石：用网篮或取石钳取石；②胆道镜或经皮肝胆道镜取石：胆道镜取石已相当普遍，可手术中取石，亦可手术后经过 T 型管窦道进行取石。经皮肝胆道镜取石多用于胆管狭窄或不能接受再次手术的病例；③经腹腔镜胆道镜取石术，即"二镜联合"取石术：这种技术已在一些有条件的医疗中心应用于胆管结石中。首先在腹腔镜下切开胆总管，再以胆道镜进行胆道探查、取石。该术式不仅可用于肝外胆道结石的患者的治疗，亦可用于肝内胆管结石患者。其疗效确切，恢复快，住院时间短，已获得成熟经验；④碎石疗法：多用于胆道术后的残余结石中，可通过十二指肠镜进行，其碎石方法有机械碎石、电气水压碎石、ND-YAG 激光碎石。

4.胆囊结石的体外冲击波碎石

体外冲击波碎石主要适用于以下几种情况：①无钙化的胆固醇结石；②单发结石或最多不超过 3 个的多发结石，最大直径不超过3.0 cm；③当患者体位变化时，可见移动的结石；④胆囊功能较好，适合于服用溶石剂者；⑤无严重系统疾病又能耐受冲击波治疗者。患者在硬膜外或全身麻醉后先用 B 超捕捉结石，随后移动悬动台对好冲击波焦点，再次用 B 超或 X 线核对位置。发射冲击波约1 800 次，治疗时间为 20～45 分钟，冲击波治疗后 2 小时可经口进食，次日生活可转为正常。

（三）手术疗法

手术时机：胆石症的手术时机，应根据胆道伴随病变的不同情况来选定。在可能的情况下，应尽量选择择期手术，避免急症手术。只是在胆道伴随有严重急性病变、难于用非手术疗法控制时，方考虑急症或早期手术，如胆囊结石伴有急性坏疽性胆囊炎，胆管结石并发急性梗阻性化脓性胆管炎等。

在有下列两种情况时,可考虑分期手术。

1.胆囊结石的分期手术

胆囊结石并发急性坏疽性胆囊炎,因患者周身情况较差或伴有其他重要器官并发症或因胆囊周围解剖关系不清,难于采用胆囊切除术时,可先行经皮肝胆囊穿刺引流术或胆囊造瘘术,待病情好转后(一般为术后 3 个月左右),进行第 2 次手术。

2.胆管结石的分期手术

在胆管结石合并急性梗阻性化脓性胆管炎或急性高位梗阻性化脓性胆管炎时,以及布满胆管的肝内与肝外胆管结石(还常伴有胆管狭窄或肝叶的萎缩等),也很难采用 1 期手术予以解决。第 1 期手术通常要解决严重的感染或对肝脏影响较大的肝内梗阻问题,第 2 期手术再解决胆道的残余结石或建立新的胆肠引流。

(李　政)

第二十二节　胆囊息肉样病变

胆囊息肉样病变,或称胆囊隆起样病变,是指向胆囊腔内突出的胆囊壁局限性病变,随着 B 超技术的进步,胆囊隆起样病变的检出率明显增加。

胆囊息肉样病变分为两大类:①真性肿瘤,包括腺瘤、癌等;②假性肿瘤,包括腺肌增生症、胆固醇性息肉、黄色肉芽肿等。

一、胆固醇息肉

(一)诊断

1.症状和体检

大部分患者无症状,可有右上腹或中上腹隐痛不适,合并结石或息肉位于胆囊颈部有较长蒂时,可有胆绞痛。多无体征。

2.实验室检查

多无异常。

3.辅助检查

B 超是首选检查。B 超表现为高回声或等回声团,无声影,不随体位移动。

(二)鉴别诊断

1.胆囊结石

可有发作性右上腹痛或无症状,B 超表现为后方伴声影的强回声光团,有助鉴别诊断。部分胆囊息肉样病变患者可合并有胆囊结石。

2.其他性质的胆囊息肉样病变

B 超是主要鉴别手段。多个小息肉多为胆固醇息肉;单发息肉,直径<1 cm,多为炎性息肉或腺瘤。

3.胆囊癌

早期无特异症状,晚期可表现为右上腹包块、黄疸。早期病变不易鉴别,主要依靠 B 超检查。直径＞1 cm，无蒂，回声不均应考虑胆囊癌。CT 表现为隆起样病变、基底较宽，或胆囊壁增厚，囊壁不规则，向腔内外生长的肿物。

(三)治疗原则

有症状的胆囊息肉，原则上应行胆囊切除术；合并有胆囊结石的胆囊息肉样病变也应行胆囊切除术；无症状者，如病变多发，有蒂，直径＜1 cm，可定期复查 B 超随诊；直径＞1 cm，基底较宽，边缘不规则，回声不均者，或随诊中直径有增大，形态恶变者，应手术治疗。术中应注意检视胆囊标本，肉眼观察可疑恶性病变者应在术中送冰冻病理检查。病理证实恶性病变时应及时中转开腹行胆囊癌根治术。

二、胆囊腺肌增生症(GBA)

(一)诊断

GBA 可分为 3 型。①弥漫型：整个胆囊壁呈弥漫性增厚；②节段型：在增厚的胆囊壁中出现环状狭窄，把胆囊分隔成相互连通的腔；③局限型（基底型）：又称胆囊腺肌瘤，胆囊底部囊壁呈局限性增生。

1.症状和体检

各型均无特异性症状，常合并胆囊结石及胆囊炎，主要表现为胆囊结石和胆囊炎症状，可有反复发作的右上腹痛，大部分患者可无症状、无体征。

2.实验室检查

多无异常。

3.辅助检查

术前诊断主要依赖于影像学检查，诊断的主要依据是胆囊壁增厚及罗-阿窦显影。B 超检查主要表现为明显增厚的胆囊壁内可见点状或小圆形无回声或强回声区，部分可见彗星尾征。CT 及 MRI 检查较 B 超有更高的诊断准确率。MRI 在显示胆囊壁病变、罗-阿窦显影上均优于 CT。

(二)鉴别诊断

1.胆囊结石及胆囊炎

部分患者可合并存在。胆囊炎时有炎症性改变，结合 B 超及 CT、MRI 等影像学检查，有助鉴别诊断。

2.胆囊癌

早期病变有时影像学鉴别诊断较困难。

(三)治疗原则

目前认为胆囊腺肌增生症，尤其是节段型 GBA，有恶变可能，一旦考虑胆囊腺肌增生症诊断，对于合并胆囊结石、胆囊炎者，节段型 GBA，肿物直径超过 1 cm，以及中老年患者，应积极行手术治疗。单纯胆囊切除术是有效的治疗方法，术后标本应常规送病理检查。

三、胆囊腺瘤

(一)诊断

1.症状和体检

大部分患者可无症状，合并有胆囊结石或胆囊炎时可有反复发作的右上腹痛，多无体征。

2.实验室检查

多无异常。

3.辅助检查

诊断主要依靠影像学检查,特别是 B 超检查,B 超能显示胆囊腺瘤的大小、形态、内部血流、基底情况、是否随体位变化、是否合并胆囊结石等,可与其他胆囊息肉样病变鉴别,但常较困难。

(二)鉴别诊断

1.胆囊结石及胆囊炎

部分患者可合并胆囊结石,胆囊炎时有炎症性改变。

2.胆囊癌

B 超可从大小、形态、基底、血流多方面特征加以鉴别,但早期病变有时影像学鉴别诊断较困难。

(三)治疗原则

胆囊腺瘤是胆囊腺癌的癌前病变,一经诊断胆囊腺瘤应及早手术治疗。手术方式为胆囊切除术。术中应检视胆囊标本,如怀疑恶性病变应送术中冰冻病理检查。如证实为恶性病变应根据肿瘤侵犯深度决定是否中转开腹行胆囊癌根治术。

(李　政)

第二十三节　食管裂孔疝

食管在相当于第 10 胸椎的水平由后纵隔通过膈肌后部的裂孔进入腹腔,此裂孔称为食管裂孔。当食管裂孔因为先天或后天因素扩大,腹腔内脏器由此裂孔疝入胸腔,称为食管裂孔疝。疝内容物大多是胃,也可是网膜或小肠等其他腹腔内组织。食管裂孔疝是膈疝中最常见的类型,达 90％以上。但多数患者无症状或症状轻微且不典型,难以得出其确切的发病率,在一般人群普查中发病率为 0.52％。本病可发生于任何年龄,女性多于男性,为(1.5～3)∶1。

一、应用解剖及病因

在正常状态下,由膈食管韧带及膈肌脚的肌纤维对食管下端及贲门起相对固定作用。膈食管韧带是由食管下端的纤维结缔组织和腹膜返折形成,而膈肌脚的肌纤维则在食管裂孔周围环绕并于后方相交叉。上述正常解剖结构的存在是保证胃食管连接部和食管裂孔相对固定结合的基本条件。导致食管裂孔疝发生的病因有两个,必须具备这两个原因,才能形成食管裂孔疝。

(一)食管裂孔松弛增宽

与其他疝形成的病因一样,食管裂孔疝的出现首先也需要有一个相对薄弱的区域。由于以下因素存在,包括:①先天发育不良;②随着年龄增长,韧带松弛,肌肉萎缩;③外伤、手术等,均会导致食管裂孔扩大,形成了这样一个薄弱区域。

(二)腹腔压力增高

单有薄弱区域还不足以形成疝,腹腔压力增加,胸腹腔压力梯度不断增大,导致薄弱区域破裂,腹腔内脏器进入胸腔才会形成食管裂孔疝,引起腹腔内压力增高的因素包括肥胖、便秘、前列腺增生、慢性咳嗽及大量腹水等。

由于腹段食管及贲门与食管裂孔之间正常解剖关系的改变导致了抗反流机制的破坏,很多患者同时伴有胃食管反流,引起反流性食管炎;有时疝入胸腔的脏器会引起梗阻的症状,如吞咽困难,反复呕吐等,少数情况下还会发生嵌顿引起出血甚至坏死穿孔。另有一部分严重的胃食管反流患者由于食管的炎症及瘢痕挛缩导致腹段食管和贲门上移到胸腔,出现继发性短食管的表现。

二、分型

食管裂孔疝的分型对于诊断及治疗都至关重要,根据 2013 年美国胃肠内镜外科协会的指南,将食管裂孔疝分为四型。

(一)Ⅰ型

滑动型裂孔疝:临床上此型最为多见,占所有食管裂孔疝 95%,此型疝的胃食管连接部上移入胸腔,一般裂孔较小,疝可上下滑动,仰卧时疝出现,站立时消失。因为覆盖裂孔及食管下段的膈食管韧带无缺损,故多无真性疝囊。由于膈食管韧带松弛,使膈下食管段、贲门部经食管裂孔滑行出入胸腔,使正常的食管-胃交接锐角(His 角)变为钝角,导致食管下段正常的抗反流机制被破坏,故此型多并发不同程度的胃食管反流。

(二)Ⅱ型

食管旁裂孔疝:少见,胃食管连接部仍位于膈下,而一部分胃底或胃体经扩大的食管裂孔薄弱处进入胸腔,由于存在膈食管韧带的缺损,多具有完整的疝囊。膈下食管段和食管-胃交接角仍保持正常的解剖位置和正常生理性括约肌作用,抗反流机制未被破坏,故此型极少发生胃食管反流。约 1/3 的巨大食管旁裂孔疝易发生嵌顿。

(三)Ⅲ型

混合型裂孔疝:系前两型并存,且前两型疝后期都可能发展成混合型疝,此型疝胃食管连接部及胃底大弯侧移位于膈上,胃的疝入部分较大,可达胃的 1/3 至 1/2,并常有嵌顿、绞窄及穿孔等急腹症症状。

(四)Ⅳ型

巨大疝:不仅有胃疝入胸腔,还有其他的腹腔内脏器,包括网膜、结肠、小肠等在疝囊内。

也有学者将Ⅲ、Ⅳ型疝合并为一个类型,统称混合型疝,占除Ⅰ型疝外的大部分(剩余的 5% 中的 95%),而真正的Ⅱ型旁疝很少见。常见的Ⅰ型疝与Ⅱ、Ⅲ、Ⅳ型疝无论是临床表现、辅助检查结果及治疗原则均有很大的差别。

三、临床表现

不同类型的食管裂孔疝其临床表现完全不同,Ⅰ型滑疝往往无梗阻症状,但大多伴有胃食管反流;而Ⅱ、Ⅲ、Ⅳ则以梗阻症状为主,有时伴有压迫症状或有并发症时的临床表现。

(一)Ⅰ型疝的临床表现

很多早期的或小的滑动性食管裂孔疝患者往往没有不适症状或仅有轻微的饱胀不适感,往往不引起重视。当病程较长时会伴有反流的症状,典型的如胃灼热、反酸等,不典型的表现包括胸痛、吐酸水、阵发性咳嗽、声音嘶哑、喉头异物感等,易于其他疾病相混淆;严重的还会出现哮喘及吸入性肺炎;另外,如有严重的反流导致食管溃疡的还会引起呕血、黑便等消化道出血的表现。反复的食管炎还有潜在的癌变风险。

(二)Ⅱ、Ⅲ、Ⅳ型疝的临床表现

这些类型的疝临床症状以梗阻为主,较轻的包括恶心、餐后饱胀感、干呕等,症状加重会出现进食后疼痛、吞咽困难,反复呕吐、吸入性肺炎等。如疝囊较大,压迫心肺或纵隔,会出现气急、心悸、咳嗽、发绀等症状;如有疝内容物的嵌顿,则可能出现消化道出血、溃疡甚至疝内容物坏死穿孔等严重并发症。

(三)体征

无并发症时通常无特殊发现,但巨大食管裂孔疝者的胸部可叩出不规则鼓音区与浊音区。饮水后或被振动时,胸部可闻及震水音。

四、诊断与鉴别诊断

(一)诊断

食管裂孔疝的症状和体征均缺乏特异性,诊断主要还是依靠辅助检查,多种辅助检查有不同的作用,应根据患者的不同情况选择合适的方法。

1.X 线检查

上消化道钡餐检查为最常用的诊断食管裂孔疝的方法,但小型的滑疝有时需要采用头低脚高位,对上腹加压方能通过 X 线显示,常见的食管裂孔疝的 X 线表现包括膈下食管段(腹段)变短增宽或消失,贲门部呈现幕状向上牵引,膈上可见胃囊,膈上出现食管胃狭窄环(Schatzki 环形狭窄)等。但如果怀疑有食管裂孔旁疝的急性梗阻,不宜选用上消化道造影,因为这些患者在造影过程中可能引起误吸导致严重肺部并发症。

2.内镜检查

内镜检查不是直接确诊食管裂孔疝的方法,但在内镜下会有一些间接的征象帮助我们诊断食管裂孔疝,如可在食管内见胃黏膜;可见食管下括约肌松弛,呼气和吸气时均呈开放状态;正常情况下吸气时食管胃交界点下降,如有疝则位置不变等。内镜检查更重要的作用是排除引起上消化道梗阻的其他原因,如肿瘤、贲门失弛缓、硬化性食管炎等,另外食管镜检查还有助于了解食管黏膜上皮的损伤情况,来判断食管炎的严重程度。

3.CT 检查

食管裂孔疝的患者常规行 CT 检查,如在胸腔发现胃或其他腹腔脏器可以帮助诊断,特别是有严重的梗阻症状时,这时不适合做上消化道造影,CT 是很好也很有必要的辅助检查方法,同时也有一定鉴别诊断的作用。

4.食管功能检查

是食管裂孔疝患者重要的辅助检查方法。本检查包括两部分:食管动力学功能检查(测压)和食管下段 24 小时 pH 及阻抗 pH 监测(测酸)。通过检查可了解下食管高压带的压力、腹段食管长度、食管体的长度,以及胃-食管反流的严重程度、反流与症状之间的关系、食管排空能力等。食管下段 24 小时 pH 及阻抗 pH 监测是诊断胃食管反流病的金标准,对手术指征的掌握非常重要,特别是一些难治性的胃食管反流病。食管动力学的检测则是手术方式选择的重要参考,本检查也是评估手术治疗的效果及术后有无复发的主要手段。

5.其他

如以 B 超来测量腹段食管的长度,MRI 来帮助判断疝内容物的性质等。

（二）鉴别诊断

本病应与心绞痛、心肌梗死、胃炎、消化性溃疡、上消化道肿瘤、胆道疾病，以及胃肠或咽喉神经症等鉴别。

五、治疗

不同类型的疝治疗原则不同，根据患者的病情选择合适的治疗方法。

（一）观察、随访

无论何种类型的食管裂孔疝，如果是辅助检查发现的，无任何不适症状，都可以观察、随访。但临床上真正无症状的Ⅱ、Ⅲ、Ⅳ型疝非常少，需要仔细询问病史以鉴别。

（二）内科治疗

在所有的食管裂孔疝患者中，Ⅰ型滑动性疝占到了95％，其中大多数患者症状轻微，以胃食管反流症状为主，可通过内科保守治疗来控制和缓解症状。但这些患者停药后复发率高，许多需终身治疗。

1.改变生活习惯

（1）改变饮食习惯：减少脂肪摄入、避免大块食物、减少刺激胃酸分泌和反流的食物。如酒精、含咖啡因的饮料、巧克力、洋葱、辛辣食物、薄荷等。

（2）戒烟。

（3）减肥。

（4）进食后3小时内避免睡眠，进食后多活动。

（5）睡眠时抬高床头。

（6）减轻工作压力。

2.制酸药物

大多数患者可通过制酸药物来减轻或控制反流症状。常用的药物为PPI如奥美拉唑、兰索拉唑、埃索美拉唑等。症状较轻时也可选择H_2受体阻滞剂如：雷尼替丁、法莫替丁等食管和胃动力药。部分患者食管功能检查发现食管胃排空能力下降，此时可加用多潘立酮或莫沙必利等以缓解症状。

（三）外科手术治疗

1.手术适应证

对于Ⅱ、Ⅲ、Ⅳ型及症状较重的Ⅰ型食管裂孔疝患者，仍需手术治疗以消除其嵌顿的风险并控制症状。

（1）Ⅱ、Ⅲ、Ⅳ型疝伴有不适症状的患者。

（2）Ⅰ型疝症状严重影响生活，经内科治疗无效或药物不良反应无法耐受。

（3）Ⅰ型疝内科治疗有效，但无法停药又不愿意长期服药治疗。

（4）已出现严重的反流的并发症：①B级以上的食管炎（洛杉矶分级）。②反流所致的食管狭窄、严重出血等。③反流引起的严重消化道外病变，如吸入性肺炎、哮喘等。

2.手术方法选择

食管裂孔疝修补的方法很多。早期大部分食管裂孔疝都是由胸外科经胸修补，随着外科微创手术的开展，发现腹腔镜手术视野清晰，创伤小，修补效果好，术后恢复快，并发症少，具有很多优势，因此腹腔镜食管裂孔疝修补＋胃底折叠术已成为治疗食管裂孔疝的金标准术式，当然手术技术的细节还有很多争议之处,但手术步骤已基本达成共识。

(1)从左向右打开膈食管韧带。

(2)保留迷走神经前干的肝支。

(3)分离双侧膈肌脚。

(4)经食管裂孔游离食管使腹段食管长度达到 3 cm。

(5)尽量剥离或切除疝囊。

(6)膈肌脚在食管后以不可吸收线缝合。

(7)如果膈肌脚薄弱明显或食管裂孔直径>5 cm,可以补片加强修补。

(8)胃底折叠的长度为 2 cm 左右并固定于食管。

(9)其他:当膈肌脚在食管后方缝合张力过大时,也可考虑在食管前方的缝合;补片只做加强修补不做桥联修补;应该常规做胃底折叠,因为即使术前无反流症状,手术时也会破坏食管裂孔周围正常的解剖结构从而引起术后反流;折叠的术式以短松型360°Nissen折叠最多见,Toupet(270°折叠)和 Dor(180°折叠)也可以在合适的患者中应用,最好根据术前食管测压的结果,有条件的根据术中测压结果选择折叠术式。

3.并发症及处理

(1)术中并发症:①出血,术中应妥善处理胃短血管,注意保护脾脏,否则可能引起无法控制的出血。如果发生应及时中转开腹,有时甚至要切除脾脏。②胸腔脏器损伤,固定补片时应注意使用螺旋钉的方法,避免打穿膈肌损伤胸腔脏器,没有把握时缝合可能更安全。③腹腔脏器损伤,除了游离胃底时损伤脾脏外,大多数腹腔脏器的损伤出现在回纳疝内容物时或牵拉胃食管时。应注意手术操作时动作轻柔,解剖结构不清是应以钝性分离为主,避免锐性分离直接损伤脏器。④气胸,胸膜破裂是术中常见的情况,一般无须胸腔闭式引流,只需手术结束时正压通气吹张肺即可。

(2)术后并发症:①复发,食管裂孔疝的复发率远高于腹股沟疝、切口疝等其他常见的疝。如果术后出现Ⅰ型疝复发且无不适症状的可以随访;如果复发引起明显的梗阻和反流症状的需要再次手术,对有经验的医师再次手术也可以在腹腔镜下完成。②进食困难,术后第 1 个月出现进食困难的患者可能超过一半以上,大多数患者可以自行缓解,术后 6 个月仍有进食困难的患者低于 5%。非常少的患者需要扩张治疗甚至再次手术。但修正手术需慎重,要有客观证据而且要排除患者精神因素的干扰。

随着检测手段的不断进步和国人对生活质量要求的不断提高,因食管裂孔疝和胃食管反流病而就诊的患者越来越多,只有对此疾病有充分的了解,才能做到早期诊断,及时准确的治疗。

(付　强)

第二十四节　腹股沟斜疝

一、普通腹股沟斜疝

腹股沟疝有斜疝和直疝两种。小儿腹股沟疝几乎均为斜疝,直疝极罕见。小儿腹股沟斜疝为先天性发育异常,是最常见的小儿外科病。出生后即可发病,出生后 3 个月内发生率最高。随着经 NICU 救治成活的早产儿的增加,其发生腹股沟斜疝的概率更高。当腹腔脏器进入疝囊后不能还纳而停留在疝囊内即发生嵌顿,称为嵌顿性腹股沟斜疝,是小儿腹股沟斜疝最常见的并发症,新生儿发生嵌顿的危险性特别高。因而虽然新生儿及早产儿的手术和麻醉风险高,但是对这些患儿提倡尽早手术。

(一)流行病学

先天性腹股沟斜疝的发病率在足月的新生儿为 3.5%～5.0%,早产儿的发病率相当高,为 9%～11%,当体重下降至 500～700 g 时发病率可达 60%。腹股沟斜疝男性比女性更常见。大多数文献报道男与女的比率为 5∶1 甚至 10∶1。所有的腹股沟斜疝 60%发生在右侧,25%～30%为左侧,10%～15%为双侧。早产儿双侧疝更常见,据报道发生率占早产患儿的 44%～55%。一侧疝发生对侧疝的危险性为 7%～10%。腹股沟斜疝有家族发生倾向,患者的双胞胎和兄弟姐妹腹股沟斜疝的发生率增加,现尚未发现区域和种族不同腹股沟斜疝发生率不同的报道。

(二)病因学

实际上所有的先天性腹股沟斜疝是因为生后鞘状突未闭合。在胚胎早期,原始睾丸位于腹腔后上方的腹膜后,相当于第 1～2 腰椎平面。随着胚胎的发育,睾丸逐渐下降,第 6 个月达腹股沟管内环附近,第 7 个月时沿腹股沟管下降,到第 8～9 个月降至阴囊内。鞘状突是胚胎第 3 个月首次见到的通过腹股沟内环处的腹膜向外突出形成的一个憩室样管状突起。鞘状突伴随着睾丸从腹股沟管到阴囊的下降的过程中。睾丸下降完成后很快鞘状突开始从内环部闭合,然后近睾丸端闭合,最后整个精索部的鞘膜闭塞,萎缩成纤维索。遗留睾丸部分的鞘状突包绕睾丸形成睾丸固有鞘膜腔。与腹膜腔不再相通(图 3-19)。在女孩,鞘状突随着子宫圆韧带一同穿过腹股沟管进入大阴唇。大多数婴儿生后数月鞘状突仍未闭。文献报道鞘状突新生儿期 80%～94%未闭,4～12 个月 57%未闭,成人有 20%未闭。鞘状突未闭不等于是腹股沟斜疝,大多数没有临床症状。在腹压增高的情况下,腹腔内脏进入未闭的鞘状突而形成腹股沟斜疝。

鞘状突未闭是腹股沟疝形成的病因,而腹压增高则为其诱因。婴儿哭闹、排便、用力、站立、跳动、咳嗽、喘憋等均可使腹压增高,而诱发腹股沟斜疝。

有下列疾病时腹股沟疝的发生率增加:①睾丸下降不全、下尿路梗阻、膀胱外翻;②脑室腹腔分流术后;③腹膜透析后;④囊性纤维性病;⑤胎便性肠梗阻、坏死性小肠结肠炎、乳糜腹、腹水、腹裂及脐膨出关闭后所致的腹腔压力增高、腹内肿物、病理性便秘、巨结肠;⑥结缔组织疾病,如皮肤松弛症、马方综合征,或小儿黏多糖症。

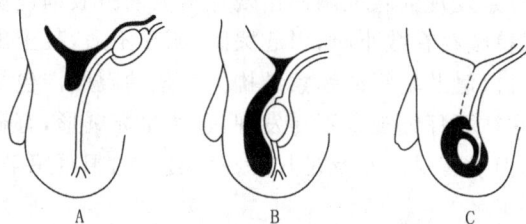

图 3-19 鞘状突下降闭锁过程
A.鞘状突开始下降;B.鞘状突随睾丸下降;C.睾丸下降至阴囊底后鞘状突精索部闭塞,远端形成睾丸固有鞘膜腔

(三)病理解剖

由于鞘状突未闭合程度不同及疝囊与睾丸的关系不同,小儿腹股沟斜疝可分为两种类型。

1.睾丸疝

由于整个鞘状突未闭与睾丸固有鞘膜腔相连通,疝内容物直接疝至阴囊内,与睾丸同在一个鞘膜腔内。此类疝称睾丸疝,在儿童占5%左右(图3-20A)。

2.精索疝

鞘状突在腹股沟中段或上段闭塞,随着腹压增高,疝内容物进入残余鞘状突,迫使残余鞘状突沿精索前内方下降形成一个盲囊,与睾丸固有鞘膜腔不相通。多数的疝早期尚未进入阴囊,常称为精索疝。晚期即使疝内容物降入阴囊,睾丸也仍保持在疝囊以外。此种疝占婴幼儿疝的95%左右(图3-20B)。

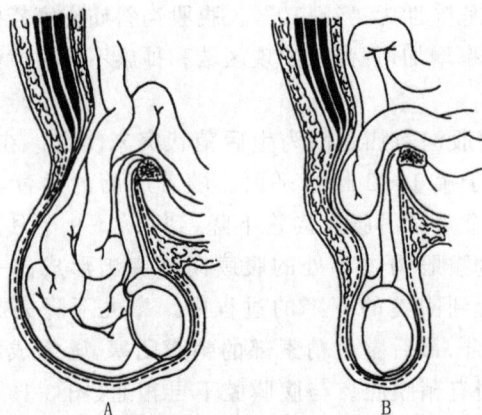

图 3-20　小儿腹股沟斜疝的分类
A.阴囊疝；B.精索疝

婴儿疝入疝囊的腹腔脏器最常多见的是小肠,有时右侧的疝囊内可见到阑尾和盲肠,女婴疝囊内可有卵巢、输卵管,少数疝囊较大时腹腔的一些腹膜外脏器如膀胱或盲肠部分升结肠等可构成疝囊壁的一部分称为滑动性疝。手术时应特别注意,防止高位结扎疝囊时误伤器官。有时大网膜疝入疝囊内并与之粘连,不能还纳。

小儿腹股沟管短,腹壁发育较薄弱,内外环均较易被撑大,甚至互相重叠成为一个大缺损,有如直疝。但腹壁下动脉仍在疝囊颈内侧,可与直疝区别。

(四)临床表现

新生儿常常表现为由母亲发现的随哭闹而出现并增大的腹股沟包块,患儿安静、放松时包块可以自行消失,但有时可以持续存在数小时,引起哭闹,明显不适,甚至出现呕吐。腹股沟包块还纳后,由于存在疝囊,通常可以触及增粗的精索结构。女孩的腹股沟包块绝大多数是由卵巢疝入疝囊引起,因此包块较小,往往不仔细观察不易发现,包块呈卵圆形,有触痛、不易回纳。

虽然可能性非常罕见,但确有早产儿及足月儿在疝囊内的阑尾感染的报道。

(五)诊断

可靠的病史及触及增粗的精索可高度怀疑腹股沟斜疝,检查腹股沟部或阴囊部位出现可复性软包块,即可做出诊断。睾丸疝产前可以通过B超检查发现。

(六)治疗

腹股沟斜疝有极少数可能自愈,只见于内环口较小,临床上偶尔出现腹股沟包块的病例,但这样的患儿发生嵌顿性腹股沟斜疝的危险性同样增高。因此,除非有明确禁忌证,均应手术治疗。目前,无论是国际还是国内绝大多数儿外科医师的主张是不用疝气带或其他所谓的保守治疗方法,即使是低出生体重儿也不主张。

1.手术时间的选择

小儿年龄越小,嵌顿性腹股沟斜疝发生率越高,危险性越大。虽然小儿腹壁肌肉不发达,嵌顿疝较易缓解。但是小儿肠管及血管都很薄弱细小,易受损伤。特别是新生儿易引起睾丸梗死,因此理想的手术时间是诊断后尽早手术。尽早手术除可以防止嵌顿的发生外,早产患儿疝囊结扎术后往往一般状况多明显改善,体重增加。一些以前有窒息发作史的早产儿疝囊结扎术后发作停止。

现在大多数腹股沟斜疝手术可以门诊或一日病房完成。虽然早产儿和伴有心脏、呼吸或其他疾病的患儿麻醉并发症的危险性增加,但大多数学者认为对这些患儿实行手术是相对安全的。由于新生儿、早产儿疝修补术对麻醉及手术技术要求高,目前国内因为多数单位对新生儿手术仍有顾虑,所以多希望年龄大于 6 个月再行手术。一旦技术有了把握,就应该尽早手术。

2.手术方法

腹股沟斜疝的手术目标是消灭疝囊修补腹壁缺损。婴幼儿腹股沟斜疝为先天性腹膜鞘状突未闭,腹壁缺损一般不重要,并且随生长而恢复。故手术仅做疝囊高位结扎术,而不需要腹壁修补即可达到治愈目的,这与成人及老人腹股沟斜疝治疗要求不同。

(1)经外环口疝囊结扎术:手术包括单纯的疝囊结扎,不打开腹股沟管,国内绝大多数小儿外科医师采用此方法。

麻醉:全麻气管插管对于新生儿及小婴儿是首选。低出生体重患儿应用脊麻醉术后出现窒息的发生率低。

手术操作步骤:在患侧腹横纹处做横切口,年长患儿也可在腹横纹下方 1 cm 处做平行腹横纹的切口,以便更接近腹股沟外环口,切口长 1.5 cm。切开皮肤皮下组织,于外环口发现精索。钝性分离精索外筋膜和提睾肌,在精索前内侧见到疝囊,分离疝囊可采用的方法有两种:①打开疝囊前壁(图 3-21),用止血钳探查疝囊,近端可探入腹腔,远端可探入疝囊底。将疝囊后壁与精索血管及输精管分离后切断(图 3-22)。②不打开疝囊,仔细将完整疝囊与精索血管及输精管分离,然后横断疝囊。提起疝囊近断端向内环处分离至疝囊颈处(局部有腹膜外脂肪显露后即标志抵达内环)贯穿结扎(图 3-23、图 3-24)。③关闭切口:皮下组织用 4-0 可吸收线缝合 2~3 针,皮肤切口用 5-0 可吸收线皮下缝合关闭。近年来也可选用氰基丙烯酸盐黏合剂黏合皮肤切口。注意在关闭切口前一定要将手术中上牵的睾丸拉至阴囊,避免医源性睾丸下降不全。女孩手术更容易,因为没有损伤输精管及血管的危险,疝囊结扎后可以关闭外环口。

(2)经腹股沟管疝囊结扎术:是经典的手术方法。手术中切开腹股沟管,在管内分离疝囊,高位结扎疝囊并切断,再将腹股沟管紧缩修复,精索置原位。这是其他疝手术的基础。

(3)腹腔镜疝囊高位结扎术:腹腔镜直视下,内环口高位缝合结扎疝囊。

麻醉:全麻气管插管。

手术操作步骤:①常规建立人工气腹。②Trocar 放置:首先在脐窝置入一个 2.5~5.0 mm Trocar,放入腹腔镜,探查腹腔,如果为单侧鞘突未闭合,在同侧相当于麦氏点的稍上方置入另外一个 2.5 mm Trocar;如果为双侧鞘突未闭合,第二个 Trocar 置于脐窝与剑突之间。③于内环口体表投影的外上方腹壁穿入腹腔一 2-0 带针丝线,将针尾留在体外。④以持针器加持针,避开血管、精索及输精管,自内环口外侧开始分 3~4 次将缝针在腹膜下潜行环绕内环口鞘完整一周,收紧缝线检查无漏洞后,用体内持针器配合体外尾线打结结扎。打结时应挤出疝囊内积气积液,并下拉睾丸,避免阴囊气肿及医源性下降不全。⑤最后采用穿腹壁途径取出缝针。

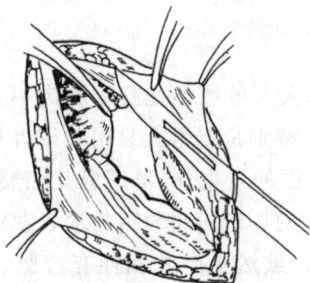   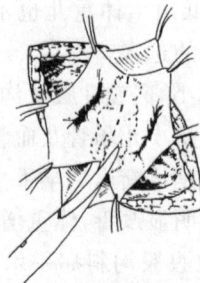

图 3-21　打开疝囊前壁　　　　　　　　　图 3-22　分离剪断疝囊后壁

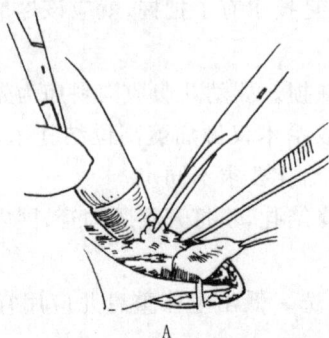   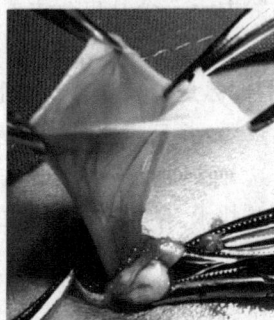

图 3-23　分离近端疝囊

A.分离近端疝囊;B.术中近端疝囊分离后

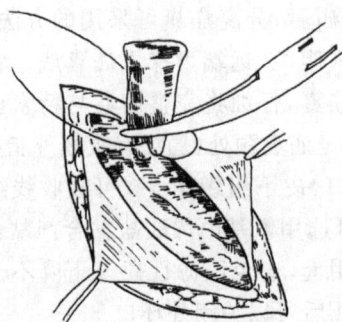   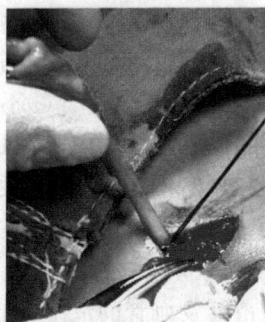

图 3-24　疝囊颈部贯穿结扎

A.疝囊颈部贯穿结扎;B.术中结扎疝囊颈部

　　手术的优点:①利用微型腹腔镜直径 0.35～0.50 mm,以带线的缝针直接缝合疝内口之腹膜,无须解剖腹股沟管。②腹腔镜下放大的精索血管及输精管清晰可见,缝合时可以有效避开防止损伤。③手术操作简便。④可以同时探查对侧,一次完成双侧疝囊高位结扎。⑤切口小,不需缝合,术后无明显瘢痕。

　　现在应用腹腔镜完成疝囊高位结扎的例数已超过 5 000 例,不同学者报道了各种改良术式,包括经脐部的单孔法、二孔法;应用各种特制的疝缝合针将缝线引出腹腔,在皮下打结等。目的是使手术操作更简单,缩短手术时间,切口更微小、隐蔽。

但对于婴儿腹腔镜疝囊高位结扎术仍有争论。与常规手术相比术后复发率高。由于早产儿双侧腹股沟斜疝的发生率高,据不同学者报道可达44%～55%,腹腔镜手术可以探查对侧。然而,有学者认为对侧探查是没有必要的,因为这些患儿只有10%以后出现对侧腹股沟斜疝。

3.术后处理

局部止痛可以用局部麻醉,髂腹股沟和髂腹下神经阻断,其可以在术前或手术结束时应用。婴儿醒后可以喂养。大多数患儿手术当天可以出院。早产儿腹股沟疝术后发生窒息的危险性众所周知,虽然这些患儿窒息多数发生在手术后4小时内,但要住院观察24小时预防这一并发症。术后窒息与胎龄和孕龄逆相关,但是手术时的体重和以前呼吸功能不全与这一危险性直接有关。

（七）并发症

选择性疝修补术后总的并发症率为2%左右,包括以下几种。

1.阴囊血肿、水肿

术后阴囊血肿或水肿可使阴囊肿得很大、很硬、发亮,有时有胀痛。多因疝囊大,手术时分离面广,止血不完全引起。阴囊水肿和小的血肿均可自然吸收,有时至术后2～3个月方完全吸收。如血肿进行性增大、疼痛,阴囊青紫,张力大,应立即打开切口,清除血肿,止血引流,再缝合切口。全身应用抗生素,防止继发感染。通过术中仔细止血,血肿是可以避免的。

2.伤口感染

很低,不超过1%。

3.医源性睾丸下降不全

相对罕见,约有稍多于1%小婴儿疝修补术以后发生睾丸下降不全,需要再行睾丸固定术。原因:术中结扎疝囊后,没有将上提的睾丸拉至阴囊或在重建外环时将精索缝在一起,造成精索短缩,睾丸移至阴囊上方。术中结扎疝囊后,缝合切口前应注意把睾丸拉入阴囊底部,即可避免。

4.斜疝复发

有史以来似乎疝的复发不可避免,腹股沟疝可接受的复发率应小于1%,但手术在新生儿期进行时复发率可以达到8%。患儿手术麻醉清醒后,腹腔内压增高,腹股沟肿块又复现为即刻复发,多为错将其他组织误认为疝囊结扎,而真正的疝囊未处理,应立即手术。术后1～2周复发称近期复发。造成的原因:疝囊结扎位置低而没有在疝囊颈部结扎;脆弱的疝囊撕裂;疝囊颈部的结扎线滑落;滑疝误为一般斜疝及切口感染等。造成术后易于复发的因素有脑室腹膜分流术、嵌顿疝和结缔组织异常。复发后需再次修补。

二、嵌顿性腹股沟疝

腹股沟斜疝的疝内容物在疝囊颈部阻塞而不能还纳入腹腔时即为嵌顿性腹股沟斜疝,简称嵌顿疝。由于颈部持续的收缩,疝内容物出现血运障碍时发生绞窄。疝内容物可以由小肠、阑尾、网膜或卵巢和输卵管组成。如果治疗延误,可迅速进展至绞窄而导致肠坏死,甚至死亡。

（一）发病率

嵌顿疝是腹股沟斜疝最常见的并发症,具有较大的危险性,国内统计发病率约占17%,国外大宗病例统计占12%～17%,其中男性占12%,女性占17%,嵌顿疝约82%在右侧,67%发生于1岁以内,新生儿和小婴儿嵌顿疝的发生率为24%～40%。早产儿与足月儿比较嵌顿疝的发生率明显增高。而嵌顿疝发生年龄越小生命危险性越大。

（二）病因病理

各种使腹压增高的因素，如剧烈哭闹或阵咳都可使腹压突然增高，迫使更多的腹腔脏器扩张疝环进入疝囊。当腹压暂时减低时，疝环弹性回缩，阻止内容物回纳腹腔而发生嵌顿，疝嵌顿后引起局部疼痛。疼痛反射性引起腹壁肌肉痉挛，加重嵌顿。

进入疝囊的肠管嵌顿后，血液循环受障碍。小儿疝囊颈和疝环较成人富有弹性，腹肌不发达，而且小儿的血管弹性较好，因此，血液循环障碍由静脉回流受阻、淤血、水肿发展到肠坏死的进程较缓慢，较少像成人那样疝嵌顿 4 小时即发生绞窄坏死。但是脏器受压水肿，进而压迫精索，特别是新生儿可并发睾丸梗死。年龄小于 3 个月的小婴儿嵌顿疝睾丸发生梗死据报道可达30%，10%～15%的嵌顿疝急诊手术后出现睾丸萎缩。但有学者报道将婴儿期嵌顿疝通过手法复位、随后择期行疝修补术的一组患儿与年龄匹配的对照组进行睾丸容积的比较，结果两组没有明显差异，因而提出睾丸萎缩的危险性被过分强调了。女孩嵌顿疝也可以发生卵巢坏死，并且有报道子宫嵌顿后出现阴道出血者。当卵巢滑疝不能复位时有性腺损伤的危险性，因此大多数外科医师提倡对患儿要进行及时手术。

（三）临床表现

嵌顿疝的新生儿通常表现为哭闹，易激惹，以后逐渐出现呕吐，腹胀和停止排便等肠梗阻症状。局部检查可触及有张力、触痛的腹股沟或阴囊包块（图 3-25），包块近端边界不清，同侧的睾丸可以正常或由于血运障碍而肿硬，晚期局部皮肤发红，腹部膨胀，甚至有腹膜刺激征。出现便血多表示肠管已坏死，如不能及时诊断和正确处理，可发生死亡。

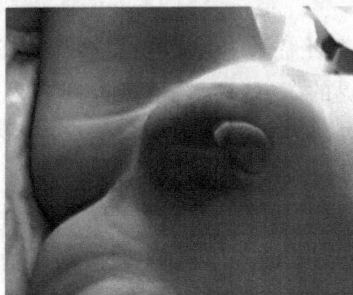

图 3-25　嵌顿性腹股沟斜疝

（四）诊断与鉴别诊断

当腹股沟或阴囊部出现不能自行复位的疼痛性包块时，首先应考虑嵌顿疝。结合既往发生过可复性腹股沟斜疝的病史，诊断更为肯定。腹部 X 线片显示腹股沟包块内肠管气影，可以明确诊断。如果出现肠梗阻腹平片可显示伴有液平面的扩张的肠襻，超声检查可以辅助诊断。

嵌顿疝临床诊断通常容易，但需要与以下疾病鉴别。

1.鞘膜积液

腹股沟或阴囊的包块，形态与腹股沟疝极为相似，但包块无触痛，由于包块内为液体，有囊性感，透光试验阳性，但要注意小婴儿透光试验不可靠，嵌顿性腹股沟斜疝时由于肠壁薄，肠管可以是透光的；当鞘膜积液继发感染或出血时，包块突然增大、疼痛、变硬，透光阴性。诊断困难时，可通过直肠指检内环处有无嵌顿之肠管而鉴别，超声检查可以明确诊断。

2.腹股沟淋巴结炎

早期肿块硬，皮肤红肿，境界不太清楚，有触痛，全身有急性化脓性炎症表现如发热或中毒症状,但无肠梗阻表现,精索及睾丸正常。

3.睾丸扭转或睾丸附件扭转

患儿表现为腹股沟或阴囊出现疼痛性包块,偶尔也有恶心、呕吐等消化道症状,但无肠梗阻表现。当睾丸扭转时,睾丸常位于腹股沟部,同侧的阴囊空虚。在阴囊的睾丸附件扭转时,睾丸有触痛并且位置比对侧稍微提高。

4.睾丸肿瘤

阴囊肿大,阴囊内肿物与疝相似,但肿瘤多为实质性,有沉重感,不能还纳腹腔,易与疝相鉴别。

(五)治疗

1.手法复位

由于小儿嵌顿疝的病理特点,嵌顿疝发生肠绞窄时间较晚;疝嵌顿后疝囊周围组织水肿,解剖关系不清,小婴儿疝囊菲薄,水肿后更易撕破,急诊手术并发症高。因此一般认为嵌顿12小时以内,无明显肠坏死征象的患儿首选手法复位。首先给患儿适当的镇静以松弛腹肌,通过这一方法如果在1小时内不能自行复位,即可实施温和的手法复位,手法复位时一定应轻柔。因为小儿组织脆弱,疝囊及脏器均因嵌顿而水肿,粗暴的挤压复位,可导致疝囊撕裂或肠管浆肌层破裂甚至肠穿孔。绝大多数嵌顿疝可以通过这一方法成功复位。疝复位后,疝囊结扎术应选择在24~48小时水肿和肿胀减退后再进行。

操作方法:给予一定镇静剂使患儿安静入睡,疝内容物巨大估计复位较为困难时可给予全身或基础麻醉,头低足高位仰卧。术者以左手轻轻固定外环处,轻轻按摩以减轻外环及疝囊颈部水肿,然后以右手轻轻持续压迫疝内容物。若此时患儿稍有哭闹挣扎,暂不要放松,待患儿安静时再继续轻轻加压,加压时常可感到有少量气液体通过疝囊颈进入腹腔,继之疝块逐渐缩小,常常在听到"咕咕"声后疝内肠管迅速还纳腹腔,此时疝块完全消失,患儿疼痛及肠梗阻症状缓解,安静入睡。如果肛门有排气、排便,则更说明肠梗阻已解除。据文献报道70%~84%患儿手法复位成功。复位后应观察患儿有无腹痛或腹膜刺激症状出现,以排除疝内容物还纳后有肠穿孔或坏死,必要时应紧急剖腹探查手术。

2.手术治疗

(1)嵌顿疝有如下情况之一者,应停止手法复位转为紧急手术治疗:①嵌顿时间超过12小时。②全身中毒情况严重或已有便血者。③新生儿嵌顿疝,因不能明确发病准确时间。④女性嵌顿疝,卵巢及输卵管嵌顿不易复位,建议急诊手术。⑤手法复位不成功或几经手法复位后患儿出现腹膜刺激征不能除外肠损伤或穿孔者。

(2)术前准备:鼻胃管加压并纠正水电解质紊乱,应用抗生素,但应尽量缩短术前准备时间。

(3)手术方法:选择腹股沟斜切口或腹横纹切口。患儿麻醉后,如果肠管没有自行复位,不试图复位肠管。打开疝囊,检查疝内容物,如果肠管有活性再复位肠管,当复位肠管困难时,可扩张内环口或小心切开内环,使嵌顿完全松解(常常内外环已重叠在一起,一次完全切开)。如果肠管的活性可疑时,将其提出,用温盐水湿敷,5~10分钟后再检查肠管(图3-26)。如果肠管颜色转为正常,血液灌注充足,可见肠蠕动和肠系膜血管搏动,将肠管还纳腹腔,完成疝囊高位结扎术。如果肠管无活性,行肠切除肠吻合术。如果肠管活性不能确定,可暂时外置,24小时后再手术,根据肠管情况选择保留或切除。大网膜已坏死时应予以切除。在术中切开内环者,应当将内环修复并紧缩。睾丸无论正常或缺血都将其拉至阴囊,只有证实真正的睾丸坏死才能切除。污染严重者应在疝囊内置橡皮片引流。

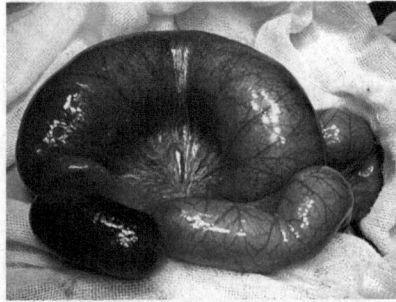

图 3-26　术中打开疝囊见嵌顿暗紫的肠管

患儿麻醉后如果疝自行复位,打开疝囊后要仔细检查肠管。如果没有肠管缺血则行疝囊高位结扎术。如果疝囊内有血性液或打开疝囊后发现腹腔内暗紫色肠管时,即怀疑复位肠管坏死时,应通过同一切口或右下探查切口行探查检查肠管。

近年来有报道采用小儿腹腔镜协助治疗嵌顿疝,复位成功后还可检查腹腔肠管的血液运输情况。

3.术后管理

如果进行了肠切除肠吻合,给予胃肠减压和静脉输液直到肠蠕动恢复、可以喂养后。应用抗生素 5 天。

(六)并发症

选择性疝修补术后总的并发症率为 2% 左右,而嵌顿疝急诊手术后的并发症率增加到 8%～33%。腹股沟疝修补的并发症包括以下 5 种。

1.血肿

据报道发生率约 10%,主要原因为嵌顿疝时疝囊广泛出血水肿,局部组织不易辨认,切开疝囊的主要目的是检查及还纳肠管等疝内容物,故有些小的出血点易于隐藏在水肿的疝囊中造成术后渗血不止而出现该并发症,故术中应在还纳疝内容物后仔细检查出血点止血。

2.睾丸萎缩

多数因嵌顿疝时间较长,压迫精索血管造成。嵌顿疝术中见很多睾丸外观无活性,但真正术后发生睾丸萎缩率低,因而除非真正的坏死,否则不能切除睾丸。

3.鞘膜积液

多为残留在疝囊中的渗液或渗血造成,因与腹腔不相通,故可穿刺抽吸。

4.疝复发

急诊手术时,切开的组织较多,疝内容物还纳后又没有很好地修补内环口。另外,疝囊水肿进行高位结扎时结扎的位置高度不够,疝囊水肿口径较大时单纯采用荷包缝合易造成组织消肿后缝线松弛,导致肠管通过缝隙再次降入疝囊。

5.与肠切除有关的并发症

在不能复位的患儿中需要肠切除者为 3%～7%,其可以引起与切除本身和术野污染相关的一些并发症,如切口感染、肠吻合口瘘、腹膜炎等。

(七)预后

婴幼儿嵌顿性腹股沟斜疝手法复位成功率在 95% 以上,手术治愈率到达 97.5% 以上,术后患儿发育不受影响,2.3%～15.0% 出现患侧睾丸不同程度萎缩,1.2%～2.2% 疝复发。

(董俊峰)

第四章

肛肠外科疾病

第一节　先天性肠旋转异常

肠旋转异常是指在胚胎期中肠发育过程中,以肠系膜上动脉为轴心的肠旋转运动不完全或异常,使肠道位置发生变异和肠系膜附着不全,从而引起肠梗阻或肠扭转。大概在 6 000 个出生婴儿中有 1 例。30％在生后 1 周内发病,大于 50％在生后 1 个月内发病,少数在婴儿或儿童期发病,亦可终身无临床症状,偶在X线检查或其他手术时发现。男性发病率高于女性 1 倍。诊断延迟和不恰当的处理肠旋转异常会引起病死率上升和终身疾病。

一、胚胎学

在胚胎发育第 4 周,体长 5 mm 时,原肠位于胚腔矢状面的正中位,肠管中部的原基向前方凸出,此即为中肠部分,受肠系膜上动脉的供应,将发育成十二指肠 Vater 乳头部至横结肠中部的肠管。第 6～10 周,发育迅速的中肠不能容纳在发育较慢的腹腔内,且被迅速增大的肝脏推挤,大部分中肠经脐环突入卵黄囊内,形成一个生理性脐疝。至胚胎第 10～11 周,体长 40 mm时,腹腔的发育加快,容积增大,中肠又回纳到腹腔,并以肠系膜上动脉为轴心,按反时针方向逐渐旋转 270°,使十二指肠空肠曲从右到左在肠系膜上动脉的后方转至左侧,形成十二指肠悬韧带;使回肠结肠连接部从左向右在肠系膜上动脉的前方转至右上腹,以后再逐渐降至右髂窝。正常旋转完成后,横结肠位于肠系膜上动脉的前方,升结肠和降结肠由结肠系膜附着于腹后壁,小肠系膜从左上腹斜向右下腹,并附着于腹后壁。

二、病理

如果肠管的正常旋转过程在任何阶段发生障碍或反常,就可发生肠道解剖位置的异常,并可产生各种不同类型的肠梗阻、肠扭转等复杂的病理情况。肠道位置异常的病理机制:①胚胎期肠管旋转障碍或旋转异常,包括脐环过大、中肠不发生旋转、旋转不完全、反向旋转;②肠管发育不良;③结肠系膜未附着,呈背侧总肠系膜;④由于肠管发育障碍或肠系膜固定不全,近端结肠或小肠襻继续旋转而形成肠扭转。

胚胎期肠旋转异常的类型如下。

(一)中肠未旋转

中肠在退回腹腔时未发生旋转,仍保持着原始的位置,小肠与结肠均悬挂于共同的肠系膜上,肠系膜根部在脊柱前方呈矢状面排列,常伴发脐膨出及腹裂畸形。

(二)肠旋转不完全

肠襻旋转90°后停止,小肠悬挂于腹腔右侧,盲肠和近端结肠居于腹腔左侧,阑尾位于左下腹,为常见的旋转异常。十二指肠下部不与肠系膜上动脉交叉,而位于肠系膜根部右侧,不存在十二指肠空肠曲,末端回肠自右侧向左进入盲肠。升结肠在脊柱前方或左侧,十二指肠、小肠及结肠悬垂于共同的游离肠系膜上。结肠本身的发育使横结肠横位,近端结肠肝曲呈锐角向右侧伸展,十二指肠与近端结肠有盘绕。

(三)肠旋转异常Ⅰ型

肠襻旋转180°后停止,十二指肠下部在肠系膜根部后方,盲肠和升结肠位于腹部中线,并有片状腹膜粘连带或索带,跨越于十二指肠第二部的前方,附着于右侧腹后壁。当近端结肠发育停顿时,盲肠在十二指肠前方的脊柱右侧,压迫十二指肠。

(四)肠旋转异常Ⅱ型

如反向旋转或混合旋转。

(1)中肠反时针方向旋转90°后,又按顺时针方向再旋转90°～180°,使十二指肠降部位于肠系膜上动脉的前方。

(2)结肠近端向右移行,全部或部分居于十二指肠和肠系膜前方。

(3)近端结肠及其系膜向右移位时,将小肠及肠系膜血管均包裹在结肠系膜内,形成结肠系膜疝,升结肠系膜构成疝囊壁,囊内小肠可发生梗阻。

(4)中肠在顺时针方向旋转180°后,横结肠走行于腹膜后,小肠与升结肠位置正常,横结肠在其后方交叉,十二指肠下部位于前方,如中肠继续按顺时针方向旋转180°,则形成以肠系膜根部为轴心的肠扭转,盲肠移位左侧,十二指肠位于右侧。

(五)总肠系膜

升结肠系膜未附着于腹后壁是中肠旋转不良的合并异常,它也可以是正常肠旋转的单独异常。此时,十二指肠下部位于肠系膜上动脉后方,十二指肠曲位于腹部左侧。呈总肠系膜时肠系膜根部形成细柄状,自胰腺下方伸出呈扇形散开,升结肠靠近右侧腹壁,但无粘连。若升结肠系膜部分黏着于后腹壁,则盲肠与相邻的升结肠游离。

合并畸形:文献报道高达30%～62%。半数为十二指肠闭锁,其他有空肠闭锁、先天性巨结肠、肠系膜囊肿等。

三、临床表现

最常见的症状是呕吐(95%),呕吐物最初为胃内容物,但是很快就变为胆汁性。发生肠坏死时,呕吐物为血性,1/3的患儿有肉眼血便,1/2的患儿有腹胀。

婴儿出生后有正常胎便排出,一般常在第3～5天出现症状,主要表现为呕吐等高位肠梗阻症状。间歇性呕吐,呕吐液中含有胆汁,腹部并不饱胀,无阳性体征。完全梗阻时,呕吐持续而频繁,伴有脱水、消瘦及便秘。如若并发肠扭转,则症状更为严重,呕吐咖啡样液,出现血便、发热及休克,腹部膨胀,有腹膜刺激征。必须早期作出诊断,及时救治。

婴幼儿病例多表现为十二指肠慢性梗阻,症状呈间歇性发作,常能缓解,表现为消瘦、营养发育不良。亦可发生急性肠梗阻,而需紧急治疗。约有 20％的病例伴有高胆红素血症,原因尚不清楚,可能是因胃和十二指肠扩张,压迫胆总管所致;也可能与门静脉受压和肠系膜静脉受压,使其血流量减少,肝动脉血流代偿性增加,使未经处理的非结合胆红素重回循环,同时由于门静脉血流量减少,肝细胞缺氧,肝葡糖醛酸转移酶不足有关。

四、诊断

凡是新生儿有高位肠梗阻症状,呕吐物含大量胆汁,曾有正常胎便排出者,应考虑肠旋转异常的诊断,可做 X 线检查加以证实。腹部平片可显示胃及十二指肠扩大,有液平面,而小肠仅有少量气体充盈。上消化道钡餐检查、钡剂灌肠为主要诊断依据。前者见十二指肠框消失,小肠不超过脊柱左侧呈螺旋形分布于右侧腹;后者主要观察盲肠位置,位于上腹部或左侧腹部可确诊。但因盲肠游离或钡剂充盈肠腔可使盲肠位置下移,因而盲肠位置正常时,亦不能排除肠旋转异常。当肠旋转不良、十二指肠闭锁或狭窄和环状膜腺三者均有高位肠梗阻表现而鉴别困难时,上消化道钡餐检查可帮助诊断。但对不能耐受术前检查或有腹膜炎体征的患儿,或为防止严重反流等特殊情况下,不宜进行更多复杂检查,应早期手术探查。

较大婴儿和儿童病例在发生不完全性十二指肠梗阻时,可吞服少量稀钡或碘油进行检查,造影剂滞留于十二指肠,仅少量进入空肠,偶见十二指肠空肠襻不循正常的弯曲行径而呈垂直状态。如显示复杂的肠管走行图像,提示合并中肠扭转存在。

五、治疗

无症状者不予手术,留待观察。有梗阻症状或急性腹痛发作是手术指征,均应早期手术治疗。有肠道出血或腹膜炎体征,提示发生扭转,必须急症处理。

手术做上腹部横切口,充分显露肠管。术者必须对此类畸形有充分认识,才能理解术中所显露的异常情况,而给予正确处理,否则会不知所措而错误处理,以致症状依旧。在判断肠管情况时,应注意十二指肠下部与肠系膜根部的关系,了解近端结肠局部解剖位置,整个肠管常需移置腹腔之外,将扭转的肠管按逆时针方向复位之后,始能辨明肠旋转异常的类型。

肠管位置正常,但有总肠系膜时,应将盲肠及升结肠固定于右外侧的腹膜壁层。为了防止结构的异常活动,使小肠不至于嵌入结肠系膜和后侧的腹膜壁层间引起梗阻,可将升结肠系膜从回盲部至十二指肠空肠曲斜行固定于背侧的腹膜壁层。

肠旋转异常Ⅰ型及Ⅱ型时,松解膜状索带和粘连,彻底解剖十二指肠,游离盲肠,以及整复扭转的肠管,使十二指肠沿着右侧腹直下,小肠置于腹腔右侧,将盲肠和结肠置于腹腔左侧部(Ladd 术)。常规切除阑尾,以免今后发生误诊。

横结肠在肠系膜上动脉之后方时,多因反向旋转之故,整复要求将扭转的肠管按反时针方向旋转 360°,使盲肠与升结肠固定于右侧腹膜壁层,肠系膜血管前方的十二指肠下部移位到腹部右侧,防止受压,解除反向旋转所致的肠系膜静脉淤滞,使恢复通畅。

随访的结果证明手术疗效良好,虽然小肠系膜仍属游离,按理有可能复发肠扭转,但临床经验证明罕见有复发者。有时遗留间歇性腹痛,有顽固的消化吸收障碍,引起贫血、低蛋白血症。切除坏死肠管后的营养吸收障碍,视残存肠管的长度和功能而定。死亡病例多数合并其他畸形。

(罗弘欣)

第二节　先天性肠闭锁与肠狭窄

肠闭锁与肠狭窄是常见的先天性消化道发育畸形,是新生儿时期的主要急腹症之一。发病率为1/(4 000~5 000)活产儿。可发生在肠道任何部位,以空肠、回肠为多见,十二指肠次之,结肠少见。男女性别无显著差异,未成熟儿的发病率较高。

一、十二指肠闭锁与狭窄

十二指肠部位在胚胎发育过程中发生障碍,形成十二指肠部的闭锁或狭窄,发生率为出生婴儿的1/(7 000~10 000),多见于低出生体重儿。闭锁与狭窄的比例约为3∶2或1∶1,在全部小肠闭锁中占37%~49%。其合并畸形的发生率较高。

(一)病因

胚胎第5周,原肠管腔内上皮细胞过度增殖使肠腔闭塞,出现暂时性的充实期,第9~11周,上皮细胞发生空化形成许多空泡,以后空泡相互融合即为腔化期,使肠腔再度贯通,至第12周时形成正常的肠管。如空泡形成受阻,停留在充实期,或空泡未完全融合,肠管重新腔化发生障碍,即可形成肠闭锁或狭窄。此为十二指肠闭锁的主要病因(Tandler学说)。有人认为胚胎期肠管血液供应障碍,缺血、坏死、吸收、修复异常,亦可形成十二指肠闭锁或狭窄。30%~50%的病例同时伴发其他畸形,如先天愚型(30%)、肠旋转不良(20%)、环状胰腺、食管闭锁及肛门直肠、心血管和泌尿系畸形等。多系统畸形的存在,提示其与胚胎初期全身发育缺陷有关,而非单纯十二指肠局部发育不良所致。

(二)病理

病变多在十二指肠第二段,梗阻多发生于壶腹部远端,少数在近端。常见的类型如下。

1.隔膜型

肠管外形保持连续性,肠腔内有未穿破的隔膜,常为单一,亦可多处同时存在;隔膜可薄而松弛,向梗阻部位的远端脱垂形成风袋状;隔膜中央可有针尖样小孔,食物通过困难。壶腹部常位于隔膜的后内侧。

2.盲段型

肠管的连续中断,两盲端完全分离,或仅有纤维索带连接,肠系膜亦有V形缺损。临床上此型少见。

3.十二指肠狭窄

肠腔黏膜有一环状增生,该处肠管无扩张的功能;也有表现为在壶腹部附近有一缩窄段。

梗阻近端的十二指肠和胃明显扩张,肌层肥厚,肠肌间神经丛变性,蠕动功能差。肠闭锁远端肠管萎瘪细小,肠壁菲薄,肠腔内无气。肠狭窄的远端肠腔内有空气存在。

(三)临床表现

妊娠妇女妊娠早期可能有病毒感染、阴道流血等现象,半数以上有羊水过多史。婴儿出生后数小时即发生频繁呕吐,量多含胆汁,如梗阻在壶腹部近端则不含胆汁。没有正常胎粪排出,或仅排出少量白色黏液或油灰样物,梗阻发生较晚者有时亦可有1~2次少量灰绿色粪便。轻度狭窄者,间歇性呕吐在生后数周或数月出现,甚至在几年后开始呕吐。因属于高位梗阻,一般均无腹胀,或仅有轻度上腹部膨隆,可见胃蠕动波。剧烈或长期呕吐,有明显的脱水、酸碱失衡及电解质紊乱、消瘦和营养不良。

(四)诊断

生后出现持续性胆汁性呕吐,无正常胎粪者,应考虑十二指肠梗阻。X线正立位平片见左上腹一宽大液平,为扩张的胃;右上腹亦有一液平,为扩张的十二指肠近端,整个腹部其他部位无气体,为双气泡征,是十二指肠闭锁的典型X线征象。十二指肠狭窄的平片与闭锁相似,但十二指肠近端扩张液平略小,余腹可见少量气体。新生儿肠梗阻时,禁忌做钡餐检查,可引起致死性钡剂吸入性肺炎。为与肠旋转不良作鉴别,可行钡剂灌肠,观察盲肠、升结肠的位置。年长儿病史不典型,有十二指肠部分梗阻症状者,需做吞钡检查,检查后应洗胃吸出钡剂。

产前超声诊断上消化道梗阻的准确性>90%。如发现母亲羊水过多,同时胎儿腹腔内显示1~2个典型的液性区,或扩张的胃泡,应高度怀疑本病。可为出生后早期诊断、早期手术提供依据。

(五)治疗

术前放置鼻胃管减压,纠正脱水与电解质失衡,适量补充血容量,保暖,给予维生素K和抗生素。

术时必须仔细探查有无其他先天性畸形,如肠旋转不良或环状胰腺,闭锁远端需注入生理盐水使之扩张,按顺序检查全部小肠,注意有无多发闭锁与狭窄。根据畸形情况选择术式,隔膜型闭锁采用隔膜切除术,做切除时须慎防损伤胆总管入口处。十二指肠近远两端相当接近,或同时有环状胰腺者,可做十二指肠侧-侧吻合术。十二指肠远端(水平部)闭锁与狭窄可选择十二指肠空肠吻合术,但术后可产生盲端综合征。亦可将扩张段肠管裁剪整形后吻合,可以促进十二指肠有效蠕动的恢复,缩短禁食时间,减少并发症。

近年主张十二指肠闭锁患儿手术恢复肠道连续性同时,做胃造瘘并放置空肠喂养管。胃造瘘可保证胃排空,防止误吸;空肠喂养管术后立即灌输营养液,早日进行肠内营养,同时可减少长期胃肠外营养的并发症。

目前,随着新生儿呼吸管理、静脉营养、肠内营养技术及各种监测技术的不断改进,十二指肠闭锁的病死率已大大降低,影响其预后的因素包括:①早产或低体重儿;②伴发严重畸形;③确诊时间;④病变及肠管发育程度。近端十二指肠瘀滞、功能性肠梗阻是影响患儿存活的关键。研究发现闭锁近端肠壁的环纵肌肥厚增生且比例失调,肠壁内肌间神经丛和神经节细胞减少,产生巨十二指肠伴盲端综合征、胆汁反流性胃炎、胆汁淤积性黄疸、胃食管反流及排空延迟等并发症,是影响术后肠道功能恢复的因素。

二、空、回肠闭锁与狭窄

空、回肠闭锁与十二指肠闭锁的发生率之比为2:1。近年报道空、回肠闭锁的发生率较高,达1/4 000~1/1 500,男女相等,1/2多发性闭锁为低出生体重者。肠闭锁可发生于同一家庭或孪生子女中。

(一)病因

与十二指肠闭锁病因不同,空回肠胚胎发育过程中无暂时性充实期,其并非由管腔再通化异常造成闭锁,而是肠道血液循环障碍所致。胎儿期肠管形成后,肠道再发生某种异常的病理变化,如肠扭转、肠套叠、炎症、穿孔、索带粘连及血管分支畸形等,造成肠系膜血液循环发生障碍,以致影响某段小肠血液供应,导致肠管无菌性坏死和(或)穿孔、吸收、修复,出现相应部位的肠管闭锁或狭窄,有时受累肠管消失,出现不同程度小肠缩短。

(二)病理

闭锁或狭窄可发生于空、回肠的任何部位,空肠比回肠略多见。闭锁于近端空肠的病例占31%,远端空肠的病例 20%,近端回肠的病例 13%,远端回肠的病例 36%。>90%的病例为单一闭锁,6%~10%的病例为多发闭锁。可分为以下 5 种类型。

1.隔膜型

近端扩张肠段与远端萎瘪肠段外形连贯,其相应的肠系膜完整无损,隔膜为黏膜及纤维化的黏膜下层构成。有时隔膜中央有一小孔,少量气体和液体可进入梗阻以下肠腔。

2.盲端Ⅰ型

两盲端间有索带相连:近侧盲端肠腔膨大,肠壁增厚。远侧肠段萎瘪细小,直径仅 0.3~0.6 cm,相应的肠系膜呈 V 形缺损或无缺损。

3.盲端Ⅱ型

两盲端间无索带粘连,相应的肠系膜呈 V 形缺损,有时肠系膜广泛缺损,远端肠系膜完全游离呈一索带,血液供应仅来自回结肠、右结肠或结肠中动脉,远侧细小的小肠以肠系膜为轴,围绕旋转,形成一种特殊类型,称之为苹果皮样闭锁,此型约占 10%,多发生于空肠闭锁,常为低体重儿伴有多发畸形。整个小肠长度可缩短,因缺乏肠系膜固定容易发生小肠扭转。

4.多节段型

闭锁远端肠段与近侧完全分离,肠系膜缺损,远端肠段有多处闭锁,其间有索带相连,状如一串香肠。但亦有远侧肠段内多处闭锁而外观完全正常者。

5.狭窄型

病变部有一段狭窄区域或呈瓣膜样狭窄,仅能通过探针;有时表现为僵硬肠段,而其内腔细小,远侧肠腔内有少量气体。

正常小肠的全长,成熟儿为 250~300 cm,未成熟儿 160~240 cm,肠闭锁者较正常儿明显缩短,仅 100~150 cm,甚至更短。闭锁近端肠腔因内容物积聚而高度扩张,直径可达 30~40 mm,肠壁肥厚,蠕动功能差,血运不良,甚至坏死、穿孔。闭锁远端肠管细小萎陷,直径不足 4 mm,腔内无气,仅有少量黏液和脱落细胞。有时合并胎粪性腹膜炎。伴发畸形有肠旋转不良、肠扭转、腹裂、肛门直肠闭锁、先天性心脏病和先天愚型等。

(三)临床表现

主要为肠梗阻症状,其出现早晚和轻重取决于梗阻的部位和程度。呕吐为早期症状,梗阻部位越高出现呕吐越早,空肠闭锁多在生后 24 小时以内出现呕吐,而回肠闭锁可于生后 2~3 天才出现,呕吐进行性加重,呈频繁呕吐胆汁或粪便样液体。高位闭锁时腹胀仅限于上腹部,多不严重,在大量呕吐或放置胃管抽出胃内容物后,可明显减轻或消失。回肠闭锁时全腹呈一致性腹胀,可见肠型。如腹壁水肿发红,则为肠穿孔腹膜炎征象。肠闭锁者无正常胎便排出,有时可排出少量灰白色或青灰色黏液样物,此为闭锁远端肠管的分泌物和脱落细胞。全身情况可因呕吐频繁很快出现脱水、酸中毒、电解质紊乱及中毒症状,体温不升,并常伴吸入性肺炎,呼吸急促。

（四）诊断

小肠闭锁有 15.8%～45.0% 伴有羊水过多，尤以空肠闭锁多见。胎儿超声检查可发现腹腔多个液性暗区，提示扩张肠管可能。出生后持续性呕吐、进行性腹胀、无胎粪排出，应怀疑肠闭锁。肛指或灌肠后观察胎粪情况，有助于区别闭锁、胎粪黏滞性便秘或巨结肠。

腹部平片对诊断有很大价值。新生儿吞咽空气 1 小时内到达小肠，12 小时内到达直肠。高位闭锁可见一大液平（胃）及 3～4 个小液平（扩张的小肠），或三泡征，下腹部完全无气体影。低位闭锁显示较多的扩张肠段及液平，最远的肠襻极度扩张。侧位片示结肠及直肠内无气体。对临床不典型者，少量稀钡做灌肠检查，可显示细小结肠（胎儿型结肠）；并可发现合并的肠旋转不良或结肠闭锁，及除外先天性巨结肠。

（五）治疗

按新生儿肠梗阻的要求进行充分的术前准备。根据病变类型及部位，选择合适的术式。凡条件许可者，应常规做肠切除、小肠端-端吻合术，取 3-0～5-0 可吸收线全层间断内翻单层缝合，组织内翻不宜过多。隔膜型可做隔膜切除术，肠壁纵切横缝。高位空肠闭锁，切除扩张肠段有困难时，为改善日后功能，可做裁剪法整形吻合。亦可选择近、远端做端侧吻合及远端造瘘术（Bishop-koop 法）或近、远端做侧端吻合及近端造瘘术（Santulli 法），后者可使近侧肠管充分减压。病变部位在回肠远端，合并肠穿孔、胎粪性腹膜炎和其他严重畸形者，可做双腔造瘘术（Mikulicz 法）。肠狭窄患儿应将狭窄肠管切除后作肠吻合术。

闭锁近端肠管扩张、肠壁功能障碍为术后肠道通行受阻的主要原因。因此术中应彻底切除盲端及扩张肥厚的近端肠段 10～20 cm。远端肠管切除 2～3 cm。小肠切除的长度不应超过其全长的 50%，全部小肠最好能保留 100 cm 以上，使营养代谢不致发生严重紊乱。吻合前应在闭锁远端肠管注入生理盐水，对整条肠管进行全面仔细检查，以免遗漏多发闭锁。肠吻合时两断端管腔直径不等，可将远端肠管斜行 45°切开或沿肠系膜对侧缘纵行切开，进行端-端吻合。手术放大镜进行操作，能提高吻合质量。术后肠道功能恢复较慢，一般需 10～14 天，甚至更长。因此在恢复前需较长时间持续胃肠减压，通过静脉营养，补充足够的水、热量和氨基酸，维持氮平衡或正氮平衡。

（六）预后

随着目前诊疗技术的提高，特别是胃肠外营养的成功应用，小肠闭锁的治疗效果已有明显改善。在专业新生儿外科治疗中心的报道其治愈率为 90%，但高位空肠闭锁治愈率略低，为 60%～70%。高位空肠闭锁，仍有较高术后并发症发生率和病死率，近端空肠裁剪术虽可缩小盲端，但其增加吻合口瘘和破坏肠壁肌层的连续性。对高位空肠闭锁，建议术中放置经吻合口下方的小肠喂养管，早期肠内营养可减少静脉营养的并发症。常见致死原因为肺炎、腹膜炎及败血症，未成熟儿，短肠综合征、吻合口瘘与肠功能不良。术后小肠长度 >50% 者大多可得到正常生长发育。远侧小肠广泛切除，特别缺少回盲瓣者，大多有脂肪、胆盐、维生素 B_{12}、钙、镁吸收不良，腹泻及肠道细菌过度繁殖。应用静脉营养与要素饮食，使余下小肠 >35 cm 有回盲瓣者大多能存活，以后可借小肠绒毛的肥大、肠黏膜细胞的增生及肠壁增厚增粗而逐渐适应营养吸收。

（罗弘欣）

第三节 克罗恩病

克罗恩病是一种病因尚不明确的胃肠道慢性非特异性炎症。1932年Crohn等介绍了一种好发于末段回肠的炎症病变,将该病与其他慢性远端小肠炎性病变相区别,因此称为克罗恩病。多见于年轻人,常导致肠狭窄和多发瘘,其临床特点为:病变呈节段性或跳跃式分布,病情进展缓慢,临床表现呈多样化,易出现梗阻或穿孔等各种并发症及手术后高复发率等表现。内科、外科治疗都可以缓解病情,如手术能切除病变肠段则可以较长时间缓解症状。

一、流行病学

本病见于世界各地,但以北欧、北美为高发区。我国的确切发病率尚不清楚,但国内本病的发病率逐年增高,可见于各种年龄,以青壮年为多,发病年龄多为20~40岁,男性与女性间发生率无明显差别。

二、病因

克罗恩病的发病机制尚未完全明了,有环境、遗传、免疫、炎症细胞因子和介质等参与发病,构成肠黏膜炎症和肠动力紊乱。肠道存在黏膜上皮的机械性屏障和免疫性屏障,正常状态下肠道免疫细胞持续地监控着肠道菌群并维持内环境的稳态。但上述多种因素可能影响炎症反应的启动,并存在免疫负性调节障碍,免疫细胞包括B细胞,以Th1、Th2、Th17为主的效应性T细胞及调节性T细胞(Treg)被过度激活,导致组织损伤过程持续增强,难以终止其进行性组织损害。

三、病理

克罗恩病可累及从口腔到肛门的胃肠道任何部位,以末段回肠和右半结肠处最常见,80%的病例可同时累及回肠和结肠,典型的好发部位是距回盲瓣15~25 cm的末段回肠,偶见病变仅累及结肠。

(一)大体病理

病变的肠段界限清晰,呈多个病灶时可被正常肠段分隔开,形成跳跃式病灶。

1.急性期

少见,属早期病变,肠壁明显充血、水肿、增厚,浆膜面有纤维蛋白性渗出物,肠系膜对侧的黏膜面有浅溃疡形成。

2.慢性期

多见,病变肠段肠壁增厚变硬,呈圆管状,浆膜面呈颗粒状,增生的脂肪组织覆盖于肠表面。光镜下见肠壁各层均增厚,以黏膜下层为最显著。肠黏膜呈不同程度的溃疡,线状溃疡可深入肠壁,亦可融合成较大的溃疡。由于病变部位的黏膜下层高度充血、水肿、淋巴组织增生,黏膜呈结节样隆起,再加上有深在的溃疡相掺杂,致黏膜外观呈鹅卵石样。由于慢性炎症使肠壁增厚,管腔狭窄,肠管呈短的环状狭窄或长管状狭窄,肠黏膜面可布满大小不等的炎性息肉。肠系膜增厚,近端肠腔常扩张。

(二)镜下形态

1.早期

整个肠壁明显水肿,尤其是黏膜下层。黏膜层基本正常,无干酪样坏死或肉芽肿。

2.中期

出现不越过黏膜肌层的小溃疡,肠壁增厚主要由于黏膜下纤维化伴大单核细胞广泛浸润及淋巴滤泡的增生。有70%～80%的病例可见到由上皮样细胞和巨细胞组成的类肉瘤样肉芽肿,中心无干酪样坏死,分布在黏膜下层、浆膜下层和区域淋巴结中。

3.晚期

以慢性炎性细胞浸润和纤维化为主要特征。广泛区域黏膜剥脱,存留黏膜岛处绒毛变钝或消失,腺体萎缩,溃疡形成,黏膜下和浆膜有重度纤维化。常可见深溃疡,周围为局灶性化脓,可穿透肠壁全层形成瘘管。约40%的病例缺乏肉芽肿病变。

四、临床表现

本病临床表现多样化,根据其起病急缓,病变范围、程度及有无并发症而异,可分为初发型和慢性复发型。病程常为慢性、反复发作性,逐渐进展,缺乏特异性。有些是在出现并发症如肠梗阻、肠穿孔、肠瘘等才作出诊断。有10%～25%的病例起病较急,表现为脐周或右下腹痛伴有压痛,并可有发热、恶心、腹泻、血白细胞计数升高等,在临床上酷似急性阑尾炎,一般在术前很难做出诊断,往往在手术时才发现阑尾正常而见到末端回肠局限性充血、水肿、肠系膜增厚、系膜淋巴结肿大才得以确诊。

本病常见症状如下。

(一)腹痛

临床常见脐周或上腹部间歇性腹痛。是由于一段肠管的肠壁增厚使肠腔环形狭窄引起部分性肠梗阻所致。近端肠襻剧烈的蠕动刺激传入神经产生中腹部反射性阵发性疼痛。当炎症波及壁腹膜时可产生局部腹壁持续性疼痛伴触痛。如病变累及肠系膜可出现腰背部酸痛,易被误诊为骨骼或肾脏病变。

(二)腹泻

80%～90%的病例主诉大便次数增多,每天2～5次,一般为水样便,不含脓血或黏液。腹泻是由于小肠广泛的炎症影响正常的营养吸收;滞留的肠内容物中细菌滋生能加重腹泻;末段病变的回肠不能正常地吸收胆盐,胆盐进入结肠后抑制水和盐的吸收也促进水泻。

(三)腹块

多数是病变的肠段和增厚的肠系膜与邻近器官粘连形成的炎性肿块或脓肿。

(四)全身症状

有活动性肠道炎症时可出现中等程度的间歇性发热,如伴有腹腔脓肿,可出现高热及毒血症状。因慢性腹泻和肠吸收功能降低,加上进食后腹痛加重造成畏食等原因,可引起营养不良、贫血、体重减轻、低蛋白血症、电解质紊乱。

五、并发症

克罗恩病晚期常伴随一些并发症,可以帮助诊断。

(一)肠瘘

容易形成瘘管是本病的一个特点,发病率为 20%～40%。病变肠管溃疡直接穿透邻近器官,或先形成脓肿再破溃到邻近脏器而形成内瘘,常见的有回肠乙状结肠瘘、回肠瘘及小肠膀胱瘘。肠内瘘一般很少有症状,除了胃结肠、十二指肠结肠瘘可以引起严重腹泻。肠膀胱瘘典型表现为尿痛、尿气、尿脓(粪)。肠外瘘常发生于手术瘢痕处,可在术后数周或数年后自发性发生,术后近期瘘多为吻合口瘘,晚期瘘则可能为病变复发。

(二)腹腔脓肿

腹腔脓肿也是本病一种较多见的并发症,发生率为 15%～20%。脓肿多形成于肠管之间,或肠管与肠系膜或腹膜之间,少见于实质器官内。好发部位多在相当于末段回肠,其次是肝、脾曲处及盆腔处。临床表现为发热和腹痛,可出现具有压痛的腹块,伴有白细胞计数增高;腹部 CT 或 B 超检查有助于诊断;脓液培养多为大肠埃希菌、肠球菌等革兰氏阴性菌属。

(三)肠穿孔

并发肠道游离穿孔者少见,大多数发生在小肠。多数患者有长期病史,但也有以穿孔为首发症状者。

(四)消化道大量出血

发生率低,为 1%～2%,一般为深的溃疡蚀破血管后引起。

(五)肛周病变

克罗恩病并发肛周病变者为 22%～36%,主要表现为肛周脓肿、肛瘘、肛裂等,肛周、腹股沟、外阴或阴囊处可见多发性瘘口。

(六)肠道外表现

少见,但有很多种如游走性关节炎、口疮性溃疡、皮肤结节性红斑、坏疽性脓皮症、炎症性眼病、硬化性胆管炎、肝病及血栓性脉管炎等。

六、辅助检查

(一)实验室检查

无特异性试验,约 70% 的患者有不同程度的贫血,活动期血白细胞计数升高。尚可有血沉加快、免疫球蛋白增高、低蛋白血症、大便潜血试验阳性等。

(二)放射学诊断

肠道钡餐检查在克罗恩病的诊断上极为重要,尤其是气钡双重造影,而 CT 和各种扫描的影像检查帮助不大。早期的改变为黏膜和黏膜下炎症水肿和增厚,在放射学检查时表现为黏膜面变粗钝、扁平,并有黏膜轮廓不规则且常不对称;当肠壁全层炎症、水肿和痉挛时可造成肠腔狭窄,即克氏线状征,是本病的一种典型 X 线表现。黏膜病变发展成纵或横向线状溃疡或裂隙时,可形成条纹状钡影,这些不规则的纵横线状溃疡网状交织,结合黏膜下水肿,产生典型的鹅卵石征。病变后期黏膜可完全剥脱,X 线表现为一个无扩张性的僵硬管道;肠管纤维化狭窄且可产生线状征;病变肠段可单发或多发,长短不一,多发时出现典型的跳跃式病灶;并发肠瘘时可见钡剂分流现象。结肠病变时可做钡剂灌肠,X 线改变与小肠相同。

(三)内镜检查和活组织检查

乙状结肠镜或纤维结肠镜检查可了解结肠是否有节段性病变,包括裂隙样溃疡、卵石样改变、肠管狭窄、瘘管等,如黏膜活检见到非干酪性肉芽肿则有助于诊断。

（四）B超和CT扫描

对观察肠壁厚度，以及鉴别脓肿有参考价值。

七、诊断

目前尚无统一的"金标准"，需结合临床表现、内镜检查、影像学表现及病理结果进行综合判断。临床出现下列表现需考虑克罗恩病可能：①上述炎性肠病的临床症状。②X线表现有胃肠道的炎性病变，如裂隙状溃疡、鹅卵石征、假息肉、多发性狭窄、瘘管形成等，病变呈节段性分布。CT扫描可显示肠壁增厚的肠襻，盆腔或腹腔的脓肿。③内镜下见到跳跃式分布的纵向或匍行性溃疡，周围黏膜正常或增生呈鹅卵石样；或病变活检有非干酪样坏死性肉芽肿或大量淋巴细胞聚集。

八、治疗

本病无根治的疗法，手术后复发率高，所以除非发生严重并发症，一般宜内科治疗，主要为对症治疗，包括营养支持、抗炎、免疫抑制剂治疗等。此外，安慰患者，稳定情绪也颇为重要。

（一）内科治疗

1.支持疗法

纠正水电解质紊乱，改善贫血、低蛋白血症状态，病变活动期进食高热量、高蛋白、低脂肪、低渣饮食。近年来应用的要素饮食能提供一种高热量、高蛋白、无脂肪、无残渣的食物，可在小肠上段被吸收，适用于所有病例，包括急性发作者。患者常可因此避免手术或术前准备成最佳状态。

2.抑制炎症药物

适用于慢性期和轻、中度急性期患者，不用于预防该病的复发。①水杨酸柳氮磺吡啶：发作期4～6 g/d，病情缓解后维持量为0.5 g，每天4次，应注意消化道反应、白细胞计数减少等磺胺类不良反应；5-氨基水杨酸是柳氮磺吡啶的分解产物及有效成分，如美沙拉秦、奥沙拉秦等，正代替柳氮磺吡啶成为治疗克罗恩病的有效药物，美沙拉秦的用法为3～4 g/d。②甲硝唑：对肠道厌氧菌有抑制作用，临床研究其对克罗恩病治疗有效，往往用在水杨酸制剂治疗无效后。

3.糖皮质激素

类固醇皮质激素仍然是目前控制病情活动最有效的药物，适用于中、重度或暴发型患者。成年人一般起始用量为泼尼松30～60 mg/d，为病情炎症急性期的首选药物。常用的给药途径有口服和静脉注射（氢化可的松琥珀酸钠）两种，偶尔也用于保留灌肠。用药原则为：①初始剂量要足；②待症状控制后采取逐渐减量维持的办法，在数周至数月内将剂量逐渐递减到5～15 mg/d，其维持剂量的大小因人而异。目前，布地奈德是一种新型皮质激素，不良反应少，可以灌肠及口服。

4.免疫调节药物

如6-硫基嘌呤、甲氨蝶呤对慢性活动性克罗恩病有效。环孢素宜用于重症克罗恩病，每天4 mg/kg，起效快，但由于价格高，不能普遍应用。近年来有人应用生物治疗，如针对CD4及TNF-α的单克隆抗体、重组IL-10和黏附分子抑制剂等，取得一定的疗效。

5.生物制剂

包括肿瘤坏死因子阻断剂如英利昔、阿达木单抗，抑制T细胞激活药物如嵌合型扩大CD40单体(ch5D12)，抑制炎症细胞迁移和黏附药物如那他珠单抗，作用于其他细胞因子的药物如

241

Fontolizumab、IL-6R 单克隆抗体（MRA）。

（二）外科治疗

本病大多为慢性，病程长，易反复发作，所以很多患者最终需要手术治疗。手术虽然不能改变基本病变进程，但多数并发症可经外科治疗获得缓解。

手术指征：经内科治疗无效或有并发症的患者，如梗阻、穿孔、内瘘、腹腔脓肿、肠道出血和肛周疾病等，其中尤以肠梗阻为最常见的手术指征，梗阻通常多为不完全性，并不需急症手术。术后需消化内科进一步治疗控制病情。

1.肠段切除术

适用于肠管局限性病变。本病病变常呈多发性，多处的肠切除可导致短肠综合征和营养不良。近年来有人做狭窄段成形术治疗炎症性狭窄。肿大的淋巴结也不需要全部清除，因为这并不能改变复发率，相反易损伤系膜血管。手术最困难的步骤是切断肠系膜，对增厚、水肿、变硬的系膜在结扎血管时需加小心。

2.捷径手术

适用于老年、高危、全身一般情况较差、严重营养不良、病变广泛者。为缓解梗阻症状可先行肠捷径吻合，3 个月后如情况好转再行二期切除吻合术。目前，除了对胃十二指肠克罗恩病做胃空肠吻合较切除为好外，一般不主张捷径手术。因病变虽可以静止，但旷置的病变肠腔内细菌易滋生，出现滞留综合征，并容易发生穿孔和癌变。

3.内瘘的手术

对于无明显症状的内瘘患者，一般不需要手术。当因内瘘造成严重腹泻、营养障碍时需及早手术。手术根据两端肠管有无病变而定，原则上切除瘘口处病变肠段，修补被穿透的脏器。外瘘患者同样需切除病变肠管及瘘管。

4.十二指肠克罗恩病

发生率为 2％～4％，一般伴回肠炎或空肠炎。主要表现为溃疡病症状，即出血、疼痛、狭窄，临床上很难与溃疡病尤其是球后溃疡相鉴别。手术指征为大出血，梗阻，宜做胃空肠吻合加迷走神经切断，以减少吻合口溃疡的发生，但要注意保留迷走神经后支即腹腔支，以免使已存在的回肠炎所致的腹泻加重。

九、预后

克罗恩病是一种自限性疾病，在一次急性发作经治疗缓解后，可出现反复的发作和缓解相交替，很难治愈。少数重症病例可因穿孔、腹膜炎、休克、大出血、严重水电解质紊乱及各种并发症而死亡。多数患者在接受适当的内、外科治疗后都有临床症状的缓解效果。本病复发率很高，文献报道远期复发率可达 50％以上，以往认为复发原因为病变肠段切除不够彻底，现在认识到本病是一种全身性的胃肠道疾病，术后复发大多数是发生了新的病灶。手术病死率为 4％，远期病死率为 10％～15％，原因在于感染或衰竭。克罗恩病可发生癌变，尤其是旷置的肠段。

（罗弘欣）

第四节 溃疡性结肠炎

一、溃疡性结肠炎的临床

(一)病理

溃疡性结肠炎是一种局限于结肠黏膜及黏膜下层的炎症过程。病变多位于乙状结肠和直肠,也可延伸到降结肠,甚至整个结肠。炎症常累及黏膜上皮细胞包括隐窝细胞。急性期和早期浸润的炎细胞主要是中性和酸性白细胞,慢性期和极期则浆细胞、淋巴细胞充斥于黏膜固有层。炎细胞侵入形成隐窝脓肿,许多细小脓肿融合、扩大,就形成溃疡。这些溃疡可延结肠纵轴发展,逐渐融合成大片溃疡。由于病变很少深达肌层,所以合并结肠穿孔、瘘管形成或结肠周围脓肿者少见。少数重型或暴发型患者病变侵及肌层并伴发血管炎和肠壁神经丛损害,使肠壁变薄、肠腔扩张、肠运动失调而形成中毒性巨结肠。炎症反复发作可使大量新生肉芽组织增生,形成炎性息肉;也可使肌层挛缩、变厚,造成结肠变形、缩短、结肠袋消失及肠腔狭窄,少数病例可有结肠癌变。

(二)临床表现

溃疡性结肠炎的好发年龄为 20～40 岁,临床症状差异很大,轻者仅有少量出血、重者可有显著的全身和消化道症状甚至危及生命。常见症状有腹痛、腹泻、便血等,严重病例可有发热及体重减轻。出血原因可以是溃疡、增生和血管充血所致的炎症,以及黏膜假息肉。腹泻多继发于黏膜损害,常伴有水、电解质吸收障碍和血清蛋白渗出。直肠炎时可使直肠的激惹性增加。腹痛常为腹泻的先兆。偶可有肠外表现,甚至掩盖了肠道本身的症状。约 10% 的患者可有坏疽性脓皮病、结节性红斑、虹膜炎、复发性阿弗他溃疡和多关节炎。

(三)实验室检查

患者并无特异性检查的异常。贫血较常见,且为失血量的一种反映,但慢性患者的贫血可由慢性疾病所致。急性期、活动期或重症病例可有白细胞增多。和低钾血症、低蛋白血症一样,血沉亦为疾病严重程度的一种反映。首发病例须做寄生虫学检查及粪便培养,以除外特殊原因所致的腹泻,如阿米巴病、志贺氏菌痢疾和螺旋菌感染。

(四)内窥镜检查

溃疡性结肠炎直肠-乙状结肠镜检查适用于病变局限在直肠与乙状结肠下段者,病变向上扩展时做纤维结肠镜检查有重要价值,可赖以确定病变范围。镜检可见黏膜弥漫性充血、水肿,正常所见的黏膜下树枝状血管变成模糊不清或消失,黏膜表面呈颗粒状,脆性增加,轻触易出血。常有糜烂或浅小溃疡,附着黏液或脓性分泌物;重型患者溃疡较大,呈多发性散在分布,可大片融合,边缘不规则。后期可见炎性息肉,黏膜较苍白,有萎缩斑片,肠壁僵直而缺乏膨胀性,亦可见癌瘤。

(五)X 线检查

溃疡性结肠炎应用气钡双重对比灌肠检查,有利于观察黏膜形态。本病急性期因黏膜水肿而皱襞粗大紊乱;有溃疡及分泌物覆盖时,肠壁边缘可呈毛刺状或锯齿状。后期纤维组织增生,结肠袋形消失、肠壁变硬、肠管缩短、肠腔变窄,可呈铅管状。有炎性息肉时,可见圆或卵圆形充盈缺损。重型或暴发型患者一般不宜做钡灌肠检查,以免加重病情或诱发中毒性巨结肠。钡餐检查有利于了解整个胃肠道的情况,特别是小肠有无受累。

(六)诊断和鉴别诊断

溃疡性结肠炎的主要诊断依据包括慢性腹泻、脓血或黏液便、腹痛、不同程度的全身症状、反复发作趋势而无病原菌发现。内镜或 X 线检查有炎症病变存在,且有溃疡形成等。因本病缺乏特征性病理改变,故需排除有关疾病(包括慢性痢疾、克罗恩病、结肠癌、血吸虫病、肠激惹综合征、肠结核、缺血性肠炎、放射性肠炎、结肠息肉病、结肠憩室炎等)方能确诊。

二、溃疡性结肠炎的内科治疗原则

溃疡性结肠炎的内科治疗目标是终止急性发作、预防复发和纠正营养及水电失衡。

在着手治疗前必须考虑 4 种因素。

(一)病变的部位

除了偶然的例外,溃疡性结肠炎只累及结肠。在结肠范围内,病变可累及局部或全部结肠(全结肠炎)。病变的范围与预后相关,且是决定疗效的一个重要因素。

(二)疾病的活动性

急、慢性溃疡性结肠炎有着不同的临床表现,其治疗效果也各有不同。治疗方案也必须与病情严重程度相适应。

(三)病程的长短

病程长短也是影响疗效的一个重要因素。

(四)全身状况

患者一般状况较差时,其疗效亦稍逊。某些病例常有心理因素存在,可能成为疾病慢性化的因素之一。

此外,在制订治疗方案时还有一些因素应当考虑,如起病年龄超过 50 岁时,多呈轻型经过并可伴发另外系统的疾病。患者既往发作的严重性也与患者可能出现的治疗反应有关。

如果已经确诊,医师须进一步确定治疗目标及与之相关的生命质量。由于存在少数患者不能彻底治愈的可能性,医师与患者还应就"治疗失败"问题达成共识。不切实际的奢望可构成制约疗效的重要因素,并可损害医患之间的友善关系,妨碍治疗计划的实施。

三、溃疡性结肠炎的治疗方式

(一)营养

患者的营养状况与疗效息息相关,良好的营养状况可以增进疗效。但实际上许多患者的体重低于正常标准 10%~20%,还有不少患者呈现出特殊性营养缺乏的症状。过去对避免粗糙食物代之以易消化、高蛋白饮食强调颇多,目前至少仍适用于急性期患者。对已发展成慢性营养不良者(低于标准体重20%以上),更应采取营养治疗。

(二)对症治疗

对症治疗既可改善患者的一般状况和营养,又可减轻症状。临床上常会遇到这样的情况,患者为减轻症状而过度或过久地用药,一旦药物成瘾又对健康构成新的危害。再者麻醉药品可影响肠道运动甚至诱发中毒性巨结肠。非麻醉性镇痛药可酌情使用,但也应随时警惕毒副反应,少数溃疡性结肠炎患者服用阿司匹林后促发了消化性溃疡。

抗胆碱能药物也有促发中毒性巨结肠之虞,而且对缓解腹部痉挛不一定有效。一般来讲,对溃疡性结肠炎患者最好不用这些药物,除非非活动期或轻、中型患者可短时间应用。

对症治疗的关键是抗腹泻制剂,尤其是苯乙哌啶和氯苯哌酰胺。虽然两者均属"局限药品",且后者很少出现毒副反应。但抗腹泻制剂的成瘾性仍不容忽视。有些患者急于控制腹泻常自行超量服药。从某种程度上讲,这类药物的效力要基于不间断地服用。因此,对于控制腹泻所需的剂量及用药指征都应有一个严格的标准,以保无虞。

在支持治疗中多种维生素和铁剂常被应用,患者亦常诉服用上述药品后症状有所改善,但是维生素、矿物盐和其他补品(除已出现缺乏症外)仍属经验用药,几乎没有证据支持"大剂量维生素"疗法。

急性期或危重患者可能需要输液、输血或静脉滴注抗生素。但对溃疡性结肠炎患者来讲,抗生素并不常用,而且也无证据表明溃疡性结肠炎患者须长期使用抗生素。抗生素应用的主要指征是存在或疑有腹腔内感染或腹膜炎,后者可见于中毒性巨结肠病例。当有败血症和营养不良存在时,由中毒性巨结肠而致死的病例增加。在这种情况下,适当地使用抗生素可能会挽救生命。大多数腹腔内感染是由需氧和厌氧菌混合性败血症所致,因此所选用的抗生素应能兼顾这两类细菌。一般公认氨基糖苷类抗生素对需氧的革兰氏阴性杆菌有效,而氯霉素、林可霉素、头孢噻吩、甲硝唑或羧苄西林等则可针对厌氧菌群。庆大霉素与林可霉素联用对腹腔内感染的有效率为68%~93%,安全有效。庆大霉素与甲硝唑联用或托布霉素与甲硝唑联用也有良好的效果。通过前瞻随机对照性研究发现,林可霉素、氯霉素分别与庆大霉素联用治疗腹腔内感染同样有效。

静脉高营养或全胃肠道外营养(TPN)在以下情况时十分有价值:①严重营养不良者或需切除结肠者的一种术前辅助治疗;②已做过结肠切除术者的术后治疗。一般来讲,TPN应连续进行2~3周,长期应用的价值不大。目前认为TPN作为一种主要治疗手段时很少有效,而作为一种辅助治疗则具有一定价值。

(三)功能锻炼

溃疡性结肠炎患者每天坚持一定的体力或脑力活动十分重要。因为慢性疲劳、不适、抑郁、忧虑等症状可能都很突出,而坚持机体的功能活动则可减轻这些症状。值得指出的是,当患者一般状况欠佳时,医师和患者家属均有鼓励患者休息的倾向,但实际上那些坚持功能锻炼的患者却更常获得症状改善,甚至治疗效果会更好。

(四)住院治疗

(1)轻型病例经1个月治疗未见显著改善者。住院可实现两个目标:摆脱加重病情的环境、给医师提供进行更有效的强化治疗的条件。

(2)伴厌食、恶心、呕吐、发热和腹泻难控制的严重病例(急性暴发型)。这类患者立即住院不仅可及时提供必要的治疗措施,还可预防并及时识别并发症(如中毒性巨结肠)。

(3)发生了全身或局部并发症:如严重出血及贫血、严重的低清蛋白血症或疑有癌变等。外科治疗的指征不仅针对结肠的并发症(中毒性巨结肠、行将发生的穿孔),也包括多种内科治疗无效的顽固性病例,这些病例均须住院治疗。

(4)为了排除来自家庭或工作环境中的心理负担。

(五)心理治疗

保持医患之间长期友谊十分重要,但偶尔也需要心理科或精神科医师的会诊。安定药或抗抑郁药的应用只限于那些有显著忧虑或抑郁症的患者,它能帮助年轻患者克服他们自己过于简单的想法,并使其病情好转。

四、特异性药物治疗

(一)SASP

SASP是治疗溃疡性结肠炎时最常使用的药物。许多临床实验已证实了它的应用价值,但其确切的作用机制还不十分清楚。

1.体内过程

SASP是5-ASA和磺胺吡啶(SP)以偶氮键相互结合的产物。摄入量大部分自小肠吸收,约10%经肾脏排泄,其余部分经胆汁无变化地返回肠道。在靠近结肠部位,SASP被细菌分解为5-ASA和磺胺吡啶,以原型存留于粪便中者极少。偶氮键可在结肠菌丛的作用下分离,释放出的磺胺吡啶大部分被吸收并由尿中排泄,而约占半数的5-ASA滞留于结肠并经粪便排泄。若将抗生素与SASP同服,就会因结肠菌丛的变化而影响到菌丛对SASP的分解。IBD的腹泻加速了肠道排空过程也会影响到对细菌SASP的分解。

2.临床应用

(1)初始治疗:轻症病例第一周内SASP按4 g/d的剂量服用,第2~3周按2 g/d剂量服用,3周后80%患者症状改善,25%患者完全缓解(依临床和乙状结肠镜的标准)。重症病例多联用其他药物,原则上并不单用SASP治疗。

(2)维持治疗:2 g/d SASP当属耐受性最佳的维持剂量,也是复发率较低的维持剂量。如遇严重复发,此剂量可酌增至3~4 g/d。维持治疗所需的时间还存有争议。多数学者认为,在主要症状缓解后,持续至少一年以上的维持治疗是适宜的。

(3)药物间的相互作用:因为SASP的代谢取决于正常肠道菌群,如同时服用抗生素就会延缓此药的代谢。对人类的观察表明,由壅塞症、盲襻综合征或憩室病所致的菌群失衡可导致药物更快的代谢和吸收。如将硫酸亚铁与SASP同时服用可导致血中SASP含量的下降。这是由于SASP与铁离子螯合,从而干扰了铁的吸收。此外,SASP还可加强抗凝剂、口服降糖药和保太松类的作用。SASP而非SP或5-ASA还可竞争性地抑制叶酸轭合酶来抑制叶酸的吸收。考来烯胺与SASP联用会妨碍后者在肠道的吸收。同时服用SASP及地高辛,可使后者的生物利用度减少25%。

(4)SASP的主要毒副作用:SASP不良反应的发生率为20%~45%。

(二)肾上腺皮质激素

肾上腺皮质激素(简称激素)是治疗急性期、重型或暴发型溃疡性结肠炎的首选药物,而泼尼松则是最常应用的激素类型。其作用机理是激素有助于控制炎症、抑制自身免疫过程、减轻中毒症状。具体剂量、用药途径和疗程依病变部位、范围及严重程度而定。

1.轻型发作

轻型发作是指每天腹泻少于4次,伴有或不伴有血便,无全身症状而炎症范围超出直肠以外的病例。此类患者同时口服激素及激素保留灌肠。疗程至少需3~4周,如病情缓解,再用3~4周后可将泼尼松减量。如在疗程中或减量期中病情恶化,应按中度发作处理甚至住院静脉输液治疗。

2.中型发作

中型发作的表现介于轻、重型发作之间。每天腹泻超过 4 次,但一般状况好,无全身症状。这类患者也需在口服泼尼松龙(40 mg/d)的同时给予激素灌肠治疗。第 2 周口服激素剂量减至 30 mg/d、第 3 周减至 20 mg/d 维持 1 个月。此疗法可令大多数患者达到缓解,口服激素剂量可以减少到 0。如患者未获缓解,则应住院、按重型发作治疗。

3.重型发作

此型发作的表现为伴有全身症状的严重发作(伴发热、心动过速、贫血、低蛋白血症或血沉增快等)。重型患者均须住院治疗,可予输液的同时加用激素(氢化可的松 400 mg 或泼尼松龙 64 mg/d),并加用局部灌肠治疗(氢化可的松 100 mg 加于 100 mL 生理盐水中保留灌肠,1 天 2 次)。静脉输液期间除饮水外,禁用其他食物,但营养不良者需给静脉高营养。

尽管静脉滴注氢化可的松对严重发作是有效的,但仍有四分之一患者需做紧急结肠切除术。

与安慰剂相比,无论可的松(50 mg/d×1 年)或泼尼松龙(15 mg/d×6 个月)均未显示其维持缓解的作用,因此,肾上腺皮质激素无须用做维持治疗。

(三)免疫抑制药

由于多数溃疡性结肠炎病例可用 SASP 和(或)肾上腺皮质激素治愈,外科手术对溃疡性结肠炎的疗效也很好,所以临床医师并不经常使用免疫抑制药来治疗溃疡性结肠炎。但若遇到下列情况则可考虑使用免疫抑制药:①疾病转为慢性且经激素和 SASP 治疗无效者;②出现激素的毒副作用,如高血压、骨质疏松、糖尿病和精神病时;③激素剂量>15 mg/d,用药超过 6 个月而仍未获缓解者;④直肠-乙状结肠炎患者对常规口服和局部治疗[SASP、5-ASA 和(或)激素]无效者。

免疫抑制药(如 6-MP、硫唑嘌呤、甲氨蝶呤)可使 70%的溃疡性结肠炎获得缓解,一旦达到缓解,这类药物须维持治疗 2~3 年。

五、溃疡性结肠炎的外科治疗

(一)手术指征

肠穿孔或濒临穿孔;大量或反复严重出血;肠狭窄并发肠梗阻;癌变或多发性息肉;急性结肠扩张内科治疗 3~5 天无效;结肠周围脓肿或瘘管形成;活检显示有增生不良;长期内科治疗无效,影响儿童发育。

(二)术前准备

全面的斟酌在过去的数十年中,外科治疗溃疡性结肠炎的方式比较恒定,患者多需接受并非情愿的回肠造口术。至今,直肠结肠切除术与末端回肠造口术仍是溃疡性结肠炎外科治疗中最常应用的方法。

医师在与患者谈论手术问题时,首先要取得患者的信任。向患者详细介绍回肠造口术的相关资料,以求最大限度地增强患者对这一造口术的心理承受能力。一般来讲,术前病情越紧急、病体越虚弱者,其心理承受力越强。如有可能,向患者提供图解资料并安排患者与性别相同、年龄相近、康复较好的回肠造口病友会面。

尽管做了这些努力,仍有些患者不愿或拒绝外科手术。此时有两种选择:①节制性回肠造口术;②盆腔内贮藏的回肠-肛门吻合术。明智的做法是在外科会诊前将这两种选择余地告知患者。患者可能对手术提些问题,以及可能出现哪些并发症等。医师所做的答复可能因人而异,但应当告诉患者,术后伤口愈合不良、阳痿及某些回肠造口术的并发症可能出现。

全身的准备有贫血时可输全血或红细胞来纠正。电解质紊乱也需纠正。结肠炎急性发作时可发生严重的低钾血症。低清蛋白血症则反映了慢性营养不良状态或继发于急性暴发型结肠炎所致的大量蛋白的渗出。术前输注清蛋白可恢复正常水平,也可考虑给予全胃肠道外高营养(TPN)。TPN适用于严重营养不良有可能帮助患者渡过急性发作的险关并于术前改善患者的一般情况,凝血障碍可用维生素K纠正。

如果患者已用皮质类固醇半年以上,术前或术后仍需使用。

抗生素可注射和口服同时应用。手术前日,于下午1点、2点和晚上10点钟各服红霉素及新霉素1 g。对需氧或厌氧的革兰氏阴性杆菌敏感的抗生素,应于术前即刻静脉滴注并维持到24小时之后,如发生手术污染,抗生素应延长到5天以上。实践证实,联用妥布霉素与克林霉素或甲硝唑特别有效。

判断结肠炎的活动性可用导泻法。在某些病例中,小剂量(100 mL)枸橼酸镁或10%甘露醇常能较好耐受。

术前安排2~3天的要素或半要素饮食也有一定的价值。

造口处的标记对将做回肠造口术者应于术前做好腹壁造口处的标志。定位是否得当关系到患者能否长期恢复工作,因此可视为决定手术是否成功的关键。切口位置选定于左正中线旁为宜,此切口便于放置结肠造口袋。如切口过低或太靠外侧,会给回肠造口的照顾和功能带来严重问题。造口处应位于腹部脂肪皱襞的顶峰,并避开瘢痕和皮肤的褶皱。

(三)手术方法

如果选择应根据患者年龄、病程、病变范围及患者意愿予以综合考虑。具体可供选择的术式有以下5种。

1.回肠造口术

不做结肠切除或结肠-直肠切除术的单纯回肠造口术目前已很少施行,因病变结肠仍在,大出血、穿孔、癌变和内瘘等并发症仍可发生。但在下列特殊情况下仍可采用:①患者营养不良而不可能实施全身或胃肠道高营养者,通过单纯回肠造口术可使结肠得到休整,为二期手术做准备;②作为中毒性巨结肠治疗程序中的一个步骤;③结肠炎性质未定,有逆转可能性者。

2.全直肠-结肠切除术及回肠造口术

这是目前治疗溃疡性结肠炎患者的标准术式之一。术后可消除所有的结肠症状、复发的威胁和癌变的危险并恢复健康,手术可选择最佳时机进行。紧急手术却有较高的病死率,尤其是在那些极少见过这种严重病例的医院,病死率达7%~15%。当患者情况允许时,可先行一期手术。对急腹症患者、极度虚弱患者或已做了次全结肠切除及回肠造口术的患者,可于数月后再做二期的直肠切除术。某些有经验的外科医师认为,即使在急症情况下,也能安全完成全直肠-结肠切除术:保留直肠所招致的不良影响更甚于疾病自身(存在着癌变的危险)。

虽尚无外科手术方法能有效地逆转肝胆或脊柱关节的并发症,但大多数病例,经直肠-结肠切除术后溃疡性结肠炎的肠外表现可以缓解。

全结肠切除术后回肠造口术的要点是切除病变肠管,远端闭合,取回肠末端于腹壁造瘘,形成永久性人工肛门。造口肠段的长度也很关键,应拉出皮肤表面13.2 cm长,这样当肠段顶端本身反折时在皮肤表面还留有6.6 cm。这样反折可防止浆膜发炎,并保证回肠乳头有较多的组织突出腹壁,从而使回肠内容物排入回肠造口袋时不致污染皮肤。回肠造口袋用来收集肠内容物。

此简易装置不仅可防止术后皮肤发炎,还便于患者适应新的生活。

3.Kock 氏内囊袋手术

切除病变结肠,游离出一段带系膜的末端回肠,长约 45 cm,将近侧 30 cm 长肠管折叠,并在系膜对侧行浆肌层侧侧缝合。距缝合线 0.5 cm 纵行切开肠壁,然后行全层缝合,使成一单腔肠袋,再将远端15 cm 长肠管向近端套叠,成一人工活瓣,使长约 5 cm,于其周围缝合固定瓣口,将内囊袋固定于壁层腹膜上,其末端行腹壁造瘘。

这种术式的并发症主要与活瓣的机械结构有关。套叠而成的活瓣沿着肠系膜方向有滑动或脱出的倾向。由此可造成插管困难、失禁和梗阻。

并非所有内科治疗无效的溃疡性结肠炎均可接受这一手术。凡有精神病倾向者均不宜行此手术。次全结肠切除术伴回-肛肠内囊袋吻合术者也不宜做此手术,因为内囊袋周围的粘连会给继后的直肠切除术造成很大的困难。

4.直肠黏膜剥脱、回-肛肠吻合术

切除全部结肠及上 2/3 直肠,保留 5～8 cm 一段直肠。在直肠黏膜与肌层之间,从上向下或自齿线向上将黏膜剥去,留下肌性管道,将游离的回肠(注意保留良好血运)在没有张力情况下自扩张的肛门拉出,与直肠肛管交界处的直肠黏膜残缘进行吻合。吻合旁放置引流管自会阴部戳创引出,然后进行腹壁回肠造瘘。术后 2～4 天拔去会阴部引流,术后 10 天行肛门扩张,并开始做肛门括约肌练习,每周一次,3～6 个月后,回-肛肠吻合完全愈合,再关闭腹壁回肠造瘘口。

之所以将直肠黏膜剥脱,意在消除暴发型炎症和癌变的危险,这两种情况均可发生于回-肛肠吻合术后。而且,与保存肛管手术相比较,此术式可相应减轻某些持续存在的未完全消除的肠外表现。

此种术式的并发症有盆腔脓肿、出血、瘘管及括约肌障碍。

5.直肠黏膜剥脱、回-肛肠内囊袋式吻合术

将回肠、直肠缝合成内囊袋形,会有比回-结肠切除兼回-肛吻合术更理想的功能改善。具体方法是全结肠切除、直肠黏膜剥脱后,游离回肠,将其末端折叠成 S 型,再将系膜对侧的三排折叠肠襻剪开,行侧侧吻合,形成 S 形内囊袋,长约 6 cm,容量大约 100 mL,游离端与肛管吻合。术后4～6 周内囊袋扩张,平均容量约 245 mL。

(四)术后护理

任何重要的肠管手术之后都有相似的护理常规。在肠功能恢复之前应予静脉输液并记录24 小时出入量。肠蠕动恢复前应行胃肠减压术。回肠功能的恢复一般须 2～4 天,但仍须随时密切观察肠功能的状况。当有稀薄而淡蓝色流出物伴白色物质出现时,常提示着回肠或高位小肠梗阻。胃肠减压术应继续维持。术后抗生素治疗应维持 24 小时,如有术后感染,应延长应用抗生素 5～7 天。回-肛吻合术后的早期阶段可有腹泻,一般无须服药,但若腹泻持续 2～3 天,则应想到反跳的因素,由此还可引起肠梗阻。

如术中包括直肠切除,则须保留尿管一周,提前拔管会引起尿潴留。拔除尿管的同时应做尿液细菌培养。对连续用类固醇激素的患者要安排一个减量方案,减药剂量和速度须参照术前用药情况。

做过 Kock 氏内囊袋手术者需特别护理。囊袋中须留置一导管,以利于术后 48 小时内每隔2 小时用少量盐水冲洗囊腔。导管周围的固定缝线于术后第 3 天剪除,另附一护板将导管随体

位固定,使患者更觉舒适。出院前教会患者如何做囊袋内插管,如何佩戴腿袋,以保证患者在行走中能得到满意的连续引流。

腹部造口处应安放一种 Karaya 橡胶垫并与一种清洁塑料袋相联结。安息香酊因可刺激皮肤而不宜使用。塑料造口袋应用简便、效果佳良。术后第 6～7 天开始学习造口的护理,经过 3～4 天学习,熟练掌握了造口护理的专门技术后始可出院回家。出院前最好能把造口医师的电话号码告诉患者,以便及时咨询。

六、溃疡性结肠炎的预后

溃疡性结肠炎的长期预后取决于下列四种因素。

(一)病变部位

病灶较局限者预后较病灶广泛者为好。

(二)疾病活动性

本病活动程度各有不同(急性、重型、暴发型、慢性复发型、慢性持续型等),预后各异。即使非活动期,其潜在的癌变危险亦不容忽视。

(三)病程

罹病时间长短除与临床类型有关外,还与患者营养状况、疗效、不良反应有关。此外病程长短也是决定应否手术的重要参考因素。

(四)疾病对患者的总体影响

这些影响包括患者参与社会、经济活动的能力、心理状态、家族史、患者对溃疡性结肠炎的适应能力,以及生命质量等。

直肠炎或直肠-乙状结肠炎患者中 90% 以上的预后良好。这些患者病情稳定、很少或全无症状、无须连续治疗。另外的 10% 病例炎症扩散、波及全部结肠,其预后与全结肠型患者相似。

如将直肠炎与直肠-乙状结肠炎两组病例的预后相比较,就会发现前者的预后较后者略好。追踪观察还表明,即使大多数患者的预后良好,确定其中个例的预后仍有困难。

(罗弘欣)

第五节 肠 结 核

肠结核是结核分枝杆菌侵犯肠道引起的一种慢性特异性感染。过去在我国比较常见,随着防痨工作的推广及人民生活水平的提高,现发病率已大为降低。近年来结核病又现死灰复燃趋势,耐药性结核菌株不断增加,肠结核的发病率也呈上升趋势,卫生健康委员会已提出大力防治。

一、病因

肠结核多为继发性,最常见于活动性肺结核患者吞入含有大量结核菌的痰液;肠结核也可经血源感染,多见于粟粒性肺结核;或由邻近器官如女性生殖器官结核直接蔓延而致。原发性肠结核少见,一般饮用了污染牛结核分枝杆菌的牛奶引起。

二、病理

90％以上的肠结核患者病变位于回盲部和回肠,这是由于回盲部具有丰富的淋巴组织,而结核分枝杆菌多侵犯淋巴组织,并且食物在回盲部停留较久,增加回盲部感染机会。肠结核也可发生于肠道其他部位,大致趋向为离回盲部越远、发生概率越低。

本病的病理改变根据机体对结核分枝杆菌的免疫力和变态反应而定。机体变态反应强,病变以渗出为主,并可有干酪样坏死及溃疡,为溃疡型肠结核;机体免疫力好,则表现为肉芽组织增生,并可有纤维化,为增生型肠结核。溃疡型和增生型的分类不是绝对的,这两类病理变化常可不同程度的同时存在。

(一)溃疡型

此型肠结核多见。肠壁的淋巴组织呈充血水肿等渗出性改变,进而发生干酪样坏死,肠黏膜逐渐脱落而形成溃疡,常绕肠周径扩展,大小深浅不一。溃疡边缘和基底多有闭塞性动脉内膜炎,因此少有出血。受累部位常有腹膜粘连,故很少急性穿孔。晚期可有慢性穿孔,形成包裹性脓肿,并可穿透形成肠瘘。在修复过程中产生肠管的环形狭窄,并使肠段收缩变形,回肠与盲肠失去正常解剖关系。

(二)增生型

病变多局限于回盲部。虽可同时累及邻近的盲肠和升结肠,但多数患者仅一处受累。其病理特征是肠黏膜下纤维组织和结核肉芽肿高度增生,有时可见小而浅的溃疡和息肉样肿物。由于肠壁的增厚和病变周围的粘连,常导致肠腔狭窄和梗阻,但穿孔少见。

三、临床表现

肠结核多见于青少年,女性多于男性。溃疡型肠结核常有结核毒血症,表现为午后低热、盗汗、消瘦、食欲缺乏等,此外可同时有肠外结核的临床表现;增生型肠结核少有结核毒血症及肠外结核的临床表现。肠结核的并发症多见于晚期患者,常有肠梗阻,肠出血、穿孔、肠瘘、局限性脓肿等少见。

(一)腹痛

多位于右下腹,反映肠结核多位于回盲部,并可有上腹和脐周的牵涉痛。腹痛性质为隐痛或钝痛,餐后加重,排便后减轻。增生型肠结核并发肠梗阻时,还可有绞痛,伴有腹胀、肠鸣音亢进等。

(二)腹泻和便秘

腹泻是溃疡型肠结核主要临床表现之一,多为水泻或稀便,少有黏液、脓血便及里急后重感。后期病变广泛,粪便可含有少量黏液和脓液,便血仍少见,间或有便秘。腹泻和便秘交替曾被认为是肠结核临床特征,其实是胃肠功能紊乱的一种表现,也可见于其他肠道疾病。增生型肠结核以便秘为主。

(三)腹部肿块

主要见于增生型肠结核。当溃疡型肠结核合并局限性腹膜炎,病变肠段与周围组织粘连,也可出现腹部肿块。肿块多位于右下腹,固定,质地中等,可有轻度压痛。

四、诊断

肠结核的临床表现及体征均无特异性,确诊不易。有医院曾统计过肠结核患者中,有82.1％

的病例同时伴有慢性腹痛和发热,因此对于有以上两个临床表现的患者,应考虑有肠结核的可能。X线检查,包括X线胃肠钡餐造影和钡剂灌肠造影,具有特异性:溃疡性肠结核多表现为钡影跳跃现象、病变肠段黏膜紊乱、回肠盲肠正常夹角消失等;增生型肠结核则多表现为钡剂充盈缺损。纤维结肠镜可直接观察到肠结核病灶,并可做活组织检查,有很大的诊断价值。血清抗结核抗体T-spot的检测具有较高的敏感性及特异性;肠镜病理若能发现病灶并进行活检可明确诊断;聚合酶联反应技术对肠结核组织中的结核分枝杆菌DNA进行检测,可提高诊断准确性。化验室检查,如粪便找抗酸杆菌、结核菌素试验及血沉化验等对诊断有一定帮助。一些疑及肠结核的患者,可试行2~3周抗结核的治疗性诊断方法,观察疗效。对于增生型肠结核有时需要剖腹探查才能明确。

五、治疗

肠结核应早期采用敏感药物治疗,联合用药抗结核治疗持续半年以上,有时可长达一年半。常用的化疗药物有异烟肼、利福平、乙胺丁醇、链霉素、吡嗪酰胺等。有时患者中毒毒性症状过于严重,可在有效抗结核药物治疗下加用糖皮质激素,待症状改善后逐步减量,至6~8周后应停药。

手术仅限于完全性肠梗阻、慢性肠穿孔形成肠瘘或周围脓肿、急性肠穿孔或肠道大量出血经积极抢救无效等伴发并发症者,对右下腹块难以与恶性肿瘤鉴别时也可剖腹探查以明确。手术方式根据病情而定,原则上应彻底切除病变肠段后行肠吻合术,曾有肠结核穿孔行修补术后并发肠瘘而导致再次手术的惨重教训。如病变炎症浸润广泛而固定时,可先行末端回肠横结肠端-侧吻合术,Ⅱ期切除病变肠段。手术患者术后均需接受抗结核药物治疗。

(罗弘欣)

第六节　急性坏死性肠炎

急性坏死性肠炎是一种发生于肠管的急性炎症病变,因可有充血、水肿、出血、坏死、穿孔等不同的病理变化,故又有急性出血性肠炎或急性出血坏死性肠炎之称。本病主要发生于回肠末段及升结肠起始部位,国际上将此病称之为坏死性小肠结肠炎。既往认为本病多见于年长儿,可能与不洁饮食史和肠道蛔虫感染有关。以后随着生活水平和卫生状况的改善而锐减。目前,该病多发于早产儿及人工喂养的婴儿,多在出生后2周内发病,也可迟发到2~3个月,有时足月儿也可发生。对于体重低于1 500 g的婴儿,发病率可高达10%左右,且有较高的病死率。随着早产儿存活率的升高,急性坏死性肠炎已经成为新生儿监护病房中较常见的疾病之一,对早产儿的预后具有非常重要的影响。

一、病因及发病机制

本病的确切病因和发病机制尚未完全明确。大量的动物模型研究显示,肠道致病菌感染、肠道缺血再灌注损伤及肠黏膜发育不成熟,并由此引起的肠道内致病菌群移位在疾病的发生、发展中起了关键的作用。

(一)病原微生物感染

正常机体肠道内菌群主要为双歧杆菌,而患者肠道内通常出现其他致病菌,其中最为常见的是大肠埃希菌及肺炎克雷伯杆菌,其他细菌包括葡萄球菌、肠球菌、铜绿假单胞菌。有时也可出现真菌和病毒等机会感染。一些散发病例出现后,短时间内可出现该病的爆发流行,而对其采取传染病控制手段后,可明显降低发病率,这表明病原微生物的感染在本病的发病中具有重要作用。

(二)肠道缺血

产前妊娠妇女出现重度妊娠期高血压疾病或吸食可卡因等可破坏胎盘血流量,产后新生儿出现先天性心脏病、动脉导管未闭等可导致系统血流量减少。这些因素均可引起患儿肠道缺血,并且引发炎症级联反应及再灌注损伤,导致肠坏死并破坏肠黏膜屏障功能,使致病菌及其内毒素发生移位。

(三)肠黏膜发育不成熟

早产儿存在许多生理及免疫缺陷,影响了肠道的完整性。早产儿在出生后一个月内,肠道蠕动不协调,各种消化酶分泌不足,包括胃蛋白酶及胰蛋白酶等,后者可将肠毒素水解后失活。早产儿肠道杯状细胞发育不成熟,导致黏液分泌不足。此外,不成熟的肠黏膜不能大量产生分泌型IgA,如无母乳喂养,肠道内缺乏分泌型IgA,对细菌及其毒素的防御能力下降。

此外,许多药物被认为有增加急性坏死性肠炎发病的风险。黄嘌呤衍生物,如茶碱及氨茶碱,可减少肠蠕动,同时在代谢成为尿酸的过程中产生氧自由基。吲哚美辛,既往被用于治疗动脉导管未闭,能引起内脏血管收缩,导致肠黏膜缺血。维生素E可损害淋巴细胞的功能,与急性坏死性肠炎的发生有关。近期多项研究显示,胃酸抑制药物,如雷尼替丁可增加婴儿罹患急性坏死性肠炎的风险,其原因可能是引起肠道内的菌群失调。

二、病理

本病的典型病理变化为坏死性炎症改变。多发生于回结肠区,也可累及空肠,且病变多位于系膜对侧肠壁。一般呈散在性、节段性分布,也可连接成片状,病变肠段和正常肠段间分界清楚。病变肠段外观失去光泽,有扩张、充血、水肿及溃疡形成,甚至穿孔。穿孔部位多发生在正常与坏死肠段的交界处。肠壁内可见气泡形成。黏膜有肿胀、出血,浆膜表面附有黄色纤维素性渗出或脓苔。可有肠系膜淋巴结肿大,腹腔内伴有脓性或血性渗出。

镜下改变为黏膜水肿伴炎性细胞浸润,有散在出血和溃疡。肌层出血,肌纤维断裂伴玻璃样变性和坏死。血管壁呈纤维素样坏死,腔内也可有血栓形成。肠壁肌神经丛细胞可有营养不良性改变。黏膜和黏膜下层病变范围往往超过浆膜病变范围。

(一)临床表现

本病一般起病急骤,但有时也可缓慢发病,且仅有轻微临床表现。消化道症状主要为腹痛,腹泻及血便。腹痛位于脐周或全腹,呈阵发性绞痛或持续性腹痛伴阵发性加剧。粪便初为黄色稀便,继而为暗红色血便,无里急后重感。腹胀是值得重视的症状,其轻重往往反映了病情的轻重,有时也是诊断的唯一依据。由于腹胀,胃肠潴留,所以呕吐也为常表现。腹泻可以不出现,或出现得较晚。粪便含血少,不加注意观察不易发现,或仅为潜血阳性。烦躁、哭闹可能与腹痛有关,易被忽视。重症病例可见肉眼血便,呈果酱样或洗肉水样。本病全身中毒症状明显,起病即有寒战高热,体温可高达40℃以上。同时伴有精神萎靡、嗜睡等精神症状。重症者在病后1~

2 天即出现中毒性休克,呼吸循环衰竭及弥散性血管内凝血,如此时还缺乏腹痛、腹泻等消化道表现,易发生误诊。

主要腹部体征包括腹部膨隆,有时可见肠型。对于出血坏死明显者,可出现腹壁红斑及阴囊颜色改变。肠鸣音减弱或消失。腹部可有轻微压痛,如压痛明显,同时伴有肌紧张及反跳痛等腹膜炎表现,多提示存在肠穿孔可能。

(二)诊断

儿童或青少年有不洁饮食或蛔虫感染的病史,早产儿或低体重儿有缺血、缺氧病史,突发腹痛、腹泻、血便及呕吐,伴发热,或突然腹痛后出现休克症状者,均应考虑本病的可能。血常规检查可发现周围血白细胞和多核粒细胞计数增多,常有核左移,伴红细胞计数和血红蛋白含量降低。若多核粒细胞计数减少或血小板计数进行性降低常提示预后不良。患者可出现代谢性酸中毒、血糖增高、C 反应蛋白含量增高等实验室检查异常。粪便中可见大量红细胞或潜血试验阳性。粪便及血液培养阴性并不能排除此病。X 线腹部摄片检查可见局限性小肠积气及液平,肠管扩张,肠壁增厚,肠间隙增宽,肠管狭窄。肠穿孔者可见气腹征象。有时可见门静脉内气栓,为预后不良的表现。超声介入下腹部穿刺可吸出血性或脓性液体。重症患者有肠壁内线样或囊肿样积气,积气是由于细菌侵入后产生。虽然肠壁内气体的阳性率较低,但对诊断本病具有较高的特异性。

Bell 首次在 1978 年提出急性坏死性肠炎的临床分期,后结合疾病的胃肠道表现,全身状况及影像学征象进行改良。该系统有利于对疾病严重程度的分类及指导治疗(表 4-1)。

表 4-1 急性坏死性肠炎改良的 Bell 分期

分期	系统表现	腹部表现	影像学表现
Ⅰ期	A 体温不稳定,呼吸暂停,心动过缓	轻微腹胀,大便潜血阳性	肠道正常或扩展,轻度肠麻痹
	B 同 Ⅰ A	肉眼血便	同 Ⅰ A
Ⅱ期	A 同 Ⅰ A	同 Ⅰ B,肠鸣音消失,可有压痛	肠麻痹,肠腔积气
	B 同 Ⅰ A,同时伴有轻微酸中毒及血小板计数减少	压痛明显,腹膜炎,可有蜂窝织炎,右下腹包块	同 Ⅱ A,可有门静脉气体
Ⅲ期	A 同 Ⅱ B,同时伴有低血压,严重窒息,呼吸及代谢性酸中毒,中性粒细胞计数缺乏,弥散性血管内凝血	同 Ⅱ B,伴有明显压痛及腹胀	同 Ⅱ B,伴有腹水
	B 同 Ⅲ A	同 Ⅲ A	气腹

三、治疗

(一)非手术治疗

目的是为了减轻症状,防止肠道的进一步损伤。对于 Bell Ⅰ期的患者,治疗主要包括禁食、胃肠减压;肠外营养支持(TPN);纠正水、电解质及酸碱失衡;应用针对革兰氏阴性杆菌及厌氧菌的广谱抗生素,控制感染。Bell Ⅱ期患者除上述治疗措施外,还需给予必要的呼吸、循环支持及液体复苏,必要时反复输少浆血,以免发生呼吸循环衰竭。同时应密切观察病情,评估是否存在手术指征。

(二)手术治疗

手术指征:急性坏死性肠炎并发肠坏死及穿孔是最主要的手术指征。出现下列情况可考虑手术探查:①有明显的腹膜刺激征;②顽固性中毒性休克经积极抗休克治疗病情仍无好转;③经内科治疗后仍反复大量肠道出血;④肠梗阻进行性加重无法缓解;⑤腹部 X 线片出现气腹征;⑥腹腔穿刺有阳性发现;⑦新生儿急性坏死性肠炎出现腹壁红斑及门静脉气栓,多提示肠穿孔可能,为相对手术指征;⑧不能排除其他急腹症。

手术要点:手术前应尽量改善患者的一般情况,给予有效的复苏,纠正贫血及凝血功能障碍等。由于患者肠腔明显扩张,进腹时需注意防止损伤肠管。腹水需常规进行有氧菌、厌氧菌及真菌培养,同时注意腹水的颜色和性状,如为棕色混浊的液体,表明已出现肠穿孔。进腹后需全面而系统的进行腹腔探查。由于末端回肠及升结肠最常受累,右下腹需特别注意。

手术切除范围仅限于已发生穿孔或明确坏死的肠管,尽可能保留回盲瓣的功能。因黏膜、黏膜下层及肌层病变范围往往超过浆膜病变范围,故行坏死肠段切除时,要注意切缘应在正常肠管处,但绝不可因肠管广泛水肿或点状出血而贸然行广泛的小肠切除,否则会导致短肠综合征。

手术方式的选择主要依据病变肠管的情况、患者的全身状况及外科医师的个人经验而定。

1.坏死或穿孔肠段切除,远近端肠管造口

坏死或穿孔肠段切除,远近端肠管造口是急性坏死性肠炎的标准术式,待患者病情好转后再进行造口回纳。与肠切除后一期吻合相比,造口术避免了发生吻合口瘘的风险,是一种较为安全的术式。造口回纳一般在首次手术后 8 周进行最为合适,过早进行因腹腔粘连及炎症反应较重致手术较为困难。然而,造口术后有接近 1/3 左右的患者术后存在造口相关的并发症,包括造口周围皮肤的损伤,造瘘口狭窄及回缩,造口旁疝及切口感染等。此外,高位小肠造口流量较大,易导致大量的营养物质及电解质丢失,且明显延长了 TPN 的时间。

2.肠切除后一期吻合

可避免造口相关的并发症的发生,并且逐渐被用于坏死穿孔局限、其余肠管非常健康、同时一般情况良好的患者的首选术式。回顾性研究显示,与造口术相比,可改善患者的预后,但尚无 RCT 研究支持。

3.腹腔引流术

可在床边局麻下进行,创伤较小,且 RCT 研究结果显示近期效果与肠造口术无差异。然而,初步研究显示,与肠造口相比,该术式可能影响胎儿神经发育。且仅有不超过 11% 的患者将来无须进行肠造口而能治愈的。因此,腹腔引流术目前仅用于病情不稳定,无法进行肠造口的患者。

(罗弘欣)

第七节　坏死性结肠炎

本病为起于结肠黏膜,随后累及结肠全层的急性出血坏死性炎症。成年人多见,夏秋季发病较多,常为散在性发病。多数有不洁饮食史,早期症状为腹泻、腹痛和血水样大便,随后出现腹膜炎、感染中毒性休克。发病急,来势凶,预后不良。本病临床少见。

一、症状与体征

根据病情发展和症状可分 3 期。

(一)一期

一期局限于黏膜和黏膜下层。结肠黏膜坏死、剥脱和明显变形,使钠和水分吸收减少,引起腹泻,大便次数增多,稀水样便,每次排便时黏膜下暴露的肉芽组织挤出大量血液,随后出现鲜红或暗红色血水样大便。肠道炎症刺激引起肠痉挛,出现腹痛,阵发性加重。少数伴有发热、恶心、呕吐,多为反射性呕吐胃内容物,其后因肠麻痹可有充溢性呕吐,呕吐物为有粪臭味的内容物。

(二)二期

二期病变向深部发展累及结肠全层,结肠黏膜散在病灶融合成片,基层的平滑肌纤维变性、坏死、断裂,肌间神经节细胞退变,甚至消失,结肠壁水肿增厚,肠腔扩张,结肠浆膜面可见点状、片状暗红色病灶,有炎性渗出液刺激腹膜而致局限性腹膜炎。左、右下腹有固定的压痛、轻度腹肌紧张和反跳痛。会阴部因腹泻多次擦拭而表皮脱落。肛周炎症。

(三)三期

三期结肠全层坏死,中心部位穿孔,肠内容物进入腹腔引起弥散性腹膜炎,腹痛加重,波及全腹,明显腹胀,高热或常温,全腹压痛及反跳痛,肠鸣音消失,全身中毒症状进行性加重,精神萎靡、烦躁,面色灰暗无光,并发中毒性休克,多数死亡。

二、诊断

依据上述症状和体征,腹穿可抽出浑浊脓性或血性液体,腥臭,腹部透视可见肠不同程度的积气征象,大便常规可见大量脓细胞和红细胞,血常规白细胞总数和中性粒细胞增多,核左移见中毒颗粒。须与中毒性菌痢、急性坏死性小肠炎、缺血性结肠炎、急性阑尾炎鉴别。

三、治疗

早期先用非手术疗法,即抢救休克,纠正水和电解紊乱,控制感染,禁食减轻消化道负担。无效应及时手术探查,如无明显肠段坏死,仅见结肠浆膜面局限性点片状暗红色病灶,可做病变肠段切除吻合术,术中若发现结肠浆膜面有多处散在点片状暗红色病灶,肠管壁有水肿、增厚时,应果断地做全结肠切除术、回肠造口、直肠远端关闭。

(罗弘欣)

第八节 结肠阿米巴病

结肠阿米巴病是溶组织阿米巴原虫侵入结肠壁而引起的急性或慢性病变,最多见于盲肠,依次为升结肠、乙状结肠及直肠。临床上表现为急性或慢性痢疾症状。结肠阿米巴病与外科有关的问题除阿米巴肝脓肿外,还有结肠穿孔、阿米巴肉芽肿及阑尾炎等。

一、诊断依据

(一)临床表现

1.急性期

急性期可表现为肠炎或痢疾症状,有腹痛、腹泻、脓血便,可伴有头痛、乏力、低热,后期可有里急后重。

2.暴发型

部分患者可表现为暴发型,表现为起病急,高热、寒战、谵妄,肠麻痹等中毒症状。剧烈腹部绞痛与里急后重,腹部压痛明显、不同程度脱水与电解质紊乱,患者可极度衰竭、出现休克、腹膜炎、肠出血、肠穿孔。呕吐频繁,腹泻每天可达 20~30 次。

3.慢性期

通常为急性感染的延续,病情持续数月至数年,腹泻症状时轻时重。腹痛部位不定,常在下腹部或脐周;腹泻与便秘可交替出现。症状常因疲劳、受凉、暴饮、暴食、冷食、饮酒可引起复发。可有消瘦、贫血、营养不良,常易并发阑尾炎、肝脓肿。

4.肠内并发症

(1)阿米巴肉芽肿:较常见于盲肠、乙状结肠、降结肠及直肠。常见症状为局限性腹痛及压痛,局部有时可扪及肿块,可引起肠梗阻、肠穿孔、肠套叠、肠出血。

(2)肠穿孔:其发生率为 1%～4%,多发生于暴发型及有深溃疡者。穿孔部位多位于盲肠、阑尾及升结肠下部,其次为直肠乙状结肠交界处。穿孔引起局限性或弥漫性腹膜炎或腹腔脓肿,病情险恶,病死率达 74%。慢性穿孔因先已形成肠粘连,穿孔后感染形成局部脓肿,或穿入附近器官,形成内瘘,如直肠膀胱瘘、结肠空肠瘘。

(3)阑尾炎与阑尾脓肿:临床上慢性阿米巴性阑尾炎较常见,表现为食欲缺乏,阑尾部位反复发作性疼痛及压痛,或在右髂窝有持续不适感。有时起病急,类似急性阑尾炎,此种病例多伴有化脓菌感染,未及时治疗者易穿孔或形成阑尾脓肿。

(4)肠道大出血:大出血可发生于阿米巴痢疾或肉芽肿患者。深溃疡可侵蚀黏膜下层及肠壁较大血管,出血量多,易发生休克,并可继续发展至肠穿孔。

(5)结肠癌或直肠癌:慢性阿米巴肠病与结肠癌或直肠癌可同时存在。肠道的慢性刺激及炎症性息肉均有利于癌变。

(二)辅助检查

1.大便检查

大便检查可见滋养体、脓血、包囊。

2.钡剂灌肠造影

钡剂灌肠造影见病变处肠腔狭窄,但局部肠壁仍可扩张而不僵硬,肿块部之肠黏膜比较规则。由于肿块附近细小阿米巴脓肿或肉芽组织突入肠腔,致有锯齿状阴影出现。对有恶变患者亦有一定参考价值。

3.纤维内镜检查

纤维内镜检查可见溃疡常较表浅,大小不一,附有黄色脓液,边缘略突出,稍充血,溃疡与溃疡间的黏膜多正常。正常黏膜上见到散在的典型溃疡,基本可以肯定诊断。典型的溃疡为散在的圆形或长圆形溃疡,边缘充血隆起,中央开口下陷,内含黄色或暗红色分泌物。

4.血清学检查

间接血凝试验比较敏感。此外,尚有乳胶试验,微量免疫电泳,间接免疫荧光试验等方法。对肠内阿米巴病和肠外阿米巴病,血清反应阳性率可达 90% 左右,且基本上无假阳性。

二、治疗方法

(一)非手术治疗

1.一般治疗

急性期应卧床休息,肠道隔离至症状消失、大便连续 3 次找不到滋养体及包囊。流质或半流质饮食,必要时输液。暴发型给予输血、输液等支持疗法。慢性患者应加强营养,增强体质。

2.病原治疗

病原治疗主要为抗阿米巴治疗。常用有如下药物。

(1)甲硝唑 0.4~0.8 g,每天 3 次,口服,连服 5~10 天,儿童为每天每千克体重50 mg,每天 3 次,口服,连服 7 天。

(2)甲硝磺胺咪唑,为甲硝唑的衍生物。剂量每天 2 g,儿童为每天每千克体重 50 mg,清晨 1 次服,连服 3~5 天。疗效与甲硝唑相似或更佳。

(3)吐根碱:对组织内滋养体有极高的杀灭作用,但对肠腔内阿米巴无效。剂量按每天每千克体重1 mg,成人每天不超过 60 mg,每次 30 mg,每天 2 次,深部皮下或肌内注射,连续 6 天。

(二)手术治疗

手术治疗主要是肠道并发症的治疗。

1.阿米巴性肠穿孔

急性肠穿孔发生后,应急症进行开腹探查手术,小的穿孔可予以缝合,并对该部位的腹腔进行充分引流。如果穿孔大或肠壁有大片坏死,缝合后难以愈合,有发生肠瘘的可能,在这种情况下可行结肠切除及两断端造口,或做穿孔肠段外置术,以后再做 2 期肠吻合手术。

2.阿米巴性肉芽肿

确诊为阿米巴病后,即可进行药物治疗,肉芽肿有可能缩小,梗阻症状缓解。如经药物治疗后,梗阻症状不缓解,即需进行手术治疗,切除肉芽肿肠段。

3.阑尾炎

阿米巴性阑尾炎切除阑尾后,由于阿米巴病变的存在,阑尾残端可能愈合不良,形成局部脓肿,切开引流后常可发生阑尾残端瘘,经久不愈。瘘的分泌物内或肉芽组织的病理学检查可找到阿米巴滋养体,经抗阿米巴药物治疗后瘘可能愈合。

4.癌变

并发癌变者按大肠癌处理。

三、临床好转、治愈标准

(1)好转标准:非手术治疗后症状缓解。

(2)治愈标准:手术治疗后症状消失,切口愈合,无并发症。

(罗弘欣)

第九节　结　肠　癌

结肠癌是胃肠道常见的恶性肿瘤。近年来,我国的结肠癌发病率呈明显上升且有多于直肠癌的趋势,以 51～60 岁居多。好发部位依次是乙状结肠、回盲部、升结肠、降结肠、横结肠。

一、病因

结肠癌的发病原因可能是多方面的。近年来认为结肠癌的发生与发展是经过黏膜增生、腺瘤及癌变的多步骤多基因起作用的遗传性疾病。

（一）癌前疾病

(1)腺瘤:目前国内外研究已取得共识,认为结肠癌约半数左右来自腺瘤的癌变。

(2)溃疡性结肠炎:特别是长期慢性溃疡性结肠炎,由于肠黏膜反复破坏和修复,因而癌变率随病史的延长而增高,其病变程度及范围也与癌变呈相关。

（二）膳食和运动

食物中过多的动物脂肪及动物蛋白的摄入,缺少新鲜菜果及纤维素食品,缺乏适度的体力活动,使肠的蠕动功能下降,肠道菌群发生变化,肠道中胆酸和胆盐含量增多等,其结果都会引起或加重肠黏膜损害。

（三）环境因素

下列因素也与结肠癌的发病有关:①精神因素;②钼的缺乏;③阳光与维生素 D 的缺乏。

二、病理与分期

绝大多数结肠癌为腺癌。

（一）根据肿瘤的大体形态分类

(1)肿块型:肿瘤向肠腔内生长,好发于右侧结肠,特别是盲肠。

(2)浸润型:肿瘤沿肠壁浸润,易引起肠腔狭窄和肠梗阻。多发生于左侧结肠,特别是乙状结肠。

(3)溃疡型:肿瘤向肠壁深层生长并向周围浸润,是结肠癌的最常见类型。

（二）结肠癌的分期普遍采用 Dukes 分期法

A 期:癌仅局限于肠壁内。又分为三个亚期,即 A_0 期,癌局限于黏膜内;A_1 期,癌穿透黏膜达黏膜下层;A_2 期,癌累及黏膜肌层但未穿透浆膜。

B 期:癌穿透肠壁但尚无淋巴结转移。

C 期:癌穿透肠壁且有淋巴结转移。又分为两个亚期,即 C_1 期,淋巴结转移限于结肠壁和结肠旁淋巴结;C_2 期,肠系膜淋巴结,包括系膜根部淋巴结转移。

D 期:远处淋巴结转移或腹腔转移,或广泛侵及邻近脏器而无法切除。

结肠癌的转移方式主要为淋巴转移,首先转移到结肠壁和结肠旁淋巴结,再到肠系膜血管周围和肠系膜根部淋巴结。血行转移多见于肝,其次是肺、胃等,也可直接浸润邻近器官和腹腔种植。

三、临床表现

结肠癌早期症状不明显,发展后可出现以下症状。

(一)排便习惯和粪便性状的改变

排便习惯和粪便性状的改变常为最早出现的症状。多为排便次数增多,粪便不成形或稀便,粪便带血、脓或黏液,亦可发生便秘。

(二)腹部不适

腹部不适也是早期症状之一。常为定位不确切的持续性隐痛、不适或腹胀感,初为间歇性,后转为持续,发生肠梗阻则腹痛加重。

(三)腹部肿块

在结肠部位出现呈结节状质硬肿块,横结肠和乙状结肠部位肿块可有一定活动度。如肿块肠外浸润或并发感染,则肿块固定且有明显压痛。

(四)肠梗阻症状

肠梗阻症状是结肠癌的后期症状。多呈慢性低位不完全肠梗阻。一旦发生完全肠梗阻则症状加重。

(五)全身症状

患者可出现贫血、消瘦、乏力、低热等。晚期还可出现肝大、黄疸、水肿、腹水、锁骨上淋巴结肿大及恶病质等。

由于右侧结肠和左侧结肠癌病理类型不同,临床表现也有区别。一般右侧结肠癌的临床表现以全身症状、贫血和腹部肿块为主,而左侧结肠癌则以肠梗阻、便秘、腹泻、便血等症状为主。

四、诊断

(一)早期症状

结肠癌的早期症状多较轻或不明显,易被忽视。应重视对高危人群和怀疑为结肠癌患者的监测。凡 40 岁以上有以下任何一种表现者应视为高危人群。

(1)直系亲属中有结直肠癌患者。

(2)有癌症史或有肠道癌前病变。

(3)大便潜血试验持续阳性。

(4)具有以下 5 项中的两项以上者:慢性腹泻、慢性便秘、黏液血便、慢性阑尾炎史及精神创伤史。

(二)辅助检查

下列辅助检查方法可供选择。

(1)X 线钡剂灌肠或气钡双重造影及乙状结肠镜或纤维结肠镜检查,有助于明确诊断。

(2)B 型超声和 CT、MRI 检查对了解腹内肿块和肿大淋巴结、肝内转移灶及肠外浸润等均有帮助。

(3)血清癌胚抗原(CEA)约 60%患者高于正常,虽特异性差,但对判断复发和预后有帮助。

(4)直肠黏液 T-抗原试验或大便潜血试验可作为对高危人群的筛查。

五、治疗

原则应采用以手术为主的综合治疗。

（一）手术治疗

1.术前准备

结肠癌术前肠道准备十分重要，主要方法是术前 3 天进流质饮食，并发肠梗阻时应禁饮食、补液、胃肠减压；口服肠道抗生素（如新霉素、甲硝唑等）和缓泻剂（如蓖麻油或硫酸镁）；术前晚及术日晨做清洁灌肠。

2.结肠癌根治性手术

切除范围包括肿瘤所在肠襻及其系膜和区域淋巴结。适用于 Dukes A、B、C 期患者。

（1）右半结肠切除术：适用于盲肠、升结肠、结肠肝曲的癌肿。切除范围包括右半横结肠、升结肠、盲肠和末端回肠 15～20 cm。对结肠肝曲的癌肿应加切整个横结肠和胃网膜右动脉组淋巴结。

（2）横结肠切除术：适用于横结肠癌，切除范围包括结肠肝曲和脾曲的全部横结肠及胃结肠韧带的淋巴结组。

（3）左半结肠切除术：适用于结肠脾曲、降结肠癌，切除范围包括横结肠左半、降结肠及部分或全部乙状结肠。

（4）乙状结肠癌根治术：切除范围包括全部乙状结肠和全部降结肠或部分降结肠及部分直肠。

3.其他术式

姑息性切除术、结肠造口术、单纯肠吻合旁路术，适用于 Dukes D 期和不能根治的 Dukes C 期患者。

（二）化学药物治疗

辅助化疗用于根治术后 Dukes B、C 期结肠癌的综合治疗。化学治疗配合根治性手术，可提高 5 年生存率。目前常用的化疗方案均以氟尿嘧啶为基础用药。最常用静脉化疗，也可经肛门用氟尿嘧啶栓剂或乳剂用药的方法，以减轻化疗的全身毒性。还有经口服、动脉局部灌注及腔内给药等方法。常用的化疗药物有氟尿嘧啶、铂类、表柔比星、羟喜树碱等。

（罗弘欣）

第十节　直肠内脱垂

直肠内脱垂（internal rectal prolapse，IRP）是出口梗阻型便秘的最常见临床类型，31％～40％的排便异常患者排便造影检查可发现直肠内脱垂。直肠内脱垂指直肠黏膜层或全层套叠入远端直肠腔或肛管内而未脱出肛门的一种疾病。直肠内脱垂又称不完全直肠脱垂、隐性直肠脱垂。由于直肠黏膜松弛脱垂，特别是全层脱垂，可导致直肠容量适应性下降、排便困难、大便失禁和直肠孤立性溃疡等。

一、病因与发病机制

（一）直肠内脱垂与直肠外脱垂的关系

直肠脱垂可分为直肠外脱垂和直肠内脱垂。脱垂的直肠如果超出了肛缘即直肠外脱垂，简称为直肠脱垂。影像学及临床观察结果等均表明直肠内脱垂和直肠外脱垂的变化相似;手术中所见盆腔组织器官变化基本相似;因此,多数学者认为两者是同一疾病的不同阶段,直肠外脱垂是直肠内脱垂进一步发展的结果。

但对此表示异议的研究者认为,排便造影检查发现20%以上的健康志愿者也存在不同程度的直肠内脱垂表现,却很少发展成为直肠外脱垂。

(二)直肠内脱垂的病因和可能机制

从解剖学的角度看,小儿骶尾弯曲度较正常浅,直肠呈垂直状,当腹内压增高时直肠失去骶骨的支持,易于脱垂。某些成年人直肠前陷窝处腹膜较正常低,当腹内压增高时,肠襻直接压在直肠前壁将其向下推,易导致直肠脱垂。老年人肌肉松弛、女性生育过多和分娩时会阴撕裂、幼儿发育不全均可致肛提肌及盆底筋膜发育不全、萎缩,不能支持直肠于正常位置。综合目前的研究,引起直肠脱垂的可能机制有如下几方面。

1.滑动性疝学说

早在1912年,Moschcowitz认为直肠脱垂的解剖基础是盆底的缺陷。冗长的乙状结肠堆积压迫在盆底的缺损处的深囊内,使得直肠乙状结肠交界处形成锐角。患者长期过度用力排便,导致直肠盆腔陷窝腹膜的滑动性疝,在腹腔内脏的压迫下,盆腔陷窝的腹膜皱襞逐渐下垂,将覆盖于腹膜部分之直肠前壁压于直肠壶腹内,最后经肛门脱出。根据这一理论,可以通过修补Douglas陷窝达到纠正盆底的滑动性疝从而达到治疗目的。然而,术后较高的复发率证明这一理论并不是直肠内脱垂的主要因素。

2.肠套叠学说

最早由Hunter提出,认为全层直肠内脱垂实际上是套叠的顶端。这一理论后来被Broden和Snellman通过X线造影所证实。正常时直肠上端固定于骶骨岬附近,由于慢性咳嗽、便秘等引起腹内压增加,使此固定点受伤,就易在乙状结肠直肠交界处发生肠套叠,在腹内压增加等因素的持续作用下,套入直肠内的肠管逐渐增加,由于肠套叠及套叠复位的交替进行,致直肠侧韧带、肛提肌受伤,肠套叠逐渐加重,最后经肛门脱出。肛管直肠测压的研究支持这一理论,但临床患者的排便造影研究并不支持。

3.盆底松弛学说

一些研究者认为直肠缺乏周围的固定组织,如侧韧带松弛、系膜较游离,以及盆底、肛管周围肌肉的松弛是主要原因。正常状况下压迫于直肠前壁的小肠会迫使直肠向远端移位从而形成脱垂。

4.妊娠和分娩的因素

一些学者认为妊娠期胎体对盆腔压迫、血流不畅、直肠黏膜慢性淤血减弱了肠管黏膜的张力,使之松弛下垂。直肠内脱垂80%以上发生于经产妇,也是对这一理论的支持。脱垂多从前壁黏膜开始,因直肠前壁承受了来自直肠子宫陷窝的压力,此处腹膜反折与肛门的距离女性为8～9 cm。局部组织软弱松弛失去支持固定作用,使黏膜与肌层分离,是发生此病的解剖学基础。前壁黏膜脱垂进一步发展,将牵拉直肠上段侧壁和后壁黏膜,使之相继下垂,形成全环黏膜内脱垂。病情继续发展,久之则形成直肠全层内脱垂。分娩造成损伤也可导致直肠内脱垂,相关因素有大体重婴儿、第二产程的延长、产钳的应用,尤其多胎,产后缺乏恢复性锻炼,易导致子宫移位。分娩损伤在大多数初产妇可很快恢复,但多次分娩者因反复损伤,则不易恢复。

5.慢性便秘的作用

便秘是引起直肠黏膜内脱垂的重要因素,且互为因果。便秘患者粪便干结,排出困难。干结的粪便对直肠产生持续的扩张作用,直肠黏膜因松弛而延长,随之用力排便时直肠黏膜下垂。下垂堆积的直肠黏膜阻塞于直肠上方,导致排便不尽感,引起患者更加用力排便,于是形成恶性循环。

二、临床表现

(一)性别与年龄

直肠内脱垂多见于女性,国内外文献报道的女性发病率占 70% 以上。成人发病率高峰在 50 岁左右。

(二)临床表现

由于直肠黏膜松弛脱垂造成直肠或肛管的部分阻塞现象,直肠内脱垂的症状以排便梗阻感、肛门坠胀、排便次数增多、排便不尽感为最突出,其他常见症状有黏液血便、腹痛、腹泻及相应的排尿障碍症状等。少数患者可能出现腰骶部的疼痛和里急后重。严重时可能出现部分性大便失禁等。部分性大便失禁往往与括约肌松弛、阴部神经牵拉损伤有关。但这些症状似乎并无特征性。

在 8%～27% 的患者中,直肠内脱垂只是盆底功能障碍综合征的其中之一,患者往往可能同时伴有不同程度的子宫、膀胱脱垂及盆底松弛。盆腔手术史、产伤、腹内压增高、年龄增加和慢性便秘都可以成为这一类盆底松弛性疾病的诱因。

三、诊断

根据典型的症状、体征,结合排便造影等辅助检查结果,直肠内脱垂的诊断并不难。但在直肠内脱垂的诊断过程中,必须值得注意的问题是临床或影像学诊断的直肠内脱垂是否能够解释患者的临床症状,是否是引发出口梗阻型便秘系列症状的主要因素。特别是伴随有其他类型的出口梗阻型便秘时,区分主次就显得非常重要,与治疗方法的选择和预后密切相关。

(一)临床症状

典型的临床症状是便意频繁、肛门坠胀、排便不尽感,有时伴有排便费力、费时。多数无血便,除非伴有孤立性直肠溃疡。但包括直肠肿瘤在内的许多疾病都可能出现上述表现,因此直肠内脱垂的诊断必须排除直肠肿瘤、炎症等其他常见器质性疾病。

(二)肛门直肠指诊和肛门镜检查

指诊时可触及直肠壶腹部黏膜折叠堆积、柔软光滑、上下移动,内脱垂的部分与肠壁之间可有环行沟。也有学者报道直肠指诊只能发现括约肌松弛和直肠黏膜堆积,部分患者可触及宫颈状物或直肠外的后倒子宫。典型的病例在直肠指诊时让患者做排便动作,可触及套叠环。肛门镜检查一般采用膝胸位,内脱垂的黏膜往往已经还纳到上方,因此肛门镜的主要价值在于了解直肠黏膜是否存在炎症或孤立性溃疡及痔疮。

(三)结肠镜及钡灌肠

检查的主要目的是排除大肠肿瘤、炎症等其他器质性疾病。但肠镜退镜至直肠中下段时,适当抽出肠腔内气体后,可以很容易地看到内脱垂的黏膜环呈套叠状,提示存在直肠内脱垂。肠镜下判断孤立性直肠溃疡必须非常慎重,应反复多次活检排除肿瘤后才能确定,而且应该定期随访,切不可将早期直肠癌性溃疡当作直肠内脱垂所引起的孤立性溃疡。

(四)排粪造影

排粪造影是诊断直肠内脱垂的主要手段,而且可以明确内脱垂的类型是直肠黏膜脱垂还是全层脱垂;明确内脱垂的部位是高位、中位还是低位;并可显示黏膜脱垂的深度。排粪造影的典型表现是直肠壁向远侧肠腔脱垂,肠腔变细,近侧直肠进入远端的直肠和肛管,而鞘部呈杯口状。并常伴有盆底下降、直肠前突和耻骨直肠肌痉挛等。根据严重的临床症状和典型的排便造影而无器质性疾病,其诊断不难。直肠内脱垂的排便造影有以下几种影像学改变。

(1)直肠前壁脱垂:肛管上方直肠前壁出现折叠,使该部呈陷窝状,而直肠肛管结合部后缘光滑延续。

(2)直肠全环内脱垂:排便过程中肛缘上方 6～8 cm 直肠前后壁出现折叠,并逐渐向肛管下降,最后直肠下段变平而形成杯口状的鞘部,上方直肠缩窄形成锥状的套入部。

(3)肛管内直肠脱垂:直肠套入的头部进入肛管而又未脱出肛缘。

(五)盆腔多重造影

传统的排粪造影检查不能区别直肠黏膜脱垂和直肠全层内脱垂,也不能明确是否存在盆底疝等疾病。为此,张胜本等设计了盆腔造影结合排粪造影的二重造影检查方法,即先腹腔穿刺注入含碘的造影剂,待其引流入直肠陷窝后再按常规方法行排粪造影检查。如果直肠陷窝位置正常,说明病变未累及肌层,为直肠内黏膜脱垂。如果盆底腹膜反折最低处(正常为直肠生殖陷窝低点)下降并进入套叠鞘部,则说明病变已累及腹膜层,为全层脱垂,从而可靠地区分直肠黏膜脱垂或直肠全层内脱垂。

(六)肌电图检查

肌电图是通过记录神经肌肉的生物电活动,从电生理角度来判断神经肌肉的功能变化,对判断括约肌、肛提肌的神经电活动情况有重要参考价值。

四、治疗

直肠内脱垂的治疗包括手术治疗和非手术治疗。研究表明,直肠内脱垂的发生、发展与长期用力排便导致盆底形态学的改变有关。因此,除手术治疗外,非手术治疗也相当重要,很多患者经过非手术治疗可以改善临床症状。

(一)非手术治疗

1.建立良好的排便习惯

让患者了解直肠内脱垂发生、发展的原因,认识到过度用力排便会加重直肠内脱垂和盆底肌肉神经的损伤。因此,在排便困难时,应避免过度用力,避免排便时间过久。

2.提肛锻炼

直肠内脱垂多伴有盆底肌肉松弛,盆底下降,甚至阴部神经的牵拉损伤。坚持定期提肛锻炼,可增强盆底肌肉及肛门括约肌的力量,从而减轻症状。特别是在胸膝位下进行提肛锻炼效果更好。

3.调节饮食

提倡多食富含纤维素的水果、蔬菜等,多饮水,每天 2 000 mL 以上;必要时每晚可口服芝麻香油20～30 mL,使粪便软化易于排出。

4.药物治疗

针对直肠内脱垂并无特效药物,但从中医的角度来讲,直肠内脱垂属于中气下陷,宜补中益气、升举固脱,可采用补中益气汤或提肛散加减等。临床上应根据患者的症状个体化选择用药。

(二)手术治疗

迄今为止文献报道的针对直肠脱垂的手术方法接近百种,手术的目的是控制脱垂、防止大便失禁、改善便秘或排便障碍。手术往往通过切除冗长的肠管和(或)将直肠固定在骶骨岬而达到目的。按照常规的路径,直肠内脱垂的手术方式可分为经腹和经肛门手术两大类。但是,目前评价何种手术方法治疗直肠内脱垂效果较好是困难的,因为缺乏大宗的临床对照研究结果。临床上应根据患者的临床表现,结合术者的经验个体化选择手术方案。

1.直肠黏膜下和直肠周围硬化剂注射疗法

手术适应证:直肠黏膜脱垂和直肠内脱垂,不合并或合并小的直肠前突、轻度的会阴下降。

手术方法:患者取胸膝位,该体位利于操作,使脱垂的黏膜和套叠的直肠复位,以便于将其固定于正常的解剖位置。黏膜下注射经肛门镜,直肠周围注射采用直肠指诊引导。肛周严格消毒后,经肛旁 3 cm 进针,进针 6 cm 至肠壁外后注射。硬化剂采用 5％鱼肝油酸钠,用量 8～10 mL。一般 2 周注射一次,4 次为 1 个疗程。

手术机制:通过药物的致炎作用和异物的刺激,使直肠黏膜与肌层之间、直肠与周围组织之间产生纤维化而粘连固定直肠黏膜和直肠,以防止直肠黏膜或直肠的脱垂。

并发症:如果肛周皮肤消毒不严格,可发生肛周脓肿。

2.直肠黏膜套扎法

手术适应证:直肠中段或直肠下段黏膜内脱垂。

手术方法:患者采用折刀位或左侧卧位。局部浸润麻醉。充分扩肛,使肛管容纳 4 个手指以上。在齿状线上方进行套扎,先用组织钳钳夹齿状线上方 1 cm 左右的直肠松弛的黏膜,用已套上胶圈的两把止血钳的其中一把夹住被组织钳钳夹的黏膜根部,然后用另一把止血钳将胶圈套至黏膜的根部,为防止胶圈的滑脱,可在套扎前在黏膜的根部剪一小口。使胶圈套在切口处。

3.直肠黏膜间断缝扎加高位注射术

手术适应证:直肠远端黏膜脱垂和全环黏膜脱垂,以及直肠全层内脱垂。

(1)体位:取左侧卧位。

(2)钳夹折叠缝合直肠远端松弛的黏膜:先以组织钳夹持齿状线上方 3 cm 处的直肠前壁黏膜,提拉组织钳,随后以大弯血管钳夹持松弛多余的直肠前壁黏膜底部,稍向外拉,以 2-0 铬制肠线在其上方缝合两针,两针的距离约 0.5 cm,使局部的黏膜固定于肌层。以 7 号丝线在大弯血管钳下方贯穿黏膜,然后边松血管钳边结扎。将第一次缝合的组织稍向外拉,再用组织钳在其上方3 cm 处夹持松弛下垂的黏膜,再以大弯血管钳在其底部夹持,要夹住全部的黏膜,但不能夹住肌层。继以 2-0 可吸收缝线在上方结扎 2 针,再如第一次的方法用丝线结扎黏膜。

(3)硬化剂注射:距肛门缘约 8 cm,在其相同的高度的左右两侧以 5 号针头向黏膜下层注入1:1 消痔灵液 5～8 mL,要求药液均匀浸润,然后,再将消痔灵原液注射于被结扎的黏膜部分,2 分钟后,以血管钳将被结扎的两处黏膜组织挤压成坏死的薄片。至此,对直肠前壁黏膜内脱垂的手术完毕。如果属于直肠全周黏膜脱垂,则在直肠后壁黏膜内再进行一次缝扎。

(4)直肠周围注射法:药物以低浓度大剂量为宜,用左手示指在直肠做引导,将穿刺针达左右骨盆直肠间隙,边退针边注药,呈扇形分布。然后穿刺针沿直肠后壁进针 4 cm 左右,达直肠后间隙,注入药物。每个部位注入药物总量 10～15 mL。

手术原理:手术的要点在于消除直肠黏膜的松弛过剩,恢复肠壁解剖结构。本手术方法中的间断缝扎,能使下垂多余的黏膜因结扎而坏死脱落,消除其病理改变。另外肠线的贯穿缝合,能使被保留的黏膜与肌层粘连,有效地巩固远期疗效;同时也有效地防止了当坏死组织脱落时容易引起的大出血。间断缝扎可以直达直肠子宫(膀胱)陷窝的底部,加固了局部的支持结构。经临床观察,凡直肠黏膜脱垂多起于直肠的中、下瓣,尤以下瓣为多,下瓣的位置正好距离肛缘 8 cm左右。在其两侧壁注射硬化剂,能使两侧的黏膜与肌层粘连,局部纤维化,与间断缝扎产生协同作用,加强固定,增强疗效。

手术疗效:本手术具有方法简单、容易掌握、创伤小、疗效佳、设计符合解剖生理学要求等优点。

4.改良 Delorme's 手术

Delorme's 手术是 1900 年第一次报道用于治疗直肠外脱垂的一种手术方法。

(1)手术适应证:直肠远端黏膜脱垂、直肠远端和中位内脱垂。特别适应于长型内脱垂(4～6 cm)。

(2)手术方法:①术前准备同结肠手术,最好采取行结肠镜检查的肠道准备方法。②两叶肛门镜(带有冷光源)牵开肛门,在齿线上 1.5 cm 处四周黏膜下注射 1∶20 万单位去甲肾上腺素生理盐水,总量为 50～80 mL,使松弛的黏膜隆起。③环行切开直肠黏膜,用电刀在齿线上 1～1.5 cm 处环形切开黏膜层。④游离直肠黏膜管,组织钳夹住远端黏膜边缘,一边向下牵拉一边用组织剪在黏膜下层做锐性分离,显露直肠壁的肌层。环形分离一周,一直分离到指诊发现直肠黏膜过度松弛的情况消失,无脱垂存在,整个直肠黏膜呈平滑状态时为止。一般游离下的黏膜长度为 5～15 cm。黏膜管游离的长度主要依术前排便造影所显示的直肠内脱垂的总深度而定。注意切勿分离过长,避免黏膜吻合时张力过大。⑤直肠环肌的垂直折叠缝合:Delorme's 手术要求将分离后的黏膜下肌层做横向折叠缝合,一般用 4 号丝线缝合 4～6 针。如果将黏膜下肌层做垂直折叠缝合一方面加强盆底的功能,另一方面可以减少肌层出血,同时关闭无效腔。⑥吻合直肠黏膜:切断黏膜行黏膜端吻合前须再用硫柳汞消毒创面,用 0 号铬制肠线做吻合,首先上、下、左、右各缝合 4 针,再在每两针间间断缝合,针距为 0.3 cm 左右。⑦吻合完毕后:用油纱条包裹肛管,置入肛管内,可起到压迫止血的作用。⑧术后处理:术后 3～5 天进普食后常规应用缓泻剂以防止大便干燥。患者正常排便后即可停用缓泻剂。

(3)手术注意事项:①Delorme's 手术强调剥离黏膜为 5～15 cm,有时手术操作困难,黏膜容易被撕破。对重度脱垂者剥离 15 cm,一般剥离到黏膜松弛消失为止,如果过多黏膜剥离可导致吻合处张力过大,发生缺血坏死,近端黏膜缩回等严重并发症。②Delorme's 手术强调折叠直肠肌层,在剥离黏膜长度<15 cm 时,可以不做肌层折叠缝合。这样可简化手术步骤,术中行黏膜吻合前彻底止血,加上术后粘连,同样起到肌层折叠的作用。肌层折叠还有导致折叠处狭窄的可能。③若合并直肠前突,在吻合直肠黏膜前,用 4 号丝线间断缝合两侧的肛提肌,加强直肠-阴道隔。④本手术严重的并发症为局部感染,因而术前肠道准备尤为重要,术中严格无菌操作,彻底止血,防止吻合口张力过大。

(罗弘欣)

第十一节 直肠外脱垂

一、病因和发病学

直肠外脱垂是指肛管、直肠、甚至乙状结肠下段向外翻出脱垂于肛门之外。直肠全层脱出，因括约肌收缩，直肠壁静脉回流受阻，不及时回纳，可发生坏死、出血，甚至破裂。

(一)发病率

各种年龄均有发病，小儿 1～3 岁高发，与性别无关，多为直肠黏膜脱垂，5 岁内常常自愈。男性20～40 岁高发，女性 50～70 岁多见，多次妊娠妇女及重体力劳动者多发，临床并不常见。

(二)病因

直肠脱垂与多种病因有关。

1.解剖因素

年老衰弱，幼儿发育不全者，盆底组织软弱，不能支持直肠于正常位置；小儿骶骨弯曲度小、过直；手术外伤损伤肛管直肠周围肌肉或神经。

2.腹压增高

发病多与长期腹泻、习惯性便秘，排尿困难，多次分娩等因素相关，腹内压增高，促使直肠向外推出。

3.其他

内痔或直肠息肉经常脱出，向下牵拉直肠黏膜，造成直肠黏膜脱垂。

二、病理学

脱垂的黏膜常形成环状，色紫红，有光泽，表面有散在出血点。脱出时期长，黏膜增厚，呈紫色，可伴糜烂。如脱出较长，由于括约肌收缩，静脉回流受阻，黏膜红肿及糜烂。如在脱出后长时间未能回复，肛门括约肌受刺激收缩持续加强，肠壁可因血循不良发生坏死、出血及破裂等。

三、临床表现

排便时直肠由肛门脱出，便后自行回缩到肛门内，以后逐渐发展到必须用手托回，伴有排便不尽和下坠感。严重时不仅大便时脱出，在咳嗽、喷嚏、走路等腹压增高的情况下，均可脱出。随着脱垂加重，病史延长，引起不同程度的肛门失禁。常有大量黏液污染衣裤，引起肛周瘙痒。当脱出的直肠被嵌顿时，局部水肿呈暗紫色，甚至出现坏死。

检查时令患者蹲位用力，使直肠脱出。不完全性脱垂仅黏膜脱出，可见圆形、红色、表面光滑的肿物，黏膜皱襞呈放射状。指诊只是两层折叠黏膜。完全性脱垂为全层肠壁翻出，黏膜呈同心环状皱襞，肿物有层层折叠，如倒"宝塔状"。

四、诊断和鉴别诊断

根据病史，让患者下蹲位模拟排便，多可做出诊断。内脱垂常需排便造影协助诊断。黏膜脱垂和全层脱垂的鉴别方法有扪诊法和双合指诊法。扪诊法是用手掌压住脱垂直肠的顶端,稍加压做复位动作,嘱患者咳嗽,有冲击感者为直肠全层脱垂,否则为黏膜脱垂。双合指诊法是用示指插入脱垂直肠腔,拇指在肠腔外作对指,摸到坚韧弹性肠壁者为全层脱垂,否则为黏膜脱垂,同时注意检查脱垂直肠前壁有无疝组织。与环形内痔鉴别较容易,除病史不同外,环形内痔脱垂呈梅花状,痔块之间出现凹陷的正常黏膜,括约肌收缩有力,而直肠脱垂则脱出物呈宝塔样或球形,括约肌松弛无力。此外,肛门手术后黏膜外翻易与之混淆,但该病一般有痔、肛瘘等手术史,脱出黏膜为片状或环状,可有明显的充血、水肿和分泌物增多,用手不能回纳,色鲜红。

五、外科治疗

(一)注射疗法

直肠黏膜下注射硬化剂,治疗部分脱垂患者,按前后左右四点注射至直肠黏膜下,每点注药 1～2 mL。注射到直肠周围可治疗完全性脱垂,造成无菌炎症,使直肠固定。常用药物有 5％甘油溶液等。

(二)手术疗法

1.脱垂黏膜切除

对部分性黏膜脱垂患者,将脱出黏膜做切除缝合。

2.肛门环缩术

麻醉下在肛门前后各切一小口,用血管钳在皮下绕肛门潜行分离,使二切口相通,置入金属线(或涤纶带)结成环状,使肛门容一指通过,以制止直肠脱垂。

3.直肠悬吊固定术

以重度的直肠完全性脱垂患者,经腹手术,游离直肠,用两条阔筋膜(腹直肌前鞘、纺绸、尼龙布等)将直肠悬吊固定在骶骨胛筋膜上,抬高盆底,切除过长的乙状结肠。常用术式包括以下几种。

(1)Ripstein 手术:经腹切开直肠两侧腹膜,将直肠后壁游离到尾骨尖,提高直肠。用宽5 cm Teflon 网悬带围绕上部直肠,并固定于骶骨隆凸下的骶前筋膜和骨膜,将悬带边缘缝于直肠前壁及其侧壁,不修补盆底。最后缝合直肠两侧腹膜切口及腹壁各层。该手术要点是提高盆腔陷凹,手术简单,不需切除肠管,复发率及病死率均较低。但仍有一定的并发症,如粪性梗阻、骶前出血、狭窄、粘连性小肠梗阻、感染和悬带滑脱等并发症。

(2)Ivalon 海绵植入术:此术由 Well 医师首创,故又称 Well 手术,也称直肠后方悬吊固定术。方法:经腹游离直肠至肛门直肠环的后壁,有时切断直肠侧韧带上半,用不吸收缝线将半圆形 Ivalon 海绵薄片缝合在骶骨凹内,将直肠向上拉,并放于 Ivalon 薄片前面,或仅与游离的直肠缝合包绕,不与骶骨缝合,避免骶前出血。将 Ivalon 海绵与直肠侧壁缝合,直肠前壁保持开放 2～3 cm 宽间隙,避免肠腔狭窄。最后以盆腔腹膜遮盖海绵片和直肠。本法优点在于直肠与骶骨的固定,直肠变硬,防止肠套叠形成,病死率及复发率均较低。若有感染,海绵片成为异物,将形成瘘管。本术式最主要的并发症是由植入海绵薄片引起的盆腔化脓。

(3)直肠骶岬悬吊术:早期用大腿阔筋膜两条将直肠固定在骶岬上。肠壁折叠的凹陷必须是向下,缝针不得上,每条宽约2 cm,长约10 cm。直肠适当游离后,将阔筋膜带的一端缝于抬高后的直肠前外侧壁,另一端缝合固定骶岬上,达到悬吊目的。近年来主张用尼龙或丝绸带或由腹直肌前鞘取下两条筋膜代替阔筋膜,效果良好。

(4)直肠前壁折叠术:根据成人完全性直肠脱垂的发病机制,提出直肠前壁折叠术。方法:经腹游离提高直肠。将乙状结肠下段向上提起,在直肠上端和乙状结肠下端前壁自上而下或自下而上做数层横形折叠缝合,每层用丝线间断缝合 5～6 针。每折叠一层可缩短直肠前壁 2～3 cm,每两层折叠相隔 2 cm,肠壁折叠长度一透过肠腔,只能穿过浆肌层。由于折叠直肠前壁,使直肠缩短、变硬,并与骶部固定(有时将直肠侧壁缝合固定于骶前筋膜),既解决了直肠本身病变,也加固了乙、直肠交界处的固定点,符合治疗肠套叠的观点。有一定的复发率(约 10%),主要并发症包括排尿时下腹痛、残余尿、腹腔脓肿、伤口感染。

(5)Nigro 手术:Nigro 认为,由于耻骨直肠肌失去收缩作用,不能将直肠拉向前方,则盆底缺损处加大,肛直角消失,直肠呈垂直位,以致直肠脱出,因此他主张重建直肠吊带。Nigro 用 Teflon 带与下端直肠之后方及侧位固定,并将直肠拉向前方,最后将 Teflon 带缝合于耻骨上,建立"肛直角"。手术后直肠指诊可触及此吊带,但此吊带无收缩作用。此手术胜于骶骨固定之优点是盆腔固定较好,由于间接支持了膀胱,尚可改善膀胱功能。此手术难度较大,主要并发症为出血及感染,需有经验的医师进行。

4.脱垂肠管切除术

(1)Altemeir 手术:经会阴部切除直肠乙状结肠。Altemeir 主张经会阴部一期切除脱垂肠管。此手术特别适用于老年人不宜经腹手术者,脱垂时间长,不能复位或肠管发生坏死者。优点是:从会阴部进入,可看清解剖变异,便于修补;麻醉不需过深;同时修补滑动性疝,并切除冗长的肠管;不需移植人造织品,减少感染机会;病死率及复发率低。但本法仍有一定的并发症,如会阴部及盆腔脓肿,直肠狭窄等。

(2)Goldberg 手术(经腹切除乙状结肠、固定术):由于经会阴部将脱垂肠管切除有一定的并发症,Goldberg 主张经腹部游离直肠后,提高直肠,将直肠侧壁与骶骨骨膜固定,同时切除冗长的乙状结肠,效果良好。并发症主要包括肠梗阻、吻合口瘘、伤口裂开、骶前出血、急性胰腺炎等。

(罗弘欣)

第十二节　直　肠　癌

一、病因

直肠癌是指直肠齿线以上至乙状结肠起始部之间的癌肿。病因与直肠腺瘤、息肉病、慢性炎症性病变有关,与饮食结构的关系主要是致癌物质如非饱和多环烃类物质的增多,以及少纤维、高脂肪食物有关。少数与家族性遗传因素有关,如家族性直肠息肉病。近 20 年我国结直肠癌的发病率由低趋高,结直肠癌占全部癌症的约 9.4%。直肠癌占大肠癌约 70%。2005 年我国的发病数和死亡数已经超过美国。结直肠癌男多于女,但女性增加速度较快,男女比例由 1.5∶1.0 增加至 1.3∶1.0,且发病年龄提前,并随年龄增加而增长。有资料表明合并血吸虫病者多见。在我国直肠癌约 2/3 发生在腹膜反折以下。

二、病理

乙状结肠在相当于 S₃ 水平处与直肠相续接。直肠一般长 15 cm,其行程并非直线,在矢状面有一向后的直肠骶曲线,过尾骨后又形成向前会阴曲。在额状面上形成 3 个侧曲,上下两个凸向右面,中间一个凸向左面。由于上述特点,直肠癌手术游离直肠后从病灶到直肠的距离可略有延长,使原来认为不能保留肛门的病例或许能做保留肛门的手术。直肠于盆膈以下长 2～3 cm 的缩窄部分称为肛管,肛管上缘为齿状线,其上的大肠黏膜由自主神经支配,无痛觉;齿状线以下的肛管由脊神经支配有痛觉。直肠肠壁分为黏膜层、黏膜肌层、黏膜下层、肠壁肌层及浆膜层(腹膜反折下直肠无浆膜层)。黏膜下层有丰富的淋巴管和血管网。齿状线上的淋巴管主要向上引流,经直肠上淋巴结、直肠旁淋巴结以后注入肠系膜下动根部淋巴结。淋巴管分短、中、长 3 类,其中大部分为短的,它们直接引流至直肠旁淋巴结。而中、长两类淋巴管则可直接引流至位于肠系膜下动脉分出的左结肠动脉或乙状结肠动脉处的淋巴结。所以临床上可见有些患者无直肠旁及直肠上动脉旁淋巴结转移,但已有肠系膜下动脉旁淋巴结转移。在淋巴结转移的患者中约有 12％的病例可发生这种"跳跃性转移",所以直肠癌手术应考虑高位结扎和切断肠系膜下动脉,以清除其邻近之淋巴结。

腹膜反折下的直肠淋巴引流除上述引流途径外,还存在向两侧至侧韧带内的直肠下动静脉旁淋巴结,然后进入髂内淋巴结的途径,以及向下穿过肛提肌至坐骨直肠窝内的肛门动静脉旁的淋巴结再进髂内淋巴结的途径。

(一)病理分型

1.大体分型

(1)肿块型(菜花型、软癌):肿瘤向肠腔内生长、瘤体较大,呈半球状或球状隆起,易溃烂出血并继发感染、坏死。该型多数分化比较高,浸润性小,生长缓慢,治疗效果好。

(2)浸润型(缩窄型、硬癌):肿瘤环绕肠壁各层弥漫浸润,使局部肠壁增厚,但表面无明显溃疡和隆起,常累及肠管全周,伴纤维组织增生,质地较硬,肠管周径缩小,形成环状狭窄和梗阻。该型分化程度较低,恶性程度高,出现转移早。

(3)溃疡型:多见,占直肠癌一半以上。肿瘤向肠壁深层生长并向肠壁外浸润,早期可出现溃疡,边缘隆起,底部深陷,呈火山口样改变,易发生出血、感染,并易穿透肠壁。细胞分化程度低,转移早。

2.组织分型

(1)腺癌:结直肠癌细胞主要是柱状细胞、黏液分泌细胞和未分化细胞。主要是管状腺癌和乳头状癌,占 75％～85％,其次为黏液腺癌占 10％～20％。还有印戒细胞癌及未分化癌,后两者恶性程度高预后差。

(2)腺鳞癌:亦称腺棘细胞癌,肿瘤由腺癌细胞和鳞癌细胞构成。其分化程度多为中度至低度。腺鳞癌主要见于直肠下段和肛管,临床少见。

直肠癌可以在一个肿瘤中出现两种或两种以上的组织类型,且分化程度并非完全一致,这是结直肠癌的组织学特点。

(二)临床分期

临床病理分期的目的在于了解肿瘤发展过程,指导拟订治疗方案及估计预后。国际一般沿用改良的 Dukes 分期及 TNM 分期法。

1.我国对 Dukes 补充分期

癌仅限于肠壁内为 Dukes A 期。穿透肠壁侵入浆膜和（或）浆膜外,但无淋巴结转移者为 B 期。有淋巴结转移为 C 期,其中淋巴结转移仅限于癌肿附近如直肠壁及直肠旁淋巴结者为 C_1 期;转移至系膜淋巴结和系膜根部淋巴结者为 C_2 期。已有远处转移或腹腔转移或广泛侵及邻近脏器无法手术切除者为 D 期。

2.TNM 分期

T 代表原发肿瘤,Tx 为无法估计原发肿瘤;无原发肿瘤证据为 T_0;原位癌为 Tis;肿瘤侵及黏膜下层为 T_1;侵及固有肌层为 T_2;穿透肌层至浆膜下为 T_3;穿透脏腹膜或侵及其他脏器或组织为 T_4。N 为区域淋巴结,Nx 无法估计淋巴结;无淋巴结转移为 N_0;转移至区域淋巴结 1～3 个为 N_1;4 个及 4 个以上淋巴结为 N_2。M 为远处转移,无法估计为 Mx;无远处转移为 M_0;凡有远处转移为 M_1。

(三)直肠癌的扩散与转移

1.直接浸润

癌肿首先直接向肠管周围及向肠壁深层浸润生长,向肠壁纵轴浸润发生较晚,癌肿浸润肠壁 1 周需 1～2 年。直接浸润可穿透浆膜层侵入邻近脏器(如子宫、膀胱等),下段直肠癌由于缺乏浆膜层的屏障,易向四周浸润,侵入前列腺、精囊腺、阴道、输尿管等。

2.淋巴转移

此为主要转移途径。上段直肠癌向上沿直肠上动脉、肠系膜下动脉及腹主动脉周围淋巴结转移。发生逆行转移的现象非常少见。如淋巴液正常流向的淋巴结发生转移且流出受阻时,可逆性向下转移。下段直肠癌(以腹膜反折为界)向上方和侧方发生转移为主。大量的现代研究表明,肿瘤下缘 2 cm 淋巴结阳性者非常少见。齿状线周围的癌肿可向上、侧、下方转移。向下方转移可表现为腹股沟淋巴结肿大。淋巴转移途径是决定直肠癌手术方式的依据。

3.血行转移

癌肿侵入静脉后沿门静脉转移至肝脏;也可由髂静脉至腔静脉然后转移至肺、骨、脑等。直肠癌手术时有 10%～15% 已有肝转移,直肠癌梗阻时和手术中挤压易造成血行转移。

4.种植转移

十分少见,上段直肠癌时偶有种植发生。

三、临床表现

直肠癌早期无明显症状,癌肿破溃形成溃疡或感染时才出现症状。一般为症状出现的频率依次为便血(80%～90%)、便频(60%～70%)、便细(40%)、黏液便(35%)、肛门疼痛(20%)、里急后重(20%)、便秘(10%)。

(一)肿瘤出血引起的症状

1.便血

肿瘤表面与正常黏膜不同,与粪便摩擦后容易出血。尤其是直肠内大便干硬,故为常见症状。

2.贫血

长期失血超过机体代偿从而出现。

（二）肿瘤阻塞引起的症状

肿瘤部位因肠蠕动加强，可发生腹痛，侵及肠壁或生长到相当体积时可发隐痛。肠管狭窄时可出现肠鸣、腹痛、腹胀、便秘、排便困难。大便变形、变细。

（三）肿瘤继发炎症引起的症状

肿瘤本身可分泌黏液，当继发炎症后，不仅使粪便中黏液增加，还可出现排便次数增多腹痛，病灶越低症状约明显。

（四）其他原发灶引起的症状

当肿瘤位于直肠时常无痛觉，当肿瘤侵及肛管或原发灶起于肛管时可出现肛门疼痛，排便时加剧，有时误认为肛裂。

（五）肿瘤转移引起的症状

1.肿瘤局部浸润引发症状

直肠癌盆腔有较广泛浸润时，可引起腰骶部酸痛、坠胀感；肿瘤浸润或压迫坐骨神经、闭孔神经根，可引起坐骨神经痛及闭孔神经痛；侵及阴道或膀胱可出现阴道流血或血尿；累及两侧输尿管时可引起尿闭、尿毒症。

2.肿瘤血行播散引起的症状

距肛门 6 cm 以下的直肠癌其血行播散的机会比上段直肠癌高 7 倍。相应的出现肺、骨、脑等器官的症状。

3.种植引起的症状

肿瘤穿透浆膜层进入游离腹腔，种植于腹膜面、膀胱直肠窝或子宫直肠窝等部位，直肠指检可触及该区有种植结节。当有腹膜广泛种植时，可出现腹水及肠梗阻。

4.淋巴转移症状

左锁骨上淋巴结转移为晚期表现。也可有腹股沟区淋巴结肿大。

（六）某些特殊表现

1.肿瘤穿孔

可出现直肠膀胱瘘、直肠-阴道瘘。可有尿路感染症状或阴道粪便流出等。

2.晚期肿瘤

体重下降、肿瘤热等。肿瘤坏死、感染、毒素吸收引起的发热一般在 38 ℃左右。腹水淋巴结压迫髂静脉可引起下肢、阴囊、阴唇水肿。压迫尿道可引起尿潴留。

四、诊断

直肠癌的诊断根据病史、体检、影像学、内镜检查和病理学诊断准确率可达 95％以上。临床上不同程度的误诊或延误诊断，常常是患者或医师对大便习惯或性状的改变不够重视，或警惕性不高造成的。通常对上述患者进行肛门指检或电子结肠镜检查，发现有直肠新生物的结合活检病理检查即可明确诊断。

（一）直肠肛门指检

简单易行，是直肠癌检查最基本和最重要的检查方法。一般可发现距肛门 7～8 cm 的直肠内肿物，若嘱患者屏气增加腹压则可达更高的部位。检查前先用示指按摩肛门后壁，使肛门括约肌松弛，在嘱患者张嘴哈气的同时将示指缓慢推进。检查时了解肛门是否有狭窄，如有肿块应注意其位置、大小、硬度、基底活动度、黏膜是否光滑、有无溃疡、有无压痛、是否固定于骶骨、盆骨。

如病灶位于前壁,男性必须查明与前列腺的关系,女性应查明是否累及阴道后壁。直肠完全固定的患者由于会阴部受侵袭,其各部位检查时都有狭窄的感觉。了解肿瘤下缘距肛门的距离有助于手术方式的选择。对于肥胖或者触诊不佳的患者可采用膝直位(站立屈膝)。

(二)实验室检查

1.大便潜血试验

简便易行,可作为直肠癌普查初筛方法。

2.血红蛋白检查

肿瘤出血可引起贫血。凡原因不明的贫血应建议做钡剂灌肠或电子结肠镜检查。

3.肿瘤标志物检查

目前公认最有意义的是癌胚抗原 CEA,主要用于预测直肠癌的预后和监测复发。

(三)内镜检查

凡有便血或大便习惯性状改变、经直肠指检无异常发现者,应常规行电子结肠镜检查。内镜检查可直接观察病灶情况并能取活体组织做病理学诊断。取活检时要考虑不同部位的肿瘤细胞分化存在差异,所以要多点性活检。如果活检阴性,应重复活检,对有争议的病例,更需了解病变的大体形态。

(四)影像学检查

1.钡剂灌肠检查

钡剂灌肠检查是结肠癌的重要检查方法,对直肠癌的诊断意义不大,用以排除结、直肠癌多发癌和息肉病。

2.腔内 B 超检查

用腔内探头可检查癌肿浸润肠壁的深度及有无侵犯邻近脏器,可在术前对直肠癌的局部浸润程度进行评估。

3.腹部超声检查

由于结、直肠癌手术时有 10%~15% 同时存在肝转移,腹部 B 超应列为常规。

4.CT 及磁共振(MRI)检查

可以了解直肠癌盆腔内扩散情况,有无侵犯膀胱、子宫及盆壁,是术前常用的检查方法。腹部的CT 或 MRI 检查可扫描有无肝转移癌。对肿瘤的分期及手术方案的设计均有帮助。

5.正电子发射计算机断层显像(PET)

PET 是一种能够检查功能性改变的仪器。它的显像技术分别采用了高科技的医用回旋加速器、热室和 PET 扫描仪等,是将极其微量的正电子核素示踪剂注射到人体内,然后采用特殊的体外测量装置探测这些正电子核素在体内的分布情况,通过计算机断层显像方法显示人的大脑、心脏及人体其他主要器官的结构和代谢功能状况。其原理是将人体代谢所必需的物质,如葡萄糖、蛋白质、核酸、脂肪酸等标记上短寿命的放射性核素(如^{18}F)制成显像剂(如氟代脱氧葡萄糖,简称 FDG)注入人体后进行扫描成像。因为人体不同组织的代谢状态不同,所以这些被核素标记了的物质在人体各种组织中的分布也不同,如在高代谢的恶性肿瘤组织中分布较多,这些特点能通过图像反映出来,从而可对病变进行诊断和分析。PET 是目前唯一可在活体上显示生物分子代谢、受体及神经递质活动的新型影像技术,是一种代谢功能显像,能在分子水平上反映了人体的生理或病理变化。现已广泛用于多种疾病的诊断与鉴别诊断、病情判断、疗效评价、脏器功能研究和新药开发等方面。其特点是灵敏度高、特异性高、全身显像、安全可靠,对微小癌灶有较高的检出率。但由于其费用昂贵目前尚不能在临床上普及。

(五)其他检查

低位直肠癌伴有腹股沟淋巴结肿大时应行淋巴结活检。肿瘤位于直肠前壁的女性患者应做阴道检查及双合诊检查。男性患者有泌尿系症状时应行膀胱镜检查。

五、鉴别诊断

直肠癌过去易被误诊为痔疮、菌痢、阿米巴痢疾、血吸虫病和慢性直肠炎,主要原因是患者和医师忽视病史及直肠指检。对于经久不愈的肛瘘需注意恶变的可能性,钳取活体组织病理检查有助诊断。对慢性经久不愈的肠腔溃疡、证实为血吸虫肉芽肿者、女性子宫内膜异位症异位于直肠者均需警惕,密切观察,必要时活检病理明确诊断。

(一)类癌

可见于胃底至肛门整个消化道。起于近肠腺腺管底部之嗜银细胞。癌细胞大小、形态、染色较均匀一致,典型的类癌细胞呈多边形,胞质中等,核圆,染色不深,常见巢团状、缎带状、腺泡状和水纹状 4 种结构。类癌侵入黏膜下层时,一般认为不致转移,可以局部切除治疗,担当侵入肠壁肌层时,则可发生转移。肿瘤<2 cm常无转移,超过 2 cm 可有转移。

类癌综合征:由于 5-羟色胺水平异常而表现为皮肤潮红、腹泻、哮喘、发绀、呼吸困难、指间关节疼痛、精神失常及心内膜纤维病变。临床上出现类癌综合征十分罕见。直肠癌和直肠类癌可通过病理诊断鉴别。

(二)腺瘤

直肠黏膜上任何可见的突起,不论其大小、形状及组织学类型,均称为息肉,与直肠癌发病有关的仅为新生物性息肉,即腺瘤。直肠腺瘤为一重要的癌前病变。对于早期的直肠癌需要与之鉴别。主要是内镜下的鉴别。

1.管状腺瘤

以直肠和乙状结肠内最为多见。腺瘤大多有蒂,呈球状或椭圆形,表面光滑,色泽较红,0.2～2.5 cm 大小,绝大多数在 1 cm 以内,有的似米粒或绿豆大小,在内镜下可活检整个咬除或圈套器电烧切除。其癌变率为 10%～15%。

2.绒毛状腺瘤

表面有一层绒毛和乳头状突起,伴有黏液附着。外形似草莓或菜花状,有的呈分叶状结构,基底通常较宽,有的可有蒂,大小为 0.6～0.9 cm,组织松软塌附在肠壁,较脆,触之易出血,癌变率约50%。

3.混合性腺瘤

即管状-绒毛腺瘤,具有管状和绒毛状腺瘤的两种特征。可有蒂或无蒂,一般体积较大,50%超过1.5 cm。癌变率为 30%～40%。

4.多发性腺瘤

腺瘤呈多发散在各个肠段,2 个以上 100 个以下,绝大多数是在 50 个以下,大小为 0.2～1.5 cm。有时腺瘤密布一处,伴有溃疡、坏死,常提示有癌变,癌变率为 25%～100%。

5.家族性多发性腺瘤病

家族性多发性腺瘤病又称遗传性息肉病,是一种遗传基因失常引起的疾病,有明显的家族史。腺瘤在 100 个以上,呈弥漫性分布,左半结肠为多,其次为盲肠,大小从 0.2～2.0 cm,大多有蒂似葡萄样悬挂在肠壁,多可达上千或上万个无法计数,如腺瘤呈巢状分布在一处极易发生癌变,癌变率25%~100%。家族性多发性腺瘤病术前应做电子结肠镜检查全结肠和末端回肠,若末端回肠内有腺瘤,全结直肠切除就失去根治的意义。

六、治疗

直肠癌的治疗方法目前公认的为外科手术、化疗、放疗、生物学治疗,采取外科综合疗法直肠癌的5年生存率已大为提高。

(一)手术治疗

手术切除仍然是直肠癌的主要治疗方法。凡是能切除的直肠癌如无手术禁忌证都应尽早实施直肠癌根治术,切除的范围包括癌肿、足够的两端肠段、已侵犯的邻近器官的全部或部分、四周可能被浸润的组织及全直肠系膜和淋巴结。如不能进行根治性切除时,也应该进行姑息性切除,使症状得到缓解。如伴发能切除的肝转移癌应该同时切除。外科治疗的目标已经从最初单纯追求手术彻底性转向根治和生活质量兼顾两大目标。通过对直肠癌病理解剖的研究,手术操作技术的改进和器械的发展,直肠癌可行保肛手术的比例明显提高,一度被认为是直肠癌的"金标准手术"——腹会阴切除术已被直肠系膜全切除(TME)所取代。近年的临床实践表明,TME的操作原则为低位直肠癌手术治疗带来了4个结果:降低了局部复发率;提高了保肛手术成功率;保全了术后排尿生殖功能;提高了术后5年生存率。

全直肠系膜切除术(total mesorectal excision,TME)或称直肠周围系膜全切除术(complete circumferential mesorectal excision,CCAQ),得到越来越广泛的认可和应用,并已成为直肠癌手术的"金标准"。

TME技术的关键是在直视下沿脏层筋膜和壁层筋膜之间的无血管间隙进行锐性分离,分别距主动脉和脾静脉1 cm处结扎肠系膜下动静脉。清扫附近淋巴结,然后在直视下用剪刀沿盆腔壁、脏层筋膜之间进行解剖,将左右腹下丛内侧的盆脏筋膜、肿瘤及直肠周围系膜完全切除,下端至肛提肌平面。切除时沿直肠系膜外表面锐性分离,分离侧方时,在直肠系膜和盆腔自主神经丛(pelvic autonomic nerve plexus,PANP)之间进行锐性分离,使光滑的盆脏筋膜完好无损,就能避免损伤盆壁筋膜,也保护了PANP。分离直肠侧韧带时要尽可能远离肿瘤,避免损伤PANP,否则可能导致副交感神经的损伤。分离后方时,沿骶前筋膜进行,其中只有细小血管,电凝处理即可。在S_3平面之下,可遇到直肠骶骨筋膜,它由盆筋膜壁层和脏层在后中线融合而成,将其剪断,使骶前间隙充分暴露,然后锐性解剖至尾骨尖。分离前方时,在直肠膀胱/子宫陷窝前1 cm处将盆腔腹膜切开,腹膜切口应包括全部腹膜反折。在膀胱后方正中,可辨认出分离层次。沿Denonvilliers筋膜前面锐性解剖至触及前列腺尖端或至直肠-阴道隔的底部,将筋膜和其后方的脂肪组织与标本一并切除。该步骤因此处间隙狭窄颇为困难,须使用深部骨盆拉钩、牵引和对抗牵引。一般在肛提肌上方的肿瘤很少侵犯该肌,因此多可紧贴该肌筋膜分离至肛门:将直肠周围组织松解后,肿瘤远端常可延长出4~5 cm的正常肠壁。目前,认为直肠癌远端系膜切除5 cm肠管是安全的,对低分化癌灶,若远端切除少于2 cm或术中有怀疑的患者应将远端吻合圈行术中冷冻切片检查,以保证远端无癌细胞。吻合器技术的进步使得低位吻合变得更加容易,直肠残端在肛提肌以上保留2~4 cm(吻合口一般距肛门缘5~8 cm)即能安全吻合,如果做腹会阴切除,应待盆腔解剖至肛提肌的肛缝时再开始会阴组手术。TME切除了包裹在盆脏筋膜内的全部直肠系膜,其目的在于整块地切除直肠原发癌肿及所有的区域性播散。若在正确的平面中进行操作,除直肠侧血管外无其他血管,直肠侧血管剪断后可用纱布压迫,一般无须结扎(图 4-1,图 4-2)。

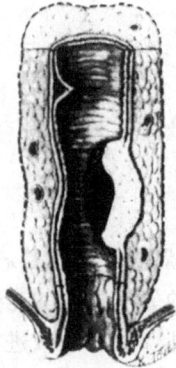

图 4-1 TME 示意图

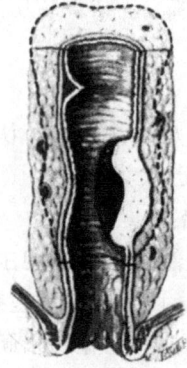

图 4-2 传统手术示意图

临床上将直肠癌分为低位直肠癌(距齿状线 5 cm 以内),中位直肠癌(距齿状线 5~10 cm);高位直肠癌(距齿状线 10 cm 以上)。手术方式的选择根据癌肿所在部位、大小、活动度、细胞分化程度,以及术前的排便控制能力等综合因素判断。

1.局部切除术

适用于早期瘤体<2.5 cm、局限于黏膜或黏膜下层、分化程度高的直肠癌。手术方式主要有经肛局部切除术和借助专门的直肠腔内手术器械电视下完成切除。

2.腹会阴联合直肠癌根治切除术(Miles 手术)

适用低位直肠癌无法保留肛门者。①癌肿下缘距肛缘 5 cm 以内;②恶性程度高;③肛管、肛周的恶性肿瘤。切除范围包括乙状结肠远端、全部直肠、肠系膜下动脉及其区域淋巴结、全直肠系膜、肛提肌、坐骨直肠窝内脂肪、肛管及肛门周围 3~5 cm 的皮肤、皮下组织及全部肛门括约肌,于左下腹永久性乙状结肠单腔造口。

3.经腹直肠癌切除、结肠直肠骶前吻合术(Dixon 手术)

经腹直肠癌切除、结肠直肠骶前吻合术(Dixon 手术)是目前最多的直肠癌根治术式,适用于中高位直肠癌。遵循 TME 原则。由于吻合口位于齿状线附近,在术后一段时间内大便次数增多,排便控制较差。

4.腹腔镜直肠癌切除术(腹腔镜 Miles 或 Dixon 手术)

利用腹腔镜专门的器械如电刀、超声刀、智能电刀、结扎锁、切割闭合器、吻合器等进行,据有创伤小,解剖精密清晰,术后恢复快等优点。使得患者总体保肛可能性扩大,改善了术后生存质量。遵循 TME 原则。需要掌握适应证。

5.经腹直肠癌切除、近端造口、远端封闭手术(Hartmann 手术)

适用全身一般情况很差,不能耐受 miles 手术或急性梗阻不宜行 Dixon 手术的直肠癌患者。

6.其他

晚期直肠癌当患者发生排便困难或肠梗阻时,可行乙状结肠双腔造口。

(二)化学治疗

化疗作为根治性手术的辅助治疗可以提高 5 年生存率,对于不能手术切除癌肿的患者亦能有效。给药途径有动脉灌注、门静脉给药、术后腹腔灌注给药及温热灌注化疗等。通常采用联合化疗,静脉给药亦即全身化疗。主要的方案有:FOLFOX4 或 mFOLFOX6(奥沙利铂＋亚叶酸钙＋氟尿嘧啶);FOLFIRI(伊立替康＋亚叶酸钙＋氟尿嘧啶);CapeOX(奥沙利铂＋卡培他滨)等。为提高疗效可根据病情采用"三明治"方案即手术前辅助放化疗＋手术＋手术后放化疗。

（三）放射治疗

放疗作为手术切除的辅助疗法有提高疗效的作用。对于无法手术的患者也可单独或联合化疗使用。术前的放疗可以令癌症降期提高手术切除率,减低术后的复发率。术后放疗仅适用于晚期或手术未达到根治或术后复发的患者。

（1）放疗野应该包括肿瘤、瘤床及 2～5 cm 的安全边缘、骶前淋巴结、髂内淋巴结。T_4 肿瘤侵犯前方结构时需照射髂外淋巴结,肿瘤侵犯远端肛管时需照射腹股沟淋巴结。

（2）应用多野照射技术(一般 3～4 个照射野)。应采取改变体位或者其他方法尽量减少照射野内的小肠。

（3）腹会阴联合切除术后患者照射野应包括会阴切口。

（4）当存在正常组织放疗相关毒性的高危因素时,应该考虑采用调强治疗(IMRT)或者断层治疗。同时也需要注意覆盖足够的瘤床。

（5）治疗剂量。盆腔剂量 40～50 Gy,用 25～28 次。对于可切除的肿瘤,照射 45 Gy 之后应考虑瘤床和两端 2 cm 范围予加剂量。术前追加剂量为每 3 次 5.4 Gy,术后放疗为每 3～5 次 4.3～9.0 Gy。小肠剂量应限制在 45 Gy 以内。肿瘤切除后,尤其是 T_4 或者复发性肿瘤,若切缘距肿瘤太近或切缘阳性,可考虑术中放疗(IORT)作为追加剂量。如果没有 IORT 的条件,应尽快在术后、辅助化疗前,考虑予局部追加外照射 10～20 Gy。对于不可切除的肿瘤,放疗剂量应超过 54 Gy。

（6）放疗期间应同期使用以 5-FU 为基础的化疗。可以每天 1 次持续灌注,也可以静脉推注。

（四）生物学治疗

直肠癌的生物治疗目前主要为分子靶向治疗。分子靶向治疗是现在肿瘤治疗领域的突破性和革命性的发展,代表了肿瘤生物治疗目前的最新的发展方向。

靶向治疗分为三个层次,器官靶向、细胞靶向和分子靶向。分子靶向是靶向治疗中特异性的最高层次,它是针对肿瘤细胞里面的某一个蛋白质的分子,一个核苷酸的片段,或者一个基因产物进行治疗。肿瘤分子靶向治疗是指在肿瘤分子细胞生物学的基础上,利用肿瘤组织或细胞所具有的特异性(或相对特异的)结构分子作为靶点,使用某些能与这些靶分子特异结合的抗体、配体等达到直接治疗或导向治疗目的的一类疗法。

分子靶向治疗是以病变细胞为靶点的治疗,相对于手术、放疗、化疗三大传统治疗手段更具有治本功效。分子靶向治疗具有较好的分子选择性,能高效并选择性地杀伤肿瘤细胞,减少对正常组织的损伤,而这正是传统化疗药物治疗难以实现的临床目标。

针对直肠癌的分子靶向治疗药物目前有爱必妥、贝伐单抗、西妥昔单抗。目前,分子靶向治疗药物必须与化疗药物一起使用方能起效。

（罗弘欣）

第十三节　痔

痔是最常见的肛肠疾病。肛垫的支持结构、静脉丛及动静脉吻合支发生病理性改变或移位称为内痔；齿状线以下静脉丛的病理性扩张或血栓形成称为外痔；内痔通过静脉丛吻合支与相应部位的外痔相互融合称为混合痔。痔确切的发病率很难统计，很多患者已经有了临床症状但并不去就诊，任何年龄都可生痔，随年龄增长，发病率逐渐增高，痔的症状也逐渐加重。据不完全统计，痔手术占肛肠外科手术的 50% 以上，是肛门手术中最基本的手术。

一、病因

痔的致病原因还未完全清楚，静脉回流障碍、肛垫脱垂、饮食结构和行为因素等均是导致痔症状恶化的因素。

(一)静脉回流障碍

在正常应力情况和排便时痔充血，接着就会恢复正常，但如果患者内痔部分承受应力时间延长，如慢性便秘、妊娠、慢性咳嗽、盆腔肿物、盆底功能障碍或腹水状态等，由于腹内压增高，内痔静脉回流受阻，内痔就会持续淤血。也会呈现和慢性便秘相同的状况。门静脉高压症与痔的发生无直接关系。

(二)肛垫脱垂

痔由肛垫形成，包含血管、结缔组织、Trietz 肌和弹性纤维构成。Trietz 肌起于联合纵肌，对痔起到支撑作用，将痔固定于内括约肌。这些支持组织一旦变弱，痔就会变得越来越有移动性并可以出现脱垂，痔脱垂后，静脉回流受阻，痔体积增大，痔支持组织就会进一步弱化，形成恶性循环。

(三)饮食结构和行为因素

饮食结构和行为方式也是产生痔症状的因素。低纤维饮食使得大便干硬、便秘，从而使痔组织承受过多应力，使痔组织脱垂。干硬大便还能损伤局部组织，引起出血。如厕习惯和排便方式被广泛认为可以影响痔症状的进展，长时间坐便使得痔组织承受更长时间的应力。

便秘可以加重痔的临床症状，而腹泻和肠运动增快也会引起相同的结果。区别于其他因素，高龄是一个独立的影响因素，组织学证据表明 Trietz 肌随着年龄的增长，支持作用逐渐下降。

(四)湿热学说

中医学论痔是湿热所致，大肠湿热应随粪便排出，如排出不畅，蓄积日久，肛门和直肠受其毒害，则生成痔。

二、分类

按痔所在解剖部位分为 3 类。

(一)内痔

发生在齿线上方、被覆直肠黏膜，常位于直肠下端左侧、右前、右后位置。根据痔的脱垂程度将痔分为 4 度：Ⅰ度——内痔位于肛管内，不脱垂；Ⅱ度——大便时内痔脱出肛门外，可自行还纳；Ⅲ度——内痔脱出，需用手协助还纳；Ⅳ度——内痔脱出无法还纳。

(二)外痔

发生在齿线下方，被覆肛管皮肤。外痔分为血栓性外痔、结缔组织性外痔、静脉曲张性外痔和炎性外痔。

(三)混合痔

发生在齿线附近，有内痔和外痔两种特性。当混合痔逐步发展，痔块脱出在肛周呈梅花状时，称为环形痔。

三、临床表现

内痔可能表现为便血、脱出、疼痛、瘙痒和肛周不洁等。

(一)便血

特征性的内痔便血为大便时鲜红色血便，患者往往描述为卫生纸染血、便盆内滴血或者喷血。内痔出血一般发生在排便结束时，由于大便损伤了增大的痔组织从而导致出血。该症状必须和血与大便混合的混合血便相鉴别，后者往往预示着结直肠恶性肿瘤。

(二)痔脱出

内痔内脱垂可引起便后充盈感、便急、或排便不尽感。如果内痔完全脱垂，患者会感到肛门外肿块，常常引起肛周潮湿或污染。当黏膜脱垂时，黏液、血、大便可以污染肛周。脱出的内痔可自动还纳或需用手协助还纳。

(三)疼痛

单纯性内痔无疼痛，可有肛门部坠胀感。如有嵌顿、感染和血栓形成则有疼痛。

(四)瘙痒

痔脱出时分泌物增多，刺激肛门周围皮肤，引起瘙痒。

外痔可以表现为肛周多余组织、包块、便血或者便后清洁困难，另外外痔可以引起肛周炎症，症状往往没有内痔那么严重，部分患者表现为轻微的肛门急性疼痛，这种疼痛往往在腹泻或便秘以后出现，有时也可以没有明显的诱因。

四、诊断和鉴别诊断

痔的诊断主要依靠病史和肛门直肠检查。

(一)病史

详细询问病史，包括排便习惯、便秘、腹泻、便急、便频，以及便血情况等。比如混合血便和排便习惯改变，往往预示着恶性病变，慢性腹泻引起肛门疼痛往往提示 CD，肛周包块流脓往往提示脓肿或肛瘘，不伴有便血或脱垂的慢性肛门瘙痒往往提示皮肤炎症，大便后肛门疼痛往往提示肛裂等，如有间断性出血或肿块脱出，应想到内痔。

(二)肛门直肠检查

肛门直肠检查时视诊可以分辨外痔、皮赘、内痔脱出、直肠脱垂、皮肤损伤、肛裂、肛瘘、脓肿、肛管癌、皮疹或皮炎。对硬结、压痛区、包块或外痔血栓应仔细触诊。如为痔，可见突出肿块，其下部被覆皮肤，上部被覆黏膜，上方黏膜可见灰白色鳞状上皮，部分严重患者可见局部溃烂。指诊发现肛门松弛，部分患者可触及软块或纵行褶皱。

直肠镜或肛门镜检查发现在齿线上方可见曲张静脉突起或圆形痔块，红紫色，黏膜光滑，有时可见出血点或溃烂。

五、治疗

痔的治疗就是针对痔临床症状的治疗,由于痔组织是正常解剖结构的一部分,没有必要全部去除。

痔的治疗措施分为 3 类:①保守治疗,包括饮食疗法和行为治疗;②门诊治疗;③手术治疗。

治疗时应遵循以下 3 个原则:①无症状的痔无须治疗;②有症状的痔无须根治;③以非手术治疗为主。

(一)保守治疗

在痔的初期,增加纤维进食、增加饮水、改变不良排便习惯可改善症状,不需特殊治疗。坐浴治疗缺乏客观证据支持,然而,许多患者感到坐浴可以缓解痔的症状,考虑到坐浴成本低、风险小,还是应该继续向患者推荐坐浴疗法。

(二)注射疗法

注射疗法是一种内痔固定技术,这种门诊治疗技术是应用化学药剂来形成局部纤维化并将痔固定于内括约肌,同时,硬化剂破坏内痔血管,使得痔缩小。临床有多种硬化剂,常见硬化剂包括 5%苯酚植物油、5%奎宁尿素水溶液、4%明矾水溶液等。治疗时在齿状线近端 1～2 cm 处的内痔基底部或接近基底部注入 2～3 mL 硬化剂。硬化剂应注入黏膜下层,尽量避免注入黏膜层或肌层,后者会引起局部黏膜脱落,从而导致溃疡形成或引起剧烈疼痛。注射疗法的并发症通常是由于将硬化剂注射到了错误的解剖间隙,从而引起严重的炎性反应,形成脓肿,引起尿潴留,甚至阳痿。

(三)红外线凝固疗法

适用于Ⅰ度、Ⅱ度内痔,红外线凝固疗法采用红外辐射产生热量,使蛋白凝固,局部纤维化、瘢痕形成,从而将内痔固定。该疗法复发率高,且相比套扎疗法昂贵,目前临床应用不多。

(四)胶圈套扎疗法

适用于Ⅰ度、Ⅱ度及Ⅲ度内痔,是一种最常用的内痔门诊治疗方法。由于其疗效好,安全性高,成本低,临床上被广泛采用。胶圈套扎术的治疗原理是通过将一个橡胶圈置入内痔根部,使痔缺血坏死,诱发炎症反应,局部纤维化,从而将内痔固定。胶圈套扎器种类很多,主要有牵拉套扎器和吸引套扎器两类。一次套扎多个痔核是安全的,没有证据表明会明显增加术后并发症。但一次性套扎多个痔核术后相对较痛,出于这个原因,一些外科医师会选择先套扎一个痔核,间隔一段时间后,再套扎更多的痔核。

(五)手术治疗

1.痔切除术

对于非手术治疗无效、症状进行性加重、不适合非手术治疗或外痔严重需要手术切除的患者,以及合并其他肛门直肠疾病的患者,如肛裂、肛瘘或脓肿,此时应行痔切除术。另外,无法忍受门诊治疗或抗凝治疗的患者需要确切止血时也适合手术治疗。外科手术治疗方法主要有痔切除术和吻合器痔上黏膜环切术(PPH 术),对于血栓性外痔,采用血栓剥离术。

痔切除术的安全性和有效性经受了数十年的考验,相对于其他治疗方法,仍是手术的标准。痔切除术的方法很多,根据切除痔核后肛管直肠黏膜及皮肤是否缝合分为开放式和闭合式痔切除术两大类。由于闭合式痔切除术存在伤口愈合不良需要再次敞开的风险,目前国内主要采用开放式痔切除术,具体方法为取截石位、折刀位或侧卧位,骶管麻醉或局麻后扩肛至 4~6 指,充分显露痔块,钳夹提起痔块,取痔块基底部两侧皮肤 V 形切口切开,将痔核与括约肌剥离,根部钳夹后贯穿缝扎,离断痔核。齿状线以上黏膜用可吸收线缝合,齿状线以下皮肤创面用凡士林纱布填塞,丁字带加压包扎。

2.PPH 术

主要适用于Ⅲ~Ⅳ度内痔、多发混合痔、环状痔及部分合并大出血的Ⅱ度内痔。另外,对于直肠黏膜脱垂、直肠内套叠及Ⅰ~Ⅱ度直肠前突的患者,也适用于该术式。其方法是通过吻合器环形切除齿状线上 2 cm 以上的直肠黏膜 2~3 cm,从而将下移的肛垫上移并固定。目前,该术式已在国内外广泛应用,临床疗效良好。对于不需要完全环形切除直肠黏膜的患者,可采用经该术式改进的选择性痔上黏膜切除术(TST 术)。

3.血栓性外痔剥离术

该术式特异性针对血栓性外痔,于局麻下梭形切开痔表面皮肤,通过挤压或剥除的方式将血栓清除,伤口可一期缝合,但大多数外科医师选择伤口内填塞凡士林纱布后加压包扎。

4.其他治疗方法

如内痔插钉术、内痔扩肛术、环状切除术(Whitehead 术)、冷冻疗法等由于疗效及安全性等原因,在临床上已逐步被淘汰。

(六)手术后并发症的预防与处理

痔切除术后常见并发症包括尿潴留、出血、粪便嵌塞、肛门狭窄、肛门失禁及感染等。

1.尿潴留

由于麻醉、术后疼痛、肛管内填塞纱布、前列腺肥大等因素,术后尿潴留发生率较高。手术后限制液体,尽早取出肛管内纱布,会阴部热敷,鼓励患者站立排尿等方式可减少尿潴留,也可皮下注射新斯的明,必要时导尿。

2.出血

术后严重迟发性出血不到 5%,但出血仍是常见的痔切除术后并发症。原发性出血是指手术后 48 小时内出血,这可能更多和技术因素相关。而迟发性出血主要考虑与感染有关。针对大量出血,需在麻醉下找到出血点,结扎或缝合止血。如弥漫性出血,可采用压迫止血,同时补液及抗感染治疗。

3.粪便嵌塞

因肛门部疼痛不敢排粪,导致直肠内蓄积粪块。手术后半流质粗纤维饮食,口服液状石蜡,可防止便秘。一旦出现粪便嵌塞时可采用液状石蜡保留灌肠,然后用盐水灌肠,必要时手辅助排便。

4.肛门狭窄

多因过多切除肛门部皮肤或结扎过多黏膜引起。术后 10 天左右开始扩肛,每周 1~2 次,直至大便恢复正常。

5.肛门失禁

多因括约肌损伤过多、大面积损伤黏膜致排便反射器破坏、肛门及周围组织损伤过重至瘢痕形成,肛门闭合功能不全等引起。术中尽量减少组织损伤,避免大范围瘢痕形成,注意保留足够的黏膜皮肤,保留排便感受器,预防术后肛门失禁。对于完全性肛门失禁可行手术治疗,但疗效欠佳。

(罗弘欣)

第十四节　肛　　瘘

一、概述

肛瘘是在肛门、肛管和直肠下部周围的瘘管,一端与肛管或直肠相通,一端在肛门周围皮肤,是常见的肛门直肠疾病。多是肛门直肠脓肿破溃或切开后脓腔缩小,成为管状,外部破口缩小,成为肛瘘。由外口、瘘管、支管、内口组成。

二、分类

(一)按内外口分类

1.单口内瘘

单口内瘘又称为内盲瘘,只有内口与瘘管相通,无外口。

2.内外瘘

内外瘘瘘管有内外口,外口在体表,内口在肛窦,下有瘘管相通。此种肛瘘在临床上最为多见。

3.单口外瘘

单口外瘘又称为外盲瘘,只有外口下连瘘管,无内口,此种肛瘘较少见。

4.全外瘘

全外瘘瘘管有 2 个以上外口相互有管道通连而无内口,此种肛瘘临床上较少见。

(二)按瘘管的高度分类

1.高位肛瘘

瘘管在肛提肌和肛管直肠环上方。

2.低位肛瘘

瘘管在肛提肌和肛管直肠环下方。

(三)按肛管的发病机制分类

1.非特异性肛瘘

非特异性肛瘘即化脓性肛瘘。

2.特异性肛瘘

特异性肛瘘又分为结核性肛瘘、梅毒性肛瘘和放线菌性肛瘘 3 种。

(四)中国肛肠病协会分类方法

以外括约肌深部画线作为标志,瘘管经此线以上为高位,此线以下为低位。

1.低位单纯性肛瘘

只有一个瘘管,并通过外括约肌深部以下,内口在肛窦附近。

2.低位复杂性肛瘘

瘘管在外括约肌深部以下,外口和瘘管有 2 个以上者,内口在肛窦部位(包括多发性瘘)。

3.高位单纯性肛瘘

仅有一个瘘管,瘘管穿过括约肌深部以上,内口位于肛窦部位。

4.高位复杂性肛瘘

有2个以上外口及瘘管有分支,其主管通过外括约肌深部以上,有1个或2个以上内口。

三、形成的机制

肛周脓肿虽然破溃或切开引流,但原发感染源、肛窦炎或肛腺感染仍可继续存在,肠腔内容物也可从内口继续进入瘘管。肠腔中的粪便肠液和气体继续进入瘘管,刺激管壁,使管壁结缔组织增生变厚,管腔难以塌陷闭合。脓腔引流不畅,或外口缩小,时闭时溃,脓液蓄积腔内导致脓肿再发,并穿破而形成新的支管或窦道。管道多在不同高度穿过肛门括约肌,括约肌收缩阻碍脓液排出,以致引流不畅。

四、临床表现

(一)疼痛

一般情况下无疼痛,当脓液排出不畅时,可发生肛周疼痛。

(二)排出黏液或脓水

反复发作的肛瘘排出脓液时多时少,有时带血及粪便,急性期流脓多,慢性期流脓少。

(三)肛周湿痒

反复脓液流出,刺激肛周皮肤发生瘙痒,有时形成湿疹。

(四)排便不畅

多见于蹄铁形肛瘘,因瘘管围绕肛管,形成半环状纤维索环,因而影响肛门舒张,可出现排便不畅。

(五)全身症状

反复发炎及肿胀,可伴有贫血、消瘦、食欲缺乏。

五、瘘管的检查

检查的目的在于了解肛瘘内、外口的位置和数目,瘘管的走行及与括约肌的关系,病变的性质、范围等。常用的检查方法有视诊、触诊、探针检查、管道染色、内镜检查、X线造影等。

(一)视诊

检查时注意肛门外形、病变范围和外口的数目、部位、形态及其周围组织的变化等。

1.肛门外形及病变范围

注意肛门有无移位凹陷或缺损,病变范围大小,占据肛周几个象限。

2.外口的数目、部位及形态

如只有1个外口,一般多为单纯性肛瘘。如2个外口左右分居肛门后位而两口之间亦有条形隆起时,常为蹄铁形瘘,但有不少患者两口之间条形隆起不明显,亦有管道贯通两口之间;有时即使隆起显著,却无管道存在。结核性肛瘘的特征是前位肛瘘,其外口距肛门较远者常向阴囊皮下侵及,在视诊前位外口的同时,应注意阴囊与股根部皮肤的变化,观察有无与外口相关的条形隆起或结节肿块。

如较多外口居于肛门一侧或两侧,则管道复杂。复杂性肛瘘病变广泛者,皮肤表面可凹凸不平,外口数目不一,形貌各异。

一般外口近肛门者,管道较浅;远肛门者,管道较深。但有不少患者,外口距肛门较近,管道却深;外口距肛门虽远,管道却浅,仅于皮下蔓延不向深部穿凿。

外口形态的观察,对了解肛瘘的性质及病程可提供参考。新生的瘘管,外口处常无增殖结节。患病已久,外口处常形成肉芽组织的突起,或纤维化的结节或瘢痕性凹陷,结节或凹陷的中央有瘘口存在。有时外口开于结节根部的一侧或闭锁,有时瘘管与结缔组织性外痔并存,无外口,如不细查常被忽略。

一般炎症性肛瘘的外口多有结节形成,结节的大小、外貌及突起皮肤的高度不尽相同。结核性肛瘘外口不规则,常无突起小结,外口边缘向内凹陷卷曲,肉芽组织呈灰白色。

3.分泌物

脓液多而稠厚者,多是急性炎症期;脓液混有鲜血或呈淡红色,多为脓肿溃破不久;脓液清稀或呈米泔样,可能为结核杆菌感染;脓液色黄而臭者,多为大肠埃希菌感染;脓液带绿色,多为绿脓杆菌感染;脓液有均匀黄色小颗粒,多为放线菌感染;脓液呈透明胶冻样或呈咖啡色血性黏液,并伴有特殊恶臭,应考虑恶变。

4.肛瘘病变区的皮色变化

复杂性肛瘘尤其是结核性者,外口周围常有褐色圆晕。如管道区皮肤呈现弥漫的暗褐色,或变化的皮色间有正常皮色,显有明显或暗淡的褐色圆晕时,其皮下常有空腔,腔隙可为单个或几个,或呈蜂窝样。

(二)触诊

通过触诊可直接辨别肛瘘的不同体征。如瘘管的行径是笔直或弯曲,蹄形或钩形;单管孤存或分支蔓延;内口的位置、数目、直肠环的情况,以及管道与括约肌的关系和括约肌的功能等,均可通过触诊获得。

1.肛外触诊

慢性炎症性肛瘘常可触及硬韧的条索状物,由瘘的外口通向肛门。初发、短小的结核性肛瘘常无硬索触及。

如几个外口距肛缘较近时,并应触摸外口间的组织,以区别管道与纤维性变的括约肌束,后者不如管道硬韧。如数个外口居于肛门同侧或异侧,管道可有分支,应细细触摸分支状况,但复杂性肛瘘,因病变区常较硬韧并凹凸不平,不易确切触知管道的分支及行径。

在低位肛瘘,硬索与周围组织界线较为明显,容易触摸,但高位肛瘘其主道多与肛管平行或近平行,因而行肛外触诊时,常不能触及明显硬索,而仅能触及外口区的孤立硬结。

2.肛内触诊

手指伸入肛道后,应由外而内先后触摸。黏膜下脓肿及瘘管可触及包块和硬索。内口应于齿状线区寻找,可触及突起或凹陷小结,但内口闭锁且无明显结节时,不易触清。直肠环区的变化亦应重视,注意环区纤维化的程度和范围,纤维化与管道和内口的关系等。如触摸直肠区上部应使指曲为钩形。高位肛瘘常有一明显体征,即行探针指诊复合检查时,肛内的手指可于主道顶端对应区之肠壁感触探针的冲撞。另外,应检查括约肌的收缩力如何。

3.复合触诊

复合触诊即肛肠内外的手指于病区同施压力,加压移动互相触摸,这样更有助于诊查管道的情况。

（三）了解内外口关系和管道曲直的有关规则

1.所罗门定律

于肛门中央画一横线，如瘘管外口位于此线前方，且距肛门不超过 5 cm 时，则管道较直，内口居同位齿状线上，与外口相对；如外口位于此线后方，则管道多弯曲不直，内口多居肛门后中位齿状线上，不与外口对应。

2.哥德索规则

在肛门中央画一横线，如瘘管外口位于此线前方，或肛门横线上，且距肛缘在2.54～3.81 cm以内时，则管道较直，内口居同位齿状线区；如外口位于此线后方，则主管弯曲，内口居后中位齿状线区；如外口距肛缘超过 2.54～3.81 cm，无论外口居此线前后，则主管均弯向后中位。

（四）探针检查

探针检查的目的在于弄清瘘管的行径、长短、深浅与肛门括约肌的关系及内口的位置等。检查时，将戴有指套的示指沾润滑剂伸入肛道，触于内口处。然后另一手取粗细适宜的探针，一般使用银质或铝合金球头棒状探针，使用时，参照肛门视触诊的情况，将探针插入管道，如为弯管可将探针弯成一定弧度，探入时将探针端指向肛门中心。动作应尽可能细致轻柔，切忌粗暴，以防造成假道或人工内口，一般以患者不觉剧痛、不出血为准。肛内手指应与探针互应，探查管道行径及有无贯通。如内口闭锁或管道平行、近平行肛管时，探针与手指的呼应检查，亦可测知瘘管与肛管间的距离厚度，并于内口处与管道顶端感触探针的冲撞。若探针进入受阻，可能是方向不正确，可以旋转角度，调整方向后试进，若仍不能探入，可能是管道狭窄或闭塞，不可强行进入。若瘘管弯曲，探针不易从内口穿出，可以将探针按管道弯曲后探查，若瘘管弯曲度太大，探针难以探入。对于复杂性肛瘘，可同时插入几根探针，探查各管道是否相通和内口部位是否在同处。如探针于管道某处碰触，则瘘管于此处分支。探针由几处探入肛道时，内诊的手指即可发现通入的不同部位。

（五）肛镜检查

检查前将肛镜前端涂润滑剂，慢慢将肛镜插入肛道。肛镜插入后，抽出镜芯对好灯光即行窥查。然后徐徐外退，随肛镜视野的外移注意观察肠黏膜的变化。一般肛瘘患者，齿状线区可充血肿胀，或见有红肿发炎的隐窝及突起之结节。由于扩张肛管，挤压瘘管壁，有时可见脓水自内口向肠腔流溢。如瘘管注入染色剂，可看到内口着色区。另外，注意肛管及直肠下段有无充血、溃疡、新生物等。

（六）管道液体注入法

1.注入染色剂检查法

将染色剂从肛瘘外口注入瘘管，以使瘘管管壁着色，显示内口位置，确定瘘管范围、走行、形态和数量。临床上常用的染色剂为2%的亚甲蓝或2%亚甲蓝与1%过氧化氢混合液等。

（1）纱卷填塞：取窥镜涂润滑剂插入肛道，抽出镜芯，再把卷好的纱卷放入肛内，或用二翼镜扩开肛门将纱卷放入，然后缓慢取出肛镜，使纱卷留于肛道。也可直接挟取纱卷放入肛内，如用此法，纱卷必须保持一定硬度并须涂足润滑剂，否则不易放入。

（2）染色剂注入：取空针吸1%～5%亚甲蓝溶液适量，由瘘管外口慢慢注入，所取针头以钝针头为宜，如外口较大可去掉针头直接注入。当患者感觉胀痛时，迅速将空针取出，用手紧堵管口，按揉1～3分钟再将纱卷取出。

（3）着色区的观察：内口着色区的观察可分直接观察和间接观察。于注射药液的同时，扩开肛门直接窥视着色点的部位称直接观察;而纱卷着色区的辨识则为间接观察。当由肛道取出纱卷后,首先观察有无着色,如发现蓝色圆形或不规则的着色区时,则证明有内口存在。同时可借助着色区的部位及与纱卷外端的距离,测知内口的位置,但着色范围广泛时,辨清内口位置即有困难。如内口闭锁、管道迂曲或括约肌痉挛时,染色液常不易或不能通过内口染及纱卷。故纱卷没有着色并不能否定内口存在。

2.普鲁卡因溶液加压注入法

此法简单易行,但应直接窥视。取空针吸入0.25%普鲁卡因溶液适量,由外口加压注入。未注前取窥镜插入肛内,注射、窥查同时进行。如药液由肛内某处射出或溢出,此处即为内口。

(七)X线检查

对复杂性肛瘘,反复多次手术的患者,病因不明,瘘管的走行、分支、内口的位置不清者,或疑为囊肿性肛瘘,或骶前囊肿、畸胎瘤破溃后成瘘,或骨结核。克罗恩病、溃疡性结肠炎并发的肛瘘或骨盆疾病者,可做骨盆摄片和X线造影检查。

1.X线平片

骨盆正、侧位片,可以显示骨盆及骶尾骨骨质。若为骨结核或骨髓炎,则可见骨质破坏,有脓腔、死骨等。若为畸胎瘤,可见毛发钙化点、骨骼和牙齿等,常有直肠向前移位。

2.碘油造影

造影前,先将一链状金属条(每节1 cm)放入肛管或直肠内插入橡胶肛管以标记直肠,在肛门缘安置金属丝以标记肛门口。用细导尿管或硅胶管从外口缓慢插入瘘管,直到有阻力为止,稍退后,在外口处做一金属标记。然后缓缓注入40%碘油或其他含碘的造影剂,边注药边观察,满意时摄片,也可待造影剂注满瘘管(溢出为度)将导尿管拔出,堵塞外口,拍摄正、侧位片,可以显示瘘管走行、深浅、有无分支、内口的位置、与直肠的关系、与周围脏器的关系等。若为骶前囊肿,可显示囊腔的形态、大小、位置及与周围脏器的关系,为手术提供可靠的依据。

应用X线检查时须注意:①直肠内须放入一定的标记物,以判断瘘管是否与直肠腔相连通和瘘管之深度;②肛门缘、瘘管外口同样须做标记,可进一步判断瘘管的长短、深浅;③与染色检查相似,因括约肌收缩可阻碍碘油进入瘘管,不能显影,碘油未进入肠腔并不能说明无内口;④一般肛瘘不必作为常规检查。

(八)病理检查

为了明确肛瘘的病因和性质,对可疑病例或病史在5年以上者,在术前、术中或术后取活检组织进行病理检查,可以确定肛瘘有无癌变,是否为结核性的等。若一次检查为阴性或不能确诊,可多次取活组织检查。但须注意如何取得正确的标本,所取标本应包括瘘管壁及与管壁相连的组织,或特异变化的组织。

六、诊断

肛瘘外口常在肛门周围和臀部的皮肤表面,表现为凹陷或突出,有脓液流出,周围皮肤的表皮剥脱,有的有肉芽组织由口内突出。结核性肛瘘的外口大,形状不整齐。深部的瘘管在皮下可摸到绳索状硬条,由外口行向肛门,以指轻压,由外口排出脓液。深部的瘘管在肛管直肠环附近有硬的瘢痕,多在后方和两侧,坐骨直肠窝也有大块的瘢痕,有的在直肠壁内摸到瘢痕。内口位于齿状线黏膜附近和直肠下部,可摸到小块硬结,硬结中央凹陷,多在肛管后部正中线上或稍偏一侧。内肛瘘排便时肛门部疼痛,由肛门常流出脓液,瘘管在直肠壁内,可以摸到或用窥器看到。

根据病史、临床表现,以及检查所见较易诊断。

七、肛瘘的并发症

肛瘘常见的并发症有肛门直肠狭窄、肛门失禁、肛门畸形和肛瘘癌变。

(一)肛门直肠狭窄

肛瘘病变是侵犯肛门、肛管、直肠壁,使结缔组织增生,形成环形或半环形瘢痕;或因手术损伤组织过多,形成瘢痕,瘢痕挛缩,使肛门、肛管、直肠腔道狭窄,以致发生大便变细、变扁、大便困难,肛门直肠坠胀疼痛,甚至发生腹胀、恶心、呕吐等肠梗阻症状。有的肛管窄小,不能通过手指,有的能摸到坚硬的纤维带或环状狭窄,肛门部带有粪便或分泌物,有时有浅裂损。高位狭窄可作钡灌肠X线摄片检查,以明确狭窄位置、范围。对可疑病例可进行活体组织学检查,以确定病变性质。

(二)肛门失禁

肛瘘反复发作可导致肛管直肠周围肌肉和软组织广泛感染,出现大量结缔组织的增生而变硬,失去弹性,影响肛门的功能。肛瘘所致失禁多为不完全性失禁。

(三)肛门畸形

因肛瘘手术后瘢痕挛缩或缺损可引起肛门畸形。肛门畸形常与肛门狭窄、失禁合并存在。

(四)肛瘘癌变

肛瘘癌变比较少见。

八、治疗

(一)手术原则

手术时要保护括约肌,避免发生大便失禁。

(二)手术方法

肛腺感染是肛瘘形成的主要原因,应彻底切除感染的肛隐窝、肛门腺导管和肛门腺。

1.瘘管切开术

首先要找到瘘管内口,将探针从外口插入,顺瘘管走行方向从内口穿出,并拉出肛门外,顺探针切开瘘管,刮除坏死组织及管腔,同时扩大外口,使引流通畅。注意保护括约肌,防止发生大便失禁。

2.挂线治疗

适用于高位肛瘘,首先切开内外口之间的皮肤及肛管黏膜,然后贯穿内外口挂线,可用粗丝线或橡皮筋,定期紧线,将瘘管缓慢切开,使伤口周围组织粘连。优点可避免切断括约肌造成大便失禁,但愈合时间相对较长。

(三)手术后切口的处理

(1)手术后24小时取出伤口内的凡士林纱布,较深、较大的伤口可48小时取出。

(2)开放伤口常有排出物和排便污染,应每天坐浴1~2次,每次排便后坐浴1次。

(3)伤口较深和排出物较多先用过氧化氢溶液冲洗,再用抗菌溶液冲洗,利用压力冲洗到伤口各部。然后将凡士林纱布、盐水纱布或抗菌溶液纱布放入伤口深部,覆盖肉芽组织,使伤口由深部向外生长,防止伤口粘连和外部过早闭合,但不可填塞太紧,以免妨碍生长。外部敷以纱布,吸收排出物。

(4)定期检查伤口生长情况,如深部生长缓慢或形成脓腔,以示指或止血钳分开粘连的肉芽组织,以免在下方生成瘘管;如有肉芽组织过长可用硝酸银棒烧去或剪去;如外部伤口生长太快,引流不畅,需开大外部伤口,刮除伤口内的肉芽组织。

(四)手术后并发症

1.出血

手术时注意结扎和灼烙止血。大型和深的伤口容易渗血用纱布紧压,并用胶布固定,以免敷料移位。如有出血应即检查伤口,结扎和压迫止血。

2.尿潴留

肛瘘手术后发生尿潴留的较少。不缝合伤口,减少结扎,肛管内只放一窄条凡士林纱布,可以避免或减少尿潴留。

3.肛门功能不良

主要表现为大便失禁。

4.复发

多在术后5～25个月内复发,2年后复发的少见。发病率为0.1%～26.5%,括约肌外侧瘘为2.0%～12.8%,蹄铁形肛瘘为0.1%～24%。

(罗弘欣)

第十五节 肛周脓肿

一、肛周脓肿的概述

(一)概念

肛门直肠周围脓肿是肛窦、腺体细菌感染而引发的肛管直肠周围间隙化脓性炎症,简称肛周脓肿。本病是肛肠外科的一种常见病,多发病。任何年龄均可发病,但多见于20～40岁的青壮年,婴幼儿也时有发生,男性比女性发病率高,春秋季多发。其临床特点为多发病急骤、疼痛剧烈伴寒战高热,溃破后大多形成肛瘘。

中医学把肛肠直肠周围脓肿归于肛门"痈疽"范畴。本病最早的论述见于《灵枢·痈疽》云:"发于尻,名曰锐疽,其状赤、坚、大,急治之,不治三十日死矣。"指出"锐疽"发生在骶尾骨部,形状挟锐,颜色红赤,质地坚硬,与肛痈表现相符。后世根据肛痈发生的不同部位,又分出不同名称,如肛门痈、悬痈、坐马痈、跨马痈、鹳口痈、盘口痈等。中医辨证属阳证。

本病的发展过程较为迅速,如延误治疗可使病情加重,并使病情复杂化。因此,应早期进行一次性根治手术,防止进一步感染,造成局部感染加重,破溃后形成肛瘘,甚至全身感染加重,形成败血症,严重的形成感染性休克。

(二)病因病机

中医学认为肛周脓肿的发病原因有以下几点。

1.火毒郁结

感受火热邪毒,随血下行,蕴结于肛门,经络阻隔,淤血凝滞,热盛肉腐而成脓。《灵枢·痈痈》云:"寒气客于经脉之中则血泣,血泣则不通,不通则卫气归之,不得复反,故痈肿。寒气化为热,热盛则肉腐,肉腐则为脓。"

2.湿热壅滞

饮食醇酒厚味,损伤脾胃,酿生湿热,湿热蕴结肛门。《外科正宗》云:"夫脏毒者,醇酒厚味,勤劳辛苦,蕴结流注肛门成肿块。"

3.阴虚毒恋

素体阴虚,肺、脾、肾亏损,湿热瘀毒乘虚下注魄门而成肛痈。《疡科心得集·辨悬痈论》云:"患此者俱是极虚之人,由三阴亏损湿热积聚而发。"

西医学认为肛门直肠周围有许多蜂窝组织容易因感染而形成化脓性急性炎症,这种化脓性炎症即肛周脓肿。99%的肛门直肠周围脓肿的发生与肛门腺体感染化脓有关,感染多顺肛腺管沿肛腺及其分支直接蔓延或经淋巴向外周扩散而致。另外,许多疾病如肛裂、直肠炎、直肠狭窄、克隆氏病、内外痔、肛门直肠损伤等,都能引起脓肿。此外,还有营养不良、贫血、糖尿病、结核、痢疾等使身体处于免疫机能低下状态,抵抗力低下也是致病诱因。肛管直肠周围脓肿的发病过程是感染物质首先进入肛窦产生肛窦炎症反应,肛窦炎继续沿肛窦炎、肛腺管、肛管直肠周围炎、肌间脓肿(又称中央间隙脓肿)、肛管直肠周围多间隙脓肿的途径进行播散、扩大,最终形成各种脓肿。

(三)分类

肛门直肠脓肿根据位置可以分为肛周的脓肿、坐骨直肠间的脓肿、括约肌间的脓肿、肛提肌上的脓肿4种类型。

因此,肛门直肠周围有7个易发生脓肿的结缔组织间隙,间隙内充满含有丰富小血管和小淋巴管的疏松结缔组织和脂肪,这7个间隙分别是深部的左、右直肠盆骨间隙,均位于肛提肌上方;浅部的左、右坐骨肛门间隙和皮下间隙,均位于肛提肌下方;直肠黏膜与肌层之间的黏膜小间隙。黏膜下间隙脓肿形成时脓液可向上、向下或环绕直肠蔓延;其他各间隙之间也有结缔组织通道,当一个间隙形成的脓肿处理不及时,可因脓液增多、压力增大,扩散到其他的间隙,因此脓肿诊断一经确立,应按急症进行手术。

二、肛周脓肿的临床表现

(一)病史

患者多喜食醇酒厚味,既往有或无肛门部肿块突起,用药或自然消退史。

(二)症状

1.肛周脓肿

肛周脓肿常发生于肛管皮下或肛周皮下间隙内。局部呈剧烈持续性跳痛,但全身症状常较轻微。肛门旁皮肤可见一网形或卵形隆起,红肿,触痛明显。若已化脓,可有波动感。有时肛门检查能发现脓肿从肛隐窝排除或位于慢性肛裂上。

2.坐骨直肠间隙脓肿

本病常发生于坐骨直肠间隙内,是肛门直肠周围肿胀中最常见的一种类型。初起时,肛门部坠胀不适合,患者局部疼痛较轻,继而出现发热、寒战、脉速、倦怠、食欲缺乏等全身症状;局部症状也很快加重,肛门部灼痛或跳痛,行走或排便时加剧,有时可有排尿困难。局部观察,患者肛旁皮肤隆起,高于对侧,触之发硬,压痛明显。直肠指诊时,发现肛门括约肌紧张,患者肛管饱满,压痛明显,坐骨直肠间隙穿刺时,有脓液吸出,当脓液穿入皮下组织时,有波动感。

3.括约肌间脓肿

本病常发生在直肠黏膜下层括约肌间隙内,有人也叫黏膜下脓肿,但脓肿不在黏膜下,有的全身症状较显著,发热、倦怠、食欲缺乏等症状明显。直肠下部有坠胀感及疼痛,行走及排便时加重,并有排便困难。

4.肛提肌上脓肿

肛提肌上脓肿位于骨盆直肠间隙内,主要表现为发病急骤,发热、寒战明显,腰骶部酸痛,便意频繁。因部位较深,局部外观无明显变化,严重时会阴部红肿。

5.肛门后深部脓肿

肛门后深部脓肿位于直肠后间隙内,全身症状显著,有周身不适,发热、头疼、倦怠、食欲缺乏等症状。腰骶部酸痛,排便时肛门部有明显坠痛。因部位较深,外观肛门局部无变化,肛门与尾骨之间,可有深压痛。

三、肛周脓肿的诊断与鉴别诊断

(一)诊断要点

肛门直肠周围脓肿在诊断上应明确两点:一是脓肿与括约肌的关系,二是有无内口及内口至脓腔的通道。

本病的临床特征:一是肛门直肠处疼痛、坠胀,局部红肿热痛,或破溃流脓,或有脓自肛门流出;二是有与肛门局部症状相应的全身症状,如全身不适,恶寒、发热或寒热交作,食欲欠佳,大便秘结,小便短赤等,但一般单纯、低位脓肿局部症状较重。因此,根据其临床特征,做出正确的诊断并不困难,但是需要注意的是,深部脓肿局部外观常无明显变化,这时直肠指诊是重要的检查手段。此外,一切辅助检查,常可提供有力的佐证,如血常规检查,可见白细胞计数及中性粒细胞比例明显增高;肛门直肠内超生检查,可发现肛门直肠周围组织内有局限的液性暗区,而且这种技术还可决定近2/3患者脓肿与括约肌间的关系,对于多数脓肿找内口有帮助。

(二)鉴别诊断

本病在诊断过程中应注意与以下疾病相鉴别。

1.肛门周围皮肤感染

肛门周围毛囊炎和疖肿等皮肤感染范围局限,顶端有脓栓,容易识别。肛周皮下脓肿局部疼痛虽然明显,但与肛门直肠无关,与肛窦无病理联系,一般无坠胀感,对排便影响不大。臀部疖肿病灶多限于皮下,且一般距肛门较远,破溃后不形成肛瘘。肛旁皮脂腺囊肿感染也可见于肛旁红肿热痛,但追问病史一般在感染前局部即有肿物,呈圆形,表面光滑,肿块中央有堵塞的粗大毛孔形成的小黑点,本病肛内无原发内口,故肛内无压痛点,溃后也不形成肛瘘。

2.骶前囊肿和囊性畸胎瘤感染

成人骶前囊肿和隐匿性骶前囊肿感染也常误诊为肛管后脓肿。详细询问病史一般能发现某些骶前肿物的迹象。较小的畸胎瘤症状与直肠后脓肿早期相似,但指诊盲肠后肿块光滑、分叶,无明显压痛,有囊性感;X线检查时将盲肠推向前方或一侧可见骶骨与直肠之间的组织增厚和肿瘤,内有不定型的散布不均的钙化阴影和尾骨移位。

3.肛周结核性脓肿

少数骶髂关节结核、耻骨坐骨支结核可以出现在肛周,一旦发生混合感染就容易与肛周脓肿混淆。结核性脓肿属"寒性脓肿",初现时没有明确的炎症,病程长,病史清楚,有全身症状、骨质变化,炎症与肛门直肠无病理联系。

4.肛门会阴部急性坏死性筋膜炎

本病为肛门或会阴部、阴囊部由于细菌感染而使肛门部周围组织大面积坏死,有形成瘘管者;本病病变范围广,发病急,常蔓延至皮下组织及筋膜,向前侵及阴囊部,但肛门内无内口。

5.化脓性汗腺脓肿

本病多在肛门与臀部皮下,脓肿较浅而病变范围广,病变区皮肤变硬,急性炎症与慢性瘘管并存,脓液黏稠,呈白粉粥样、有臭味。肛管直肠内无内口。

6.克罗恩病

克罗恩病发生肛周脓肿占肛周脓肿的20％左右,肛门常有不典型的肛裂与瘘管。局部肿胀、发红,多自溃,但无明显疼痛及全身症状。

四、肛周脓肿的治疗

(一)治疗原则

肛周脓肿的治疗在于早期切开引流,这是控制感染的关键。近年来又主张一次性切开术,但应掌握手术适应证。手术时应注意切口的部位、方向和长度等,并保持引流通畅。

(二)非手术治疗

1.辨证论治

(1)火毒蕴结证。

证候:肛门周围突然肿痛,持续加剧,伴有恶寒、发热、便秘、溲黄。肛周红肿,触痛明显,质硬,表面灼热,舌红苔薄黄,脉数。多见于脓肿早期。

治法:清热解毒,消肿止痛。

方药:仙方活命饮加减。

(2)热毒炽盛证。

证候:肛门肿痛剧烈,可持续数天,痛如鸡啄,夜寐不安,伴有恶寒发热,口干便秘,小便困难,肛周红肿,按之有波动感或穿刺抽脓,舌红苔黄,脉弦紧。多见于脓肿中期。

治法:清热解毒,透脓托毒。

方药:透脓散加减。

(3)阴虚邪恋证。

证候:肛门肿痛、灼热,表皮色红,溃后难敛,伴有午后潮热,心烦口干,夜间盗汗,舌红少苔,脉细数。多见于脓肿晚期。

治法:养阴清热,祛湿解毒。

方药:青蒿鳖甲汤合三妙丸加减。

(4)正虚邪伏证。

证候:素体虚弱,疮形平塌,皮色紫暗不鲜,按之不热,触之痛轻,脓成缓慢,或溃后久不收口,脓水清稀;纳食不香,腹胀便溏,舌质淡,苔薄白或白厚,脉沉细。

治法:益气补血,托毒敛疮。

方药:托里消毒散加减。

(5)湿痰凝结证。

证候:结块散漫绵软无头,不红不肿,肛门酸胀不适;日久暗红,微热成脓,溃后脓水稀薄如败絮淋漓不尽,疮面灰白潜行不敛;伴有潮热盗汗,形体消瘦,痰中带血;舌红苔少或厚白,脉细数或滑数。

治法:燥湿化痰消肿。

方药:二陈汤合百合固金汤加减。

2.中成药治疗

常用的有犀黄丸、一清胶囊等。

3.西药治疗

根据不同的致病菌株选用敏感的抗生素进行抗感染治疗,可选用磺胺类、青霉素、链霉素、四环素、庆大霉素、卡那霉素等治疗,并适当补充维生素 C 等增强抵抗力。如果结核性脓肿还应配合抗结核药治疗。

4.其他治疗方法

(1)熏洗法:该法选苦参汤,煎水 1 500～2 000 mL,先熏后洗。

(2)外敷法:本病初期,可用金黄散或黄连膏外敷患处,每天一次。属虚证者,以冲和膏外敷。溃脓后期,用提脓丹或九一丹外敷,化腐提脓,祛腐生肌,敛创收口。

(3)微波疗法:该法局部用圆形辐射器,间隔 10 cm;输出功率:浅层用 40～60 W,深层用70～90 W,每天一次,每次 10 分钟。适用于早期脓肿切开排脓后的创面。

(三)手术治疗

本病脓成则应尽早切开引流,引流要通畅,不留无效腔。对发生在肛提肌以下的低位脓肿如已找到可靠的内口,应争取一次性手术处理,以防形成肛瘘。对发生在肛提肌以上的脓肿,如尚未找到可靠的内口,宜先切开排脓,待形成肛瘘后再行二次手术。

1.手术方法

(1)低位脓肿单纯切开引流术。

适应证:肛周皮下间隙脓肿,肛管浅间隙脓肿,坐骨直肠间隙脓肿,低位马蹄形脓肿。

禁忌证:血液病者,凝血障碍者。

术前准备:①器械,手术刀或手术剪 1 把,中弯钳 2～4 把,10 mL 注射器上 7 号针头 1 具;②药物与材料,1%普鲁卡因或利多卡因 10～20 mL,灭菌干棉球,无菌纱布块,胶布适量,引流油纱条 1 条。

麻醉:骶管麻醉或腰部麻醉或长效局麻。

体位:取截石位或侧卧位。

手术步骤:①肛周常规消毒,麻醉生效后,于肛缘 1.5 cm 以外脓肿波动处做放射状切口,即见脓液流出。修剪皮瓣使成梭形;②以示指伸入脓腔,分离纤维隔,使引流通畅。清除脓腔内坏死组织,用过氧化氢溶液及生理盐水反复冲洗脓腔后,填引流纱条包扎。

术后处理:合理应用适宜抗生素,配合清热解毒、活血化瘀的中药坐浴。术后前几天,用祛腐生肌的纱条换药,以脱去坏死组织,当肉芽组织生新之际,改用生肌散纱条换药,促进肉芽组织的生长。

术中注意点:放射状切口只切至皮下层,勿深入肌层,以免切断括约肌。

（2）Ⅰ期切扩引流术。

适应证：同低位脓肿单纯切开引流术。

禁忌证：直肠周围间隙脓肿未成者；伴有痢疾者；或腹泻患者；伴有恶性肿瘤者；伴有严重肺结核、高血压、糖尿病、心脑血管疾病、肝脏疾病、肾脏疾病或血液病的患者；临产期孕妇。

术前准备：同低位脓肿切开引流术，加球头软探针及槽探针。

麻醉方法与手术体位：同低位脓肿切开引流术。

手术步骤：①麻醉满意后，常规消毒铺巾。放射状切开皮瓣，方法同切开引流术；②以球头探针自切口伸入，在示指于肛内引导下，查得内口位置并引出肛外；③沿探针切开内、外口间皮肤及皮下组织。清除坏死腐烂组织，修剪皮瓣使引流通畅，结扎出血点，填引流纱条包扎。

术后处理：同低位脓肿切开引流术。

术中注意点：探查内口时要认真仔细，不可求速或盲目制造假口，以免复发。

（3）直肠黏膜下间隙脓肿切开引流术。

适应证：患者诉肛内剧痛，指诊触及齿线上直肠黏膜明显隆起，并有波动感者。

禁忌证：同低位脓肿Ⅰ期切扩引流术。

术前准备：同上，免备麻药，加备生理盐水适量。

麻醉方法与手术体位：不需麻醉。侧卧位。

手术步骤：①将肛镜轻轻纳入肛内，在黏膜突起处以针管穿刺抽吸见脓者，即脓肿部位；②固定好肛门镜，拔出针头，改用手术刀纵向切开黏膜，放出脓液。用针管吸生理盐水冲洗脓腔。填痔疮栓及引流油纱条，退出肛镜，纱布敷盖肛门，包扎。

术后处理：同低位脓肿切开引流术。

术中注意：①穿刺吸脓时针尖勿刺入过深；②切开黏膜引流时勿切得过深；③手术刀纵向切开脓肿黏膜要充分，不要遗留袋状窝致引流不畅。

（4）肛周脓肿切开挂线术。

适应证：坐骨直肠窝脓肿，肌间脓肿，骨盆直肠间隙脓肿及脓腔通过肛管直肠环者。

禁忌证：同低位脓肿Ⅰ期切扩引流术。

术前准备：①器械。软质圆头探针1支，肛镜1个，注射器2副，手术刀1把，弯止血钳2把，4号、7号、10号丝线数根，橡皮筋1根。②药物与材料。络合碘棉球、酒精棉球、无菌纱布、胶布、九华膏、1%利多卡因或普鲁卡因，必要时亚甲蓝1支。③术前清洁灌肠。苯巴比妥0.1 g于术前30分钟肌内注射。

麻醉：骶管阻滞麻醉或连续硬膜外麻醉。

体位：侧卧位或截石位。

手术步骤：①络合碘肛周常规消毒3遍，铺无菌孔巾，待麻醉生效肛门松弛后消毒肛内。②在脓肿最高处做一放射状切口，止血钳分开脓腔放出脓液。③一手示指伸入肛内引导，一手持探针从切口处轻轻探入，自内口穿出。切忌操作粗暴造成假内口。④将探针头引出内口后折弯，拉出肛外，在探针尾部系一丝线，丝线下端拴一橡皮筋，然后将探针自肛内完全拉出，使橡皮筋经瘘管从内口引出，另一端留在外口外面。⑤将内、外口之间表面皮肤及皮下组织切开，拉紧橡皮筋。⑥紧贴挂线组织，用止血钳夹住橡皮筋，拉紧，于止血钳下方用粗丝线将拉紧的橡皮筋结扎两次，剪除多余部分。注意橡皮筋末端要留1~2 cm以防滑脱。⑦充分扩创外面切口，以利引流。⑧九华膏纱条压迫创口，无菌纱布敷盖，酒精棉球皮肤脱碘后宽胶布固定。

术后处理:随橡皮筋松紧,适度紧线。余同低位脓肿切开引流术。

术中注意点:①正确寻找内口是手术成败的关键。挂线前可先注射亚甲蓝染色,减少盲目乱探,造成人工假道形成的危险;②术后创口的处理与疗效密切相关。创口需底小口大,引流通畅,防止假性愈合;③对于高位脓肿,术中不仅要切开内、外口之间的皮肤,还须切开高位脓肿的低位部分,对高位部分挂线;④挂线力度不宜太紧,以10天左右脱落为宜。

2.疗效判断

(1)痊愈:治疗后症状、体征消失,伤口完全愈合。

(2)显效:症状、体征消失,伤口基本愈合。

(3)有效:症状、体征改善,伤口愈合欠佳。

(4)无效:症状、体征无改变,伤口不愈。

3.预防与调护

(1)忌食辛辣、油炙煎炒、肥腻、酒等刺激性食物,防止便秘和腹泻。

(2)注意肛门清洁卫生,锻炼身体,增强抗病能力。

(3)积极预防和治疗痢疾、肠炎、肛裂、肛窦炎、肛腺炎、肛乳头炎、直肠炎、内痔、外痔等肛门直肠疾病,防止感染形成脓肿。

(4)肛门会阴部损伤应及时处理。

(5)如肛门部位有坠胀、灼热刺痛、分泌物等症状,应早期治疗。

(6)患病后应注意卧床休息,减少活动,积极配合治疗。

4.体会

门诊遇到部分肛周脓肿患者由于前期不正确治疗而延误病情,造成炎症扩散,使治疗更加困难,增加患者痛苦。对于肛周脓肿治疗采取一次性根治的方法,可以避免二次手术的痛苦,只是需要医师更加细致及丰富经验。术前及术中超声技术的应用使定位准确减少盲目探查及遗漏潜在脓腔。对于脓腔范围大、位置深的部分患者采用脓肿切开引流术,待炎症局限或形成瘘管后再行手术治疗,这样可以最大程度较少肛周组织的损伤。

5.总结

肛周脓肿为肛肠科急症,是肛腺受细菌感染后在肛门周围软组织引起的化脓性疾病。这些脓肿通常发生在肛门直肠周围的各个间隙,尤其多间隙肛周脓肿,一直是外科领域难治性疾病之一,也是目前研究的热点之一,病情急且复杂,成脓后往往需要手术方能根治,如果失治或误治往往形成复杂性肛瘘。手术仍是首选的治疗方法,并提倡一次性根治,以免形成肛瘘。现代医学认为这种非特异性肛周脓肿和肛瘘是一个疾病发展的两个阶段。据统计,肛周脓肿自溃或切开引流后遗肛瘘发生率为97%,单纯切开引流术后肛瘘形成或脓肿再发需再次手术者占42%～65%。对于全身状况欠佳、不能耐受一期切开或切开挂线术的患者,可以考虑先行单纯切开引流术后长期带瘘生存;对于感染内口不明确者,宜先行单纯切开引流术,待3～6个月后择期行肛瘘手术亦不失为明智之举。因肛周脓肿绝大多数为肛腺感染蔓延所致的瘘管性脓肿,故手术的原则是充分引流,正确处理内口,即彻底清除原发感染的肛窦、肛腺及瘘管是手术的关键。同时手术应权衡括约肌切断的程度、术后治愈和功能损伤程度。如何减少创伤、减轻术后疼痛,促进功能恢复,将现代外科学微创理念与传统中医学治疗方法有机结合,将是未来研究发展的方向。

(罗弘欣)

第五章

泌尿外科疾病

第一节 膀胱出口梗阻

膀胱出口梗阻（bladder outlet obstruction，BOO）是发生于膀胱颈部及其周围的任何病变导致膀胱尿液排出障碍的一种病理状态的统称。常见的疾病有前列腺增生症、前列腺肿瘤、前列腺切除术后瘢痕挛缩、膀胱段切除术后吻合口狭窄、膀胱颈部纤维化、先天性膀胱颈部梗阻、膀胱颈部炎症、膀胱颈部结核、膀胱颈部肿瘤、输尿管间嵴肥大、正中嵴肥大及膀胱颈部周围疾病压迫或累及膀胱颈部引起梗阻，如子宫颈癌、直肠癌等。

BOO 一旦发生，对上尿路的影响为双侧性，故肾脏的损害出现较晚，一般无上尿路损害的急性表现，但有明显的排尿困难症状。一旦引起双侧肾脏损害，其代偿能力差，易出现肾衰竭。

一、女性膀胱颈部梗阻

女性膀胱颈部梗阻可发生于任何年龄，以老年者居多，年龄越大发病率越高。病因、发病机制复杂，可能为膀胱颈纤维组织增生、膀胱颈部肌肉肥厚、慢性炎症所致的硬化，以及老年女性激素平衡失调导致的尿道周围腺体增生等。

(一)临床表现

由于女性尿道比较短直的解剖特点，并非所有的膀胱颈部梗阻患者均表现出典型的排尿困难，而表现为排尿迟缓和尿流缓慢者不在少数。随着病情进展患者尿流变细，逐渐发展为排尿费力，呈滴沥状；后期出现残余尿增多、慢性尿潴留、充盈性尿失禁。合并尿路感染的病例会出现膀胱刺激症状，梗阻严重者可有双肾输尿管积水及慢性肾衰竭。

(二)诊断

任何年龄女性如出现尿频尿急等下尿路症状，特别是出现进行性排尿困难应想到本病的可能，并进行下列针对性检查。

1.膀胱颈部触诊

部分成年妇女经阴道触摸膀胱颈部，可感到有不同程度的增厚，特别是尿道内置有导尿管时，膀胱颈部增厚更为明显。

2.残余尿量测定

可用 B 超或导尿法测定。导尿法测定残余尿量最为准确,排尿后即刻在无菌条件下导尿,放出的全部尿液即为残余尿。正常人残余尿在 10 mL 以下。通过插入导尿管,亦可直接了解尿管在膀胱颈部受阻情况。残余尿量与梗阻程度成正比。而残余尿量的多少也有助于治疗方法的选择。

3.X 线检查

排尿期膀胱尿道透视和拍片可了解排尿时膀胱颈部的活动情况,并可了解膀胱输尿管反流及程度。

4.膀胱镜检查

典型的表现:①膀胱的增生肥厚性病变(如小梁、憩室等)。②膀胱颈部黏膜僵硬水肿,可见滤泡性增生。③颈口后唇突起,形成一堤坝样改变;有时可见膀胱颈呈环形狭窄,膀胱内口呈领圈样突起。④膀胱镜检查时,嘱患者做排尿动作,正常时膀胱后唇退出视野之外,而颈部梗阻者则失去此能力,其收缩运动减弱或消失,并可排除膀胱结石、肿瘤等原因引起的排尿梗阻。

5.尿流动力学检查

虽然尿流动力学检查在男性 BOO 诊断的价值已得到公认,但在女性尚无相应的诊断标准。最大尿流率检查被认为是一种最好的筛选方法,虽然尿流率低不能区别是膀胱颈梗阻引起或是逼尿肌无力引起,但如果同时做逼尿压力及尿流率,便可准确地确定有无膀胱颈梗阻。排尿时,如平均最大逼尿肌压(Pdet)高而最大尿流率(Qmax)低,则提示存在梗阻;如 Pdet 与 Qmax 均低,则表明逼尿肌收缩无力。

6.上尿路检查

对疑有上尿路损害者,均应做分泌性尿路造影或放射性核素检查。

7.肾功能及血液生化检查

双肾功能明显受损者,方出现氮质血症(血非蛋白氮、尿素氮、肌酐等升高),故此检查不能早期揭示肾功能损害情况。酚红(PSP)排泄试验能较早地提示肾盂积水及肾功能状况。对肾脏已有损害的病员,还应检测钾、钠、氯及二氧化碳结合力等,以判断有无电解质平衡失调,有无酸中毒。

鉴别诊断上,本病主要应与神经源性膀胱、尿道狭窄、尿道息肉、尿道结石等疾病鉴别,可通过影像学检查、膀胱尿道镜结合尿动力学检查等进行鉴别。

(三)治疗

1.保守治疗

适用于症状较轻,排尿困难不明显者或无剩余尿者或无膀胱输尿管反流及肾功能损害者,治疗方法包括选择性 α-受体阻滞剂,尿道扩张术等。合并尿路感染者,应在充分引流尿液的同时,选用有效的抗生素控制感染。

2.手术治疗

(1)经尿道膀胱颈电切术:适用于有明显膀胱颈梗阻及保守治疗无效者。手术要点包括切除部位从截石位 6 点开始,先用钩形电刀切至膀胱肌层,切开狭窄的纤维环,再以此为中心半月形电切 5~7 点的组织。手术过程中切除范围不要过大、过深,以长度 1~2 cm 宽度 0.5~1.0 cm 为宜,使后尿道与膀胱三角区在电切后接近同一平面。手术时近可切除膀胱颈部的环形狭窄组织,而不可切除和损坏尿道括约肌环,否则可发生尿失禁或膀胱阴道瘘等并发症。

(2)膀胱颈楔形切除成形术:手术要点包括打开膀胱后,在膀胱颈远侧约 1 cm 处的尿道前壁缝一标志,在标志近侧至膀胱前壁做倒 Y 形切口,各壁长 2～3 cm,交角恰位于膀胱颈上方,将 V 形膀胱瓣与切口远端创缘缝合,再依次将膀胱颈做 V 形缝合。

二、男性膀胱颈部梗阻

男性膀胱颈梗阻是一种常见病及多发病,分为功能性膀胱颈梗阻和膀胱颈挛缩。

功能性膀胱颈梗阻是由于膀胱颈自主神经功能失调引起的一种疾病,但神经系统检查无阳性体征。根据国际尿控协会的规定:排尿时有逼尿肌收缩,但膀胱颈开放不全或完全不能开放;内镜检查及尿道探子检查无器质性膀胱下尿路梗阻证据,且无明确神经病变者称为功能性膀胱颈梗阻。其病因可能与交感神经、膀胱颈部 α 受体、β 受体兴奋性改变有关。

膀胱颈挛缩多认为是由于膀胱颈部及其周围脏器的慢性炎症导致膀胱颈部纤维化而致;亦可由各种前列腺手术时的损伤所致,以 TURP 术和前列腺摘除术后的膀胱颈挛缩发生率最高。

(一)临床表现

主要症状为下尿路梗阻症状:排尿困难、排尿迟缓、尿流变细、尿频和夜尿增多及排尿不尽感、急或慢性尿潴留、尿失禁甚至血尿等。

(二)诊断

1.病史

有排尿困难等下尿路症状,或于各种前列腺手术后出现排尿困难的病史。仔细分析临床症状和询问病史,对于确定梗阻的类型和估计梗阻的程度有重要价值。

2.体格检查

除了进行系统的体格检查外,应特别强调直肠指诊和尿道探子检查。

3.实验室检查

尿常规检查、血液生化检查,以了解尿液质量的改变和肾功能情况。

4.X 线检查

排泄性尿路造影能发现主要并发症和了解上尿路功能情况。尿道膀胱造影可从造影片上清晰显示出梗阻部位、程度和长度。

5.膀胱镜检查

可以直接观察梗阻部位并对梗阻的原因进行诊断,膀胱镜检查时可见内括约肌呈环状狭窄,把尿道和膀胱明显分开;膀胱颈抬高,膀胱颈呈苍白色或有玫瑰色,其表面通常光滑,缺少血管分布。

6.尿流动力学检查

普通尿流动力学检查和影像尿动力学检查对诊断有重要参考价值,应用该项检查在临床上有助于早期诊断。简单的自由尿流率测定可提供初步判断,最大尿流率<15 mL/s,提示存在下尿路梗阻的可能。在普通尿流动力学检查中,压力流率测定是公认的诊断手段,判断指标有 A-G 图和 LinPURR 图等方法。与 A-G 图相对应的是 A-G 数的应用,A-G 数=最大尿流率时的膀胱逼尿肌压力-2 倍的最大尿流率。A-G 数大于 40,表示有膀胱出口梗阻存在,数值越大表示梗阻越严重;A-G 数在 15～40 之间表示有梗阻可疑;A-G 数小于 15 表示无梗阻存在。

(三)鉴别诊断

(1)尿道狭窄:多有尿道炎、尿道器械检查或外伤史。行尿道造影或尿道镜检查可明确尿道狭窄的部位和程度。

(2)后尿道瓣膜:主要见于男童,排尿性膀胱尿道造影对鉴别诊断有重要价值。在膀胱颈部梗阻患者,瓣膜处有很薄一层充盈缺损,尿道镜检查可直接观察到瓣膜存在。

(3)精阜肥大:先天性精阜肥大的临床表现与膀胱颈部挛缩相同,在排尿性膀胱尿道造影时可见到梗阻以上后尿道扩张,后尿道填充缺损。尿道镜检查可见到肥大隆起的精阜。

(4)神经源性膀胱:多有神经受损病史,如脊髓炎、多发性脊髓硬化症、脊椎外伤等。神经系统的检查可鉴别此病,膀胱压力测定显示各类神经源性膀胱功能障碍的图像。

(5)逼尿肌无力症:通过尿动力学检查可鉴别。

(6)前列腺增生症:为老年人常见疾病,直肠指诊和尿道膀胱造影可鉴别。

(四)治疗

1.保守治疗

适用下列情况:①没有残余尿或残余尿少(10～20 mL)。②无慢性肾功能不全。③无反复的尿路感染。④输尿管反流不明显。主要有 α 受体阻滞剂、糖皮质激素、抗生素等的应用。对合并有感染和施用尿道扩张器者,均应使用抗生素治疗。

2.手术治疗

(1)膀胱颈部扩张术:对先天性和原发性膀胱颈部挛缩,单纯应用尿道扩张术治疗效果多不满意,对前列腺增生切除术及经尿道前列腺电切术后的膀胱颈部梗阻,可应用尿道扩张治疗。

(2)膀胱颈切开术:楔形切开膀胱颈肌层,破坏其狭窄环。

(3)膀胱颈切除术:该术式适用于各种原因引起的膀胱颈部挛缩和小儿膀胱颈梗阻。方法是在膀胱颈后唇将黏膜弧形切开,于黏膜下潜行分离,显露膀胱颈肌层,将膀胱肌层做楔形切除。

(4)膀胱颈 Y-V 成形术:经耻骨后途径显露膀胱颈部及膀胱前壁,于膀胱前壁做 Y 形切口,将 V 形膀胱瓣与切口远端创缘缝合,以扩大膀胱颈部管腔。

(5)经尿道膀胱颈部电切术:切断环形缩窄环,使梗阻得以解除,有主张切开部位以膀胱颈截石位12点最佳,也有主张切开范围在5～7点位置;深度为切除膀胱颈部全层,至见到脂肪组织。术后持续尿管引流尿液2～3周,拔除尿管后行尿道扩张术,初时每周1次,连续3次后改为每2周1次,之后改为4周、2个月、3个月、6个月至1年扩张一次后,即可停止扩张。

(李树新)

第二节 膀 胱 膨 出

女性盆底功能障碍是以压力性尿失禁,盆腔器官脱垂包括子宫脱垂、阴道前壁膨出、阴道后壁膨出及慢性盆腔疼痛等为主要病症的一组妇科问题,和糖尿病、心血管病等并列为现代影响人类健康五大疾病之一。

盆腔是一个略扁的圆筒形腔隙,按解剖关系可将其分为三个腔系:前盆腔,对应的膀胱区域和阴道前壁区域;中盆腔是阴道和子宫中间的区域;后盆腔是直肠和阴道后面的区域。前盆腔缺陷导致膀胱和尿道向阴道壁的膨出,为最常见的盆腔器官脱垂形式之一。膀胱和尿道膨出多同时伴有阴道前壁的膨出,而阴道前壁膨出却不一定有膀胱尿道膨出。

一、病因

膀胱膨出是部分膀胱后壁和膀胱三角降入阴道,通常由产伤所致。分娩时应用助产,如产钳术、胎头吸引术、臀位牵引术等,使膀胱宫颈筋膜及阴道壁,尤其是阴道前壁及其周围的耻骨尾骨肌过度伸展、变薄、松弛,甚至撕裂,在产褥期不能恢复,使膀胱底部失去支持,如因咳嗽增加腹压、产后过早参加体力劳动,将使膀胱逐渐下垂,形成膀胱膨出。

尿道膨出是分娩时胎头对尿道和紧贴耻骨联合下方的剪切效应所致。女性骨盆耻骨弓有较大者更易出现上述情况。

未产妇也可以发生膀胱或尿道膨出,两者也可同时出现。这是因为盆腔内结缔组织或筋膜和盆底肌肉先天不足引起。

二、病理

膀胱膨出不仅仅是因为阴道壁及膀胱本身支持组织的过度伸展、变薄,还因为两侧固定膀胱的耻骨宫颈筋膜在盆腔筋膜腱弓被撕裂形成阴道前壁旁侧组织缺陷所致。尿道也应是脱垂组织的一部分,尿道的膨出可导致膀胱颈的旋转。

三、临床表现

(一)症状

轻度膀胱膨出无明显症状,许多患者即使有严重膀胱膨出亦不至于引起显著不适。重度膀胱膨出阴道前壁及部分膀胱壁可以突出于阴道口,患者可能诉有阴道胀感或突出的包块使患者有坐球感,并多伴有下坠感和腰部酸胀感。剧烈活动、长久站立、咳嗽、喷嚏或使用腹压时症状加重;休息、采用侧卧位或俯卧位时症状可以得以缓解。

严重膀胱膨出时,尿道可以成锐角,故可发生排尿困难、尿潴留,患者用手将脱出的阴道前壁还纳则排尿通畅。由于膀胱内经常有残余尿,易引起反复的下尿路感染,而发生尿频、尿急和尿痛等症状。严重膀胱膨出(可同时合并子宫脱垂)可导致急性尿潴留。膀胱膨出本身并不导致尿失禁,而压力性尿失禁是尿道肌肉筋膜等支持组织松弛,膀胱尿道角消失;或膀胱内括约肌功能缺陷所致。如合并尿道膨出,则尿失禁症状更加明显。

(二)体征

取截石位,膀胱内可保留部分尿液。检查膀胱和尿道膨出,可使用阴道单叶拉钩,并注意使用单叶拉钩时不能太用力,否则可能造成假象。检查可见患者阴道口松弛,位于宫颈下方的阴道前壁呈膨出物凸在阴道口内或口外,壁薄而光滑,膨出物随腹压增加而增大。咳嗽等腹压增加时,可有漏尿发生。应注意两侧的前阴道壁侧沟的情况,前侧沟反映了耻骨宫颈周围环与盆筋膜腱弓的连接,即阴道旁的缺陷。也可采用卵圆钳将阴道前壁两侧沟抬高的手法来鉴别此缺陷。阴道前壁检查时还应同时观察膀胱膨出的部位,是中央性的,还是横向的,是否有尿道膨出的,以评价可能存在的压力性尿失禁。

按膀胱膨出的不同程度,临床上可分为3度:轻度为膨出的膀胱已达处女膜缘,尚未膨出阴道口外,中度为膨出的膀胱部分已经膨出阴道口外;重度为膨出的膀胱已全部膨出于阴道口外。

如膀胱膨出伴子宫脱垂,宫颈距外阴口在4 cm以内,有时在外阴口可见宫颈。但应注意膀胱壁膨出与子宫脱垂的程度并非完全一致,有时仅有膀胱膨出,而子宫脱垂不明显或无脱垂。如有子宫脱垂,则子宫脱垂与膀胱壁膨出分别诊断。

四、诊断

根据患者症状与体征,诊断膀胱、尿道膨出多无困难,必要时可选择如下检查。

(1)嘱患者排空尿液后导尿,或 B 超测定残余尿量。

(2)尿常规:了解有无尿路感染。

(3)指压试验:患者取膀胱截石位,充盈膀胱后,嘱患者咳嗽,观察有无尿液漏出;若有尿液漏出,则用中指和示指压迫尿道两侧,再嘱患者咳嗽,了解能否控制尿液漏出,从而鉴别患者是否有压力性尿失禁表现。

(4)为进一步确诊膀胱、尿道膨出,可用消毒尿道探子插入膀胱,并将其弯头转向后方,可在阴道前壁膨出物内触到尿道探子。

(5)膀胱内注入造影剂和尿道内使用金属链珠,行前后位,尤其是使用侧位摄片可证实膀胱底和膀胱三角下降及正常的后尿道膀胱角消失。取出金属链珠,嘱患者排空尿液,在 X 线透视下观察,了解膀胱底部及尿道与耻骨间关系,同时可发现尿道近端扩张、尿道隐性憩室,或尿道感染等其他征象。

五、治疗

尽管几乎所有育龄经产妇都有不同程度的膀胱、尿道膨出,但病情可以不进展,也可能不引发症状。此类情况在绝经前一般不需处理,但绝经后由于缓慢进展性退变引起盆腔筋膜和肌肉支持组织变薄,需进行治疗。

(一)非手术治疗

1.子宫托

阴道内放入子宫托,可对膀胱、尿道和尿液控制提供充足的暂时性支持。对于合并内科疾病不能耐受手术的年老患者,暂时性使用子宫托可以在患者一般情况改善之前缓解其膨出症状。

2.盆底肌肉锻炼

应用 Kegel 方法(Kegel exercises)锻炼盆底肌肉,目的是收紧和加强耻尾肌群,一般应持续6~12 个月。年轻患者通过这种锻炼可使其压迫症状和排尿控制能力得以一定程度改善。若借助生物反馈治疗仪指导盆底肌肉锻炼能取得更好的效果。

3.雌激素

绝经后患者使用雌激素替代治疗数月可以极大改善肌肉筋膜支持组织的张力、质量和血供。但对严重的解剖性损伤,如重度膀胱膨出合并压力性尿失禁无明显疗效。

(二)手术治疗

重度膀胱、尿道膨出,或有尿潴留和反复膀胱感染,伴或不伴膀胱和尿道改变所致压力性尿失禁者,应施行阴道前壁修补术,并可同时治疗压力性尿失禁。盆底修复手术的目的不仅仅是修补缺陷,还应实现结构重建和组织替代。治疗盆底器官脱垂有两个原则,既要维持阴道的长度和深度,又要维持膀胱和肠道的功能,任何一种外科手术都应该遵守上述原则。

阴道前壁修补的传统术式为 Kelly 的阴道前壁折叠缝合修补术,修补中应注意阴道宽度,在麻醉条件下能容 3 指(约 6 cm 宽),避免术后狭窄影响性生活。近年来,通过临床与尸体解剖发现膀胱膨出多由固定膀胱两侧的盆筋膜腱弓及其宫颈周围环筋膜的断裂、分离造成。缺陷可分为侧方、中线和顶端 3 个部位,故提出修补的重点应放在恢复解剖上。术前、术中需仔细辨认缺陷部位,进行有针对性的修补,也称为缺陷引导下的修补。前壁顶端缺陷需在前穹隆每侧坐骨棘水平部位缝合几针,以加强此处的支持力和建立阴道前、后壁筋膜的连续性。侧方缺陷应行单或双侧阴道旁修补(paravaginal repair,PVR),多数需双侧,以恢复和重建阴道前壁侧沟在盆筋膜腱弓处与闭孔内肌的连接,而中线型缺陷则应折叠缝合膀胱前筋膜,并剪去多余阴道黏膜。重度膀胱膨出由几个部位联合缺陷造成者,需一一予以修补,除了 PVR 还应切除中央部位膨出的多余组织,并予以缝合。

目前,有很多学者认为盆腔器官膨出是由于盆底支持组织损伤或衰老弹性减弱所致,越来越多的证据也表明经典的阴道缝合术失败率高的原因是盆腔器官结缔组织过于薄弱所致,故用加固薄弱的筋膜组织并可使组织再生而使盆腔器官脱垂得到治愈。目前,临床上使用较多的重建材料为人工合成的不可吸收聚丙烯网片,网片的形状可为梯形、T 形、长方形、双翼形、吊床形。多数认为应将补片与其下方组织适当缝合固定,但也有报告仅缝四个角、或两点,甚至不固定,也可取得良好手术效果。

预防措施如下。①实行计划生育,正确处理分娩,避免盆腔支持组织损伤而松弛。故产妇产时勿使膀胱过度充盈。在子宫口未开全时,产妇避免过早向下屏气用力,以免导致宫缩乏力或滞产,有之应及时处理滞产。对有头盆不对称者及早行剖宫产结束分娩。第一胎宫口开全时,可适当放宽会阴侧切的指征,必要时施行助产手术,避免第二产程过长。对软产道裂伤及时正确缝合。②产后避免过早参加体力劳动,注意产后保健操锻炼,加强肛提肌和会阴肌群的锻炼,有助于恢复、改善和保持盆腔支持组织的功能。③需矫正或避免肥胖、慢性咳嗽、便秘等腹压增高因素,绝经后雌激素低下者,行激素替代疗法有助于保持盆腔肌肉筋膜组织的张力,可预防或推迟阴道壁膨出及伴发的膀胱、尿道膨出。

(李树新)

第三节　膀胱阴道瘘

女性泌尿生殖瘘(简称尿瘘)系指泌尿道与生殖器官之间形成的异常管道,包括输尿管阴道瘘、膀胱阴道瘘、尿道阴道瘘等。其中膀胱阴道瘘,即指膀胱与阴道间有瘘管相通,为最常见的女性泌尿生殖瘘。

由于膀胱与女性生殖器官的解剖位置非常相近,在妇科手术、分娩、妇科肿瘤的放疗后及盆腔外伤后,很容易发生膀胱损伤并形成尿瘘。其发生的主要原因为分娩损伤、手术损伤和疾病因素等。国内文献报道,盆腔手术引起膀胱阴道瘘者高达 85%,而分娩损伤仅为 5%。

一、临床表现

(一)漏尿

尿液不时地自阴道流出,无法控制,为膀胱阴道瘘的主要症状。

1.漏尿的时间

依产生瘘孔的原因而异。压迫性坏死致尿瘘者漏尿多发生在产后 7～10 天；而难产手术创伤或妇科手术损伤未经修补者，或外伤引起的尿瘘，术中、术后或伤后即开始漏尿。膀胱结核所致尿瘘患者，多有长期膀胱感染症状，如尿频、尿急、尿痛和脓血尿等，以后才出现漏尿，且身体其他部位也可能有结核病灶。肿瘤所致尿瘘多为其晚期并发症，往往有较长时间的肿瘤病史，之后才发生漏尿。而放射治疗损伤所致的尿瘘，漏尿可能出现得很晚。

2.漏尿的多少和形式

多与瘘孔的大小、部位和体位有关。瘘孔位于膀胱三角区或颈部，尿液不间断经阴道流出，完全失去控制；高位膀胱阴道或膀胱宫颈瘘者，在站立时可暂无漏尿，平卧时即出现漏尿；若瘘孔较小且径路弯曲，一般仅在膀胱充盈时才会出现不自主漏尿；位于膀胱侧壁的小瘘孔，取健侧卧位时可暂不漏尿。

(二)局部感染

外阴部皮肤长期受尿液的浸泡，外阴、臀部及大腿内侧的皮肤发生皮炎、皮疹、湿疹，引起局部瘙痒刺痛，甚至发生皮肤继发感染和溃疡。尿瘘患者也易发生泌尿道感染。

(三)继发月经改变和不孕

许多尿瘘患者可出现月经稀少或闭经，原因可能与精神因素所导致的卵巢功能低下有关。可伴有性欲减退、性交困难。继发性不孕者较多，其原因除患者的继发性闭经外，分娩遗留的盆腔炎症及尿液不断从阴道流出，影响精子的存活等因素，均可导致不孕。

(四)精神抑郁或心理异常

由于漏尿或伴有阴道瘢痕狭窄甚至闭锁，给患者生活和社会活动带来很大影响，可导致患者心理障碍、抑郁，甚至精神失常。

二、诊断

(一)膀胱阴道瘘检查

1.检查用具

基本用具包括金属导尿管、子宫探针、橡皮导尿管、无菌盐水、消毒液(1‰苯扎溴铵、0.5％活力碘等)、消毒碗、亚甲蓝、注射器、橡皮手套、窥阴器、长镊子、尿培养瓶等。此外，还需备有靛胭脂、膀胱镜、宫腔镜、分泌性造影用具等特殊设备。

2.体位

检查时通常采用两种体位，即膀胱截石位和跪俯卧位。

(1)膀胱截石位：为检查时首选的体位，令患者腹、膝关节屈曲，臀靠床缘，平卧于检查床上。

(2)跪俯卧位：当取截石位不能充分暴露瘘孔时则令患者双膝跪于床上，背部朝上，臀部高置，腹胸近床面。

3.检查步骤

(1)视诊：插入窥阴器，仔细在阴道前壁区域寻找暴露瘘孔，注意瘘孔的位置、大小、周围阴道黏膜健康情况、有无局部炎症等。在巨大瘘孔或膀胱外翻时，须注意输尿管膀胱开口处情况。

(2)检查尿道长度：用探针或金属导尿管探查尿道外口与瘘孔的距离，有无闭锁，并将探针送入膀胱内探查有无结石。

(3)膀胱内注液检查：当瘘孔位置不清楚，或瘘孔很小，或可疑输尿管阴道瘘时，则以稀释的亚甲蓝液 200～300 mL 注入膀胱,以视其漏液部位,如为一侧输尿管瘘,则注入的亚甲蓝液不漏出,而阴道中仍继续流尿。当可疑非瘘孔性尿失禁时,可在阴道内留置一块白色纱布,令患者咳嗽和其他动作诱发漏尿,若仍有尿液漏出,而纱布不染色,可排除膀胱阴道瘘,但不能排除输尿管阴道瘘。

当常规的尿道膀胱镜不能判断瘘孔的部位时,可采取经阴道灌注亚甲蓝溶液结合膀胱镜检查。常规 0.5% 的活力碘溶液进行阴道擦洗消毒阴道腔。经阴道插入 22F 气囊导尿管,气囊内充水 30 mL。将气囊拖至阴道口,气囊内追加生理盐水 20 mL,拉紧导尿管。向阴道内注入200～300 mL 亚甲蓝溶液,观察尿道膀胱镜,往往能发现阴道膀胱瘘的瘘孔,并指导制定手术方案。

(4)双合诊或三合诊:注意阴道瘢痕程度和范围,瘘孔大小、位置及与耻骨的关系,查清子宫颈和子宫体的活动情况,了解盆腔有无包块、直肠有无损伤、是否出现压痛。

(二)特殊检查

1.腹部 B 超

腹部 B 超可以了解膀胱充盈度,子宫形态大小,并可了解阴道前壁和膀胱后壁间有无回声通道,若有明显通道,加压扫查,可以看见液体自膀胱经通道向阴道内流动。

经直肠腔内 B 超可以更直观地观察膀胱基底、膀胱颈、尿道、阴道、尿道阴道间及直肠等结构,在声像图上能发现膀胱后壁和阴道前壁中段、下尿路和阴道之间存在瘘管、阴道腔不同程度积液等特异性声像图表现,同时可以清晰显示瘘口的位置,因而诊断较明确。

2.尿道膀胱镜

应作为膀胱阴道瘘常规检查手段。分别采用 30° 和 70° 膀胱镜检查,重点检查膀胱后壁、三角区、尿道后壁等区域,了解瘘孔部位、大小、数目,与输尿管开口关系,以及瘘孔周围膀胱黏膜情况。若怀疑一侧输尿管瘘,可行同侧输尿管逆行插管造影,了解瘘孔在输尿管、子宫或阴道内的位置。

3.X 线片

KUB 片可以了解有无合并的膀胱结石,排泄性尿路造影了解肾脏功能及双侧输尿管情况,为了解瘘孔情况及决定手术方式提供一定依据。

4.CT 扫描

CT 扫描具有直观和敏感性高等特点,在造影剂存在下,可以清楚显示瘘孔部位、大小及走向。

5.MRI 扫描

MRI 多平面成像和其对水的高度敏感性使其在阴道瘘的检出和定性方面具有很大的优势。MRI 行盆腔轴面 T_1WI、T_2WI 及轴面 T_1W 增强扫描,以及冠、矢状面增强前后 T_1WI。平扫时轴面、冠状面成像可了解膀胱充盈情况,矢状面 T_1WI 发现膀胱后方呈小类圆形低信号影的膀胱阴道、膀胱子宫瘘的瘘管;静脉注入钆喷替酸葡甲胺(Gd-DTPA)后行脂肪抑制成像,可提高诊断的准确性。磁共振水成像(MRU)可以显示积水的输尿管、膀胱及阴道及其比邻关系、瘘孔部位和形态。

三、治疗

根据瘘管的病因、部位、大小、瘢痕程度及其与输尿管口的关系选择治疗方案,除个别情况可采取非手术方法,一般以手术治疗为主。首先考虑简单手术术式,因复杂手术的时间长,出血多,感染机会多,这些因素均可影响瘘孔的愈合。

(一)非手术治疗

非手术治疗适用于下列情况:①刚出现不久(1周内)的膀胱阴道瘘或输尿管阴道瘘。若瘘孔较小,可持续插入导尿管或输尿管导管,并给予抗生素治疗,瘘孔有自然愈合的可能。②结核性膀胱阴道瘘,抗结核治疗半年至一年后仍未痊愈者,方可考虑手术治疗。

(二)手术治疗

1.手术时机

选择:①新鲜、清洁的瘘孔应立即修补。②感染、坏死性尿瘘或第一次修补术已失败者,应在3～6个月后再次手术。③放射性损伤所致的尿瘘至少应在1年后检查未见肿瘤复发再手术。④膀胱结核所致的尿瘘,其手术应在抗结核治疗1年后,局部无活动性结核病灶时手术。⑤尿瘘合并妊娠,应待产后月经复潮后行修补术。⑥若膀胱阴道瘘合并有膀胱结石,结石大且嵌入膀胱黏膜内者,则先取结石,3周后再修补瘘孔;结石小未嵌入膀胱黏膜者,则取结石和修补瘘孔可同时进行。⑦对于尚未绝经患者的择期手术,应选择月经干净1周施行手术。⑧有慢性咳嗽者,应于治疗好转后手术,以免影响创口的愈合。

2.手术途径

手术途径的选择关系到手术野的暴露和手术操作的便利,对能否修复成功至关重要。

(1)经阴道途径。适合于中、低位膀胱阴道瘘患者,从阴道能清楚地暴露瘘孔。产伤所致的尿瘘,多以经阴道途径修补为宜。

(2)经腹途径适应证如下。①瘘孔较大、部位较高的瘘。②经阴道反复修复失败者。③阴道瘢痕严重、阴道扩张不良者。

根据具体情况经腹途径又进一步分为以下4种。①经腹膜外膀胱内:用于瘘孔接近输尿管开口或合并膀胱结石者。②经腹膜外膀胱外:用于单纯高位膀胱阴道瘘。③经腹膜内膀胱内:用于有广泛粘连不易分离者。④经腹膜内膀胱外:用于高位瘘孔、周围瘢痕严重者。

(3)经腹经阴道联合途径:适合于阴道扩张不良,瘘孔部位高,单纯经阴道路径显露不佳的膀胱阴道瘘患者。

3.手术要点

(1)充分游离瘘孔周围组织:是修补手术成功与否的关键。经阴道修补手术有两种分离瘘孔的方法。①离心分离法:距瘘孔缘2～3 mm做环形切口,向外锐性游离阴道黏膜约2 cm,使膀胱壁松解,此法适合于中、小瘘孔。②向心分离法:在距瘘孔外2 cm处做切口,向瘘孔分离至剩余2～4 mm,此法适用于复杂尿瘘。离心和向心法联合使用特别适用于巨大膀胱阴道瘘。分离阴道黏膜应充分,以保证膀胱及阴道修补后无张力。如果瘘孔靠近宫颈或耻骨,可分离部分宫颈上皮和骨膜,分离创面时应按解剖层次进行,以免出血,也可向膀胱阴道间隙注入液体,以减少渗血,便于分离间隙。

(2)阴道瘢痕切除:对阴道瘢痕严重,妨碍瘘孔暴露和愈合者,应予以切除,瘘孔边缘不必修剪;对瘢痕较小,不影响瘘孔愈合者,可不切除瘢痕,以免将瘘孔扩大,但瘘孔边缘可以修剪,以便形成新鲜创面有利于愈合。

(3)组织缝合:各层组织分层无张力缝合,一般为3层缝合,即膀胱黏膜、膀胱外面筋膜及阴道黏膜,各层尽可能在互相垂直的方向缝合,避免缝合线重叠。缝合阴道黏膜、膀胱黏膜时创缘对齐,避免内翻。缝合材料宜采用刺激少及易吸收者,最好用人工合成可吸收的无损伤缝线。缝针的间距不能太稀也不能太密,针尖不要穿通黏膜,避免膀胱壁与阴道黏膜之间留有无效腔。第一层修补后需用亚甲蓝作漏水试验,证实不漏后方可缝合第二层。

(4)辅助手术的选用:对于一些复杂的尿瘘,有时需进行辅助手术方能保证手术的成功。辅助手术有两类:其一是扩大手术视野、便于暴露瘘孔的手术,如会阴侧斜切开术、耻骨联合切除术或耻骨支开窗术等;另一类是自体或异位组织替代、填充、加固缺损的手术。自体带蒂组织有阴道壁、宫颈、大或小阴唇皮肤、股部皮肤、股薄肌、腹直肌前鞘、腹膜、大网膜、膀胱自体移植等,根据瘘孔的部位和性质酌情选用。异体组织已不常用。

(李树新)

第四节　压力性尿失禁

压力性尿失禁是指打喷嚏、咳嗽、大笑或提取重物等腹压增高时出现不自主的尿液自尿道外口渗漏。此病多发于女性,高发于经产妇及高龄女性,青少年少见。偶发尿失禁不应视为病态,只有频繁发作的尿失禁才是病理现象。

一、病因与发病机制

压力性尿失禁的原因很复杂,主要有年龄、婚育史及既往妇科手术史等因素。还有些高危因素可以增加尿失禁发生的危险,如身体质量指数、家族史、吸烟史、便秘等因素。另有临床病例分析女性体内的雌激素水平不足也会增加尿失禁的发生,在补充雌激素后,尿失禁的症状改善。

发病机制上有如下研究。

(一)神经机制

产伤及盆腔手术等妇科手术史可引起支配尿道括约肌的自主神经(盆神经)或体神经(阴部神经)发生异常。

(二)解剖机制

(1)尿道固有括约肌发生退变或受损,控尿能力下降。

(2)膀胱颈及后尿道下移导致腹压增高时膀胱与尿道间的绝对压力差。

(3)雌激素水平降低等因素会影响尿道黏膜发育,导致其水封能力下降。

(三)功能机制

正常女性腹压增加时,可产生膀胱颈及尿道外括约肌的主动收缩,以关闭膀胱颈及尿道。这种收缩早于膀胱内压升高,在压力性尿失禁患者可观察到收缩峰值降低,收缩长度缩短。

二、临床表现

症状主要表现为咳嗽、打喷嚏、大笑等腹压突然增加时不自主溢尿。体征是腹压增加时,能观察到尿液不自主地从尿道流出。

三、诊断

压力性尿失禁的诊断主要依据主观症状和客观检查,并需除外其他疾病,诊断步骤应包括确定诊断、程度诊断、分型诊断及并发症诊断。

(一)确定诊断

确定有无压力性尿失禁。

1.详细询问病史

(1)既往病史,婚育史,阴道手术、尿道手术及外伤史及有无诱发尿失禁的因素。

(2)全身状况:一般情况、智力、有无发热等。

(3)有无压力性尿失禁症状:大笑、咳嗽或行走等各种程度的腹压增加时尿液溢出;停止加压动作时尿流随即终止。

(4)有无泌尿系其他症状:疼痛、血尿、排尿困难、尿路刺激症状、下腹或腰腹部不适等。

2.体格检查

(1)一般状态及全身体检:神经系统检查应包括下肢肌力,会阴部感觉,肛门括约肌张力及病理特征等;腹部检查要注意有无尿潴留体征。

(2)专科检查:有无盆腔脏器膨出及程度;外阴部有无感染体征;双合诊了解子宫情况及盆底肌收缩力等;直肠指诊检查肛门括约肌肌力及有无直肠膨出。

(3)特殊检查:压力诱发试验,即患者取截石位,观察尿道口,在其咳嗽或用力增加腹压时尿液溢出,而患者并无排尿感。停止加压后,尿流立即停止,则为阳性。

3.其他检查

(1)一般实验室检查:如血、尿常规,尿培养及肝功能、肾功能等。

(2)最大功能性膀胱容量和剩余尿测定均正常。

(3)X线检查:在斜位下行排尿性膀胱尿道造影。压力性尿失禁表现为尿道膀胱后角消失,膀胱颈下降,腹压增加时膀胱颈呈开放状态。

(4)超声检查:可以测定膀胱颈的位置和膨出情况。

(5)尿流动力学检查:膀胱压力测定可排除不稳定性膀胱和无张力性膀胱,且可以判断压力性尿失禁的程度。压力性尿失禁时逼尿肌反射正常,最大尿流率明显增加,而膀胱内压明显降低,轻度者膀胱内压力为 5.9～7.8 kPa,中度者为 2.5～5.9 kPa,重度者低于 1.96 kPa。

(6)漏尿点压(LPP)测定:将测压管放入膀胱并充盈膀胱,记录发生尿漏时的膀胱内压力,此压力即为漏尿点压。一般轻度高于 11.8 kPa,重度低于 5.88 kPa。

(7)膀胱镜检查:怀疑膀胱内有肿瘤、憩室、膀胱阴道瘘等疾病时,需做此检查。

(二)程度诊断

根据临床症状可分为 3 度。轻度:一般活动及夜间无尿失禁,腹压增加时偶发尿失禁,不需携带尿垫;中度:腹压增加及起立活动时,有频繁的尿失禁,需要携带尿垫生活;重度:起立活动或卧位体位变化时即有尿失禁,严重地影响患者的生活及社交活动。

(三)分型诊断

分型诊断并非必需,对于临床表现与体格检查不相符及经初步治疗疗效不佳者,建议进行尿失禁分型。

(1)影响尿动力学可将压力性尿失禁分为解剖型和尿道固有括约肌缺陷型。

(2)腹压尿漏点压(ALPP)分型。①Ⅰ型压力性尿失禁:ALPP≥90 cmH$_2$O。②Ⅱ型压力性尿失禁:ALPP60～90 cmH$_2$O。③Ⅲ型压力性尿失禁:ALPP≤60 cmH$_2$O。

(四)有无常见并发症

因各型尿失禁的治疗方案不尽相同,亦有必要鉴别不同类型的尿失禁。

1.急迫性尿失禁

患者有尿频、尿急、尿痛,往往来不及到厕所即已有尿液流出。这是由神经源性膀胱或膀胱内部病变使逼尿肌发生无抑制性收缩所致。

2.充盈性尿失禁

膀胱过度充盈使尿液不断的由尿道口流出,而患者无排尿感觉。下腹膨隆,可扪及胀满的膀胱。

3.真性尿失禁

膀胱空虚无排尿感,系由尿道括约肌松弛致使的尿液不自觉由尿道口流出。

四、治疗

(一)保守治疗

1.药物治疗

主要针对于轻、中度女性压力性尿失禁患者,其治疗作用主要是增加尿道阻力及增加尿道黏膜表面张力,以达到增强控尿能力的目的。

(1)α受体激动剂:作用于外周交感神经系统,兴奋膀胱颈和后尿道的α受体,使该处的平滑肌收缩,提高尿道闭合压改善尿失禁症状。如麻黄碱25～50 mg,1天3次。

(2)β受体拮抗剂:可以阻断尿道β受体,增强去甲肾上腺素对α受体的作用。如普萘洛尔10～20 mg,1天3次。

(3)度洛西丁:抑制肾上腺素能神经末梢的去甲肾上腺素和5-羟色胺再吸收,增加骶髓阴部神经核内的5-羟色胺和去甲肾上腺素浓度,从而刺激阴部神经,增加尿道横纹肌张力。用法为每次40 mg,1天2次。

(4)雌激素:促进尿道黏膜、黏膜下血管丛及结缔组织增生;增强α受体的数量和敏感性。适用于绝经后或雌激素水平低下者。用法是局部外用雌激素膏或口服。

(5)近年来,有研究表明应用β受体激动剂,虽将减低尿道压力,但却可以增加尿道张力,可以有效治疗女性压力性尿失禁,且效果优于盆底肌功能锻炼。

2.物理治疗和行为治疗

目的在于加强盆底肌肉及尿道周围肌肉的张力,使尿道阻力增加,增强控尿能力。

(1)阴道托:可抬起尿道中段,增加尿道阻力。适用于各种暂时不能接受其他治疗的患者,可暂时控制尿失禁症状。

(2)盆底肌训练:患者有意识的对以肛提肌为主的盆底肌肉进行自主性收缩以增加控尿能力。

(3)凯格尔运动:每天定时进行肛门及会阴部肌肉的舒缩运动,增加盆底肌肉和尿道肌肉的张力。此运动对男、女压力尿失禁患者均有很好的疗效。

(4)生物反馈治疗:通过放置在阴道或尿道内的压力感受器,将患者盆底肌肉收缩产生的压力传给计算机控制系统,再通过模拟的图像、声、光等信号将信息反馈给患者,指导患者进行正确的凯格尔练习。这实际上是凯格尔运动的延伸。

（5）电刺激治疗：通过放置在阴道和直肠内的电极，给予一定的电刺激，使盆底肌肉被动性收缩，达到锻炼盆底肌肉、增强其控尿能力的目的。可与生物反馈治疗同时配合进行。

（6）体外磁疗：与电刺激治疗原理基本相似，不同之处在于利用外部磁场进行刺激。

（二）手术治疗

1.中段尿道吊带手术

通过采用各种材料悬吊尿道中段，以固定尿道和增加尿道闭合压，从而达到治疗各种尿失禁的目的。常用的悬吊方法有经阴道无张力尿道中段悬吊术、经阴道尿道-耻骨悬吊术、经耻骨上尿道-耻骨悬吊术、膀胱颈射频悬吊术等。

2.骶耻骨韧带尿道膀胱悬吊术和内腔镜下膀胱颈悬吊术

通过提高膀胱颈和后尿道至正常解剖水平，而达到治疗目的。

3.膀胱颈填充物注射治疗

将填充剂注射于尿道内口黏膜下，使尿道腔变窄、拉长以提高尿道阻力延长功能性尿道长度，增加尿道内口的闭合，达到治疗目的。主要适用于膀胱内括约肌缺陷的压力性尿失禁。填充物有自体脂肪、胶原牛蛋白、肌源性干细胞、硅油等。

4.人工尿道括约肌植入手术

将人工尿道括约肌置入近端尿道周围，从而产生对尿道的环形压迫，达到治疗目的。但对于盆腔纤维化明显，如多次手术、尿外渗、盆腔放疗的患者不易使用。

5.阴道前壁折叠术

阴道前壁折叠术又称阴道前壁修补术，该术式曾广泛用于压力性尿失禁的治疗，尤其是伴有阴道壁膨出者的治疗。主要是通过阴道前壁的修补和紧缩，以增强膀胱颈及尿道后壁的力量，从而达到治疗目的。该术式因其远期疗效差而逐渐被淘汰。

（李树新）

第五节　前列腺精囊损伤

一、前列腺损伤

前列腺深藏于盆腔、膀胱下面，单独损伤极为少见。通常由会阴或直肠开放性外伤引起，如刺伤、枪弹穿透伤，或骨盆骨折，造成膀胱、后尿道撕裂伤时，同时合并前列腺损伤。此外，膀胱尿道镜检查、腔内镜手术、尿道扩张等经尿道器械操作时，因操作失误或用力过大可致前列腺损伤，有时合并直肠损伤。

（一）临床表现

1.疼痛

表现为耻骨上区或会阴部剧烈疼痛，由于前列腺损伤多伴有邻近器官损伤，往往被其他症状掩盖。

2.出血

多为持续性尿道口滴血，与排尿无关或与排尿伴随。前列腺部尿道断裂时，血液可流入膀胱周围间隙,引起大出血,严重时可出现休克。

3.排尿困难

前列腺损伤常合并后尿道部分或全部断裂,以及局部血肿、水肿等均可导致排尿困难或急性尿潴留。

4.尿外渗及感染

如前列腺损伤伴有后尿道或膀胱颈损伤时,可有尿外渗到前列腺与膀胱周围间隙,引起炎症反应及继发性感染。

(二)诊断

应仔细询问病史,如果有骨盆骨折、会阴部外伤或经尿道器械操作史,同时出现尿道滴血或排尿困难、会阴和阴囊出现血肿时,应考虑前列腺损伤。直肠指检可发现前列腺浮动或碎裂感,或前列腺触及不清且有波动感。CT 等影像学检查可明确诊断。

(三)治疗

(1)患者多急诊入院,应积极抗休克治疗,包括补液、镇痛、输血等。

(2)可以先尝试经尿道能否顺利插入 Foley 导尿管,气囊注水 20~40 mL,持续牵引压迫止血,并保持 1 周以上。如导尿失败,出血量大时,应急症手术。如出血难以控制,危及生命时,可行髂内动脉结扎术。

(3)出现急性尿潴留,如导尿失败,则行耻骨上膀胱造瘘术。

(4)合并伤的处理:清除会阴和阴囊血肿,预防和控制感染,同时处理直肠和会阴部的损伤。

(5)常见并发症。①尿瘘:前列腺部尿道损伤后,如伴有尿外渗而未能充分引流,继发感染时将会发生尿瘘。②尿失禁:多为尿道括约肌受损的原因。③前列腺尿道部狭窄:当前列腺部尿道损伤修复时,局部炎症及纤维化可形成瘢痕,引起尿路梗阻。治疗上可以行尿道扩张术或经尿道冷刀切开术。

二、精囊损伤

精囊损伤临床极少见。精囊损伤多继发与周围脏器损伤,如膀胱、直肠、尿道等,故出血较多。盆腔手术时也可能损伤精囊。

精囊损伤往往是复合伤,表现为其他脏器损伤,很难在术前明确诊断,通常是在手术探查过程中发现的。

治疗上,如果是开放性损伤,则在处理邻近脏器损伤的同时进行精囊止血及修补,对于闭合性损伤,常规保守治疗,予以止血、镇痛、抗炎等药物。

(李传贵)

第六节 睾丸生殖细胞肿瘤

睾丸肿瘤可分为原发性肿瘤和继发性肿瘤。在原发性睾丸肿瘤中 95% 为生殖细胞肿瘤[睾丸精原细胞瘤或睾丸非精原细胞瘤(non-seminomatous germ cell tumor,NSGCT)],其余为非生殖细胞肿瘤(睾丸间质细胞、支持细胞、性腺胚胎细胞瘤等)。原发性睾丸肿瘤占绝大多数。

一、流行病学

睾丸恶性肿瘤占全身恶性肿瘤的 1%，占泌尿男生殖系统肿瘤的 $3\%\sim9\%$，占男性恶性肿瘤的 $0.5\%\sim1.0\%$。15～35 岁年龄组男性中睾丸肿瘤为最常见的恶性肿瘤之一。

睾丸生殖细胞肿瘤的发病年龄与病理类型有密切联系，如婴儿期多见卵黄囊瘤，20～30 岁年龄组多见胚胎瘤和畸胎瘤，30～50 岁年龄组多见精原细胞瘤。

睾丸生殖细胞肿瘤右侧较左侧常见。右侧发病率高与该侧隐睾发生率高有关。原发性睾丸肿瘤的 $1\%\sim2\%$ 为双侧，此类患者中 50% 伴有隐睾症。双侧性生殖细胞肿瘤常见于精原细胞瘤。

二、病因

睾丸生殖细胞肿瘤的病因尚不清楚。睾丸肿瘤的发生与睾丸创伤、内分泌障碍、遗传及感染有关。$7\%\sim10\%$ 的睾丸肿瘤发生在有隐睾症病史的患者中。

(一)先天性因素

1.隐睾

隐睾是发生睾丸癌的最常见危险因素。隐睾癌变的发生率比正常下降至阴囊内的睾丸要高 30～50 倍。腹内型隐睾的肿瘤发生率明显高于腹股沟或外环处隐睾。腹内型隐睾仅占隐睾总数的 15%，但在恶变隐睾中其占 50%。隐睾恶变的高峰年龄与原发睾丸肿瘤相仿，多在 20～40 岁年龄组。

2.遗传

文献报道，家族性睾丸生殖细胞肿瘤的发生率为 $1.0\%\sim2.8\%$。肿瘤主要发生在兄弟间和父子间。兄弟间发生肿瘤的概率比普通人群高 3～12 倍，而父子间发生肿瘤的概率是普通人群的 2～4 倍。

3.多乳症

多乳症者发生睾丸肿瘤的可能性较正常人高 4.5 倍。

4.睾丸女性综合征

睾丸女性综合征也容易发生睾丸生殖细胞肿瘤，其概率要比正常人高 40 倍。

5.雌激素过量

产妇妊娠早期服用外源性雌激素，胎儿睾丸发生肿瘤的相对危险性增高，比预期的发生率高 $2.8\%\sim5.3\%$。

(二)后天性因素

1.损伤

某些化学物品，如氧化锌、硫酸镉对家禽睾丸损伤会导致畸胎瘤；对兔的睾丸反复物理损伤，可造成睾丸精原细胞瘤。

2.激素

孕妇应用外源性激素会使胎儿睾丸肿瘤发生的危险性升高；睾丸肿瘤多发生于性欲腺旺盛的青壮年，也提示内分泌与睾丸肿瘤的发生有关。

3.感染

一些病毒性疾病(如麻疹、天花、流行性腮腺炎)及细菌性感染(如猩红热、肠伤寒等)均可并发睾丸炎,继发睾丸萎缩、细胞变性而引起睾丸肿瘤。

4.营养因素

富含蛋白质的食物及能量摄入增长,伴随睾丸肿瘤发病率的升高;而经济贫困的国家,如非洲和亚洲国家睾丸肿瘤发病率最低。

三、病理

睾丸肿瘤中95%是生殖细胞肿瘤,包括精原细胞瘤、胚胎癌、畸胎瘤和绒毛膜上皮癌4种基本组织类型。在睾丸生殖细胞肿瘤中,40%是纯精原细胞瘤,13%是精原细胞和其他细胞的混合性肿瘤,其余为非精原细胞瘤,包括1%成熟畸胎瘤(分化好的畸胎瘤)、23%畸胎癌(恶性畸胎瘤的中间型)、15%胚胎癌(恶性畸胎瘤的间变型)、1%绒癌(恶性畸胎瘤的滋养层型),还有2%卵黄囊瘤。

睾丸肿瘤的病理学表现有两个特点:第一,组织学的表现形式最多,肿瘤成分最复杂(往往多种成分并存,形成混合性生殖细胞肿瘤),其成分与治疗关系最为密切。第二,肿瘤转移灶与原发灶成分可以部分相同或完全不同(可能与生殖细胞的多潜能分化有关),如原发灶为精原细胞瘤并胚胎癌,转移灶为精原细胞瘤或胚胎癌;原发灶为精原细胞瘤并成熟畸胎瘤,转移灶为卵黄囊瘤;原发灶为胚胎癌,转移灶为绒癌;原发灶为胚胎癌并精原细胞瘤,转移灶为成熟畸胎瘤。

在睾丸生殖细胞肿瘤的分类中,精原细胞瘤最常见,约占40%;其次是胚胎癌,约占30%;最后是恶性畸胎瘤和畸胎瘤。在所谓的畸胎瘤中,约95%含幼稚组织,在婴儿和儿童属良性,在成人为恶性。它们与恶性畸胎瘤不同之处在于无胚胎癌或滋养叶细胞癌,故成人睾丸生殖细胞性肿瘤几乎都是恶性。在生殖细胞性肿瘤中,混合性肿瘤约占生殖细胞肿瘤的40%,其中最常见的结合形式是胚胎癌与畸胎瘤的结合,该肿瘤被称为畸胎癌。

睾丸生殖细胞肿瘤的转移主要经淋巴管到髂内、髂总和主动脉旁淋巴结,以后可到纵隔淋巴结。很少转移到腹股沟淋巴结。血行转移较晚,主要到肺、肝,偶至肾上腺、肾、胰、脑和骨骼。在转移瘤中,可见上述肿瘤的各种成分。

睾丸肿瘤的病理学检查项目如下。①大体标本的特征:应描述肿瘤位于哪一侧睾丸,睾丸大小,肿瘤大小,附睾、精索、睾丸鞘膜的状况。②取材原则:第一,为防止漏诊肿瘤成分,应在肿瘤最大直径上每1 cm一个切面,对肿瘤肉眼表现不同的区域分别取材,肿瘤的不同切面分别取材,同一切面的不同部位分别取材。第二,为准确进行肿瘤病理分期,除肿瘤取材外,以下部位也要取材,睾丸白膜与肿瘤交界处、睾丸网、附睾全长、精索近端和断端、受侵组织与肿瘤交界处(肿瘤穿透白膜时)。③镜下特征及病理诊断:应明确肿瘤的组织学类型,弄清肿瘤的各种成分及其各占的百分比;应明确有无肿瘤周围的静脉和(或)淋巴系统的浸润,有无白膜、鞘膜、附睾或精索的浸润;有无非肿瘤组织中小管内生殖性肿瘤的形成。④进行 TNM(2002)病理分期。⑤进行免疫组织化学检查:测定精原细胞瘤和混合性肿瘤中 AFP、β-HCG 的表达。必要时测定其他瘤标。

四、临床表现

睾丸生殖细胞肿瘤多为单侧,右侧多见。早期临床症状多不明显,典型表现为逐渐增大的无痛性睾丸肿块,可伴疼痛或下腹重坠感。极少数患者的最初症状为转移肿瘤所致,如腹部肿块或锁骨上淋巴结肿大等。

(1)睾丸无痛性增大。渐进性发展是最常见的症状。由于睾丸位于阴囊内,表浅而易于触及,故成人患者多因无意中扪及肿块而发现,小儿患者常在家长为其洗澡或穿衣时发现。少数患者表现为原有萎缩的小睾丸突然增大。隐睾恶变者可发现腹股沟部或腹部出现进行性增大的无痛性肿块。腹腔内隐睾恶变率分为5%,腹股沟隐睾恶变率分为1.25%。

(2)睾丸增大伴有疼痛。30%～40%患者伴有轻微坠胀或钝痛,10%患者伴有类似附睾炎和睾丸炎样的急性疼痛。后者常因肿瘤内出血、梗死、坏死所致,易与睾丸扭转、睾丸炎、附睾炎混淆,应高度警惕,仔细鉴别。

(3)男性乳房女性化5%患者出现,主要见于可以产生雌激素的睾丸肿瘤,如30%支持细胞瘤、20%～25%间质细胞瘤、4%胚胎癌、1%精原细胞瘤。

(4)转移癌症状。5%～10%患者因此而就诊,如锁骨上淋巴结转移导致的颈部肿块;肺转移导致的咳嗽、咯血、呼吸困难;纵隔转移压迫食管导致的吞咽困难(易误诊为食管癌);十二指肠后转移导致的食欲缺乏、恶心呕吐、消化道出血;腹膜后淋巴结转移侵犯腰肌和神经根导致的腰背痛;髂静脉、腔静脉受压或栓塞导致的一侧或双侧下肢水肿。由于肿瘤大小与有无转移并不相关,有时睾丸肿瘤可以小到难以查到,转移癌症状却十分突出。

(5)少数患者无任何症状,以男性不育就诊或因外伤后检查而意外发现睾丸肿瘤。

五、诊断

睾丸肿瘤的诊断程序:首先进行询问病史、临床查体和B超检查,了解睾丸局部状况及有无腹部肿块;如发现腹部肿块,应进一步进行影像学检查[CT和(或)MR];手术前后分别进行血清肿瘤标记物(AFP、HCG、LDH)检查;腹股沟探查及睾丸根治性切除术,了解肿瘤的病理类型;对侧睾丸活检仅限于高危患者(即患侧肿瘤体积>12 mL,既往有睾丸下降不全的病史,年龄<30岁),用于排除原位癌。由于原位癌或对侧睾丸癌的发病率较低(分别为5.0%和2.5%),故对侧睾丸活检不应作为常规检查;最后综合检查资料,依据睾丸癌的临床分期和病理类型,选择治疗方案。

(一)病史和体征

询问病史时应对存在睾丸肿瘤发病危险因素者高度注意。睾丸生殖细胞肿瘤发病的危险因素包括隐睾、曾经患过睾丸肿瘤、有家族史、真两性畸形、男性不育、外伤或感染造成睾丸萎缩、母亲妊娠期曾用外源性雌激素。

不同病理类型的睾丸生殖细胞肿瘤患者的发病年龄与临床特点。

1.卵黄囊瘤

卵黄囊瘤亦称婴儿型胚胎癌、内胚窦瘤等,约占睾丸肿瘤的2%,儿童睾丸生殖细胞肿瘤的82%;平均发病年龄为18个月(出生～9岁);表现为无痛性睾丸肿块,就诊时转移很少见(仅6%)。青春期后发病,则表现为混合性生殖细胞肿瘤,卵黄囊瘤成分占44%,伴血清AFP显著升高。

2.畸胎瘤

畸胎瘤占睾丸肿瘤的24%。根据细胞分化程度分为成熟型、未成熟型、混合型3个亚型。①成熟型畸胎瘤:发病年龄均小于4岁;在儿童睾丸生殖细胞肿瘤中居第二位,占14%～18%;多不出现转移,预后较好。②未成熟型畸胎瘤(即畸胎癌):多见于40岁以下成人,肿瘤体积较大;③混合型畸胎瘤,常与精原细胞瘤、胚胎癌、绒癌合并存在,占25%～50%;约50%AFP升高,不论其成熟与否,均可出现转移,约30%最终死于远处转移,即使组织学表现良性。

3.胚胎癌

胚胎癌占睾丸肿瘤的15%。成人型发病高峰为20～30岁,婴儿型发生于1.5岁以内,后者预后较好。单纯胚胎癌仅占2.3%,混合性生殖细胞肿瘤的87%均含有胚胎癌的成分。因其恶性度高,浸润力强,尽管胚胎癌体积不大,就诊时2/3患者已有转移,40%出现转移症状;70%血清AFP升高,60%因有合体滋养层细胞分化出现HCG升高,PLAP和LDH也可升高。

4.绒癌

占睾丸肿瘤的1%。发病年龄为10～30岁,偶见于老年人。单纯绒癌极罕见,约占0.3%;多数绒癌与胚胎癌、畸胎瘤、精原细胞瘤混合存在。绒癌预后较差,肿瘤常于早期超越腹膜后淋巴结直接血行转移至肺、肝,就诊时表现为转移症状。血清HCG升高可致继发性激素改变和女性化,而HCG与甲状腺刺激激素产生交叉反应则可导致甲状腺中毒征。

5.精原细胞瘤

占睾丸肿瘤的60%。发病年龄为30～50岁,儿童罕见。85%睾丸明显肿大,肿瘤界限清晰。10%～20%含有合体滋养层细胞,HCG阳性。①典型精原细胞瘤占80%,侵袭力低,生长缓慢,预后较好;②间变型(或未分化型)精原细胞瘤占10%,恶性度高,易转移,预后不良;③精母细胞精原细胞瘤占10%,其特点是发病年龄较大,平均52～58岁,与隐睾或其他生殖细胞肿瘤无关,9%为双侧病变,多表现为无痛性、长时间的睾丸肿胀,血清瘤标AFP和HCG均为阴性,罕有转移,预后最好。

全身体格检查应注意颈部检查有无锁骨上淋巴结肿大;胸部检查有无男性乳房女性化;腹部检查有无腹膜后肿块(淋巴结转移灶);腹股沟部检查有无隐睾或肿块;下肢有无一侧或双侧水肿(髂静脉、腔静脉受压或栓塞所致),如有下肢水肿,检查腹部时应谨慎,防止栓子脱落引起肺梗死。

睾丸检查应从健侧睾丸开始,将其作为正常对照与患侧睾丸的大小、硬度、形状进行比较。患侧睾丸可触及结节状不规则肿块(多为胚胎癌、转移癌)或呈弥漫性肿大,保持睾丸外形(多为精原细胞瘤)。肿瘤硬而无弹性,无触痛,手托睾丸有沉重之感,挤压时缺乏正常睾丸的挤压不适感。通常,附睾清晰可及,睾丸鞘膜与阴囊不粘连。但有10%～15%的睾丸肿瘤可侵及附睾、精索或阴囊。伴有睾丸鞘膜积液时,透光实验呈阳性。

(二)B超检查

B超检查已经成为睾丸肿瘤影像学诊断与鉴别的首选检查。由于阴囊位置表浅,B超检查多采用5.0～10.0 MHz的超声探头。睾丸疾病患者取仰卧位进行;对于隐睾、精索静脉曲张和斜疝患者则应取站立位,于隐睾和疝下降或精索静脉充盈时检查。

1.临床意义

B超检查对阴囊内疾病的诊断准确率高达97%。B超检查可明确肿物来自睾丸内(多为恶性)还是睾丸外(多为良性);可分辨肿物是囊性还是实性;可准确测量睾丸及肿物的大小和形态;可了解肿物有无邻近组织侵犯。在睾丸肿瘤的全身临床分期中,B超可了解肿物有无腹腔脏器及腹膜后淋巴结转移或输尿管梗阻,其发现腹膜后淋巴结转移灶的敏感性近80%。彩色多普勒超声和能量超声可以了解睾丸及肿物的血流状况,有助于睾丸肿瘤的鉴别诊断。

2.正常睾丸超声表现

睾丸为边界清晰、均匀一致的中等回声椭圆形结构,体积约4 cm×3 cm×2 cm,白膜为一条细带状回声环。睾丸动脉分支自睾丸门进入睾丸后呈放射状分布;睾丸纵隔形成一条沿睾丸长轴走行的明亮细线;睾丸鞘膜腔可有少量液体。

3.睾丸肿瘤的超声特征

共同点是睾丸增大或出现结节状肿块,伴有血流;不同点则因睾丸肿瘤的病理类型相异而各有特点。

(1)精原细胞瘤:为边界清晰、均匀一致、细小光点的低回声团块,睾丸增大,但外形不变;亦可呈类似正常睾丸的中等回声;少数肿瘤呈现不均匀回声。

(2)胚胎癌:表现为增大的睾丸内出现边界不清、回声不均匀的团块,低回声区内有高回声结节,结节边界回声较低;正常睾丸组织受侵犯后缺损或全部消失;肿瘤还易侵犯睾丸白膜。

(3)畸胎癌/瘤:睾丸增大,表面高低不平,呈分叶状。睾丸内部为混合回声,极不均匀,常有多个液性暗区或伴有后方声影的强回声钙化区(提示存在骨和软骨成分)。

(4)绒毛膜上皮癌:可见出血、坏死和钙化同时存在。睾丸原发灶很小时表现为小灶性回声异常,但已有远处转移;有时肿瘤内部为中等强度的均匀回声。

(5)混合性睾丸肿瘤:表现为中等回声和强回声混合存在的不均匀声像图,可有液性暗区及钙化声影,因肿瘤成分和比例不同而异。

(6)恶性淋巴瘤:病变呈极低回声,常累及双侧睾丸。

(7)睾丸白血病:病变呈分布均匀的中等回声,多累及双侧睾丸。

(三)CT 和 MRI 检查

CT 和 MRI 仅用于病情复杂时协助诊断。不过,在睾丸肿瘤全身临床分期和疗效观察中,CT 或 MRI 检查则优于 B 超、淋巴造影、尿路造影等检查。

睾丸肿瘤的血行转移常常晚于淋巴转移,而淋巴转移按照发生的先后顺序分为腹膜后、纵隔和锁骨上。腹部 CT 或 MRI 是识别腹膜后淋巴转移的最佳方法,诊断准确率约 85%,已成为睾丸肿瘤临床分期的常规检查。其可发现直径 1.5 cm 的淋巴结转移灶和淋巴造影不能发现的膈肌脚上方的后脚间隙的主动脉旁区淋巴结转移(重要转移部位之一),明显优于淋巴造影。此外,其可了解大块淋巴转移的范围及对邻近组织、器官的浸润状况,此点又明显优于尿路造影。CT 诊断淋巴结转移的阳性发现率与淋巴结大小密切相关:如淋巴结≥5 mm,阳性发现率为 62%;≥10 mm 为 66%;≥15 mm 为 71%;≥20 mm 为 86%;≥25 mm 为 100%。CT 和 MRI 检查的不足是其仅凭大小确定淋巴转移,故难以区分纤维化、畸胎瘤或恶性肿瘤。

胸部 CT 或 MRI 检查是否进行,主要取决于腹膜后淋巴结的状况。如果发现腹膜后淋巴结受累,则应进行胸部 CT 检查,观察纵隔淋巴结是否受累,弥补胸部 X 线片的不足;如未发现腹膜后淋巴结异常,则可不做胸部 CT 检查。

(四)淋巴造影

淋巴造影的目的是通过分析显影淋巴结的部位、大小、多少、形态等有无变异,推断睾丸肿瘤是否转移到腹膜后淋巴结及其转移的严重程度,以便准确判断睾丸肿瘤的临床分期。

淋巴造影的方法:有经足背、精索、阴茎淋巴管三种途径,睾丸肿瘤患者多采用经足背淋巴管造影。用 19 号(23G)针在第 1、第 2 足趾之间的皮下注射 0.5 mL 亚甲蓝液(以等量局麻药稀释),应防止亚甲蓝溅洒在皮肤上。5~10 分钟后可透过皮肤看到皮下蓝染的淋巴管。常规消毒、局麻后,做一长 3 cm 左右的切口,分离出蓝染的淋巴管。皮内注射针(26G、27G)穿刺淋巴管,细丝线结扎固定,缓慢匀速地注入造影剂。通常采用油质造影剂,如 30%碘苯酯、36%乙碘油、30%碘化油等。注射造影剂应在透视监视下进行,单侧注射 6~12 mL,注射速度每小时不宜超过8 mL。过量、过快注入碘油可导致严重并发症肺油栓,应予警惕。注射完毕拔出针头后应结扎淋巴管,防止淋巴液漏出,严密缝合切口。观察淋巴管像可在注完造影剂后立即拍片;观察淋巴结像应在注药后 12～24 小时拍片。

淋巴结显影表现:正常淋巴结为圆形或椭圆形,边缘光滑,内部均匀或颗粒状,大小不一,但直径均<1.5 cm。肿瘤转移淋巴结可出现增大融合、造影剂充盈缺损或淋巴结缺失(不显影)等表现。

由于淋巴结显影的影响因素较多,以致淋巴造影的诊断正确率为70%,假阴性可达 25%,假阳性为 5%,分期准确性较差,目前已被 CT 或 MRI 所替代。

(五)肿瘤标记物

临床应用的睾丸生殖细胞肿瘤瘤标主要有两类:①与胚胎发育相关的癌性物质,如甲胎蛋白(AFP)、绒毛膜促性腺激素绒毛膜促性腺激素(β-HCG);②细胞酶类,如乳酸脱氢酶(LDH)、胎盘碱性磷酸酶(PALP)、神经元特异烯酸酶(NSE)。其他一些生物学标记物,如 GGT、MIB-1、CD30、GCTM-2、DNA 倍体分析和细胞增殖指数、染色体、肿瘤基因等,目前仍限于科学研究。由于51%的睾丸肿瘤患者血清瘤标升高,约90%的睾丸非精原细胞性生殖细胞肿瘤患者将有1～2项瘤标升高,临床上已将血清 AFP、β-HCG 列为常规瘤标,LDH、PALP、NSE 则作为可选择瘤标。

1.甲胎蛋白(AFP)

甲胎蛋白(AFP)是一种单链糖蛋白,半衰期 5～7 天。血清 AFP 的正常值<40 ng/mL。AFP 水平越高,提示肿瘤恶性度越高,预后越差。通常50%～70%的睾丸非精原细胞瘤患者血清 AFP 升高。其中,100%卵黄囊瘤(又称婴儿胚胎癌)患者血清 AFP 升高;70%胚胎癌和50%畸胎癌患者血清 AFP 升高;而绒癌和纯精原细胞瘤的血清 AFP 正常;一旦纯精原细胞瘤 AFP升高,则意味着其含有胚胎癌等混合成分。不过,AFP 并非睾丸肿瘤的特异性瘤标,肝癌、胰腺癌、胃癌、肺癌等恶性肿瘤亦可造成 AFP 升高;甚至正常妊娠或肝病时 AFP 也可以升高。

2.HCG

HCG 是一种多肽链糖蛋白,半衰期 24～36 小时。HCG 由胎盘滋养层组织分泌,发生肿瘤时由肿瘤的合体滋养层细胞产生,故 HCG 明显升高应疑有睾丸绒癌或肿瘤含有绒癌成分。HCG 升高的程度与肿瘤大小相关,亦与患者预后显著相关。HCG 越高,提示肿瘤恶性度越高,预后越差。血清 HCG 的正常值<1 ng/mL。通常40%～60%的睾丸非精原细胞瘤患者血清HCG 升高。100%绒癌患者血清 HCG 升高;40%～60%的胚胎癌因有合体滋养层细胞分化,导致 HCG 升高;10%～30%的精原细胞瘤含有合体滋养层细胞,使 HCG 升高;而预后不良的转移性精原细胞瘤患者中38%血清 HCG 升高,但预后最好的精母细胞精原细胞瘤血清 HCG、AFP均为阴性,故罕有转移。此外,应注意其他肿瘤亦可出现 HCG 升高,如 97%的葡萄胎、22%～50%的胰岛细胞癌、11%～50%的胰腺癌、7%～50%的乳腺癌、18%～41%的卵巢癌、0～23%的胃癌、17%～21%的肝癌、0～20%的结肠癌、13%的小肠癌、10%的肾癌等。

3.乳酸脱氢酶(LDH)

LDH 是一项低特异性瘤标,但其水平高低往往与肿瘤体积大小成正比;LDH 明显升高提示肿瘤体积大、易进展、术后易复发,因此临床上将 LDH 看作组织破坏的瘤标。如睾丸癌Ⅰ期时,仅 8%的患者出现血清 LDH 升高;Ⅱ期时则升至 32%;Ⅲ期时已高达 81%。又如血清 LDH 升高的Ⅰ、Ⅱ期睾丸癌患者,治疗后复发率可达 77%;如血清 LDH 正常,治疗后复发率则降至

40％。由于广泛存在于不同组织、器官(如平滑肌、心肌、骨骼肌、肝、肾、脑)细胞中,特异性较低,易出现假阳性,故不能单凭 LDH 升高程度决定治疗方案。

4.胎盘碱性磷酸酶(PALP)

PALP 是一种与成人碱性磷酸酶结构有别的胎儿同工酶,半衰期 24 小时。作为精原细胞瘤的新瘤标,95％精原细胞瘤 PALP 升高,40％晚期睾丸癌患者 PALP 升高。PALP 的假阳性高,如吸烟者、肺癌、乳癌、胃肠道肿瘤患者均可升高,目前临床已较少应用。

5.神经元特异烯酸酶(NSE)

NSE 是小细胞肺癌和神经内分泌肿瘤的瘤标。有研究发现 Ⅰ 期精原细胞瘤患者 29％出现 NSE 升高,晚期患者则 69％出现 NSE 升高,术后 NSE 下降。

(六)鉴别诊断

大约 25％的睾丸肿瘤患者因初诊不正确,导致治疗延误或错误的阴囊切开睾丸探查术。临床上需与睾丸肿瘤鉴别的主要疾病及其特点如下。

1.急性睾丸炎或附睾炎

发病急,出现发热、睾丸和(或)附睾肿大、明显疼痛;触之痛重,输精管增粗,可伴有睾丸鞘膜积液;抗感染治疗后症状、体征明显好转(抗炎治疗无效常提示为睾丸肿瘤)。彩色多普勒见患侧睾丸血流明显增加。

2.睾丸鞘膜积液

多数发病缓慢,坠胀无痛,大的鞘膜积液常触不清睾丸。B 超可看到鞘膜内的液性暗区和正常睾丸,从而明确诊断。2％～10％的睾丸肿瘤合并鞘膜积液,而且鞘膜积液的产生速度往往较快,B 超检查时应仔细鉴别。

3.附睾及睾丸结核

开始结核局限于附睾尾部,进一步发展可累及整个附睾及睾丸。临床表现多数为无痛性肿块,继发非特异性感染后则出现肿块增大、疼痛,甚至发热,抗炎、抗结核治疗后明显好转,追问病史常有结核病史。检查可见附睾无痛性硬结、输精管串珠样改变、睾丸肿硬甚至与阴囊粘连。B 超检查可见附睾尾部肿大,呈中等回声;形成脓肿则为低回声;合并钙化则钙化后方出现声影,常可明确诊断。

4.睾丸梅毒

睾丸肿大如球,手感轻飘飘,挤捏睾丸无感觉;睾丸的硬结小而光滑、坚硬。追问病史常有冶游史,血清康华氏反应阳性。

5.睾丸扭转

常见于青少年,多于睡眠中突然发病,出现阴囊内剧烈疼痛、恶心、呕吐。上托阴囊则疼痛加剧,睾丸肿大、上移或横位,精索呈扭曲状,提睾肌反射消失。B 超检查显示睾丸肿大,呈中等回声。彩色多普勒可见患侧睾丸血流明显减少或消失。放射性核素阴囊扫描显示,患侧血流减少,呈放射性冷区。

6.睾丸血肿

睾丸可出现肿大、坚硬、沉重、触痛,严重者阴囊肿胀、皮肤青紫淤血;追问病史常有外伤史,且外伤初期肿块较大,后逐渐缩小最终相对固定。B 超检查可见睾丸回声内出现低回声血肿区。

7.睾丸表皮样囊肿及皮样囊肿

多发于 20～40 岁的男性,为睾丸较常见的良性肿瘤,其发生率不足睾丸肿瘤的 1％。多为患者无意中发现睾丸无痛性肿块,缓慢增长。B超可见睾丸内圆形局限性多样化改变,如囊内为无回声的液性暗区;又可为均匀或不均匀回声;亦可为洋葱样小圈及钙化。表皮样囊肿多为2～3 cm大小,囊内充满白色、黄色、易碎的角化物;皮样囊肿亦多为单囊,囊内除角化物还有毛发。镜下囊壁均被覆角化的鳞状上皮,前者无皮肤附属器,后者应有毛发、皮脂腺等皮肤附属器。两者均无细胞的异型性和不成熟成分,亦不发生转移。

六、治疗

睾丸肿瘤的治疗决定于其病理性质和分期,治疗可分为手术、放疗和化疗。首先根治性睾丸切除术是治疗的根本原则,并可以判断肿瘤的分期及组织类型。标本应做详细检查,最好行节段切片,了解肿瘤性质,尤其是精原细胞瘤是纯的还是混合的,治疗上有相当大的差别,精原细胞瘤65％～70％已有转移。如果纯精原细胞瘤无腹膜后淋巴结转移而已有肺、肝转移灶,应想到非精原细胞瘤成分。

(一)手术治疗

1.睾丸切除术

睾丸全切术应该在内环口处结扎精索,这种手术是治疗患有睾丸肿瘤患者的第一步。该手术能够提供所患肿瘤的组织病理诊断及肿瘤类型,同时该术式具有很小的患病率并且几乎没有病死率。该术式能够对大多数患者达到局部的控制。睾丸全切术最常见的并发症是手术后出血,该并发症经常导致阴囊血肿及腹膜后血肿。严重的腹膜后血肿可能会被误认为是肿瘤的转移并可能导致一些不必要的治疗。

2.经阴囊睾丸切除术

早期的涉及阴囊区手术能够改变正常睾丸的局部淋巴回流,结果导致许多行经阴囊手术行睾丸切除的患者需要行扩大范围的手术或者附加的治疗来防治不利后果的发生。采取经阴囊手术行睾丸切除,需谨慎的记住以下原则。

(1)在患有早期精原细胞瘤患者中,放疗的范围应该包括同侧的腹股沟区及阴囊,但这会提高精子缺乏的发生率。

(2)在患有早期非精原细胞瘤患者中,阴囊切口皮肤连同残余的精索都应该在行 RPLND 时一并切除。患有Ⅰ期非精原细胞瘤的患者经阴囊行睾丸切除不利于术后的监测。

(3)如果患者应用大剂量的以铂类为基础的抗癌药时应该在行 RPLND 时一并把精索残端切除,然而基于在经过系统治疗后局部复发的可能性相对较低,扩大的腹股沟区切除及半侧阴囊切除是不必要的。

3.睾丸部分切除术

一小部分经过仔细筛选的孤立睾丸患者、双侧睾丸肿瘤患者及怀疑为良性睾丸病变的患者可以选择行保留睾丸单位的睾丸部分切除术。90％的患者能够保持正常的睾酮水平。标准的部分切除术包括局限于睾丸内,直径小于2 cm的肿瘤,切除后切面活检无肿瘤残存组织,同时残存的睾丸组织中不存在小管内生殖细胞肿瘤。该手术方式应该在睾丸冷缺血的前提下实施,以避免出现肿瘤的溢出及局部的污染,同时需要对患者实施非常严格的随访观察。

(二)腹膜后淋巴结清扫术

这种恶性肿瘤是精原细胞起源的,这个特征使之对放疗及众多的抗癌药物非常敏感,并且这种细胞具有向良性畸胎瘤转化的潜能;这种肿瘤常生长迅速,这使患者能够及时治疗;其常能够表达特异的肿瘤标记物如 AFP 及 HCG;经常发生于健康的成年男性中,这个人群经常能够耐受必需的治疗;其转移具有可预测性及规律性,经常是从原发灶转移至腹膜后淋巴结,随后转移至肺脏及后纵隔。

淋巴转移在生殖细胞瘤中最常见的,尽管在绒毛膜癌中最常见的是血运扩散。睾丸淋巴回流主要还是向其组织胚胎学起源位置,也就是腹膜后淋巴结。右侧睾丸回流包括主动脉与腔静脉之间的淋巴结、下腔静脉前组淋巴结及腔静脉旁淋巴结。左侧睾丸回流主要包括腹主动脉旁淋巴结及主动脉前淋巴结。可以通过淋巴转移的部位来确定睾丸临床分期及手术治疗方案。从内环处,伴随着精索血管共有 4～8 条淋巴管进入腹膜后腔。尽管大多数淋巴管都是伴随着精索血管跨越输尿管及其起始部,但有些淋巴管直接回流到髂外动脉前面的淋巴结中。就在精索血管跨越输尿管前面这个部位,淋巴管处于分散状态走行于主动脉及下腔静脉之间并回流至 L_5～T_{11} 处的淋巴结链。

腹膜后淋巴结按照特定的解剖学部位分为左右肝上区、右腔静脉周围、下腔静脉前、腔静脉腹主动脉间、主动脉前、左侧腹主动脉周围、左右髂血管、左右生殖动脉。右侧睾丸淋巴结首先回流至主动脉腔静脉间淋巴结,随后为主动脉前及腔静脉前淋巴结。左侧睾丸肿瘤淋巴回流首先进入主动脉旁及腔静脉旁淋巴结,随后进入主动脉腔静脉间淋巴结。在体积较大的肿瘤中,淋巴结转移的尾部通常出现退行性改变,在很少的情况下出现脱离常轨的回流。在右侧肿瘤中,对侧扩散很常见,这种现象通常与肿瘤体积的大小密切相关,而在左侧睾丸癌中非常少见。

睾丸肿瘤有直接扩散的能力,常见的部位为附睾及阴囊皮肤。附睾的淋巴液通常回流至髂外淋巴结链,而阴囊淋巴回流部位是腹股沟淋巴结。

睾丸癌患者进行腹膜后淋巴结手术的原理有以下几点:①有证据表明腹膜后淋巴结转移通常是最先发生或者是转移唯一的发生部位。这已经被许多临床资料所证实,如果患者发生腹膜后淋巴结转移并行腹膜后淋巴结清扫术(retroperitoneal lymph node dissection,RPLND)进行治疗,患者的生存率超过 95%。同时,患者区域淋巴结如果通过 RPLND 证实为阴性的话,那么该患者通过睾丸切除术就可以得到治愈,只有很少的患者因为肺转移或者血清肿瘤标记物的升高而出现治疗失败。复发率接近 10%,而无瘤生存率达到 96%～100%。②尽管临床分期能够通过详细的影像学检查而得到确定,但是临床上有 15%～40% 的患者分期经常被低估,尤其对于腹膜后腔的评价。据估计,20% 的 1 期肿瘤患者病理分期应该是 2 期。③未经处理的腹膜后淋巴结转移灶通常是致命的,对睾丸生殖细胞肿瘤患者的尸检研究表明,脑、肝、骨转移是疾病晚期出现的并发症,这些患者通常腹膜后有巨大转移灶。晚期转移通常是对化疗药物耐药的,并且生存率非常低。

1.手术方法及技术

最初,RPLND 的手术范围包括上至肝上淋巴结,下至髂动脉分叉处,左右分别达到双侧输尿管。在过去,因为临床分期受到限制,并且没有其他有效的治疗方法,对于睾丸肿瘤主要集中于如何扩大淋巴结的切除范围。尽管扩大的淋巴结切除对肿瘤的治疗效果显著,但肝上的淋巴结扩大切除可能导致胰腺和肾血管并发症。随着对临床肿瘤分期及腹膜后淋巴结转移分布的认识,对淋巴结切除术的改良在不影响手术治疗效果的基础上范围已经变小了。许多研究都已经证实,在低级别的非精原细胞瘤型生殖细胞瘤中,肝上区的淋巴结转移非常少见,所以肝上区淋巴结清扫经常应用于晚期和化疗过程中出现血细胞数减少等并发症的非精原细胞瘤型生殖细胞瘤患者。所以,为了减少术前、术后并发症的发生,双侧小范围的 RPLND 已经取代了先前的肝上淋巴结清扫术,这项改进使淋巴结清扫术的并发症发生率很低,手术病死率低于1%。

标准的 RPLND 手术最常见的术后并发症为射精障碍及由于交感神经受到损伤而出现的潜在不育的可能。所以,有生育需求的睾丸肿瘤患者在行 RPLND 手术前应该储存精子。该手术并发症的发生率与淋巴结切除的范围密切相关。

正常的射精活动需要以下三个活动的协调进行:①膀胱颈的关闭;②精子的排出;③射精活动。控制精子排出的交感神经纤维主要来源于胸腰段的 $T_{12}\sim L_3$,射精是起源于骶丛的 $S_{2\sim4}$ 控制的,其能够调节使尿道外括约肌松弛并使尿道球部及会阴部的肌肉协调的收缩。而 RPLND 手术有可能破坏上述神经,从而影响顺行射精功能。

随着对射精的神经解剖学研究的深入及左侧、右侧肿瘤的腹膜后淋巴结转移的范围手术方式的研究,手术标准及手术技术的改进,从而努力减少射精功能障碍的发生。

需要指出的是,脊椎旁交感神经节及 $T_{2\sim4}$ 节后交感神经纤维及其在腹下丛的汇合纤维对保存顺行射精功能都是非常重要的。尽量减少对这些结构的损伤可使射精功能的保存率得到很大的提高。目前,有两种方法被用来保护这些结构,一种是改良的 RPLND,另一种是比较多地保留神经的淋巴结切除术。

许多研究者提出了各种各样的手术改良方式,使射精功能的恢复率达到 51%~88%。右侧的淋巴结切除后射精功能保存率高于左侧,所有的改良术式的目标有两个:①彻底的切除主动脉腔静脉间的淋巴结及同侧肾静脉至髂血管水平的淋巴结;②尽量减少对侧,尤其是肠系膜下动脉水平以下的切除。

对射精功能保存率最高的应属保留神经的 RPLND。交感神经链、节后交感纤维及腹下丛都应该得到很好的确认并在切除淋巴结时仔细操作以保护上述结构。该手术方式既可以应用于初期的和化疗后的肿瘤患者中,也可以应用于标准的及改良 RPLND 中,这取决于临床及手术的需要,而不仅仅为了保存射精功能。

2.RPLND 的手术要点

外科医师首先需要非常熟悉腹膜后的解剖结构并且能够辨认出常见的变异;其次,腹膜后腔良好的暴露是 RPLND 成功的关键;最后,应用精确的"分离-滚转"技术彻底的清除淋巴结。

(1)经胸腹途径:这种手术方法的最大优点就是能够在很容易的暴露和切除肝上淋巴结组织的同时,使术后并发小肠梗阻的可能性降低。胸腔的操作也可以通过同一切口进行。

手术步骤:患者的体位是一种扭曲的状态,下肢及骨盆处于旋后的状态而上肢及胸部处于内旋的状态。手术床应该处于使躯体的中部处于过度伸直的状态,从而利于切口的暴露并使肋床紧张并收缩。手术切口采取第8、第9肋间斜行切口,向下指向耻骨支直至旁正中线。肋骨行骨膜下切除,同侧的腹直肌需要被分离开。腹膜及其内容物需要被分离直至腹直肌鞘的下面,相应的膈肌也需要被分离,这样就可以经胸膜途径进入腹膜后。该术式胸腔能够被仔细地检查,也可以通过同一切口行相应的肺部及纵隔手术。腹膜后腔需要被暴露至对侧输尿管水平。与经腹途径一样,此术式同样能够满足双侧 RPLND 的需要。手术切口应用丝线对隔膜进行缝合,用 Prolene 非吸收无损伤缝线进行肋软骨的缝合。胸导管回流需要被建立,同时腹侧壁也需要被关闭。

该手术的并发症主要与肺脏的生理功能受到影响有关,包括肺膨胀不全、胸导管回流的缓滞、术后止痛疗法延长应用。

(2)经腹途径:患者位于仰卧位,麻醉方式选用气管插管全身麻醉。手术前需留置 Foley 尿管并接密闭引流袋。同样,术前需留置胃肠减压管。

取腋中线切口,上起剑突下缘,向下至耻骨上 2 cm。逐层切开皮下组织,切开腹白线及腹膜。镰状韧带需要在结扎后切断,或者连同腹膜后脂肪一并切除,这可以防止肝脏血管窦的撕裂并允许肝脏上移。随后仔细地探查腹部、腹膜后及骨盆来评价疾病的可治愈性及转移性疾病的存在情况,紧接着大网膜及横结肠用温暖的湿纱布包裹好放置在胸壁上。小肠被牵拉至右侧,切开腹膜至肠系膜下静脉的后方,继续延长切口至 Treitz 韧带上部,并越过该韧带延长至十二指肠空肠曲中部,这样十二指肠第四部分及胰腺便可以被移动了。在左侧切开后腹膜的技术已经得到了很大的改进,结肠系膜位于前部,主动脉周围腹膜后间隙位于后侧。选择肠系膜下静脉及左侧生殖静脉之间没有血管的平面进行切开是非常重要的。随后,暴露出来的淋巴干应该用丝线结扎、仔细分离后,胰尾便可以活动了。如果为了在左肾静脉区域获得良好的暴露,尤其是化疗后出现的腹膜后巨大包块时,肠系膜下静脉可以结扎并切断。

(3)后腹膜的切开:切口从 Treitz 韧带顺着小肠系膜左侧根部直至回盲部。切口可以向上返折沿着升结肠向上直至切到十二指肠空肠曲中部。

(4)淋巴结切除术手术要点:首先应该直接找到左肾静脉,随后应该分离出肾血管周围淋巴组织,随后主动脉前面被暴露。肾上腺血管、生殖血管及腰血管应用 3-0 丝线结扎并切断。切除范围应该包括左肾静脉前面向右直至下腔静脉的前缘。这样,第一步的分离便完成了。右侧的生殖静脉需要在腔静脉水平结扎并切断,这样淋巴组织便能够从腔静脉的侧面及中间的切缘卷出。腰静脉用 3-0 丝线双重结扎并切断,这时如果临床情况允许,便可实施保留神经的淋巴清扫术。

当用柔软的血管环保护好交感神经节后交感纤维后,应该把这些纤维向侧方拉开,然后剖开髂总动脉及主动脉的表面,这样,肠系膜下动脉的起始段便被暴露出来。如果需要,在确保结肠动脉未受损伤的前提下,肠系膜下动脉可以被结扎。生殖血管应该尽早结扎,以防止出现该血管的撕脱而发生动脉外膜内血肿。随后在主动脉前方剖开,淋巴组织便向中间及两侧退缩,腰动脉应用 3-0 丝线结扎并切断。这时主动脉和下腔静脉已经被从腹膜后淋巴结组织中分离开,而后者紧贴后腹壁及肾动脉。左右肾动脉是骨骼化血管,淋巴组织从腰大肌及棘状韧带前方被剥离,此时,已经到达切除范围的最后端。需要注意的是应该在控制出血的时候尽量准确地控制腰血管,以防止损伤其进入腹前壁处密切毗邻的交感神经干。

在整个手术过程中,结扎和修剪淋巴管的断端是非常重要的,尤其是右肾动脉处。因为该处有大量的淋巴管分支汇入乳糜池。在第一次行 RPLND 的转移癌患者中,完整的双侧淋巴清扫仍是最标准的术式。在完成双侧的淋巴切除后,主动脉、下腔静脉及肾血管连同左侧生殖血管及肠系膜下动脉的断端都应被全骨骼化。切除的范围应该用温盐水冲洗,以确保没有发生淋巴淤滞及出现血肿,肾脏、输尿管、肠管及肠系膜应确保没有损伤。靛胭脂红可以用来确定是否输尿管的连续性受到破坏。许多术后患者通常在手术结束后便能够拔除气管插管,肠减压管需要留置到肠梗阻解除后。术后心动过速是比较常见的并发症,这是由于交感神经过度放电导致的。进食需要在肠道功能恢复后开始,术后平均住院时间一般为 6~7 天。

(5)保留神经的 RPLND:适于做保留神经手术的患者包括首次做 RPLND 的 1 期及体积较小的 2 期非精原细胞瘤型生殖细胞瘤患者,在经过仔细挑选后,一部分要行淋巴结清扫术患者在化疗后同样适合保留神经的手术。

保留神经手术最重要的就是需要仔细地辨认和保留相关的交感神经纤维,尤其是两侧的交感神经干、从交感神经干发出的节后神经纤维及在下腔静脉前呈网状分布的腹下丛。

交感神经干与大血管在脊柱的两侧平行走行。在左侧,交感神经干位于主动脉的后外侧,节后神经在进入腹下丛前以斜角穿过主动脉后外侧的淋巴组织。在右侧,交感神经干位于下腔静脉的后面,节后神经纤维丛腔静脉的后缘中线发出,以斜角在主动脉的前缘汇入腹下丛。因此,在静脉前行劈开术不会损伤这些神经纤维,而在分离和保留这些神经之前就对主动脉前组织进行切割会导致这部分神经损伤。

需要重点保护的神经丛是 L_3、L_4 神经节发出的掌管顺行射精的纤维。通常需要保护 3～4 根独立的神经干。这些神经通常紧贴腰静脉,在结扎上述血管的术后需要避免损伤这部分神经。这些神经需要从周围环绕的纤维脂肪及淋巴组织中解剖出来,并应用柔软的血管环轻轻地牵拉神经从而离开容易使之损伤的部位,此时便可以实施淋巴切除术。需要再次提醒的是只能在分离和保留这些神经之后才能对主动脉前淋巴组织进行切割。适当的神经保留手术能够使术后顺行射精的比例高达 95％ 以上。术中使用电流刺激某一交感神经节后纤维可以确定对顺行射精最重要的神经位置。而膀胱颈部关闭功能及遗精可以通过内镜检查得到证实。

(6)经腹腔镜淋巴结清扫术:腹腔镜 RPLND 术对于 1 期的睾丸癌患者在技术上是可行的。大多数 2 期睾丸癌患者在行腹腔镜 RPLND 术后同样需要接受辅助化疗,所以对于此类患者腹腔镜 RPLND 术与常规 RPLND 术对患者的治疗效果很难进行评估。此外,由于随访时间较短,尤其是最近的手术方案被改良而使切除范围仅限于腰静脉前的组织,从而导致腹膜后肿瘤晚期复发无法被有效地观察到。因此,腹腔镜 RPLND 术在 1 期非精原细胞瘤型生殖细胞瘤中只能作为一种检查和诊断的方法而不应该作为一种治疗手段。因为手术后化疗后高级别的非精原细胞瘤的腹膜后肿瘤复发率相当高,并且此类患者有较高的病死率,所以腹腔镜 RPLND 术还不能作为一项安全的、标准的手术方法应用于临床。

(三)睾丸肿瘤总体治疗原则

1.Ⅰ期精原细胞瘤

需要在主动脉旁部位进行预防性放疗,总剂量为 24～30 Gy,同时需要密切的随访;以顺铂为基础的化学治疗尚未成为Ⅰ期精原细胞瘤治疗标准,目前仅仅在临床试验中被应用;RPLND不建议应用于本期患者。

2.Ⅰ期 NSGCT

(1)临床ⅠA 期(T_1,无血管浸润):需要进行至少 5 年的密切随访,进行随访与进行保留神经的 RPLND 同样重要;如果 RPLND 发现有局部淋巴结转移,需要采取两个疗程 PEB 方案的辅助化疗。

(2)临床ⅠB 期(T_1～T_4,血管浸润):建议进行积极的治疗:如果局部淋巴结有转移,必须进行双侧 RPLND,而未发现转移淋巴结则可以行保留神经的 RPLND;两个疗程 PEB 方案的辅助化疗可以预防腹膜后肿瘤的复发。

3.转移性生殖细胞肿瘤

(1)Ⅱ期 NSGCT 可以经过 RPLND 或化疗而治愈。

(2)3 个疗程的 PEB 治疗方案是预后较好的转移性 NSGCT 的主要治疗方法。

(3)4 个疗程的 PEB 治疗方案是预后不良或较差的转移性 NSGCT 的主要治疗方法。

(4)如果肿瘤标记物正常,NSGCT 在经过化疗后,局部的肿块可以通过手术进行切除。

(5)N_3M_1 以下的转移性精原细胞瘤可以首先采取放疗,化疗可以作为挽救性措施,化疗方案与NSGCT的治疗方案一致。

（6）N_3M_1转移性精原细胞瘤应采取化疗，化疗方案与 NSGCT 的治疗方案一致。如果出现局部持续肿块不消退，则应用放疗而不是手术治疗。

睾丸癌在治疗上通常采取联合治疗，其中化学治疗与放疗的效果根据肿瘤的性质及肿瘤的分期不同而差异显著。化疗在非精原细胞瘤中有一定地位，其主要适应证包括：①预后不良的Ⅰ期非精原细胞瘤，已侵及精索或睾丸，切除后瘤标仍持续升高者。②ⅡA～Ⅳ的非精原细胞瘤。③晚期难治的肿瘤复发或用药无效，采用挽救性化疗方案。

紫杉醇、多西他赛、吉西他滨、伊立替康、奥沙利铂等药物已被证实对晚期睾丸癌治疗有一定效果。口服依托泊苷缓释胶囊可以在少部分服用常规剂量的依托泊苷无效的患者中产生持久的肿瘤抑制效果。有一部分应用顺铂治疗无效的患者应用紫杉醇治疗是有效的，同时临床 2 期试验已经证实了单独应用紫杉醇的有效性，目前较多的研究集中在紫杉醇与其他药物联合应用的效果。多西他赛和吉西他滨在耐药性精原细胞瘤的治疗中是有效的，这两种药物都对顺铂有协同作用。奥沙利铂在耐顺铂的患者的治疗中也有一定效果。

一般精原细胞瘤以手术治疗配合放疗为主，非精原细胞瘤以手术配合化疗为主。后者常要求在根治性睾丸切除术后，立即改行腹膜后淋巴结清扫术，这样能够取得更为准确的分期。对高分期的非精原细胞瘤在行 RPLND 术后，再给予化疗或先化疗再切除残余肿瘤并行 RPLND 术。放射疗法是局部疗法，它只影响受治疗区域的癌细胞。精原细胞对射线非常敏感。非精原细胞对射线不敏感，因此，非精原细胞癌患者一般不使用放射疗法。

（四）精原细胞瘤的治疗

1.Ⅰ期精原细胞瘤

对于局限性疾病的患者，睾丸切除术后的治疗包括针对腹膜后淋巴结的辅助性放射疗法、单一药物治疗及化学治疗的监测。目前，辅助性放射疗法依然是可选择的治疗方式，然而，监测记录对于低分期非精原细胞瘤型生殖细胞瘤的成功支持了监测记录在Ⅰ期精原细胞瘤（T_1～T_3、N_0、M_0、S_0）上的应用。尽管低剂量辅助放疗的急性病死率很低，但对于Ⅰ期精原细胞瘤患者的辅助放疗的远期不良反应、胃肠道并发症及可能诱导发生二次恶性肿瘤的报道，促使了标准疗法的形成。当论及局限于睾丸的精原细胞瘤的治疗时，必须要考虑分期错误出现的概率在 15%～25%之间；因此，任何辅助治疗（或需要它的）会在 75%或更多的患者中得到应用。

（1）初始放疗：对绝大多数的腹股沟睾丸切除术后的患者来说，精原细胞瘤进行适当剂量的强电压照射成为一个可以选择的治疗方法。在过去，对伴大动脉旁和同侧髂部淋巴结转移的患者，给予 35 Gy 的照射剂量。目前，主流的做法是仅给予伴有大动脉淋巴结转移的患者投放 25 Gy 的照射剂量，可以减少对血液、胃肠道及生殖腺的毒副作用。

（2）初始化学治疗：对低分级肿瘤来说，化疗的有效率与辅助放疗效果相当。对患者生活质量的回顾性比较分析显示，辅助性放疗与辅助性化疗之间只有微小差异。

（3）随访：睾丸切除术后无论选择何种方法，100%的Ⅰ期精原细胞瘤都得到了治愈。放疗是精原细胞瘤患者发生二次恶性肿瘤的危险因素，而这正是现在推荐对Ⅰ期精原细胞瘤患者进行随访监督的主要原因。

随访记录应尽可能详细，随访时间应足够长，困难的是精原细胞瘤患者并没有可靠的肿瘤血清学标记物。

对于低分级精原细胞瘤患者，只有相对较少的临床试验对随访的作用和地位进行了评价。现有发表的资料报道，没有进行放疗的患者，有 17%的患者肿瘤复发的中位时间为 15 个月（2～

108 个月)。

单变量分析显示肿瘤的大小、组织学亚型、坏死程度,以及对睾丸网的侵袭可以作为是否复发的预测因素,但是多元分析显示只有肿瘤的大小可以作为具有显著统计学意义的预测指标。对于直径<3 cm 的肿瘤,其复发率为 6%,而 3～6 cm 的肿瘤为 18%,>6 cm 的肿瘤则为 36%。因此,尽管精原细胞瘤可靠的预后因素尚未确定,但对于肿瘤直径<6 cm、脉管系统未受到侵袭且 HCG 水平正常的患者,适时随访是必要的。

2.Ⅱa 期、Ⅱb 期精原细胞瘤

适合放疗的Ⅱ期精原细胞瘤的腹膜后淋巴结群包括同侧髂外、双侧髂总淋巴结、腔静脉旁淋巴结及大动脉旁淋巴结有转移者,甚至包括乳糜池周围区域。CT 扫描检查有助于设计和模拟照射野的范围。精确的照射野要根据患者本身的个体差异和肿瘤的特征及所用仪器的型号来定。大动脉旁的照射野要与胸导管的起始区域分开,包括腹股沟内环前的第 10 和第 11 胸椎前面和腹股沟切口旁包括偏向左侧肾门的区域。而对侧的大动脉旁淋巴结根据个体的基本情况处理。肾实质的低放射敏感性使得肾脏对放疗并不适用。因此,对于腹膜后肿瘤与肾脏关系密切者,化学治疗就代替了放疗。对于保留精索残迹或有污染的阴囊患者,照射区域可能需要适当地扩大。对于有疝修补术或睾丸固定术病史并伴潜在淋巴管漏的患者,照射野的下方也应包括对侧腹股沟区域,同时保护对侧睾丸。

对于临床Ⅱ期的精原细胞瘤患者,睾丸切除术后行过放疗,其 5 年生存率接近 80%。单纯放疗对Ⅱ期(N_1～N_2)患者具有良好的效应,而对于Ⅲ期(N_3)的患者,以顺铂为基础的化学治疗可以作为辅助治疗的一个选择。

3.ⅡC、Ⅲ期精原细胞瘤

在以铂类药物为基础的联合化疗方案的应用之前,放疗是进展型精原细胞瘤患者的治疗方法之一。无论是对纵隔还是锁骨上区域行预防性放疗照射,患者的腹部复发率和远处复发率都基本相平。

无论对于已经播散的睾丸精原细胞瘤还是非精原细胞瘤,以顺铂为基础的化疗都是效果明显的。超过 90%的Ⅲ期($T_{1～4}$、$N_{0～3}$、$S_{0～3}$)肿瘤在单纯化疗的治疗下获得了完全的缓解,有效应答者的 4 年无瘤生存率将近达到了 90%。当以顺铂为基础的化疗作为初始治疗应用于没有接受过放疗的患者时,化疗的缓解率在一定程度上会显得更为改善。但是在初始放疗后再次复发的患者身上会得到更为合理的结果。全面的先前放疗会对患者接受化疗的剂量和缓解率产生影响。因此,化疗的缓解率要比单纯初始放疗显得高一些。

4.睾丸切除术后残存肿物的处理

在以顺铂为基础的联合化疗方案治疗进展期精原细胞瘤患者时会遇到一个难题,即肿块在 CT 扫描放射学上并不完全消退。化疗后去除块状残存病变对精原细胞瘤患者来说是困难的,因为精原细胞瘤累及腹膜后腔产生纤维样变化,类似于腹膜后纤维化,彻底完全的腹膜后清扫术就很难做到。在对大多数化疗后患者的探查后发现只有残存组织的坏死和纤维化。不过,化疗后的腹膜后残存肿物继续保持生长的可能性很低。

单纯精原细胞瘤化疗后残存肿物的发生十分少见。化疗后的精原细胞瘤患者发生残存肿物的临床表现一般有两个方面。首先,残存病变可能会在大血管周围形成一片组织而在放射学平片上不能显示出来。这种形式的残存病变常随着大血管、腰大肌及其他腹膜后结构而渐渐消失,通常表现为纤维化,往往难以切除。其次,残存病变可能与周围组织结构较清楚,这样就便于手术切除。在这种情况下,手术切除是无可非议的手段,因为这些肿物往往表现为残存的精原细胞瘤。推荐的适应证是影像学可以清楚显示的、睾丸切除术后、腹膜后有肿块(CT 扫描显示)的精原细胞瘤,并且直径应超过 3 cm。另一方面,对这类患者进行随访时应该在第一年里每 3 个月做一次腹部 CT 扫描,第二年每 4 个月进行一次,随后的 3 年里每年 1 至 2 次 CT 扫描。

对于进展期的精原细胞瘤患者,应首先应用以顺铂为基础的化疗,在治疗失败时再考虑用手术治疗或放疗。进展期的肿瘤患者一般对于化疗是敏感的,应用化疗对疾病具有潜在治愈的可能,这一点与非精原细胞瘤型生殖细胞瘤相似。超过 85% 的患者在以顺铂为基础的联合化疗方案下达到了持续无瘤生存状态。因此,多药联合应用,以顺铂为基础的化学治疗应该用于对进展期精原细胞瘤的初期治疗上,对化疗有影像学上完全缓解证据的患者不应进一步给予其他治疗。至于残存肿物,密切、仔细地观察是必要的,除非肿块界限清楚,直径>3 cm,有明确外科切除指征,否则不应给予放射疗法或手术切除。

(五)非精原细胞型生殖细胞瘤的治疗

一般而言,NSGCT 患者可以分为早期和晚期患者。早期患者可以作为定期随访、化疗及 RPLND 对象,这取决于临床分期、血清肿瘤标记物及组织学检查结果的许多指标。另一方面,晚期肿瘤患者可以更进一步的分为低危及高危两组,接受化学治疗。

1.Ⅰ期和Ⅱ期非精原细胞瘤型生殖细胞瘤

(1)RPLND:RPLND 对于治疗睾丸癌的潜在优势在于腹膜后肿物通常是睾丸癌性腺外扩散最先出现,以及最常出现的独立证据。对于大多数 N_1 至 N_2 期的患者,这种治疗能够达到根治疾病的效果。因此,彻底清除腹膜后淋巴结,仍然是肿瘤分期的金标准。尽管无创伤分期技术是大体精确的,但有 20%～25% 的临床分期为 T_1～T_3、N_0、M_0 的患者其分期是低于手术分期。病理确认Ⅰ期疾病单纯用外科治疗的治愈率大约为 95%,5%～10% 低分期的患者行 RPLND 有可能复发,如采用化疗会有比较高的治愈率。

RPLND 经由腹腔途径,患者一般能比较好地耐受,手术进程为 2～3 个小时,病死率低于 1%,并发症的发生也达到最低,为 5%～25%,通常和肺膨胀不全、肺炎、肠梗阻、囊性淋巴管瘤及胰腺炎有关。改良 RPLND 有着显著地优势,应用这项技术,腹膜后结节疾病所相关的区域可达到完整地切除,但影响射精功能。

(2)初始放疗:放疗对于低级的非经精原细胞瘤是一种有效的治疗方法。

应用腹膜后淋巴结放疗最主要的缺陷是腹膜后淋巴结的临床分期的不准确性。值得关注的是,对于放疗后复发的病例,预防性放疗可能会妨碍后续的化疗或外科治疗。

NSGCT 患者放疗剂量为 4 000～5 000 cGy,而治疗精原细胞瘤所需剂量要大得多。对于临床分期Ⅰ期的非精原细胞瘤,推荐的照射标准是 4～5 周内,主动脉旁及同侧骨盆淋巴结照射剂量为 4 000～4 500 cGy。主动脉旁放射的长期并发症包括放射性小肠炎、肠梗阻及骨髓抑制,发生率为 5%～10%。

随着时间延长,发生继发恶性肿瘤的风险也在增加,总体复发率为 18%。继发的恶性肿瘤与放疗和化疗的不良反应有关。临床分期为 $T_{1～3}$、N_0、M_0 的 NSGCT 采用放疗,复发者采用化疗者 5 年生存率可以达到 80%～95%。

(3)随访:如果临床分期十分准确,能够确实肿瘤局限于睾丸内,那么单纯行睾丸切除术的生存率将等同于 RPLND。但是由于分期的不准确性,RPLND 仍然是精确区分睾丸癌病理分期Ⅰ和病理分期Ⅱ的唯一方法。临床分期不足在最理想的治疗组中也高于 25%。但是,大约 70% 行

RPLND的患者分期为$T_{1\sim3}$、N_0、M_0,因此,这些患者并没有从此手术中得到治疗的益处。另外,有5%～10%的患者在RPLND的术区之外复发。因此,术后2年内需要密切随访。第1年每2个月需查胸部X线正位片及肿瘤标记物一次,第2年每4个月复查上述指标一次。2年后如果无复发,随访可以一年一次。患者一般为肺部复发,提示其在淋巴管播散之前便出现了血源性扩散。RPLND手术证实为阴性的患者腹膜后的复发是极少见的。

(4)初始化疗:与RPLND相比,化疗对于$T_{1\sim3}$期肿瘤患者的打击较小,其效果显著并且能够同时清除随访期间出现的一些不确定因素。$T_{1\sim3}$期无淋巴及远处转移的NSGCT患者在接受两个疗程的博来霉素、依托泊苷及顺铂后生存率为95%～100%。初始化疗还有一个优点就是能够治疗腹膜后腔外的转移病灶,而RPLND对此确无能为力。然而,年轻患者接受化疗后的长期效果目前还不明确。支持者认为辅助化疗尽管对于一部分$T_{1\sim3}$期无淋巴及远处转移患者有治疗过度的嫌疑,但复发率很低及不用经受密集的随访对患者还是有益的。

2.ⅡB期非精原细胞瘤型生殖细胞瘤的治疗

(1)手术治疗:单独进行手术探查对淋巴结转移的准确率为90%以上。当行剖腹探查发现可疑淋巴结时,建议实施双侧淋巴结切除术。在早期的肾脏以下淋巴转移患者中,肾脏以上淋巴转移并不常见。在没有发现可疑淋巴结转移灶时,常规行肝上区淋巴结切除不能提高局部手术效果。许多研究表明Ⅱ期患者行双侧RPLND手术对疾病的治疗是确切的。手术的治疗效果与复发、组织病理特征及肿瘤的大小无关,但肿瘤较小的患者术后复发率相对较低。

(2)RPLND术后辅助化疗:手术治疗被认为是临床分期ⅡA($T_{1\sim3}$、$N_{0\sim1}$、M_0)患者治疗的标准方法。目前,腹膜后淋巴结被完整切除后辅助化疗是否必须还处于争论中。在病理分期ⅡA和ⅡB($T_{1\sim3}$、N_2、M_0)的患者中,争论的焦点是如何进行辅助化疗。因为这些患者2年无瘤存活率为60%～80%,这表明20%～40%的患者肿瘤会复发,通常为肺转移。这些患者可以通过3～4个疗程的联合化疗进行补救性治疗。

(3)初始化疗:由于N_3期患者复发率及肿瘤无法切除的比例较高,同时多种药物联合应用在治疗弥漫性肿瘤中的效果明显,对于那些晚期及肺转移的患者首选化疗。这些晚期肿瘤患者确实也从这种治疗方案中受益。因为化疗在治疗扩散性肿瘤中效果显著。

(4)放疗:对于$T_{1\sim3}$、$N_{1\sim2}$、M_0的NSGCT患者,放疗也是一种合适的治疗方案。然而,随着化疗的有效性逐步提高,放疗很大程度上已经被废用了。与RPLND相似,预防性放疗目的是根除腹膜后肿瘤。但是,许多$T_{1\sim3}$、N_5、M_0患者肿瘤同时存在于腹膜后腔外。目前,对处于此期的患者,化疗还是最为有效的治疗方案,附加放疗可以被应用于有巨大淋巴结残留及手术切除术后残留肿块的患者中。

3.ⅡC期与Ⅲ期非精原细胞瘤型生殖细胞瘤的治疗

(1)预后良好与预后不良的比较:随着化疗的进行,预后的多样性表现得非常明显,因此有必要将患者分为低风险(优良预后)和高风险(不良预后)两类。国际生殖细胞统一分类系统采用治疗前血清肿瘤标记物(AFP、bHCG、LDH)水平和不良预后影响因素,即除外肺脏转移的其他转移作为指标。这个分类系统包括三个级次分类,即优、中、差来预后,但临床应用中患者则被分为具有优良预后(优或中等预后)或不良预后(差预后)两类。

依据这个分类,化疗被精简。对于那些预计有较好预后的患者(如优良预后),治疗目标是保持较高治愈率的同时降低治疗相关的毒性。而对于进展期的患者应当采用更强效的化学治疗。

对于病灶播散的患者,3个周期的博来霉素,依托泊苷,顺铂方案成为标准治疗方案。长春碱、放线菌素 D、博来霉素、环磷酰胺、顺铂化疗方案与 4 个周期的依托泊苷、顺铂方案是等效的。但当卡铂替代顺铂或博来霉素被取消时,获得的效果不佳。更近的一项研究表明 4 周期的依托泊苷、顺铂方案与 3 个周期的博来霉素、依托泊苷、顺铂方案具有相同的疗效和毒性。

另一方面,对于预后不良患者的治疗目的是在患者可以耐受治疗不良反应下的前提下改善其所获得的完全有效率。这些患者常在诊断时即感觉不适,这归因于诸如大块的腹部病灶,腔静脉压迫和营养不良等因素。由于预后不良肿瘤进展快,因此提倡尽可能早地开始化学治疗。预后不良肿瘤的标准治疗方案是常规进行 4 个周期的博来霉素、依托泊苷、顺铂化疗,治愈率不低于 $60\%\sim70\%$。基于在补救治疗中的成功应用,已经进行了两个比较上述方案与异环磷酰胺替代依托泊苷方案和长春碱、异环磷酰胺和顺铂方案优劣的研究。两组间,2 年内总存活数没有明显差别,但长春碱、异环磷酰胺和顺铂方案的毒性更大。

(2)进展期生殖细胞肿瘤化疗后残余病灶的处理:尽管化疗后腹膜后腔残留有活力生殖细胞肿瘤的危害已明确,但对于化疗后有残余瘤的患者进行 RPLND 的适应证仍存争议,并且没有明确的标准。化疗后肿瘤标记物升高者禁忌化疗后行辅助手术治疗。

对于肿瘤标记物从观察期到化疗后始终正常的患者,可不考虑影像学检查结果,全部以手术作为处理手段。化疗后,残留肿瘤通常可以被 CT 平扫所发现,发生率约 10%。病理学技术在改进,但仍不太可能常规地将全部切除组织逐层切片用以评估肿瘤残存,这就意味着有恶性组分可能会因为采样误差而漏诊。

RPLND 与肺部、纵隔病灶清除同期进行时,需要特别关注的是避免过度的静脉液体输注,因为低氧血症将诱发博来霉素毒性,特别是肺部纤维化。不过,博来霉素毒性可以通过术中、术后的严密监测,减少用力吸氧,限制术中和术后即刻的输液量等手段降到最低水平。

对于进展期肿瘤,在手术切除联合化疗后残存瘤中识别出畸胎瘤是相对较近的现象。切除残存畸胎瘤的原因是多种的。无痛的畸胎瘤生长,被认为是畸胎瘤生长的症状,可能危害生命器官的功能。已经明确,成熟畸胎瘤向肉瘤和腺癌恶性转化后其对化疗是耐药的。良性或恶性畸胎瘤对放化疗皆相对不敏感,实性或囊性良性畸胎瘤的膨胀性生长会影响生命器官的功能。

化疗后 RPLND 包括切除残存肿瘤和全部双侧淋巴结的清扫。这项处理的相关并发症比率为 18%,其归因于手术的技术困难,以及诸如博来霉素治疗引起的肺容量的减少。

(3)补救化疗:应用顺铂的联合化疗治疗播散性生殖细胞肿瘤有效率达 70%。3 个周期化疗后血清肿瘤标记物正常的患者,残存肿瘤应当予以手术切除。对于化疗后残存肿瘤被切除的患者或是那些对传统诱导治疗过程没有效果的患者,应用不同药物的补救化疗是有效的。在应用顺铂的联合化疗期间表现出进展的患者,不应当再应用联合顺铂的补救化疗方案。对于顺铂治疗后肿瘤进展的患者,顺铂仍然有效,并应当用于补救方案。

睾丸癌是异环磷酰胺敏感肿瘤,单剂应用反应率达 22%。异环磷酰胺联合长春碱、顺铂补救化疗方案对于初始化疗失败的患者可达到 30% 无瘤生存。对于应用异环磷酰胺的患者,开始时应加用巯乙磺酸钠以预防出血性膀胱炎。对于初始化疗即接受长春碱、依托泊苷的患者,应当应用长春碱、异环磷酰胺、顺铂补救化疗方案。接受了依托泊苷的患者应当应用长春碱。

对于一、二线化疗方案没有反应的患者,三线治疗方案包括大剂量化疗配合以自体骨髓移植或干细胞移植。对于接受自体骨髓移植的患者,可以用卡铂替代顺铂。

(4)手术在血清肿瘤标记物阳性患者中的应用:对于血清肿瘤标记物阳性患者的标准治

疗方案可以是化疗,79%患者达到显著的无病生存率,60%患者血清肿瘤标记物恢复到正常范围。

七、预后

睾丸肿瘤的病死率较高。目前,睾丸生殖细胞肿瘤的 5 年和 10 年生存率已达 93%～100%,临床Ⅰ期生存率超过 95%,Ⅱ期生存率也达到 90%左右,广泛播散生殖细胞肿瘤的 5 年生存率也达到 50%左右。

睾丸肿瘤的预后与肿瘤的组织类型、细胞分化程度、病理改变、临床分期、瘤标水平等因素密切相关。组织学细胞类型(除绒癌以外)对肿瘤复发的影响不如临床分期重要。

精原细胞瘤生长缓慢,局部侵犯力较低,故转移较迟,浸润较少。绝大多数可转移至腹膜后淋巴结,转移到实质器官者为少数,晚期时可出现广泛血行转移。经过有效治疗,肿瘤可在 2～10 年中复发。在精原细胞瘤中精母细胞型预后最好,典型型预后亦好,间变型的恶性度高,易转移,预后不良。

畸胎瘤的成人型肿瘤体积较大,易与其他肿瘤成分混合存在,30%患者最终死于远处转移;儿童型肿瘤细胞成分成熟较好,故预后较好。

胚胎癌体积较小,但恶性度高,局部浸润力强,肿瘤局部呈进行性生长和浸润,易早期出现腹膜后淋巴结转移和血行转移,预后不良。

绒癌常与其他肿瘤成分混合存在,恶性度高,易早期经血行转移到肺、肝、脑、骨等,预后差。

非精原细胞瘤采用顺铂为主的联合化疗(PVB 方案或 BEP 方案)的完全缓解率为 80%,治疗无效者 85%死于 2 年内,15%死于 3 年内。

判断肿瘤预后的重要因素包括:①睾丸肿瘤中有无血管、淋巴管侵犯,有则预示着复发、转移的可能性大;有则转移率 86%,无则仅 19%。②睾丸肿瘤中有无滋养层和胚胎性成分,有则预示着复发、转移的可能性大;如为未分化癌或缺乏卵黄囊成分,则预示着高复发率。③肺转移灶的大小与多少。④睾丸肿瘤的分期越高,复发、转移的可能性越大。⑤瘤标越高,预后越差。⑥经阴囊途径手术是复发的重要因素。

(李传贵)

第七节　肾脏上皮来源良性肿瘤

一、嗜酸细胞瘤

嗜酸细胞瘤嗜酸细胞瘤是一种肾脏良性上皮性肿瘤,占所有肾脏实质肿瘤的 3%～7%。肿瘤由胞质嗜酸性的大细胞构成,其内线粒体丰富。

嗜酸细胞瘤一般为单发,约 6%可为双侧病变。很少发生转移,但复发率较高(4%～13%)。发病年龄范围较广,高峰在 70 岁前后,男性为女性的 2～3 倍。大多数为散发病例,但也有明确的家族性聚集发病现象。

(一)病理

嗜酸细胞瘤大体表现为境界清晰,质地均一,无包膜。多数呈棕色,少数呈褐色或淡黄色。约 33% 的肿瘤中央有放射状瘢痕,多见于较大的肿瘤。约 20% 的肿瘤有出血。大体罕见坏死。光镜下,肿瘤细胞排列呈实性巢索状,或呈腺泡、小管或微囊结构。间质细胞少,并常有透明变性。大多数肿瘤细胞呈多角形或圆形,胞质中含有丰富的嗜酸性颗粒。罕见核分裂象,无病理性核分裂象。偶见肿瘤组织长入肾周脂肪组织,或有血管浸润。超微结构显示细胞内含有大量线粒体,它们的形状和大小正常,仅有极少数具有多形性。胞质内其他细胞器稀少且不明显,无嫌色肾细胞癌所见的细胞质内的微囊泡。

由于嗜酸细胞瘤和嫌色肾细胞癌都起源于集合管,故两者在组织学上具有一定程度的共性,可以存在组织过渡性表现。患者表现为同时发生肾嗜酸细胞瘤和嫌色肾细胞癌,并伴有特征性皮肤病变。

(二)临床表现

80% 的患者没有症状,为偶然发现该疾病。不典型的临床表现包括血尿,可以扪及的肿块或感觉腰痛、腹痛。

(三)诊断

绝大多数嗜酸细胞瘤都不能通过临床或影像学方法与肾细胞癌进行鉴别。两者可以在同一病灶中或者同一肾脏中共存。嗜酸细胞瘤 CT 检查可以表现为肿瘤中央星状低密度区域(由瘢痕造成)。血管造影可有提示性发现,如"辐轮"征,即血管向中心辐射,界限光滑锐利,边缘透明,肿瘤无动静脉瘘、血管池聚现象,但与血供少的肾癌不易区分。MRI 检查的特征性表现为具有完整的包膜、中央星形瘢痕及 T_1 加权像上的均质低信号肿瘤。这些表现对诊断有一定的提示意义,但不能作为确诊的依据。

穿刺活检对术前诊断具有一定意义。免疫组化显示 $CD7^-$、$CD14^+$、$CD20^+$,组织蛋白酶 H 染色阳性是嗜酸细胞瘤的特征。

(四)治疗

由于影像学检查的不确定性和非特异性,以及同一肿瘤中可能存在恶性成分,根治性肾切除术是最为安全的治疗方法,除非患者为孤立肾、肿瘤体积很小或患者肾功能不全。若术前能明确诊断,由于肿瘤可以多中心、双侧发生,故应考虑保留肾组织手术或肾肿瘤剜除术。如果肿瘤很大或位于肾门,须施行根治性肾切除术。如果肿瘤小,位于周边,实行肾部分切除术则较为合理。但是如果一侧病变,对侧肾功能良好,嗜酸细胞瘤又可能合并肾细胞癌,理想的还是根治性肾切除。如果是年轻人,肿瘤直径<4 cm、位于肾的一极,则可考虑肾部分切除术。如患者年老体衰,手术高危,可等待观察。

二、肾素瘤

肾素瘤又称血管外皮细胞瘤、肾球旁细胞瘤,是分泌肾素的良性肿瘤,起源于肾小球旁器的血管组织(血管外皮细胞)。肾素瘤多见于年轻人,尤好发于女性。发病平均年龄为 24 岁。男女比例为 1:2。

(一)病理

肾素瘤多为单侧发生,位于肾皮质。大体上,肿瘤为实性,边界清楚,包膜完整,呈黄褐色。通常肿瘤直径<3 cm。光镜下,肾素瘤由巢状和片状多角形和梭形细胞组成,细胞边界清楚,有

颗粒状嗜酸性胞质。Bowie 染色、PAS 和甲苯胺蓝染色阳性。电镜下特征性表现为含有大量的菱形肾素原颗粒。免疫组化示Ⅷ因子及相关抗原强阳性、CD34 阳性。

(二)临床表现

肾素瘤的临床表现为高血压、头痛、多饮、多尿、夜尿,以及神经肌肉症状。

(三)诊断

内分泌及生化检查示高肾素血症、高醛固酮血症及低钾血症。

高血压、高醛固酮血症、低钾血症容易误诊为原发性醛固酮增多症,其主要区别是原发性醛固酮增多症的血肾素水平降低,而肾素瘤血肾素水平增高。

肾动脉狭窄时也可能出现高血压、高肾素血症、高醛固酮血症和低钾血症,但一般肾动脉狭窄时血浆肾素活性增高比较少或不增高,而肾素瘤血浆肾素水平可以增高 1~8 倍。此外,肾动脉狭窄的血醛固酮增高和血钾降低都比较轻,也没有低钾性碱中毒。去氧皮质酮试验可以鉴别肾动脉狭窄。肾动脉狭窄在给予去氧皮质酮后,其可抑制醛固酮分泌,而肾素瘤则无反应。

影像学上,B 超示中等回声团块,CT 表现为软组织密度肿物。分侧取肾静脉血测定肾素水平对肿瘤定位有一定意义,患侧血肾素水平常数倍于健侧。

术前可通过穿刺活检明确肾素瘤诊断。

所有出现明确的高肾素血症、高血压的患者,在排除肾动脉疾病后均须考虑肾素瘤的可能。

(四)治疗

肾素瘤一般为良性,肿瘤体积较小,确诊后应行肿瘤切除术。术后数小时血压即见下降。血浆肾素活性需经 2~3 周才恢复正常水平。有近 10% 患者在其手术后血压仍然偏高,可能与长期高血压导致肾脏血管的慢性改变有关。

三、后肾腺瘤

后肾腺瘤后肾腺瘤可发生于儿童和成人,女性多见,发病男女比例为 1:2,发病年龄多为 50~60 岁,但年龄跨度很大,从 15 个月到 83 岁均有报道。

(一)病理

后肾腺瘤是一细胞丰富的上皮性肿瘤,肿瘤细胞呈胚胎样,体积小且大小一致。肿瘤的大小差异很大,常见直径为 3~6 cm,平均为 5.5 cm。所有的病例都为单侧病变,绝大多数为单一病灶。典型者肿瘤境界清晰,无包膜,质地柔软或硬韧,常见灶状出血和坏死。光镜下,后肾腺瘤的肿瘤细胞非常丰富,排列紧密。肿瘤细胞小而密,呈腺泡状排列,似胚胎细胞。常见长的分支状和鹿角状小管结构或乳头状结构。核分裂象无或罕见。许多病例中的细胞形态与肾母细胞瘤相似。

后肾腺瘤的免疫组化特征与儿童或成人肾母细胞瘤,以及生肾嵴组织非常相似:肾母细胞瘤蛋白(WT1)和 CD57 强阳性,CD56 和结蛋白(Desmin)阴性,提示后肾腺瘤的组织来源与肾母细胞瘤可能相同。

56% 的后肾腺瘤 2p13 等位基因发生改变,而 WT 基因区(11p13)和乳头型 RCC 基因区(17q21.32)等位基因没有发生变化。这明显区别于其他肾脏肿瘤的特有遗传学表现,提示后肾腺瘤为一种具有显著特性的独立病种。

(二)临床表现

患者多以腹部或季肋部疼痛、肉眼血尿或肿块就诊。可伴有红细胞增多症,手术后即消失。

(三)诊断

鉴于不能通过临床表现和影像学方法在术前明确诊断及临床病例少见,后肾腺瘤目前还是一种病理诊断。

很难完全对后肾腺瘤与肾母细胞瘤进行鉴别。细胞形态单一、核分裂象少见,以及缺少芽基再生有助于后肾腺瘤的诊断。

(四)治疗

几乎所有后肾腺瘤患者均需接受手术治疗。

(张凤雏)

第八节　肾脏非上皮来源肿瘤

一、肾母细胞瘤

肾母细胞瘤又称肾胚胎瘤、Wilms 瘤,是小儿泌尿系统中最常见的恶性肿瘤。该病绝大多数发生于小儿,少数成人及老年人亦可发生。男女发病无差别,双侧肾脏病发率相同。

(一)病理

此病有 2 种类型。一种是偶发的,其发病高峰年龄为 3.5 岁。另一种为遗传性的(呈常染色体显性遗传),发病高峰年龄为 2.5 岁。常伴有先天性无虹膜、偏身肥大、巨舌、多囊肾、神经纤维瘤。另外,有5%~10%的病例患有双侧肿瘤,但如果伴有先天性无虹膜,则发生双侧肿瘤的概率会有所增加。

肾母细胞瘤通常和多种临床综合征伴发,如德尼-德拉什综合征、贝-维综合征等。其中最常伴发的症状为先天性无虹膜症(约 1.1%的肾母细胞瘤患者有此症状)。发现此症状的患儿须每隔 3~4 个月进行一次检查,以使肿瘤能在早期被发现。

肿瘤起源于后肾母细胞。大多数肾母细胞瘤为单发,但是有 7%呈单侧肾脏多发,5%~10%累及双侧肾脏。肾母细胞瘤可发生于肾实质的任何部位,生长迅速,多为圆形实性肿块,周围包绕纤维性假包膜,与周围肾实质分界清楚。切面呈均一的灰白色或棕色,质地柔软。常有出血与坏死,间有囊腔形成。肿瘤原发于肾脏,可破坏并压迫正常肾组织,也可侵犯肾门、腹主动脉旁淋巴结和肾静脉,亦可侵入肾盂,但少见。肿瘤突破肾包膜后,可广泛浸润周围组织和器官。

肾母细胞瘤从胚胎性肾组织发生,是由间质、上皮和胚芽三种成分组成的恶性混合瘤。有些病例可仅呈现两种或一种成分。间质组织占肿瘤绝大部分,包括腺体、神经、分化程度不同的胶原结缔组织、平滑肌和横纹肌纤维、脂肪及软骨等成分。此外,偶尔可见纤毛上皮、黏液或移行上皮组织。

肾母细胞瘤的组织成分和预后有关,故目前按其组织结构将肿瘤分为两大类。

1.良好组织类型

包括上皮型、间叶型、胚芽型和混合型,以及囊性部分分化型肾母细胞瘤和胎儿横纹肌瘤型肾母细胞瘤。

2.不良组织类型

为未分化型,占肾母细胞瘤的 4.5%。所有双侧性肾母细胞瘤及 15%～20%的单侧肾母细胞瘤与遗传有关。和肿瘤相关的基因主要有 WT1 和 WT2 基因。WT1 基因位于染色体 11p,与肾脏和性腺的正常发育有关。它的缺如主要见于肾母细胞瘤伴先天性无虹膜症,突变主要见于德尼-德拉什综合征。WT2 基因位于 11p15,主要与贝-维综合征有关。

(二)临床表现

肾母细胞瘤常在父母给孩子洗澡或穿衣服时触及腹部包块而被发现,肿块常位于上腹一侧季肋部,表面光滑,中等硬度,无压痛,有一定活动度。少数肿瘤巨大,超越腹中线则较为固定。其他临床症状主要有腹痛、血尿和高血压。20%的患者亦可表现为恶心和呕吐。有时外伤引起肿瘤破裂继发急腹症可作为首发症状。偶见贫血和肿瘤产生的红细胞生成素所致的红细胞增多症。如果肿瘤发生转移,则可出现肝功酶学的异常。肾母细胞瘤最常见于淋巴结、肺和肝转移,除此以外,偶见其他部位的转移(如骨和脑)。如果出现不合规律的转移,应考虑原发肿瘤并非肾母细胞瘤。

(三)诊断

小儿发现上腹部光滑肿块,即应想到肾母细胞瘤的可能。B超、X线、CT 及 MRI 扫描对诊断有一定意义,但很难通过术前的影像学检查明确诊断。超声可检出肿物是否为来源于肾的实质性肿瘤,可发现肾静脉及下腔静脉是否被肿瘤侵犯,对手术有指导意义。静脉尿路造影所见与肾癌相似,显示肾盂肾盏受压、拉长、变形、移位和破坏。若肿瘤较大不显影,则可见大片软组织阴影。尿路造影的另一个重要作用是评价对侧肾脏的功能及发现先天尿路畸形。CT 和 MRI 扫描可显示肿瘤范围及邻近淋巴结、器官、肾静脉和下腔静脉有无累及,有无转移及双侧病变。CT 对术前估计切除的可能性有很大帮助,对于肿瘤的临床分期也有一定作用。

肾母细胞瘤须与巨大肾积水、多囊肾、成神经细胞瘤等相鉴别。肾积水柔软、有囊性感,B超下容易和肿瘤相鉴别。成神经细胞瘤为交感神经节肿瘤,多表现为腹部坚硬肿块,呈大结节状,常固定并超越腹中线。成神经细胞瘤可早期转移至颅骨和肝,静脉尿路造影可见被肿瘤向下推移的正常肾。

(四)治疗

肾母细胞瘤是小儿恶性实体肿瘤中应用手术、化疗和放疗综合治疗最早、效果最好的。此病如在早期发现并治疗,生存率可达到 100%。不良组织类型者预后较良好组织类型者差。

手术切除是主要的治疗方法,并且为分期提供了重要信息。早期经腹行患肾切除术。术前静脉注射长春新碱等化疗,可代替术前照射。切除增大淋巴结活检有助于肿瘤分期。如静脉内有瘤栓,须取出瘤栓。腔静脉瘤栓的形成并不意味着预后不良。术后肿瘤局部复发的危险因素包括肿瘤生物学行为不良、肿瘤未被完整切除,以及未评价淋巴结情况。如肿瘤复发,则患儿的 2 年生存率约为 43%。

化学治疗:适用于所有的肾母细胞瘤患者。必要的术前化疗和坚持术后规律化疗是很重要的治疗手段。少数肿瘤过大,手术困难,宜先化疗 4～12 周,待肿瘤缩小后再行手术。无论肿瘤的组织学类型如何,放线菌素 D、环磷酰胺、长春新碱、多柔比星、顺铂都是有效的。术后放射治疗并配合放线菌素 D 15 μg/kg,自手术日起每天静脉点滴共 5 天,第 1 与第 2 疗程间隔 6 周,以后每 3 个月 1 个疗程,共 5 次。亦有用长春新碱 1.5 mg/m^2,每周 1 次,共 10 次,以后每 2 周静脉注射 1 次作为维持量,可用至化疗完成。两药同时应用疗效更好。

放射治疗:术前放射治疗适用于曾用化疗而肿瘤缩小不明显的巨大肾母细胞瘤。6～8 天内给800～1 200 cGy,2 周内肿瘤缩小再行手术。术后放疗开始时间应不晚于术后第 10 天,否则局部肿瘤复发机会增加。肿瘤局限于肾脏内的 2 岁以内的婴幼儿可不做放射治疗。对于肿瘤有较好组织学分化的患者来说,放疗适用于Ⅲ期或更晚的患者。而对于肿瘤组织学分化不太好的患者来说,放疗适用于Ⅱ期患者。

综合治疗后,肾母细胞瘤的 2 年生存率可达 60%～94%。2～3 年无复发应认为已经治愈。双侧肾母细胞瘤可配合上述辅助治疗行双侧肿瘤切除。

二、肾错构瘤

肾错构瘤又名肾血管平滑肌脂肪瘤,过去认为少见,随着医学影像学的发展,现已很常见。发病率估计在 1/5 000～1/1 500 之间。可以是单独的疾病,也可是结节性硬化的一种表现。其中,散发的肾错构瘤约占 80%。错构瘤也可发生在脑、眼、心、肺、骨,有时可误认为转移病灶。

(一)病理

肾错构瘤常发生于肾皮质,单发或多发,约 15% 的病例可以发生于双肾。散发的肾错构瘤多为单侧发生的单个肿瘤,体积较小。而与结节性硬化伴发的肿瘤则常双侧、多中心发生,体积较大,且易发生出血。肿瘤呈灰白色至灰红色,杂以不同程度的黄色区,有时有出血坏死灶形成。其组织学构成为血管、脂肪,以及平滑肌成分。脂肪组织可占肿瘤体积的 80%。瘤组织与肾组织间无明确界限,血管大小不一、异常扭曲,管壁不规则增厚,大血管常缺乏弹性纤维板。平滑肌组织分化程度差别较大。脂肪成分则均为分化成熟的脂肪组织。罕见肉瘤样变、局部浸润和转移。上皮样血管平滑肌脂肪瘤有侵袭性。

免疫组化:HMB-45、Actin 及 CD68 阳性,上皮标记细胞角蛋白阴性。其中,HMB-45 在肾癌中不表达,可用于鉴别肾错构瘤和肾癌。除肾错构瘤外,HMB-45 也可以在黑色素瘤、结节性心横纹肌瘤和大脑结节中表达。

肾错构瘤一般为良性病变,不会发生转移,但已证实有局部的侵袭性病变,应引起重视。有报道肾外蔓延的病例,如肾门淋巴结侵犯、瘤栓侵犯肾静脉及下腔静脉。

(二)临床表现

约 80% 的患者为女性,常在 40 岁以后出现症状。目前临床上见到的患者多为体检时偶然发现,症状不明显。大的错构瘤可压迫十二指肠、胃,引起消化道症状。如发生局部疼痛,可能为肿瘤内出血所致。大的错构瘤可以突然破裂,出现腹内大出血、休克、急性腹痛、腹部有肿物,必须立即急诊手术切除或介入性肾动脉栓塞。

国外报道约 50% 患者有结节性硬化,是一种常染色体显性遗传病,有家族发病倾向。临床特点是癫痫、智力发育迟缓、面颊部皮质腺瘤、视网膜晶状体瘤及肾脏、脑等脏器错构瘤。腹膜后淋巴结、肝或脾也可含有此肿瘤,提示为多中心性而不是转移。我国肾错构瘤合并结节性硬化者较少见。

(三)诊断

肾错构瘤的诊断一般不困难。腹部 X 线平片可发现肿瘤部位有透明区,可被误认为是肠气。肾盂肾盏拉长变形或肾无功能时,不易与肾癌鉴别,必须通过超声、CT 扫描进一步区分。肾错构瘤内含大量脂肪组织和血管、平滑肌。脂肪与周围组织声阻差很大,在 B 超检查时可产生强回声反射。因此,肾错构瘤典型的 B 超表现为边缘清晰、均匀的回声明显增强的肿物。但肿瘤也可以没有强回声,原因是瘤内肌肉成分多或瘤内有出血。肾癌不含脂肪组织,B超下多表现为低回声,但小的肾细胞癌有 $8\%\sim47\%$ 也可以有强回声,必须注意。肾细胞癌与肾错构瘤极为相似。B超鉴别强回声的肾细胞癌和肾错构瘤较困难。声影的存在往往提示为肾错构瘤,而边缘低回声和肿瘤内部的囊性病灶往往怀疑肾细胞癌。

脂肪组织在 CT 检查时表现为低密度,CT 值为负值。所以,肾错构瘤 CT 表现为低密度区,CT 值为负。肾癌 CT 值为低于正常肾组织的正值。一般情况下两者容易鉴别。但如果肿瘤内没有脂肪组织或是密度更大的非成熟脂肪组织占主要成分,可出现 CT 假阴性结果,难与肾癌区分。肾癌内亦可有脂肪成分,可能是肿瘤生长将脂肪压到里边或组织坏死形成类脂。CT 诊断错构瘤一般不必强化,CT 中的脂肪密度实际上可以诊断肾错构瘤,如果影像中没有钙化灶出现,基本上可不考虑肾细胞癌。如肾内肿瘤有钙化,则应考虑肾癌。

肾错构瘤内的脂肪成分在 MRI 的 T_1 加权像表现为强信号,T_2 加权像表现为低强度信号。而肾癌在 T_1 加权像表现为低强度信号,T_2 加权像表现为高强度信号,据此可以区分肾癌和错构瘤。

血管造影亦有助于鉴别肾错构瘤与肾癌:错构瘤血管呈囊状动脉瘤样扩张、葡萄状,肾癌则表现为血管丰富,分布紊乱、扭结,有血管池、动静脉短路,深静脉和下腔静脉可早期显影。在造影的肾实质期,肾错构瘤有明显的透明区,而肾癌则无此透明区改变。

(四)治疗

肾错构瘤的治疗有些争议,治疗方法主要依据症状、肿瘤大小、术前准确的诊断。怀疑恶性、肿瘤出血或破裂、疼痛者应手术治疗。但无论采用何种治疗方式,均须将保留肾功能放在首位考虑。

对于无症状的直径<4 cm 的肿瘤,建议观察,监测肿瘤变化。对症状持续存在的直径<4 cm 的肿瘤,可行动脉栓塞治疗。对无症状或症状中度的、肿瘤直径>4 cm 的患者每半年复查一次,如有增长应考虑局部切除或介入性动脉栓塞。对直径>4 cm 的症状性肿瘤,应尽可能采用保留肾组织手术或选择性动脉栓塞。如肿瘤症状重,发生出血或破裂,应考虑手术或行选择性动脉栓塞。因肾错构瘤可能是双侧病变,且生长常不同步,因此肾切除必须慎重。肾切除的指征为:①全肾侵犯;②肿瘤近肾门;③肿瘤生长快,可疑恶性;④不能控制的危及生命的出血。

在极少见的情况下,肾错构瘤可与肾细胞癌共同存在,因此,伴有钙化及缺乏肾错构瘤影像学特征的肿瘤必须切除。

三、平滑肌瘤

肾平滑肌瘤临床上较为少见,在肾脏良性肿瘤中所占比例有逐渐增高趋势。

(一)病理

最常见的发生部位为肾皮质(53%),其次为肾包膜(因此它常被认为是肾包膜肿瘤),再次为肾盂,偶见于肾静脉。

光镜下,肿瘤细胞似平滑肌细胞,细胞为梭形,排列呈长束,纵横交错作编织状。核分裂象罕见或无,此项是与平滑肌肉瘤鉴别的关键,如核分裂象>5/10HPF,则应考虑为平滑肌肉瘤。

免疫组化:至少呈现一种肌肉标记物阳性,如 SMA 或结蛋白等。

（二）临床表现

平滑肌瘤生长缓慢，临床上通常没有症状。有症状的患者可表现为疼痛、血尿、胃肠道症状。

（三）诊断

如肿瘤巨大，可在腹部触诊时触及包块。

CT诊断价值相对较大，主要表现为软组织密度实性肿瘤，有中度强化。病变与周围组织界限清楚；没有肾外浸润或转移表现；病变位于肾包膜、肾包膜下或肾盂。

肿瘤可以为囊性、实性或囊实性，在临床表现和影像学检查上均无特异性，不易与平滑肌肉瘤或肾癌相鉴别。

（四）治疗

手术是治疗和诊断的唯一方法。根据肿瘤的大小和生长部位选择适宜的手术方式。手术切除后预后良好。

四、肾血管瘤

肾血管瘤肾血管瘤为良性先天性肿瘤，少见。最常见于年轻人和中年人，男女发病率相似。

（一）病理

血管瘤最易侵犯肝，其次为肾。肿瘤一般体积较小，常为单侧、单发，双侧者为12%。多数位于髓质黏膜下，肾盏和肾盂最常受累，罕见发生于肾皮质和肾被膜。肾血管瘤为遗传性病变，由病变部位血管或淋巴管聚集增生而形成肿瘤样结构，可以压迫周围组织，但不会与周围血管相通，因此不会像恶性肿瘤样侵犯邻近组织，所以为良性肿瘤。肾血管瘤分为海绵状血管瘤和毛细血管状血管瘤，以海绵状血管瘤多见，多数为柔软的海绵状、暗红色、无明显包膜的软组织肿物。肿瘤具有典型的血管瘤组织学特点：不规则的血管内充以血液，管内壁衬以单层内皮细胞，肿瘤呈浸润性生长，但无血管肉瘤中所见的核分裂象和细胞的多形性。

（二）临床表现

大多数肾血管瘤没有任何症状。患者可有反复血尿，血凝块流经尿路时可有腹部疼痛。除了散发病例外，还可作为斯特奇-韦伯综合征、系统性血管瘤病的一部分。

（三）诊断

凡40岁以下发生血尿的患者，如已排除肾肿瘤和尿石症，应考虑到可能为血管瘤。术前明确诊断非常困难。B超及CT扫描均缺乏特异性，很多肾血管瘤在术前误诊为肾癌。MRI扫描在诊断肾肿瘤意义不大。选择性肾动脉造影有助于确诊，特征性表现为造影剂早期向静脉分流和低血管区。也可表现为肾动脉分支增粗、分散、拉长，毛细血管期显示团状扩张，毛细动脉网呈卷发状、斑点状分布。

（四）治疗

较大的肾血管瘤，占据了大部或整个肾脏，应行肾切除术。严重血尿也可以做为手术治疗的指征。较小的肾血管瘤，如果血尿比较明显，可采用肾部分切除。对于小的肾血管瘤，选择性肾动脉栓塞是一种有效的，损伤较小的治疗方法。

五、肾纤维瘤

肾纤维瘤肾纤维瘤可以发生在肾实质、肾周组织和肾包膜，髓质纤维瘤多见于妇女。肿瘤常在体积较大时方被发现,有时不易与腹膜后纤维肉瘤鉴别。肾纤维瘤通常体积较小,质硬,色苍白,有包膜,与肾组织之间有明显的分界。光镜下,肿瘤内细胞多少不等,分化好的梭形细胞呈不规则状、席纹状或短束状排列。可见典型的血管周细胞瘤样生长排列方式。免疫组化 CD34、bcl-2 和 CD99 阳性。多数患者无临床症状,髓质纤维瘤患者可出现血尿。肿瘤内血管少,影像学检查与恶性肿瘤难以鉴别。尿路造影可显示充盈缺损。由于术前通常难以明确诊断,故治疗常采用根治性肾切除术,如术前明确为良性,也可行保留肾组织的手术。

六、肾平滑肌肉瘤

平滑肌肉瘤是具有平滑肌分化的恶性肿瘤。尽管平滑肌肉瘤是一罕见的肾原发性肿瘤,但它是最常见的肾脏肉瘤,占肾脏肉瘤的 50%～60%。该病多数见于成人,女性发病率高,发病年龄高峰集中于40～60岁。肾平滑肌肉瘤具有生长速度快、转移率高,以及局部和全身复发率高的特点。

平滑肌肉瘤可发生于肾被膜、肾实质、肾盂肌肉组织和肾静脉。平滑肌肉瘤通常体积大,呈实性灰白色,质软或偏硬韧,有灶状坏死。发生于肾被膜者可包裹肾脏;发生于肾实质者可占据大部分肾脏达肾包膜和肾窦;发生于肾盂者,可充满集合系统并侵犯肾实质或肾门及肾周脂肪组织。

光镜下,平滑肌肉瘤内的梭形细胞呈栅栏状、丛状或杂乱地排列。分化好的平滑肌肉瘤形态学上似平滑肌瘤,而分化差的平滑肌肉瘤形态学上具有多形性,含有未成熟成分,需通过免疫组化与常见的肉瘤样癌和具有异形性的上皮样血管平滑肌脂肪瘤相鉴别。坏死、细胞核的多形性和核分裂象多见,提示恶性程度高。

患者常出现季肋部疼痛、血尿和包块的症状。平滑肌肉瘤具有侵袭性,5 年生存率为 29%～36%,多数患者在诊断后一年内死于该病。同其他肾脏肉瘤相似,肾平滑肌肉瘤发生远处转移的倾向高于局部浸润,全身转移出现早。肿瘤可转移至肺、肝和骨。放疗和化疗无效。因此,唯一的治疗方法就是手术完全切除。肿瘤体积小(直径<5 cm)、组织学分化好和肿瘤局限于肾脏者预后较好。

七、肾淋巴瘤

(一)临床表现

患者可以完全没有症状。如出现临床症状,常见的有季肋部和腹部疼痛、血尿及进行性肾衰竭。此外,淋巴瘤的 B 类症状(发热、乏力和体重下降)也较为常见。造成肾衰的原因可能是肿瘤对肾实质的直接浸润造成了肾单位的破坏,或者是肿大的腹膜后淋巴结压迫引起的双侧输尿管梗阻。但实际上,导致患者肾衰竭更常见的原因是药物,如全身化疗引起的高钙血症或高尿酸血症。因此,在分析肾衰原因时,须注意鉴别药源性与肿瘤源性。

(二)诊断

肾脏原发性霍奇金和非霍奇金淋巴瘤均非常少见,肾脏和骨髓活检及胸腹部 CT 扫描有助于诊断。CT 检查可以为肾脏淋巴瘤的诊断提供影像学依据,并且可以监测肿瘤对治疗的反应。肾脏淋巴瘤在 CT 检查中可表现为多发肾脏肿物、孤立的肾脏肿物(很难与肾癌相鉴别)、肾脏弥漫性浸润或增大的腹膜后淋巴结伴肾脏浸润。对于有腹膜后淋巴结肿大、脾大或身体其他部位淋巴结肿大的患者,应注意考虑肾脏淋巴瘤。如怀疑患者患有肾淋巴瘤,则应进行淋巴结活检以获得病理诊断。

(三)治疗

继发性肾脏淋巴瘤,提示患者已到Ⅳ期,预后差。一般采用全身化疗。治疗非霍奇金淋巴瘤的最常用的化疗方案为 CHOP 方案。除非患者出现严重的临床症状,如难以控制的出血,一般不提倡采用肾切除术。原发性肾脏淋巴瘤常有肾外扩散,也提示预后差。值得注意的是,放、化疗可延长此类患者的生存期并改善其肾功能,因此,肾切除术联合全身化疗可能是比较理想的治疗方案。

八、肾转移瘤

转移瘤是最常见的肾脏恶性肿瘤,其发生率远高于肾脏原发恶性肿瘤。尸检显示,超过12%的癌症患者有肾脏转移。

肾脏的高血流量及丰富的血管分布,为恶性肿瘤细胞的沉着与生长提供了有利条件。所有的肾脏转移瘤均为血行转移,仅有极少部分来源于邻近器官肿瘤(如胰腺、结肠、肾上腺)的直接侵犯。最常见的原发灶是肺,其后分别是乳腺、胃肠道、恶性黑色素瘤、血液系统恶性肿瘤和宫颈癌。

大多数肾转移瘤为双侧多发小肿瘤,并伴有全身其他器官的转移。一些原发于肺、乳腺和结肠的肿瘤在肾脏的转移灶可为单发结节,难以与肾癌相鉴别。

典型的肾转移瘤表现为肾脏多发结节,临床多无症状,偶见血尿或腰痛。

CT 是诊断肾转移瘤的首选影像学手段。典型表现为肾脏多发软组织密度结节,注射造影剂后不增强(5~30 Hu)。动脉造影表现为典型的无血管,而不表现为原发性肾癌的动脉造影特征。如诊断难以明确,可行 CT 或 B 超引导下穿刺活检。

治疗上,主要为全身治疗。除非患者发生严重的临床症状(如有难以控制的出血),一般不行肾切除术。

(张凤雏)

第九节　肾盂肿瘤

肾盂癌发病高发年龄为 75~79 岁,很少在 40 岁以前发生,发病率随年龄增长而增加。我国平均发病年龄为 55 岁。男性发病率高于女性,男:女为(2~3):1。肿瘤多为单侧发生。肾盂癌以尿路上皮癌最为多见,鳞状细胞癌和腺癌少见。

肾盂癌的患者发生膀胱癌的概率较高,因此如发现肾盂肿瘤则须常规进行膀胱检查。

一、尿路上皮肿瘤

尿路上皮癌是肾盂恶性上皮性肿瘤最常见的组织学类型,占肾盂肿瘤的 85%。常为多灶性,20%以上的患者在诊断时已有多处而不是一处病变。近 50%的患者同时发生膀胱癌。在单侧肿瘤患者中仅有 3%对侧形成肿瘤。

(一)病因

1.巴尔干肾病

巴尔干肾病是一种退行性间质性肾病,多发于巴尔干半岛。巴尔干肾病患者罹患肾盂癌的概率要远高于一般人群,但两者膀胱癌的发病率并没有显著差异。肿瘤多为多中心,且双侧病变的发生率也较高。由于巴尔干肾病本身已造成了不同程度的肾损害,多数患者手术时需尽量采用保留肾单位的术式。

2.吸烟

与膀胱癌相似,吸烟是引发肾盂肿瘤的最重要的可变危险因素。吸烟者的发病率约为非吸烟者的三倍。其危险率随吸烟时间的长短、数量的增加而增加。即便是已戒烟的人群,其发病率也是无吸烟史的人群的 2 倍左右。

3.镇痛药

长期大量使用镇痛药,特别是非那西汀,是肾盂癌的另一危险因素。服用镇痛药的男性发生肾盂肿瘤的概率可增加 4~8 倍,女性为 10~13 倍。组织学上,滥用镇痛药可导致基底膜增厚和肾乳头瘢痕形成。肾乳头坏死和滥用镇痛药既是独立的危险因素,又可产生协同效应。两者同时发生,可使危险度增加 20 倍。

4.职业接触

几种职业及职业接触可增加肾盂肿瘤的发病率。具有最高危险率的职业是化工、石油化工、塑料工业,此外还有接触焦炭、煤、沥青及焦油。肿瘤发生与职业接触之间可有较长的时间间隔,达 15 年甚至更长。

5.其他

其他危险因素包括环磷酰胺治疗,乳头坏死,尿路感染和结石等。

(二)病理

1.组织分型

(1)乳头状型:肿瘤质脆,粉白色,有宽窄不同的蒂,多数标本可融合成直径>1 cm 大小,表面细颗粒状或绒毛状。多个小肿瘤可融合成直径>2 cm 的较大肿瘤,呈菜花状,充塞肾盂,使之扩张。此型向肾盂壁浸润性生长不明显,常推压肾盂肌层,形成弧形较清楚的边界。该型肿瘤常多灶性发生,甚至每一肾盏均见乳头状肿物。

(2)平坦型:肾盂局部黏膜增厚、粗糙、灰白色,病变处由于纤维组织增生、炎性细胞浸润,致使肾盂壁局部增厚、僵硬。

(3)结节肿块型:肿瘤呈球形突入肾盂,基底部向肾盂壁甚至肾实质浸润性生长,形成较大肿物,切面灰白色,颗粒状,质脆,有出血、坏死灶。部分病例癌瘤破坏,占据肾脏一半,甚至全肾。

2.转移方式

肾盂癌有多种转移方式,包括直接侵犯肾实质或周围组织、淋巴转移、血行转移和上皮种植。上皮种植既可发生于顺尿流方向,也可发生于逆尿流方向,但以前者最为常见。肾盂癌的淋巴转移主要取决于肿瘤的位置和浸润深度。最常见的血行转移部位为肝、肺和骨。在非常少见的情况下可出现肿瘤直接破入肾静脉或下腔静脉。

（三）临床表现

1.血尿

为最常见的症状,可发生于 56%～98% 的患者。早期即可出现间歇无痛性血尿,可为肉眼或镜下血尿。镜下血尿常见于早期或分化良好的肿瘤。偶可出现蠕虫样血条。血尿严重程度与病变的良恶性无关。

2.疼痛

1/3 患者有腰部钝痛,疼痛的原因主要为继发于逐渐加重的尿路梗阻和肾盂积水。当血块通过输尿管部时可发生肾绞痛。

3.晚期症状

患者出现消瘦、体重下降、贫血、衰弱、下肢水肿、腹部肿物及骨痛等转移症状。如有膀胱刺激征,往往是伴发膀胱肿瘤。肿瘤局部扩散可能出现同侧精索静脉曲张、后腹膜刺激征。

4.无症状

约 15% 的患者可无症状,为偶然发现。

（四）诊断

1.尿细胞学检查

上尿路肿瘤的尿细胞学检查阳性率低于膀胱癌。分化良好的肿瘤细胞学检查常呈阴性。对于尿细胞学检查异常伴尿路造影充盈缺损的患者,诊断仍须谨慎。细胞学检查对 1 级肿瘤诊断的准确性为 20%,2 级和 3 级肿瘤为 45%～75%。输尿管导管引流尿发现瘤细胞诊断上尿路肿瘤的准确率相对较高。为提高阳性率亦可应用等渗盐水冲洗。在监视下用特制的刷子,通过输尿管导管于病变处刷取标本送检,敏感性可达 91%,特异性为 88%,准确性为 89%。一般来说,该技术比较安全,并发症不多,但有出现上尿路严重出血和穿孔的风险,脱落的肿瘤细胞尿路种植的可能性也存在。高渗离子造影剂可影响尿细胞学检查的准确性,因此,应在尿路造影之前收集检查标本。

2.尿路造影

尿路造影是肾盂癌诊断的基本方法。无论是排泄性或逆行性尿路造影都可以发现充盈缺损,上尿路上皮肿瘤 50%～70% 可发现充盈缺损,不规则,和集合系统管壁相连。肾盂内肿瘤有时发生肾盏不显影,有 10%～30% 上尿路肿瘤引起梗阻,使集合系统不显影,这是肿瘤有浸润的表现。检查上尿路肿瘤时必须双侧同时检查,尤其应注意健侧有无可疑病变,对决定治疗方案有重要参考价值。在逆行性尿路造影时,造影剂应稀释为 1∶(2～3)浓度,过浓的造影剂可掩盖充盈缺损。

3.CT 扫描

可用于诊断和分期。尿酸结石有时可以在腹平片上不显影,但其 CT 值可>100 Hu(80～250 Hu),而尿路上皮癌平均 CT 值为 46 Hu(10～70 Hu),易于鉴别。在与肾癌鉴别时,尿路上皮癌密度接近于肾实质,而肾癌密度则低于肾实质,CT 值相对低。但 CT 不能区分 T_a 和 T_1 期肿瘤。CT 扫描对估计肿瘤的局限性、浸润范围及转移情况都有帮助,可能发现肾实质及输尿管周围软组织、静脉、淋巴结侵犯情况及肝转移灶。

CT 尿路造影也逐渐应用于肾盂癌的影像学诊断,其对肾实质损害的评价有较高准确性。

随着技术的不断进展,CT 尿路造影三维成像和尿路造影有相似的价值。其发现肿瘤的准确性接近 100%,特异度为 60%,具有较好的阴性预测价值。这种方法的主要缺点在于患者接受射线剂量较大。

4.B超

B超诊断上尿路上皮肿瘤价值有限,但可以区分尿路上皮肿瘤与阴性结石。对于超声检查示肾积水的患者,若临床怀疑肾盂癌,必须进一步行尿路造影检查。

5.MRI检查

尚无优于CT的报道,但MRI水成像可代替逆行性尿路造影,尤其是尿路存在梗阻性病变时。MRI检查亦有助于发现肿瘤是否侵入周围软组织器官及淋巴结,对肿瘤的分期有重要意义。

6.输尿管镜

可用于诊断上尿路肿瘤。在输尿管镜下取得的活检标本的病理结果与手术标本的病理结果有较好的一致性。但由于活检标本量较小,很难据此判断肿瘤的分期,需结合其他影像学资料进行综合分析。并非所有的患者均需行此检查。一般情况下,仅在尿路造影及其他影像学检查难于明确诊断,或行输尿管镜后可能改变治疗方案时,方采用此检查方法。由于检查时可能穿透输尿管,同时创伤尿路上皮黏膜,易于肿瘤种植,因此必须严格选择适应证。经皮肾镜一般不用于肾盂癌诊断,以免肿瘤种植。

需要注意的是,泌尿系统的肾盂、输尿管、膀胱和尿道都覆盖着尿路上皮,在解剖学上是既连续又分开的器官。尿路上皮接触的都是尿液,尿内如果有致癌物质,就可能引起任何部位的尿路上皮发生肿瘤。因此,尿路上皮肿瘤常为发生顺尿流方向多器官肿瘤。半数以上的肾盂癌可同时或先后发生对侧肾盂、输尿管、膀胱、尿道等一个或多个器官肿瘤。由此可见,在进行肾盂癌的检查时,一定要全面了解这个尿路的情况,避免遗漏病变。

(五)治疗

肾盂癌应积极治疗。治疗应根据肿瘤的分期和分级。低分期低级肿瘤无论保守手术还是根治性手术疗效都好。中等分化肿瘤根治手术效果好。高分期肿瘤不论选择保守、根治手术都预后不良。G1肿瘤保留组织手术的复发率仅7%,5年生存率可达75%,根治手术达88%。G2肿瘤保留组织手术复发率为28%,2年生存率46%,根治手术2年生存率90%。低分化肿瘤保留组织手术后生存时间很短,不能发现复发。

1.手术治疗

根治性肾输尿管全切除术是传统的基本的治疗方法,开放或腹腔镜手术均可采用,亦可行腹腔镜联合开放手术(腹腔镜下行肾切除术和输尿管切除术,开放手术行远端输尿管和输尿管开口切除)。手术切除必须包括患肾、输尿管全长及输尿管开口处的膀胱壁。如果保留一段输尿管或其在膀胱的开口,肿瘤在残留输尿管或其开口的复发率可达33%～75%。如果肿瘤位置接近肾上腺或有侵犯肾上腺的表现(影像学或术中探查),须同时进行肾上腺切除术,因为在进展期肿瘤患者中肾上腺转移并不罕见。手术可以分两切口进行,不要切断输尿管,以免肿瘤转移。

在开放手术的同时,一般均行区域淋巴结清除术。一般认为上尿路肿瘤如果已有淋巴结转移,往往存在远处转移灶,淋巴结清除术可否提高生存率存在疑问。但如果是高分期分化不良的肾盂癌,淋巴结清除术可能有好处。淋巴结清扫的范围主要包括同侧肾门淋巴结、邻近的主动脉旁淋巴结和腔静脉旁淋巴结。

肾输尿管全切除术可以有效地提高患者的5年生存率,尤其是对于高级别浸润性病变的患者。但对局部进展期的患者疗效相对较差。

2.保守手术

适用于孤立肾、双侧病变或肾功能衰退者,尽可能保留原有功能。为避免肿瘤播散或种植,应选用开放手术而非腹腔镜手术。如果肿瘤侵犯肾实质,可同时行肾部分切除术。肾盂癌往往难于施行保守手术。术后复发率和肿瘤的分级相关:1级肿瘤的复发率为10%,2级为30%,3级为60%。

3.内镜治疗

主要适用于孤立肾、双侧病变及肾功能减退的患者。如患者健侧肾脏正常,患侧病变较小、分级低,亦可采用内镜治疗,但复发率较高。内镜下活检对确定肿瘤分级的准确性可达78%~92%。可以通过肿瘤分级来估计肿瘤的浸润深度:85%的1级、2级肿瘤为 T_a 或 T_1 期,67%的4级肿瘤为 T_2 或 T_3 期。输尿管镜下切除术对低分级低分期肿瘤的效果较好。对于浸润性病变,由于肿瘤的深度较深,进行切除时可导致严重出血或穿透输尿管,所以术前需谨慎评估病变。因此,高级别、高期别的患者应采取传统的开放或腹腔镜肾切除术。手术并发症为输尿管穿孔或狭窄。经皮肾镜治疗2级肿瘤后的生存率与开放手术相似,但对3级肿瘤则生存率不及开放手术。

4.放射治疗

在高级别的浸润性肿瘤,可在术后配合放疗,剂量一般为37~60 Gy。局部放疗可降低局部肿瘤复发率,可能会提高生存率。对骨转移灶的局部放疗可达到减轻疼痛的目的。

5.化疗

腔内化疗可以有效地降低肿瘤复发率,主要适用于肾功能不良和双侧性多发浅表肿瘤、原位癌及局部切除后的辅助治疗。给药途径可采取经皮置管、置入 D-J 管逆行灌注等。可选用的药物有 BCG、丝裂霉素、多柔比星和噻替哌。主要的并发症为败血症、BCG 感染引起的全身症状、肾盂输尿管纤维化和梗阻等。对晚期肿瘤,可行全身化疗。化疗方案主要为 MVAC 方案(甲氨蝶呤、长春新碱、多柔比星、顺铂)。

6.动脉栓塞

对存在难以治疗的转移灶或其他疾病而不适于立即手术切除的肾盂癌患者,动脉栓塞可以减轻症状并延缓肿瘤发展。

7.随访

一肾盂癌的5年生存率根据肿瘤分期的不同存在很大差异,此外,肿瘤的预后也和患者的年龄有一定关系。

由于尿路上皮癌具有多中心复发的倾向,因此定期随访非常重要,并且应特别注意其余尿路上皮器官发生肿瘤的可能性。常规的术后评估应包括对膀胱、同侧(如采取保留肾单位治疗)及对侧泌尿道,以及泌尿系外可能发生转移的器官。术后一年内每3个月须进行一次随访,内容包括查体、尿常规及膀胱镜检查。尿细胞学检查可能对发现肿瘤复发,特别是高级别肿瘤,有一定的帮助。

1%~4%的患者可出现双侧病变,所以均须进行静脉尿路造影或逆行性尿路造影以评估同侧及对侧尿路情况。B超和CT扫描可对肿瘤和隐性结石进行鉴别。如果造影出现充盈缺损,则需进一步行输尿管镜检查。检查的频率很大程度上取决于肿瘤的分级、分期,一般情况下,术后2~3年内每半年进行一次,之后可每年进行一次。

此外,还应行胸部 X 线片、肝功酶学检查、骨扫描等评估有无远处转移。

二、鳞癌

肾盂鳞状细胞癌少见,占肾盂癌的 14%。其组织来源仍然是尿路上皮。一般认为与慢性炎症刺激或滥用止痛药物有关,常伴有肾盂肾炎、肾结石及肾盂黏膜白斑。鳞癌通常为中低分化,易于早期浸润及转移。肾结石患者或结石取出后仍然有经常性严重血尿者,应警惕肾盂鳞状细胞癌的存在。CT 扫描对鳞癌的诊断很重要,因为鳞癌比尿路上皮癌更容易向外围扩展,并且可能合并结石。

三、腺癌

肾盂腺癌少见,占肾盂癌的比例低于 1%,主要见于妇女,与肾结石、梗阻和肾盂肾炎有关。单一性腺癌少见,常为肠型、黏液型或印戒细胞型混合存在。长期炎症刺激(结石和反复感染等)导致尿路上皮腺性化生,发生腺性或囊性肾盂炎是腺癌发生的原因和基础。大多数腺癌是高级别的,有广泛浸润,预后很差。

(张凤雏)

第六章

手足外科疾病

第一节　手部韧带损伤

手部最常见的韧带损伤是拇指掌指关节尺侧侧副韧带损伤,常造成拇指对指力和精细指捏能力丧失。

一、功能解剖

拇指掌指关节是单一的铰链式关节,平均屈伸活动为 $10°\sim60°$。关节旋转轴为偏心性,关节囊两侧各有 2 个强有力的侧副韧带加强,即固有侧副韧带和副侧副韧带,维持关节的被动稳定性。

固有侧副韧带从第 1 掌骨小头的背外侧向远掌侧行走,止于近节指骨基部的外侧结节,宽 $4\sim8$ mm、长 $12\sim14$ mm,相当厚,能承受 $30\sim40$ kg 外力。侧副韧带从第 1 掌骨髁上固有侧副韧带的掌侧起,部分越过掌侧籽骨,至掌侧纤维软骨,于关节伸直位时紧张(图 6-1)。

二、损伤机制

拇指掌指关节尺侧侧副韧带损伤可由拇指于用力外展、旋转和过伸所致。在滑雪损伤时,多由不正确的握雪杖滑行所致;打球时,尤其是在接球时,可能为球的直接创伤所致;使用手杖也可致慢性损伤。在手着地跌倒时,处于外展位的拇指使尺侧侧副韧带过度负重,而滑雪杖柄在拇指和示指之间更加重了这种负重(图 6-2)。韧带损伤的程度主要取决于作用力的方向,作用力瞬间拇指所处的位置和关节所受的压力。

外力所致侧副韧带断裂一般有 3 种类型(图 6-3):①远侧止点附近断裂;②远侧小骨片撕脱;③韧带中间断裂。

三、临床表现

有典型的外伤史,拇指掌指关节的损伤侧疼痛、肿胀、大多伴有局部皮下青紫、运动明显受限。局部明显压痛,特别是掌指关节侧方运动时可引起剧烈疼痛。通常情况下,拇指掌指关节向外翻约 25°,即是侧副韧带断裂的可靠征象。如果关节能在伸直位侧翻,表明掌板和侧副韧带均已断裂;如轻度屈曲的关节外翻约 20°,表明仅有侧副韧带损伤。陈旧性韧带损伤者,在瘢痕区行走的皮神经常引起放射性疼痛。

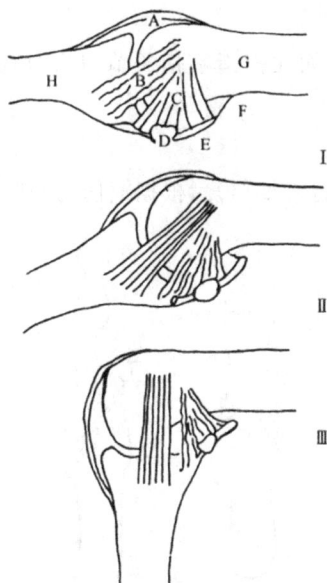

图 6-1　拇指掌指关节的功能解剖示意

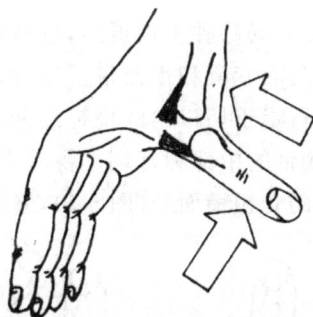

图 6-2　拇指掌指关节尺侧侧副韧带的损伤机制示意

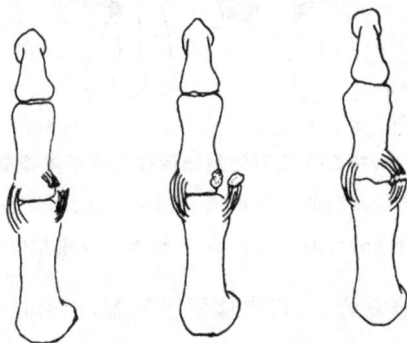

图 6-3　拇指掌指关节侧副韧带损伤的类型示意

拍摄拇指掌指关节正侧位 X 线片,伴有骨性韧带撕脱时,可以确定骨片的大小和部位,为临床治疗方法的选择提供参考。

四、治疗

(一)非手术治疗

单纯挫伤、扭伤、部分韧带断裂而无拇指掌指关节过度外翻和不稳定时,可用石膏托将整个拇指直至指间关节固定 3 周即可。

(二)手术治疗

新鲜侧副韧带损伤应在损伤后行一期修复,根据损伤的情况不同,采用不同的方法(图 6-4)。

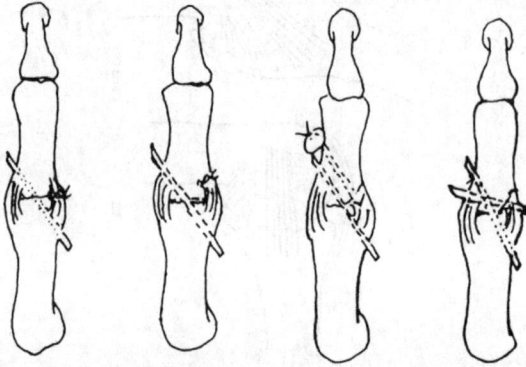

图 6-4　拇指掌指关节侧副韧带损伤的治疗方法选择示意

韧带断裂可在伤后立即或 4～7 天局部肿胀消退后,进行直接缝合。延迟的一期缝合,可在伤后 2 周内进行。手术在臂丛神经阻滞麻醉和止血带下进行,跨越拇指掌指关节的尺侧背部弧形切口,切开皮肤及皮下组织,保护行走于切口内的桡神经分支。纵向切开拇收肌腱,于其深面显露断裂的侧副韧带,一般多见于韧带的中部和远端。将其直接缝合或用钢丝抽出缝合法将撕脱的侧副韧带固定于近节指骨基部的骨粗糙面处(图 6-5),缝合拇收肌腱及皮肤。

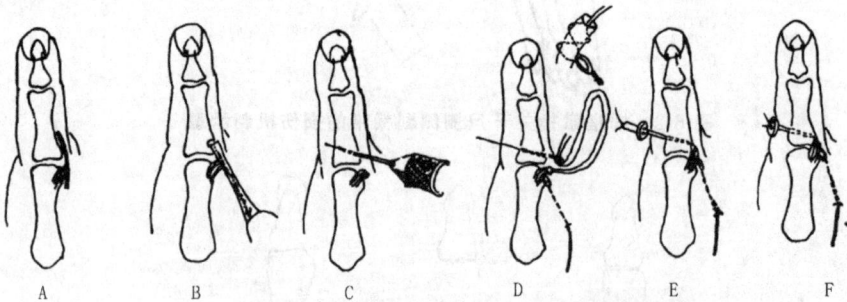

图 6-5　拇指掌指关节侧副韧带损伤的手术修复示意

A.切口;B.于近节指骨基底部尺侧形成一粗糙面;C.用骨钻斜向对侧造一隧道;D.钢丝抽出缝合法缝合断裂的韧带;E.钢丝穿过纽扣拉紧;F.结扎钢丝

陈旧性侧副损伤无法直接修复者,可行自体肌腱移植,于拇指掌指关节内侧行 8 字形韧带成形术或用一筋膜片移植修复(图 6-6)。

关节进行性疼痛性畸形关节炎伴不稳定性活动时,可行关节固定术,将掌指关节固定于屈曲 20°位。

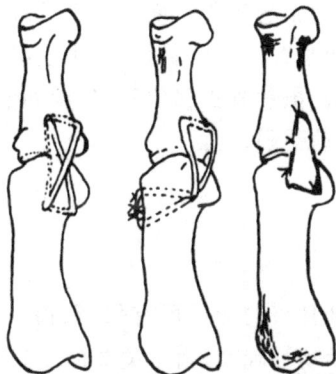

图 6-6　陈旧性侧副韧带损伤修复术示意

术中可用一克氏针将掌指关节行临时固定,以利修复的韧带愈合。或术后用前臂石膏托将拇指于内收位固定 4～5 周,小骨片撕脱而用抽出缝合法或克氏针或微型螺钉行骨固定者,术后固定6 周。于拆除石膏托时,拔除抽出钢丝,开始进行拇指功能锻炼。

(赵秀瑶)

第二节　掌骨骨折

一、损伤机制

掌骨骨折多为直接暴力造成,暴力多种多样,如重物压砸伤、机器绞伤、压面机挤伤、车辆撞击伤和压轧伤等。这种力量往往比较大,常造成皮肤、神经、肌腱等组织的复合性损伤。骨折也比较严重,多是粉碎性骨折,有明显的移位、成角、旋转畸形。此类骨折不但骨折难处理,同时还会有皮肤、神经、肌腱等组织缺损,有的还会有血液供应障碍,可能造成手指或整个肢体坏死。

也有的损伤相对简单,如第 5 掌骨颈骨折,又称拳击者骨折,是发生在第五掌骨颈的骨折。当握拳做拳击动作时,暴力纵向施加掌指关节上,传达到掌骨颈部造成骨折。其次,掌骨颈骨折也可发生在第 2 掌骨(图 6-7)。其他掌骨颈骨折较少见。

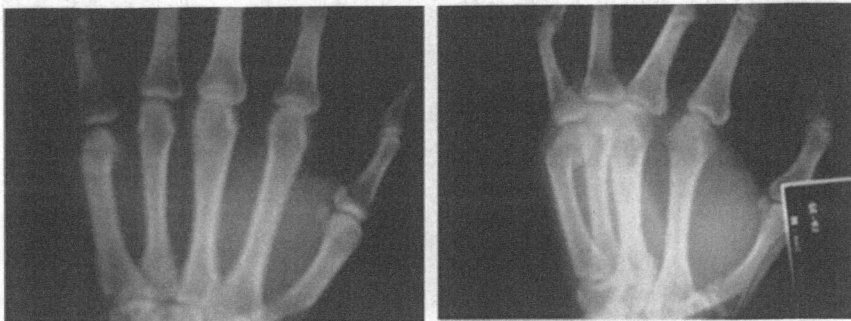

图 6-7　第 5 掌骨颈骨折

在掌骨头骨折则是由于手在握拳位,掌骨头受直接打击所致。也可发生于机器的压轧伤。

掌骨头的骨折是在关节内,故骨折常影响到关节面的平整及晚期关节的活动。

发生在掌骨基底的骨折是为腕掌关节内的骨折,多由于纵向撞击力量作用在掌骨,传达至腕掌关节处,造成腕掌关节骨折脱位。虽然骨折移位不多,但如治疗不当,常会遗留局部隆起、疼痛及因屈、伸肌腱张力失衡使手指活动受限。

二、损伤分类

(一)掌骨头骨折

(1)单纯掌骨头骨折,发生在掌骨头的骨折可有斜形、横形、纵形,损伤多为闭合性。骨折愈合后,如关节面不平,可影响关节活动。晚期,由于关节面反复磨损,还会造成创伤性关节炎。

(2)关节软骨骨折,此种损伤多由于紧握拳时拳击锐利性的物体,如牙齿、玻璃等,致使关节内软骨破碎。损伤多为开放性,可从伤口看到破碎的软骨面。

(3)掌骨头粉碎性骨折,多发生于较大暴力的损伤,常合并有相邻的掌、指骨骨折及严重的软组织损伤(图 6-8)。

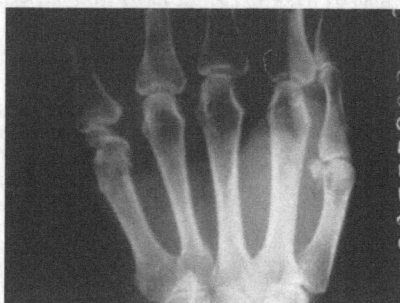

图 6-8　第 5 掌骨头骨折

(二)掌骨颈骨折

正常掌骨颈向背侧轻度成角,称颈干角,在斜位 X 线片上,第 5 掌骨的颈干角约为 25°。有人认为,此角超过 30°,即为手术或整复的适应证。在 30°以内者,对手的外观及功能都没有明显影响。

(三)掌骨干骨折

掌骨干骨折发生在第 3、第 4 掌骨者较多。作用在手或手指上的旋转暴力,常致成斜形或螺旋形骨折;由纵轴方向的暴力传达致掌骨上时,多造成横形骨折。一般横形骨折是稳定性骨折,而斜形或螺旋形骨折为不稳定性骨折(图 6-9)。

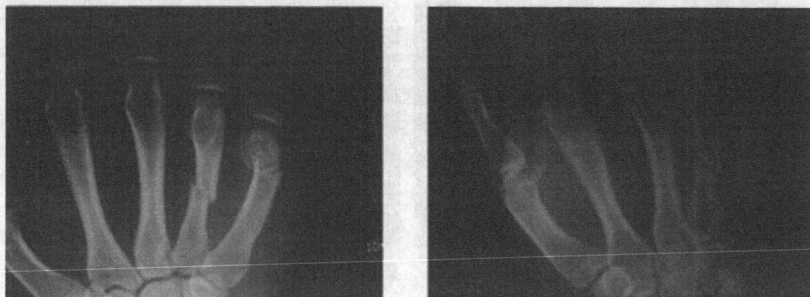

图 6-9　第 4 掌骨干及第 5 掌骨颈骨折

(四)掌骨基底骨折

多为腕掌关节的骨折脱位,常发生在第1、第4、第5腕掌关节。第一腕掌关节已单有论述,第4、第5腕掌关节也有较大的活动,它们分别可屈、伸15°和20°,位于尺侧边缘,故易受伤(图6-10)。

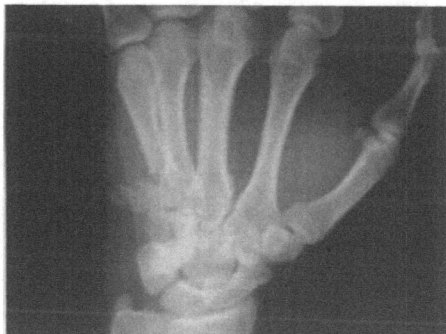

图6-10 第4、第5掌骨基底骨折

三、治疗

(一)掌骨头骨折

要根据骨折移位的情况,如骨折稳定,横形或斜形骨折,但无明显移位,而且关节面平整的,可用石膏托固定掌指关节于屈曲位。3周后解除制动做主动功能锻炼。

有移位的骨折,因骨折块在关节内,又无韧带或肌腱的牵拉,复位比较容易。要使关节在屈曲位,轻轻牵拉该指,使手指侧偏,并轻轻挤压掌骨头,可使向两侧移位的骨块复位。屈曲掌指关节,向背侧推顶掌骨头,可使向掌侧移位的骨折块复位。

如手法复位失败,可行切开复位及克氏针内固定手术。但应注意,掌骨头为松质骨,骨折复位后,钢针应准确打入,争取一次成功。否则,钢针反复穿入,会使钢针松动,固定不牢或失败。钢针可保留4周左右,然后去除固定,开始活动。

对关节软骨骨折,应彻底清创,脱入关节内的小骨折片应摘除,较大的骨折可复位后以石膏托作短时间固定,然后开始活动。

掌骨头粉碎性骨折对骨折移位不明显,关节面尚平整者,可做石膏托固定3~4周后开始功能练习。有移位的骨折治疗比较困难,可行切开复位,以多根细钢针分别将骨折块固定。若骨折块小,钢针粗,贯穿骨折块时容易碎裂。固定后,一旦骨折初步愈合,即可开始活动以防关节僵直。如掌骨头严重粉碎、短缩、已无法使用内固定时,可用骨牵引3~4周,然后开始主动功能练习。

(二)掌骨颈骨折

对稳定性骨折,且成角在30°以内者,对手的外观及功能都没有明显的影响。可做整复或不做整复直接用石膏托固定腕关节于轻度背伸,掌指关节屈曲50°~60°,指间关节在休息位,6~8周,拆除石膏鼓励患者活动患手。有的患者可能有15°~20°的掌指关节伸展受限,一般锻炼2~3个月后即可恢复正常。

掌骨颈不稳定性骨折,常有较大的成角畸形及移位,可行手法整复。因为掌指关节侧副韧带附着于掌骨头两侧偏背部,掌骨颈骨折后,若将掌指关节伸直位牵引,则可使侧副韧带以掌骨头的止点处为轴,使掌骨头向掌侧旋转,反而加重掌屈畸形。整复时,必须将掌指关节屈曲 90°,使掌指关节侧副韧带处于紧张状态,使近节指骨基底托住掌骨头,再沿近节指骨纵轴向背侧推顶。同时再在骨折背部向掌侧加压,畸形即可矫正(图 6-11)。

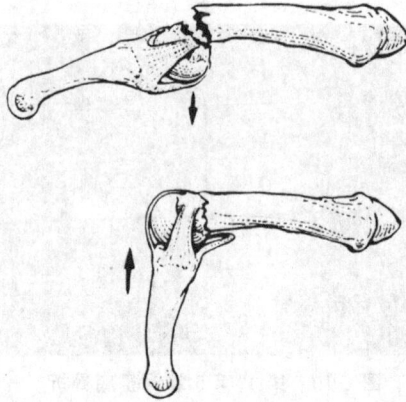

图 6-11　掌指关节屈曲 90°,以近节指骨推顶掌骨头,使骨折复位

整复后,用背侧石膏托将掌指关节制动于屈曲 90°及握拳位。4 周后,拆除石膏,开始活动。

还可用经皮克氏针固定。先将骨折复位,然后经皮在远骨折段横形穿入不锈钢针。用相邻的正常掌骨头固定。如第 5 掌骨颈骨折,可固定在第 4 掌骨上;第 2 掌骨颈骨折,可固定在第 3 掌骨颈上。钢针应从掌骨头侧副韧带止点处穿出,若穿过韧带中部时,则限制掌指关节屈伸活动。

如掌骨颈有较多的骨质,还可使用微型钢板固定。使用 T 形或 Y 形钢板固定骨折,可达到坚强的固定。术后可使用短时间制动或在固定非常牢固情况下不使用制动,早期开始功能锻炼。但应注意,活动时要空手,不能负重或用力。

(三)掌骨干骨折

由于相邻骨间肌及掌骨间韧带的作用,一般骨折比较稳定。

对稳定性骨折,可使用石膏托将患手固定在腕轻度背伸,掌指关节屈曲,指间关节休息位,6～8 周后去除石膏,练习手部活动。

骨折端有短缩或旋转时为不稳定性骨折,可行手法复位后用石膏托或石膏管型固定。但很多斜形或螺旋形骨折复位后,用石膏固定很难防止畸形重新出现,应行切开复位内固定。

斜形或螺旋形骨折可用不锈钢针垂直骨折线固定。为控制骨折块旋转,常需用 2～3 根钢针做内固定。

不稳定性骨折,也可经皮用钢针横形穿过远、近骨折块固定在相邻完整的掌骨上。为使术后早期开始活动,目前应用较多的是微型钢板。由于掌骨较长,可以使用 5 孔或 6 孔钢板。固定后骨折稳定,可以早期开始活动。但应注意,开始时一定要空手活动,不能负重及用力(图 6-12)。

(四)掌骨基底骨折

常合并腕掌关节脱位,但在早期,复位容易。手法整复后,以短臂石膏托固定。第 2、第 3 腕掌关节因活动度小,骨折后移位少,复位后比较稳定,容易固定。而第 4、第 5 腕掌关节活动度大,复位容易,固定困难,因而可行经皮或切开复位。

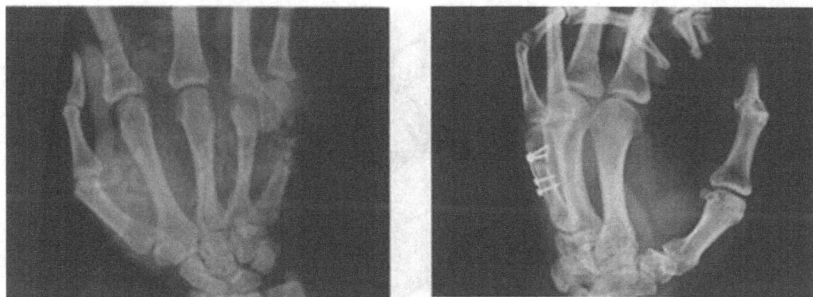

图 6-12　第 5 掌骨干骨折,使用微型钢板固定

　　经手术复位固定后预后大多较好,由于掌骨基底为松质骨,因而愈合快,很少有不愈合者。骨折愈合后对手的功能影响不大(图 6-13,图 6-14)。

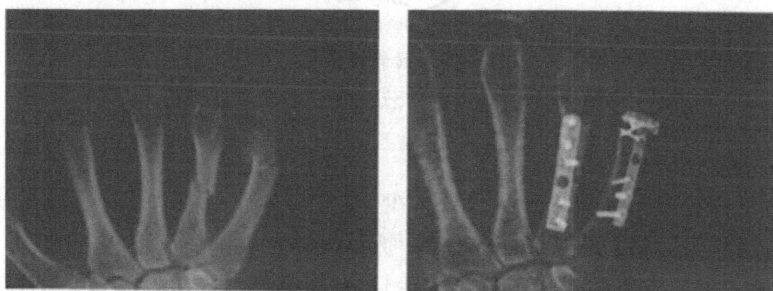

图 6-13　掌骨干及掌骨颈骨折,使用钢板内固定

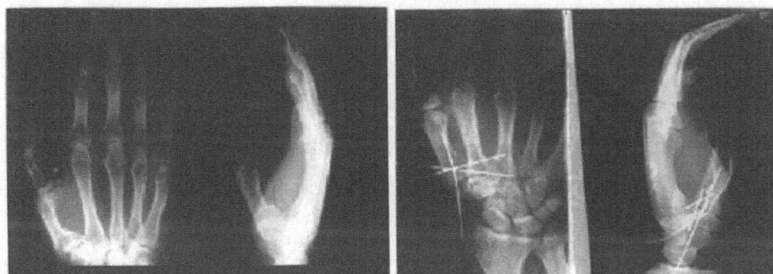

图 6-14　拇指掌骨基底骨折,切开复位以克氏针内固定

(赵秀瑶)

第三节　指 骨 骨 折

一、远节指骨骨折

远节指骨骨折分为爪粗隆骨折、指骨干骨折、指骨基底骨折 3 种类型(图 6-15)。

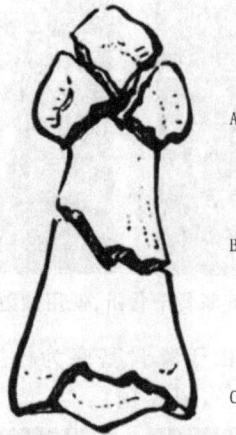

图 6-15　远节指骨骨折
A.爪粗隆骨折;B.指骨干骨折;C.指骨基底骨折

(一)爪粗隆骨折

　　骨折分为简单及复杂型。简单骨折移位较少,常伴有软组织损伤,对这种损伤的处理,软组织的修复及术后预防伤口感染应放在比治疗骨折更重要的位置。原因是骨折块由于连接于皮肤、骨膜间的纵形韧带及指甲的支持而移位较少且比较稳定。相反,由于暴力直接压砸造成的损伤,常使之碎裂,软组织损伤严重,伤口不整齐,有时手指末节血液循环破坏比较厉害,还会造成部分指腹或指端的坏死。

　　爪粗隆骨折因为有指甲作为支托,骨折一般不需要制动。但有时手指肿胀、疼痛剧烈时,可用一单指石膏托制动以减轻疼痛,并对伤指起到保护作用。

　　复杂型骨折为粉碎开放性骨折。清创时应将小块的、分离的骨块切除,但应避免去掉过多的骨质。否则可能造成不愈合及甲床基底的缺失,而间接影响指甲的生长及功能。

(二)指骨干骨折

　　多由压砸伤造成,可有横形、斜形、纵形及粉碎性骨折。此处由于没有肌肉或韧带的牵拉而移位较少。但无论哪种类型的骨折,任何意义的移位都应进行复位。

　　手法整复时需用骨折远端去对接近端,一般复位并不困难。复位后可将手指固定在屈曲位,有些开放性骨折,由于甲床可能嵌入其中、难以整复,应做切开复位,修复甲床,并用克氏针纵形穿入固定。但不要穿过远侧指间关节,以免损伤关节面,也不要损伤指甲根,以免生长畸形指甲(图 6-16)。

(三)指骨基底骨折

　　指骨基底骨折均为关节内骨折,骨折可发生在指骨基底的掌侧、背侧或侧方,大多数为撕脱伤造成的(图 6-17)。伸指肌腱撕脱骨折最常见。伸指肌腱两侧束汇合后,止于末节指骨基底背侧。在暴力强烈屈曲远节手指时,可发生撕脱骨折。骨折片大小不一,可以从针尖大小到包括大部分关节面。新鲜损伤(1 周以内)可用石膏或支具将近侧指间关节屈曲,远侧指间关节过伸位固定 6 周。屈曲近侧指间关节,可以使近侧指间关节至远侧指间关节的一段伸指肌腱侧束松弛,远侧指间关节过伸,则可使骨折对合,以利愈合。撕脱的骨折块如不超过关节面的 1/3,可用上述外固定方法治疗。如骨折片超过关节面的 1/3,且伴有远侧指间关节脱位者,可行切开复位,用钢丝或不锈钢针内固定(图 6-18)。也可行闭合复位后,用不锈钢针固定。

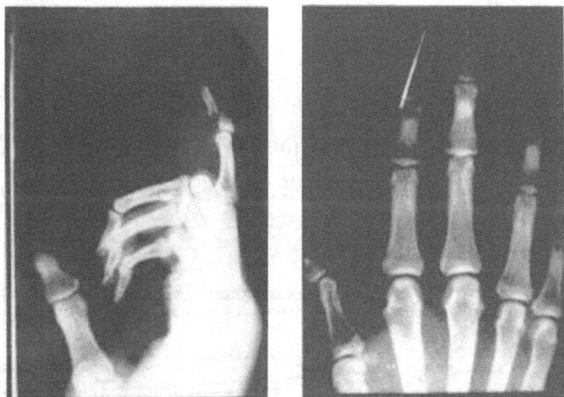

图 6-16 指骨干骨折切开复位克氏针内固定

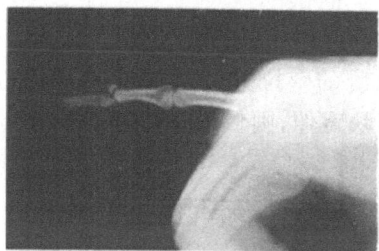

图 6-17 指骨基底骨折

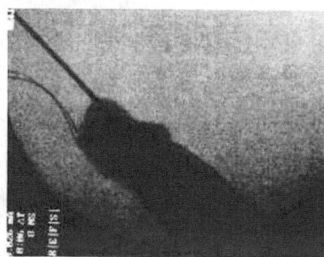

图 6-18 克氏针固定关节在伸展位并用钢丝固定骨折

如骨折片很小,可将其切除,然后将肌腱缝合固定在原止点处。

掌侧的撕脱骨折,为指深屈肌腱附着在远节指骨基底处受暴力造成,常合并有远侧指间关节掌板的破裂。在 X 线片上,可见到手指掌侧的骨折片。骨折片的部位,视撕脱肌腱回缩多少而不同。如骨折块小于关节面的 1/3,可将其切除,并使用钢丝将撕脱的肌腱重新固定在其止点部;骨折块超过关节面 1/3 者,可作切开复位及骨折内固定。

侧方撕脱骨折,多由指间关节侧方受直接外力或旋转暴力致成,常伴随关节囊或韧带撕裂。骨折片比较小,移位不多。可在关节伸直位固定患指,3 周后进行主动功能练习。如骨折块较大、移位较多、关节有侧方不稳,可进行切开复位,用克氏针或螺丝钉做内固定(图 6-19)。

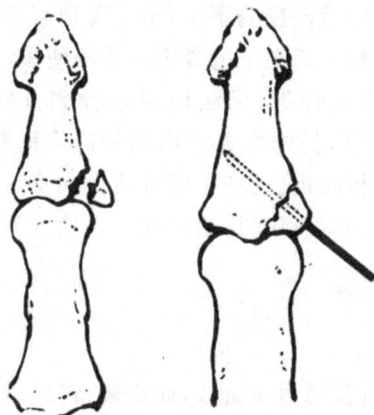

图 6-19 远节指骨基底骨折侧方骨折,用不锈钢针内固定

二、中节指骨骨折

中节指骨骨折多发生于直接暴力,如机器伤、压砸伤等。骨折的移位是受两种力量的影响,即损伤的外力和手指肌腱牵拉作用。如骨折线位于指浅屈肌腱止点远端,由于指浅屈肌腱的牵拉,使近端骨折块屈曲,同时由于指伸肌腱在远节止点的牵拉,使远端骨折块背伸,则骨折向掌侧成角(图 6-20)。

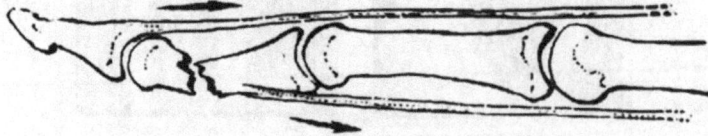

图 6-20 骨折线位于浅屈肌止点远端,骨折向掌侧成角

治疗可采用手法整复,将骨折远端屈曲复位,用石膏或绷带卷在屈曲位制动。

若骨折线位于指浅屈肌腱止点的近端,由于指浅屈肌腱的牵拉,使远端骨折块屈曲;指伸肌腱中央腱束在中节指骨基底背侧止点的牵拉,使近端骨折块背伸,则骨折向背侧成角(图 6-21)。

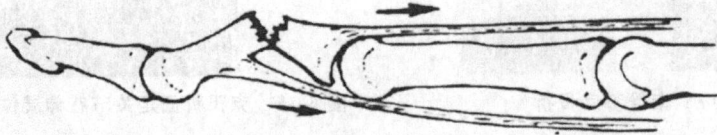

图 6-21 骨折线位于指浅屈肌腱止点近侧,骨折向背侧成角

整复时需将骨折远段伸直复位,用石膏托将伤指制动在伸直位。

上述两种骨折在整复时牵拉手指力量不要太大,要与骨折成角的相反方向屈或伸展手指,同时按压移位的骨折块使之复位。因为在骨折成角的凹面一般有骨膜相连,相连的骨膜可起到张力带作用,有利于骨折复位及愈合,不应在骨折复位过程中将其破坏。

为了避免手指在伸直位外固定过久而影响关节功能,或开放性骨折需做清创术时,均可采用不锈钢针做内固定,再用石膏托进行功能位制动。中节指骨骨折,还可使用微型钢板固定。目前,由于在材料及设计上的改进,钢板比以前更薄、更小,但坚固性仍然很好。因此,在中节指骨的背面及侧面放置钢板都对肌腱的活动影响不大,术后可以早期活动,对手部功能的恢复有利。当然,使用微型钢板要有适应证,如靠近关节的骨折就无法使用。

对靠近关节处的骨折及粉碎性骨折,无法使用指骨侧方钢板及指骨背侧钢板(图 6-22,图 6-23),使用克氏针也会损伤关节,另外也无法用钢针固定那些小的骨折块。此时,可用外固定架,先用手法复位骨折,再将骨折线远、近端正常骨质横向穿针,上外固定架、旋转螺丝拉长支架,同时还可用手法复位。外固定架可以保持粉碎的骨折块大致复位,还可保持关节间隙,便于将来功能恢复(图 6-24)。

三、近节指骨骨折

在指骨骨折中最常见,常为直接暴力所造成,如压砸、挤压、打击等。

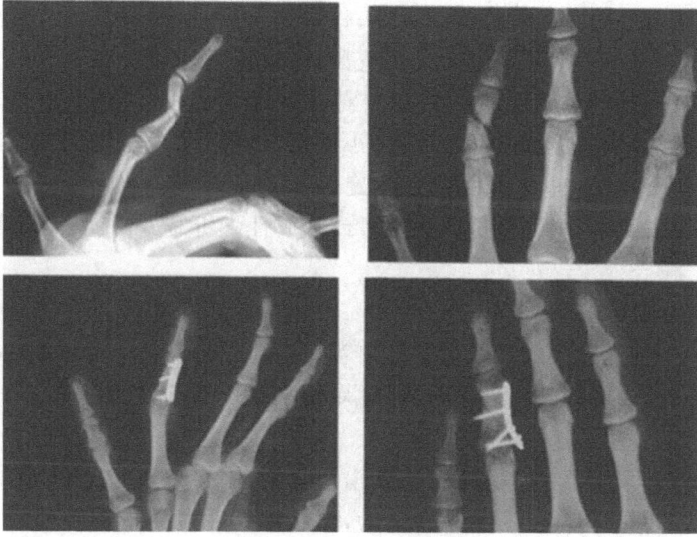

图 6-22 指骨侧方钢板

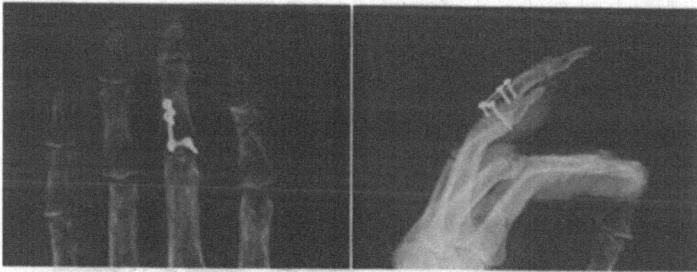

图 6-23 指骨背侧钢板

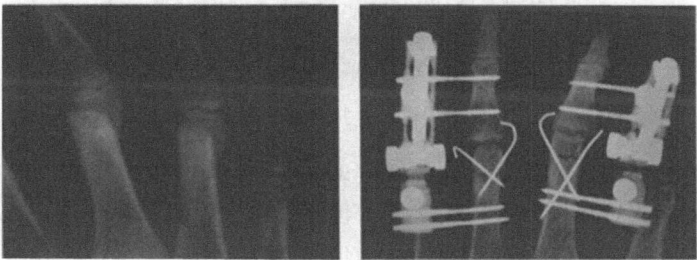

图 6-24 使用外固定架固定骨折

骨折线可有横形、斜形、螺旋行、纵形。近端骨折块由于骨间肌的牵拉而呈屈曲位,远端骨折块由于伸肌腱中央腱束在中节指骨止点的牵拉作用呈背伸位,使骨折向掌侧成角(图 6-25)。

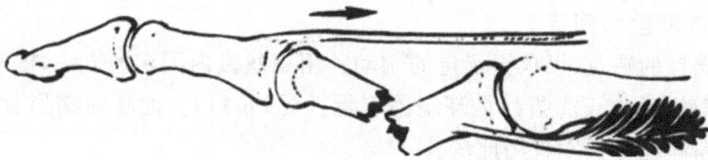

图 6-25 近节指骨骨折
由于肌腱的牵拉作用,骨折向掌侧成角

治疗可用手法整复外固定。对某些闭合性、稳定性骨折,可闭合复位。将伤指轻轻牵拉,使骨折断端分开,术者用另一手指从掌侧向背侧按压,矫正成角。然后在牵引的情况下逐渐屈曲,掌指关节屈曲45°,近侧指间关节屈曲90°,指尖对着舟骨结节,由前臂至患指末节,用石膏托制动。还可用绷带卷制动,卷的粗细,可因手的大小而定,以握住后掌指关节及指间关节符合上述角度为合适。对有些粉碎性骨折也可用此法固定。

手法整复外固定失败者,斜形骨折不稳定者或开放性骨折需做清创者,可考虑做切开复位内固定。

(一)不锈钢针内固定

用钢针做内固定时,逆行穿针比顺行穿针更容易。即先将钢针从骨折远端穿入远端骨折段,从皮肤穿出,复位骨折,再将针打入近骨折段,针尾留在远端骨折块皮肤外。一般要用两根针固定以防止骨折旋转。

根据不同类型骨折采用不同方式穿针。如横形骨折,用交叉钢针固定,要尽量避免钢针穿过关节面,以使关节活动不受影响。有的学者认为,交叉钢针通过手指中心轴的背侧,其固定强度要大于从中心轴掌侧穿过者。另外,钢针的交叉点在近段骨折块时,其抵抗应力的作用更大。斜形骨折,复位后可使钢针与骨折线呈垂直方向穿入(图6-26)。对一些小的骨折块,如撕脱骨折,可在复位后用克氏针直接将骨块穿钉在原骨折处。

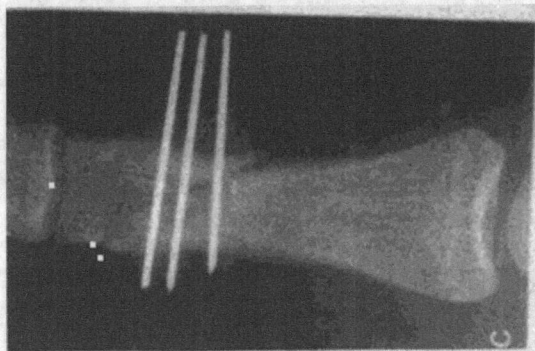

图6-26　斜形骨折用克氏针固定

克氏针作为异物,在内固定器材中是比较小的。另外,手术中不需要广泛剥离软组织,不妨碍关节活动,又不需要再次手术取出内固定物。但不锈钢针没有加压作用,骨折间有间隙等使其固定作用不够理想。虽然不锈钢针有诸多缺点,但由于其操作简单、费用低,有些特殊情况还需要它来固定,因此克氏针目前在临床上仍在广泛应用。

对于不锈钢针固定法,如应用不当,不容易维持精确的解剖复位;也不能产生骨折块间的加压作用,而且使两骨折块间出现缝隙,不利愈合。针尾留在皮肤外,虽然便于取出,但也可能成为感染源。

(二)切开复位钢丝内固定

为了克服克氏针的缺点,以求更稳定的制动。用钢丝做内固定的方法,即利用两根平行或互相交叉成90°的钢丝,垂直于骨折线做环绕固定骨折(图6-27)。此法对横形骨折较为适用,而长斜形或螺旋行及粉碎性骨折不宜用此法。

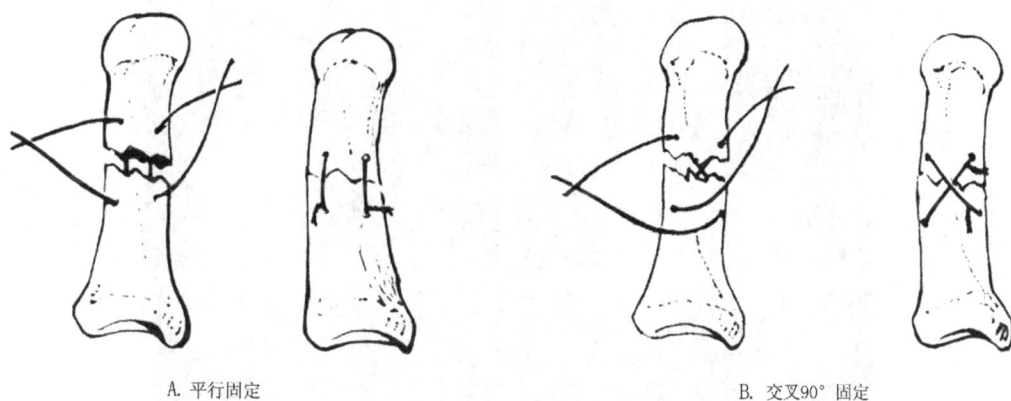

A. 平行固定   B. 交叉90°固定

图 6-27　应用钢丝固定骨折

对横形骨折可用钢丝固定,在早期由于钢丝拧紧时,可有一定的加压作用,对骨折有一稳定的固定。但晚期,由于钻孔拧钢丝处骨质的吸收,会出现钢丝的松动,造成骨折固定不牢,甚至有移位、成角畸形出现。因此,目前基本不再使用钢丝来做骨折的固定。一般钢丝常用在撕脱骨折时,用钢丝贯穿肌腱与骨折块间兜住骨折块,拉向骨折处,从骨折相对面穿出拧紧,使撕脱骨折复位、固定。

再有,在纵形、粉碎性骨折时,钢丝可横形捆绑骨折条,使骨折稳定。

(三)切开复位

以螺丝钉或微型钢板内固定,对斜形或螺旋行骨折,用螺丝钉做垂直于骨折线固定,固定效果较好(图 6-28)。术后可用石膏托短时间固定,或不做外固定而使手指做有限制的早期活动。其缺点是螺丝钉可能干扰肌腱的滑动,或皮下有异物突起,横形或粉碎性骨折不宜使用。螺丝钉大多需要二次手术取出。

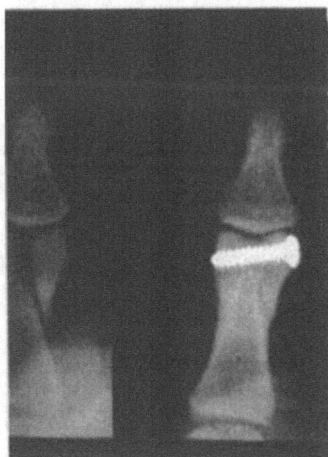

图 6-28　用螺丝钉固定斜形骨折

微型钢板固定牢固,可控制骨折块间的旋转,可以术后早期活动患手。对横形、短斜形的骨干骨折可选用(图 6-29)。但接近关节的骨折,由于在关节侧无法容纳钢板而不宜使用。

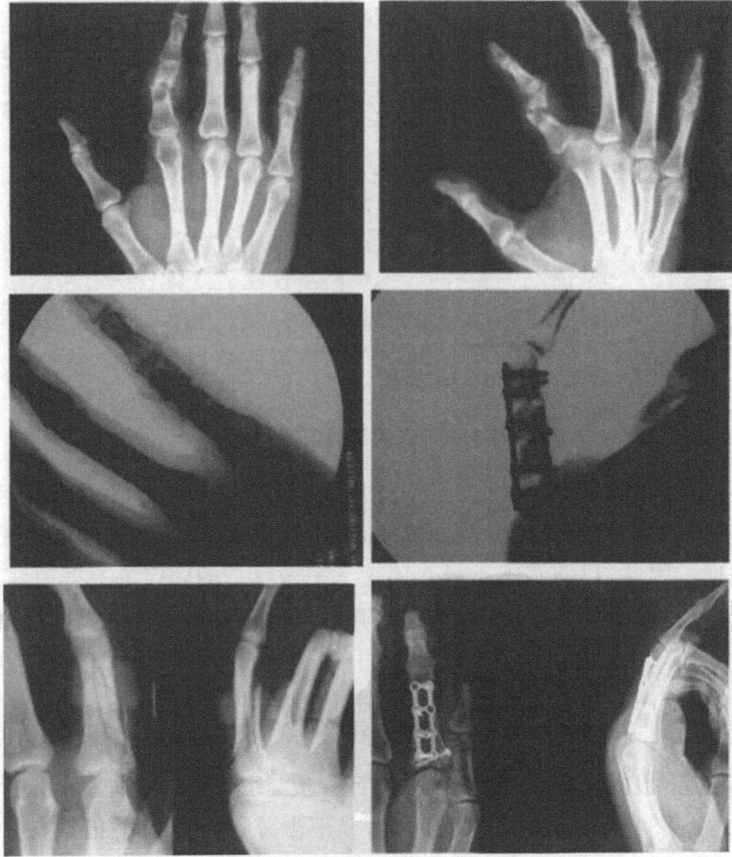

图 6-29　手指中、近节骨折,使用微型钢板固定

(赵秀瑶)

第四节　掌指关节脱位

掌指关节脱位是第 1 节指骨基底部与掌骨头发生移位。其中以拇指、掌指关节脱位常见,示指、掌指关节脱位次之,第 3~5 掌指关节脱位少见。

一、病因、病机

掌指关节脱位可分为背侧脱位和掌侧脱位,以背侧脱位多见。拇指掌指关节脱位发生率较高,且多为背侧脱位(图 6-30),常由杠杆作用及关节过伸位受伤所致。如跌倒时拇掌关节在伸直位触地,外力使拇指过度背伸,造成掌指关节掌侧关节囊紧张继而破裂,掌骨头由破裂处脱向掌侧,移位于皮下,近节拇指移向背侧。第 2~5 掌指关节脱位较拇指、掌指关节脱位少见,亦以背侧脱位多见,侧方和前方脱位较少见。常由过伸暴力引起,指节被过度背伸扭曲而发生。掌骨头向掌侧移位,指骨基底部向背侧移位,屈指肌腱被推向掌骨头尺侧,蚓状肌脱向桡侧,掌侧关囊纤维板移至掌骨头背面,掌骨头掌侧被掌浅横韧带卡住。

二、临床表现

患者多为在进行篮、排球运动接、抢球时,或斗殴、劳动时受伤。掌指关节被外力作用而过度背伸。伤后患处疼痛、肿胀、功能丧失。拇指(或其他手指)外形短缩、背伸,指间关节屈曲,拇指(或其他手指)掌侧面隆起(图 6-31),可触及皮下之掌骨头,掌指关节呈过度背伸而弹性固定,掌指关节功能丧失。

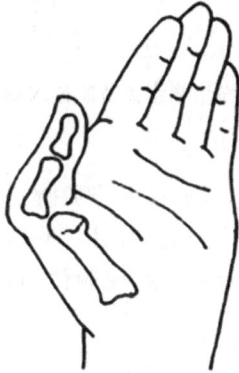

图 6-30 拇指、掌指关节背侧脱住

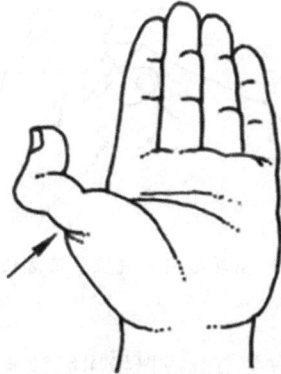

图 6-31 拇指掌指关节脱位外观畸形

三、诊断与鉴别诊断

根据外伤史,临床表现和 X 线检查,可做出诊断。

X 线正位片显示关节间隙消失(图 6-32);侧位或斜位片可见指骨呈过伸位向上、向背侧移位,指骨基底部位于掌骨头的后上方。

四、治疗

掌指关节脱位一般采用手法复位,多能成功。如反复多次复位未能成功者,说明系掌骨头被卡住,应果断放弃手法复位的尝试,采用手术治疗,否则将贻误病情。

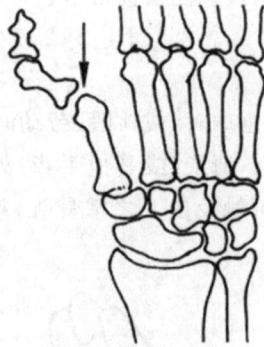

图 6-32　拇指掌指关节脱位 X 线表现

(一)手法复位

　　将患肢腕关节及近节指间关节屈曲,以放松屈指肌腱。术者用拇、示指握住脱位指骨(或用一绷带绕结于患指上),顺畸形方向持续牵引,同时另一手握住腕关节相对牵引,再用拇指抵住患指近节指骨基底部,并向掌骨头远侧及掌侧推压,使脱位的指骨基底部与掌骨头相对,然后向掌侧屈曲患指即可复位(图 6-33)。

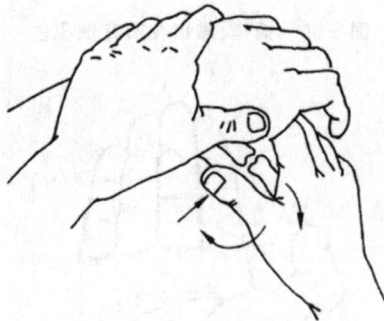

图 6-33　拇指掌指关节脱位手法复位方法

(二)手术治疗

　　若多次未能复位时,说明掌骨头前方关节囊或拇指屈肌腱卡住掌骨头,阻碍复位(图 6-34),应手术切开复位。掌指关节脱位,如出现关节交锁征,采用暴力牵拉,可造成组织损伤甚至掌骨头骨折。

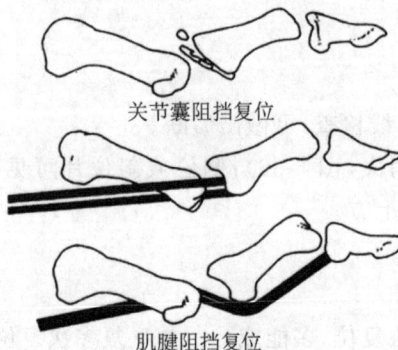

关节囊阻挡复位

肌腱阻挡复位

图 6-34　掌指关节脱住关节交锁

（三）固定

将患指置于轻度屈曲，对掌功能位，用铝板或竹板压弯塑形，固定1~2周。然后进行主动屈伸关节的功能锻炼。注意关节应固定在屈曲位，在此位置侧副韧带紧张关节稳定，可避免侧方移位。如采用掌指关节伸直位固定，因侧副韧带松弛，如关节于伸直位固定过久，侧副韧带会短缩，关节僵直，导致功能障碍。

（四）练功疗法

损伤早期，除患指外，可做其余关节的练功活动，去除外固定后，即可开始患指掌指关节及指间关节的主动屈伸练功活动，范围从小到大，力量由轻到重。

五、预防与调护

应重视早期功能锻炼，否则后期极易引起关节僵硬。

（赵秀瑶）

第五节 指间关节脱位

指间关节脱位临床颇为多见，各手指的近侧和远侧指间关节均可发生。

一、病因、病机

过伸、扭转或侧方挤压等形式的暴力，均可造成指间关节囊撕裂或破裂、侧副韧带断裂，进而产生指间关节脱位。有时伴有指骨基底撕脱性骨折（图6-35）。临床以背侧或内侧脱位多见，前侧脱位极少见。

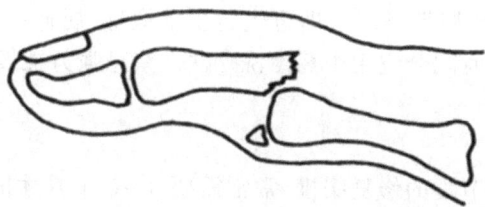

图 6-35 指间关节脱位伴指骨基底撕脱性骨折

二、临床表现

伤后关节局部疼痛、活动障碍。检查时可见伤处肿胀畸形、压痛明显、被动活动时疼痛加剧，且可有明显的弹性固定感。伴有侧副韧带断裂或有指骨基底撕脱性骨折者，则可出现明显侧方异常活动。

三、诊断与鉴别诊断

根据外伤史，临床表现和X线检查，可做出诊断。X线片可明确诊断，并确定有无并发骨折。

必须注意的是,部分患者常自行扳正而复位,就诊时常无明显的脱位体征,X线片亦可无脱位征象。若被动过伸或侧方活动时,患指关节出现脱位畸形者,应注意与单纯指间关节侧副韧带断裂鉴别,单纯韧带断裂者关节肿胀和压痛局限于一侧,存在异常的侧方活动,侧向分离试验阳性。

四、治疗

(一)手法复位

术者一手固定患肢掌部,另一手握住伤指做顺势牵引,同时用拇指将脱位的指骨基底部推向前方,同时示指托顶指骨头向背侧,逐渐屈曲指间关节,即可复位(图6-36)。

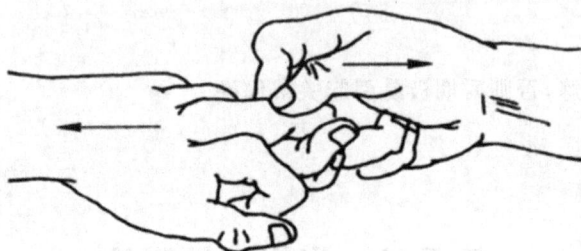

图6-36　指间关节脱位手法复位

(二)手术治疗

若合并骨折,骨折片有明显分离移位,骨折片旋转或嵌入关节间隙,导致手法复位失败者,或复位后不能维持对位者,应切开复位细钢针固定。若合并侧副韧带断裂者,则需手术修补侧副韧带。陈旧性指间关节脱位可行关节融合术。

(三)固定方法

用塑形铝板或竹片,置于手指的掌侧,固定患指于轻度对掌位1~2周。或用绷带卷置于手掌心,将手指固定于屈曲位亦可。此外亦可用邻指胶布法固定。

(四)练功疗法

2~3周待损伤的关节囊及韧带修复后即可进行主动锻炼,屈伸掌指关节和指间关节,活动范围由小到大,逐渐加大。同时配合应用中药熏洗疗法。禁忌强力推扳推拿等被动活动。

五、预防与调护

指间关节脱位后,指间关节囊的修复缓慢,常常需要3~5个月才能彻底恢复。治疗不当常出现关节增粗、强直僵硬,以及活动痛等后遗症。

(赵秀瑶)

第六节　踝关节脱位

一、概述

胫、腓、距三骨构成了踝关节,距骨被内、外、后三踝包围,由韧带牢固固定在踝穴中。内侧的三角韧带起于内踝下端,呈扇形展开,附着于跟骨、距骨、舟骨等处,主要功能是防止足过度外翻。由于三角韧带坚强有力,常可因足过度外翻时,牵拉内踝造成内踝撕脱性骨折。外侧韧带起于外踝尖端,止于距骨和跟骨,分前、中、后三束,主要功能是防止足过度内翻。此韧带较薄弱,当足过度内翻时,常可导致此韧带损伤或断裂,亦可导致外踝撕脱性骨折。下胫腓韧带紧密联系胫腓骨下端之间,把距骨牢固地控制在踝穴之中,此韧带常在足极度外翻时断裂,造成下胫腓联合分离,使踝距变宽,失去生理稳定性。

根据是否有创口与外界相通,常可分为闭合性脱位和开放性脱位。闭合性脱位根据脱位的方向不同,可分为踝关节内侧脱位、外侧脱位、前脱位、后脱位。

一般以内侧脱位较为常见,其次为外侧脱位和开放性脱位,后脱位少见,前脱位则极罕见。单纯脱位极为少见,多合并骨折如内、外踝和胫骨前唇或后踝骨折。

二、病因、病理

(一)内侧脱位
多为间接暴力所引起,如扭伤等,常见自高处跌下,足的内侧先着地,或走凹凸不平道路,或平地滑跌,使足过度外翻、外旋致伤,常合内、外踝骨折。

(二)外侧脱位
多为间接暴力所引起,如扭伤等,常见自高处跌下,足的外侧先着地,或行走凹凸不平道路,或平地滑跌,使足过度内翻、内旋而致伤,常合内、外踝骨折。其机制与内侧脱位相反。

(三)前脱位
间接或直接暴力所引起,如自高处跌下,足跟后部先着地,身体自前倾而致胫骨下端向后错位,形成前脱位。或由于推跟骨向前,胫腓骨向后的对挤暴力,可致踝关节前脱位。

(四)后脱位
足尖或前足着地,由后方推挤胫腓骨下端向前。或由高处坠下,前足着地,身体向后倾倒,胫腓骨下端向前翘起,而致后脱位,常合并后踝骨折。

(五)开放性脱位
多由压砸、挤压、坠落和扭绞等外伤所致。其开放性伤口多表现为自内向外,即骨折的近端或脱位之近侧骨端自内穿出皮肤而形成开放性创口,其伤口多污染重,感染率相对增高。

三、诊断

(一)临床表现及X线检查
1.内侧脱位

伤踝关节肿胀、疼痛、瘀斑,甚者起水疱,踝关节功能丧失,足呈外翻、内旋,内踝不高突,局部皮肤紧张,外踝下凹陷,明显畸形。常合并内、外踝骨折或下胫腓韧带撕裂。X线检查可见距骨及其以下向内侧脱出,常合并内、外踝骨折。

2.外侧脱位

伤踝关节肿胀甚者起水疱、疼痛、瘀斑,踝关节功能丧失,足呈内翻、内旋,外踝下高突,内踝下空虚,明显畸形,局部皮肤紧张。若合并内、外踝骨折则肿胀、疼痛更甚,伴下胫腓韧带撕裂,则下胫腓联合分离。X线检查可见距骨及其以下向外侧脱出,常合并内、外踝骨折,下胫腓韧带撕裂者,则见胫腓间隙增宽。

3.前脱位

伤踝关节肿胀、疼痛,踝关节功能障碍,足呈极度背伸,不能跖屈,跟腱两侧有胫腓骨远端的骨性突起,跟骨向前移,跟腱紧张,常合并胫骨前唇骨折。X线检查可见距骨及其以下向前脱出,或合并胫骨前唇骨折。

4.后脱位

伤踝关节肿胀、疼痛,踝关节功能障碍,足跖屈,跟骨后突,跟腱前方空虚,踝关节前方可触及突出的胫骨下端,而其下方空虚,常伴后踝骨折。X线检查可见距骨及其以下向后脱出,或合并后踝骨折。

5.开放性脱位

踝关节肿胀、疼痛,踝关节功能障碍,局部有渗血,伤口多位于踝关节内侧,一般为横形创口,严重者骨端外露,伤口下缘的皮肤常嵌于内踝下方,呈内翻内旋,外踝下高突,内踝下面空虚。X线检查可提示移位的方向及是否合并骨折。

(二)诊断

根据外伤史,典型的临床表现,X线检查即可确诊。

四、治疗

(一)外治法

1.手法复位

(1)内侧脱位:患者取患侧卧位,膝关节半屈曲,一助手固定患肢小腿部,将小腿抬起。术者一手持足跗部,一手持足跟,顺势用力牵引,并加大畸形,然后用两手拇指按压内踝下骨突起部向外,其余指握足,在维持牵引的情况下,使足极度内翻、背伸,即可复位。

(2)外侧脱位:患者取健侧卧位,患肢在上,膝关节屈曲,一助手固定患肢小腿部,将小腿抬起。术者一手持足跗部,一手持足跟,顺势用力牵引,并加大畸形,然后用两手拇指按压外踝下方突起部向内,其余指握足,在维持牵引的情况下,使足极度外翻,即可复位。

(3)前脱位:患者仰卧位,膝关节屈曲,一助手双手固定患肢小腿部,将小腿抬起。术者一手握踝上,一手持足跖部,顺势用力牵引,持踝上之手提胫腓骨下端向前,握足跖的手使足跖屈,向后推按即可复位。

(4)后脱位:患者仰卧位,膝关节屈曲,一助手双手固定患肢小腿部,将小腿抬起。一助手一手持足跖部,一手持足跟部,两手用力牵引,加大畸形。术者用力按压胫腓骨下端向后,同时牵足的助手在牵引的情况下,先向前下提牵,再转向前提,并略背伸,即可复位。

2.固定

(1)内侧脱位:超踝塑形夹板加垫,将踝关节固定在内翻位。单纯性脱位固定3周,合并骨折固定5周。

(2)外侧脱位:超踝塑形夹板加垫,将踝关节固定在外翻位。单纯性脱位固定3周,合并骨折固定5周。

(3)前脱位:石膏托固定踝关节于稍跖屈中立位3~4周。

(4)后脱位:石膏托固定踝关节于背伸中立位4~6周。

(二)内治法

早期宜活血化瘀、消肿止痛、利湿通络,方选活血舒肝汤加木瓜、牛膝;肿胀消退后,内服通经利节、壮筋骨之筋骨痛消丸;解除固定后,可内服补气血、壮筋骨、强腰膝、通经活络之健步壮骨丸。

对于开放性脱位在治疗上应着重于防止感染及稳定骨折脱位,使关节得以早期进行功能锻炼。伤后 6～8 小时内,宜彻底清创,常规肌内注射破伤风抗毒素 1 500 U,复位后对合并骨折进行内固定,争取一期缝合闭合伤口。为早期开始关节功能活动创造条件,缩短了患肢功能恢复时间。

(赵秀瑶)

第七节　跖趾关节脱位

跖骨头与近节趾骨构成的关节发生移位,称为跖趾关节脱位。多因踢伤、高处跌落或直接击伤所致。临床以第 1 跖趾关节向背脱位多见。

一、诊断要点

(1)有外伤史。
(2)足趾呈背伸短缩畸形,关节屈曲,呈弹性固定,跖骨头突出。
(3)X 线片检查可确诊。

二、鉴别诊断

趾骨骨折时伤趾肿痛,可有成角畸形、瘀斑、骨擦音,骨折处压痛、纵轴叩痛敏锐,常并发趾周软组织挫裂伤。X 线片有骨折征象。

三、中医治疗

(一)手法复位

一般不需麻醉。助手固定距小腿关节,术者一手持扣住患趾的绷带向足背及足尖方向牵拉,另一手拇指向远端和跖侧按压翘起的骨端,同时牵引患趾跖屈,即可复位。如被肌腱交锁,则需环绕解脱,再按前述步骤复位。

(二)外固定

复位后用绷带包扎患处数圈,再以小夹板或铝板或压舌板固定跖趾关节于伸直位2～3周。亦可用邻趾固定法。

(三)功能锻炼

早期做距小腿关节屈伸活动。1 周后可扶拐用足跟练习行走,4 周后可去除外固定逐步锻炼步行负重。

(四)药物

按三期辨证用药。

四、西医治疗

(一)复位固定

方法同中医治疗。

(二)手术

(1)适应证:①手法复位失败;②开放性脱位;③陈旧性脱位。

(2)术式:①切开复位术,适于手法复位失败及开放性脱位者;②关节融合术,适于陈旧性脱位者。

五、调护宜忌

(1)开放性脱位需注意清创后再复位、缝合。

(2)若出现挛缩畸形,及早加强熏洗、按摩、理疗等综合治疗措施。

(赵秀瑶)

第八节 跟骨骨折

跟骨骨折是常见骨折,占全身骨折的 2%。以青壮年最多见,严重损伤后易遗留伤残。至今仍没有一种大家都能认可的分类及治疗方法。应用 CT 分类跟骨骨折,使我们对跟骨关节内骨折认识更加清楚。像其他部位关节内骨折一样,解剖复位、坚强内固定、早期活动是达到理想功能效果的基础。

一、分类

跟骨骨折根据骨折线是否波及距下关节分为关节内骨折和关节外骨折。

(一)关节内骨折

1.Essex-Lopresti 分型法

根据 X 线检查把骨折分为舌状骨折和关节塌陷型骨折。缺点是关节塌陷型包含了过多骨折,对于骨折评价和临床预后带来困难。

(1)A 型:无移位骨折。

(2)B_1 型:舌状骨折。

(3)B_2 型:粉碎性舌状骨折。

(4)C_1 型:关节压缩型。

(5)C_2 型:粉碎性关节压缩型。

(6)D 型:粉碎性关节内骨折。

2.Sanders CT 分型法

Sanders 根据后关节面的三柱理论,通过初级和继发骨折线的位置分为若干亚型,其分型基于冠状面 CT 扫描(图 6-37)。在冠状面上选择跟骨后距关节面最宽处,从外向内将其分为 A、B、C 三部分,分别代表骨折线位置。这样,就可能有四部分骨折块、三部分关节面骨折块和二部分载距突骨折块。

（1）Ⅰ型：所有无移位骨折。

（2）Ⅱ型：二部分骨折，根据骨折位置在 A、B 或 C 又分为ⅡA、ⅡB、ⅡC 骨折。

（3）Ⅲ型：三部分骨折，同样，根据骨折位置在 A、B 或 C 又分为ⅢAB、ⅢBC、ⅢAC 骨折，典型骨折有一中央压缩骨块。

（4）Ⅳ型：骨折含有所有骨折线，ⅣABC。

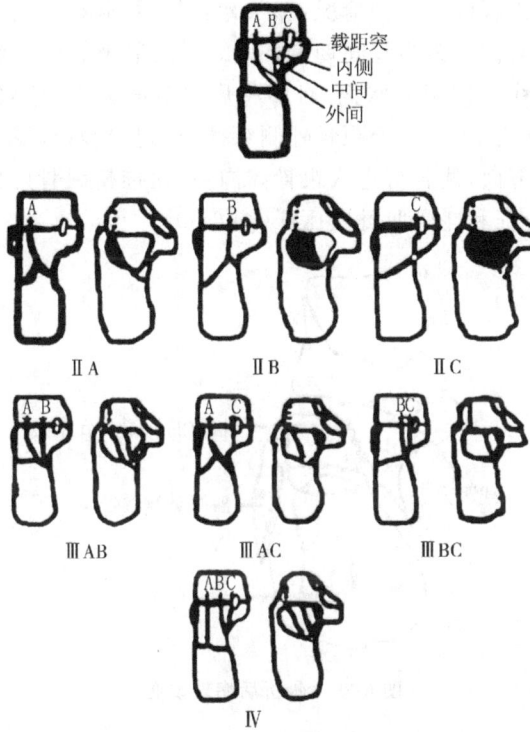

图 6-37　Sanders CT 分型法

(二)关节外骨折

按解剖部位关节外骨折可分为：①跟骨结节骨折；②跟骨前结节骨折；③载距突骨折；④跟骨体骨折(图 6-38)。

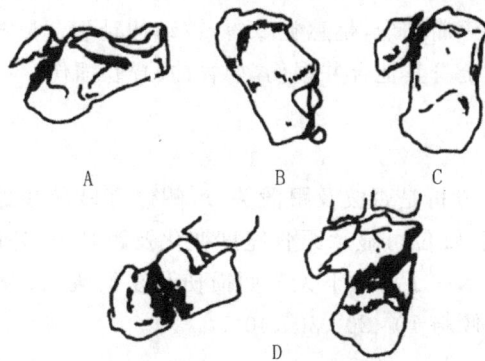

图 6-38　跟骨关节外骨折
A.跟骨结节骨折；B.跟骨前结节骨折；C.载距突骨折；D.跟骨体骨折

二、关节内骨折

关节内骨折约占所有跟骨骨折的 70％。

(一)损伤机制与病理

由于跟骨形态差异、暴力大小方向和足受伤时位置不同,可产生各种类型跟骨后关节面粉碎性骨折。但在临床中常会出现以下 3 种情况:①跟骨骨折后,载距突骨折块总是保持原位,和距骨有着正常关系。骨折线常位于跟距骨间韧带外侧。②关节压缩型骨折较常见,Sanders Ⅱ型骨折较常见。后关节面骨折线常位于矢状面,且多将后关节面分为两部分,内侧部分位于载距突上,外侧部分常陷于关节面之下,并由于距骨外侧缘撞击而呈旋转外翻,陷入跟骨体内。③由于距骨外侧缘撞击跟骨后关节面,使骨折进入跟骨体内,从而推挤跟骨外侧壁突出隆起,使跟腓间距减小,产生跟腓撞击综合征和腓骨肌腱嵌压征(图 6-39)。

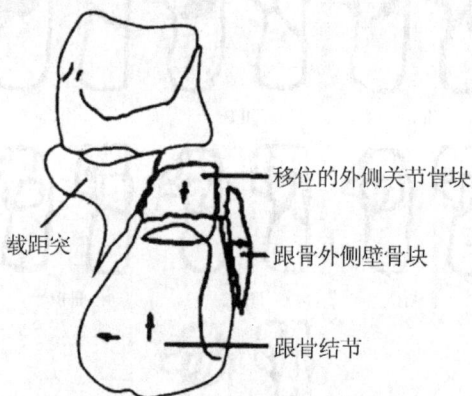

图 6-39　骨折后病理改变

跟骨骨折后可出现:①跟骨高度丧失,尤其是内侧壁。②跟骨宽度增加。③距下关节面破坏。④外侧壁突起。⑤跟骨结节内翻。因此,如想恢复跟骨功能,应首先恢复距下关节面完整和跟骨外形。

(二)临床表现

骨折多发生于高处坠落伤或交通事故伤。男性青壮年多见。伤后足在数小时内迅速肿胀,皮肤可出现水疱或血疱。如疼痛剧烈,足感觉障碍,被动伸趾引起剧烈疼痛时,应注意足骨筋膜室综合征的可能。亦应注意全身其他合并损伤,如脊柱、脊髓损伤。

(三)诊断

1.X 线检查

足前后位 X 线平片可见骨折是否波及跟骰关节,侧位可显示跟骨结节角和交叉角(Gissane角)变化,跟骨高度降低,跟骨轴位可显示跟骨宽度变化及跟骨内、外翻。Broden 位(图 6-40)是一种常用的斜位,可在术前、术中了解距下关节面损伤及复位情况。投照时,伤足内旋 40°,X 线球管对准外踝并向头侧分别倾斜 10°、20°、30°、40°。

2.CT 检查

关节内骨折应常规行 CT 检查,以了解关节面损伤情况,必要时行螺旋 CT 进行三维重建。

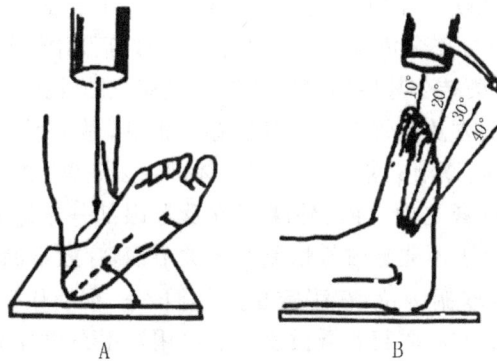

图 6-40 Broden 投照方法
A.正面观;B.侧面观

(四)治疗

对于跟骨关节内骨折是行手术治疗还是非手术治疗,多年来一直存在争论。CT 分类使我们对关节内骨折的病理变化更加清楚,使用标准入路和术中透视可明显减少手术并发症。各种专用钢板的出现,使内固定更加稳定,患者可早期活动。跟骨关节内骨折如要获得好的功能,应该解剖复位跟骨关节面及跟骨外形,但即使是达到解剖复位也不能保证一定可以获得好的功能。

1.治疗应考虑的因素

(1)年龄:老年患者,骨折后关节易僵硬,且骨质疏松,不易牢固内固定,一般 50 岁以上的患者,以非手术治疗为宜。

(2)全身情况:如合并较严重糖尿病、周围血管疾病,身体极度虚弱,或合并全身其他部位损伤不宜手术时,应考虑非手术治疗。

(3)局部情况:足部严重肿胀、皮肤水疱,不宜马上手术,应等 1~2 周肿胀消退后方可手术。开放性损伤时,如软组织损伤较重,可用外固定器固定。

(4)损伤后时间:手术应在伤后 3 周内完成。如果肿胀、水疱或其他合并损伤而不能及时手术时,采用非手术治疗。

(5)骨折类型:无移位或移位＜2 mm 时,采用非手术治疗。Sanders Ⅱ、Ⅲ型骨折应选用切开复位。虽然关节面骨折块无明显移位,但跟骨体骨折移位较大,为减少晚期并发症,也应切开复位,内固定。关节面严重粉碎性骨折,恢复关节面形态已不可能,可选用非手术治疗。如有条件,也可在恢复跟骨外形后一期融合距下关节。

(6)医师的经验和条件:手术切开有一定的技术和设备条件要求,如不具备时,应将患者转到其他有条件医院治疗或选用非手术方法治疗。不能达到理想复位及固定的手术,不如不做。

2.治疗方法

(1)功能疗法:功能疗法适用于无移位或少量移位骨折,或年龄较大、功能要求不高或有全身并发症不适于手术治疗的患者。

适应证及禁忌证:无移位或少量移位骨折,应用此方法,可早期活动,较早恢复足的功能。但对移位骨折由于未复位骨折可能会遗留足跟加宽,结节关节角减小,足弓消失及足内、外翻畸形等,患者多不能恢复正常功能。

具体操作方法:伤后立即卧床休息,抬高患肢,并用冰袋冷敷患足,24 小时后开始主动活动足距小腿关节,3～5天后开始用弹性绷带包扎,1周左右可开始拄拐行走,3周后在保护下或穿跟骨矫形鞋部分负重,6周后可完全负重。伤后4个月可逐渐开始恢复轻工作。

(2)闭合复位疗法:用手法结合某些器械或钢针复位移位的骨折。有以下两种方法。

Bahler法:在跟骨结节下方及胫骨中下段各横穿一钢针,做牵引和反牵引,以期恢复结节关节角、跟骨宽度及距下关节面,逐渐夹紧则可将跟骨体部恢复正常,透视位置满意后,石膏固定足于中立位,并将钢针固定于石膏之中。内、外踝下方及足跟部仔细塑形,4～6周去除石膏和钢针,开始活动关节。此方法由于不能够较好恢复距下关节面,疗效不满意,现已很少采用。

Essex-Eopresti法:患者取俯卧位,在跟腱止点处插入一根斯氏针,针尖沿跟骨纵轴向前并略微偏向外侧,达后关节面下方后撬起。撬拨复位后再用双手在跟骨部做侧方挤压,侧位及轴位透视,位置满意后,将斯氏针穿入跟骨前方。粉碎性骨折时,也可将斯氏针穿过跟骰关节,然后用石膏将斯氏针固定于小腿石膏管型内。6周后去除石膏和斯氏针。此方法适用于某些舌状骨折。由于石膏固定,功能恢复较慢。

(3)切开复位术:可在直视下复位关节面骨块和跟骨外侧壁,结合牵引可同时恢复跟骨轴线并纠正短缩和内、外翻。使用钢板螺钉达到较坚强固定,可使患者早期活动。尽快地恢复足的功能,避免了由于复位不良带来的各种并发症。

患者体位取单侧骨折侧卧位,如为双侧骨折,则取俯卧位。切口采用外侧L形切口。纵形切口位于跟腱和腓骨长短肌腱之间,水平切口位于外踝尖部和足底皮肤之间。切开皮肤后,从骨膜下翻起皮瓣,显露距下关节和跟骰关节,用三根克氏针从皮瓣下分别钻入腓骨、距骨和骰骨后,向上弯曲以扩大显露。腓肠神经位于皮瓣中,注意不要损伤。复位,掀开跟骨外侧壁,显露后关节面。寻找骨折线,认清关节面骨折情况。取出载距突关节面外侧压缩移位的关节内骨折块。使用Schanz针或跟骨牵引,先内翻跟骨结节,同时向下牵引,再外翻,以纠正跟骨短缩及跟骨结节内翻,使跟骨内侧壁复位,用克氏针维持复位。然后把取出的关节面骨折块复位,放回外侧壁并恢复Gissane角和跟骰关节面,克氏针固定各骨折块。透视检查骨折位置,尤其是Broden位查看跟骨后关节面是否完全复位。如骨折压缩严重,空腔较大,可使用骨移植,但一般不需要骨移植。根据骨折类型选用钢板和螺钉固定,如可能,螺钉应固定外侧壁到对侧载距突下骨皮质上,以保证固定确实可靠。少数严重粉碎性骨折,需要加用内侧切口协助复位固定。固定后,伤口放置引流管或引流条,关闭伤口,2周拆线。伤口愈合良好时,开始活动,6～10周穿行走靴部分负重。12～16周去除行走靴负重行走,逐渐开始正常活动。

(4)关节融合术:严重粉碎性骨折的年轻患者对功能要求较高时,切开难以达到关节面解剖复位,非手术治疗又极有可能遗留跟骨畸形而影响功能。一期融合并同时恢复跟骨外形可缩短治疗时间,使患者尽快地恢复工作。在切开复位时,亦应有做关节融合术的准备,一旦不能达到较好复位,也可一期融合距下关节。手术时用磨钻磨去关节软骨,大的骨缺损可植骨,用钢板维持跟骨基本外形,用1枚6.5 mm或7.3 mm直径的全长螺纹空心螺钉经导针从跟骨结节到距骨。

(五)并发症

1.伤口皮肤坏死感染

外侧入路L形切口时,皮瓣角部边缘有可能发生坏死,所以手术时应仔细操作,避免过度牵拉。一旦出现坏死,应停止活动。如伤口感染,浅部感染,可保留内置物,伤口换药,有时需要皮瓣转移。深部感染,需取出钢板和螺钉。

2.神经炎、神经瘤

手术时可能会损伤腓肠神经,造成局部麻木或形成神经瘤后引起疼痛。如疼痛不能缓解,可切除神经瘤后,将神经残端埋入腓骨短肌中。在非手术治疗时,由于跟骨畸形愈合后内侧挤压刺激胫后神经分支引起足跟内侧疼痛,非手术治疗无效时,可手术松解。

3.腓骨肌腱脱位、肌腱炎

骨折后由于跟骨外侧壁突出,缩小了跟骨和腓骨间隙,挤压腓骨长短肌腱引起肌腱脱位或嵌压。手术时切开腱鞘使肌腱直接接触距下关节或螺钉、钢板的摩擦及手术后瘢痕也是引起肌腱炎的原因。腓骨肌腱脱位、嵌压后,如患者有症状,可手术切除突出的跟骨外侧壁,扩大跟骨和腓骨间隙。同时紧缩腓骨肌上支持带,加深外踝后侧沟。

4.距下关节和跟骰关节创伤性关节炎

由于关节面骨折复位不良或关节软骨的损伤,距下关节和跟骰关节退变产生创伤性关节炎,关节出现疼痛及活动障碍。可使用消炎止痛药物、理疗和支具等治疗,如症状不缓解,应做距下关节或三关节融合术。

5.跟痛

跟痛可由于外伤时损伤跟下脂肪垫引起,也可因跟骨结节跖侧骨突出所致。可用足跟垫减轻症状,如无效可手术切除骨突出。

三、关节外骨折

关节外骨折占所有跟骨骨折的30%~40%。一般由较小暴力引起,常不需手术治疗,预后较好。

(一)前结节骨折

前结节骨折可分为两种类型。撕脱骨折多见,常由足跖屈、内翻应力引起。分歧韧带或伸趾短肌牵拉跟骨前结节附着部造成骨折。骨折块较小并不波及跟骰关节。足强力外展造成跟骰关节压缩骨折较少见,骨折块常较大并波及跟骰关节,骨折易被误诊为踝扭伤。骨折后距下关节活动受限,压痛点位于前距腓韧带前2cm处,向下1cm。检查者也可用拇指置于患者外踝尖部,中指置于第5跖骨基底尖部,示指微屈后指腹正好落在前结节压痛点。加压包扎免负重6~8周,预后也较好。

(二)跟骨结节骨折

跟骨结节骨折也有两种类型:一种是腓肠肌突然猛烈收缩牵拉跟腱附着部,发生跟骨后部撕脱骨折;另一种为直接暴力引起的跟骨后上鸟嘴样骨折(图6-41)。骨折移位较大时,跟骨结节明显突出,有时可压迫皮肤坏死。畸形愈合后可使穿鞋困难。借助Tompson试验可帮助判断是否跟腱和骨块相连。有时骨块可连带部分距下关节后关节面。骨折无移位或有少量移位时,用石膏固定患足跖屈位固定6周。骨折移位较大时,应手法复位,如复位失败可切开复位,螺钉或钢针固定。

(三)跟骨结节内、外侧突骨折

单纯跟骨结节内、外侧突骨折少见且常常无移动位,相比较而言,内侧突更易骨折。骨折常由足内或外翻时受到垂直应力而产生的剪切力作用所致,通过跟骨轴位或CT检查可做出诊断。无移位或少量移位时可用小腿石膏固定8~10周。可闭式复位,经皮钢针或螺钉固定。如果骨折畸形愈合且有跟部疼痛时,可通过矫形鞋改善症状,无效者也可手术切除骨突起部位。

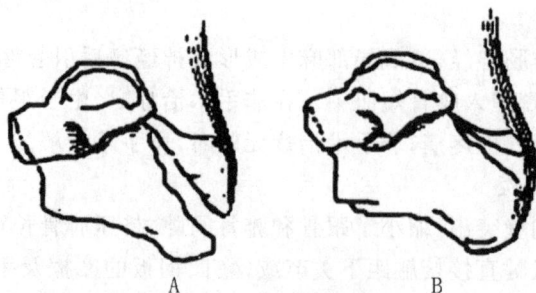

图 6-41 跟骨结节骨折
A.撕脱骨折;B.鸟嘴样骨折

(四)载距突骨折

单纯载距突骨折很少见。按 Sanders 分类此类骨折为ⅡC 骨折。骨折后可偶见屈趾长肌腱卡压于骨折之中,移位骨块也可挤压神经血管束,被动过伸足趾可引起局部疼痛加重。无移位骨折可用小腿石膏固定6周。移位骨折可手法复位足内翻跖屈,用手指直接推挤载距突复位,较大骨折块时也可切开复位。骨折不愈合较少见,不要轻易切除载距突骨块,因为有可能失去弹簧韧带附着而致扁平足。

(五)跟骨体骨折

跟骨体骨折因不影响距下关节面,一般预后较好。骨折机制类似于关节内骨折,常发生于高处坠落伤。骨折后可有移位,如跟骨体增宽,高度减低,跟骨结节内外翻等。此类骨折除常规 X 线片外,还应行 CT 检查,以明确关节面是否受累及骨折移位情况。骨折移位较大时,可手法复位石膏外固定或切开复位、内固定。

(赵秀瑶)

第九节　踝关节骨折

踝部骨折是最常见的关节内骨折,它包括单踝骨折、双踝骨折、三踝骨折等。多为闭合性骨折,开放骨折亦不少见。

踝关节由胫骨和腓骨的下端与距骨构成。胫骨下端略呈四方形,其端面有向上凹的关节面,与距骨体的上关节面相接触。其内侧有向下呈锥体状的内踝,与距骨体内侧关节面相接触。内踝后面有一浅沟,胫骨后肌和趾长屈肌的肌腱由此通过。内踝远端有两个骨性突起,即前丘和后丘。胫骨下端的前后缘呈唇状突出,分别称为前踝和后踝。胫骨远端外侧有一凹陷,称为腓骨切迹,与腓骨远端相接触。在胫骨的腓骨切迹下缘处有一小关节面,与腓骨外踝形成关节,其关节腔是踝关节腔向上延伸的一部分。腓骨下端的突出部分称为外踝。外踝与腓骨干有 10°～15°的外翻角。外踝后有腓骨长短肌肌腱通过。外踝比内踝窄但较长,其尖端比内踝尖端低,且位于内踝后方。胫腓两骨干间由骨间膜连接为一体,下端的骨间膜特别增厚形成胫腓骨间韧带。在外踝与胫骨之间,前方有外踝前韧带,后方有外踝后韧带和胫腓横韧带。这些韧带使胫腓骨远端牢固地连接在一起,并将胫骨下端的关节面与内、外、前、后踝的关节面构成踝穴。踝穴的前部稍宽于后部,下部稍宽于上部。踝穴与距骨体上面的关节面构成关节。距骨体前端较后端稍宽,下部较顶部宽,与踝穴形态一致,故距骨在踝穴内较稳定。由于结构上的这些特点,踝关节在跖屈时,距骨较窄的后部进入踝穴,距骨在踝穴内可有轻微运动;踝关节背伸时,距骨较宽的前部进入踝穴,使踝关节无侧向运动,较为稳定。踝关节背伸,距骨较宽的前部进入踝穴时,外踝又稍向外分开,踝穴较跖屈时约增宽,这种伸缩主要依靠胫腓骨下端的韧带的紧张与松弛。这种弹性同时又使距骨两侧关节面与内外踝的关节面紧密相贴,因此,踝背伸位受伤时,多造成骨折。正是这些特点,当下坡或下阶梯时,踝关节在跖屈位中,故易发生踝部韧带损伤。胫距关节承受身体重量,其中腓骨承受较少,但若腓骨变短或旋转移位,使腓骨对距骨的支撑力减弱,可导致关节退行性变。

踝关节的关节囊的前后较松弛,韧带较薄弱,便于踝关节的背伸和跖屈活动。关节囊的内外两侧紧张,且有韧带和肌肉加强。踝关节在正常活动时,踝关节两侧的关节囊和韧带能有力地控制踝关节的稳定。

踝关节周围缺乏肌肉和其他软组织遮盖,仅有若干肌腱包围。这些肌腱和跗骨间关节的活动,可以缓冲暴力对踝关节的冲击,从而减少踝关节损伤的机会。

一、病因、病理

由于外力的大小、作用方向和肢体受伤时所处的位置不同,踝关节可发生各式各样复杂的联合损伤。根据骨折发生的原因和病理变化,把踝部骨折分为外旋、外翻、内翻、纵向挤压、侧方挤压、踝关节强力跖屈、背屈骨折型,前 3 型又按其损伤程度分为三度。

(一)踝部外旋骨折

小腿不动,足强力外旋;或脚着地不动,小腿强力内旋,距骨体的前外侧外踝的前内侧,迫使外踝向外旋转,向后移位,造成踝部外旋骨折。

1.踝部外旋一度骨折

外踝发生斜形或螺旋形骨折。骨折线由胫腓下关节远端的前侧开始,向后、向上斜形延伸,侧位 X 线片显示由前下斜向后上的斜形骨折线,骨折面呈冠状,骨折移位不多或无移位,骨折面里前后重叠。有移位时,外踝远端骨折块向后、向外移位并旋转。若暴力较大,迫使距骨推挤外踝时,胫腓下骨间韧带先断裂,骨折则发生在胫腓骨间韧带的上方之腓骨最脆弱处。此为踝部外旋一度骨折或外旋单踝骨折。

2.踝部外旋二度骨折

一度骨折发生后,如还有残余暴力继续作用,则将内踝撕脱(或内侧副韧带断裂)。此为踝部外旋二度骨折或外旋双踝骨折。

3.踝部外旋三度骨折

二度骨折发生后,仍有残余暴力继续作用,此时内侧副韧带牵制作用消失,距骨向后外及向外旋转移位,撞击胫骨后缘造成后踝骨折。此为踝部外旋三度骨折或外旋三踝骨折。

(二)踝部外翻骨折

患者自高处跌下,足内缘触地,或步行在不平的道路上,足底外侧踩上凸处,或小腿远段外侧直接受撞击时,使足突然外翻,造成踝部外翻骨折。

1.踝部外翻一度骨折

踝部外翻时,暴力先作用于内侧副韧带,因此韧带较坚强,不易断裂,遂将内踝撕脱。内踝骨折线往往为横形或斜形,与胫骨下关节面对平,骨折移位不多。此为踝部外翻一度骨折或外翻单踝骨折。

2.踝部外翻二度骨折

一度骨折发生后,还有残余暴力继续作用,距骨体推挤外踝的内侧面,迫使外踝发生横形或斜形骨折。骨折面呈矢状位,内外踝连同距骨发生不同程度地向外侧移位。若外踝骨折前,胫腓骨间韧带发生断裂,则外踝骨折多发生在胫腓骨间韧带以上的腓骨下段薄弱部位,有时也可发生在腓骨干的中上段。此为踝部外翻二度骨折或外翻双踝骨折。

3.踝部外翻三度骨折

二度骨折发生后,仍有残余暴力继续作用,偶可发生胫骨的后踝骨折。此为踝部外翻三度骨折或外翻三踝骨折。

(三)踝部内翻骨折

患者自高处跌下时,足外缘触地,或小腿下段内侧受暴力直接撞击,或步行在不平的道路上,脚底内侧踩上凸处,使脚突然内翻,均可造成踝部内翻骨折。

1.踝部内翻一度骨折

踝部内翻时,暴力首先作用于外侧副韧带,由于此韧带较薄弱,故暴力较多造成韧带损伤,偶亦有外踝部小块或整个外踝的横形撕脱骨折。此为踝部内翻一度骨折或内翻双踝骨折。

2.踝部内翻二度骨折

一度骨折发生后,还有残余暴力继续作用,迫使距骨强力向内侧移位,撞击内踝,造成内踝骨折。骨折线位于内踝的上部与胫骨下端关节面接触处,并向上、向外。此为踝部内翻二度骨折或内翻单踝骨折。

3.踝部内翻三度骨折

二度骨折发生后,仍有残余暴力继续作用,偶可发生胫骨后踝骨折,称为踝部内翻三度骨折或内翻三踝骨折。

(四)纵向挤压骨折

患者由高处落下,足底触地,可引起胫骨下端粉碎性骨折,腓骨下端横断或粉碎性骨折。此时,若有踝关节急骤地过度背伸或跖屈,胫骨下关节面的前缘或后缘因受距骨体的冲击而发生挤压骨折。前缘骨折,距骨随同骨折块向前移位。后缘骨折,距骨随同骨折块向后移位。

(五)侧方挤压骨折

内外踝被夹挤于两重物之间,造成内外踝骨折。骨折多为粉碎型,移位不多。常合并皮肤损伤。

(六)胫骨下关节面前缘骨折

胫骨下关节面前缘骨折可由两个完全相反的机制造成。一是当足部强力跖屈(如踢足球时),迫使踝关节囊的前壁强力牵拉胫骨下关节面的前缘,造成胫骨下关节面前缘的撕脱骨折。骨折块往往很小,但移位明显。二是由高处落下,足部强力背伸位,距骨关节面向上、向前冲击胫骨下关节面前部,造成胫骨下关节面前缘大块骨折。距骨随同骨折块向前、向上移位。

二、诊断

患者多有在走路时不慎扭伤踝部,自高处落下跌伤踝部,或重物打击踝部的病史。伤后觉踝部剧烈疼痛,不能行走,严重者有患部的翻转畸形。踝部迅速肿胀,踝部正侧位 X 线片常能显示骨折的有无。在踝部骨折的诊断中,在确定骨折存在的同时,还应判断造成损伤的原因。因为不同的损伤,在 X 线片上有时可有相同的骨折征象,但其复位和固定方法则完全不同。因此,在诊断踝部骨折时,必须仔细研究踝关节正侧位 X 线片,详细询问患者受伤历史,仔细检查,以确定损伤的原因和骨折发生机制,从而正确地拟定整复和固定的方法。

三、治疗

踝关节既支持全身重量,又有较为灵活的运动。因此,踝部骨折的治疗既要保证踝关节的稳定性,又要保证踝关节活动的灵活性。这就要求踝部骨折后应尽量达到解剖对位,并较早地进行功能锻炼,使骨折愈合后能符合关节活动的力学要求。在治疗方法上,当闭合复位失败时,应及时考虑切开复位与内固定,从而恢复踝关节的稳定,并使踝穴结构能适应距骨活动的要求,避免术后发生关节疼痛。

(一)手法整复超关节夹板局部外固定

1.整复手法

普鲁卡因腰麻或坐骨神经阻滞麻醉,患者平卧,髋关节、膝关节各屈曲 90°。一助手站于患肢外侧,用双手抱住大腿下段。另一助手站于患肢远端,一手握足前部,一手托足跟。在踝关节跖屈位,顺着原来骨折移位方向轻轻用力向下牵引。内翻骨折先内翻位牵引,外翻骨折先外翻位牵引。无内外翻畸形而仅是两踝各向内外侧方移位的骨折,则垂直牵引。牵引力量不能太大,更不能太猛,以免加重内、外侧韧带损伤。

在一般情况下,外翻骨折都伴有一定程度的外旋,内翻骨折都伴有一定程度的内旋。所以在矫正内、外翻畸形前,首先应矫正旋转畸形。牵引足部的助手将足内旋或外旋,矫正外旋或内旋畸形。然后改变牵引方向,外翻骨折的牵引方向由外翻逐渐变为内翻,内翻骨折的牵引方向由内翻逐渐变为外翻。同时术者两手在踝关节上、下对抗挤压,内外翻畸形即可纠正,骨折即可复位。

对有下胫腓联合分离的病例,术者用两手掌贴于内、外踝两侧,嘱助手将足稍稍旋转,术者两手对抗扣挤两踝,下胫腓联合分离即可消失,距骨内、外侧移位即可整复。在外翻或外旋型骨折,合并下胫腓联合分离,外踝骨折发生在踝关节以上时,对腓骨下端骨折要很好地整复。只有将腓骨断端正确复位,下胫腓联合分离消除,外踝才能稳定。

距骨有后脱位的病例,术者一手把住小腿下端向后推,一手握住足前部向前拉,后脱位的距骨即回到正常位置。

骨折块不超过胫骨下关节面 1/3 的后踝骨折病例,应先整复固定内、外两踝,然后再整复后踝。整复后踝时,术者一手握胫骨下端向后推,一手握足向前拉,慢慢背屈,利用紧张的后侧关节囊把后踝拉下,使后踝骨折块复位。

骨折块超过胫骨下关节面 1/3 以上的后踝骨折,因距骨失去支点,踝关节不能背屈,越背屈距骨越向后移位,后踝骨折块随脱位的距骨越向上变位。手法复位比较困难。可采用经皮钢针撬拨复位。

手法整复完毕,应行 X 线片检查,骨折对位满意后,行局部夹板固定。

2.固定方法

(1)固定材料:木板 5 块,内、外、后 3 块等长,长度上自腘窝下缘,下齐足跟,宽度内外侧板与患者小腿前后径等宽,后侧板与患者小腿横径等宽;前侧板两块,置于胫骨嵴两侧,宽度为

1～2 cm,长度上自胫骨结节下缘,下到内外踝上缘,以不妨碍踝关节背屈 90°为准。梯形纸垫 2 个,塔形纸垫 3 个。

(2)固定方法:骨折整复后,踝部敷上消肿止痛中药,用绷带缠绕。在内外两踝上方凹陷处各放一塔形垫,两踝下方凹陷处各放一梯形垫,纸垫厚度与踝平,以夹板不压迫踝顶为准。在跟骨上方凹陷处放一塔形垫,以夹板不压迫跟部为准。用胶布将纸垫固定。最后放上 5 块夹板,并用 3 根布条捆扎。术后即可开始脚趾和踝关节背伸活动。2 周后可扶拐下地逐渐负重步行。3 周后可解开固定行按摩。4 周后去固定,练习步行和下蹲活动,并用中药熏洗。

(二)手术切开整复内固定

手术切开整复内固定适用于下列情况。

1.严重开放性骨折

清创时,即可将骨折整复内固定。

2.内翻型骨折

内踝骨块较大,波及胫骨下关节面 1/2 以上者。

3.外旋型骨折

内踝撕脱骨折,骨折整复不良,或有软组织夹在骨折线之间,引起骨折纤维愈合或不愈合的病例。

4.大块骨折

足强度背屈所造成胫骨下关节面前缘大块骨折。

(三)踝关节融合术

踝部严重粉碎性骨折,日后难免发生创伤性关节炎;或踝部骨折整复不良,发生创伤性关节炎,严重影响行走的病例,可行踝关节融合术治疗。

(四)药物治疗

按骨折三期辨证用药。一般中期以后应注意舒筋活络、通利关节;后期局部肿胀难消,应行气活血、健脾利湿;关节融合术后须补肾壮骨,促进愈合。早期淤血凝聚较重,宜服用桃红四物汤加木瓜、田七、三棱等,或配服云南白药、伤科七厘散等。中期内服接骨丹和正骨紫金丹,外敷接骨膏。后期拆除夹板,石膏固定后,用伤科洗方熏洗患部,每天 1～2 次。

(五)练功活动

整复固定后,鼓励患者活动足趾和踝部背伸活动。双踝骨折从第 2 周起,可在保持夹板固定的情况下加大踝关节的主动活动范围,并辅以被动活动。被动活动时,术者一手握紧内、外侧夹板,另手握前足,只做背伸和跖屈,但不做旋转或翻转活动。3 周后可将外固定打开,对踝关节周围的软组织(尤其是肌腱经过处)进行按摩,理顺经络,点按商丘、解溪、丘墟、昆仑、太溪等穴,并配合中药熏洗。在袜套悬吊牵引期间亦应多做踝关节的伸屈活动。

(六)其他疗法

内外踝骨折,闭合复位不满意,后踝骨折块超过 1/3 关节面,开放型骨折等,行切开复位内固定术。陈旧性骨折复位效果不佳并有创伤性关节炎者,可行踝关节融合术。

(赵秀瑶)

第十节 踝关节韧带损伤与关节不稳

急性踝关节扭伤是骨科急诊最常见的病症,其中以踝关节外侧副韧带损伤最为常见。临床观察有多达 40% 的踝关节急性扭伤会遗留某些并发症。临床大多数踝关节急性韧带损伤经常规临床治疗可以治愈,但仍有少部分患者发展为慢性踝关节不稳定。踝关节不稳定是近年来研究较多的一个问题,以往对这一问题的重视程度不够。随着研究的深入,研究者们发现许多较为严重的踝关节骨关节炎起源于慢性踝关节不稳定。踝关节内侧韧带损伤可以引起踝关节松弛,或导致距骨在踝穴内旋转不稳。单纯三角韧带损伤的发生率要明显低于踝关节外侧副韧带损伤,但其往往与内踝、腓骨及其他韧带等损伤同时存在。

一、踝关节外侧副韧带损伤及内翻不稳定

(一)踝关节解剖形态学和生物力学

踝关节的稳定主要由外侧结构即腓骨和其附着的韧带来维持。研究表明,如果外踝和其附着的韧带结构完好,即使内踝和三角韧带全部破坏,距骨也不能向内侧或外侧偏移;同样,如果外侧韧带尚好,距骨也不能向前方移位。但如果腓骨或外侧韧带受损,三角韧带的深层仅能限制距骨的前移。

稳定踝关节的另一个重要结构是伸肌下支持带(图 6-42),对于足中立位和背屈位置时的距下关节起重要的稳定作用。踝关节处于任何位置时,腓距跟韧带都是重要的稳定结构,它对距下关节的稳定作用稍弱。已经被证实,当足旋前并同时背屈或跖屈时,骨间韧带和颈韧带易受损伤。踝关节外侧动力性稳定结构还包括腓骨肌腱和支持带。这些保护踝关节对抗胫后肌产生的跖屈和内翻力。外侧韧带和关节囊产生的本体感觉信号使腓骨肌腱发生反射性收缩。因此,保持它们功能的完整性是非常重要的。

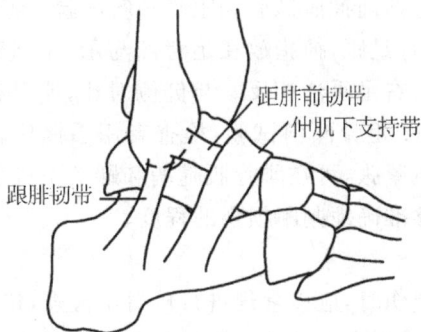

图 6-42 踝关节外侧稳定结构

(二)病因与病理

距下关节在水平面和冠状面屈伸轴有 20° 的偏移活动度,从而在踝关节屈伸活动时有内外翻和内外旋的复合运动。这样,在步态周期中,重力中心向距骨外侧移位,因此,任何使得后足内翻的机械或结构缺陷如足跟内翻、腓骨肌无力,都容易导致踝关节扭伤。跖屈内翻是造成外侧韧

带损伤的最常见机制,并首先影响距腓前韧带。随着应力进一步增加,跟腓韧带受累。也有跟腓韧带单独断裂,而距腓前韧带无损伤的情况。

(三)临床表现

急性踝关节扭伤是骨科临床医师最常遇见的足踝损伤。以受伤时足踝部呈跖屈内翻位为多见,但多数患者不能清楚地回忆起受伤时足的准确位置。受伤的踝关节肿胀疼痛,严重的患者可有明显的瘀肿,不能负重。

慢性踝关节不稳定患者常有多次反复踝关节扭伤病史,这种多次反复的扭伤常在某些突然的动作(如内翻或旋转)后发生。因长期不稳定而存在骨关节炎的患者常有慢性疼痛。由于疼痛或反复扭伤,患者对踝关节有不信任感,不愿在不平坦的地面行走,并在起步和停止时感到踝关节不适。另外,患者还可能出现某些并发症症状,如踝关节内、外侧间隙内的骨与软组织撞击,腓骨肌腱炎,反复内翻损伤引起的腓骨长短肌撕裂,或以上情况同时发生。骨畸形可导致适应性的步态异常,例如距骨在踝穴中慢性的内翻倾斜,这种异常的步态是大多数人不能接受的。

(四)诊断与鉴别诊断

1.病史及体格检查

(1)详细的病史询问、严密的体格检查:仍然是诊断所有疾病的重要环节。特别注意的是,在合并明显或不明显的骨折、关节脱位、肌腱损伤及其他隐匿性病变时,诊断踝关节韧带损伤是很困难的。有报道发现外踝骨折的患者同时伴有急性韧带不稳定,所以在评估踝与后足的复杂性损伤时要高度怀疑,充分认识到韧带损伤、关节不稳定的可能。

(2)查体:查体最好在损伤后肿胀痉挛发生之前立即施行。但大多数患者就诊时已过24~48小时,通常受伤的踝关节已经明显肿胀。检查者应记录患者能否负重,能否用受伤部位的踝关节蹬地起步,疼痛和肿胀程度,以及对受伤机制能否有精确的描述。触诊包括所有的骨性标志:上胫腓关节、内外踝、跟骨前结节和第5跖骨基底。要检查踝关节和距下关节的主动和被动活动。触摸外侧稳定结构,包括腓骨肌腱(检查有无半脱位或激惹现象)、距腓前韧带、跟腓韧带和跗骨窦。最后,评估三角韧带和下胫腓联合韧带,将踝关节背伸外展,在远端胫腓关节处施以挤压,可证实此处的损伤。关键是要区别压痛和疼痛是源自骨还是软组织。

(3)应力试验:手法轻柔,包括前抽屉试验和距骨倾斜试验。①前抽屉试验:检查左足踝关节时,检查者左手示、中指勾住患者足跟,拇指放在足背部与示、中指对捏,右手抓住踝关节上方的小腿部,两手相对做前后推拉。右足手法相反。与健侧对比,明显松动者为阳性。注意,有时患者双侧均有踝关节的不稳定。②距骨倾斜试验:检查者用手握住患者足跟部做内外翻的摆动。如果患者疼痛,并存在明显的肌紧张,可在腓骨肌腱鞘和踝关节外侧沟内使用局麻药,以便减轻疼痛和肌紧张,使得检查者能够准确地判断损伤的程度。

2.放射学检查

在踝关节、距下关节急性损伤时,应该常规进行放射学检查,包括前后踝穴位、侧位片。全足的侧位片有助于识别跟骨前部或跗中关节的损伤。如果临床检查发现中足外侧部疼痛,应该考虑做足的斜位片。对于所有急性损伤病例,须仔细观察骨性结构的微小细节,仔细辨别腓骨尖下撕脱骨块的出现,腓籽骨的断裂,下胫腓联合的增宽,以及距骨穹顶、跟骨前突、骰骨、第5跖骨基底部、胫骨和腓骨远端的损伤。放射学发现与相关的临床体征结合可帮助检查者做出正确的诊断。

慢性外侧踝关节不稳定的诊断需要功能性不稳定和机械性不稳定的病史特征。在应力位

X 线表现上,较普遍接受的标准是距骨倾斜＞9°,距骨前抽屉试验时半脱位＞10 mm。如与对侧踝关节比较,距骨前移大于对侧超过 3 mm,或距骨倾斜度大于对侧超过 3°,也可诊断为不稳定。

3.鉴别诊断

包括腓骨肌腱病变、骨与软组织撞击综合征、跗骨窦综合征、腓浅神经及其分支的卡压或牵拉等等。

(五)分型

踝关节急性扭伤分为 3 度,结合临床发现与解剖异常、受伤的韧带:Ⅰ度扭伤,距腓前韧带部分或完全的断裂;Ⅱ度扭伤,距腓前韧带和跟腓韧带部分或完全的断裂;Ⅲ度扭伤,距腓前韧带、跟腓韧带和距腓后韧带同时损伤。

(六)治疗

1.保守治疗

急性与慢性踝关节扭伤经常是多个解剖部位同时发生损伤,可能并发相关疾病,故临床医师应明确患者是否存在伴随病变。对急性踝关节扭伤的治疗,目前观点如下。

(1)Ⅰ度和Ⅱ度损伤经保守治疗和早期功能康复通常恢复满意。休息、冰敷、冷压及肢端抬高,然后给予保护性制动,如绷带、夹板或支具,限制性的关节活动可以减轻疼痛和肿胀。然后循序渐进地进行负重练习、本体感觉训练。腓骨肌力量训练和小腿三头肌的伸展训练相结合。轻度扭伤完全恢复活动的时间是 1 周,中度扭伤是 2 周,通常需要佩戴弹性外支具来保护活动。

(2)对于严重的Ⅱ度、Ⅲ度损伤,关于应该施行手术解剖性修复还是闭合治疗仍有争论。Myerson 等认为,医师应该以患者为中心,根据其活动水平及功能要求来调整治疗方案,尤其是对有较高要求的运动员。对严重的踝关节扭伤,如果年轻的患者要求一个更耐用、功能更佳的踝关节,则应选择手术治疗。一期同时修复距腓前韧带和跟腓韧带可以通过 Brostrom 技术来完成,需要将下伸肌支持带和(或)踝关节囊前移。术后康复遵循的原则与慢性不稳定修复术后康复一样。韧带损伤越严重,康复的时间就越长,恢复腓骨肌腱功能和踝关节本体感觉也越发重要。患者恢复到损伤前的活动水平可能需要 12 周时间。在患者开始恢复损伤前活动时应该使用外支具。

慢性外侧踝关节不稳定的非手术治疗依赖于重建机械稳定性,以及增强腓骨肌腱复合体的本体感受输入。目前的文献报道中无对踝关节不稳定的手术重建施行较晚而产生功能恢复不佳的情况。因此,对踝关节不稳定的治疗不具有急诊手术修复指征,除非有其他明显的病理改变,如距骨头软骨损伤、腓骨肌腱病变或者明显的踝关节前方或内外侧间隙内的骨性撞击。

2.手术治疗

保守治疗失败的患者应手术治疗。手术的类型分为 2 种:一种是直接修复外侧韧带的稳定性限制作用,与生理性解剖结构一致;另一种是通过腓骨短肌或肌腱移植来替代功能不全的韧带,改变了原先的解剖形态。合并的其他病理学改变也应手术同时解决,如腓骨肌腱撕裂的修复,腓神经卡压的神经松解术,踝关节或距下关节软组织或骨性撞击的清除术等。对存在关节炎退变性改变的患者仍可进行手术,手术可以重建稳定以阻止或延缓关节炎的发展。

距腓前韧带和跟腓韧带的解剖修复比外侧韧带的非解剖修复效果更好,减轻了术后并发症,便于康复。但解剖性重建无法进行,则可用非解剖性的重建手术,如全部或部分的腓骨短肌腱转移,跖肌腱游离移植,或者新鲜冰冻肌腱的同种异体移植。

3.手术方法

(1)改良的 Brostrom 手术:改良的 Brostrom 手术是一种解剖性的重建手术,手术前做好进行非解剖性手术的准备,在手术当中如发现肌腱明显回缩或钙化,即改行肌腱移位或肌腱移植手术。对于那些有足够韧带残留的患者,都应该行解剖性重建距腓前韧带和跟腓韧带手术。

对患者施全身麻醉或局部麻醉。在大腿上止血带,同侧臀部下方垫一软垫。于腓骨前方 1 cm 处做弧形切口,延伸到外踝的后下方,以便显露腓骨肌腱。切口前缘的前方为腓浅神经分支,后方为腓肠神经,手术时必须谨慎,避免损伤。切开皮肤,尽量保留较厚的皮瓣,一直切到踝关节的关节囊、韧带,以及腓骨肌腱鞘的浅层。结扎大的静脉血管。屈伸踝关节可帮助辨认距腓前韧带较厚的前缘。沿这一结构的上缘切开,暴露踝关节。解剖伸肌支持带的下方,以便修补韧带时向前推向腓骨,这可以增强修补的牢度。打开腓骨肌腱鞘大约 3 cm 以检查下方的腓骨长肌和腓骨短肌有无撕裂,如有可以行肌腱修补。

踝关节内翻应力试验可以帮助辨别跟腓韧带。在距离腓骨起点 5 cm 的位置锐性分离距腓前韧带、跟腓韧带及外侧距跟韧带。将近端韧带瓣连骨膜进一步掀起直到腓骨前缘,用骨锉或咬骨钳做出骨床,以便将韧带远端片段推回到腓骨。可用锚钉插入做好的骨床,缝合韧带的远侧瓣,以重建完整的距腓前韧带—跟腓韧带复合体。在韧带重叠覆盖缝合之前,用咬骨钳咬除距骨和腓骨之间或距下关节的钙化灶。当拉紧缝线时,助手将踝关节保持于中立位,轻度外翻,以便将外侧韧带复合体重置于外踝。将近端的韧带瓣和骨膜放置于远端韧带瓣上,用缝线缝合固定。以先修补跟腓韧带最为方便。然后,将伸肌支持带推向腓骨,用缝线固定。其他增强修补牢固的方法还有游离腓骨骨膜或前推趾短伸肌。活动踝关节,并检查其稳定性。逐层关闭伤口。可在踝关节和腓肠神经及腓浅神经附近注射麻醉剂,以减轻术后疼痛。尽量避免直接注射于手术切口上,以免组织紧张,引起伤口愈合困难。用后托支具将踝关节固定于中立位,3~5 天内更换石膏固定。石膏固定 2 周,然后拆线,并用踝关节固定靴固定。同时,逐步进行负重练习和关节活动练习。

(2)非解剖修复手术技术(改良的 Chrisman-Snook/Elmslie 技术):取 2 个切口,第 1 个为外踝前方的弧形切口,与 Brostrum 修补术的切口大致相同。显露胫腓前韧带和跟腓韧带附着点。打开腓骨肌腱鞘的远侧段,检查肌腱。如果发现腓骨短肌有撕裂,通常是纵向撕裂,可以在劈裂肌腱时应用它。第 2 条切口在腓骨肌腱的肌腱连接处,长约 6 cm 的 2 个切口间保留大约 5 cm 的皮桥。腓骨长肌位于腓骨短肌浅面,向上牵拉腓骨长肌,将腓骨短肌腱在肌纤维的前方尽量高的地方劈开,不要损伤腓骨短肌腱在第 5 跖骨基底部的附着点。在外踝水平,用一个弯曲的肌腱分离器从下方通过完整的腓骨肌腱鞘,抓住腓骨短肌的游离端,拉向远端。沿纤维方向撕开肌腱,如果肌腱有撕裂就合并在一起。清除肌腱近端的肌肉。

在距骨颈、距腓前韧带附着处附近钻孔,先用 3.0 mm 的钻头钻孔,然后用 4.5 mm 的钻头扩大。钻 2 个独立的孔,然后 V 字形打通,可用弯曲的刮匙刮除孔内的骨以连接 2 个隧道。操作需要小心,避免损伤骨皮质桥。在外踝上另外钻 2 个孔,第 1 个位于距腓前韧带起点。这个孔应在前缘,钻孔时要避免损伤腓骨后侧皮质。第 2 个孔从外踝尖钻到第 1 个孔道。再次用刮匙刮通隧道。最后在跟骨上的跟腓韧带附着点附近钻孔,两孔间距 1.5 cm。在使用大钻头扩孔的时候要小心,避免损伤骨皮质桥。用刮匙刮通隧道。

用 2-0 的肌腱缝线编织肌腱的游离端,牵引肌腱先向上穿过距骨颈,再由上至下通过外踝,最后由后向前穿过跟骨。术中可用2-0的金属丝线,它可弯曲、扭转形成一个肌腱穿出器,帮助肌腱穿过孔道。将足维持在中立位,轻微外翻。先是距骨,然后腓骨,最后是跟骨,逐步将松弛的肌腱拉紧。最后将肌腱的游离端固定在腓骨的前缘,再转向跟骨,以便维持固定。残余的肌腱用缝线固定在腓骨隧道口肌腱的上面。

(3)Myerson改良法:避免了在距骨和跟骨上钻孔。仅用一个腓骨隧道,缝合于腓骨外侧,并用锚钉固定腓骨短肌腱。Sammarco现在将锚钉置于距骨外侧缘、腓骨前缘及跟骨,以加强腓骨短肌移植转位。

常规关闭伤口。用后托支具将踝关节固定于中立位,3～5天内更换石膏固定。石膏固定2～3周,然后拆线,并用踝关节固定靴固定。同时,逐步进行负重练习和关节活动练习。Sammarco观察到,腓骨短肌腱会随时间增生,因而改善了外踝的薄弱,这是用一半腓骨肌腱的优点。

单纯的距下关节不稳定的手术治疗,可采用相同的手术暴露和腓骨短肌腱的前半部分进行治疗。虽然较轻的距下关节不稳定可以通过修补跟腓韧带和附近的距骨颈韧带治疗,但严重的距下关节不稳定则须用上述相似的手术显露,利用腓骨短肌腱的前半部进行重建。在跟骨前缘跟骰关节近端1 cm处凿一个骨隧道,紧靠腓骨肌腱鞘的前方。分别用3.0 mm和4.5 mm的钻头在跟骨的外侧壁距骨颈韧带的附着处钻2个孔。另外如前所述的Chrisman-Snook方法,在距骨颈紧靠距腓前韧带止点的下方钻2个孔。腓骨短肌腱的游离端向上穿过跟骨直至距骨颈,将足置于中立位和轻度外翻位,穿出的肌腱游离端与自身缝合。常规关闭筋膜和皮肤。术后处理与外侧韧带重建相同。

二、踝关节内侧副韧带损伤及外翻不稳定

(一)解剖和生物力学特点

三角韧带是维持踝关节稳定性最为重要的解剖结构之一,能够有效限制距骨向外侧移位和跟骨外翻,尤其是距骨的稳定性主要受三角韧带控制,能够在多项活动中限制距骨外旋和向外侧移位。踝关节最大背伸和跖屈时踝关节均内翻,三角韧带是限制距骨外旋的主要因素。当内踝损伤时,三角韧带断裂往往发生在下胫腓前韧带之后。近年来,生物力学研究结果倾向于认为踝关节内侧结构较外侧副韧带维持踝关节稳定所起的作用更为重要。

(二)临床表现和体格检查

三角韧带相对较短,十分坚韧而不易断裂。其损伤多由各种原因的踝关节突然外翻及足部外翻、外旋暴力造成,单纯三角韧带损伤较为少见。60%～75%首先撕裂胫距前韧带和胫舟韧带(图6-43),12%～15%会伤及胫跟韧带,胫距后部韧带损伤的机会仅有5%～10%。在一项关于不伴有骨折的踝关节急性韧带损伤的前瞻性研究中观察到,单纯三角韧带损伤的发生率要明显低于踝关节外侧副韧带损伤。急性三角韧带损伤多伴有外踝、内踝或双踝骨折,抑或下胫腓前韧带损伤,而慢性三角韧带损伤常与胫后肌腱功能不全、三关节融合或踝关节置换后距骨外翻倾斜等同时出现。内踝沟压痛是内踝不稳的重要特征。

急性三角韧带损伤时,多有内踝下三角韧带走行区的疼痛、肿胀、皮下淤血、青紫及活动受限等症状。而慢性三角韧带损伤的典型表现是踝关节内侧间沟的疼痛,尤其是按压内踝前侧边缘时症状更为明显,踝关节内侧不稳定亦提示三角韧带损伤的可能。体格检查时嘱患者坐于检查床边,患肢自然下垂放松,通过前后抽屉试验观察前后移动幅度,同时由于胫跟韧带和三角韧带

深层共同限制踝关节的外翻,查体时还应施加外翻应力以观察是否引起内侧疼痛和外翻程度的增加。在进行检查时均应注意与健侧对比。

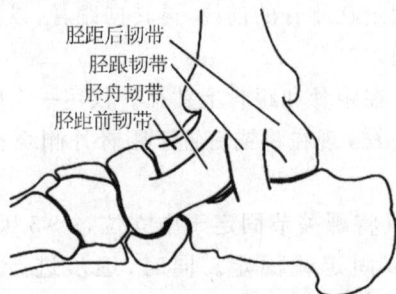

胫距后韧带
胫跟韧带
胫舟韧带
胫距前韧带

图 6-43　踝关节内侧稳定结构

(三)影像学和关节镜下检查

X线、B超、MRI检查等已成为三角韧带损伤重要的辅助检查手段,而关节镜应用使诊断更为有效。

1.X线检查

以常规正位、侧位及踝穴摄片,注意距骨向外移位,内侧间隙增宽。应力位摄片应在受伤部位注射普鲁卡因或利多卡因止痛,尽量使患者做主动活动,必要时与健侧对比。若外翻应力位摄片距骨倾斜>10°,则存在为三角韧带损伤。由于单纯三角韧带损伤较少见,应同时考虑下胫腓联合分离或同时伴腓骨骨折,如果距骨倾斜同时伴有距骨向外移位,说明可能同时存在下胫腓联合分离。

2.B超检查

作为踝关节损伤的一种辅助检查方法,可用于肌肉、肌腱、韧带损伤检查,检查时应将外踝垫高,踝关节处于轻度或中度背伸,正常情况下,三角韧带在超声下显示为强回声。三角韧带撕裂时,可发现韧带增厚的低回声区。急性和亚急性三角韧带撕裂还可观察到韧带的不连续及周围血肿和瘢痕组织。韧带损伤可分为三度:①Ⅰ度损伤,为挫伤或微小撕裂,声像图表现为低回声积液,主要是由于水肿和血肿引起的。②Ⅱ度损伤,为部分断裂,表现为不稳定性增加,韧带增厚边界不清晰,低回声积液和韧带增厚同时显示。③Ⅲ度损伤,为完全断裂,表现为纤维完全性不连续,低回声液体或血肿充填于撕裂处,浅、深层均受损。多数患者急性期有明显的探头触痛。

3.MRI检查

MRI表现主要为韧带变细、增粗、表面不平、混杂信号影、韧带的连续性中断或缺如等。可参照 T_2 加权像的冠状轴MRI影像来确定韧带的损伤程度:Ⅰ级损伤仅有信号增高改变;Ⅱ级损伤即部分撕裂,韧带中心部分的信号增高;Ⅲ级损伤为韧带完全撕裂,连续性中断。

4.关节镜检查

镜下三角韧带及其相关损伤的检查和治疗亦日益增多。关节镜下能够直观地观察到三角韧带深层的损伤情况,可以探查韧带的松紧度、撕裂程度等,并进一步证实可能同时存在的关节骨缺损、外侧损伤等其他损伤。另外,根据关节镜下关节间隙的改变情况,可以较好地判断内侧不稳定的程度,有助于正确地选择相应的治疗方案。

(四)治疗

对于三角韧带急性损伤的治疗仍存在争议。有研究表明,不修复三角韧带并不影响长期的负重和关节活动,长期随访功能良好,因此并不主张对三角韧带进行特殊修复,只有当三角韧带断端进入关节间隙影响距骨复位时才需要对其进行暴露和处理。但亦有学者认为,应全面评估韧带损伤程度、骨折固定后踝关节稳定性及患者的功能要求,如单纯三角韧带部分损伤,踝关节尚未出现不稳定时,可以采用功能性治疗。而当三角韧带完全断裂,尤其是深层完全断裂时,无论外踝或下胫腓联合是否完整,有必要采用手术修补三角韧带断裂,尤其是对于年轻患者、运动员及对功能要求较高的患者。

三角韧带急性损伤的修复方式较多且各有优缺点。近年来多使用带有不可吸收线的锚钉进行修复,该方法具有锚钉体把持骨质可靠、手术创伤小、缝线缝合牢固等优点。对于可能直接修复的三角韧带慢性损伤,应根据韧带损伤的不同程度使用锚钉进行相应处理。同时,应认真探查胫后肌腱,特别是三角韧带前束撕裂时,如果肌腱退变,应进行清创,而如果出现胫后肌腱延长,则要考虑短缩,如果存在副舟骨,则应考虑重新附着肌腱的止点,可考虑将肌腱止点重新附着于舟骨的更远端来短缩胫后肌腱。如果存在更为严重的损伤或肌腱直接撕裂,应进行肌腱转位。

在三角韧带重建时,可选择自体或同种异体的多种肌腱移植物,如腓骨长肌腱、踇长屈肌腱、半腱肌肌腱、胫前肌腱、胫后肌腱等。无论采用何种肌腱移植进行重建,均应注意穿经骨道的制备、移植肌腱的长度及使用拉紧装置,以保证移植肌腱定位的准确性和肌腱张力。近期有使用骨-肌腱-骨移植物用于重建三角韧带的报道。

(赵秀瑶)

第十一节　足踝部肌腱损伤

一、跟腱损伤

跟腱损伤是临床上一种较常见的运动创伤,在最常见的肌腱断裂中居第三位。据文献统计,跟腱损伤的发病率为 0.18‰,且在逐渐上升。在运动过程中,特别是踏跳的瞬间,跟腱易发生断裂,多见于竞技项目的运动员。跟腱损伤后患者需要较长时间的休息,不能参加体育运动,并且带来经济损失和健康并发症。因此,跟腱损伤的治疗和康复尤为重要。

(一)急性跟腱断裂

1.解剖特点及病因、病理

(1)解剖特点:跟腱是小腿三头肌(腓肠肌内外侧头和比目鱼肌)的腱性移行部,向下止于跟骨后结节,主要参与后蹬、起跳等动作。主要由腱纤维束组成,有强大的抗牵引能力。跟腱能够缓冲和吸收肌肉到骨骼的力量,并减少肌肉的损伤。跟腱有良好的韧性和力量以完成其力学功能。

(2)病因病理:直接与间接暴力作用是跟腱损伤的主要原因;也可由锐器如玻璃、刀等切割致伤,为污染较轻的开放损伤。跟腱长约 15 cm,由上而下逐渐变窄增厚,以跟骨结节上 2～6 cm 处最窄,此区域血供较差,为跟腱断裂常发生的部位。随着年龄的增长,跟腱的血供减少,胶原的硬度增加而黏弹性降低,这种跟腱潜在的退行性变是许多跟腱断裂的病理基础。此外,氟奎诺酮类、类固醇药物会影响肌腱的细胞代谢,减少细胞增殖和胶原、基质合成,诱导炎性递质 IL-1β 调节 MMP-3 的释放,导致跟腱炎和自发性跟腱断裂。

2.临床及影像学表现

跟腱急性断裂多发生于青壮年男性,男女的发病率约为 6∶1,高发年龄在 30～40 岁,单侧发病多见。

(1)临床表现:患者多有外伤史,疼痛是跟腱断裂最主要的症状表现,肿胀,瘀斑,行走无力,不能提跟。跟腱断裂的患者多数可表现关节肿大,少数可出现皮温增高,检查时可在跟腱断裂处扪到压痛及凹陷、空虚感,患足不能跖屈站立,以及屈膝试验、针刺试验、Thompson"挤压试验"阳性,即可确诊跟腱断裂。单纯依据临床症状、体征、检查诊断本病,误诊率为 20％～30％。3 个主要体征如下:①屈膝试验,患者俯卧于检查床上,主动屈曲膝关节到 90°,如果跟腱断裂,该侧踝关节成为中立或背伸位。②Thompson 试验,让患者俯卧或跪位,双足悬于床边,用手分别挤压健侧和患侧小腿腓肠肌宽窄移行部,健侧踝关节立即跖屈,患侧踝关节则不动。③针刺试验,将一注射器针头经皮插入跟骨后结节上 10 cm,小腿中线内侧,刚进入跟腱即可,让患者跖屈、背伸踝关节。如果背伸时,针指向远端,针以远的肌腱存在连续性,如果指向近端,则针和跟腱止点之间失去连续性。

(2)X 线片检查:普通 X 线片检查是临床最常用的影像学检查手段。但跟腱在常规 X 线片则几乎不能显示,加上跟腱局部神经血管不甚丰富,肿痛不明显。伤后由于胫骨后肌和腓骨肌的代偿仍可步行,依靠直接的 X 线影像有可能导致临床漏诊,但在侧位 X 线上可通过一些间接影像来推断跟腱的断裂。①Kager三角:在跟腱前方有一个三角形影,其前部是深部屈肌腱,下为跟骨,三角形内充满脂肪,跟腱断裂后,此三角形边界不整齐,轮廓变形甚至消失。②Toygar 角:跟腱后方与皮肤轮廓形成的角度,一般＞150°,跟腱断裂时则小于此度数。

(3)超声检查:对于跟腱损伤,超声检查结果的可信度较高,尤其对于跟腱周围组织存在粘连的慢性损伤,超声检查显示为低回声区域且边界不清。对于急性损伤患者,超声检查可提示跟腱周围水肿情况,跟腱局部肿胀增厚、跟腱纤维不连续及跟腱内出现低回声区,是术前确诊跟腱损伤的主要超声表现。高频超声的应用提高了对跟腱断裂的诊断率,敏感度为 98％,漏诊率为 2％,特异度为 97％,误诊率为 3％,与手术的符合率为 97.8％。

(4)MRI 检查:MRI 是早期诊断跟腱损伤,尤其是确诊跟腱断裂的首选检查方法。准确率为 96％～100％,优于超声及 CT 等检查,且 MRI 不受操作者主观判断影响,可提供多层扫描成像。

3.治疗

目前,对于跟腱急性断裂主要有保守治疗及手术治疗,但治疗指征的把握尚存争议。

(1)保守治疗:主要用于患有其他疾病,以及无运动功能要求的人群。优势在于并发症发生率较低,缩短了患者的住院时间,但其缺点是再破裂的发生率较高。

(2)手术治疗:①断端直接缝合,经皮闭式缝合。②缝合后利用筋膜强化或肌腱移植修补,如使用腓肠肌筋膜翻转加强或用跖肌腱加固。③对于多段损伤,可用筋膜、肌腱或其他生物材料替代加强。

对于跟腱急性断裂患者,大多数学者都认为手术治疗是最佳选择,而且提倡早期治疗。除了传统的开放手术之外,目前微创手术治疗新鲜闭合性跟腱断裂也在临床上不断开展。微创手术的优点是切口小,局部血液供应破坏少,缝合牢固可靠,术后可不用石膏外固定,踝关节功能恢复快,患者可早期行功能锻炼,可更早地负重行走。采用 Achillon 微创治疗新鲜闭合性跟腱断裂,患者手术切口仅 2 cm,可最大限度保护皮肤和跟腱的血供。另外,通过 Achillon 经皮带入缝合线,实现跟腱的端-端吻合,在保证血供的同时确保跟腱的牢固愈合。其次,术后瘢痕小。应用关节镜辅助下经皮 Kessler 缝合法修复新鲜闭合跟腱断裂也获得了满意的临床结果。关节镜监视下清理断端间血肿、瘢痕及残端组织,证实跟腱断端接触紧密与对合良好,有效地避免了单纯经皮修复跟腱断裂的盲目性和不确定性。

人工合成材料主要用于修复合并跟腱缺损的急性断裂和陈旧性跟腱断裂。但由于人工合成材料植入后局部愈合能力可能较差,局部组织反应大,术后切口感染的发生率高,尚未广泛应用于临床。

目前,应用的生长因子有表皮细胞生长因子、成纤维细胞生长因子、转化生长因子B、血管内皮生长因子及血小板生长因子等,可加速急慢性创面愈合速度,缩短了愈合时间,提高了愈合质量,尚未见不良反应发生。

4.康复锻炼

跟腱修复的成功不仅取决于确切充分的缝合、精确的张力调整,也取决于正确的术后处理和康复训练。肌腱的愈合需要改造塑形,早期循序渐进的应力刺激有助于恢复跟腱的力学强度。术后即用短腿石膏或夹板固定踝关节轻度跖屈位,第 3 天开始,每天去除固定 3 次,并跖屈背伸踝关节 2～5 次。2 周后,可视情况拆除缝线,开始练习踝关节内外翻和环绕运动。3 周后开始部分负重练习,在此期间,将患足置于带跟垫的夹板内,使踝关节跖屈 10°～15°,继续以前的活动练习。4～6 周时,由部分负重转到完全负重,逐渐加强踝关节背伸练习,局部理疗以减轻肿胀和过度瘢痕形成。6～12 周后,患者穿行走靴使踝关节仍保持一定的跖屈,开始完全负重行走。加强抗阻力锻炼,轻轻练习提跟动作。12 周后,单足提踵练习,跟腱牵拉训练,逐渐开始跑跳练习。

(二)陈旧性跟腱断裂

1.损伤机制与病因病理

陈旧性跟腱断裂多是急性跟腱断裂的漏诊、误诊造成的。陈旧性跟腱断裂者,两断端回缩,腱鞘与断端粘连,断裂间隙内有瘢痕组织增生,近侧断端呈锥形,有粘连,导致小腿三头肌短缩,收缩力下降;远侧断裂残端肥大,卷成球状。所以,踝关节跖屈力量减弱,患者行走时呈现跛行步态。

2.临床及影像学表现

患者多有外伤史,伤时突然感到跟腱部似受到棍击,有时还可听到响声,随后局部肿胀、疼痛,小腿无力。但患者就诊时断裂处疼痛、肿胀多消失,常有跛行、提踵无力症状。体检时发现断裂部位皮肤出现明显凹陷,小腿后群肌肉萎缩。此外,虽然主动跖屈活动减弱,但仍可通过趾长屈肌、腓骨肌等代偿,使跖屈有一定幅度。高度疑诊时,可行具体的专科检查试验帮助诊断。如Thompson 试验、Matles 试验、O'Brien 针刺试验、Copeland 试验等,如果以上试验中有 2 项为阳性,多可确诊存在跟腱断裂。标准侧位踝关节 X 线片可见跟腱阴影不连续或阴影模糊;超声波检查具有花费少、迅速、非侵入性等优点,但范围和清晰度有限,且不易区分完全或部分断裂。MRI 扫描能显示完全断裂的肌腱断端的详细情况,准确率高。

3.治疗

目前有非手术治疗和手术治疗两种方法。

(1)非手术治疗:仅适于老年患者(年龄界限尚未明确),伤后功能恢复要求不高,有手术禁忌或拒绝手术,或伤后时间较长、小腿三头肌力已恢复且无须再治疗干预的病例。治疗的原则是采用石膏或支具固定踝关节于跖屈位。

（2）手术治疗：手术方法有很多种。一般根据其断端缺损长度制订初步手术方案。临床主要采用两种分类法。①Myerson 分类：Ⅰ型，缺损长度<2 cm。Ⅱ型，缺损长度为 2～5 cm。Ⅲ型，缺损长度>5 cm。②Kuwada 分类：Ⅰ型，跟腱部分断裂；Ⅱ型，跟腱完全断裂，经清创后跟腱两断端缺损<3 cm；Ⅲ型，经清创后跟腱两断端缺损在 3～6 cm；Ⅳ型，经清创后跟腱两断端缺损>6 cm。对于断端缺损<2.5 cm者，可直接端-端缝合修复。缺损>3 cm 的患者直接缝合很难完成。经临床证实，翻转肌腱瓣、V-Y 修复、附近肌腱转位、移植替代物植入修复、经皮及微创手术、组织工程等许多方法皆行之有效。

4.康复锻炼

术后第 1 天开始主动足趾和股四头肌功能练习；术后 3 周后改用短腿石膏前托，4 周后每天定时去石膏托配合中药熏洗 2 次，练习踝关节不负重屈伸运动；术后 6 周后去石膏垫高鞋跟扶拐行走，8 周后逐渐放低鞋跟，做踝关节活动度练习、牵伸腓肠肌及肌力练习。术后 3 个月开始全足平地行走，并逐渐慢跑训练，恢复肌力，单足提踵练习，6 个月后开始跳跃练习，恢复肢体柔韧性。

二、胫前肌腱断裂

（一）解剖特点

胫前肌起于胫骨外侧面上 2/3，邻近骨间膜及深筋膜的深面，肌腱经小腿横韧带及小腿十字韧带之下，止于第 1 楔骨与第 1 跖骨基底的内侧。其作用是背伸踝关节及内翻足。

（二）病因与病理

胫前肌腱断裂可分为闭合性断裂和开放性断裂，闭合性断裂又有外伤性断裂和自发性断裂之分。外伤性断裂常见于活动较多的年轻人，肌腱本身伤前可能并无病变，足突然暴力跖屈使胫前肌腱发生断裂，一般断裂的部位常在足背侧上下伸肌支持带之间。有时可见胫前肌腱附着部内侧楔骨和第一跖骨的撕脱骨折。自发性断裂较为少见，常见于年龄较大的男性患者，肌腱断裂时常常没有急性外伤史，一般断裂前胫前肌腱常已有病变。患者可能有类风湿关节炎、糖尿病病史或局部有过多次激素注射。开放性断裂可见于锐器刺伤、车祸和某些体育运动损伤。虽然有开放伤口，但伤口较小时容易忽略合并的肌腱损伤，造成后期出现足的功能障碍。

（三）临床表现

急性胫前肌腱断裂后，足背屈可出现无力，局部疼痛肿胀。自发性断裂者常常不能回忆明确的外伤史，局部的肿疼也不明显，患者在行走的摆动期，常表现出跟骨外翻，而在跟触地时，可有轻度的拍打地面。在部分陈旧性损伤的患者，没有明显的疼痛，只表现为踝关节的僵硬和足触地时的无力。甚至有发现踝前肿物前来就诊，最后诊断为胫前肌腱断裂的报道。对疑有撕脱骨折者应拍摄足的 X 线片。

（四）治疗

对于外伤性急性胫前肌腱断裂，如果患者年轻对功能要求较高，应行手术治疗，可直接缝合肌腱。移位<5 mm 的撕脱骨折可以行石膏固定，固定踝关节背伸内翻位置 4～6 周。对于陈旧损伤，当患者行走影响较大时亦应手术治疗。因为非手术治疗只能是改善但并不能完全恢复行走功能。根据肌腱断端缺损的长度，可以选择直接缝合、肌腱移植、肌腱移位等手术方式。如在不能直接缝合，肌腱缺损又不太多时，可采用胫前肌腱延长缝合术。肌腱缺损较大时，可采用拇长伸肌腱移位修复胫前肌腱，拇长伸肌腱的远侧残端和拇短伸肌缝合。或者用腓骨短肌腱移植

修复胫前肌腱。一般 3 个月以内的陈旧断裂仍有可能直接缝合。有移位的胫前肌腱撕脱骨折,如果骨折块较大可以用克氏针或螺钉固定。如果骨块较小,可将肌腱远端直接固定于内侧楔骨上。自发性肌腱断裂的患者一般年龄较大,常伴有肌腱本身病变,直接缝合肌腱常不可能,需要行肌腱重建手术。如果患者功能要求不高,也可以采用非手术治疗。

三、胫后肌腱急性损伤

(一)解剖特点

胫后肌是足最强的内翻肌,抵抗腓骨短肌,并通过控制中足的跗骨把前足和中足与后足相连,使踝关节跖屈,内翻中足,促使前足内收,对后足内翻起到支持作用,并使舟骨紧紧抱住距骨头,防止距骨头下陷及内倾,加强弹簧韧带,协助维持内侧纵弓,从而构成足弓的重要动力稳定装置。

(二)病因与病理

这里只介绍胫后肌腱的急性损伤。胫后肌腱急性腱鞘炎多发生于突然增加运动、不适当的体育锻炼和外力的直接打击。径赛运动员中,胫后肌腱急性腱鞘炎发生率为 6%。急性外伤性断裂并不常见,一般发生于赤足行走的儿童,由于胫后肌腱在踝管内与内踝直接毗邻,内踝骨折时,有可能引起肌腱的损伤,也可发生胫后肌腱在舟骨附着部撕脱骨折。急性自发性断裂极少见,胫后肌腱的断裂多见于慢性损伤。外伤性胫后肌腱脱位更少见,发生机制为患者后足内翻,下肢外旋,足背伸时,胫后肌腱突然猛烈收缩而致。在以往的病例报道中,大多数发现胫后肌腱滑车较正常浅,因而增加了胫后肌腱收缩时的不稳定。在特定的体位时,胫后肌腱的猛烈收缩,给屈肌支持带带来了强大的牵拉力,造成屈肌支持带的撕裂,胫后肌腱向前脱出。

(三)临床表现

急性损伤的患者大多有外伤史,伤后出现内踝后或下方的疼痛,活动时疼痛加重,局部可有肿胀,容易和内踝韧带的损伤混淆。检查可见内踝下后方的肿胀,肌腱走行区的压痛。抗阻力患足内翻检查,患者可引发疼痛,或胫后肌腱肌力减弱。让患者单足抬起足跟(提踵试验),患者可出现内踝部的疼痛、提踵无力,严重者甚至不能抬起患侧足跟。在急性外伤性肌腱断裂的患者,有时可在内踝下方触及肌腱缺损。外伤性胫后肌腱脱位的患者,内踝部可有嵌顿感,皮下可触及由后上向前下的硬索样物,肌腱复位后,患者行走无异样。检查时,让患足抗阻力内翻、背伸时,胫后肌腱可从内踝后方向前脱出于皮下。患足跖屈时,肌腱可自行回纳或手推回纳。X 线片可发现有无合并的踝关节骨折和舟骨结节撕脱骨折。MRI 扫描可明确肌腱炎和完全断裂的诊断。

(四)治疗

对于急性腱鞘炎多采用非手术治疗。轻者,只需降低运动强度;重者,可能需要停止训练,并予以制动、理疗、非甾体消炎止痛药物。

对于外伤性急性断裂,可以直接缝合肌腱。对于肌腱已有陈旧病变或慢性肌腱炎的患者,应切除病变的肌腱,不能直接缝合时,可用屈趾长肌腱或屈𧿹长肌腱加强缝合或替代。如果肌腱从止点的撕脱<2 cm,可以直接前移重新固定于舟骨结节处。舟骨结节的撕脱骨折,如无移位或移位<5 mm,可使用石膏或支具固定。较大移位需要切开复位内固定。

外伤性胫后肌腱脱位非手术治疗不能到达满意疗效。需要手术治疗,修补撕裂的屈肌支持带。屈肌支持带破损严重或陈旧病例已有瘢痕组织增生而不能直接修复时,可用周围骨膜修补。如果肌腱滑车较浅,可在内踝尖上 2.5 cm 处做一滑行骨瓣,向后滑行 0.5 cm,挡于肌腱内侧,用一枚螺钉固定骨瓣。再于骨瓣外侧修复屈肌支持带。

四、腓骨肌腱损伤

(一)解剖

腓骨长短肌位于小腿外侧间隔,腓骨长肌止于第 1 跖骨外侧及毗邻的第 1 楔骨的内侧;短肌止于第五跖骨基底。在腓骨的远端,腱鞘分为两部分,腓骨长、短肌腱各行其道。腓骨肌支持带分为上支持带和下支持带两部分,其中上支持带是稳定腓骨肌腱的重要结构。

(二)腓骨肌腱纵行断裂

1.病因与病理

腓骨肌腱纵行断裂常见于腓骨短肌腱,断裂的部位多位于腓骨外踝窝,一般断裂的长度为 1~3 cm。引起断裂的原因:①急性创伤或慢性退变使腓骨肌腱上支持带损伤、松弛,失去了对肌腱的控制稳定作用,或腓骨外踝窝较浅等因素使腓骨肌腱产生半脱位,腓骨短肌腱受到后面的长肌腱的挤压,肌腱磨损于外踝后外侧缘最后发生断裂。②跟骨骨折后,跟骨外侧壁隆起增宽,跟腓间隙变小,腓骨肌腱受到卡压,引起肌腱磨损、退变,导致断裂。

Sobel 等通过实验室研究把腓骨短肌腱纵性断裂分为 4 期。

1 期:腓骨短肌腱变扁平。

2 期:腓骨肌腱部分厚度断裂,断裂长度<1 cm。

3 期:腓骨肌腱全层断裂,断裂长度在 1~2 cm。

4 期:腓骨肌腱全层断裂,断裂长度>2 cm。

2.临床表现

患者在急性外伤后或无外伤史,出现外踝部疼痛、肿胀。行走于不平的路面时,可感到局部有弹响。查体可见外踝后外侧肿胀,腓骨尖的近端有压痛。患者主动旋转踝关节时可有弹响出现。Sobel 提出腓骨肌腱鞘管加压试验来协助诊断。具体做法:患者坐位,膝关节屈曲 90°,让患者抗阻力做足的背伸外翻动作,如果有肌腱的撕裂,检查者可在外踝后外侧感觉到肌腱弹响或半脱位。可用局部麻醉药注射于腓骨腱鞘中,如果疼痛减轻,说明该部位腓骨肌腱可能有病变。X 线检查常无诊断意义,但可帮助除外有无合并骨折。MRI 扫描可较清楚地发现肌腱病变情况。

3.治疗

可先使用非手术治疗,如休息、制动、非甾体消炎止痛药、理疗等。非手术治疗失败后,应采取手术治疗。切除退变纤维化和碎裂的肌腱组织,小的断裂可直接缝合。断裂较大,残存肌腱不足原来的 1/3 时,可将腓骨短肌腱两断端缝合于腓骨长肌腱上。

(三)腓骨肌腱横断

1.病因与病理

腓骨肌腱横断的原因有:①肌腱本身有病变(如退变、炎症)等,使肌腱的强度减低,在外力作用下发生断裂。②直接外力作用于外踝引起肌腱断裂或腓骨肌籽骨骨折。③足在旋后位时突然内翻,腓骨肌腱受到暴力牵拉而断裂。腓骨肌腱横断多发生于腓骨长肌腱,短肌腱断裂较少见多在急性外伤后发生。

2.临床表现

伤后外踝部疼痛肿胀,足主动外翻受限,检查可在外踝后方到第五跖骨之间有压痛。

X线检查:如腓骨长肌腱断裂于腓骨肌籽骨的远端或近端,可有籽骨的位置变化。有时可见腓骨肌籽骨骨折。

3.治疗

由于腓骨肌腱横断少见,治疗的选择多来自医师自身的临床经验,缺乏系统的研究。

(四)腓骨肌腱脱位、半脱位

1.病因与病理

当踝关节受到突然强力背伸和内翻暴力时,可引起腓骨肌的猛然收缩,导致腓骨肌上支持带的损伤。但腓骨肌支持带的完全断裂很少见,一般为部分撕裂或整个支持带连同相连骨膜从外踝上撕脱,使支持带松弛失去对腓骨肌腱的控制,最后发生腓骨肌腱的脱位半脱位。腓骨外踝窝较浅和腓骨上支持带缺如或松弛是引起腓骨肌腱脱位的潜在因素,踝关节反复扭伤,腓骨短肌肌腹进入腱鞘管使其内容增加,第三腓骨肌的出现都是引起腓骨肌上支持带松弛的原因。

2.分型

Ⅰ型:支持带和骨膜仍保持联系骨膜从外踝上撕脱,腓骨肌腱滑向前方使骨膜和外踝分离。

Ⅱ型:为纤维软骨连同支持带一起和外踝分离。

Ⅲ型:为纤维软骨连同部分外踝骨质和支持带一起与外踝分离。

Ⅳ型:支持带在接近跟骨部分撕裂。

3.临床表现

急性脱位时,患者有明确的外伤史,受伤时常可以听到局部的声响,受伤后患者难以再继续行走。外踝后外侧可见明显肿胀,局部有压痛。如伴有骨折可在局部触及骨擦音,让患者抗阻力背伸外翻踝关节,局部出现疼痛,或腓骨肌腱出现脱位,但由于肿胀疼痛,肌腱脱位不易出现或被看到。X线检查可发现外踝外侧撕脱骨折,踝穴位可减少外踝与骨折的重叠,更易发现骨折。CT扫描可显示腓骨外侧窝的解剖形态及腓骨肌腱的位置。MRI扫描能更清楚的显示软组织损伤情况,如支持带撕裂和腓骨肌腱半脱位。

4.治疗

(1)急性损伤:非手术治疗由于在既往病例报道中,使用的方法各异,如固定方法,踝的位置,固定时间,是否负重的不同,治疗结果也不尽相同。选择手术治疗的原因如下。①非手术治疗失败率较高。②急性损伤者年轻人居多,需要迅速恢复正常工作。③手术治疗有较好的效果。很多医师认为对急性损伤应手术治疗。手术治疗将支持带和骨膜通过打孔直接缝合于外踝上,术后用小腿石膏固定踝关节轻度跖屈外翻位6周。

(2)慢性损伤:慢性损伤常伴有腓骨短肌腱的磨损和纵行撕裂,非手术治疗不能达到理想的效果,而取手术治疗是较为一致的意见。手术方法可分为以下5类。①腓骨支持带结构的解剖修复:如不合并其他病理改变,可将支持带和骨膜直接缝合于外踝骨质上。②腓骨支持结构的重建和加强:使用跟腱、跖肌腱、腓骨短肌腱等肌腱的一部分加强固定腓骨支持带。③腓骨外踝窝加深术:如 Thompson 外踝沟加深术,在外踝后外侧连同骨膜及其下皮质骨做一长3 cm,宽1 cm骨瓣,保持骨瓣后内侧合页,将骨瓣向后翻开,刮除骨瓣下的松质骨,使其加深4~6 mm,将骨瓣翻回来并扣实在松质骨中。④骨挡手术:距外踝尖部近侧2 cm处,切取2 cm×1 cm×1 cm骨块,骨块占外踝外侧面3/4,完全切下后骨块向后移位0.5 cm,用一枚螺钉固定骨块。另一种方法是在外踝矢状面做截骨,长度约5 cm,厚约1 cm,截骨完成后,骨块平行后移0.5 cm或旋转后移,再用两枚螺钉固定。⑤肌腱改道移位术:从跟腓韧带中央部切断,将腓骨长、短肌腱置于韧带内侧,再将韧带缝合。或从外踝后将腓骨长、短肌腱切断,切断的肌腱远端再从跟腓韧带下向近侧穿回,并和近端直接缝合。

(赵秀瑶)

第十二节 跟腱断裂

跟腱断裂是一种常见的损伤,多发生于青壮年人。跟腱是人体最长和最强有力的肌腱之一,成人跟腱长约 15 cm,起于小腿中部,自上而下逐渐变窄增厚,止于跟骨结节,能使踝关节做跖屈运动,承受负重步行、跳跃、奔跑等强烈的牵拉力量而不易被拉伤。跟腱在邻近肌肉部和附着点部分均有较好的血液供应,而其中下部即在跟腱附着点上 2～6 cm 处血液供应较差,肌腱营养不良,因而该处容易断裂。临床上根据跟腱断裂的程度、是否有伤口及受伤的时间分为完全性断裂与不完全性断裂、开放性跟腱断裂与闭合性跟腱断裂、新鲜损伤与陈旧损伤。

一、病因病理

直接暴力多为刀、铲、斧等锐器直接切割所致,造成跟腱开放性断裂。断裂口较整齐,腱膜也多同时受损伤。间接暴力伤多由于跟腱本身存在的病理变化引起,如职业性运动损伤造成的小血管断裂、肌腱营养不良、发生退行性改变或跟腱钙化等,再受到骤然猛力牵拉,如从高处跳下前足着地或剧烈奔跑等,均可使跟腱受过度牵拉而产生部分甚至完全性的跟腱断裂,断端多参差不齐,一般损伤在跟腱的附着点以上2～6 cm处,腱包膜可能完整,多见于演员及运动员。

二、诊断

(一)临床表现

开放性跟腱断裂易于诊断,跟腱走行部位有伤口存在,即提示有跟腱断裂的可能性,若清创时仔细检查伤口,即可发现跟腱断裂,明确诊断。闭合性跟腱断裂有典型的外伤史,局部有明显肿胀、疼痛、小腿无力,行走困难。

(二)检查

患侧踝关节跖屈活动减少或完全消失,而被动的踝关节活动反较正常侧增加;在跟腱断裂处可触及一横沟,并有明显压痛。患者直立位,足跟离地,即提踵试验,可发现患足不能提踵或较健侧力弱,提踵的高度也低。Thompsons 试验阳性亦表明跟腱断裂,其方法为患者俯卧,双足下垂于检查床缘,挤捏腓肠肌,如足不能出现跖屈即为阳性。

小腿三头肌是踝关节跖屈运动的主要肌肉,但不是唯一的屈肌,胫后肌、腓骨肌、趾长屈肌、姆长屈肌也有协同作用,故跟腱断裂后,仍可做 30°的锻炼活动,所以跟腱断裂后不是跖屈活动消失,而是跖屈力量减弱。

(三)X 线检查

X 线片可排除跟骨结节部的撕脱性骨折。

(四)鉴别诊断

跟骨骨折表现有局部压痛、叩击痛,或有骨擦音、畸形等,X 线检查有骨折征象。

三、治疗

跟腱断裂的治疗目的在于恢复跟腱的完整性,以保持足踝的跖屈力量。在修复过程中尽力设法保持跟腱的平滑,以利跟腱的活动。

(一)手法治疗

急性期不宜行手法治疗。对于陈旧性损伤踝关节活动功能受限者,可用摇踝法环旋摇晃踝关节,并使踝关节被动跖屈,背伸及内、外翻。最后可用推按手法及劈法收功。

(二)药物治疗

1.内服药

早期治宜活血祛瘀、消肿止痛,选用虎力散、云南白药胶囊等,后期可选用六味地黄丸、伸筋胶囊等以补肾滋肝舒筋。

2.外用药

后期可配合运用中药外擦、熏洗,如苏木合剂外洗,中药电脑熏蒸床熏洗等。

(三)功能锻炼

早期应在医师指导下做股四头肌的收缩锻炼,外固定解除后在医师指导下做踝关节的屈伸活动及行走锻炼。

(四)其他疗法

手术疗法:对新鲜的完全性断裂或开放损伤,宜早期行手术治疗。术后膝关节屈曲、踝关节跖屈位石膏固定 4～6 周。陈旧性跟腱损伤因有腓肠肌萎缩、短缩及无力,踝关节不能主动跖屈,常需要做跟腱修补,而不应勉强做端对端缝合。

(赵秀瑶)

第十三节　断指再植术

断指再植自获得成功以来,发展迅速,在我国不仅大城市医院,现在县医院及工矿基层医院亦已广泛开展断指再植手术。由于显微镜及显微器械不断改进,显微外科技术不断提高,使再植的成活率由 50％提高到 97％。因此,现代人们对于断指再植的认识和要求在不断深入与提高,对于断指再植的适应证亦在不断扩大。要为伤者最大限度地接活一个有用的手指,就必须根据伤情、全身情况、环境、技术能力和设备情况而决定断指是否再植。

一、手术指征

(一)全身情况

创伤性手指断离,除了单纯切割伤外,常系因爆炸、挤压、车祸、挫裂伤,有可能合并创伤性休克及胸、腹、脑等重要脏器损伤,故对断指伤者必须全面检查,了解其他部位损伤的程度。应当首先处理危及生命的合并伤、将断指暂时冷藏保存,待全身情况许可并能耐受长时间手术时再进行再植手术。或是积极地处理全身情况,同时做好再植准备,一旦全身情况好转,即可进行再植。决不可不顾全身情况贸然施行再植手术,以免延误或加重病情危及生命。

(二)年龄

(1)断指伤者绝大多数为生产劳动与生活劳动中的青壮年,对手的外形及功能要求较高,迫切希望接活一个外形美观、功能恢复良好的手,以便从事社交活动及生活劳动。老年人断指要考虑到有无伴有老年性疾病、身体功能有所减退、能否耐受长时间的手术及术后较长时间卧床与制动、术后能否适应抗凝、抗痉挛等药物的应用。如身体条件允许,本人要求迫切,可以再植。

(2)小儿断指再植后,由于肌腱、神经、骨骼能获得良好的结果,以及由于年龄小适应性及塑造性强,容易使各部分发育良好,任何能够再植的部分都应进行再植,决不能轻易放弃再植,并竭尽全力保证再植手指成活,以免遗留终身残缺,由此带来严重生理影响和心理上的痛苦。

(三)再植时限

再植时限是指体断离至血液循环恢复之间的时间,在这一段时间内,手指还能再植成活。断指要比断肢对组织缺血缺氧的耐受性大,但缺血时间越长,二重损伤(组织缺血缺氧损伤,再植后血液再灌注损害)越严重,达到一定程度,组织将发生不可逆的病理变化,手指再植不会成活。

断指再植的时限是相对的,它受季节温度的影响,而组织对缺血缺氧的耐受力与温度又有很大的关系。炎热高温季节,断离指体组织迅速变性坏死,其再植时限就相应缩短,而低温寒冷季节,或伤后的断指经过冷藏处理,组织变性慢,其再植时限就可适当延长。从实践中看,在常温下总缺血时间(包括热缺血和凉缺血时间)以不超过24小时为宜。文献上报道经过冷藏处理的总缺血时间为96小时仍再植成活,随着冷冻保存技术的发展,再植时限可进一步延长。

(四)断指状态

1.必须有一定的完整性

为了使指体能够成活并在后期恢复较好的功能,断离的手指应保持一定程度的完整性,再植手术方能获得成功。对于较整齐的各平面的切割性断指均为再植的适应证。凡爆炸伤指体破碎、挤压伤致指体失去原有的形状、组织结构已完全破坏,显然已无再植条件。有的外伤指体虽完整,但挫伤严重,使皮下静脉网破坏、毛细血管床、指动脉均广泛损害,这类亦失去再植条件。指体轻度挫伤,皮下散在小点状淤血斑,只要指动脉及指背静脉尚健康,也可试行再植。如断指部分皮肤缺损可利用邻指皮瓣或小静脉皮瓣移植覆盖创面后再植。

有许多完整的断指在来医院途中经生理盐水、75%乙醇、苯扎溴铵液及葡萄糖液或已融化的冰水浸泡时间较久,组织水肿或脱水,浸泡液进入血管腔及组织间隙,血管内皮细胞受到不同程度的损伤,影响成活。浸泡时间短,组织损坏较轻,可试行再植。

2.有一定的长度

指体断离后两断端分别进行清创缩短后再植,切割、电锯伤缩短很少,不影响再植的长度。而手指的长度是关系整个手外形美观的一个重要标志。如两断端破坏严重,清创时需去除较多组织,再植后手指过于短小就会失去美观及功能的意义,故无再植的必要。切割性一指多段断离伤,再植虽有一定难度,但清创中去除缩短较少,应争取再植。既往断指多指掌指关节至远侧指间关节之间的断离,对末节离断再植提及很少并有很多争议。随着显微修复外科的发展,对末节再植意见渐趋一致。对拇指、幼儿、青年及从事乐器等特殊职业者,只要末节(包括指尖)完整,能找到可供吻合的血管,均应再植。再植的末节对功能及外形均有良好效果。

3.必须能恢复一定的功能

再植的手指不仅要保证成活,更重要的是恢复其功能。如果接上去的手指不能发挥应有的功能或对整个手的正常功能不利,就不能再植。例如,一个掌指关节和近侧指间关节都遭到严重损害的手指,再植后关节不论伸直位或屈曲位融合,都不会发挥伸屈功能,反而在生活劳动中对其他指功能有一定影响。同样,一个神经、肌腱撕脱缺损又不能修复的断指,再植成活后既没有感觉功能又没有运动功能,对此类损伤就应毫不犹豫地放弃再植。相反,对具有特殊重要功能的拇指撕脱性断离,其肌腱、神经、血管从近端抽出,平面不规则,挫伤范围广,利用这些抽出的组织再植是不可能的,需动用示指的部分血管、神经、肌腱组织进行再植。此非但再植成活率高,而且术后功能恢复良好。

任何手指的缺失,对手的握持功能均有一定程度的削弱,因此,对任何有条件再植的断指均应积极再植。多个手指断离,只要有再植条件,均原位再植,手术中根据损伤程度和每个手指在整个手中所占长度比例缩短,进行原位或移位再植。只要设计合理,术后手虽比原来小,但外形仍显美观,并恢复较大捏、夹、抓、握功能。如断离的手指没有条件再植,应将有条件再植的手指移植到能发挥更大作用的指位上。

二、分类

断指是指掌指关节以远不同平面的手指离断伤,包括近节、中节和末节离断。根据手指损伤的程度可分为两类。

(一)完全性断离

断离手指远侧部分完全离体,无任何组织相连,或只有已挫伤的少许软组织相连,但在清创时必须将这部分组织切除者称为完全性断离。

(二)不完全性断离

伤指的断面有骨折或脱位,断面只有损伤的肌腱相连或残留相连的皮肤不超过手指断面周径的1/8,其余组织包括血管均断裂,断指的远侧部分无血供或严重缺血,不接血管将引起手指坏死者称为不完全性断离。

不完全性手指断离易与手指开放骨折并血管、神经、肌腱损伤者相混淆。后者相连的组织较多,尚保留一些侧支循环,不吻接血管也能成活,即使需要进行血管修复重建其血液循环以保证远端指体的成活,这种损伤也不能称为不完全性断指。

三、手术方法

断指再植是一直在手术显微镜下操作的一项比较细致而难度较大的工程,除了必须熟练掌握骨科、血管外科、整形外科等基本知识外,还必须熟练掌握显微外科操作技术,能达到稳、准、轻、巧无创伤的操作技能。根据再植的一般原则和顺序,按具体情况,灵活掌握,使手术中的每一步骤、每一环节确保无误。其手指断离再植的顺序有两种。一种是多数学者常规采用的顺行再植法,即清创→骨骼固定→伸屈肌腱缝合→指背静脉吻合→背侧皮肤缝合→指固有动脉吻合→指神经缝合→掌侧皮肤缝合。另一种是逆行再植法,即掌侧皮肤缝合→指神经缝合→指动脉吻合→屈肌腱缝合→骨骼固定→伸肌腱缝合→指背静脉吻合→指背皮肤缝合。后者优点为手术操作中不用翻手,尤其在拇指再植及小儿再植中较为方便,但在做骨骼内固定时要慎重,防止牵拉及扭伤已缝合的动脉及神经。

(一)清创

清创的目的在于使创伤、污染的创面变为相对整齐清洁的伤口,为组织修复创造条件。彻底的清创是手指再植手术成功的首要环节。应当细致准确,既要清创彻底,又要珍惜健康组织,一般先清创远端再清创近端,对多指断离,可分组进行清创,以减少手术时间,节省医师的精力和体力。

1.刷洗

剪去过长的指甲,用无菌毛刷蘸肥皂乳或肥皂,刷洗断离的手指和伤手3遍,每遍刷洗3~5分钟,然后用生理盐水冲洗干净,拭干。

2.浸泡

将伤手和离体指浸泡在1∶2 000氯己定液中5分钟,浸泡同时将创面污物、异物及血块去除。个别污染严重者用3%过氧化氢泡洗2遍,然后更换氯己定液再浸泡5分钟。

3.消毒

以碘酒、乙醇或氯己定消毒远近端皮肤,然后铺无菌巾单。

4.创面清创

创面清创全过程必须在手术显微镜下进行,以便辨认血管神经,避免损伤或切除过多组织。以小圆刀或眼科剪沿断端皮缘切除一周2~3 mm宽的皮肤。切至指背皮下时仔细辨认位于皮下的小静脉,其断端处往往有淤血点,稍加解剖即能找到指背静脉断口,一般能发现2~4条静脉在指背互相形成弓或网。如指背静脉细小或已破坏不能利用时,可在掌侧中央皮下找到静脉。指动脉和指神经位于屈肌腱两侧的皮肤韧带夹层内,用手指轻挤压断端或切开部分皮系韧带即可看到。如动脉血管回缩时可提起较粗的指神经,在神经后外侧可找到。将准备吻合的血管神经外膜以细丝线结扎以做标记,然后将整个创面的组织切除一层,直达骨面。腱鞘、肌腱、指骨均作相应的清创缩短,最后用1∶1 000氯己定液再清洗消毒。

(二)骨骼固定

指骨的内固定是再植手术的支柱。软组织清创后的指骨相对增长应将两断端指骨切除5 mm左右,小儿切除2 mm左右,以便进行软组织修复。关节附近离断者,应于远离关节指骨多咬除一些,关节处只切除少许即可,以保证关节的完整性。一侧关节面破坏、另一侧关节完整时,可将已破坏的关节清除,形成一个半关节,可留作后期关节成形,一般不主张关节融合。其固定方法可采取细钢针髓内贯穿固定。此法简单、迅速,是较常用的方法。钢针交叉固定,多用于指骨体处断离,因不通过关节固定,固定较牢,可早期作功能练习,但固定操作时易损伤血管、神经,要细心。也可用0.6~0.8 mm的钢丝固定。无论采用哪种固定方法,总的原则是选用简便易行、确实可靠、节省时间的固定方法。固定完毕,缝合骨膜或筋膜,以防止骨端分离及旋转(图6-44)。

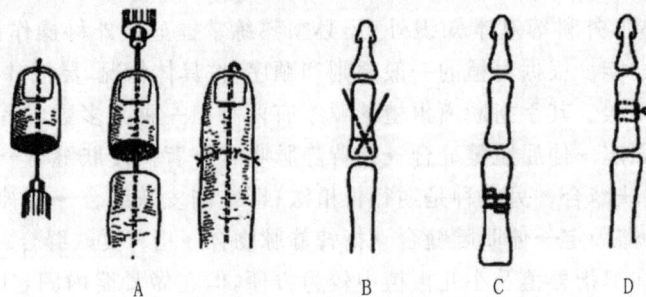

图6-44　指骨固定方法
A.克氏针贯穿固定;B.克氏针交叉固定;C.梯形截骨螺丝钉固定;D.钢丝环扎固定

(三)肌腱修复

肌腱早期修复是手指功能恢复重要一环。缝合肌腱应无创操作,细致进行,以恢复原来的解剖结构。其顺序是先缝合指伸肌腱(包括侧腱束缝合),然后缝合指屈肌腱。指伸屈肌腱用 3-0 尼龙线做间断 8 字或褥式缝合。指屈肌腱修复包括指浅屈、深屈肌腱与腱鞘,只要有修复的条件如切割伤均全部修复。断指患者常因外伤致腱鞘不规则破损,范围大,不能修复,为防止肌腱粘连,将指屈浅肌腱剪除,只缝合指深屈肌腱,也是目前常采用的一种修复方式。指深屈肌腱近端回缩力大,牵出后为防止在张力下缝合而撕裂伤,于断端以近 15 mm 处横穿一针头,使其不能回缩,以利于操作。可用 3-0 尼龙线做 Kessler 或"∞"字缝合或改良 Bunnell 缝合。肌腱对合后可在断端间断加针缝合,以充分对合,增加缝合强度和消灭粗糙面(图 6-45)。

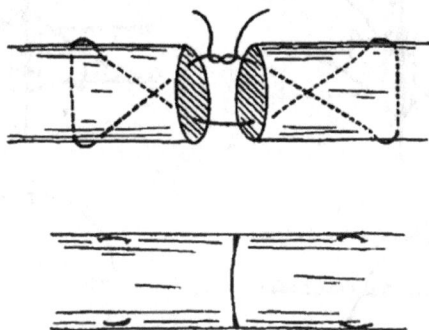

图 6-45 改良 Bunnell 缝合

(四)指背静脉修复

精细的血管吻合是再植手术成活的关键。应集中精力认真细致地吻合血管。缝合前,先将伤手置于手掌朝下、手背向上的便于操作的合适位置,手术野铺以清洁湿润纱布,以便放置针线并易发现及防止纱布纤维脱落带入血管腔。将血管周围的软组织牵开,以显露两端相对应、口径相等指背静脉。吻合之前还必须对血管质量进一步检查,如有内膜损伤必须切除,如吻合张力大,血管长度不够,可在近端充分游离指背静脉,以延长其长度。如缺损过大,可取他处静脉移植。将静脉两断端外膜剪去 2 mm,在吻合处深面用一小块绿色的塑料膜作为背景,再用肝素普鲁卡因液冲洗断端血管腔。根据血管粗细情况可选用10-0、11-0 或 12-0 无损伤针线,做两定点间断加针外翻吻合(图 6-46)。缝合质量好的血管,松掉血管夹即有静脉血通过吻合口反流至远端。小儿的血管细、娇嫩,不宜应用血管夹,可行开放式吻合。指背只要有可供吻合的静脉均尽量予以吻合,以利于再植指的血液循环(图 6-47)。

(五)指背皮肤缝合

指背皮肤缝合应在静脉吻合完毕后及时进行。缝合时和拉线打结时要避开静脉部位,防止误伤已修复好的静脉。一般选用 3-0 丝线缝合,皮肤对合后使静脉在无张力下通畅良好。手指两端的周径相差不大时,不用做锯齿状切开皮肤缝合,只做环形缝合不会压迫静脉影响回流,并且皮肤愈合后瘢痕细小,外形良好。

(六)指动脉修复

指动脉修复是手指再植术中的最重要环节,必须以一丝不苟的精神与吻合静脉相回的方法去吻合动脉。吻合前要对动脉两断端做详细检查,除注意外膜的损伤征象外,尤其重视内膜的损伤,如内膜毛糙不光滑,表示已损伤,应剪除损伤段,直至正常的内膜为止。近端血管多有回缩,外露较少,常常需要做侧方切口去寻找。血管清创完毕后松开止血带或去除血管夹让近端血管喷血,将腔内残留的血凝块喷出,如血管呈持续状喷血,一般表示血管良好。如血呈渗出或间断状喷出,甚至无出血现象,表示血管痉挛或仍有血管损伤处。在撕脱性损伤中,即便是血管外观正常及有正常出血,偶然有时也可以发生血栓。在临床上看到指动脉血栓形成要比静脉血栓形成的多。

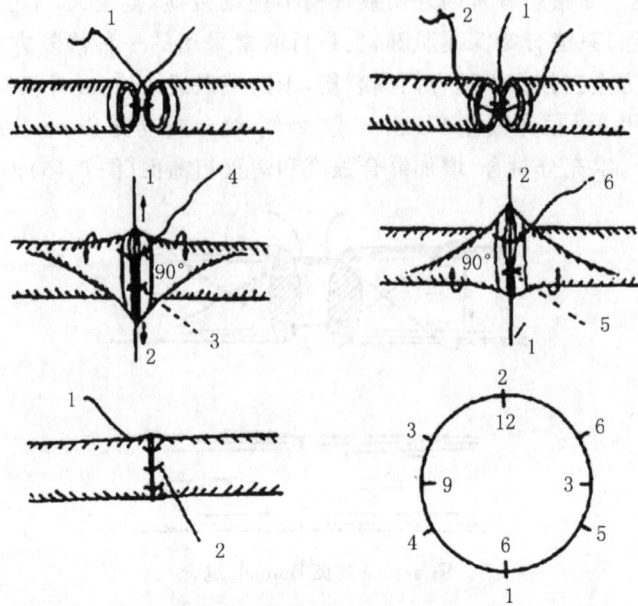

图 6-46　两定点间断加针缝合法

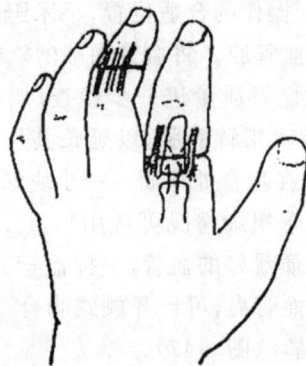

图 6-47　指背静脉吻合

　　血管缺损过多,不可在张力下勉强吻合,应采取措施,在无张力下吻合。一般可采用健侧的指动脉游离足够长度后移位于患侧与远端指固有动脉吻合。多个手指断离时,可取小静脉移植修复。实践证明,高质量的多个吻合口修复比在张力下修复要保险得多;吻合两条指动脉比吻合一条指动脉使再植指成活的机会多,而且后期无明显的手指变细及怕冷等改变。偶尔,血管痉挛是一个难题,但常常可以在局部外膜下使用3‰罂粟碱注射液得到缓解。对于顽固性痉挛,采取上述方法无效时,剥离外膜、管腔内压扩张或在已吻合的血管远端用显微镊子轻柔地夹持血管进行通畅试验,常能最后奏效(图6-48)。血循环恢复后,其征象:①萎瘪的指腹变为丰满,恢复原来的张力;②皮肤颜色由苍白转为红润,毛细血管充盈试验阳性;③指体由冷变温;④指端小切口出血活跃,血呈殷红色;⑤超声多普勒测试仪,在指端能听到动脉搏动声。

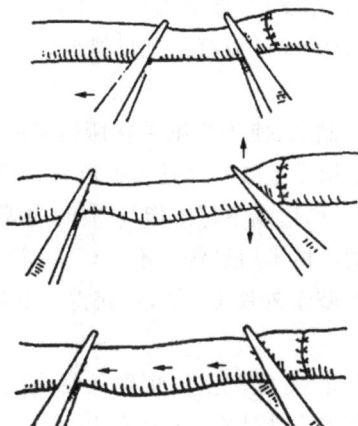

图 6-48　血管通畅试验

(七)指神经修复

早期正确地修复神经是再植手指感觉功能恢复的基础。因此,必须认真仔细修复神经,最好两条指固有神经均修复,以恢复更好的感觉。缝合神经是在指动脉修复后进行,否则会妨碍指固有动脉吻合操作。在吻接前将挫伤的神经切除,使健康的两端在无张力下用 9-0 无损伤尼龙线间断外膜缝合,一般缝合 2~4 针(图 6-49)。缝合两条神经确有困难时,可缝合一侧指神经。如缝合同侧有困难时可跨越屈肌腱交叉缝合,或取邻指的神经移位交叉吻接。根据各手指在功能上有一定区别,故一般修复主要的一侧,如拇、小指修复尺侧,示、中、环指修复桡侧指固有神经为主。

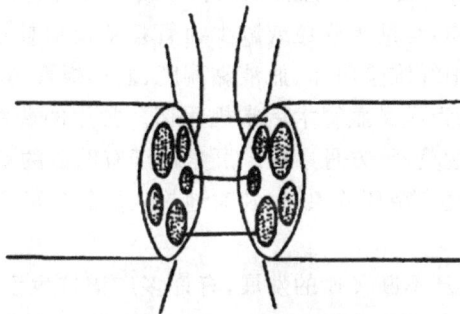

图 6-49　神经缝合法

(八)掌侧皮肤缝合

(1)血液循环建立后,掌侧皮肤要一期闭合,可能的情况下与背侧皮肤一样做环形疏松直接缝合,皮肤过紧、过长缝合都会影响手指血供。进针勿过深,以免损伤指动脉。皮肤缺损可采用邻指皮瓣成形或游离皮片移植。(2)皮肤伤口关闭后要洗去血污。先以小块凡士林纱布覆盖缝合伤口处,再以剪碎的纱布铺盖,最后以大块纱布包扎。在包扎时注意以下几点:①置手指于功能位;②敷料包扎勿过紧过松;③禁止环形包扎或并指包扎;④患指指端外露,以便观察血供和测量指温。

四、术后处理

由于手指损伤的类型、程度不一,血管吻合的质量和数量不一,伤者的体质与精神状态不同,断指再植术后可产生全身或局部的并发症,如果因疏忽而处理不及时,容易导致手术的失败。再植术后及时正确地处理是再植指成活不可忽视的辅助措施。

(一)石膏固定

再植后的手指应给予石膏固定制动,使手指维持在所需要的位置。伤者术后情绪改变随之产生过度活动而影响血液循环。一般给予上肢石膏托或夹板固定,固定时近端要超出肌肉起始点,远端要超出指端,以达充分固定目的。如远端不超出指端,有时内固定钢针尾部易钩住被褥而使患者活动扭转刺激血管痉挛。小儿断指再植术后易躁动不安,只固定一侧上肢是达不到固定的目的,需在亚冬眠疗法下用石膏夹固定双上肢于外展 60°位,可获得良好的固定效果。

(二)病房要求

再植后的患者,需要安置在安静、舒适和空气新鲜的特定病房中休息,最好不要放入普通大病房内混住,病房应有保暖设备使室温维持在 25 ℃ 左右,以防寒冷刺激诱发血管痉挛。在再植指的上方相距 4 cm 处以 60 W 灯泡持续照射,以提高局部温度。切勿放置过近以免引起烫伤,室内绝对禁止吸烟,以避免患者吸入烟雾中的尼古丁致血管痉挛,导致再植指坏死。

(三)体位

(1)术后 10 天内,患手抬高至略高于心脏水平,以利静脉及淋巴回流减轻肿胀反应;采用平卧位,禁止侧卧,以防肢体受压,影响动脉供血或静脉回流。

(2)下地后患手以绷带或三角巾悬吊于胸前功能位,以免坠积性淤血。

(四)应用防凝及解痉药物

血管吻合口的通畅主要取决于彻底清创和精确无误的小血管吻合技术。但要看到断指再植术后10 天内,容易发生血管痉挛及血管内血栓形成,导致手术失败。为保证手术后血管通畅,适当预防性应用防凝及解痉药物,有助于避免或减少血管痉挛或血栓形成。有时可获得较好的结果。此类药物确有降低血浆中纤维蛋白原、血液黏稠度、血小板聚集功能及黏附率、溶栓、扩张血管及改善微循环的作用,故成为显微血管术后常规用药。常用的药物有罂粟碱、妥拉唑啉、低分子右旋糖酐、阿司匹林、双嘧达莫、复方丹参等。肝素由于有明显的不良反应,目前已不列为常规用药。但在明显出现再植指血液循环危象时,及时地投入能起到可观的作用。

(五)应用抗生素

近十几年来,抗生素的生产不断飞速的发展,有许多广谱抗生素相继问世,抗生素的预防和抗感染的作用,在现代治疗中已充分地体现出来。因此,在手指断离再植及其他显微外科手术后的治疗中,也出现了广泛而大量地使用抗生素,用以预防和治疗术后感染。

手指断离创面是污染的创面,均有发生感染的可能。不容否认强调在手术中彻底清创是避免感染的主要措施,而不应单纯依赖使用抗生素作为预防感染的主要手段。忽视清创术,即使术后使用大量的抗生素,也并不一定能够避免感染的发生。诚然,尽管经过彻底清创,因再植手术伤口暴露时间长,潜在感染的可能性依然存在,术后抗生素的使用也是必要的。抗生素药物的选择应根据创面污染的轻重。创面污染轻的,手术后常规应用青霉素和链霉素或庆大霉素肌内注射。创面污染重的并有广泛挫伤的应用大剂量青霉素类每天 2 次,静脉滴注,还可加用甲硝唑等药物静脉投入,有利于抑制革兰氏阳性和阴性细菌。一旦伤口感染发生,除了局部换药引流外,应做细菌培养和药敏试验,以便全身给予有效的抗生素治疗。

在应用抗生素中一定要注意避免应用对血管有刺激的抗生素,如红霉素等,同时还注意防止对肝、肾的损害。

(六)血供观察

1.皮肤颜色

血液循环正常时的皮肤是红润略带微黄。指体指甲床颜色反映皮下血液循环的情况,在再植术后是最容易观察又是最可靠的客观指标。手指再植术后,早期因血管呈扩张状态,其颜色比正常指更红润。指体由红润变苍白,说明系指动脉痉挛或栓塞造成再植指缺血。指体由红润变为暗红,继而转为青紫色,甚至出现皮下水疱,说明指静脉血流受阻。指体呈浅灰色,有花斑状淤血,轻压处呈苍白状,表示静脉血淤滞,毛细血管床缺乏动脉血的灌注。

2.皮肤温度

再植指皮肤温度的高低反映手指血液循环情况。在患指和健指各定一个相同部位的测试点,用皮肤温度监测计定时测试,并作对照。测试时要移开照射的灯泡。皮温计敏感性较高,笔试测头触皮压力要均匀,以免发生误差。患指血供正常时,温度与健指几乎相等,高低只相差1~2 ℃,若指温低于健指3~4 ℃,则说明再植指血供障碍,应立即采取相应的解救措施。

3.毛细血管充盈试验

正常手指压迫指甲或皮肤处呈苍白色,去除压迫立即恢复原来红润,为毛细血管充盈试验阳性。如动脉供血不足,其毛细血管充盈缓慢或不充盈。静脉回流不畅时,毛细血管床淤血,指体呈暗紫色,压迫出现苍白区,去除压迫后迅速充盈。有时动脉栓塞,静脉仍有反流血,充盈试验缓慢,往往被认为仍有动脉血供。此试验有一定误差,只供参考,不能作为判断血供的主要依据。

4.指腹张力

通血后的指腹饱满而富有弹性。供血不足指萎瘪,缺乏张力;血液回流障碍,则皮肤青紫张力增高。

5.指端小切口出血试验

用小尖刀于再植后的指腹侧方做一小切口,一则观察手指血供情况,二则在静脉回流受阻不畅时放血可起到治疗作用。观察小切口出血,了解再植指血供情况,是一个可靠的指标。血供正常时小切口用针头挑刺出血活跃,溢出鲜红色血液。出血少或不出血,表示动脉供血障碍。如小切口流出暗紫色血液,而且速度较快,表示静脉回流障碍。

以上客观指标一般术后每30分钟或每小时观察一次,以后随时间延长及血液循环情况改变适当增加或减少观察次数。一旦发现异常情况应根据五项内容综合判断其病理变化的性质与程度(表6-1)。

表 6-1 动、静脉危象鉴别

鉴别要点	动脉	静脉
皮色	苍白	暗紫
皮温	低	低
指腹张力	低	高
小切口出血	少或不出	多呈暗紫色
毛细血管充盈	阴性	阳性

(七)血管危象的处理

再植术后发生血液循环危象的常见原因可概括为两类:一是血管本身的因素,如血管痉挛、血栓形成等;二是血管外因素,如血肿、组织水肿皮肤缝合张力过大等。血管外因素如不能及时得到解除,即可导致血管本身的改变,发生血管血栓形成与血管痉挛临床较难区别,一般原则是先按血管痉挛处理,如不显效,立即手术处理。

1.血管痉挛

包括动脉和静脉痉挛。动脉痉挛可造成严重指体供血不足,而静脉中层平滑肌稀少、口径又相对大,痉挛不至于引起回流障碍。动脉痉挛多发生于术后 1～3 天,24 小时内最为多发,少有发生在术后十几天的。其发生原因与处理措施见表 6-2。对顽固性痉挛,经处理30 分钟仍不能缓解的要手术探查。术中见动脉痉挛,可用 50% 硫酸镁液纱布湿敷,3% 罂粟碱行动脉外膜注入等措施治疗。

表 6-2　血管痉挛发生的原因、机制与处理措施

发生原因	发生机制	处理措施
温度因素	寒冷刺激可引起血管收缩;温热可引起血管扩张。指体血管对温度的反应较为敏感	若为寒冷刺激引起的小血管痉挛,就应给予适当保温,使室温提高到所要求温度,局部灯泡照射
疼痛和机械刺激	创口疼痛和骨端固定欠佳,体位变动等刺激均可引起血管强烈收缩	可针对其原因给镇痛药,加强制动。小儿多因躁动不安所致,以亚冬眠或适当镇静药使其安静入睡,即可缓解
血容量不足	由于大量的失血,又得不到充分的补充,血压下降,可引起周围血管代偿性收缩痉挛	失血后要快速补足有效血容量,以消除血管痉挛
炎症的刺激	由于清创不彻底损伤组织与感染引起炎症反应,可刺激血管引起痉挛	一旦发生痉挛要及时控制感染与引流炎性分泌物,消除压迫及刺激因素
药物的影响	术后错误地应用血管收缩药物及刺激小血管的药物,可引起小血管痉挛,影响手指的血供	禁用这类药物。一旦发生,加大应用血管解痉药物
血管受压	伤口缝合或术后纱布包扎过紧,或被渗血浸湿的纱布如不及时去除,待干燥后变成硬块物压迫血管,使指体供血不足	立即松解、更换敷料,拆除张力大的缝线。有时指体血供即可改善
吸烟	无论自己吸烟或被动吸烟,烟雾中的尼古丁吸入后可导致血管痉挛,即使吻合口已经愈合的血管仍会发生痉挛致指体坏死	一旦发现,迅速肌内注射或静脉滴注罂粟碱及妥拉唑啉等以解除血管痉挛

2.血栓形成

多由于血管清创不良、血管吻合质量欠佳、吻合口张力过大及上面所述的血管外因素等引起。一旦血栓形成,应及时进行手术探查。手术中暴露吻合的血管,可见到吻合口近端扩张,吻合口阴影增深,触之有实质感,远端血管变细,无搏动,断口血管内有血栓,血栓以下切断不喷血。如血栓局限很小,只需取出,检查内膜完整光滑,用肝素盐水冲洗,血管张力不大时可直接缝合。如血栓广泛较大,需截除一段血管,行血管移植修复,重建血液循环。同时将肝素 100～200 mg加入生理盐水 500 mL 内稀释,静脉滴注,维持 24 小时。一般维持 5～7 天后可停药。在应用期间密切注视出血倾向。

(八)功能练习

手指断离后再植,就会不可避免地使手指的动作受到一定的限制,这给人们的生活起居、劳动生产带来困难。如果术后及时进行得当的练习,会使伤手获得最大限度的功能恢复。相反,如

果术后怕痛,不注重功能练习,再植的手将会是一个僵直无用的手。

(1)积极地进行主动和被动的功能练习,是恢复手功能的简单易行和最有效的方法。可以改善伤手的血供及营养,恢复关节活动度,增加肌力,使运动逐渐协调。主动活动是主要的,被动活动起辅助作用,应鼓励和指导患者自己做主动和被动功能锻炼。值得注意的是,要对患者讲明功能练习的意义及重要性,定期检查效果,以防患者因疼痛或疏忽而放松了锻炼、错过了时机,或因锻炼不得法而未起到锻炼作用。

(2)要尽量缩短制动时间,手术后3周去除外固定,先行固定远端的关节小范围的被动活动。在指骨未骨性愈合前,骨折端已经有较多坚强的纤维骨痂连接,早期去除内固定不会出现骨折端错位。于4周去除内固定钢针,行徒手功能练习。被动练习手指关节屈、伸活动,待关节活动达到要求后,重点行主动功能练习。其活动范围应由小到大,次数要由少到多,这样会得到很好的效果。在练习过程中要避免伤者用健手揉捏指间关节,否则有害无益,会使结缔组织增生,指间关节长期增粗,从而影响了手指的活动度。

(3)除以上徒手练习外,还可借助简单的物体和器械以增加练习兴趣和效果。如用宽约6 cm的木板,握于手掌内,用以控制拇指及手指的掌指关节,使指间关节便于锻炼。揉转金属球、核桃可以练习手指及拇指伸、屈、外展、内收及协调运动。揉捏橡皮泥、握捏小皮球、圆锥体、分指板、指拨齿轮器等器械也都是锻炼手功能十分有效的方法。除了积极的练习外,在日常生活中要尽量多使用患手指,如拣划火柴、扣纽扣、系鞋带、系腰带、写字、洗衣服等。

(4)在治疗的早、中、晚期,根据病情及恢复情况给予必要的辅助治疗,如红外线、TDP、微波、音频、蜡疗、按摩等理疗。有条件时,可根据病情设计和制作支具,如单指或多指屈曲支具、单指或多指背伸支具、近侧指间关节伸直支具、拇指对掌功能支具等,术后使用可消除瘢痕、防止和矫正畸形,并能有效地进行主被动练习,以使再植指成为一个灵活有用的手指。

(赵秀瑶)

第十四节 断指再植术后晚期修复性手术

由于工业机械的使用越来越普遍,致使手指离断伤明显增多,很多患者有机会得到再植,并且使再植的手指成活,断指成活了不等于再植成功,更重要的是恢复断指功能及美观,因此再植术后晚期并发症的修复或矫治颇为重要。

一、自体骨移植术

(一)手术指征
再植时由于指骨粉碎性骨折骨缺损、骨折对合不良、内固定不牢、髓腔破坏严重,或软组织血供不良、骨感染,造成骨缺损或骨不连接者。自体骨移植术,供骨主要取自髂骨或桡骨远端的骨松质。

(二)麻醉
臂丛,取髂骨加硬膜外麻醉。

(三)手术步骤

以拇指近节指骨骨缺损为例。

(1)以指骨缺损处的横纹端侧方做纵切口长约 2 cm 直达指骨。

(2)清除指骨断端间的纤维瘢痕组织,咬除部分硬化骨,打通指骨髓腔。

(3)于桡骨远端背侧做纵切口,分层次暴露桡骨远端,根据骨缺损大小切取合适骨块,两端修成菱形,插入指骨骨髓腔,克氏针贯穿固定(图 6-50)。术后行石膏托指板固定 4～6 周。

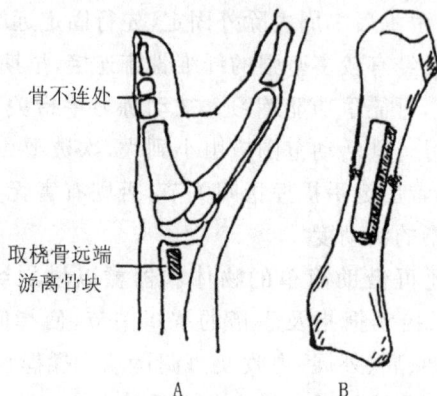

图 6-50　拇指近节骨不连髓内自体骨移植
A.取骨块;B.嵌入植骨

二、肌腱粘连松解与肌腱移植术

(一)手术指征

旋转撕脱或挤压撕脱性断指,肌腱、鞘管或肌腱床挫伤严重,或者断指平面位于Ⅱ区("无人区"),修复操作粗糙,缝合方法不当,内固定时间过长,功能锻炼欠佳,常引起肌腱粘连或断裂。需于再植术 3～6 个月后行肌腱粘连松解或肌腱移植重建术。

(二)麻醉

臂丛麻醉。

(三)体位

仰卧位,臂外展置于患侧手术台上。

(四)手术步骤

以示指二区屈指深肌腱粘连或断裂为例。

1.切口

在示指掌侧做 S 形或 Z 形、侧正中、掌侧斜切口至合适长度,仔细分离,避免损伤指固有动脉及神经,暴露指屈肌腱(鞘)。

2.肌腱松解术

锐性分离或以肌腱剥离子,向远近端分离肌腱直至完全松解。注意保护滑车的完整性,特别是环状韧带 2(A_2)和 4(A_4)的完整,否则手指屈曲时会产生弓状畸形,影响手指的屈曲功能,如滑车已破坏不能保留,则重建屈肌肌腱滑车。术后第 2 天换药后即在保护下进行主被动功能锻炼。

3.肌腱移植术

(1)对肌腱已断裂或粘连变性严重者,则需行肌腱移植重建术。在原手术切口基础上,远端切至末节指腹。手掌部于远侧掌斜纹开始,向近端做 3~4 cm 弧形切口(图 6-51)。切开皮肤、皮下组织及掌腱膜,掌腱膜应与皮瓣一同掀起,注意勿损伤掌浅弓血管及指总神经。显露手指和手掌部腱鞘后,锐性切开腱鞘(注意保留 A$_2$ 和 A$_4$ 滑车),切除变性肌腱和瘢痕,指浅屈肌腱止点切断、切除。

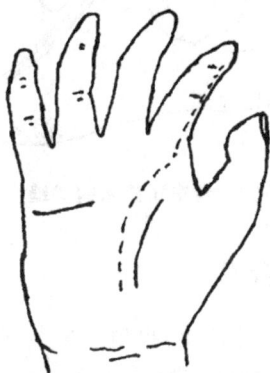

图 6-51　示指屈指肌腱松解移植切口

(2)指深屈肌腱远端于抵止部切断,近端游离至无瘢痕正常组织或在蚓状肌水平切断,部分指深屈肌腱顺行撕脱破坏,可选同指或邻指屈指浅肌作为动力肌。在腕部及前臂中段做两个横切口,根据缺损长度取掌长肌腱(图 6-52A)。将移植肌腱一端缝于近端动力肌腱,并用蚓状肌包埋以防粘连,另一端穿过保留或重建之滑车,根据 Schneider"手指阶梯排列"调整肌腱张力,用抽出缝合法固定至末节指骨或屈肌肌腱远侧断端上(图 6-52B)。术后石膏托将患指固定于屈曲位 4 周,拆除石膏,循序渐进行功能锻炼。

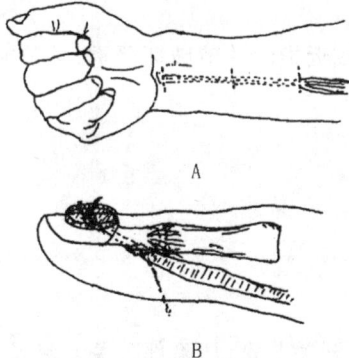

图 6-52　取掌长肌腱(A)与指深屈肌腱重建(B)

4.滑车重建术

屈肌腱滑车已破坏或肌腱松解后残留的滑车系统不能有效地发挥作用,或肌腱移植重建时必须重建滑车(主要是 A$_2$ 和 A$_4$ 滑车)才能有效地恢复手指功能。切口同示指屈指肌腱松解移植切口,充分显露所有屈肌腱滑车系统,切除瘢痕化的肌腱和周围瘢痕,但必须保留没有瘢痕的正常腱鞘。应用切除不用的指浅屈肌腱、腕或踝屈肌支持带、掌长肌腱,做成长约 6 cm、宽约 0.25 cm 腱条,如果原屈肌腱鞘仍有满意的骨纤维边缘,将肌腱与其编织后再用褥式缝合固定。

如果骨纤维边缘不完整，可将肌腱条围绕指骨包绕一周，并与自身用褥式缝合固定（图 6-53）。术后根据屈肌腱松解或移植重建情况采取固定或有计划的功能锻炼。

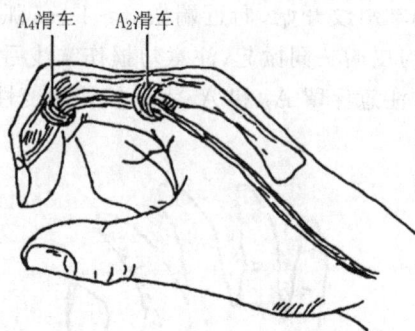

图 6-53　滑车重建术褥式缝合固定

三、关节功能重建与关节融合术

断指离断平面位于关节或关节破坏严重，再植后关节强直于非功能位，畸形严重，影响功能，或远端指间关节离断后槌状指畸形，指伸肌腱止点无法重建，需做关节功能位融合术。第 2～5 指掌指关节离断或关节破坏功能丧失对功能影响较大，而且影响其他手指掌指关节活动度和力量，或术后伴有创伤性关节炎疼痛严重，可行吻合血管跖趾关节移植重建术或人工掌指关节置换术。

（一）吻合血管跖趾关节移植术

手术具体内容见相关章节。该手术适用于重要示、中指单指掌指关节或近指间关节移植，但术后移植关节屈曲活动度限制在 30°以内，术前应慎重评估手术适应证。

（二）人工掌指关节置换术

1.适应证

掌指关节平面再植术后掌指或近指间关节破坏严重、关节非功能位畸形无法矫形，而皮肤软组织条件尚可者。

2.麻醉

臂丛麻醉。

3.切口设计

关节背侧横切口。

4.手术步骤

（1）牵开伸肌腱暴露并纵行打开关节囊，切除部分关节囊及术野内所有滑膜组织。

（2）咬骨钳修整关节面残余骨组织，用髓腔锉逐号扩大两端骨髓腔，以容纳假体柄。

（3）在试模植入并确定尺寸后将安装假体套上金属环后按近远顺序插入髓腔，复位假体关节。

（4）复位伸肌腱，并缝合固定伸肌腱两侧，恢复其对线并防止肌腱滑脱导致指体偏移，关闭切口。

5.术后处理

将移植关节伸直位固定 3 周后拆除（骨移植患者延长至术后 4～6 周）。在指导下功能康复训练。

（三）指间关节融合术

1.适应证

关节破坏严重,遗留严重创伤性关节炎,关节强直于非功能位,采取其他手术方法无法恢复功能,软组织(如肌腱、关节囊等)缺如无法重建者。

2.麻醉

臂丛麻醉。

3.体位

仰卧位,臂外展置于侧方手术台上。

4.切口设计

背侧 S 形或 Z 形、指侧方纵切口。

5.手术步骤

(1)逐层分离,暴露关节。

(2)切开骨膜及关节囊。

(3)以骨刀将近指间关节截骨呈掌屈 40°,远指间关节掌屈 30°位(图 6-54)。

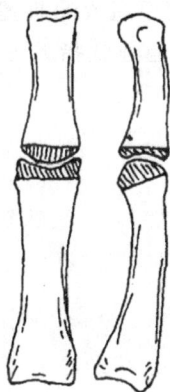

图 6-54　指间关节融合术

(4)交叉克氏针固定,必要时取骨松质移植,以促进早期愈合,闭合切口。

(5)术后处理:术后石膏托固定 4～6 周。

四、畸形矫正术

对断指条件较差,但断指指功能重要,尽量保留再植长度导致骨断端未能精确对位,或因内固定欠妥造成成角、旋转或屈曲畸形,以及瘢痕挛缩造成的侧方成角畸形等,影响外观及功能,需二期(术后半年)行矫正手术。

（一）成角、旋转畸形矫正术

(1)麻醉:臂丛麻醉。

(2)体位:仰卧位,臂外展置于手术台上。

(3)切口设计:以畸形的顶点为中心,于手指侧面正中做纵向切口。

(4)手术步骤:①切开皮肤、皮下组织,注意保护指动脉及神经。②切开畸形部位骨膜,并向两侧剥开。③根据成角畸形及旋转角度,用骨刀做楔形截骨或将指骨截断。④矫正后以交叉克氏针或指骨钢板内固定,闭合切口。详见图 6-55。

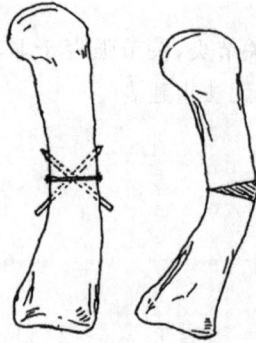

图 6-55　指骨畸形愈合截骨矫形术

　　(5)术后处理:患指石膏托(夹板)外固定,逐步进行功能锻炼,4～6 周骨折愈合后去除外固定,加大功能锻炼力度。

　　(二)锤状指及纽孔畸形矫正术

　　因肌腱缺损修复困难或遗漏修复侧腱束造成的肌腱张力不平衡所致的锤状指畸形、纽孔畸形等,可二期行肌腱移植修复或重建术。但锤状指畸形修复效果往往欠佳,如畸形严重影响功能,可行远指间关节融合术。

(赵秀瑶)

第七章

整形外科修复

第一节 头皮的缺损与修复

一、头皮缺损的病因、分类及治疗原则

(一)病因

1.损伤

损伤是头皮缺损最常见的原因。深度烧伤、冻伤、强酸或强碱烧伤、电击、切割伤、撕脱伤、大剂量放射线照射等,均可使局部软组织缺损和坏死。

2.肿瘤

头皮的恶性肿瘤、良性肿瘤,以及斑痣在切除后可造成软组织缺损。如神经纤维肉瘤、皮肤癌、血管瘤、色素痣等,均需整形外科方法修复缺损。

3.感染

细菌感染可引起广泛软组织破坏,继而产生不同程度软组织缺损。

4.先天性软组织缺损

由于遗传因素或胚胎发育过程障碍,致患儿出生时头皮有不同程度的缺损。临床少见,常合并有颅面部器官畸形。这类缺损严重影响外貌及生理功能。

(二)分类

1.原发性缺损

因发育障碍所致的头皮缺损。

2.继发性缺损

因肿瘤等病变切除或外伤、感染等后遗的继发性头皮缺损。

(三)治疗原则

(1)根据软组织缺损的大小、深度、功能和美观的要求选择修复方法,以就近、从简、效果好为原则。首先要保证缺损的修复;其次在选择修复方法和材料时,应兼顾功能和形态的修复。

(2)修复时机的选择:①损伤所致瘢痕形成,一般在伤后 6 个月,以瘢痕软化、稳定后手术修

复为宜;②感染致软组织缺损,需经换药或清创,感染基本得到控制后,方能施行缺损修复术;③肿瘤病变手术切除后的缺损,可立即修复。

(3)头皮血循环丰富,修复过程中尽量保留和利用残存的正常组织或间生态组织,不可任意切除、摒弃。

(4)颅面部为暴露部位,易污染,感染是影响术后能否一期愈合及修复效果的重要因素。头皮因毛发丛生,常夹杂污垢及致病微生物,故术前必须剃光头发,彻底清洗、消毒。术中的无菌操作,术后的正确护理、预防感染,也是重要的措施。

二、头皮缺损的修复

头皮缺损的修复方法,根据其缺损的范围、深度、损伤性质而定。

(一)部分头皮缺损的修复

1.直接缝合法

头皮缺损较小在 1 cm 左右者,可在潜行游离创口周围头皮后,直接拉拢缝合。在缝合有张力时,可在创面两侧距离创缘 3～4 cm 处做减张切口(图 7-1),或在助缝器牵引下缝合。

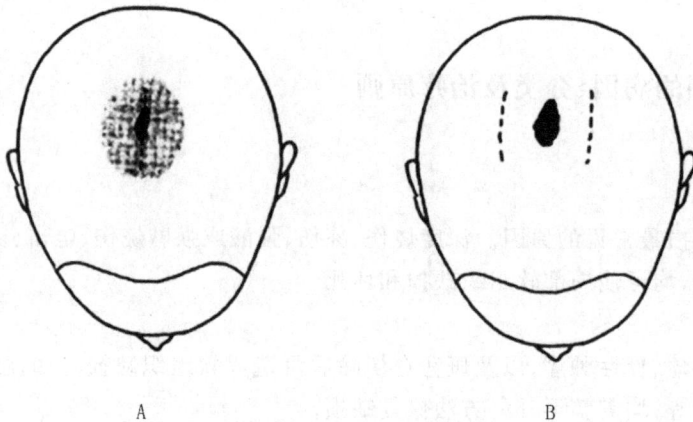

图 7-1　头皮小范围缺损的修复

A.潜行剥离;B.松弛切口

2.局部皮瓣法

头皮较小区域的缺损,不能用直接缝合法闭合创面者,可在头皮缺损附近的正常头皮组织部分,根据缺损的大小、形状、部位,设计一个或多个乃至整个头皮的皮瓣(图 7-2)。在帽状腱膜下掀开各皮瓣,充分展开,反复以旋转-推进-交错方式,进行试转移,直至最佳覆盖缺损,无张力缝合。

由于头皮血液循环丰富,设计局部盛瓣可超过肢体传统皮瓣设计长、宽为 1.5:1 的比例。蒂部应位于颞部、耳后、额部或枕部,以保证皮瓣内含知名动脉。旋转后的皮瓣缝合应无张力。缝合后,皮瓣下应放置引流条并加压,以避免血肿形成。

3.游离皮片移植

缺损过大,无法用局部皮瓣修复者,只要缺损区骨膜存在,可切取中厚或刃厚度片,制成大张或邮票状的皮片,平铺于缺损区,将皮片缝合固定于创缘,或用网眼纱布固定皮片加压包扎。术后 10 天皮片成活后拆线。

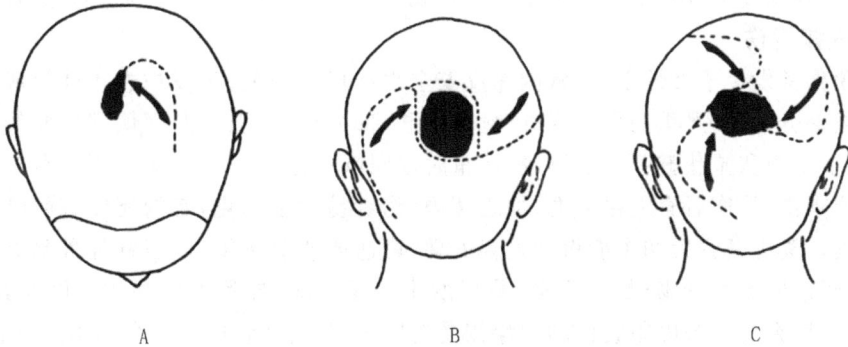

图 7-2 头皮局部皮瓣转移修复头皮缺损
A.单瓣法；B.双瓣法；C.三瓣法

(二)全头皮缺损的修复

1.颅骨钻孔后肉芽创面植皮

在颅骨外板每隔 0.5 cm 钻孔至板障层，见出血为度，用油纱布加压包扎。术后隔天换药，抗生素盐水纱布湿敷包扎，待板障肉芽组织长满后，取自体刃厚或薄中厚皮片移植覆盖创面。这是最简单方便、最有效的手术修复方法。缺点是需时较长，无头发生长。

2.游离大网膜移植中厚植皮

头皮缺损面积大且形状不规则，有颅骨或硬脑膜外露，或已有轻度感染征象者，可行血管吻合大网膜游离移植覆盖创面。

剖腹后，在胃大弯侧，自左向右逐一结扎右胃网膜动、静脉向胃大弯缘发出的分支，切断大网膜附着于横结肠的网膜蒂和左胃网膜动、静脉。取出含右胃网膜动、静脉为供区血管的大网膜。将大网膜平铺于头部创面，在手术显微镜下行右胃网膜静脉与颞浅静脉，右胃网膜动脉与颞浅动脉端端吻合。网膜血液循环重建后，在股部取中厚皮片覆盖于网膜上，间断缝合固定，适当加压包扎。

切取大网膜面积应较创面大 1/4 为宜，以保证既无张力又不折叠。游离大网膜，结扎胃-网膜血管应紧贴胃大弯进行，保证血管结扎牢固，避免出血。手术操作宜轻柔，避免腹内过多操作导致术后腹腔粘连。尽可能使切取的大网膜血管蒂够长，以便于无张力吻合血管，并使皮片与网膜紧贴，不留无效腔。对皮片的加压包扎松紧度适中，避免过紧压迫血管，影响大网膜血液循环。

大网膜游离移植中厚植皮由于手术难度较大，对身体创伤也较大，且修复后效果并不优于颅骨钻孔植皮法，故不作为修复全头皮缺损的首选方法，仅在有大块颅骨坏死、需行颅骨修补时选用。

3.游离皮瓣移植

适用于较大面积的头皮缺损，有颅骨或脑膜外露，不能接受游离植皮或皮瓣转移术的治疗者。彻底切除头皮的病变组织，切开颞侧耳前皮肤，解剖出颞浅动、静脉。根据缺损范围，可选用肩胛皮瓣、背阔肌皮瓣、腹股沟皮瓣、前臂皮瓣和股前外侧皮瓣等作为供区。以皮瓣营养血管束为轴，按略大于缺损区的皮瓣轮廓线切取皮瓣。将游离皮瓣平铺于头部创面，皮瓣缘与创缘缝合数针固定。在显微镜下，皮瓣的静脉、动脉与颞浅静脉、动脉行端端吻合。血管接通后彻底止血，缝合创缘。

供区宜选择较为隐蔽的部位。移植皮瓣在血管吻合成功后，常渗血较多，应注意止血和防止失血性休克,并在皮瓣下放置引流条。术后严密观察血循环情况,若出现血管危象,应即时处理。

(三)头皮撕脱伤

头皮撕脱伤常发生于女性工人,常因违反安全生产操作规程,头发拔卷入轧轮或皮带中,而致头皮全部或部分撕脱,严重的可连同耳、额部皮肤、部分眉毛、上睑及面侧部皮肤等一并撕脱。通常皮肤、皮下组织和帽状腱膜一起撕脱,严重时连同颅骨骨膜也一起撕脱,甚至伴有颅骨损伤。由于头皮血液丰富,受伤后有大量失血,加之疼痛,伤者易发生休克,有的还伴有颅脑损伤,接诊时应仔细检查。头皮撕脱后如未能得到妥善处理,可造成严重感染,以至颅骨骨髓炎、颅内感染和败血症等,或造成慢性溃疡,长期不愈,最后发生严重挛缩,导致上睑外翻及面部其他严重畸形,并遗留永久性秃发。头皮撕脱伤的治疗按受伤后早期、晚期和后期3个不同阶段进行不同的处理。

1.早期处理

(1)抗休克:大片或全部头皮撕脱伤,患者常因疼痛及大量失血而发生休克,故首先应测定其血压、脉搏、呼吸等,并仔细检查其头皮撕脱区有无活跃的出血点,如有应立即结扎。同时检查头颅骨有无骨折,脑损伤的症状、体征及身体其他部位的合并伤。若患者已处于休克状态,则应予输血、输液,以纠正其血容量的不足,并给以镇静止痛药物,使其能配合治疗。在休克被纠正前严禁行头颅清创术。

(2)清创缝合:一般应争取在受伤后12小时以内行清创治疗,伤口可望一期愈合。如超过12小时,但创面较为清洁,仍可按早期治疗原则处理;如头皮未完全脱离,则尽可能保留其相连处的头皮;如果与头皮相连的蒂部较宽,并有知名血管相连接时,虽大块撕脱,亦可保留;如头皮完全撕脱,则应用游离皮片覆盖;若有较大的骨膜缺损(大于3 cm),则应考虑皮瓣或其他方法修复之。

(3)处理步骤及方法:手术宜在全身麻醉下进行。先彻底清创,剃净头发。有油污的头皮应用汽油或肥皂洗净后,按以下方法处理。①部分撕脱:如被撕脱的头皮仍有部分与头部相连,而无严重挫伤,可观察头皮远端血运情况,逐步修剪,直至出血旺盛为止,然后将撕脱的头皮缝回原处。②完全性撕脱:国外曾有人报道将完全撕脱的头皮于清创后缝回原处,加压包扎而获成活。但在绝大多数情况下,包括帽状腱膜的全层头皮,在撕脱时常伴有挤压与挫伤或撕裂伤,原位缝合后,很难重新建立血运,结果将导致头皮坏死、继发感染,反而延误了创面早期愈合。故除游离头皮中知名动、静脉可与受区血管做吻合者外,目前一般不主张将撕脱的头皮进行简单的回植。有人主张将撕脱的头皮修去皮下组织和帽状腱膜后作为全厚皮片进行移植,以期能使毛发重生,但因组织仍然过厚、不易成活或成活后毛发难于再生致效果不佳,若头皮挫伤严重更不易采用该法,否则将导致头皮坏死和感染。目前,临床上对全头皮撕脱伤常采用下列方法处理。

游离皮片移植法:游离头皮无挫伤或擦伤,可以考虑将其切为中厚皮片再回植于头部创面上,如仍嫌不足可再在其他部位切取皮片移植修复。该法在骨膜完整时效果较好;如果撕脱的骨膜面积较小,则植皮片亦有可能存活;如果骨膜大片撕脱,邻近可形成筋膜或肌肉瓣,可将其转移覆盖裸露的颅骨,再在其上植游离皮片;如无组织瓣可转移时,可凿去一层骨外板或骨皮质,直至有较密的出血点时,再在其上植游离皮片也有可能存活。

血管吻合法:若撕脱的头皮有一定完整性,其上又可分离出知名动、静脉者,则具有显微外科手术的条件可采用此法。方法为先对撕脱的头皮组织块剃发,用0.1%苯扎溴铵(新洁尔灭)和生理盐水反复清洗头皮,再在其相应的颞部、耳后、枕部皮下组织与帽状腱膜之间解剖出颞浅血管、耳后血管和枕部血管断端,用肝素和生理盐水冲洗,修整断端。头部创面常规清创后,解剖显露颞浅动、静脉,耳后动、静脉,枕动、静脉等受区血管。将撕脱的头皮组织块原位放回头部创面,端端吻合颞浅静脉和颞浅动脉,间断缝合头皮创缘。如血管过短也可用静脉移植的方法补救。再植头皮一般选择颞浅血管吻合,成功率高。接通血管后,若部分头皮血运不良,应在相应部位再吻合一组耳后或枕动、静脉。用此种显微外科吻接血管的方法,将撕脱的头皮再植成功后头发能再生,是一种理想的修复方法,国内外均有成功报道。但临床多见撕脱的头皮毁损严重,失去了再植条件。

游离皮瓣法:在身体适当的部位,设计大小合适的带蒂皮瓣,待头部清创完毕,并将一侧颞浅动、静脉蒂部解剖后,再将皮瓣血管蒂切断,与受区(颞部)血管吻合。大网膜游离吻接血管移植皮片移植:若有大片骨膜撕脱,无法植游离皮片时,如患者条件允许,可考虑用大网膜血管吻合加皮片移植的方法覆盖头部创面。上述几种血管吻合的方法必须首先考察创区血管情况,若切取皮瓣后无法取得良好血管重建效果,无疑将增加患者的伤痛,贻误治疗。颞部受区动、静脉应避免使用有撕裂或挫伤的部分,如有损伤应切去已损伤的部分,选择血循环良好的动脉端进行吻合;若血管蒂长度不足,可行静脉移植术。有条件时应力争多吻接 1～2 条静脉,以保证皮瓣的血循环。全头皮血管吻合再植时,动静脉吻合比率宜为(1:2)～(2:3)。另外,为尽量缩短手术时间,保证手术的成功率,可分两组人员同时进行头颅清创和头皮(皮瓣)准备。

2.晚期处理

早期患者未能得到合适的治疗,如将撕脱的头皮原位缝合,可致头皮坏死,进一步引起创面感染,患者有疼痛、发热、食欲缺乏等全身症状,治疗时应首先控制感染,给予必要的抗生素,再输液或输血维持体液平衡,并加强营养。但最主要的还是要除去感染源,切除坏死或感染的头皮,创面进行湿敷引流,以控制局部感染。待创面出现鲜红肉芽组织时,即可用中厚皮片覆盖,以封闭创面。在头皮植皮应以大块移植为主,而不应用小块或邮票状植皮,因这种植皮后,皮片间隙处常有较多的瘢痕组织,其上为一层极薄的上皮,由于基底血液供应较差,表皮容易受损而溃破,从而形成慢性溃疡。

在有颅骨外露时,待感染控制后,可凿除骨外板直达出血的创面,或用密集钻孔的方法,达到出血的骨松质即可,但不可钻入内板。肉芽逐渐从钻孔处长出,待肉芽布满创面,即可植以薄皮片。有时可等待坏死的骨外板脱落后再行植皮,这往往要等待较长的时间。

3.后期修复

头皮缺损修复的目的包括创面的消除和头发的恢复。头皮撕脱伤有头皮缺损的患者经早期植皮,皮瓣修复,创面愈合后就可装配假发,一般可达到满意效果。但在未经妥善处理的病例中,如皮片移植后有部分坏死或以小块(邮票)皮片移植的患者,经过很长时间,虽然创面最后愈合,但往往出现一种不稳定性的瘢痕,反复发生慢性零星溃疡,脓痂积滞,并有瘢痕挛缩,造成上睑外翻等畸形。对于这种遗留的瘢痕,无论有无溃疡,都宜再做整复手术,将瘢痕全部切除,重新行组织移植。对部分头皮缺损病例,特别是缺损部位位于额颞区者,而残留头皮面积足够,可采用头皮转移瓣或头皮扩张术后头皮移位的方式修复缺损区,以达到恢复暴露区头发、改善外形的目的。

(四)头皮和颅骨的烧伤

头皮是烧伤的常见部位,颅骨烧伤则多见于电击伤。两者的治疗原则与身体其他部位的烧伤处理原则相同。头皮由于厚实,血运丰富,又富于毛囊、皮脂腺等上皮结构,故大部分浅度烧伤创面愈合迅速。通常采用暴露疗法,保持创面干燥,促进干痂形成。

Ⅰ度烧伤创面争取痂下愈合,如继发痂下感染或积脓时,应及时湿敷,脱痂引流。

Ⅱ度烧伤者由于早期深度不易辨认,且头面部血运丰富、毛囊多而深,故不宜早期切痂。头皮Ⅱ度烧伤创面在保持局部清洁后,其愈合时间较其他部位烧伤短。

头皮Ⅲ度烧伤的处理较复杂。单纯头皮Ⅲ度烧伤,应尽早争取切痂,然后在健康的骨膜上进行植皮,如能行局部皮瓣或吻合血管的游离皮瓣转移修复,效果更好。头皮全层烧伤时,需待界限清楚后方可进行坏死头皮切除和植皮消除创面,待二期再应用带发头皮瓣做秃发区修复。

头皮和颅骨同时烧伤的病例,传统的治疗多趋向于保守。钻孔或凿除颅骨外板或等待坏死的颅骨分离脱落,创面生长肉芽组织后再行植皮,不仅拖延时间,而且愈合的瘢痕和皮片常因轻微的创伤而反复破溃,常需多次手术整复使创面愈合稳定。近二十年来,对头皮合并有颅骨烧伤病例多采用积极的治疗方法,即早期切除坏死的头皮,用邻近的头皮皮瓣一期覆盖失去活力的颅骨,以保护颅骨。在缺乏局部皮瓣利用的病例,则争取应用远处皮瓣或借小血管吻合游离皮瓣、肌皮瓣、肌肉瓣、筋膜瓣或大网膜的移植覆盖颅骨。裸露或烧伤的颅骨如能及时应用带血运的软组织覆盖,即使是全层颅骨烧伤,仍可做原位骨移植而保存下来,使之重建血运,形成新骨,避免了颅骨因裸露继发感染、坏死或因早期切除死骨的危险性,以及由于颅骨缺损带来的并发症和后遗症。

(五)先天性头皮发育不全

先天性头皮发育不全以女性多见,80%发生在顶枕部中线或中线附近。通常为一个部位,多部位的占28%。部分患儿合并有身体其他部位的畸形,如先天性心脏病、唇腭裂、手指畸形等,若合并有脑积水或脑脊膜膨出则预后较差。其发病原因至今未明,可能与染色体异常、胎盘梗死或羊膜粘连等因素有关。

临床表现为患儿出生时头皮存在秃斑或溃疡,大小不等,直径一般小于 2 cm。常合并有相应大小的颅骨缺损,此时基底可见脑膜。小面积的头皮缺损经缺损边缘的上皮爬行可自行愈合。缺损较大时常因感染、出血而导致死亡。

治疗以保守为主。保持头皮溃疡湿润,用生理盐水或抗生素溶液纱布湿敷,以防感染和出血,促进溃疡边缘上皮生长,使创面自行愈合。合并有颅骨缺损的病例,如面积不大,可以用局部头皮瓣覆盖者,可考虑早期手术。新生儿的头皮薄而娇嫩,血运较差,手术时应注意皮瓣血运。在头皮缺损自行愈合或经手术修复后,较小的颅骨缺损常能自行闭合。较大的颅骨缺损常难以自行闭合,应依据缺损大小择期行缺损的修复术。

(六)瘢痕性秃发

头发的缺损严重影响人的容貌和仪表,尤其对中青年,秃发会造成精神上的巨大痛苦。

瘢痕性秃发是指由各种原因,如头皮烧伤、创伤、病损切除植皮或远位皮瓣转移修复后遗留瘢痕,而产生的秃发畸形。瘢痕性秃发的治疗主要采用手术疗法,治疗原则是将残存的健康有发区进行重新分布,尽量缩小和消除秃发区,或将明显暴露部位的秃发区转移至隐蔽的部位,以达到美容的效果。

1.头皮再植术

头皮完全断脱或部分断脱有严重血循环障碍、撕脱的头皮有一定完整性、有可供吻合血管者,可接受头皮再植术。

2.游离皮片回植术

无条件行头皮再植术者,可将撕脱的头皮,用鼓式取皮机制成中厚或刃厚大张皮片,回植于头皮缺损区,与创缘间断缝合固定,加压包扎。术后 10 天皮片可成活。

3.局部皮瓣转移

对于较小的瘢痕性秃发,可先切除瘢痕,再在其两侧做 S 形切口,形成 2 个头皮瓣,沿切口切至帽状腱膜下间隙,掀起皮瓣旋转至秃发区。供瓣区可直接拉拢缝合。

4.带毛囊全厚头皮游离移植术(插秧法)

对秃发区广泛,而其深层有较丰富的皮下组织,即有良好的受植床,而正常头皮头发生长茂密者可用此方法。手术方法如下所述。

在秃发区切割边长 4 mm 的方形受植床,以左右间距 2 mm,前后间距 4 mm 为宜,深达皮下组织层。在耳后枕部头发茂密区帽状腱膜浅面,沿毛囊生长方向,切取 1～2 cm 宽的头皮条,肉面朝上,分割成边长 4 mm 的小方块,平整嵌入已形成的受植床内,缝合固定 1 针(图 7-3)。用油纱布覆盖、加压包扎。供区直接拉拢缝合。

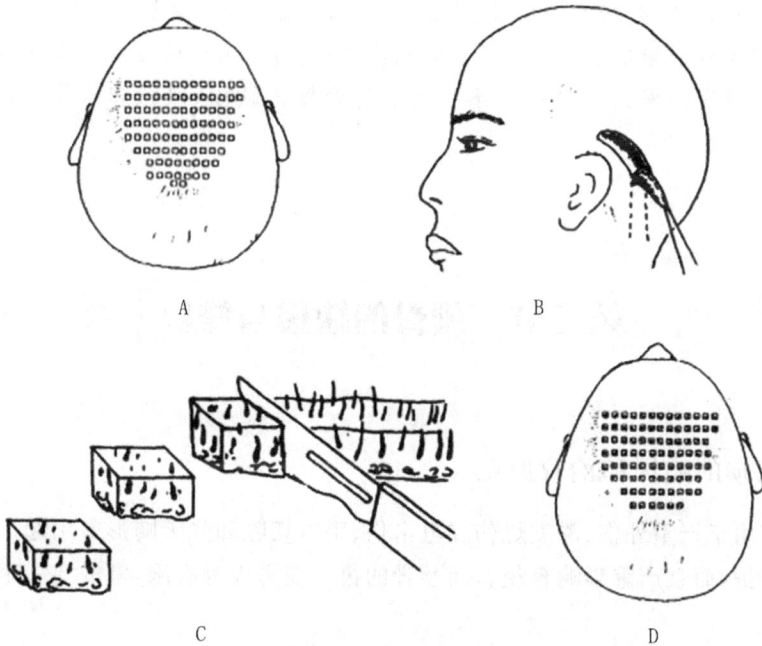

图 7-3　全厚头皮游离移植术修复秃发畸形
A.秃发区受植床的准备;B.切取带头发的全厚头皮条;C.修剪
头发条,切割成边长 4 mm 的方形;D.移植于准备好的受植床

近年有用毛发再植器械,在秃发区做出受植床,在供发区进行束状毛发切取。每束毛发 5 根左右,插入受植床,不缝合,油纱加压包扎,其头皮成活率较上述带毛囊全厚头皮游离移植略差,但操作简单,无供发区创面暴露为其优点。

5.带蒂轴型皮瓣移位法

对于额顶部秃发,可以颞枕部较隐蔽区的皮瓣来修复秃发。手术方法为以颞浅动脉顶支、枕动脉主干为轴心线,自颞侧耳上经顶结节弧形转向枕部粗隆外侧,设计皮瓣宽 3 cm、长 15 cm,蒂在颞侧耳上的头皮瓣。从远端向蒂端掀起皮瓣,旋转至额顶部,修复无发区,供瓣区直接缝合。若秃发区宽,在对侧可用同样方法形成皮瓣,覆盖残余无发区。此法为有血供的头皮移植术,由于移植全层皮片小,容易成活,并有毛发再生。但移植皮片的数量及再生毛发的数量均有限,对严重秃发者难以满足毛发再生的需要。为使植皮成活,适当固定皮片十分重要。

6.头皮扩张法

任何原因引起的秃发,在秃发区周围有生长良好的头发区、无颅骨缺损或病变者可用该法修复。手术方法为在与正常头皮交界的秃发瘢痕侧做小切口,向正常头皮方向钝性分离帽状腱膜下间隙,形成一略大于扩张器的腔隙,置入扩张器。切口愈合拆线后 3 天开始注水,每周 2 次,每次注水量为扩张器容量的 10%～20%。达到预期扩张容积后,行二期手术。在瘢痕与正常头皮交界处切开头皮,直达扩张器留置间隙,取出扩张器,切除无发区。将扩张的头皮掀起,以推移、旋转、交错方式移位,覆盖无发区,形成平整自然的发际线。供瓣区直接缝合。

该方法要选择好合适的扩张器,一般 3 mL 容量可修复 1 cm² 的缺损。要求被扩张的头皮面积一半用于修复缺损,一半用于覆盖供区。一个扩张器不够,可放置两个,甚至多个。在扩张过程中,若发生头皮坏死,扩张囊外露,应停止注水,取出扩张器,提前行修复手术。头皮是扩张术适用的特区,是治疗效果最好的部位。正常头皮经扩张后,可获得额外头皮,既修复了缺损区,又避免了供瓣区继发秃发。一次扩张不一定能完全修复缺损,可行多次扩张,直到完全消灭秃发。

(张景坤)

第二节　颅骨的缺损与修复

一、颅骨缺损的病因和治疗原则

颅骨缺损多由于严重外伤、深度烧伤和电击伤、手术切除和先天畸形等引起。颅骨缺损使脑组织失去重要保护,而且严重影响容貌。而颅骨的再生能力极为有限,常需要手术整复。

(一)病因

1.外伤

火器伤、车祸伤、锐器伤和工伤等均可导致颅骨的骨折,甚至缺损。这是颅骨缺损畸形最常见的病因,并常伴有头面部其他部位软、硬组织的损伤和缺损。

2.烧伤

颅骨的烧伤一般与头皮烧伤伴发。因颅骨主要为骨膜供血,颅骨烧伤后常因营养不良、不易恢复而发生坏死;若继发感染,可致颅死骨分离,形成缺损。一般热烧伤较少引起颅骨的缺损,而电击伤则常伴有颅骨的损伤。

3.其他

因病变侵犯或根治需要,常需要切除部分颅骨而造成颅骨缺损。该类缺损术前应有充分准备,尽量争取同期修复。头颅的先天畸形常伴有颅骨缺损畸形。

(二)修复原则

颅骨板的外层缺损一般可自愈,且对容貌和功能影响轻微,不需手术修复。但颅骨较大范围的全层缺损使局部脑组织失去了骨骼保护,易受外伤,故必须予以修复。

(1)局部应有健康的软组织覆盖。颅骨缺损往往合并有头皮等软组织的损害,造成瘢痕粘连和坍陷等畸形。因此在进行颅骨修复以前,必须首先检查局部软组织情况。如局部头皮或皮肤组织瘢痕较少,且历时较久,已变得柔软,术中可与基底硬脑膜分离者,可考虑做一次性颅骨缺损修复;反之,如局部头皮或软组织缺损,或有瘢痕形成并与深部组织粘连时,应先做头皮修复。采用局部头皮瓣、头皮扩张、远位皮瓣或血管吻合游离组织移植等方法,使颅骨缺损部位有健康的软组织覆盖,同期或后期再行颅骨缺损修复。

(2)局部软、硬组织应无感染。如有炎症必须在炎症控制、局部情况稳定后3个月才能手术。

(3)皮肤切口应尽量位于颅骨缺损区以外。采用冠状或瓣状切口,避免直接在缺损区表面做切口,因一旦皮肤切口裂开或感染,可招致颅骨修补物质感染、外露而致手术失败。

(4)勿损伤脑组织,如伴有脑膜缺损应设法用筋膜组织修复。

(5)修复材料应有良好的固位,目前用钛合金微型夹板行坚固内固定可取得良好效果。但重要的是缺损区边缘应尽量制备成颅骨内板小于外板的坡形,以免修补材料陷入颅内(图7-4)。

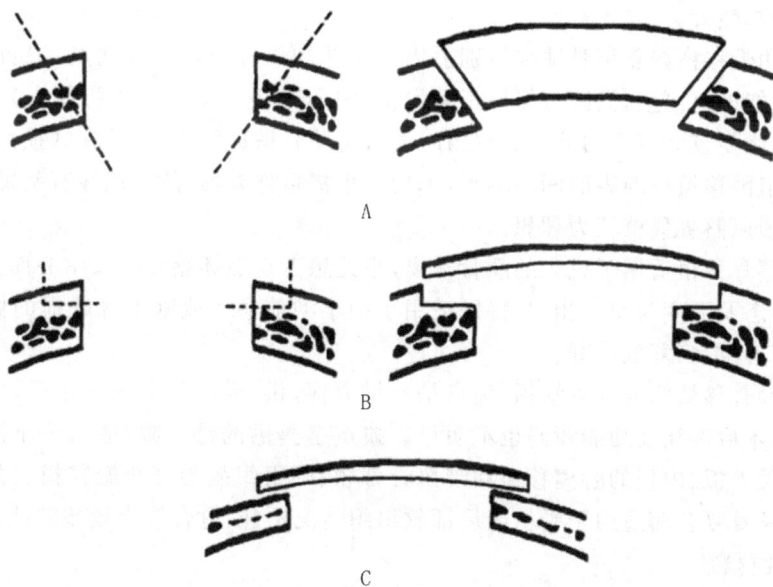

图 7-4 颅骨修补物的固定方法
A.坡形法;B.嵌贴法;C.平铺法

(6)术前应根据颅骨缺损部位、范围、外形,以及缺损区软组织条件确定修复的方案和材料的选择,并取得患者及其家属的同意。

二、颅骨缺损的修复

(一)修复材料

与全身骨骼缺损修复一样,颅骨缺损的修复有众多可供选择的支架材料,其中采用骨移植修复骨缺损是临床应用最早和最常用的方法。早在1878年,Macewen首先报道传统的骨移植成功。此后,骨移植在临床广泛使用,促进了基础研究的不断发展,其中移植骨植入后如何成活并和宿主骨愈合是研究的核心问题。1893年,Barth从自己实验中观察到,植入的移植骨大部分已坏死,然后被新骨所代替,两骨端骨松质的广泛紧密接触,有利于这种代替过程的进展。1912年,著名学者Phemister经过实验观察,认为植入的骨被宿主骨逐渐吸收,同时被宿主植骨床中骨和骨膜的成骨细胞形成的新骨所代替,并提出了爬行替代学说来解析植骨后骨愈合的机制。1965年,Clrist在大量实验的基础上,提出诱导成骨学说,认为移植骨具有诱导成骨作用,即移植骨通过宿主的蛋白和酶类的生化过程,可诱导宿主的间充质细胞转化成为具有成骨能力的成骨细胞。此外,移植骨作为再血管化的支架,破骨细胞、成骨细胞活动的场所,将宿主骨功能传导到移植骨,即移植骨成活的骨传导学说。总之,移植骨的成活与重建,是一个极其复杂的生理过程,许多基础理论和临床技术尚在深入研究之中。

目前,用于颅骨缺损修复的材料大致可分为活体组织、非生物性材料和组织工程化材料三大类。

1.活体组织

活体组织包括自体和异体的骨骼、软骨。以自体骨移植最为理想,它抗感染能力强,术后吸收少,移植后可保持正常发育。缺点是需增加手术范围,且提供的组织量有限。可供骨移植常用的有肋骨、髂骨与颅骨。

(1)肋骨:肋骨移植修复颅骨缺损特别适用于小儿和年轻患者。其优点:①肋骨切取后只要骨膜完整,肋骨能迅速再生,供区可保持正常发育,因而减轻了畸形。②肋骨作为供骨区能够提供的量较大,可修复较大范围的缺损。移植时通常将肋骨劈成两半,平铺在缺损部位以增加覆盖面积。肋骨移植因移植后的表面凹凸不平,术后产生搓板样外形,故多用在有头发覆盖的颅骨部位。前额骨缺损以髂骨移植较为理想。

(2)髂骨:髂骨移植适用于成人的颅骨缺损,小儿患者易破坏髂骨生长中心而导致继发畸形。因髂骨结构、形态及弧度与颅骨相似,特别适用于中小型前额骨或眶上缘缺损的修复,修复后表面较平整、光滑,外形恢复效果好。

(3)颅骨:颅骨移植修复颅骨缺损,优点是取材方便,供、受区外形弧度接近,修复效果好,不产生继发畸形,术后疼痛及功能障碍也不明显。缺点是提供的量有限,适用于小面积缺损修复。移植方式有颅骨外板、内板的游离移植和带血管蒂软、硬组织颅骨复合瓣移植。其中,采用颅骨外板带血管蒂颅骨复合瓣适用于受植区局部软组织情况不佳、愈合能力较差的缺损修复。

2.非生物性材料

非生物性材料有金属板、不锈钢、合金和合成材料,如有机玻璃、丙烯酸甲酯、硅橡胶、钛合金等。与活体组织相比,非生物性材料存在不同程度的异物反应和抗感染能力差的缺点,术后如发生感染或创缘裂开等并发症,则必须取出植入物而致手术失败。此外,由于植入材料不能与周围颅骨发生骨性愈合,日后可能发生移位。而金属类材料因能导热,可产生各种局部反应。有时由于异物反应,还可导致严重纤维增生而引起癫痫。此外,非生物性材料不能随年龄增大而增长,故不适用于幼年患者。虽然非生物材料存在诸多缺点,但由于取材方便,塑形简单,又不增加患者取材供区新的创伤,在临床上仍不失为可供选择的方法之一。

在各种非生物性材料中,笔者单位的一组病例应用打孔有机玻璃材料修复面积最大达 14 cm×16 cm 的颅骨缺损,均获成功。由于有机玻璃塑形方便、承受外力强度高,修复效果均较满意。但由于均存在异物反应,术后植入物周围有不同程度渗液,必要时需在无菌条件下抽吸,故有发生感染的可能,术后1周内使用类皮质激素有明显减少渗出的效果。目前,采用甲聚四氟乙烯材料修复较合适,它的组织相容性好、性质稳定、造型简便,自体组织能长入微孔中,从而增强修复材料的稳固性。而钛合金材料具有强度好、成型和固定方便、抗感染能力较好等优点,一般预制成网孔状板材应用。

3.组织工程化骨

组织工程是生物工程学方面取得的令人瞩目的成就,是应用细胞生物学和工程学的原理,对病损组织结构、功能的修复与重建进行研究开发的一门新兴科学,代表着新世纪整形外科的发展方向。其方法是将分离到的自体高浓度细胞(种子细胞)经体外培养扩增后种植于一种天然或人工合成的、具有良好生物相容性的可降解的细胞支架上。这种生物材料细胞支架可为细胞提供生存的三维空间,有利于细胞获得足够的营养物质,使细胞按预制形态的三维支架生长。然后将这种细胞-生物材料复合体植入组织缺损部位,在生物材料逐步降解的同时,种植的细胞不断增殖分化,从而实现组织缺损的修复和功能重建。目前,在颅骨缺损的修复方面已有成功报道,是值得临床医师今后努力钻研的重点技术。

(二)活体组织移植手术

1.自体肋骨或髂骨移植手术

通常采用气管内插管,静脉复合麻醉。为使躯体略向对侧偏转,可将手术台摇斜向对侧,或在手术一侧的臀、腰部垫以沙袋或软布垫。

临床上常切取第六至九肋,切口自肋软骨的前端,沿需切取的肋骨向后做弧形切开,其长度较切取的肋骨长2 cm左右,女患者可在乳房下做切口,以使瘢痕隐蔽。肋骨切取后对剖劈成两片备用。髂骨一般按缺损区的大小及形状取用髂内板。颅骨缺损部头皮呈瓣状切开,剥离后翻转,显露骨缺损边缘,并凿成斜坡状,然后用劈开的肋骨片两端平铺于缺损部,皮质面与骨髓面呈相间排列。若为髂骨块,则改塑成适当大小,骨皮质面向外,移植于缺损部位,其边缘与骨缺损缘的坡度应相叠。用细不锈钢丝拴扎或小夹板和螺钉固定,固定时注意螺钉切勿过长伸入颅内,否则易导致癫痫等后遗症。如移植骨与颅骨间有空隙,可用咬下的骨松质充填。将已剥开及翻转的骨膜和头皮瓣复位覆盖植骨区。最后严密缝合头皮伤口,安置引流条,术后加压包扎。

2.自体颅骨移植手术

手术操作基本同自体肋骨或髂骨移植术。在同侧或对侧的顶骨部凿取颅骨外板。先用亚甲蓝标出取骨范围,在其四周凿一骨槽,用弯凿沿板障层小心掀起外板,注意勿伤内板,将取下的颅骨块移植于颅骨缺损部。若需带血管蒂,可先于取骨侧颞部切开皮肤,分离解剖颞浅动、静脉,由颧弓后至取骨区形成包括颞浅筋膜的血管蒂,根据取骨线切开血管蒂侧骨膜,按上法凿骨,使骨瓣与血管筋膜蒂通过骨膜相续,然后移位修复缺损区。供骨创面用骨蜡止血。缝合头皮切口,加压包扎。

(三)非生物材料的植入手术

将成品材料医用有机玻璃、聚四氟乙烯材料、钛合金板或硅橡胶颅骨模型消毒备用。手术操作基本同活体组织移植手术。在颅骨缺损区显露后,按缺损形状和大小进一步修整材料,周缘按制备骨缺损缘形态修塑成相反斜坡,使置于颅骨缺损部后其周缘与骨缺损缘紧贴,呈镶嵌状,且平整光滑。相对缘钻孔,用粗丝线、细钢丝或钛钉钛板固定。依次缝合头皮切口。皮瓣下放置橡皮片引流,加压包扎。48小时后取出橡皮片,并检查皮瓣下有无积液,若有发生,可抽吸后继续加压包扎,常可自行消失。

(四)组织工程化骨在颅骨缺损修复中的应用

因组织工程化骨需预进行组织细胞培养,故适用于择期修复手术。由于受组织培养周期的限制,目前一般仅用于较小范围骨缺损的修复,也可与其他修复方法联合使用。手术方法则与上述非生物材料的修复方法类似。

综上所述,颅骨缺损根据缺损大小、形态、部位、局部条件和患者意愿有众多修复材料和方法可供选择。但由于缺损部位的特殊性,在保证缺损修复的功能和外形效果的前提下,术中应警惕颅内并发症发生的可能性,要求术者具有神经外科的基本知识和技能,避免制备骨植入床时硬脑膜撕裂未予妥善修补所致的脑脊液漏、大型骨缺损修复术中牵拉或压迫导致的脑挫裂伤、骨缺损周缘硬脑膜剥离过宽又未予以彻底止血和硬脑膜颅骨外悬吊缝合而继发术后硬脑膜外血肿形成等并发症,以免影响骨缺损修复效果,甚或出现严重后果。

(张景坤)

第三节 颜面部瘢痕畸形的修复

一、概述

颜面部为身体的暴露部位,容易被烧伤而导致外观受损与功能障碍。其损伤主要包括以下几个方面:①瘢痕遗留颜面部本身导致的不美观。②瘢痕增生挛缩导致的组织器官移位、变形和表情活动受影响。③眼、耳、口、鼻等组织器官的缺损与功能障碍。在颜面部手术中,应以整复功能障碍与外观畸形为目的,两者不可偏倚。颜面部手术有其特殊性,应注意以下几方面的问题。

(一)手术时机

选择在烧伤创面愈合 6 个月以后,瘢痕稳定,趋于软化时为宜。由于颜面部血液供应丰富,故在瘢痕增生期,充血明显,并且瘢痕与皮下组织分界不清,术中出血多,渗血明显,容易导致术后血肿,影响手术效果。但对严重的睑外翻应早期治疗,以免导致角膜炎或角膜溃疡的发生。在等待手术期间应加强对瘢痕增生、挛缩的预防,如压力面罩、药物、硅凝胶膜的应用等,小口畸形可佩戴矫治器预防及治疗。

(二)手术方案及术前准备

根据病情和患者要求,权衡不同手术方法的利弊,制订手术方案。颜面部畸形整形常常涉及多个部位与器官,需要多次手术才能完成,手术方案应做全盘考虑、细心安排、分步实施。如不同部位手术时间顺序的选择;不同部位组织移植供区的配备;先、后手术部位间的影响等;患者的承受能力与康复时间等。术前准备除一般的常规准备外,应在术前 24 小时进行耳、鼻、口腔的清洁与消毒,术晨再清洁、消毒 1 次,尤其应准备好各种抢救设备,如吸引器、开口器、通气管、气管切开包等。

(三)麻醉方式的选择

颜面部烧伤畸形患者常伴有头后仰受限、张口困难等,导致麻醉插管困难,拔管后出现呼吸道阻塞引起窒息。术前手术者应与麻醉师共同检查患者,制订麻醉方案和应急措施。小范围的瘢痕整形采用神经阻滞麻醉和局部浸润麻醉可获得很好的麻醉效果。

（四）术后处理

患者全身麻醉未完全清醒时，应注意保持呼吸道通畅，除使用抗生素外，尤其应防止鼻腔、口腔的分泌物、食物污染手术区。敷料应包扎确实、尽可能减少面颊部活动。植皮手术拆线后应采用压力套与硅凝胶膜联合应用的方法减少皮片的挛缩。鼻再造后的鼻孔支撑胶管、耳再造后颅耳角、耳颞角的维持支具至少应使用半年以上。

二、颜面部烧伤瘢痕的修复

（一）颜面部的分区与修复

颜面部是人们喜、怒、哀、乐的表情部位，也有许多重要器官。各部分相互联系又各具独立性。颜面部可分为前额区、鼻区、眼周区、上唇区、下唇区、颏区和颧颊区等7个区。各区之间有一定的界限，与皮纹或张力线一致。手术时按皮肤皱纹或分区设计切口，则术后缝合线瘢痕不明显，也较自然、美观。

（二）修复方法

根据颜面部烧伤瘢痕病情不同，修复方法也十分灵活。如是多部位畸形，应作全盘统筹考虑。尤其是皮源紧张时尤应精密计划。一般明显的睑外翻、小口畸形、唇外翻等直接影响功能，可优先修复，其他部位可依据病情灵活掌握。颜面部是人体仪表最重要的部分，在修复方法的选择上应在考虑恢复功能的同时，如有条件应尽可能选择美容效果好的方法。

（三）面颊部瘢痕切除全厚皮片移植术

1.适应证

适用于耳前、眼睑、颧弓以下、下颌缘以上、鼻唇沟外侧的瘢痕畸形。可两侧同时实施手术。

2.禁忌证

严重的颈部瘢痕挛缩与面颊瘢痕相连者。

3.手术步骤

（1）手术前再次用温盐水和过氧化氢清洗颜面部。麻醉平稳后常规消毒皮肤和铺消毒单。

（2）沿内眦下方鼻唇沟，经下颌缘、耳前、颞部发际、颧弓、鱼尾区至眶下缘为一侧面颊瘢痕切除区。其中内眦和外眦附近切口向上弯。切口深达瘢痕深面疏松组织。

（3）瘢痕切除从耳前开始，由后向前，自上而下剥离达瘢痕深面、腮腺筋膜浅面，逐步将瘢痕切除。至咬肌前缘与下颌缘交界附近时，注意保护面动脉，至颊部应尽量多保留脂肪。

（4）继则向下睑、唇颊沟、下颌缘和颞部创缘外，进行皮下剥离，使周围组织充分松解和复位。修整创面使之平坦，彻底止血。

（5）按创面印模放大15％切取胸腹全厚皮片，移植于面颊部。打包包扎和绷带加压，外加弹性绷带加压包扎（图7-5）。

4.术中注意要点

（1）沿腮腺筋膜浅面切除瘢痕，可避免损伤面神经。在下颌角后方、前下方剥离达颈阔肌深面时，应防止伤及面神经颈支与下颌缘支。

（2）因面颊部瘢痕牵拉致下睑外翻者，可在瘢痕切除松解植皮术后修复。因眼本身皮肤缺损而睑外翻者，须遵守下睑分区植皮的方法。若下睑面颊为整块皮片，则内眦、外眦处的切口应超过内、外眦水平线。

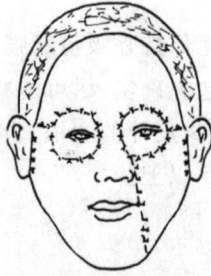

图 7-5　面颊部瘢痕切除皮片移植修复术

5.术后处理

(1)卧床休息,头两侧放沙袋固定。给镇静、止痛剂 3～4 天。鼻管饲食。术后 8～10 天检查伤口,分次拆线,如有皮片下血肿或皮片坏死,应在 10～12 天内清创,补充植皮。

(2)术后 14 天开始,甩弹性面罩压迫颜面部,以促使植皮区和切口瘢痕变松软。

(四)额部瘢痕切除游离皮片移植术

1.适应证

全额部或限于颞额侧面瘢痕,选用厚中厚或全厚皮片移植。

2.术前准备

剃除两耳连线之间的颞、额顶区头发;或在术前 3 天每天洗头两次,并用 1:5 000 苯扎溴铵浸洗头发 10 分钟,可不再剃发。

3.手术步骤

(1)术前清洗局部,常规消毒铺巾。

(2)沿鼻根"黄金点"做横切口,弯向上缘,斜向颞际前缘,向上至额侧区和前额发际,做整个额部分区切口。一侧额颞部植皮者,由前额发际至眉部做成多个锯齿状切口。

(3)自眉弓、两耳上方至枕部扎以橡皮管止血带。由眉弓向上逐步在瘢痕深面剥离,尽量保留额肌组织。额肌缺失者,沿骨膜浅面疏松组织剥离。剥离时由眶上切迹向上,勿损伤眶上神经和额动脉;眉内侧注意保护滑车上动脉;眉上外侧 1.0～1.5 cm 处勿过深,避免损伤脂肪层深面的面神经额肌支。瘢痕切除后,创面为整个额部分区或额颞侧面。

(4)用鼓式取皮机在下胸部、腹部或大腿,切取整张厚中厚皮片,创面宽度小于 8 cm 者,可切取胸、腹侧面全厚皮片移植,打包包扎和绷带加压,外加弹力绷带包扎。

(五)全颜面部整张皮片植皮

用于烧伤瘢痕畸形涉及整个颜面部。手术一次将全面部瘢痕切除,植以整张全厚皮片。手术要求瘢痕切除时剥离面要平整,除保留眉毛和 2 分钟的睑缘皮肤外,切除颜面部各区的瘢痕和残存的正常皮肤,使颜面部形成一个完整创面。对睑外翻者行上下睑缘粘连术,开大口角,矫治唇外翻,复位鼻孔缘的外方组织,彻底止血。根据颜面部创面印模布片的大小,以周边宽度加大 1～2 cm 的范围在季肋部或腹部取全厚皮片,将皮片先定位于额、颞和耳前等处,按眼裂、口裂、鼻孔开口处将剪开皮片,分别缝合,在鼻唇沟等处可做一些固定缝合以防止皮片移位,注意用碎纱布填塞颜面部凹陷部位,打包固定,加压包扎。供皮区用其他部位的中厚皮片覆盖。手术应特别注意止血要彻底,皮片缝合的张力松紧适度,如过紧将影响面部表情,过松则易引起皮片下积液或血肿,另外,包扎要压力均匀,确实可靠。术后应用抗生素、止血药和糖皮质激素,鼻饲与静脉营养,术后 8～10 天拆线。整张植皮手术一次完成,瘢痕少、外观较好,但手术创伤大、出血多,皮片下容易产生积液、血肿影响皮片成活(图 7-6)。

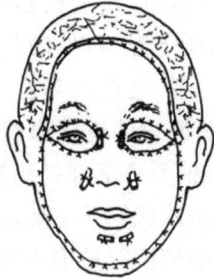

图 7-6　全颜面整张皮片移植

(六)面颊部烧伤瘢痕畸形皮瓣修复

1.扩张皮瓣修复法

(1)适应证:适用于占面颊部 1/2 或 2/3 以下的瘢痕畸形。可两侧同时实施。

(2)手术步骤(图 7-7)。

第 1 期为埋扩张器:埋植的位置按瘢痕分布在面颊的情况而定。自口角至耳屏做一连线,将面颊区分为上方的颧面部和外下方的下颌部。瘢痕主要在外下方者,扩张器埋于颧面部和颈部耳后部;瘢痕主要分布在内上方者,则扩张器多埋植于面颊外下方,包括下颌部、颈部和耳后下部。

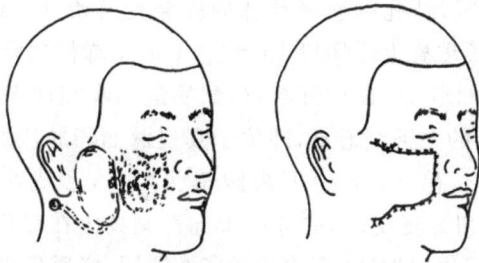

图 7-7　面颊部瘢痕扩张皮瓣修复

方法:在瘢痕外侧 0.2 cm 正常皮肤或萎缩瘢痕上做切口,深达皮下脂肪,向预定埋囊区剥离。面颊正常皮肤含 0.3～0.4 cm 厚的皮下脂肪,于其深面进行剥离。颈部和耳后部则在颈阔肌浅面剥离。压迫止血,结扎出血点。把灯光照射在剥离区皮肤上,术者在剥离囊区操作时,可见皮肤皮下脂肪透光,呈黄白色,与暗色的瘢痕剥离平面比较,清晰可辨;还可由黄白色的亮度与均匀度,判明剥离平面是否偏深偏浅。按解剖层次剥离,操作易、出血少。在颧面或下部埋植 140 mL 的扩张囊,颈部选用 240～300 mL 的扩张囊为好。在剥离区稍大的皮下放置扩张囊,将其舒平并埋植注射阀门,放负压引流管。分层缝合切口,加压包扎。术后 2～4 天拔引流管,检查手术区有无血肿;8～10 天分次拆线;10～12 天开始,每 5～7 天向扩张囊内注射灭菌生理盐水 20～30 mL,8～10 周内使囊充盈,达到预定容量。使扩张的皮肤面积达到瘢痕切除松解后缺损创面的 2.5～3.0 倍。

第 2 期为扩张后皮瓣转位修复术:从原切口进入,取出扩张囊。切除囊四周的瘢痕组织,使

419

囊区皮肤充分松动,囊壁厚而影响皮瓣伸展者,应剥离纤维囊壁;囊壁薄者,可考虑部分保留。舒平扩张囊区皮肤。按皮瓣推进、旋转、转位的原理,设计皮瓣。试样后,确定面颊瘢痕切除范围。如果由于面颊瘢痕牵拉,致下眼睑轻度外翻,应尽量松解或切除瘢痕组织,消除睑外翻。然后将皮瓣旋转推进至颞部鱼尾纹、下睑区、内眦下方、鼻外侧与鼻颊沟。皮瓣深面应与眶下缘深部组织做横行固定缝合,加强皮瓣向上提拉力量,且使皮瓣有一定的松弛度,预防创面愈合后皮瓣的回缩与重力,造成轻微睑外翻。如系双侧面颊部烧伤瘢痕,可同时在两侧埋藏扩张囊进行修复。瘢痕主要位于下颌区者,则取出颧颊部和颈-耳下部扩张囊后,舒平皮瓣,对向推进、旋转至下颌颊部缝合。不顺皮纹的缝合口,酌情加 Z 成形术,改成顺皮纹。创区负压引流,加压包扎。8～10 天分次拆线。其余术后处理同一般颜面部整形手术。

(3)主要并发症:血肿、皮瓣远端血液循环障碍。轻度下睑外翻,由皮瓣重力作用或皮瓣不够松弛所致。

2.胸三角皮瓣转位修复术

(1)适应证:①面颊部广泛瘢痕,颈-耳后部缺乏正常组织可利用者。②年幼儿童烧伤,瘢痕绷紧面颊伴面骨发育不良者,通常选用同侧的胸三角皮瓣,必要时采用对侧。

(2)手术步骤:常规清洁口、鼻腔,消毒皮肤,铺消毒巾。皮瓣设计在第 2、第 3 肋间胸骨旁1.0～3.0 cm 的胸廓内动脉肋间穿支处,宽 6.0～7.0 cm,皮瓣沿锁骨下缘斜向上外,长度可达22 cm,远端可位于三角肌中线后方 1.0 cm 皮瓣远端可较宽,由肩峰至腋前壁 1～12 cm,可用以修复同侧全面颊区。按皮瓣设计常规,先画出面颊瘢痕切除范围,然后进行逆行设计,剪裁试样。最后画出切口设计线。依设计线切开皮肤、皮下组织,自肌膜表面锐性剥离,形成筋膜皮瓣。在锁骨下外侧胸肩交界的三角区,结扎胸肩峰动脉的皮穿支起始处。锐性剥离皮瓣止于胸骨旁3.5 cm 处,改为钝性解剖,延长皮瓣上缘切口 1.0～2.0 cm,下缘做角状切口,形成小三角皮瓣,宽1.0 cm,长 2.0～2.5 cm,这两处切口,仅切开真皮,然后进一步钝性剥离。在较消瘦的患者或儿童患者,胸廓内动脉肋间穿支的上下交通支,即位于真皮深面脂肪浅层,应避免损伤。钝性分离止于胸骨旁 1.0～1.5 cm 处,有 2.0 cm,下缘做角状切口,形成小三角皮瓣,宽 1.0 cm,长2.0～2.5 cm,这两处切口,仅切开真皮,然后进一步钝性剥离。在较消瘦的患者或儿童患者,胸廓内动脉肋间穿支的上下交通支,即位于真皮深面脂肪浅层,应避免损伤。钝性分离止于胸骨旁1.0～1.5 cm 处,有时也可看到动脉穿支,若未见到也不必做过多剥离。皮瓣游离后,继续将供皮瓣区胸、腋部创缘进行皮下游离,将创缘适当拉拢固定缝合,以缩小创面。所遗创面,另取中厚皮片覆盖。供皮瓣区近段宽度小于 6 cm 者,剥离创缘后可直接拉拢缝合。皮瓣近端则缝成单蒂皮管,长 5～6 cm。蒂下缘的小三角瓣,可用以封闭皮管蒂部,并减轻胸壁供区拉拢缝合时张力,必要时,加辅助切口缝成"Z"形。小三角瓣插入皮管蒂时,皮管上的小切口只要切开真皮。这样2～3 个小皮瓣的交错缝合,使皮管变松弛,延长了皮管,并把蒂上移 1.0～1.5 cm。皮瓣转位至面颊部后,有利于减轻蒂部的张力,此时整个胸三角皮瓣即成为大型的单蒂皮管型皮瓣。垫起患者枕部,使头部呈俯视位,牵拉皮瓣至面颊部试样,画出瘢痕切除范围。在口角下方与咬肌前缘之间,斜向下设计一个三角形瘢痕瓣,以便与皮管型三角皮瓣缝结时形成铰链。按设计切除面颊瘢痕。将皮瓣转位至面颊部,皮瓣肉面与眼眶下缘做减张悬吊,定位缝合,再缝合创缘皮下组织与皮肤,最后缝合缝接处。放置负压引流管。

(张景坤)

第四节　眼、眉部烧伤瘢痕畸形的修复

　　眼部皮肤是全身最薄的,烧伤后易产生瘢痕,发生挛缩。眼睛是人体最重要的感觉器官之一,对眼部烧伤瘢痕的治疗应积极而慎重。

一、眼部烧伤后畸形的修复

　　包括眼眦瘢痕畸形和眼睑畸形,眼睑畸形又包括眼睑外翻、眼睑内翻、眼睑缺损、球睑瘢痕粘连等。

(一)眼眦瘢痕畸形

　　主要为内、外眦蹼状瘢痕。若瘢痕在内眦平面以下,牵拉内眦角向下移位,可采用单个或连续 Z 成形术矫正;若是跨越上下睑的蹼状瘢痕,遮盖内眦角,可采用墨氏手术、五瓣成形术进行矫治。

(二)眼睑外翻

　　颜面部烧伤后易发生眼睑外翻,表现为睑缘和睑结膜向外翻转,易引起炎症、溢泪、干燥、溃疡等,严重睑外翻导致眼睑闭合不全时,角膜失去滋润和保护,有可能发生溃疡和溃疡穿孔而导致失明。睑外翻的治疗主要有皮片移植和局部皮瓣转移修复法。

　　1.皮片移植修复法

　　适用于瘢痕松解切除后出现皮肤缺损,而睑板等支持组织仍结构完好者。切口距睑缘 2 mm 左右,切口两端一定要超过内外眦,松解要彻底,使泪小点与眼球相贴,忌剥离过深,以免形成凹陷。植皮时将切口两侧创缘向上下拉开,植入大小合适皮片。眼睑皮肤张力小,皮片移植后收缩率可达 30%～50%,皮片移植面积足够大,松解彻底是预防术后复发的关键。皮片选择中厚或全厚皮片,如全厚皮片最好选用耳后皮片或于臂内侧皮片(图 7-8)。

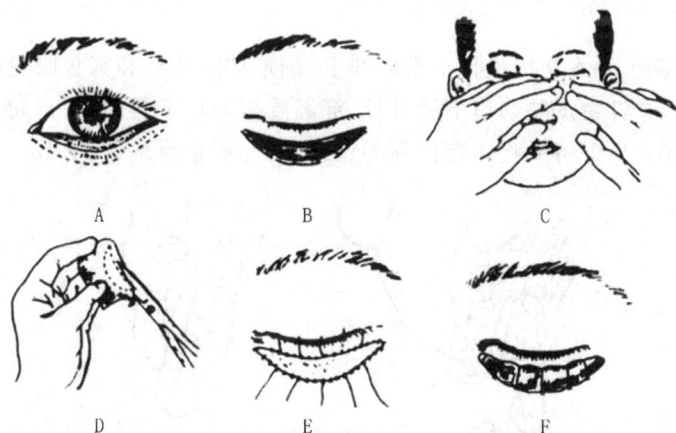

图 7-8　睑外翻全厚皮片移植修复
A.切口设计;B.切开;C.设计皮片印模;D.修剪皮片;E.皮片移植;F.打包加压包扎固定

　　2.局部皮瓣转移修复法

　　对直线瘢痕引起的轻度睑外翻可采用 V-Y 和 Z 成形术矫治;对伴有皮下组织和睑板缺损的

睑外翻,可采用从额颞部、颧部易位皮瓣与前额颞浅动脉岛状皮瓣进行修复。在修复眼睑组织全层缺损时,内层衬里的解决是关键。如下眼睑缺损面积不大,可于距上缘 2 mm 左右处由内眦到外眦做一平行切口,将皮肤、眼轮匝肌自睑板浅层剥离,下睑者在结膜与瘢痕的分界处切开,剥离残留的睑板结膜,用 3-0 丝线将下睑残留的结膜与上睑结膜边缘缝合,在上下睑之间形成一创面,在创面上植皮或覆盖皮瓣,10 天拆线,术后 2~3 个月,自上睑缘缝合处剪开皮肤和结膜组织,将睑缘的结合膜与皮肤缝合。另外,也可采用皮瓣预制眼睑组织的方法进行修复。先将额颞部或颧部易位皮瓣游离、掀起,然后取口腔下唇黏膜组织移植于皮瓣内层,将黏膜与皮肤缝合,制成内衬黏膜的复合皮瓣,将皮瓣在原位延迟 3 周后,再行睑外翻松解,易位修复创面,将黏膜与缺损区睑结膜缝合,然后分层缝合皮下、皮肤(图 7-9)。

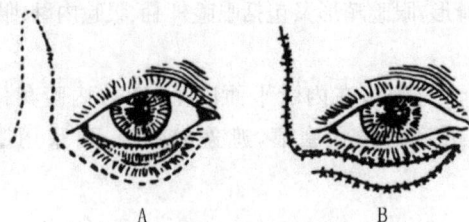

图 7-9　睑外翻局部皮瓣移植修复
A.皮瓣切口设计;B.皮瓣转移缝合

(三)眼睑内翻

瘢痕性睑内翻的病理基础是睑板瘢痕收缩变形,手术治疗也围绕睑板进行,临床表现为倒睫,倒睫刺激摩擦角膜,可引起疼痛及角膜损伤。

1.Z 成形术

在睑缘下方设计两条约 3 mm 宽的狭长皮瓣,其中一条皮瓣包含倒翻的睫毛及其毛囊在内,将两条皮瓣分离后按 Z 成形术原则互换位置,完成睑缘 Z 成形术,使内翻的睫毛离开眼球,矫正睑内翻倒睫。

2.霍茨手术

适应于上睑内翻。手术切口设计于重睑线上,楔形切除睑板和部分眼轮匝肌,对皮肤松弛者需要切除部分皮肤,缝针由皮肤切口下唇进针,穿经睑板切口下唇前面,再向上经睑板上缘,从皮肤切口上唇出针,缝合后即可见睑内翻得到矫正,同时完成重睑术(图 7-10)。

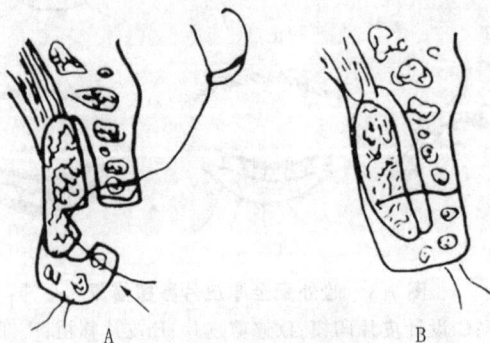

图 7-10　睑内翻霍茨法修复
A.术中;B.术后

3.潘作新手术

此手术属睑板切断术,适合于睑内翻较重的患者。手术时翻转眼睑,沿睑板沟切断睑板,褥式缝合时穿过切口上唇之结膜、睑板,于睫毛前1～2 mm处穿出皮肤进行结扎,如此缝合3针。

4.睑板切除术

适合于睑板有增生性瘢痕明显变形者。手术时翻转眼睑,在睑结膜面距睑缘2 mm处做平行于睑缘的切口,游离并切除睑板,缝合结膜切口。

(四)睑球粘连

睑球粘连是指睑结膜与球结膜以致角膜间发生的粘连。多由化学烧伤引起,热烧伤、眼裂伤、结膜疾病等引起者,亦偶尔见到。睑球粘连临床表现为眼球活动受限,严重者因眼球活动不能同步出现复视,若粘连累及角膜,则视力受损。粘连可发生在下睑,亦可上下睑同时发生,常见为下睑不完全性粘连。根据粘连的范围和部位可将粘连分为3种:①睑球前粘连,粘连发生于睑缘附近的睑结膜与球结膜之间,穹隆部结构正常。②睑球后粘连,粘连发生于穹隆部,睑缘部结构是正常的。③睑球全粘连,睑结膜与球结膜全粘连,严重时,上下睑缘也粘连,患者穹隆部结膜囊完全消失。轻微睑球粘连,并无功能损害者,一般无须治疗。粘连限制眼球活动,影响视力者均需要手术治疗。

1.睑球粘连瘢痕为索状者

切开瘢痕,解除粘连后,行Z成形术缝合修复。

2.小片状粘连

在球结膜粘连部边缘做切口,沿眼球向穹隆部剥离粘连,形成瘢痕结膜瓣,用此组织瓣修复睑结膜创面,球结膜创面采用结膜下分离,结膜瓣推进,拉拢缝合。

3.黏膜移植术

适合较大面积的粘连手术时分开粘连,直达穹隆底部并看眼球活动是否恢复正常,然后在眼穹隆部、下唇或口颊部切取黏膜一片,覆盖并间断缝合在眼球与睑板的创面上,下穹隆底部应用褥式缝合3针在下睑皮肤上穿出固定,结膜囊内置入事先制备好的丙烯酸酯薄壳状弧形模型,以保持上下穹隆的深度,术毕加压包扎,术后4天隔天清拭分泌物,更换干净敷料,至术后10天拆除缝线,取出模型,清洗后继续戴用此壳状模型3～6个月,以防止黏膜后期收缩。

4.结膜桥形瓣术

对粘连分离后角膜下方的球结膜缺损创面,可于角膜上方做双蒂结膜瓣即桥形结膜瓣移植修复球结膜缺损区。具体操作是于角膜缘上1～2 mm做弧形切口,切口两侧与角膜下方的缺损相连接,再根据球结膜缺损创面的宽度做双蒂结膜瓣的另一切口,游离后越过角膜,移植到下部的球结膜缺损区。在其上部供区广泛结膜下游离后,缝合切口。

(五)睑缺损

睑缺损即眼睑的全层缺失。眼睑是眼球特别是角膜的保护屏障,一旦发生缺损,需要及时进行手术修复。眼睑全层缺损小可如切迹状,大则包括全部眼睑。严重烧伤时,眼睑的全层缺损常限于睑缘部分。全眼睑缺损者极为少见。眼睑缘损伤常合并睫毛缺损。

1.直接缝合

适用于下眼睑缺损不超过全睑长1/4,老年人不超过1/3者。沿灰线将缺损两侧眼睑劈开为前后两片,分层拉拢缝合,应避免两片的缝线在同一平面上。

2.推进式睑板结膜瓣加皮瓣修复术

适用于睑缺损超过全睑长度的1/4者。于缺损处沿肌层与睑板间分离至穹隆部,形成睑板结膜瓣,向缺损部推进修复睑板结膜。皮肤侧用推进皮瓣修复。

3.外眦及韧带切开松解缝合术

适用于睑缺损水平宽度小于1 cm者。在距外眦角0.5 cm的灰线处做与灰线垂直的1 cm长切口,分离结膜与皮肤、肌肉,切断外眦韧带上脚或下脚,将外眦角部的垂直切口横行缝合。

4.旋转皮瓣法

适用于睑缺损达睑长40%者。在外眦角处形成直径约2.0 cm的半圆形皮瓣,其方向是背向缺损侧,内侧与外眦相接,切断睑缺损侧的外眦韧带脚和睑结膜,将皮瓣旋转,修复缺损,分层缝合。

5.颞部推进皮瓣

适用于下睑缺损小于全睑长度1/2者。自外眦角向颞部发际方向做切口,外端附加Z形切口,切断外眦韧带下脚,睑外侧组织向鼻侧推移,修复缺损,分层缝合。将颞部皮瓣推进修复继发缺损,穹隆部结膜分离后移作皮瓣衬里,Z形皮瓣交错缝合。

6.睑板结膜或眼睑全层复合游离片移植

前者适用于修复上、下睑板部分缺损或上睑板或下睑板全缺损,方法为在同侧或对侧上睑板上缘切取一块与缺损同大的睑板结膜复合游离移植片缝于缺损部位,供区行直接拉拢缝合。

（六）眼窝缩窄

化学性烧伤或烧伤合并爆炸伤,以及眼部高温物直接接触烧伤均可引起眼球毁损,眼内感染、结膜缺损,眶内瘢痕性愈合,以致结膜囊缩窄,甚至闭锁。有时可伴有上、下眼睑缺如。

1.扩张法

适用于眼窝轻度狭窄,结膜正常者。利用正常结膜和皮肤的弹性与伸展性,先后置入由小到大的眼模,加压包扎,逐渐扩张成能容纳正常大小和形状的义眼球的结膜囊。

2.眶内瘢痕切除矫正术

适用于眶内瘢痕与结膜相粘连的轻度结膜囊狭窄。自眶上缘外侧做3 cm长的弧形切口,分离眼轮匝肌,暴露眶上外缘骨膜,在距眶缘3~4 mm的骨膜上做一与眶缘平行的切口,用骨膜剥离子将眶骨膜向眶内剥离,在已剥离的骨膜上做一长约2.5 cm纵形切口。使上睑提肌位于切口的鼻侧,用眼科弯剪以锐钝性分离相结合的方式或用手指导引剪刀方法,进入眶内分离粘连的结膜并彻底切除结膜下瘢痕组织,使眶内组织变平、结膜复位。注意勿损伤上睑提肌。纱布填塞结膜囊止血,用5-0丝线分层缝合骨膜、眼轮匝肌及皮肤切口。术后结膜囊用凡士林纱布填塞或放置眼模。术后7天拆线,佩戴合适的义眼。

3.全结膜囊成形术

适用于全部或绝大部分结膜为瘢痕所替代的患者。全结膜囊成形术可采用中厚皮片游离移植法、双旋转皮瓣法或口腔黏膜移植法。

（七）泪点外翻

瘢痕涉及内眦部位时,常导致下泪点外翻,内眦角裂开变钝,可出现溢泪,周围皮肤可发生湿疹样改变。轻度泪点外翻可采用布拉斯考威克斯和克雷克法矫正,也可采用电烙法修复。重度泪点外翻常采用双V形切开缝合法治疗。

（八）睫毛缺失

睫毛可遮挡阳光直射，并因其灵敏的反射功能，有助于防止灰尘和飞虫落入眼内，故睫毛缺失，既影响外观，也有功能障碍。睫毛缺失最简易的修复方法为黏着人造睫毛，但烦琐不便，多数患者愿采用手术方法修复。以上睑睫毛为例。先在同侧眉偏内侧端的中央区、毛发方向指向外下方的部位，根据所需要修复的长度，切取包含 2～3 排毛发的移植片一条。于相当上睑游离缘外上方 2～3 mm 部位，做与睑缘平行、深及睑板的切口，稍将切口创缘两侧游离，将移植片嵌植其中，用细丝线缝合固定，最后包扎。10～12 天后拆线，正常眼球角膜的存在，有助于使移植的睫毛从睑缘向外前方的方向生长。如发现睫毛方向不符合要求时，可及早在一定时间内用火棉胶黏着以引导生长方向，有可能使其按所要求的方向转变。

二、眉烧伤后畸形的修复

眉毛参与构成人的容貌特征，在面部表情起着重要作用，还可阻挡汗水直接流入眼内。烧伤后眉畸形主要包括眉缺损和眉移位。

（一）眉缺损

烧伤后眉缺损常与上睑烧伤同时发生，对于缺损眉毛可采用画眉、文眉或者手术再造。手术包括毛囊移植，复合头皮片游离移植，头皮带蒂或岛状皮瓣移植，根据缺损情况和性别加以选择。

1.毛囊移植法

适用于眉部分缺损的患者。耳后发际内切全层头皮一块，顺毛发方向切取有毛囊的头发，用特制的注射推进器穿刺眉再造部位，将毛囊逐一移植到皮下组织内，针刺时与皮面呈 45°角，使植入的毛囊与正常眉毛方向一致。此法效果较好，但手术时间长。

2.复合头皮片游离移植法

适用于一侧或者双侧眉毛缺损的患者（图 7-11）。先在眉部受区切开眼轮匝肌或额肌、帽状腱膜层，形成良好的血液供应创面基底。在同侧耳后发际按再造眉的形状，顺毛发方向切取带脂肪层的全层头皮片，宽度以 0.5～0.8 cm 为宜。剃除毛囊间的脂肪颗粒，将皮片移植于眉部创面间断缝合创缘，敷料加压包扎。术后 10～12 天拆线，该法更适合于女性的眉再造。

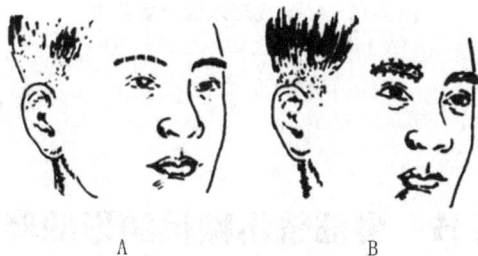

图 7-11 全厚头皮片游离移植再造眉
A.术前切口设计；B.全厚头皮片游离移植

3.头皮动脉岛状瓣修复法

一般采用颞浅动脉顶支作为眉再造的血管。术前眉形设计、定位同头皮移植法。剃头后，用超声血管探测仪标出颞浅动脉及其分支：顶支、额支的行走方向，在顶支的末端画出眉形，使动脉的走向包括在眉形的中央。手术根据动脉走向做一切口，将头皮瓣于帽状腱膜深层掀起后，由皮瓣向血管蒂根部游离，在帽状腱膜浅层，分离头皮，找出动脉，在动脉旁开 0.5～1.0 cm 的距离结扎动脉分支,于帽状腱膜深层将动脉蒂游离出来,观察血液循环良好后,做眉部切口,在颞部打一皮下隧道至颞浅动脉根部,将皮瓣牵引至眉区创面。将头皮、皮瓣缝合,颞部置一橡皮引流片,适当加压包扎,在眉头留一小洞观察皮瓣血液循环。术后9～10天拆线。

(二)眉移位

表现为眉倾斜、眉过高或过低、眉向心性或离心性移位。有时几种畸形可同时存在。

1.眉倾斜

周围瘢痕牵拉造成,多使用Z成形术(图7-12)。

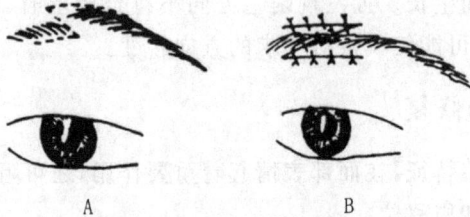

图7-12　Z成形术治疗眉移位
A.切口设计;B.Z成形修复

2.眉过高或过低

由额部或睑部瘢痕牵拉造成,可采用切除瘢痕,松解植皮术。

3.眉向心性或离心性移位

这是指眉头向内侧移位,或眉尾向外侧移位,由局部瘢痕牵拉。采用:①V-Y或Y-V切开缝合术,适合于轻度移位者(图7-13);②松解移位,游离植皮术。

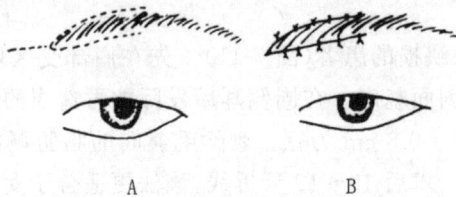

图7-13　V-Y成形术治疗眉移位
A.切口设计;B.V-Y成形修复

(张景坤)

第五节　鼻部烧伤瘢痕畸形的修复

鼻部位于颜面部中央,容易被烧伤。深度烧伤后,鼻部可出现瘢痕增生、挛缩,也可导致鼻孔缩窄、鼻翼缺损或鼻大部缺损,严重影响美观和功能,均需要后期整形修复,其手术时机一般等瘢痕成熟、软化后,以确保手术效果。

一、鼻部表浅瘢痕的修复

对仅有色素沉着和表面凹凸不平的表浅瘢痕以磨削为主,辅以其他治疗。磨削术理论上为磨除皮肤的表皮层或包括一部分表浅真皮层,达到消除凸或凹的瘢痕,使皮肤表面平滑的目的。磨除的厚薄或多少依皮肤的厚薄而定,磨除最深处犹如中厚植皮取皮的厚度,但通常情况下不宜太深,宁可多做几次,也不要一次磨得过深,以免造成新的瘢痕或色素沉着。瘢痕凸出或凹陷过重的部位,磨削的效果差,可在周围已经磨平后再沿皮肤皱纹线切除较大瘢痕,缝合,术后几乎无痕迹。其较浅的部分用磨削术去除,则效果较好。一般情况下,磨削一次后待 2～3 个月,皮肤完全恢复后再行第二次磨削,有的患者需要磨削 3～4 次,才能收到较好效果。

二、鼻背部瘢痕的修复

深度烧伤后鼻部出现瘢痕增生、挛缩,外形破坏,鼻翼内缘外翻,鼻孔朝天,严重者出现鼻前庭黏膜外露。如没有组织明显缺损,采用瘢痕切除松解后皮片移植修复,效果确实可靠。皮片采用全厚皮或厚中厚皮片,手术切除瘢痕时,须包括鼻根部、鼻翼部与鼻尖部连同部分正常皮肤一并切去,形成一个比较规整、左右对称的创面,在松解瘢痕时应充分纠正鼻翼内缘外翻,鼻尖部应切至鼻小柱部分成为 V 形,鼻两侧鼻颊沟、鼻根部横切口,如内眦或其他部位有挛缩时应充分松解且不应使切口线弯曲。瘢痕组织切除时,须仔细顺皮下组织层剥离,注意防止洞穿黏膜到鼻腔内,亦不得伤及鼻软骨。缝合时,先固定鼻根、鼻尖与鼻侧翼,使皮片能均匀对称,然后再继续细致地将皮片缝合固定于创缘,创缘留长线备打包包扎用。创面覆盖一层凡士林纱布,再用5～6 层纱布打包包扎。两鼻孔内用橡皮指套填塞后,再用牙印模或金属夹板固定之。利用皮瓣、皮管修复广泛鼻部瘢痕时,目前主张选择额部扩张后的皮瓣转移修复、皮片打包包扎,绷带固定。鼻孔前庭用油纱布填塞,以确保鼻翼创面与皮片贴合,至少填塞 5 天后才能取出。

三、鼻翼缺损的修复

鼻部深度烧伤后,常出现不同程度的鼻翼缺损,轻者鼻翼缩小,失去圆润外形并伴有鼻黏膜轻度外翻;中度者鼻翼游离缘缺损达 1/2,黏膜外翻,鼻孔朝向前方;严重者鼻下端大部缺失,包括鼻尖、鼻翼与鼻小柱的缺失。轻、中度的鼻翼缺损可采用全厚皮片移植、鼻唇沟皮瓣或游离耳郭复合组织移植修复。在残留的鼻翼瘢痕上距鼻翼缘瘢痕与黏膜交界 0.3～0.5 cm 处做一弧形切口,切开瘢痕,在皮下层将切口下缘的瘢痕向下分离方向鼻孔成为鼻前庭衬里和鼻孔缘,分离时必须掌握好层次,过深或太浅均可造成向下、向内翻的瘢痕血液循环不良。形成的创面根据血液循环状况的好坏和面积的大小,可采用全厚皮片、鼻唇沟皮瓣及耳郭复合组织移植。若创面面积小,血液供应又好可采用耳郭复合组织移植;若血液供应较差,皮片移植难以成活应考虑采用鼻唇沟皮瓣修复。如创面面积较大,血液供应较好,可采用全厚皮片移植修复。

(一)鼻翼缺损的复合组织移植

鼻翼全层缺损,原则上要求修复衬里、软骨支架和被覆组织 3 层结构。耳郭也是 3 层结构,其与鼻翼的组织结构相似,成活后,在颜色、质地、厚度及外形等方面均与鼻翼相匹配。手术能一期完成,治疗时间短,患者痛苦小。因此,游离耳郭复合组织移植是临床上修复鼻翼全层缺损的最佳手术方法。但受组织移植块成活的限制,复合组织块移植宽度不得超过 1 cm,否则,难以成活,影响手术效果。因此,游离耳复合组织移植只适用于轻、中度鼻翼缺损的治疗。耳轮和耳轮脚的厚度及弯曲度与鼻翼相似,适用于鼻翼缺损的修复。鼻翼外下方的缺损,以从对侧耳郭后上缘切取为宜;鼻翼前方缺损,从同侧耳郭后上缘切取为好;耳轮尾部较宽厚,软骨有一定硬度和韧性,皮肤颜色、组织厚度接近鼻小柱,适用于鼻翼鼻小柱缺损修复。瘢痕较少的鼻翼缺损,采用单纯耳郭复合组织块移植,而瘢痕较多的鼻翼缺损,采用带有真皮下血管网的耳复合组织块在修复鼻翼缺损的同时,也修复鼻翼的瘢痕,可取得更佳的效果(图 7-14)。

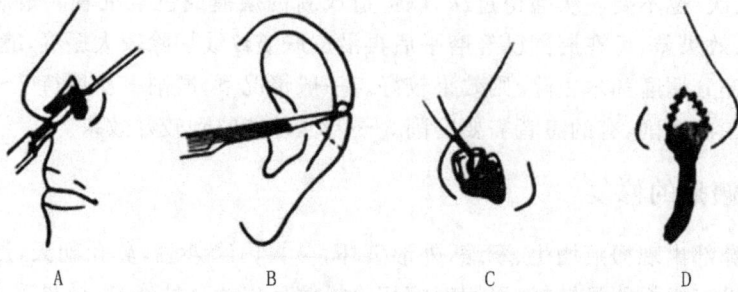

图 7-14 耳郭复合组织瓣游离移植整复鼻翼缺损
A.修剪鼻翼缺损;B.切取耳郭复合组织;C.移植修复鼻翼缺损;D.修复后

(二)手术方法和注意事项

局部麻醉成功后,完全切除鼻翼缺损边缘的瘢痕组织,露出健康的组织及软骨。根据鼻翼缺损的大小,用纱布或 X 线片取模确定耳郭复合组织的大小。如果患者鼻翼表面有较多的瘢痕组织,可将其一并切除,所取的模型应包括真皮下血管网皮片的大小。根据模型,用亚甲蓝在耳郭上标记后切取组织块:将切取的组织块放置在鼻翼缺损区,先缝合鼻翼衬里层,再缝合鼻翼外侧皮肤,软骨不需要缝合。手术后,向鼻腔内填塞碘仿纱条要适度,以对鼻翼形成支撑为宜,不要填塞过紧;否则,会影响鼻翼血液供应,也可能造成切口裂开。注意观察耳郭组织块的血液供应。一般手术后,耳郭组织块先水肿变紫,然后变红,逐渐过渡到正常颜色。

四、鼻尖、鼻下端缺损畸形的修复

鼻下端为鼻部形态的特征,包括鼻翼、鼻小柱和鼻尖。鼻下端缺损为严重的颜面部烧伤畸形,需要采用全鼻再造手术进行修复,常用的方法有前额皮瓣、上臂内侧皮管修复法。

目前,多采用扩张器前额皮瓣法。除正常皮肤外,额部Ⅱ度烧伤愈合的成熟瘢痕也可采用此方法进行鼻再造。手术应注意以下几个方面:①植入的扩张器要够大(200 mL),扩张的时间要够长(2 个月以上)。②扩张器植入的层次应在额肌以下,使皮瓣内包含有眶上动脉或滑车上动脉,以保证皮瓣的血液供应。③皮瓣的设计有多种形式,应根据患者鼻部的瘢痕和周围情况灵活选择。额侧皮瓣,靠一侧滑车上动脉和鼻背动脉供血,皮瓣旋转达 180°,蒂部扭转较大;额侧皮瓣,以一侧滑车上动脉为蒂,适合于发际较低者。术前应用血管多普勒探查血管血流情况及走向,确定皮瓣蒂的位置。④皮瓣外形设计,远端为三叶状,中叶宽 2 cm,用于鼻小柱及鼻尖塑形,两侧叶相距 6.0~7.5 cm,用于两侧鼻翼的塑形。近端形态、宽窄根据术中鼻根部创面大小决定。采用扩张器皮瓣在术后皮瓣有 20%～40% 的缩小,因此,应考虑到鼻部今后的缩小量。⑤鼻衬里,可利用外翻的黏膜复位,将鼻根部的瘢痕性皮肤向下翻转与鼻再造皮瓣内翻作为衬里。⑥术后放置负压引流,引流管由额部达鼻背,鼻背覆盖塑形纱布,适当加压包扎,鼻孔放置支撑通气橡皮管,注意观察皮瓣血液循环情况。⑦鼻孔支撑管应放置 6 个月以上,防止鼻孔挛缩,术后 1 年半到 2 年,鼻部外形才基本稳定,如外形有不满意的部位叫进行修整。

五、鼻孔缩窄的整复

轻度狭窄表现为鼻孔缘瘢痕蹼遮住部分鼻孔,重度可出现鼻孔环状挛缩,仅存留一小气孔,严重影响呼吸。根据不同临床表现采用不同的修复方法。

(一)Z 成形术

适用于轻度鼻孔缩窄。在鼻孔边缘蹼状瘢痕内上方鼻尖部、内下方鼻小柱基部内侧和外下方鼻翼外脚,以蹼状瘢痕边缘为长轴,设计 Z 形皮瓣,切开、交错、缝合即可扩大鼻孔。

(二)鼻唇沟皮瓣

适用于鼻孔底部与鼻孔外侧壁瘢痕导致的鼻孔狭窄。根据狭窄侧鼻孔与正常鼻孔大小的差距,确定鼻唇沟皮瓣的大小,以鼻翼沟为中心轴线,设计一不等 Z 形皮瓣,将鼻翼外脚三角瓣与鼻唇沟瓣交错,即可扩大鼻孔。

(三)皮片移植法

适用于鼻孔严重狭窄,鼻前庭有广泛瘢痕者。手术先松解、切除鼻孔内及周围的瘢痕直达梨状窝,达到呼吸通畅。取薄中厚皮片,将皮片与鼻孔外创缘缝合,后将皮片塞于鼻腔内,覆盖鼻浅创面,用油纱布将鼻腔填满,使皮片与创面紧贴,术后 6 天,用外裹油纱布的通气橡胶管替换填塞的油纱布,术后 9 天拆线。放置鼻孔扩张橡胶管半年以上,可预防鼻孔再次挛缩。

六、全鼻缺损再造

鼻位于颜面部中央的突出部位,其下端的鼻尖和鼻翼易遭受创伤或烧伤,造成鼻部分缺损或鼻部瘢痕挛缩畸形。鼻下端较大缺损或全鼻缺损严重影响美观,需要通过全鼻再造来修复。

(一)鼻部缺损的分类

1.轻度鼻缺损畸形

常见于以下几种情况:鼻部深Ⅱ度烧伤、创面愈合后,鼻翼和鼻尖部挛缩变形,鼻下端缺损小于0.5 cm,鼻翼软骨边缘仅少许缺损;外伤引起的鼻下端缺失,如鼻尖与鼻小柱大部分缺损或鼻翼缺失。

2.中度鼻缺损畸形

常见于鼻下部分分外伤或感染造成的鼻尖和鼻翼缺失。其特点是鼻的梨状孔上缘基本正常、鼻中隔外露。鼻翼一侧或两侧缺失,残留的鼻翼与鼻小柱因瘢痕挛缩明显上提。该类鼻缺损临床最常见,除需要再造鼻衬里外,还需要做鼻延长。

3.严重鼻缺损畸形

系指鼻部毁损性损伤,如鼻部Ⅲ度烧伤,创面愈合后严重畸形。

(二)常用的修复方法

鼻部结构包括皮肤软组织覆盖、软骨和鼻骨支架与黏膜衬里 3 个部分。因此,全鼻再造就是重建上述 3 种结构,完整的全鼻再造可分解为衬里再造、鼻支架再造和外覆盖再造。根据外覆盖的制作方法不同,将全鼻再造分为不同方法。根据鼻外覆盖的形成部位不同,分为额部皮瓣法、前臂皮瓣法和皮管法。其中额部皮瓣在皮肤的色泽、质地、血液供应,以及外形方面较其他皮瓣有明显优势,为首选。

额部皮瓣是所有前额皮瓣的总称,根据皮瓣轴型血管的不同,分为以滑车动脉为主的前额正中皮瓣、以眶上动脉为主的额部皮瓣和以颞浅动脉为主的额斜皮瓣。其中以滑车动脉为主的前额正中皮瓣,因血液供应可靠、容易旋转,只需要一次手术就可以完成鼻外覆盖的修复,是额部皮瓣全鼻再造的首选。其他皮瓣主要用于前额正中有瘢痕的患者,由于鼻再造时皮瓣的旋转幅度大,为保证手术成功,往往需要先行皮瓣延迟手术。根据鼻外覆盖的制作不同,额瓣法全鼻再造术分为额部正中皮瓣全鼻再造术和额部扩张皮瓣全鼻再造术。额部正中皮瓣全鼻再造术是将额部正中皮瓣易位反转,形成鼻外覆盖,皮瓣供区通过皮片移植来修复,优点是治疗时间短,再造鼻不回缩;缺点是额部供区不美观。额部扩张皮瓣全鼻再造术是通过埋置扩张器,待额部获得足够多余组织后,再形成鼻外覆盖。皮瓣供区直接拉拢缝合。该法除了具有传统额部皮瓣的优点外,额部供区可以直接缝合而不需要植皮,对额部外观影响不大。另外,额部皮瓣经过扩张,组织结构明显变薄,有利于鼻下端(鼻尖、鼻翼、鼻小柱)的塑形。但该法要求有良好的组织支撑,否则皮瓣易收缩,引起再造鼻的变形。

1.额部正中皮瓣全鼻再造术

主要适用于额部发际较高的患者。

(1)手术前设计。

轻度鼻缺损的衬里设计:由于鼻翼外侧脚和鼻小柱残基仍存在,鼻长度在正常范围内,故设计时,不需要考虑鼻定位和鼻延长问题,可根据鼻尖与鼻翼缺损的大小,以鼻残端部为蒂设计局部皮瓣,将皮瓣翻转,形成鼻衬里。

中度鼻缺损的衬里设计:①单侧鼻翼缺失,根据健侧确定鼻翼外侧角,使两边对称。②双侧鼻翼均缺失,自鼻中嵴向两侧做一水平线,自双眼内眦向下做垂线,垂线与水平线相交点为患者新的鼻翼点。另外,设计时应考虑松解瘢痕后,残存的鼻翼复位后的位置变化。

手术后鼻外形是否美观,很大程度上取决于鼻翼外侧角的外形。因此,残存的鼻翼应尽量保存,缺损侧在鼻翼点处沿标准的鼻翼缘设计弧形线。标记梨状孔的正中点边缘为鼻延长的切口线。沿双侧鼻面沟向上画线,经过内眦的内侧向上,与通过鼻黄金点的水平线相交设计为以梨状孔边缘为蒂的鼻背部舌状皮瓣,然后自鼻黄金点沿正中画线向下至梨状的正中点,形成两个舌状瓣,翻转后交错缝合固定鼻尖形成两侧鼻翼的衬里,夹层埋植支架,有时还考虑用皮管做全鼻再造。

(2)手术操作:以中度鼻缺损的衬里制作为例。沿梨状孔边缘 ABC 线切开至鼻腔,将切口下鼻组织整个下移。使残存的鼻翼及鼻小柱复位。沿 OB 线切开皮肤至鼻背部肌肉,沿 AOC 线切开皮瓣至骨膜。在骨膜上游离皮瓣至梨状孔缘约 2 mm,将皮瓣翻向下面。覆盖鼻下移形成的洞穿性损伤。将 OB 线两边的皮肤分别与鼻中隔黏膜缝合以封闭鼻中隔缺损,沿鼻翼缘切开皮肤至鼻软骨,在鼻翼软骨的表面游离皮瓣至鼻缺损的边缘,形成蒂在内侧的局部皮瓣,将残存的鼻小柱自鼻嵴处切开,向上游离,形成蒂在鼻小柱残端的皮瓣,然后反转,形成鼻小柱的衬里。将鼻背部形成的几个皮瓣缝合形成鼻衬里、外覆盖的再造。

额部三叶皮瓣的设计(图 7-15):三叶瓣是目前临床上最常采用的额部皮瓣设计法,其中二叶分别形成患者的两个鼻翼,中间一叶形成鼻尖部及鼻小柱,三叶柄形成鼻背,三叶的长度是鼻黄金点至唇红缘的距离,二叶间的距离为 6.0~7.5 cm,每叶宽度为 2.5~3.0 cm,三叶的柄宽根据模拟的实际鼻高度用软尺测量。将设计的三叶瓣放置在额部正中,使瓣尽量靠近发际,柄放置在额部正中,距眉毛 0.5~1.0 cm 处,如果柄端距眉毛少于 0.5 cm,应将二叶瓣的瓣稍偏离正中,偏离方向同额瓣旋转的方向。用 2% 利多卡因行局部浸润麻醉。麻醉后,按设计线切开皮肤和额肌,在额肌与骨膜之间游离皮瓣。在柄端与眉毛之间逐渐切断额肌在皮肤下游离,切断额肌时,不要损伤滑车上动脉,将皮瓣反转 180°,观看皮瓣是否与衬里缝合无张力。如皮瓣蒂部张力过大,应继续游离蒂部,以加长蒂部。

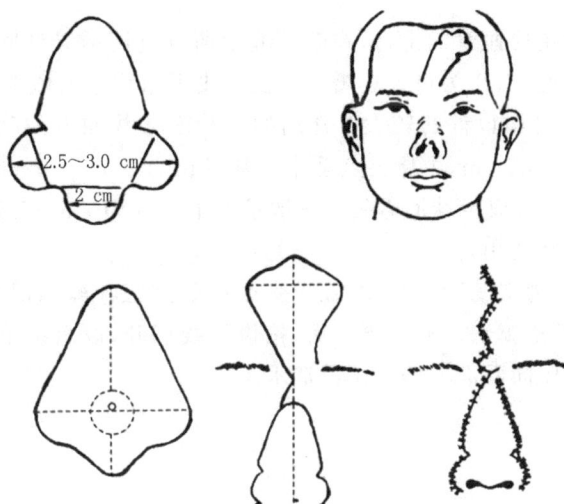

图 7-15 额部三叶皮瓣的设计

鼻支架的制作:根据鼻下部软骨缺损的情况,用 L 形硅胶雕刻合适的假体,以对鼻尖构成支撑。假体雕刻完成后,将其与鼻衬里缝合固定,特别注意与鼻骨骨膜的(梨状孔处)的固定,在此处固定牢固,可防止鼻成形后假体下移。

先将三叶瓣中叶的中点与鼻小柱的中点对位缝合,然后将另外两叶与鼻翼沟中点对位缝合,再缝合两侧鼻翼外侧角。缝合时,不是将外覆盖与鼻翼衬里简单的对位缝合,而是在缝合鼻翼沟中点时,应使外覆盖在缝合鼻翼外侧角时有一定的张力,这样才能形成鼻翼外侧角的形态。定点缝合完成后,依次缝合切口。在鼻翼沟的上缘横向贯穿缝合一针,内收鼻翼上端,向鼻孔内塞入碘仿纱条,对鼻孔塑形。取上臂内侧全厚皮片,将其缝合于额部供区,打包加压包扎。打包时,不要让蒂部受压,用油纱布覆盖蒂部创面外露术后注意观察鼻外覆盖血液供应,及时处理引起血液供应障碍的原因。术后 3 周开始蒂部训练,开始每天训练 2～3 次,每次阻断 15 分钟。以后逐渐增加训练次数和加长训练时间,待阻断蒂部,鼻外覆盖血液供应无障碍时,断开蒂部,修整鼻根部。

2.额部扩张皮瓣全鼻再造术

主要适用于额部发际较低的患者。分为 2 期,第 1 期为额部扩张器的埋置与皮瓣扩张,第 2 期为全鼻再造。

(1)额部扩张器的埋置与皮瓣扩张。

手术设计:切口一般选择额部正中上方发际内,长度约 4 cm;扩张器一般选用容量 170 mL 长方形立体扩张囊,该种扩张器完成扩张后,获得纵行和横行的皮肤面积大;用紫药水标记皮瓣游离范围,向下至眉弓,两侧至通过左、右眉弓中点的垂线。

手术操作:获得纵行和横行的右眉弓中点的垂线。按手术前设计的切开皮肤及帽状腱膜,在帽状腱膜、额肌与骨膜之间游离皮瓣,同向下至眉上 0.5 cm,两侧至眉峰的上方;皮瓣游离完成后置入扩张器,将注射壶埋入切口七方的发际内;通过注射壶向扩张器内注入 20 mL 生理盐水,看注水是否通畅;在直视下缝合切口,以免损伤扩张器,切口处放置一橡皮引流条。扩张器取出,当扩张完成后就可以进行鼻再造手术,但由于扩张皮瓣存在收缩,故最好在注液扩张完成后3个月以上再行二期手术。

(2)全鼻再造。

手术设计:确定皮瓣主要血管的走行,在暗环境中通过电筒透光试验,观察并标记滑车上血管、眶上血管的走行及交通支,作为设计皮瓣方位及真皮下组织蒂的依据。因取出扩张囊后皮肤回缩15%～20%,应将三叶瓣设计的较大。常用的三叶瓣参数如下:宽度为7.0～7.6 cm,由鼻根黄金点至鼻尖长为5.0～5.5 cm,由鼻尖点至小柱基点长为2.5～3.0 cm。以鼻尖点为圆心,直径2.5 cm范围内组织专供形成半球形鼻尖。一般情况下宽度为7.5～7.6 cm三叶瓣即能造出国人中等大新鼻(临床上最常选用)。

手术操作:根据设计,剪裁三叶瓣膜片,在扩张区皮肤按三叶瓣标记出切口线。鼻衬里再造和支架的雕刻同普通额部皮瓣法。衬里再造后,按设计线切开,取出扩张囊。将皮瓣旋转180°,覆盖鼻背部创面,具体操作同额部皮瓣全鼻再造术。

(张景坤)

第六节　口腔周围瘢痕畸形的修复

口腔、唇颊部组织松软,烧伤瘢痕形成后,特别容易造成挛缩畸形,而上、下唇皮肤毛囊与皮脂腺丰富,容易感染形成增生性瘢痕。烧伤后口周瘢痕畸形一般涉及多个部位,如上唇瘢痕常伴有上唇外翻,口角向上歪斜;口角瘢痕常伴有小口畸形和口角歪斜等。在治疗过程中,应尽可能通过一次手术同时解除几种畸形。常用的手术方法有皮片移植和局部皮瓣修复。

一、小口畸形的修复

小口畸形多由口角部瘢痕挛缩引起变形所致,多继发于口角皮肤烧伤,或口唇黏膜较重的感染,或化学性损伤。口角挛缩,可局限于一侧,但以双例为多见。表现为口裂缩小,重者状似鱼口,一般口腔黏膜多未受累,进食和语言功能都有严重障碍。

处理原则:主要根据口裂畸形发生的原因、程度、大小,以及口角周围瘢痕多寡等情况,选用不同方法加以修复。如为一侧口角唇红部发生粘连,可采用唇红组织瓣滑行或转位修复开大口角。如唇红组织丧失较多,可采用颊黏膜瓣修复,该法适用于双侧口角开大术。

(一)修复方法

1.滑行唇红瓣口角成形

本方法适用于一侧口角唇红部发生粘连,粘连性瘢痕切后唇红缺损创面不超过1.0～1.5 cm者。

方法:手术时先在患侧按健侧口角位置定点,沿口角定点部位至口裂做一水平切口,直到口腔黏膜。将此区内粘连的瘢痕组织切除,沿上、下唇正常唇红缘和口内黏膜各做一个水平切口,形成上下两个唇红组织瓣,其长度以能充分向口角滑行,缝合后无张力为度。再将上、下唇组织瓣各用一针褥式缝合固定于口角外侧正常皮肤上,最后将组织瓣分别与唇红缘和口内黏膜加以缝合,开大口角(图7-16)。

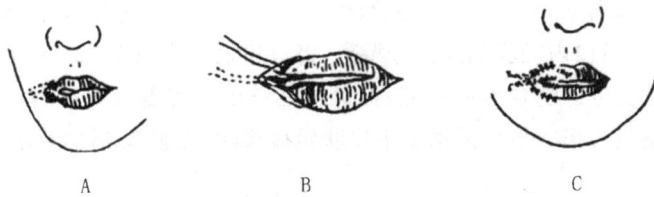

图 7-16　小口开大
A.术前；B.术中；C.术后

2.唇红旋转和滑行组织瓣转位口角成形

适用于一侧口角瘢痕较小，而唇红组织丰满者。

方法：患侧口角位置定点与唇红滑行瓣法相同。手术时在下唇唇红向上唇延伸部分，设计一个上唇唇红旋转组织瓣，切除口角的瘢痕组织，在上唇唇红组织旋转瓣内侧，形成另一个上唇唇红组织滑行瓣，两瓣分别形成后，转位至口角处加以缝合，开大口角(图 7-17)。

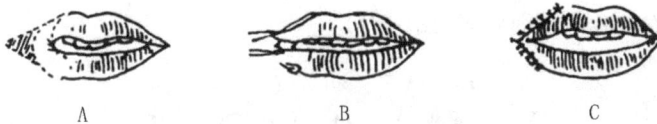

图 7-17　唇红旋转组织瓣口角修复
A.术前；B.术中；C.术后

3.颊黏膜旋转滑行瓣法口角成形

本法适用于一侧唇红组织丧失较多和双侧口角开大的患者。

方法：口角定点和口角至唇红部三角形瘢痕皮肤切除，均与唇红滑行瓣法相同。根据唇红组织缺失大小，在同侧近口角处的颊黏膜上设计一个双叶状黏膜组织瓣，蒂部在后方。组织瓣充分游离后，转移至上下唇唇红缺失的创面上，并加以缝合开大口角，颊黏膜供区拉拢直接缝合。如为双侧口角开大，手术分侧进行，先将口角三角区皮肤切除，并沿唇红与口裂平行线切开，使口角增大。根据口角区缺损面积，在同侧口内黏膜设计一 Y 形切口，Y 形三角黏膜瓣底部应位于颊侧。切开颊黏膜瓣，并行黏膜下分离，将 Y 形三角黏膜瓣尖端转向外侧口角与皮肤创缘缝合，形成新的口角。然后将上下两块黏膜瓣的创缘做适当修剪，与上、下唇皮肤创缘缝合(图 7-18)。

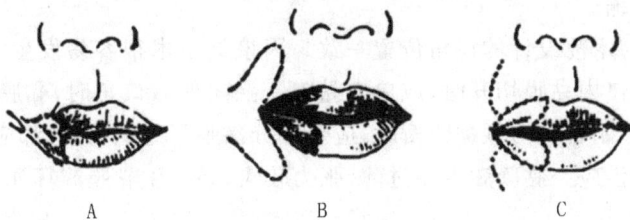

图 7-18　颊部黏膜瓣移转矫治小口畸形
A.术前；B.术中；C.术后

4.唇黏膜推进方法口角法

本法适用于烧伤后口角有环形瘢痕而张口困难者。

方法：按正常口角口裂成形。手术时先用亚甲蓝绘出拟定口唇外形的轮廓。为了使口角处皮瓣有足够宽度,皮瓣蒂部为 0.5～1.0 cm。沿绘出的上、下唇唇红缘切开,切除瘢痕组织,两侧口角处各保留一三角形皮瓣。沿口内黏膜创缘充分游离,将口角处黏膜做 1～2 cm 平行切开,最后将口腔黏膜拉出与上、下唇皮肤创缘缝合形成唇红,将口角处三角形皮瓣转向口内,与黏膜创缘缝合形成口角,本法术后口角略成方形。也可采用口角皮肤瘢痕切除,黏膜 Y 形切开法治疗(图 7-19)。

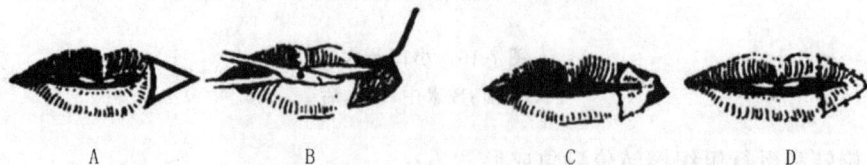

图 7-19　口角皮肤瘢痕切除黏膜"Y"形切开法矫治小口畸形
A.口角皮肤瘢痕切除范围;B.显露口角黏膜做"Y"形切开;C.形成 3 个黏膜瓣,分别向外翻转,以覆盖上下唇红与口角创面;D.缝合后,口角开大,口裂恢复正常

有些小口畸形,是由口角前方的蹼状瘢痕封闭所致,口角被掩盖在蹼的深面,仍保持完好。这种小口畸形可按 Z 成形术原则修复(图 7-20)。

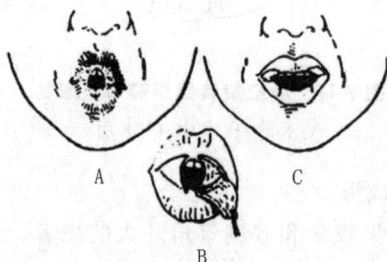

图 7-20　Z 成形术矫治口角蹼状瘢痕
A.术前;B.术中;C.术后

(二)小口畸形开大术注意要点

对小口畸形需要行开大口角者应首先确定口角的位置,即大约相当于两眼平视时两侧瞳孔向下的垂线的间距。在用上述方法测量时,应同时对患者面部各器官比例做全面观察,以使口裂大小与面部的比例关系达到最协调的程度。并注意不要矫枉过正,矫正后的口角大于健侧口角 3～5 mm,以防术后挛缩。

术后口角位置应与术前设计的口角位置一致。因该类手术很容易发生术后口角偏小,与健侧口角不对称。为此,口内黏膜切开时,或口内黏膜瓣翻向外做口角时,黏膜切口应与口外皮肤切口同在一个位置上。制备口内颊黏膜瓣时,应带部分黏膜下组织,其蒂部应较黏膜瓣尖端要厚些,以保证黏膜瓣血液供应。黏膜瓣尖端过薄,张力较大,易发生黏膜瓣坏死。

二、口角歪斜的修复

一侧口角因瘢痕牵拉向上或向下方歪斜或移位,常由于局部比较局限的损伤所致,多可采用 Z 成形术原则矫正或复位。口角歪斜移位还可由于受邻近部位,如面颊部或颈部烧伤后所形成的面积较广而深厚的挛缩瘢痕的牵引所致,须将瘢痕切除并设法修复创面,才能解除对口角的牵拉而恢复常态(图 7-21、图 7-22)。

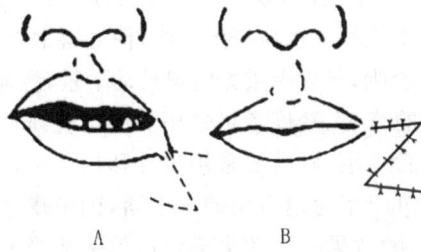

图 7-21 口角歪斜 Z 成形术矫治

A.术前;B.术后

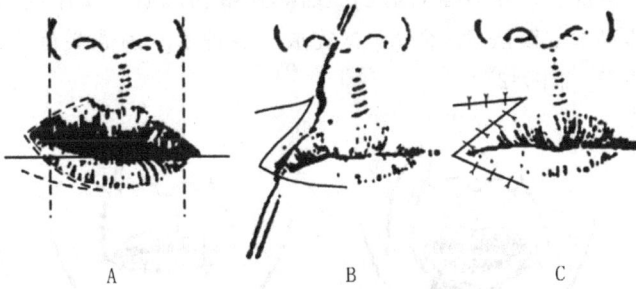

图 7-22 Z 成形术原则用于口角错位的复位

A.切口;B.互易位置;C.缝合

三、口角外翻的修复

局限性外伤愈合后所形成的局部口唇轻度外翻,比较少见,一般只表现为红唇缘的局部凹凸不齐,口裂不能紧闭,外翻部呈切迹状缺裂。这种外翻可酌情采用单一或连续 Z 成形术,或 V-Y 成形术矫正修复(图 7-23、图 7-24)。

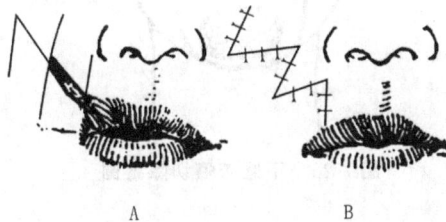

图 7-23 连续 Z 成形术矫治上唇右侧轻度外翻

A.术前;B.术后

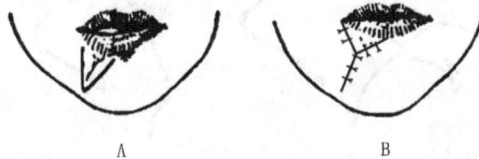

图 7-24 V-Y 成形术矫治下唇右侧轻度外翻

A.术前;B.术后

单纯上唇外翻复位后创面的修复,宜用取自耳后或锁骨上的全厚皮片。注意应按面部形态解剖分区切除上唇瘢痕,并在中央部位保留薄层瘢痕组织,使上唇中央微显突出,以免外形平板单调。上唇外翻复位不需要过度矫正,否则,日后因重力组织松动下垂,将显现上唇过长的反常形态。

单纯下唇外翻复位后创面的修复,轻度者可采用鼻唇沟皮瓣移转修复。如所需皮瓣过长,可行延迟移转。中度或重度的下唇外翻,则需要采用皮片移植。按面部形态解剖分区,切除位于下唇并包括颏部的瘢痕。两侧切口应稍超越口角伸入上唇,则植皮愈合后,有将下唇向上悬吊以对抗日后重力下垂,防止外翻复发的效果。在颏尖部位可保留适当面积和厚度的瘢痕组织,以取得植皮后该部较为丰满的良好形态。下唇严重外翻持续时日过久者,于瘢痕切除、挛缩松解复位后,如发现因口轮匝肌过度松弛,下唇不能紧贴下牙槽,张力不足时,还必须做唇组织的全层楔形切除缝合,紧缩后再行植皮。严重外翻,因烧伤较深,瘢痕切除后需要用皮瓣修复者,如颈部皮肤完好时,可采用颏颈部双蒂皮瓣法,手术分两次完成。这种手术因需要行俯首位制动2~3周,故年长患者应慎用(图7-25~图7-27)。

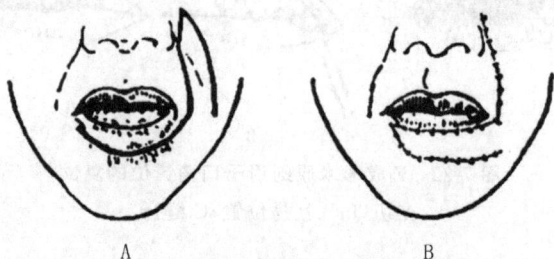

图 7-25　下唇轻度外翻用鼻唇沟瓣修复图
A.术前;B.术后

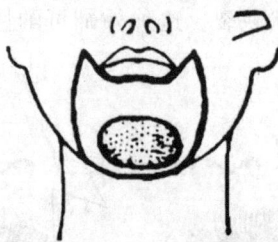

图 7-26　下唇瘢痕切除范围

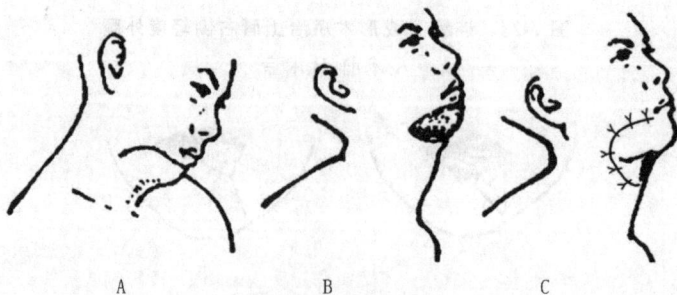

图 7-27　用颏颈部双蒂皮瓣修复下唇外翻
A.术前;B.术中;C.术后

最严重的下唇外翻,伴有颈前的广泛瘢痕挛缩,除可用皮片修复全部创面外,有时还需要用两侧肩部皮瓣、胸肩峰皮管或游离皮瓣移植,以完成唇颏部和颈部创面的整体修复。下唇外翻与上唇外翻不同,为补偿日后的重力下垂,防止复发,须做过度矫正。上下唇都外翻时,可以同时施行手术,但为便于手术后经口摄入饮食和减少创面感染,也可分期分别进行。唇外翻修复手术应注意以下几点:①松解、切除瘢痕时,应注意恢复口周器官,如鼻翼、鼻小柱、口角的正常解剖位置。②在瘢痕切除时,应注意恢复唇弓弧线,使皮片于红唇缝合线即为重建的唇红缘。③瘢痕切除时注意形成一左右对称创面,缝合线最好位于鼻唇沟处。④松解口周瘢痕时也应彻底松解面颊部瘢痕,否则,张口困难的问题仍不能较好地解决。⑤术后应减少面颊活动,避免涎液、食物污染创面。

(张景坤)

第七节　颈部烧伤后瘢痕畸形的修复

一、颈部烧伤后瘢痕畸形的临床特征与分类

颈部瘢痕挛缩畸形多位于颈前区,瘢痕的增生、挛缩可能会累及皮肤,甚至颈阔肌使颈部的俯、仰、旋转等运动受限,甚至下唇、下颌部、面部、鼻翼、下睑等都可以被牵拉造成畸形或外翻。

临床上常以对功能的影响相对邻近器官的牵引程度分类,可分为Ⅰ、Ⅱ、Ⅲ、Ⅳ度,在选择治疗方法时,参考的价值最大。

(1)Ⅰ度:单纯的颈部瘢痕或颈胸瘢痕,其位置限于颏颈角以下。颈部活动不受限或后仰轻度受限,吞咽不受影响。

(2)Ⅱ度:颏、颈瘢痕粘连或颏、颈、胸瘢痕粘连。颏、颈甚至胸部均有瘢痕、挛缩后几个部位粘连在一起。下唇可有外翻,颏颈角消失。颈部后仰及旋转受限,饮食、吞咽一些影响,但不流涎。下唇的前庭沟尚存在,能闭口。

(3)Ⅲ度:下唇、颏、颈粘连。自下唇至颈前区均为瘢痕,挛缩后下唇、颏部和颈前区粘连在一起,颈部处于强迫低头姿势。下唇严重外翻,口角、鼻翼甚至下睑均被牵拉向下移位,不能闭口,发音不清,流涎不止,饮食困难。

(4)Ⅳ度:下唇、颏、颈、胸粘连。瘢痕上起下唇下缘、下至胸部,挛缩后使 4 个部位都粘连在一起,颈部极度屈曲,颈椎、胸椎后突,出现驼背。不能仰卧、不能平视、不能闭口、流涎不止。饮食、呼吸都发生困难。在儿童还可以继发下颌骨发育受限导致小颌畸形,或颏部前突、下前牙外翻。

二、颈部烧伤后瘢痕畸形的修复方法

成人单纯瘢痕增生或Ⅰ、Ⅱ度挛缩的患者以创面愈合后 6 个月左右,瘢痕及挛缩基本稳定后进行手术为宜。儿童因可能影响发育,Ⅲ、Ⅳ度挛缩的患者因影响生活,所以可提前手术。

(一)术前准备

术前应详细了解和检查患者的全身情况,如有呼吸道感染者应治疗控制,防止术后咳嗽影响皮片的成活。胸前存在破溃、溃疡感染的要及时换药,促进愈合。瘢痕隐窝多有污垢积存,术前要清理,减少感染风险。

(二)修复方法

应根据患者的年龄、瘢痕的性质、挛缩和畸形的程度、组织缺损的范围与周围正常皮肤是否松弛等情况选择全厚皮片移植、皮瓣移植、皮肤软组织扩张术等方式。原则上是颈中央部采用皮瓣修复,颏底和胸前可以植皮修复。现将各种修复方法分述如下。

1.Z成形术或四瓣成形术

此种方法适用于纵行的条索状或蹼状、多蹼状瘢痕。应用Z成形术或四瓣成形术既可增加原瘢痕部位组织的长度,又可改变瘢痕的方向,消除纵向的张力。如皮肤缺损较多,蹼状瘢痕单纯用Z成形术或四瓣成形术不能完全修复时,应结合皮片移植(图7-28)。

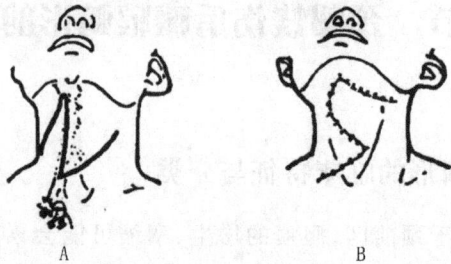

图7-28 颈部蹼状瘢痕挛缩,用"Z"成形术松解修复
A.切口设计;B."Z"成形修复

2.皮片移植

此方法适用于瘢痕范围较广,亦不过深的患者。皮片移植中创面应仔细止血后将皮片横行铺在创面上。两块皮片之间的接缝应呈横的方向,皮片四周与创面边缘用间断缝合法缝合固定。在颏颈角处可打皮钉固定,使皮片与创面紧贴。冲洗皮片下积血,打包包扎固定,压力要适当,切勿过紧影响呼吸。术后用颈部石膏托固定,皮片存活后需要加戴颈托至少6个月以上,睡眠时,肩下垫高使头后仰,这样才能保证手术效果。

3.局部与邻近皮瓣移植

颈前区部分瘢痕切除后常可用局部皮瓣修复。颈前区瘢痕广泛的患者,凡瘢痕深、挛缩重、与深部组织粘连,而胸前、肩部有完好的皮肤或为浅Ⅱ度烧伤后的平坦柔软的瘢痕者,可考虑采用邻近皮瓣修复。常用的几种皮瓣介绍如下。

(1)颈部双蒂皮瓣:如瘢痕局限于颈的上半部者,切除瘢痕后循颈阔肌平面向下潜行剥离,达锁骨和胸骨切迹,后在其下界是做横的弧形切口,切开皮肤、皮下组织和颈阔肌,形成一个横的颈下部双蒂皮瓣,向上提起覆盖颈上部创面,供瓣区可植中厚皮片(图7-29)。

(2)颈侧皮瓣:此种皮瓣适用于颈前区创面较小而颈侧部有正常皮肤的患者。皮瓣的蒂部可以做到耳后,包含耳后动脉在内,然后循深筋膜平面沿斜方肌前缘向前下延伸,长宽比例可达2.5:1,但若皮瓣超越中线或延伸到胸骨切迹以下时,需要先将皮瓣延迟。根据需要可设计双侧的颈侧皮瓣,转移到颈前区,予以上下交错缝合,供区植皮,也可行扩张器皮瓣预制(图7-30)。

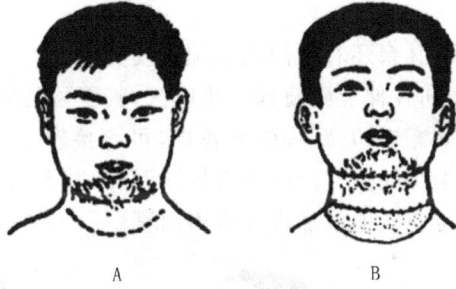

图 7-29　颈部双蒂皮瓣

A.皮瓣设计;B.皮瓣转移修复

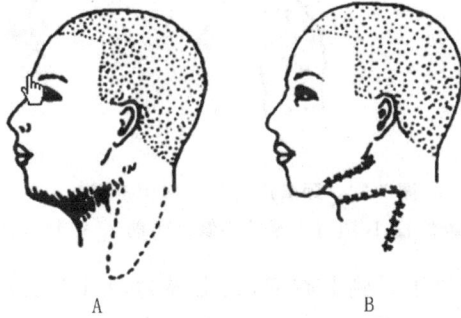

图 7-30　颈侧皮瓣

A.颈侧皮瓣位置;B.颈侧皮瓣转移修复颈前区

（3）锁骨前胸皮瓣:该皮瓣是修复颈部严重瘢痕挛缩中最常用的邻近皮瓣,其蒂位于锁骨区,斜向前下方循深筋膜平面做锐性剥离,长宽比例可达 2∶1,一般不要超过中线。成人单侧的锁骨前胸皮瓣可取到(8～9)cm×(18～20)cm,如设计双侧锁骨前胸皮瓣则足以覆盖颈前区。但此皮瓣位置较低,不易转移到颏部以上,故颏部或下唇有创面时需要另行植皮修复(图 7-31)。

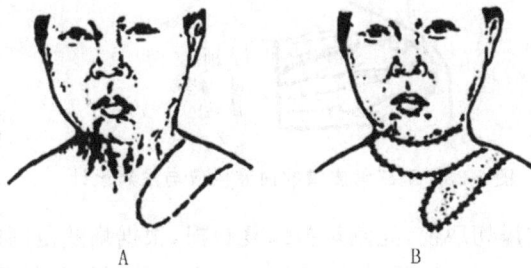

图 7-31　锁骨前胸皮瓣

A.锁骨前胸皮瓣位置;B.锁骨前胸皮瓣转移修复颈前区

（4）颈肩皮瓣和颈肩胛皮瓣:锁骨前胸区缺乏完好皮肤的患者可设计颈肩皮瓣,此皮瓣的蒂部起自颈的一侧,向上可达耳下,向前达锁骨上缘,向后可到颈后部,远端可达肩峰部三角肌的止端。皮瓣内可含耳后动脉,如将蒂部稍做向前下方,还可包含颈横动脉浅支,故血液循环丰富,长宽比例可达 4∶1(图 7-32)。

4.轴型皮瓣移植

最为常用的为胸三角皮瓣,其余还有颈浅动脉颈段皮支皮瓣。

胸三角皮瓣从胸大肌浅面向外伸展到肩部三角肌区,甚至可延伸到上臂肌肉的浅面,其蒂在胸骨外侧,内含胸廓内动脉的前穿支,它距头颈部较近,可直接转至颈部、下颌部、口内、颊部,甚至向上可达额部,用以修复软组织缺损。但因皮瓣较厚,显臃肿无表情,为克服以上的不足,可应用扩张后的胸三角皮瓣,从而可有效地增加皮瓣应用面积。

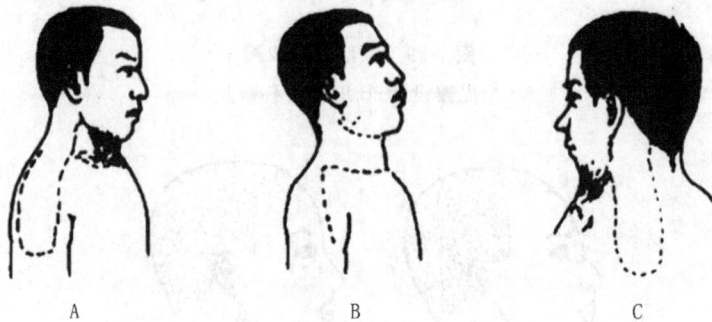

图 7-32 颈肩皮瓣和颈肩胛皮瓣
A.颈肩皮瓣位置;B.颈肩皮瓣转移修复颈前区;C.颈肩胛皮瓣

(1)皮瓣设计:胸三角皮瓣位于一侧上胸部,其上界为锁骨下线,下界为第 5 肋骨或第 4 肋骨,沿着腋前线的尖部向外延伸,最远可达肩三角肌区,甚至上臂上 1/2 处;内侧界为胸骨外缘 2 cm。最大面积为(10~12)cm×(20~22)cm。旋转轴点在第 2、第 3 肋间胸骨旁 2 cm 处。从旋转轴点至皮瓣最远端距离应大于该点到创面最远点的距离 10%～15%(图 7-33)。

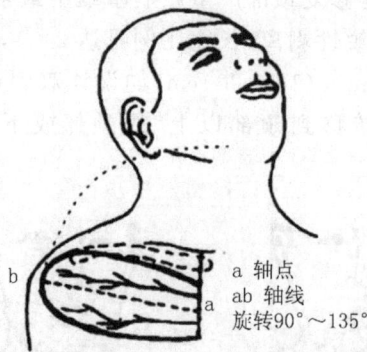

a 轴点
ab 轴线
旋转90°~135°

图 7-33 胸三角皮瓣的血液供应与皮瓣设计

(2)手术步骤:胸三角皮瓣切取前,先测量拟修复缺损,根据病变范围的大小、距离设计皮瓣,一般应较大缺损创面大 10%～15%,同时注意皮瓣旋转轴点到修复缺损的距离。先将皮瓣的上、外、下侧切开,掀起皮瓣时在深筋膜层,靠近胸大肌肌膜将胸肩峰动脉皮支、颈横动脉颈段皮支结扎,尤其皮瓣范围较大时,切勿损伤三者间的吻合支。分离到皮瓣蒂部即胸骨旁 2 cm 时,不要损伤穿支血管。皮瓣转移后,如觉得蒂部较紧,可将皮瓣下部逆切 1.0～1.5 cm。将蒂部制成管状,管心直径不可过窄,以能容纳小指通过即可。供区如不能拉拢缝合,可采用皮片移植修复。为了克服皮瓣臃肿及供区植皮问题,可采用胸三角皮瓣预扩张,扩张器的导水管及阀门可置于肩部外侧皮下,防止扩张囊下滑。胸三角皮瓣经过血液循环阻断试验达 1 小时以上无血液循环障碍出现即可断蒂。

（3）注意事项：①胸三角皮瓣是以胸廓内动脉胸前穿支为轴心血管的轴型皮瓣，因此，术中勿损伤轴心血管。制成管状前皮瓣的宽度一般不少于 7 cm，以免影响皮瓣血液循环。皮瓣转移到面部后，要采用良好的外固定，防止皮瓣撕脱。常采用的办法是应用头部胸部石膏固定，两者之间用木棍相连，固定后十分牢靠，且留有更换敷料的空间。②皮瓣血液循环训练与延迟，如皮瓣转移术后 7 天。无血液循环障碍。可行向液循环训练。③预扩张皮瓣的注意事项，预扩张的胸三角皮瓣在置入扩张器时，一般在深筋膜与肌膜之间，在剥离囊腔时，在胸骨旁一定注意不要损伤胸廓内动脉的胸前穿支，在胸骨旁 2～3 cm 时停止锐性剥离；否则，损伤皮瓣的轴心血管可导致转移后的皮瓣坏死。置入的扩张器要充分展平以免尖角"刺"伤正常皮肤。注水每次为扩张器容量的 15% 左右，以皮肤有一定张力又不发生苍白为度。置入和注水过程一定严格无菌操作。

5.皮管移植

对严重的颈部瘢痕挛缩的患者，如前胸、肩背部均无可供形成邻近皮瓣的组织时，则可设计皮管修复。皮管应尽量做在近颈部的位置，如胸腹皮管、背部皮管等，均须经过中间站携带，手术次数较多。

（三）术后处理

术后患者取仰卧位，术后 48 小时应严密观察呼吸道通畅情况，床旁备吸引器、气管插管器械和气管切开包。遇有呼吸困难者，即拆开敷料，检查伤口，如有喉头水肿则应及时行气管插管，甚至气管切开。如因皮片或皮瓣下血肿压迫呼吸道，应立即打开敷料、清除血肿、妥善止血后包扎。

颈圈的制作和应用：颈部瘢痕挛缩畸形矫正后，应用颈圈十分重要，尤其是游离植皮之后的应用对巩固疗效、防止挛缩复发有重要作用。颈圈要超过整个植皮区，最少上缘抵下颌缘，下缘达锁骨上缘，以维持颈部的位置。颈圈要柔软，对皮片均匀加压，不可有某些特别突出的点与线，防止皮片受压坏死，颈圈也不可太紧，以免影响颈部的正常活动。颈圈每天应取下检查皮片有无磨损，并及时调整。①硬纸板颈圈：用较硬的纸板按颈部形态剪成一颈圈形，其前部在下颌处应较宽，以保持头部稍后仰，再用棉花与纱布将硬纸板包裹妥善，再用绷带固定于颈部。②石膏颈圈：在植皮愈合后，用石膏制备颈圈，石膏定型硬化后，在两侧切开并修整，同时在剪开石膏两侧穿洞用带子连接，患者可自行穿戴。③可塑性颈托：用可塑性夹板制成颈托，因其具有热塑性，故可随时调整，且其重量轻、美观，患者配戴更加舒适。

（张景坤）

第八节　会阴部烧伤后瘢痕挛缩畸形的修复

一、会阴周围型瘢痕挛缩的修复

由于瘢痕挛缩程度、范围与引起器官移位的不同，故治疗方法也因人而异，原则上以切除瘢痕并彻底松解挛缩后，使器官复位为目的。创面采用皮片移植或局部皮瓣转位修复。会阴部手术的术后护理十分重要，其重点是防止大、小便污染创面，保持敷料干燥、清洁，保持双下肢外展位固定。由于局部包扎固定比较困难，容易松动，术后的制动十分必要（图 7-34～图 7-35）。

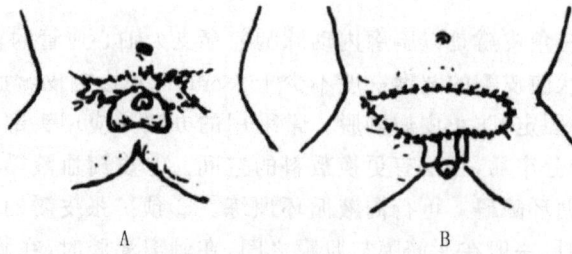

图 7-34　会阴前部横向挛缩瘢痕切除松懈植皮
A.术前；B.术后

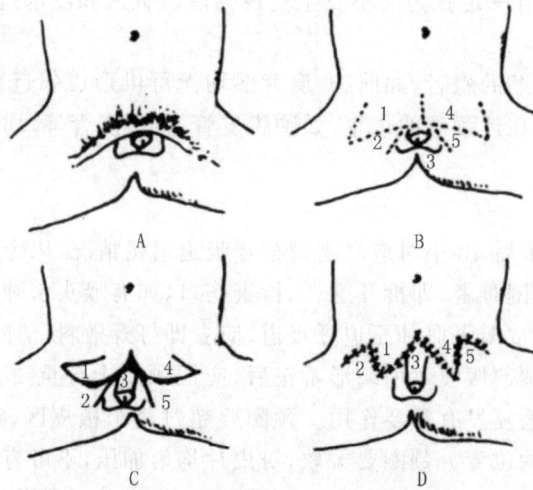

图 7-35　会阴中段横蹼状挛缩瘢痕"五瓣修复法"
A.术前；B.皮瓣设计；C.皮瓣切开；D.皮瓣转移修复

二、肛门瘢痕性狭窄的修复

排便困难为其主要症状。轻者可以借饮食调节,服轻泻剂等保持其排便功能；重症真性肛门狭窄,可发生慢性肠梗阻,食欲缺乏、消瘦、营养不良等症状。做 X 线造影,以协助诊断。在假性肛门狭窄,见狭窄口与肛门之间尚有一定距离,形成憩室,而真性肛门狭窄,则不见憩室存在。应彻底切除肛门四周瘢痕,使肛门复位。不论肛门外有无正常皮肤残留,均应将皮肤或黏膜做放射状切开,使狭窄区充分扩大。采用八字形皮瓣修复肛门狭窄,或八字形皮瓣加皮片移植,常能取得较好的疗效。八字形皮瓣的设计原则:在两侧臀皱襞附近设计两个对称的皮瓣,蒂在会阴与大腿内侧,长宽比例达 2∶1,向肛门区转移,缝合于肛门两侧,尖端相遇于拱门后尾骨处。借旋髂内侧动脉分支等供给血液循环。皮瓣越往会阴处转位就越松弛。用皮瓣的侧面与肛门创缘做 Z 形缝合,以保证良好的愈合,并防继发挛缩。

皮肤较多者,可考虑行局部皮瓣旋转推进转移,以改善纵行挛缩的瘢痕,供瓣区用中厚游离植皮覆盖创面。

（张景坤）

第八章

外 科 麻 醉

第一节　颅脑外伤手术麻醉

一、颅脑外伤患者的病理生理

颅脑外伤按其病理生理过程可分为原发性损伤和继发性损伤。受伤的瞬间,先为不同程度的原发性损伤,然后继发于血管和血液学的改变而引起脑血流减少,从而导致脑缺血和缺氧,脑水肿,颅内压增高,进一步发生脑疝,导致死亡。因此,临床上需要对继发性损伤病理生理过程进行干预,防止其进一步发展加重损伤。

(一)脑血流的改变

研究证明,脑外伤患者在创伤急性期即可发生脑血流的变化。严重脑外伤患者约30％在外伤后4小时内发生缺血性改变。目前认为,这种外伤后缺血性改变是一种直接的反应性变化,而非全身性低血压所致,尽管后者可加重缺血性改变。

(二)影响继发性改变的其他因素

1.高血压和低血压

由于原发性损伤之后,脑的顺应性发生改变,甚至有颅内出血、颅内压增高,无论高血压还是低血压都将加重脑损伤。由于自身调节功能损害,低血压造成脑灌注压减少,导致脑缺血;而高血压可造成血管源性脑水肿,进一步升高颅内压,引起脑灌注压降低。在自身调节功能保持完整的情况下,低血压可引起代偿性脑血管扩张,脑血容量增加,进而使颅内压增高,造成脑灌注压进一步降低,产生恶性循环。

2.高血糖症

在脑缺血、缺氧的情况下,葡萄糖无氧酵解增加,产生过多的乳酸在脑组织中蓄积,可引起神经元损害。

3.低氧血症和高二氧化碳血症

低氧血症和高二氧化碳血症都可引起颅脑损伤患者脑血管扩张,颅内压增高、脑组织水肿,从而可加重脑损伤。

4.脑损伤的机制

脑损伤的机制主要是在脑缺血的情况下激活了病理性神经毒性过程。包括兴奋性氨基酸的释放、大量氧自由基的产生、细胞内钙超载、局部一氧化氮产生等,最终引起脑水肿加重和神经元不可逆性损害。

5.脑水肿

外伤后脑水肿和脑肿胀使脑容量增加、颅内压增高,导致继发性脑损害,重者发生脑疝,甚至死亡。脑水肿分为血管源性、细胞毒性、水平衡性、低渗性和间质性5种情况。

(1)血管性脑水肿:脑组织损伤可破坏血-脑屏障,致使毛细血管的通透性与跨壁压增加,以及间质中血管外水潴留,从而造成血管源性脑水肿。由于组胺、缓激肽、花生四烯酸、超氧化物和羟自由基、氧自由基等引起内皮细胞膜受损,激活内皮细胞的胞饮作用和内皮结合部的破裂,使毛细血管通透性增加。其次,研究发现体温升高、高碳酸血症可使内皮细胞跨膜压增高,导致毛细血管前阻力血管松弛,使脑水肿发生率和范围增加。另外,蛋白分子电负荷的改变使血管外水潴留。由于清蛋白为阴离子蛋白,容易通过受损的血-脑屏障,然后由外皮细胞清除。相反,IgG片段为阳离子蛋白,则黏附于阴离子结合部位,而潴留于间质中。临床上脑出血、慢性硬脑膜下血肿和脑肿瘤附近的水肿,均属于血管源性水肿。

(2)细胞毒性水肿:细胞毒性水肿的主要机制是在脑血流减少的情况下,能量缺乏使细胞膜泵(Na-K-ATP酶)功能受损,进而引起一系列的生化级联反应,使细胞外钾增加,细胞内钙增高,膜功能损害可引起细胞不可逆性损伤。由梗死造成的局灶性或全脑缺血、低氧,均可导致细胞毒性水肿的形成。

(3)流体静力性水肿:由于跨血管壁压力梯度增加,使细胞外液积聚。脑血管自身调节功能受损,可引起毛细血管跨壁压急剧增加。如急性硬脑膜外血肿清除后使颅内压突然下降,导致脑血管跨壁压突然增加,出现一侧脑半球弥漫性水肿。

(4)低渗透压性水肿:严重血浆渗透压降低和低钠血症是渗透性脑水肿的主要原因。脑胶体渗透压超过血浆渗透压,水分即被吸收入脑。当血清钠浓度<125 mmol/L时可引起脑水肿。此外,由于性激素的不同,在同一血清钠浓度时,女性较男性更易发生脑水肿。

(5)间质性脑水肿:阻塞性脑积水、脑室过度扩大可使脑脊液-脑屏障破裂,导致脑脊液渗透到周围脑组织并向脑白质细胞外蔓延,在临床上可出现一种明显的非血管性脑水肿,即间质性脑水肿。这类水肿一旦发生,可导致脑缺血和神经元损害。

颅脑外伤初期由于静脉容量血管的扩张,脑血容量增加而出现脑肿胀,而不单是脑组织含水量的增加。其神经源性因素包括脑干刺激和脑循环中释放血管活性物质等。因此,早期的脑水肿主要由于脑血管自身调节功能下降,而脑干损害则影响动脉扩张,或静脉梗阻导致充血性或梗阻性脑水肿。如处理不当或不及时,在脑外伤的后期,随着脑水肿加重,颅内高压,脑灌注压下降,引起脑缺血,生化级联反应发生改变,发生复合性脑水肿,即血管性和细胞毒性脑水肿。

二、麻醉处理要点

(一)术前准确评估

由于颅脑外伤病情严重,麻醉医师应首先确保患者的呼吸道通畅,供氧应充分,及时开放静脉通路,以稳定循环,为抢救赢得时间,然后在极短的时间内迅速与家属沟通,了解相关病情,并掌握生命体征和主要脏器的功能情况,了解患者既往有无其他疾病,受伤前饮食情况,有无饮酒过量等。目前心肺功能状况,有无合并其他脏器损伤。脑外伤患者常因颅内压增高而发生呕吐,甚至误吸,所以这类患者均应视为饱胃患者,在插管前和插管时都应防止误吸。

(二)麻醉前合理用药

颅脑外伤患者一般不用术前镇静药,只给阿托品或东莨菪碱等抗胆碱药即可。无论何种镇静药都可引起患者呼吸抑制,特别是患者已存在呼吸减弱、呼吸节律异常或呼吸道不畅,即使少量的镇静药也可能造成呼吸抑制,使动脉血中二氧化碳分压增加,引起颅内压增高。对于躁动的患者,一定要在密切监护情况下方可给予镇静。

(三)术中密切监测

术中常规监测有心电图(ECG)、脉搏血氧饱和度(SpO_2)、呼气末二氧化碳分压($PETCO_2$)、体温、尿量、袖带血压。必要时还应动脉有创测压、动脉血气分析和电解质分析。怀疑血流动力学不稳、估计失血较多或术中可能大出血,应行深静脉穿刺置管。为操作和管理方便,穿刺点以选择股静脉为宜。

(四)麻醉诱导

颅脑外伤患者的麻醉诱导非常关键,诱导过程当中血流动力学的急剧变化将会加重脑损伤;颅脑外伤患者常常饱胃,诱导过程中发生误吸,会使病情复杂化;颅脑外伤患者常合并其他部位脏器的损伤,如颈椎损伤、胸部损伤、肝脾破裂等;此外,颅脑外伤的老年患者可合并严重的心肺疾病。因此,如不加考虑,贸然进行常规诱导,势必酿成大祸,引发纠纷。

对于全身状况较好、无其他并发症的单纯脑外伤患者,麻醉诱导用药可以选丙泊酚、咪达唑仑、芬太尼和非去极化肌松药。丙泊酚作为目前静脉麻醉药的主打药物,也适用于脑外伤患者,可降低颅内压和脑代谢率,并能清除氧自由基,对大脑有一定的保护作用。应用咪达唑仑,可减少诱导期丙泊酚的用量,对减少患者医疗费用有积极作用,同时也降低因单纯应用丙泊酚所引起的低血压发生率,若患者血容量明显不足。可单独应用咪达唑仑为宜,避免应用丙泊酚引起严重低血压而加重脑损伤。咪达唑仑和丙泊酚的用量一定要个体化,一般情况下可用咪达唑仑4～8 mg,丙泊酚30～50 mg。肌松药以非去极化肌松药为宜,如必须选用去极化肌松药,应注意有反流与误吸、增高颅内压和导致高血钾的可能。非去极化肌松药以中、长效为主,如罗库溴铵(0.6～1.0 mg/kg)、维库溴铵(0.1 mg/kg)、哌库溴铵(0.1 mg/kg)。麻醉用药的顺序对诱导的平稳也有影响,先给予芬太尼(1.5 μg/kg),后给咪达唑仑,再给肌松药,30秒后给丙泊酚。这种给药方法既可避免丙泊酚注射痛刺激,又能使各种麻醉诱导用药的作用高峰时间叠加一致,可减少气管内插管应激反应。气管内插管前采用2%利多卡因行气管表面麻醉,可使插管反应降到理想程度,最大限度地维持麻醉诱导平稳。

对于全身状况较差、合并其他脏器损伤或伴有其他并发症的患者,麻醉诱导应当慎重。

(1)对病情危重、反应极差或呼吸微弱甚至停止的患者,可直接或气管表面麻醉下插管。

(2)对于发生过呕吐的患者,应在吸引清除口咽部滞留物后,再进行诱导用药,在面罩加压控制呼吸之前,应由助手压迫喉结,防止胃内容物再次溢出加重误吸,在气管内插管成功后,用生理盐水灌洗,尽可能吸引清除误吸物,以利于气体交换。

(3)对其他并发症的患者,特别是心功能较差,甚至心力衰竭患者,首先应用强心药,选择诱导药物,如采用咪达唑仑、依托咪酯等,配合适量的芬太尼和肌松药。

(4)合并其他脏器损伤的患者,尤其是内脏大出血者,应进行积极的抗休克治疗,在血压回升、心率接近正常的情况下,谨慎地进行麻醉诱导与气管内插管,以免延误手术时机。诱导用药应选择对血压影响轻且对大脑有保护作用的药物,如咪达唑仑。即使这样,用药量也应减少,以避免血压剧烈波动。

(五)麻醉维持

颅脑外伤的患者一般都存在不同程度的颅内压增高,因此,麻醉维持一般不单独采用吸入全身麻醉,目前较多采用静脉复合全身麻醉或静脉吸入复合麻醉。静脉复合全身麻醉的维持采用静脉间断注射麻醉性镇痛药和肌松药,持续泵入静脉全麻药。麻醉性镇痛药以芬太尼为主,有条件的可用舒芬太尼和阿芬太尼,哌替啶较少使用。麻醉性镇痛药的用量一般应根据患者的实际情况决定,切忌量大,静脉全麻药也是如此。肌松药应选择对颅内压影响小的阿曲库铵、维库溴铵和哌库溴铵等。静脉全身麻醉药目前最为常用的是咪达唑仑和丙泊酚。丙泊酚优势更为明显,因手术医师希望术后能尽早评估患者的神经系统功能,丙泊酚起效和苏醒都快,而且还有脑保护作用,故选用丙泊酚更为有益。

静脉吸入复合麻醉维持是在静脉复合麻醉的基础上增加了气管内挥发性麻醉药的吸入。静脉复合麻醉的维持同上不再赘述。应该注意的是吸入麻醉药的选择,吸入麻醉药有脑血管扩张作用,异氟烷扩张作用最弱,适合应用。

(六)术中管理

颅脑外伤患者容量管理非常重要。临床上常用脉搏、血压、尿量等指标进行监测。需要注意的是脑外伤患者常用脱水剂,用尿量判断液体平衡情况不准确。最好监测中心静脉压,尤其是合并内脏出血休克者。在液体种类上,晶体液以乳酸钠林格液、平衡盐液和生理盐水为好,应避免应用含糖液。有大出血者,紧急时可选用胶体液,如羟甲淀粉、琥珀酰明胶等。颅脑外伤患者血-脑屏障可能存在不同程度的损害,羟乙基淀粉有预防毛细血管渗漏的作用,从理论上讲,输注羟乙基淀粉可能优于其他血浆代用品。术中应注意失血量估计的准确性,适量输血,防止血液过度稀释,术中血细胞比容最好维持在 0.30 左右。

术中保持过度通气,维持呼气末二氧化碳分压 $4.0 \sim 4.7$ kPa($30 \sim 35$ mmHg),有利于颅内压的控制。术中除了密切监测患者生命体征外,还应观察手术步骤,对手术的进程有所了解。因为脑外伤患者由于颅内压升高,致交感神经兴奋性增高、血中儿茶酚胺上升,易掩盖血容量不足,一旦开颅剪开脑膜,容易发生低血压,严重者可致心搏骤停。此外,麻醉医师在观察手术操作期间,应结合所监测的生命体征指标变化,及时与手术医师沟通,并根据术中生命体征变化,做出准确的判断和正确的解释及处理。

(七)麻醉恢复期的管理

麻醉恢复期的管理非常重要,不能掉以轻心。麻醉医师应根据病情做出相应的处理。早期拔除气管内插管,有利于手术医师及时进行神经系统检查,对手术效果做出及时评估。但必须掌握拔管时机,若患者出现不耐管倾向,且呼之睁眼,可给予少量丙泊酚,吸净气管内和口腔内分泌物后,拔除气管内插管。应尽可能避免麻醉过浅和拔管时剧烈呛咳,以免由此而引起颅内压增高和颅内创面出血。

对术前情况较差、多脏器损伤或有其他严重并发症者,尤其是昏迷患者,宜保留气管导管或做气管切开,以利于术后呼吸道管理,有条件者护送专科 ICU 或综合 ICU。

三、麻醉注意事项

颅脑外伤患者麻醉一个最为关键的问题是,一定不能只注意颅脑外伤的情况而忽略了对其他脏器外伤的观察,以免贻误治疗,导致不良后果。入室后开放两条静脉通路,以备快速输血、输液,抢救休克和大出血。

无论哪种麻醉方法,麻醉诱导时都应防止误吸,以免使病情复杂化。手术过程中避免使用增高颅内压的药物,控制呼气末二氧化碳分压,维持患者一定程度的过度通气。术中应注意患者水、电解质的情况,特别是患者大量应用脱水剂,极易引起水、电解质紊乱,液体量可以略欠一些,切不可过量,必要时输血,避免应用含糖液体。术中注意避免血压剧烈波动而诱发脑血管痉挛,加重脑损伤,影响术后神经功能的恢复。

脑外伤患者术后切不可盲目拔除气管导管,严重的脑水肿或脑干损伤,随时可能发生呼吸暂停,甚至死亡危险。

(郭　玲)

第二节　颅内血管疾病手术麻醉

一、颅内血管病变的病理及临床表现

颅内血管病变包括高血压动脉粥样硬化性脑出血、颅内动脉瘤、颅内血管畸形等。多数是因突发出血而就诊,平时没有症状,或头痛的症状被忽略,因此起病较急,多数需行急诊手术。

(一)高血压动脉粥样硬化性脑出血

高血压动脉粥样硬化性脑出血在临床上最常见,尤其是随着社会的老龄化和饮食结构的改变,其发生率有增加的趋势。高血压和动脉粥样硬化互为因果,互相影响。高血压的患者颅内血管壁由于长期受到高压力的冲击而发生损伤,损伤的部位在修复过程,有的恢复良好,有的会发生脂类沉积,沉积的脂类物质可形成斑块,此处的血管壁弹性降低,脆性加大,在突然受到更大的血流冲击力的情况下,血管壁即破裂发生出血。如剧烈运动、情绪激动、饮酒等因素,可使患者突然头痛、恶心、呕吐、意识障碍;严重者很快深昏迷,四肢瘫痪,眼球固定,瞳孔针尖样,高热,病情迅速恶化,数小时内死亡。特别是饮酒后,易误认为醉酒,颅脑 CT 检查可帮助确诊。

(二)颅内动脉瘤

颅内动脉瘤是由于脑血管发育异常而产生的脑血管瘤样突起。好发于颅底动脉及其临近动脉的主干上,常在动脉分支处呈囊状突出。颅内动脉瘤的病因可能是先天性动脉发育异常或缺陷、动脉粥样硬化、感染、创伤等,形成动脉瘤的一个共同因素是血流动力学的冲击因素,致使薄弱的血管壁呈现瘤样突起。临床上颅内动脉瘤在破裂前常无症状或仅有局灶症状,表现为一过性轻微头痛;破裂后症状严重,出现突发的、非常剧烈的头痛,常被误诊为流感、脑膜炎、颈椎间盘突出、偏头痛、心脏病及诈病等。患者可有不同程度的意识障碍,部分患者就诊时可能完全缓解,患者是否有过突发性剧烈头痛的病史常常是确诊的重要线索。颅内动脉造影可确诊。Hunt 和Hess 将颅内动脉瘤患者按照手术的危险性分成五级。

Ⅰ级:无症状,或轻微头痛及轻度颈强直。

Ⅱ级:中度及重度头痛,颈强直,除有神经麻痹外,无其他神经功能缺失。

Ⅲ级:嗜睡,意识模糊,或轻微的灶性神经功能缺失。

Ⅳ级：神志不清，中度至重度偏瘫，可能有早期的去大脑强直及自主神经功能障碍。

Ⅴ级：深昏迷，去大脑强直，濒死状态。

若有严重的全身疾病，如高血压、糖尿病、严重动脉硬化、慢性肺部疾病及动脉造影上有严重血管痉挛者，要降一级。

(三)颅内血管畸形

颅内血管畸形是指脑血管发育障碍引起的脑局部血管数量和结构异常，并对正常的脑血流产生影响。可分为动静脉畸形、毛细血管扩张症、静脉畸形、海绵状血管畸形。临床上最常见的是动静脉畸形。脑动静脉畸形是一种在胎儿期形成的先天性脑血管发育异常，无明显家族史。其病理特点是非肿瘤性的血管异常，具有粗大、扩张、扭曲的输入及输出血管，病理性血管可呈蔓状缠结且动静脉分流循环速度很快，供养动脉常常扩张并延长，近端及远端动脉襻均为纡曲状。动静脉畸形的症状体征可来自以下情况。

(1)正常神经组织受压，脑积水，脑、蛛网膜下腔、脑室出血。

(2)缺血及出血性损害导致头痛、抽搐。

(3)占位导致的神经功能缺失。

(4)静脉压升高使颅内压增高。

(5)"盗血"引起神经功能缺失。

(6)临床表现各不相同，有头痛、癫痫、精神异常、失语、共济失调等。还有一个罕见的症状，即三叉神经痛。

二、麻醉处理要点

(一)术前准备及麻醉前用药

麻醉医师应尽快了解病史，特别是抗高血压药的服用情况。此类患者为急诊患者，病情虽有轻重之分，但对意识障碍不严重的患者不能掉以轻心，这类患者很容易激动和烦躁，致使病情加重，影响治疗效果。所以无论患者意识如何，只要有躁动倾向，一定要给予适度的镇静，并密切监护。麻醉前用药根据病情可在手术室内麻醉前5分钟静脉推注抗胆碱药。若在做相应检查时已用镇静药，此时不必再用。

(二)术中监测

术中监测见颅脑外伤患者麻醉处理要点中的术中监测，此不再赘述。

(三)麻醉方法

颅内血管病变手术目前几乎都在显微镜下进行，要求手术野稳定清晰，所以应选择气管内插管全身麻醉，因挥发性麻醉药对脑血管影响大，故多选择静脉全身麻醉。麻醉诱导用药为丙泊酚、咪达唑仑、依托咪酯、羟丁酸钠、芬太尼、舒芬尼、雷米芬太尼、维库溴铵、哌库溴铵等。不管选择哪几种药，都要力求诱导平稳，维持脑灌注压稳定。

(四)麻醉维持

麻醉维持药物的选择应以能更好地满足下列要求为前提：理想的脑灌注压、防止脑缺氧和脑水肿、使脑组织很好地松弛、为减轻脑压板对脑组织的压迫、在分离和夹闭动脉瘤时应控制血压，以降低跨壁压。由于没有任何一种药物可达上述要求，所以要联合用药，作用互补，以取得最佳效果。在应用静脉麻醉药的同时辅以小流量的异氟烷，可更好地进行控制性降压。维持用药可以静脉持续泵入丙泊酚，也可持续泵入咪达唑仑，镇痛药和肌松药可间断注射。镇痛药可用吗啡、芬太尼、舒芬太尼等,肌松药可选用长效哌库溴铵或中效维库溴铵。

(五)术中管理

颅内血管病变的患者术中管理非常重要,术中合理地调控血压、心率,维持血流动力学稳定,可减轻脑损害,有利于患者神经功能的恢复,合理地利用心血管活性药物,尤其对心血管并发症的患者更要因人而异,用药一定要个体化。一般常用的心血管活性药物有艾司洛尔、硝酸异山梨酯、氨力农、硝酸甘油、硝普钠。容量管理也很重要,术中应根据液体需要量、失血量、尿量,以及 CVP 和肺毛细血管楔(PCWP)及时补液和输血,特别是在动脉瘤夹闭后应快速扩容,进行血液稀释,维持血细胞比容在正常低限范围内(0.30～0.35)。羟乙基淀粉用量超过 500 mL 时为相对禁忌,因为有可能干扰止血功能引起颅内出血。

(六)麻醉恢复期管理

麻醉恢复期应根据术前患者的一般情况和手术的情况决定是否拔除气管导管。若术前患者一般情况良好,且手术顺利,可在患者自主呼吸恢复满意后拔管,完全清醒后送回病房观察。若术前一般情况较差,意识有障碍,手术难度较大,时间长,应带管将患者送监护室,借助呼吸机支持,待麻醉自然消除后拔管。

三、麻醉注意事项

对高血压动脉粥样硬化性脑出血的患者,应了解既往史,这类患者一般都有不同程度的心肌供血不足,血压、心率的剧烈波动变化,可使心肌缺血加重,严重者发生心肌梗死,所以麻醉诱导时应避免使用心肌抑制药物。

颅内动脉瘤和血管畸形的患者麻醉诱导非常关键,特别是已经有颅内出血的患者,麻醉诱导期间可再出血或出血加重,甚至可引发动脉瘤破裂,故麻醉诱导要把喉镜置入和气管内插管刺激降到最低。但麻醉也不宜过深,对颅内压正常的患者,血压可降低至基础血压的 30%～35%,对已有颅内压增高的患者,血压降低有加重脑缺血的危险,一定要引起重视。

颅内动脉瘤患者术中都要求控制性降压,应该注意,为维持合理的脑灌注,在切开硬脑膜前不需降压过低。术中在监护状态下于动脉瘤夹闭前开始行控制性降压。选择对脑血流、脑代谢及颅内压影响小的降压方法。在控制性降压的过程中应该注意硝普钠虽然可以快速控制高血压,但可使容量血管扩张而增加脑血容量,并使颅内压升高;硝酸甘油同样可使容量血管扩张而增加脑血容量,比硝普钠引起的颅内压增高还要明显且严重,因而要避免应用这两种药物。钙通道阻滞药(尼卡地平、尼莫地平)可增加局部脑血流,对心肌抑制轻,术中可快速控制高血压,停降压后无反跳现象,并有预防术后心脑血管痉挛的作用,可作为首选。

颅内血管畸形的患者术中要严格控制血压波动,低血压加重损害病变周围的脑组织(长期低灌注血管麻痹),一旦(AVMs)切除术后发生正常灌注压恢复综合征,出血、水肿、高颅内压,而高血压又可加重其损害。因此,术后血压仍须控制在适当范围,不宜立即停止降压药。

颅内血管手术由于出血和术中对血管的刺激,术后极易发生局部脑血管痉挛,血流减慢,术中应避免使用止血药,以免在血管痉挛后发生脑血栓,影响神经功能的恢复。

注意防止动脉瘤夹闭后的血管痉挛,通过高血压[平均动脉(MAP)100 mmHg]、高血容量、血液稀释来增加脑血流,关键是要在轻度脑缺血进展为脑梗死之前实施,术野使用罂粟碱可扩张痉挛的血管,如果手术需要临时钳夹动脉瘤时,为改善其供血区域的侧支循环,国外常静脉注射去氧肾上腺素。

(郭 玲)

第三节　甲状腺和甲状旁腺手术麻醉

近年来,甲状腺疾病发病率急速攀升,根据中华医学会内分泌学会进行的社区居民甲状腺疾病流行病学调查结果显示,甲状腺功能亢进的患病率为 1.3%,甲状腺功能减退的患病率是 6.5%,甲状腺结节的患病率是 18.6%,甲状腺结节中有 5%～15% 是甲状腺癌。甲状腺和甲状旁腺均位于颈部,接近气道,甲状腺素和甲状旁腺激素,对机体代谢、生长发育、电解质平衡、神经系统、心血管系统和消化系统等都有重要的作用。这些特点增加了手术、麻醉和围术期处理的难度。

一、甲状腺手术麻醉

(一)甲状腺解剖及其疾病的病理生理特点

甲状腺位于颈前下方软组织内,大部分在喉及气管上段两侧,其峡部覆盖于第 2～4 气管软骨环的前面。偶有甲状腺向下深入胸腔,称为胸骨后甲状腺。甲状腺由许多球形的囊状滤泡构成。滤泡衬以单层上皮细胞,滤泡细胞分泌甲状腺素又称四碘甲腺原氨酸(T_4)和三碘甲状腺原氨酸(T_3)。二者释放入血后,即组成甲状腺激素。而滤泡旁细胞则分泌降低血钙的激素,即降钙素。

甲状腺激素对生长发育,性成熟,心血管和中枢神经系统,体温和新陈代谢都有重要影响。主要生理功能:①促进细胞内氧化,提高基础代谢率,使组织产热增加。甲状腺激素能促进肝糖原酵解和组织对糖的利用;促进蛋白质的分解,如骨骼肌蛋白质分解,出现消瘦和乏力;并增加脂肪组织对儿茶酚胺和胰高血糖素的脂解作用,加快胆固醇的转化和排泄。②维持正常生长发育,特别对脑和骨骼发育尤为重要。甲状腺功能低下的儿童,表现为智力下降和身材矮小为特征的呆小病。③心血管系统作用:甲状腺激素能够增强心肌对儿茶酚胺的敏感性。④中枢神经系统作用:甲状腺功能亢进时可出现易激动,注意力不集中等中枢系统兴奋症状。⑤对消化系统的影响:甲状腺功能亢进时食欲亢进,大便次数增加,这可能与胃肠蠕动增强及胃肠排空加快有关。

许多甲状腺疾病需要手术治疗,如甲状腺肿、各种甲状腺肿瘤、甲状腺功能亢进等。这些疾病引起的病理生理变化主要表现为两个方面:①甲状腺素分泌异常带来的变化;②甲状腺病变对周围组织压迫,尤其是对呼吸道压迫引起的变化。

甲状腺素分泌过多引起甲状腺功能亢进症。临床上表现为心动过速、血压增高、脉压增宽、食欲亢进、消瘦、情绪激动、易出汗、手颤、眼球突出等症状。

甲状腺疾病压迫气管导致不同程度的上呼吸道梗阻,引起呼吸困难、喘鸣和发绀等。压迫严重时,患者不能平卧。

(二)甲状腺肿瘤切除手术的麻醉

甲状腺肿瘤有良性和恶性之分,良性肿瘤多为腺瘤,常发生于 40 岁以下的中青年女性,可单发或者多发,也可恶变或并发甲状腺功能亢进,应及早进行手术。甲状腺癌有多种病理类型,如乳头状瘤、腺癌、未分化癌等,均需要及时进行手术。肿瘤晚期压迫呼吸道可产生严重后果,有时需要行气管切开缓解症状。

1.病情评估

甲状腺肿瘤术前应详细检查,充分了解疾病的性质,有无相邻近组织的侵害,特别是有无呼吸道的压迫与梗阻。全面了解重要脏器的功能,如心血管系统、呼吸系统、肝肾功能、水和电解质平衡等情况。甲状腺肿瘤体位表浅,一般可通过触诊明确肿瘤的大小、硬度和活动度。对较大肿瘤则需要行颈胸 X 线和 CT 片检查,以确定肿瘤的大小形态、是否位于胸骨下,以及气管受压程度和方向。术前评估呼吸困难程度与气管受压程度。如果患者静卧时有喘鸣或不能平卧,提示气管受压严重,这种患者则要做好困难气道的准备。术前是否有声音嘶哑和饮水呛咳的症状,如有可通过间接喉镜检查,以明确声带活动度和有无声带麻痹。如果颈部大静脉受压,可导致头颈静脉回流障碍,患者表现为颜面发绀、水肿,颈部、胸前浅静脉扩张,病情危重。

2.麻醉选择

对一般甲状腺良性肿瘤,无气管受压症状的患者,可选用颈丛神经阻滞麻醉。患者术中保持清醒,通过医患对话可随时检查发声与声带情况,避免发生喉返神经损伤。但是颈丛神经阻滞有时镇痛不完善,有牵拉反应,加上头后仰和仰卧位不适,尤其是肿瘤较大时常需静脉辅助用药,为确保气道通畅,可应用喉罩通气。具有以下情况者,宜选择全身麻醉:①巨大的甲状腺肿瘤或甲状腺弥漫性肿大;②有气管受压症状或呼吸困难症状者;③胸骨后甲状腺肿;④可能发生气管软化;⑤有重要脏器功能受损者及拒绝局部麻醉或不配合者。在全麻气管插管下行手术,对外科手术医师的解剖技术要求更高,以避免发生喉返神经损伤。近年来喉罩麻醉的使用越来越多,应用喉罩患者可以保留自由呼吸,易于实时监测声带的功能。

3.麻醉诱导和气管插管

术前有气管受压或气管移位征象者,气管插管可能存在一定困难。在结合症状体征和 X 线和 CT 片进行气道评估的基础上,可用全身麻醉诱导下气管插管,也可采用表面麻醉下使用纤支镜清醒插管。插管体位宜选用患者自主呼吸最舒适体位。清醒插管前需给患者做好解释工作,取得患者配合,要充分做好气道的表面麻醉。如果出现声门下气管插管困难,切忌强行插管,可在助手协助下改变患者体位或更换小一号气管导管。目前,随着气管插管可视化技术的发展,如光学纤维喉镜、光学电子喉镜、可视喉镜等,使得困难气道易于解决。关键在于发现困难气道、正确评估与完善的准备工作。

4.麻醉维持和管理

局部麻醉或颈丛神经阻滞期间,呼吸道的管理特别重要,尤其是在给辅助药物时,严密监测,及时发现和处理呼吸抑制。颈丛神经阻滞时常出现显著的心动过速和血压升高。此时,如麻醉阻滞效果不全,可给予辅助镇痛药物或者改用其他麻醉方式;如麻醉效果好,则可用心血管药物控制。全身麻醉期间保持呼吸道通畅、避免缺氧和二氧化碳蓄积、监测血流动力学变化和维持循环稳定。巨大的甲状腺肿瘤切除术或颈部清扫术可发生大量出血,术前应做好准备。术中应了解气管是否软化,以防术毕拔管后气管发生塌陷。此外,术中还应根据手术操作步骤,适时监测与调整气管导管套囊的压力,以免手术牵拉压迫气管使气囊压力和摩擦增加,造成术毕气道与声门水肿,影响呼吸功能。有观察发现颈部大手术中气管导管套囊的压力与术后气道并发症呈正相关,主张将套囊压力维持在≤2.45 kPa 为宜。

5.麻醉恢复期的处理

手术结束及拔管期间可因切口渗血、敷料包扎过紧、气管软化、喉头水肿、呼吸道分泌物堵塞、喉痉挛等发生急性气道梗死,应积极预防和处理。术毕应准确判断麻醉恢复程度,待患者完全清醒,咳嗽反射、吞咽反射和肌力恢复满意,无呼吸抑制方可拔管。拔管时,备好各种抢救药物及紧急气管插管与气管切开器械,以防不测。术中发现或疑有气管软化者,宜做气管悬吊术或延长保留气管导管时间,送至 ICU 观察。

甲状腺次全切除术的其他并发症还包括喉返神经损伤和手术切除了甲状旁腺而致甲状旁腺功能低下。在术后的第 24～96 小时就会发生低钙血症的症状。喉鸣渐进造成喉痉挛可能是低钙血症抽搐的早期表现之一。在这种情况下,可静脉推注氯化钙或葡萄糖酸钙,并监测镁离子浓度,及时纠正进行。双侧喉返神经损伤是极少见的并发症。一侧神经损伤较常见,其典型表现是声音嘶哑和声带麻痹,双侧则导致失声。术中、术后返神经损伤或病变所致气管塌陷可能需要紧急再次气管插管。

(三)甲状腺功能亢进症手术的麻醉

甲状腺功能亢进是由各种原因导致正常甲状腺素分泌的反馈机制失控,血液循环中甲状腺素异常增多而出现以全身代谢亢进为主要特征。根据引起甲状腺功能亢进的原因可分为原发性、继发性和高功能腺瘤 3 类。

甲状腺激素分泌过多的临床表现包括体重减轻、燥热、肌无力、腹泻、反应过激和神经敏感。重症可以出现细震颤、眼球突出和甲状腺肿大。心脏方面表现有窦性心动过速、心房颤动和心力衰竭等。甲状腺功能亢进患者的血清总 T_4(结合和非结合)的升高,血清 T_3 及游离(非结合)T_4 的升高。当出现上述临床症状,同时血清 $T_3 > 230$ ng/dL,$T_4 > 12$ ng/dL,就可诊断为甲状腺功能亢进。

甲状腺功能亢进的药物治疗包括抑制激素合成(如丙硫氧嘧啶和甲巯咪唑);阻止激素释放(如钾和碘化钠)或改善交感神经兴奋症状(如普萘洛尔)。虽然肾上腺素能 β 受体阻滞剂不影响甲状腺功能,但却降低 T_4 在外周转化为 T_3。放射性碘可破坏甲状腺细胞的功能,但不推荐妊娠患者使用,这可导致甲状腺功能低下。

1.术前准备

所有择期甲状腺功能亢进症外科手术,包括甲状腺部分切除术,都应该延期直到患者经过治疗后临床症状得到控制和甲状腺功能基本正常。术前准备包括一般的甲状腺功能检查,并建议术前静息状态下心率应 <85 次/分。苯二氮䓬类药物可用于术前镇静。抗甲状腺药物和 β 受体阻滞剂应该持续应用到手术当天早晨。使用丙硫氧嘧啶和甲巯咪唑进行治疗较好,因为两者的半衰期相近。如果必须进行急诊手术,可考虑应用艾司洛尔来抑制循环系统的高动力状态。如果病情严重、病程长、年老体弱的患者,则需要行较长时间的术前准备,直到基础代谢率下降,并稳定在 ±20% 以内、体重增加、血压基本正常、心率减慢至 80 次/分以下、脉压减小、心脏收缩期杂音消失、全身症状改善和情绪稳定,蛋白结合碘 4 小时 <25%,24 小时 <60%,甲状腺激素水平在正常范围(TSH 0～10 mU/L,T_3 1.8～2.9 nmol/L,T_4 65～156 nmol/L,FT_3 3～9 nmol/L,FT_4 9～25 nmol/L)。再考虑进行手术。

2.麻醉选择

对于轻症甲状腺功能亢进患者,术前准备比较好、甲状腺较小且无气管压迫症状和能合作者,可以颈丛神经阻滞麻醉下进行手术。症状严重和甲状腺较大的患者行甲状腺功能亢进手术应在全身麻醉下进行,尤其是术前有精神紧张、情绪不稳定、甲状腺功能亢进未完全控制、胸骨后甲状腺肿和有气管压迫的患者。

3.麻醉管理

甲状腺功能亢进患者术中应该密切监测心血管系统和体温。重症甲状腺功能亢进患者的眼球突出增加了角膜擦伤或溃疡的危险,因此患者的眼睛需很好的保护。氯胺酮、阿曲库铵、泮库溴铵、拟肾上腺素能受体激动剂和其他可刺激交感神经系统的药物应尽量避免使用,以免引起血压剧烈升高和心率增快。早年选择硫喷妥钠为诱导药物,因为在大剂量时具有抗甲状腺活性的功能;目前临床上多选用丙泊酚或依托咪酯为诱导药物。

甲状腺功能亢进的患者可能存在慢性的低血容量和血管扩张,在麻醉诱导时容易发生明显的低血压,所以麻醉诱导前需行适当的扩容处理。麻醉维持需要足够的深度,避免刺激产生心动过速、高血压和室性心律失常。肌松药的选择和使用要谨慎,因为甲状腺功能亢进可能增加肌肉疾病和重症肌无力的发生率。另外,甲状腺功能亢进不增加麻醉药的需要量。

4.麻醉恢复期管理

甲状腺功能亢进患者术后最严重的危及生命的并发症是甲状腺危象,特别是甲状腺功能亢进患者术前准备不充分手术时发生概率大大增加。其典型症状为高热、心动过速、神志障碍和低血压。甲状腺危象通常发生在术后 6~24 小时,但也可以发生在术中,需要与恶性高热、嗜铬细胞瘤及麻醉过浅等进行鉴别。与恶性高热不同的是,甲状腺危象不出现肌肉僵硬、肌酐升高和严重的代谢性与呼吸性酸中毒。治疗包括补液和降温、输入艾司洛尔或静脉给予普萘洛尔(每次递增 0.5 mg 直到心率<100 次/分)、给予丙硫氧嘧啶(250~500 mg,每 6 小时给药一次,经口或经鼻胃管),然后给予碘化钠(12 小时内静脉给予 1 g),并且纠正致病因素(如感染等)。推荐使用甲泼尼龙80~120 mg,每 8 小时给药一次来预防由于肾上腺功能受抑制所引起的并发症。其他对症治疗包括吸氧、镇静、应用大量 B 族维生素和维生素 C、纠正水和电解质的失衡及补充能量等。

二、甲状旁腺手术麻醉

(一)甲状旁腺的解剖特点

一般情况下,80%的甲状旁腺位于正常的较为隐蔽的位置,上一对甲状旁腺位于甲状腺侧叶后缘中点以上至上 1/4 与下 3/4 交界处;下一对位于甲状腺侧叶的下 1/3 段,均在甲状腺固有囊与筋膜鞘之间。甲状旁腺的血液供应一般来自甲状腺下动脉。甲状旁腺主要由大量的主细胞、少量的嗜酸性粒细胞和基质所构成。主细胞分泌甲状旁腺激素。嗜酸性粒细胞可能是老化的主细胞,正常情况下无分泌功能。甲状旁腺分泌甲状旁腺激素(parathyroid hormone,PTH),其生理作用是调节体内钙、磷代谢,与甲状腺滤泡旁细胞分泌的降钙素共同维持体内钙磷平衡。

(二)甲状旁腺疾病的病理生理特点

甲状旁腺有以下的作用:①促进近侧肾小管对钙的重吸收,使尿钙减少,血钙增加。②抑制近侧肾小管对磷的吸收,使尿磷增加,血磷减少。③促进破骨细胞的脱钙作用,使 Na_3PO_4 自骨基质释放,提高血钙和血磷的浓度。④促使维生素 D 的羟化作用,生成具有活性的 1,25-二羟维生素 D_3,后者促进肠道对食物中钙的吸收。血钙过低刺激甲状旁腺激素的合成和释放,使血钙上升,血钙过高抑制甲状旁腺激素的合成和释放使血钙向骨骼转移,降低血钙。上述作用使正常人的血钙维持在正常范围。正常人的血钙与血磷间呈相反的关系,血钙高则血磷低,血钙与血磷的乘积恒定,维持在 35~40。甲旁亢时血钙常>12 mg/dL,血磷降至 2~3 mg/dL,血中碱性磷酸酶增高;尿中钙排出量显著增高,每 24 小时可>20 mg。据此可以明确诊断。

原发性甲状旁腺功能亢进症是全身性内分泌疾病。原发性甲状旁腺功能亢进者要积极手术治疗,而继发性甲状旁腺功能亢进的原因可以消除,亢进可消退,因此甲状旁腺不需要切除。至于由长期肾功能不全所致继发性甲状旁腺功能亢进是否需要手术主要取决于甲状旁腺功能亢进的程度。麻醉医师应重点了解甲状旁腺亢进症是否损害重要脏器的功能和导致内环境紊乱。甲状旁腺功能亢进致甲状旁腺激素(PTH)分泌过多,PTH 正常值为 20~90 ng/L。钙离子动员进入血液循环,引起血钙升高(血钙正常值为 2.0~2.6 mmol/L)。同时,导致广泛骨质脱钙,骨基质分解,黏蛋白、羟脯氨酸等代谢产物从尿排泄增多,形成尿结石,或肾钙盐沉着症,加以继发感染等因素,肾功能常严重损害。此外,肾小管对无机磷再吸收减少,尿磷排出增加,血磷降低。如果肾功能完好,尿钙排泄量随之增加而使血钙下降,但持续增多的甲状旁腺激素引起的尿路结石可导致肾功能不全,甚至肾衰竭。甲状旁腺功能亢进引起的消化系统疾病可导致水电解质紊乱和酸碱失衡。高钙血症还可致心律失常,甚至心力衰竭等。因此,应针对具体病情做好充分的麻醉前准备,并根据手术范围的大小选择合适的麻醉方法。同时加强术中监测,防止并发症。

(三)甲状旁腺手术特点

需要手术的甲状旁腺疾病主要是有甲状旁腺功能亢进和肿瘤,后者也常合并有甲状旁腺功能亢进。甲状旁腺腺瘤或增生切除术要仔细探查,紧靠甲状腺固有囊清理并完整保留固有囊外侧叶上下端附近的脂肪组织和疏松结缔组织,防止损伤喉返神经。

(四)甲状旁腺手术的麻醉管理

1.术前准备

首先是维持有效循环血容量和纠正电解质紊乱。有慢性高钙血症的患者要评估肾功能、心脏功能和中枢神经系统有无异常。当血清钙离子浓度>15 mg/dL(3.75 mmol/L)时为高钙危象,需紧急处理。因为血钙增高可能引起心律失常。可通过扩充容量和利尿降低血清钙的浓度。在治疗高钙血症时,术前还要注意低磷血症的矫正。血清磷酸盐水平过低使心肌收缩力下降可导致心力衰竭,以及骨骼肌无力、溶血和血小板功能异常。轻度低磷血症血磷(0.3~0.8 mmol/L)可不做特殊处理,增加富含磷的食物即可。对严重的低磷血症患者需要更为积极的治疗方法,即静脉输入帕米磷酸二钠或依替磷酸二钠,使血磷水平维持在 1.0~1.3 mmol/L。通常每天的补磷量为 33~100 mmol,并在补磷时密切监测血磷浓度的变化,随时调整补磷量,以免出现高磷血症或继发性软组织钙化。对于甲状旁腺功能亢进伴有骨质疏松患者,在气管插管时头颈过度后可能发生椎体压缩,在搬运过程中也可能并发骨折。

2.麻醉选择

全面了解高钙血症的临床表现对麻醉选择具有重要意义。随着钙水平的升高,引起认知功能缺陷从记忆丧失到神志不清,甚至昏迷。其他的症状和体征包括便秘、胃酸过度分泌、溃疡症状、多尿及肾结石。一般选用全身麻醉,也可根据患者全身状况进行颈丛神经阻滞麻醉。

3.麻醉处理

麻醉和手术前应全面检查重要脏器的功能和确定肿瘤与周围组织特别是气管的关系,正确判断和处理气管梗阻。麻醉期间除常规全麻监测外,主要是维持电解质平衡,尤其是血钙的监测。术前有心、肾功能不全及神经肌肉兴奋性改变者,术中肌松药的使用,应高度重视。可选择阿曲库铵和(或)减少用药剂量。

4.术后处理

术后并发症包括喉返神经损伤、出血或一过性或完全性甲状旁腺功能减退。单侧喉返神经损伤的典型表现是声音嘶哑,一般不需要治疗。双侧喉返神经损伤很少见,可能导致窒息需要立即行气管插管。成功的甲状旁腺切除术后血钙下降。术前有明显代谢性骨骼疾病者在切除了甲状旁腺体后常会发生饥饿骨骼综合征出现低钙血症,这是骨骼快速再矿物化的结果。血清钙的最低点多发生在术后 3~7 天,临床上可反复出现口唇麻木和手足抽搐等低钙血症状。所以,应密切监测血清钙、镁和磷的水平,直到平稳。常规治疗是补充维生素 D 和钙剂,但效果有限。对于已有代谢性骨骼疾病,需切除甲状旁腺的患者,近年来有学者提出术前 1~2 天服用帕米磷酸治疗,可明显改善术后低钙血症状,仅少部分患者需行补钙处理。

三、甲状腺疾病行非甲状腺手术麻醉

甲状腺疾病患者在某些情况下需要进行其他疾病的手术,而这类患者如何进行麻醉前的评估、术前准备、麻醉实施及围术期的管理,关系到手术的成功和术中和术后甲状腺疾病引起的并发症等风险,同样要给予高度重视。

(一)麻醉前的评估

进行麻醉前的评估时,往往容易忽略甲状腺疾病的评估。应根据患者的症状、体征和一些相关线索进行。如甲状腺功能亢进患者或巨大甲状腺肿瘤患者,需了解其病因、用药情况,尤其应注意有无气道受压或呼吸困难的表现、体位改变对其的影响,及有无声嘶和喉返神经麻痹。甲状腺功能减退患者应了解其原因,询问甲状腺素替代治疗的情况,及相关的实验室检查结果。通过颈、胸部的影像学检查可显示解剖异常,以及心电图和超声心动图检查了解心律失常和心脏功能。

(二)术前用药

口服甲状腺素(T_4)的甲状腺疾病患者,手术当天可不服药。接受丙硫氧嘧啶或甲巯咪唑治疗的患者则在手术当天仍要服药。甲状腺功能亢进伴心功能异常或心律失常服用地高辛或 β 受体阻滞剂的患者也不应停药,以免症状的加重。丙硫氧嘧啶或甲巯咪唑的起效时间为 7~10 天,要使甲状腺功能正常可能需要几周的服药时间。伴弥漫性甲状腺肿的中重度甲状腺功能亢进患者在急诊手术时,需要给予大剂量的抗甲状腺药物、碘剂或 β 受体阻滞剂。弥漫性甲状腺肿病或不能耐受丙硫氧嘧啶或甲巯咪唑不良反应的患者可给予大剂量 β 受体阻滞剂和糖皮质激素治疗。术前可给予镇静剂减少焦虑和抑制交感神经的过度兴奋。

(三)围术期管理

准备不充分或未准备的甲状腺患者麻醉时应警惕发生甲状腺功能亢进或甲状腺功能减退危象。择期手术应尽可能使甲状腺功能正常或药物控制下病情稳定后再进行。急诊手术则应立即对心脏、气道和代谢可能存在的异常进行积极评估与治疗。

由于病情原因,未准备的甲状腺功能亢进患者还可给予糖皮质激素,防止诱发甲状腺危象。甲状腺功能亢进患者出汗增多或腹泻可导致容量不足,常需补充大量液体。拟交感兴奋药物如泮库溴铵、阿曲库铵和氯胺酮不用或慎用。注意使用肌松药的剂量与时效,以免肌力恢复延迟。

轻度甲状腺功能减退患者术前常不需要特别处理,一般均可以耐受手术而不增加并发症。但应给予小剂量镇静催眠药和麻醉镇痛药,以免镇静过深和产生呼吸抑制。重症甲状腺功能减退患者常合并心肌功能减退、凝血障碍、低体温、低血糖、呼吸功能不全,术前应积极采取相应防治措施。

术后 1 周内不能恢复口服甲状腺激素替代治疗的患者,可静脉给予 1/2 口服剂量的 T_4 输注,不推荐静脉给予 T_3。

(郭　玲)

第四节 急腹症手术麻醉

急腹症的病因主要有炎症、实质脏器破裂、空腔脏器穿孔、梗阻,以及脏器扭转、出血和损伤等。这类患者往往起病急、病情危重、病情复杂、剧烈疼痛及多为饱胃状态,急症手术术前不允许有充裕的时间进行全面检查和麻醉前准备,因而麻醉的危险性大,麻醉并发症发生率高。麻醉处理包括以下5个方面的内容:①对患者病情严重程度进行正确与恰当的评估并仔细了解各系统和器官的功能状态;②术前采取相应治疗措施改善生命器官功能;③尽量选用患者能承受的麻醉方法与麻醉药;④麻醉全程进行必要监测,并随时纠正生命器官活动异常;⑤积极防治术后并发症。

一、腹部创伤手术的麻醉

腹部创伤不管在和平年代还是战争年代都常见,发病率为 $0.4\%\sim2.0\%$,居创伤外科的第3位。死亡率为 $6.5\%\sim8.8\%$,死亡率与受伤至早期救治的时间、致伤原因、有无内脏损伤、内脏和血管损伤的部位、全身多发伤及急救和治疗技术等因素有关。可分为闭合性和开放性两大类。腹部实质性脏器损伤以肝、脾破裂居多。

(一)肝破裂的诊断和治疗

肝的解剖部位较隐藏,受到胸廓的保护,可是在腹内脏器损伤中,肝损伤的发生率最高。致伤原因包括:①开放性或穿透性损伤,常见为刀刺伤或枪伤等。②闭合性钝性损伤,常见为车祸、摔伤和直接打击伤等。肝损伤的并发症和死亡率与肝损伤的严重程度密切相关。目前,国际上采用的肝损伤分级是美国创伤外科协会肝外伤分级法,具体如下。Ⅰ级:血肿位于包膜下,不继续扩大,$<10\%$ 的肝表面积;裂伤:包膜撕裂不出血,肝实质破裂,深度浅于 1 cm。Ⅱ级:血肿位于包膜下,不继续扩大,血肿占表面积的 $10\%\sim15\%$,肝实质内血肿不继续扩大,直径<2 cm;裂伤:肝实质裂伤深度浅于 $1\sim3$ cm。长度<10 cm。Ⅲ级:血肿位于包膜下,$>50\%$ 的肝表面积或继续扩大,包膜下血肿破裂并有活动性出血,肝实质内血肿直径>2 cm;裂伤:肝实质裂伤深度>3 cm。Ⅳ级:中心血肿破裂;肝实质破坏不超过肝叶的 $25\%\sim75\%$。Ⅴ级:肝实质破坏不超过肝叶的 75%;血管损伤,即肝静脉附近损伤(肝后下腔静脉,大的肝静脉)。Ⅵ级:血管-肝撕脱。以上分级如为多发性肝损伤,其损伤程度则增加 1 级。

1.肝破裂的诊断依据

(1)临床表现:常见的症状为下胸或上腹部疼痛、恶心、呕吐等;体征有不同程度的出血性休克表现,如精神紧张、倦怠、烦躁不安、面色苍白、脉率加快、血压下降等;右下胸和上腹部压痛、腹膜刺激症状及肠鸣音减弱或消失;大量血腹时可查出腹部移动性浊音;闭合性损伤者可有右下胸或上腹部软组织挫伤或肋骨骨折体征;开放性损伤者可在上述部位发现刀口或子弹入口或出口。

(2)实验室检查:肝损伤数小时后才出现红细胞计数下降和反应性白细胞计数增高;更有意义的是血红蛋白值和红细胞计数的动态变化,可提示有活动性出血。

(3)诊断性腹腔穿刺是目前最常用的诊断方法,准确率达 $70\%\sim90\%$。

(4)超声检查:近年来,一般认为腹部超声检查是诊断肝损伤的首选方法,不仅能发现肝包膜的连续性消失,而且可以了解腹腔内积血量,有报道超声检查发现肝损伤的敏感度为80%,特异性为98%,正确性为97%,因此认为可以代替CT和诊断性腹腔灌洗而成为首选诊断方法。

(5)对病情稳定而诊断困难者可做CT检查。

2.肝损伤的治疗

对于血流动力学稳定的肝损伤患者多采用非手术治疗。入院时有低血压的肝损伤患者应立即行手术治疗。手术指征:①经晶体液复苏和与肝损伤有关的输血量达2个单元以后,血流动力学仍不能保持稳定者。②在72小时内,因肝活动性出血需要输血超过4个单元才能维持血流动力学稳定者。③合并其他腹内脏器损伤者。

(二)脾破裂的诊断和治疗

脾脏是腹腔内的一个实质性脏器,其位置深,受下胸壁、肋骨、腹壁和膈肌的保护。由于脾脏质地脆弱,受外力作用后很容易破裂,在闭合性腹部外伤中,脾脏居腹内脏损伤的首位。按脾脏损伤的原因可分为:①外伤性(闭合性或开放性)脾破裂,包括立即脾破裂、延迟性脾破裂和隐匿性脾破裂;②自发性脾破裂;③医源性脾破裂;④新生儿脾破裂。目前,国际上采用的脾损伤分级是1994年美国创伤外科协会(AAST)制定的脾损伤分级标准具体如下。Ⅰ级:血肿位于包膜下,非扩展性,<10%的脾表面积;裂伤:包膜撕裂不出血,脾实质破裂深度浅于2 cm。Ⅱ级:血肿位于包膜下,非扩展性,血肿占表面积的10%~50%,脾实质内血肿不继续扩大,直径<5 cm;裂伤:包膜撕裂、活动出血;脾实质裂伤深度1~3 cm但未累及主要血管。Ⅲ级:血肿位于包膜下,>50%的脾表面积或继续扩大,包膜下血肿破裂并有活动性出血,脾实质内血肿直径>5 cm或扩展性;裂伤:脾实质裂伤深度>3 cm或脾小梁血管损伤,但未伤及脾门血管;Ⅳ级:脾实质内血肿破裂伴活动性出血;伤及脾段或脾门血管,脾脏无血供区>25%;Ⅴ级:完全脾破碎,脾门血管损伤,脾脏失去血供。

1.脾破裂的诊断依据

(1)临床表现:有邻近脾脏的腹部外伤史,腹痛,以左上腹痛为主且70%~80%的患者有左肩部牵涉性疼痛和(或)失血性休克。血腹较多时可有移动性浊音,但因脾周有血凝块的存在,左侧卧位时,右侧腰区呈鼓音,右侧卧位时除右侧腰区呈浊音外,左腰区的浊音较固定。

(2)实验室检查:血红蛋白值和红细胞计数的进行性下降可提示有活动性出血。

(3)超声检查:B超具有分辨率高,简便迅速,易于动态观察的特点,可作为外伤性脾破裂诊断和观察的首选方法。

(4)CT检查:CT对急性脾损伤诊断的敏感性和特异性均较高,准确率可达95%以上。

2.脾损伤的治疗原则

近年来非手术治疗脾损伤的报道越来越多,尤其是儿童非手术治愈的比例高达70%。但必须严把其适应证:①入院时血流动力学稳定,或仅伴有轻度的失血性休克,经补液或少量输血(400~800 mL)可使血压迅速得以改善且维持稳定;②不合并腹内其他脏器损伤;③脾损伤程度AAST分级Ⅰ~Ⅲ级;④具备中转手术和重症监护的条件;⑤不伴有影响腹部损伤严重程度评估的腹外伤。

(三)腹部创伤患者的麻醉特点

腹部创伤以腹内实质性脏器肝、脾破裂多见。需要手术治疗的出血量多在2 000 mL以上,均有不同程度的出血性休克。所以,此类患者的麻醉特点可概括为以下几个方面。

1.对麻醉的耐受性差

椎管内麻醉可引起明显的血流动力学的改变,安全性明显低于全身麻醉。全身麻醉的药物对机体各系统,尤其是心血管和呼吸系统具有一定的抑制作用,因此对伴有失血性休克的肝脾损伤的患者来说,合理选用全身麻醉药及掌握麻醉药用量非常重要。

2.难以配合麻醉

局部麻醉、神经阻滞麻醉和椎管内麻醉的实施都需要患者的配合。腹部创伤的患者往往疼痛难忍,如合并循环障碍,多有烦躁不安甚至意识障碍,难以配合麻醉。

3.难以避免呕吐误吸

疼痛、恐惧、休克和药物等多种因素都可使胃的排空延迟,进食与受伤间隔的时间短者,胃内容物存留更明显。麻醉前须明确伤者最后进食与受伤的间隔时间,因为伤后 24 小时内都存在呕吐误吸的危险。因此,对于这类患者都应该按饱胃处理。

4.常伴有不同程度的脱水、酸中毒

失血量多的患者均伴有等渗性脱水,长时间的低血压严重影响机体通过有氧代谢获得能量,使无氧代谢途径加强,酸性代谢产物增多,同时肾脏对代谢废物的排泄和再生 HCO_3^- 的功能受损,必然会出现代谢性酸中毒。

5.低体温

术中输入大量的库存血和液体,大面积的手术野长时间暴露于外增加体热的蒸发,腹腔冲洗等多种因素使得低体温的发生率增加。一旦低体温没有及时的纠正,就会出现凝血功能障碍、酸中毒加重、麻醉药物代谢障碍、苏醒延迟、影响心血管药物的效果、严重的心律失常等不良后果。

(四)麻醉处理原则

(1)术前应给予适当的镇痛、镇静药,但须注意所用药以不使血压下降、不抑制呼吸为前提。对于休克状态的患者可待诱导前经静脉小剂量用药。

(2)采取尽可能的措施避免胃内容物反流和误吸:①术前可靠有效的胃肠减压。②H₂受体阻滞剂(如西咪替丁)的应用,有减少胃液分泌、降低胃液酸度、减轻吸入性肺炎严重程度的功效。③采用快诱导气管插管技术,以保证在尽可能短的时间内控制气道;在保证呼吸道通畅的前提下,选用起效快、不增加胃内压的药物以尽量缩短诱导时间,同时助手指压环状软骨(Selliek 手法)的方法有减少胃内容物反流和误吸的作用。④术前疑为困难气道的,采用表面麻醉下清醒气管插管是避免误吸最安全的方法。⑤苏醒期须待患者保护性反射恢复,完全清醒后拔管。

(3)休克的患者对疼痛反应以较迟钝,只须维持浅麻醉结合肌松药就可完成手术。腹腔探查是应激最强的阶段,可用起效快、作用时间短的丙泊酚加深麻醉。

(4)循环管理是肝脾破裂失血性休克患者术中处理的重中之重。对于低血容量休克来说,补充血容量是抗休克的根本措施。补液的原则是"需多少,补多少"和"缺什么,补什么"。补液量往往要多于估计的失液量,因为休克患者除向体外丢失液体外,还有血管容量的扩大,微循环中血液淤积及失液于"第三间隙"等。具体措施:①液体复苏。理想的复苏液体应能够提供快速的容量扩张,以供给组织灌注,预防或延迟低血容量休克的发生,能维持缺氧细胞的代谢需要同时不诱发剧烈的免疫反应。近年来有人主张在急救时,可以先输入 7.5% 的高渗氯化钠溶液(2～4 mL/kg,不超过 6 mL/kg)。输入高渗氯化钠溶液可以早期提高血液渗透压,减轻细胞水肿、组织水肿和脑水肿,高渗利尿,使失于第三间隙的液体返回血液中恢复血容量,升高血压;改善微循环,高渗状态可使肿胀的血管内皮细胞收缩,毛细血管内径恢复正常,舒通微循环,逆转失血性休克的关键环节,减轻心脏的前后负荷,改善组织灌流;有改善心功能,增加心肌正性收缩力,增快心率,大幅度提高动脉压的作用;还有调节免疫功能而减少由于免疫活性物质释放对组织器官的损伤而改善预后。其他常用的液体有林格氏液、平衡盐液、右旋糖酐、血浆、全血、清蛋白及血浆代用品等。在输液的时机上也要注意活动性出血止住前以输平衡液为主,出血止住后再输全血以节省血源。腹压很高的患者在切开腹膜时可出现血压骤降的意外,应缓慢减压并做好快速输血的准备。②慎用血管活性药和正变力性药物:创伤性失血性休克时体内有大量的儿茶酚胺释放,如再用血管收缩药必然会增加心脏后负荷,减少脏器血流灌注。但如果血压已低到危险水平,且难以一时用输液纠正,则应及时给予血管活性药。对于严重休克晚期伴有原发性或继发性心功能不全或低心排血量者可选用多巴胺或多巴酚丁胺,但慎用洋地黄制剂;降低外周阻力和改善微循环可选用低分子右旋糖酐、酚妥拉明或酚苄明。如果出现有高排低阻型的感染性休克可考虑应用血管收缩药,但应严密监测循环功能的情况下进行。③皮质激素的应用:在创伤应激时肾上腺皮质系统活动增强,肾上腺皮质激素分泌增加。但是由于血浆中结合型皮质醇增加,而起作用的游离的皮质醇相对不足,同时创伤应激状态下细胞膜皮质激素受体受损,使其功效减弱。因而使用大剂量外源性皮质激素能起补偿作用。一般主张早期、大剂量、短程应用。④抗生素的应用:创伤应激状态下全身免疫功能下降、缺血缺氧性肠黏膜屏障作用破坏所致肠源性感染或微生物移位可能是导致难逆性休克或多器官功能障碍综合征重要机制之一。因而主张对严重创伤性失血性休克患者需要应用广谱抗生素,尤其对肠道细菌感染的还要联合应用抗厌氧菌感染的抗生素。

二、上消化道大出血手术的麻醉

上消化道出血是一种常见病、多发病,成人发病率 150/100 000 人。分为 3 类:①食管胃底静脉曲张破裂出血,门脉高压症(20%)。②非食管胃底静脉曲张性上消化道出血,包括胃十二指肠溃疡(50%)、胃癌(10%)、应激性溃疡(10%)和胆道出血(5%)。③原因未明的上消化道出血(5%)。门脉高压症上消化道出血急诊手术的并发症发生率和死亡率均很高,尤其是肝功能 Child C 级患者,文献报道死亡率在 60% 以上,而在出血得到控制,肝功能明显恢复后择期手术死亡率则大大降低,约为 10%。因此,国内外大多数学者不主张做急诊手术,尤其是目前非手术治疗手段和介入治疗技术的发展。一般认为首次大出血量大、凶猛,经积极的保守治疗 12 小时内不能止血者和既往曾有上消化道出血,再次大出血者可考虑手术。

(一)术前准备

不管是什么原因引起的上消化道出血,术前均有不同程度的失血性休克、贫血、代谢性酸中毒,如果是门脉高压症食管胃底静脉曲张破裂引起的上消化道出血,患者多有肝功能不全、低蛋白血症。综合性的抗休克治疗是术前准备的中心环节。在建立通畅的静脉通路的基础上,首先输注平衡盐液、血浆代用品、血浆。如果休克仍不能纠正,血红蛋白<70 g/L 或血细胞比容<25%,应立即输血,使收缩压尽快提升至 10.7~12.0 kPa(80~90 mmHg)水平,对于肝硬化或急性胃黏膜损害的患者应输新鲜血。在大量输液、输血期间应严密监测血压、电解质、动脉血气,及时纠正电解质紊乱(如低钙血症、高钾血症)和代谢性酸中毒。有条件的可监测中心静脉压、直接动脉压或通过 Swan-Ganz 导管监测心排血量等,以指导输液,防止输血输液过快引起急性肺水肿。麻醉手术前应尽量补足血容量以增强患者对麻醉手术的耐受力。血容量补足的临床表现为四肢末端由湿冷、青紫转为温暖、红润;脉搏由快、弱转为正常、有力;收缩压接近正常,脉压

>4.0 kPa(30 mmHg);肛温与皮温差由>3 ℃转为<1 ℃;中心静脉压恢复正常(0.4~1.2 kPa)。

术前有活动性出血者常规禁食、禁饮,采取各种有效措施吸氧,提高氧储备。对于非静脉曲张引起的出血应留置胃管,一方面可以观察活动性出血停止与否,另一方面可以起到胃肠减压的作用,以减少麻醉诱导时反流误吸的发生率。

上消化道大出血的患者有部分(20%)是由于门静脉高压症引起。手术并发症和死亡率与肝功能损害程度密切相关,术前对肝功能的评估就显得十分重要。目前,临床上对肝功能损害程度的评估仍多采用 Child 肝功能评分。对于肝功能明显损害者,只要病情允许术前应积极改善肝功能(给予高糖、高热量、适量蛋白质、低脂饮食并辅以多种维生素)、纠正出凝血倾向(给予维生素 K,输新鲜全血或血浆)、纠正低蛋白血症减轻腹水,如有大量腹水,为改善循环功能和呼吸功能需要多次少量放出腹水。

(二)麻醉选择和麻醉处理

气管插管全身麻醉是上消化道大出血手术麻醉的首选。防止诱导过程中上呼吸道梗阻、窒息、胃内容物反流误吸是麻醉处理的关键。麻醉过程中应注意:①避免在活动性出血没有停止时进行气管插管操作,并备有有效地吸引设备。②术前对气道的评估为困难气道或可疑困难气道者宜施行清醒气管内插管。③施行快诱导插管时采用头低偏向一侧的引流位以便于上呼吸道血液的清除。④继续施行综合抗休克处理,维持循环功能的稳定;加强生命体征的监测,尤其是平均动脉压、中心静脉压、血氧饱和度及动脉血气分析的监测,及时纠正低血压、电解质紊乱、酸碱失衡;大量输液、输血者还要加强体温和凝血功能的监测,采用加温输血、输液,根据凝血功能的异常有针对的应用止血药、血小板、新鲜冰冻血浆等。⑤术前有肝、肾、心、脑等重要脏器功能异常者需要加强器官功能的保护。

三、肠梗阻手术的麻醉

肠梗阻是指由各种原因引起的肠内容物不能正常运行、顺利通过肠道者称为肠梗阻,是常见的外科急腹症之一。由于其病情复杂,变化快,除可导致肠管本身解剖和功能的变化外,还可导致全身的病理生理紊乱,如不及时正确处理,患者常因水、电解质紊乱、酸碱平衡失调、肠穿孔、肠坏死、循环衰竭而死亡。

(一)肠梗阻的病理生理变化

1.局部病理生理改变

(1)肠腔膨胀:肠梗阻发生后,肠腔内因积聚大量的气体和液体而致肠腔膨胀。肠梗阻早期即可出现吸收功能下降,24 小时后不但吸收减少,而且分泌增加,导致肠腔膨胀进行性加重。肠内气体来自:①吞咽的空气;②代谢过程中产生的 CO_2;③细菌发酵后产生的有机气体。

(2)肠蠕动的改变:早期各种刺激的增强而使肠蠕动增加;同时,梗阻近侧肠管为克服肠内容物通过障碍,也使肠蠕动的强度和频率有所增加。随着梗阻时间的延长,局部和全身性的代谢改变加剧,可以出现肠麻痹。

(3)肠黏膜屏障功能减弱:随着肠蠕动的增加和肠腔内积液的增多,梗阻以上平面肠内压增高,肠壁静脉回流受阻,毛细血管和淋巴管淤积,肠壁充血水肿,同时由于肠管局部的缺血缺氧,肠黏膜细胞能量代谢障碍,肠壁通透性增加,液体外渗,细菌及毒素可自肠腔渗入腹腔或进入血液循环。

2.全身性病理生理改变

(1)体液代谢紊乱:体液丧失及由此而引起的水、电解质紊乱和酸碱失衡是肠梗阻时重要的病理生理改变。人体每天分泌的唾液、胃液、胆汁、胰液、小肠液及摄入的液体共 8～10 L,内含有大量的电解质。正常情况下,几乎全部被小肠吸收,仅 100～200 mL 随粪便排出。肠梗阻时引起水、电解质紊乱和酸碱失衡的原因有肠道吸收功能障碍,胃肠道分泌的液体不能被吸收利用,大量的液体积聚在肠腔内,这在低位肠梗阻时更加明显;急性肠梗阻时,患者不能进食、频繁的呕吐造成大量的水、电解质丢失,这在高位肠梗阻时更加明显;肠梗阻时由于肠壁静脉回流受阻,血管通透性增高,液体可向肠腔、肠壁、腹腔内渗出,使液体丢失量进一步加大。

上述这些变化可造成机体严重的脱水、血容量减少、血液浓缩、中心静脉压下降、低血容量休克、电解质紊乱和酸碱失衡。胆汁和小肠液均为碱性,再加之组织灌注不足,无氧代谢增加,容易引起代谢性酸中毒。但在高位肠梗阻时,有时胃液的丢失大于小肠液有可能出现代谢性碱中毒,临床上应综合考虑。电解质紊乱,尤其是 K^+ 的丢失而导致肠麻痹、全身肌无力和心律失常。如果再输入大量的葡萄糖液促使 K^+ 向细胞内转移,从而加重低钾血症。在肠梗阻特别是高位肠梗阻时,有可能出现低镁血症,低血镁常与低血钙并存。如果临床上低钙经治疗得到纠正后,仍有自主性肌肉收缩、震颤或手足痉挛等症状时,应考虑低镁血症。

(2)休克:肠梗阻发生后,如未得到及时正确的处理,大量失水、电解质紊乱、酸碱失衡、血液浓缩、细菌移位及感染中毒均可引起休克。由于机体代偿性调节,早期血压和脉搏的改变可以不明显。但如病情继续发展或者麻醉后,机体的调节功能减退,休克的症状可迅速出现。另外,当出现肠坏死、肠穿孔、发生腹膜炎时,全身中毒症状更为严重,休克可由单纯的低血容量休克发展为混合性休克,最后可导致多器官功能衰竭而死亡。

(3)感染和中毒:肠梗阻时,梗阻以上肠腔内容物淤积,细菌大量繁殖并产生多种毒素,均可透过肠壁进入腹腔,引起严重的腹膜炎和中毒,这在结肠梗阻时更加明显。在梗阻未解除时,由于静脉回流障碍,肠内毒素经血液吸收较为有限,一旦梗阻解除,血液循环得到恢复,肠内毒素可被大量吸收而出现脓毒血症和(或)感染性休克。

(4)呼吸和循环功能障碍:肠腔膨胀、腹腔渗液增多造成腹内压增高,膈肌上抬,腹式呼吸减弱,功能残气量减少影响肺内气体交换,同时妨碍下腔静脉血回流,加上有效血容量的减少,心排血量可明显下降,从而导致呼吸、循环障碍甚至衰竭。

(二)麻醉处理要点

1.麻醉前准备

虽然患者常需尽快手术,但麻醉前仍应争取时间对病情做尽可能详细的了解和评估,以便选择合适的麻醉方法和麻醉药物,对可能出现的意外、并发症采取防治措施。

(1)麻醉前访视:重点询问病史,尤其是对有无心、肺、肝、肾等重要脏器疾病的既往史做必要的追问,对麻醉手术史和药物过敏史进行了解。了解患者最后一次进食时间,只要病情允许,也应适当的禁食、禁饮。术前有效的胃肠减压,对疑有失血、贫血严重的坏死型肠梗阻患者还应做好输血的准备。

(2)纠正水、电解质紊乱和酸碱失衡:内环境紊乱是急性肠梗阻最突出的病理生理改变,应根据患者呕吐情况、病程长短、血液浓缩程度、尿量和尿比重、血电解质等进行综合判断制订输液方案。肠梗阻晚期或绞窄性肠梗阻,因有大量的血浆和血液渗出,尚需补充血浆、血浆代用品和全血。

（3）抗感染：肠梗阻后，肠壁水肿，局部循环障碍，肠内细菌不仅可以迅速繁殖，而且可以移位至腹腔产生感染。有效的广谱抗生素应用是预防和治疗感染性休克的重要措施。

2.麻醉选择

全身情况良好，循环和呼吸功能稳定的患者，包括综合治疗抗休克效果满意的患者，可慎用硬膜外阻滞麻醉。而对于有严重休克、内环境明显紊乱、饱胃、腹胀和呼吸功能不全者，宜选用气管插管全身麻醉。

3.麻醉注意事项

（1）实施椎管内麻醉时应避免阻滞平面过广，以免广泛交感神经阻滞导致血压严重下降。硬膜外给药前加速补充平衡液 $500\sim1\,000$ mL，有益于维持循环稳定。麻醉辅助用药也有潜在呼吸循环抑制的可能。

（2）饱胃患者实施全麻时应谨防反流误吸。

（3）加强生命体征的监测，除常规的血压、心电图、脉搏氧饱和度的监测外，对病情危重者还需进行中心静脉压、动脉血气、电解质等的监测，以指导输血、输液、电解质紊乱和酸碱失衡的纠正。

（4）气管插管全身麻醉时避免使用氧化亚氮，因其可使已增加的肠内压进一步增加，影响肠壁的血液供应甚至导致肠穿孔。有高血钾者禁用琥珀酰胆碱。

4.术后管理

（1）加强监测，如术前合并有休克、电解质紊乱和酸碱失衡者，应继续监测血压、脉搏、呼吸、意识、中心静脉压、尿量、电解质和血气分析。老年患者还需加强心、肺、肝、肾等重要脏器功能的监测。

（2）手术完毕若患者生命体征平稳，水、电解质和酸碱平衡紊乱基本纠正，可于清醒后拔除气管导管送回病房。若全身情况差，呼吸、循环功能不稳定，应带气管导管送 ICU 进一步加强治疗。

（郭　玲）

第五节　肝功能障碍患者麻醉

一、肝功能障碍的病理生理

（一）心血管功能的改变

总的特点为高动力状态，心排血量和循环容量增加、外周血管阻力降低（外周血管扩张），而灌注压、心率和动脉压则正常。动静脉分流增加，动静脉血氧含量差降低及静脉氧含量升高，门静脉血流减少。

（二）呼吸功能及肺循环的改变

肝硬化门脉高压患者红细胞 2,3-二磷酸甘油酸（2,3-DPG）含量升高，导致血红蛋白与氧的亲和力下降，氧离曲线右移，最终引起低氧血症。

（三）血液及凝血功能改变

(1)血细胞的比容由于血容量增加或由于胃肠道出血而下降。

(2)白细胞计数及血小板计数减少,通常与脾功能亢进及乙醇诱导的骨髓抑制有关。

(3)大多数肝硬化患者有凝血功能的改变。

（四）蛋白质代谢的改变

(1)低蛋白血症。

(2)甲胎蛋白重现。

(3)血浆氨基酸含量升高。

(4)尿素合成减少。低蛋白血症,影响麻醉药的体内代谢过程,血中与血浆蛋白结合的药物浓度相对减少,游离药物浓度增多,从而增强药物的作用,所以术中应适当减少药物的用量。血浆氨基酸含量特别是芳香族氨基酸升高,尿素合成减少致血氨增加,是肝性脑病的主要原因。

（五）糖类和脂肪代谢的改变

肝脏是维持血糖的重要器官,肝功能障碍患者易发生低血糖,糖耐量降低,血中乳酸和丙酮酸增多。肝功能障碍时,利用乳酸再合成糖原的能力降低,以致血中乳酸浓度增高。因此,在肝病手术过程中,应注意监测调控血糖水平。

肝功能障碍时脂肪代谢的突出改变为脂肪肝形成和胆固醇代谢障碍。临床上可根据血清胆固醇的含量推测肝功能损害的程度。

（六）激素和电解质代谢的改变

肝细胞功能障碍时,由于激素灭火能力减弱,对机体产生一系列影响。常发生低钾血症、低钠血症及低钙血症。

（七）肝脏解毒功能的改变

药物在体内的分布代谢或排泄发生改变,而易发生药物中毒。

二、术前评估和准备

（一）肝功能评估

Child(1964年)将血清胆红素、腹水、清蛋白浓度、凝血酶原时间及一般状况等5个指标的不同程度,分为3个层次(1,2,3)进行计分,5个指标的最低分为5分,最高分为15分,根据计分的多少分为A、B、C 3级。由于一般状况常不易计分,其后Pugh将肝性脑病的有无及其程度代替一般状况,即Child-Pugh改良分级法(表8-1)。Child-Pugh改良分级法分3级,A级为5~6分,手术危险度小;B级为7~9分,手术危险度中等;C级为10~15分,手术危险度大。

表 8-1 Child-Pugh 肝脏疾病严重程度分级

变量	分值		
	1	2	3
清蛋白(g/L)	>35	28~35	<28
总胆红素(μmol/L)	<34	34~51	>51
腹水	无	少量	较多
肝性脑病(分级)	无	Ⅰ~Ⅱ	Ⅲ~Ⅳ
凝血酶原时间延长(s)	<4.0	4.0~6.0	>6.0

(二)麻醉前准备

1.了解术前情况

(1)精神状态、营养状况、有无严重贫血、低蛋白血症、腹水、胸腔积液、低血容量、电解质紊乱,特别是低钾血症。

(2)有无阻塞性或限制性呼吸功能不全。

(3)心脏功能。

(4)血肌酐、尿肌酐,以及尿液浓缩情况。

2.加强营养

给予高蛋白、高碳水化合物、低脂饮食,口服多种维生素,因胃食欲缺乏而进食量少者,必要时可经静脉途径补充,以求改善肝功能。

3.改善凝血功能

如口服维生素 K_3 或静脉注射维生素 K_1。

4.纠正水电解质紊乱

纠正代谢性酸中毒和低钾血症。

5.补充清蛋白

如总蛋白＜45 g/L、清蛋白＜25 g/L 或白、球蛋白比例倒置,必要时应输给足量的血浆或清蛋白,使血清总蛋白达 60 g/L,清蛋白达 30 g/L 以上。

6.纠正贫血

必要时可多次少量输血,争取血红蛋白＞100 g/L,红细胞在 $3×10^{12}$/L 以上。

7.治疗腹水

应待腹水消退后稳定两周再行手术治疗,必要时手术前 24～48 小时放出适量腹水,以改善呼吸功能,但量不宜过多。

8.麻醉前用药

量宜小,情况差或肝性脑病前期的患者,术前仅给阿托品即可。

三、麻醉选择

不同的麻醉方法各有其优缺点,选用时应根据手术类型,结合患者肝功能不全等具体情况做全面考虑。①局部浸润麻醉和肋间神经阻滞:局麻和神经阻滞对肝脏无甚影响,但局麻药的代谢可能减慢,只要此种麻醉适用于该手术,宜优先选用。②椎管内麻醉:连续硬膜外阻滞适用于许多肝脏外科手术,但要注意凝血功能障碍和血压降低的影响。③全身麻醉:吸入麻醉药用于肝脏手术或肝病的非肝脏手术不应列为禁忌。目前,临床使用的异氟烷、七氟烷、地氟烷代谢率极低,肝毒性作用很小。静脉全麻药丙泊酚和芬太尼也适用于该类手术。④硬膜外阻滞复合全身麻醉两者结合,扬长补短,使麻醉能充分满足手术要求,又避免麻醉药物和手术创伤应激的危害。

四、麻醉管理

(一)保证通气和充分供氧

严重肝病患者往往存在低氧血症,为防止和纠正低氧血症,必须吸入高浓度氧,不宜用氧化亚氮。保证足够的通气,防止二氧化碳潴留。高碳酸血症可刺激交感神经系统兴奋,增加血管阻力,降低肝脏血流。此外,过度通气、潮气量太大、或使用呼吸末正压通气也可使肝脏血流减少。

而呼吸性碱中毒能增高血氨浓度,还可加重低钾血症。将通气控制在适当范围,防止肝脏缺血缺氧造成的肝细胞损害。呼气末正压可减少肝血流,尽可能采用。维持正常通气,保证 $PaCO_2$ 在 $4.0 \sim 5.3$ kPa($30 \sim 40$ mmHg)。

(二)加强循环功能监测

围术期应使肝血流稳定在接近正常水平。大手术或术中出血多的患者,应用有创动脉压和中心静脉压监测。由于肝脏患者对低血压造成的缺血缺氧损害非常敏感,而且有时还伴有肾功能不全,术中出现低血压要及时纠正,但血管收缩药物要尽量少用,也不宜采用控制性降压。

(三)术中补液和输血

术中补液量应充足。严重肝脏疾病患者术中应控制输入含钠液体,晶体液的补充以醋酸林格液为最好,并保证术中尿量达到 1 mL/(kg·h)。对于施行大手术的患者由于术中出血较多,术前要纠正凝血功能障碍,术中出血多应及时输血,而且尽量用新鲜血,因为大量输注晶体液和血容量扩充剂,血液过度稀释,会进一步加重肝组织缺氧和凝血功能障碍。大量输库存血也存在影响凝血功能,并能引起高钾血症。必要时可应用止血药或输入凝血因子和冰冻血浆。应维持正常的血容量和灌注压,血细胞比容≥25%。

(四)其他

长时间大手术可诱发肝性脑病,易被误诊为麻醉作用未消退,应注意鉴别。此外,因为肝脏疾病患者的胃排空延迟,还应警惕误吸的危险性。

五、术后处理

注意以下事项:①麻醉后应密切观察患者的心、肺、肝、肾及其他病情变化,注意血压、心率、呼吸、体温、心电图、血液生化和尿的变化,并注意有无出血或渗血需及时处理,维持呼吸、循环及其他脏器功能稳定。②对切除半肝以上、合并肝硬化、或术前已有肝功能异常者,除术后积极加强保肝治疗外,还应给予适量的血浆或清蛋白。③某些患者可能出现苏醒延迟,应分析原因及时处理。在患者呼吸、循环稳定的情况下,尽早拔管,因为控制呼吸可引起肝血流量的减少。④术后适当给予镇痛药,避免使用对肝脏有损害的镇痛药。硬膜外腔注入吗啡比全身用药量小,加重肝性脑病的可能性也小,可以选用,但对凝血功能异常者禁用。⑤术后应鼓励和帮助患者咳嗽,防止肺部并发症。

六、不同类型的肝病特点及麻醉处理

(一)黄疸

(1)黄疸患者常存在有凝血酶原时间延长,术前应用维生素 K 以提高凝血酶原活性,如同时输给新鲜冰冻血浆,可减少术中出血的危险。

(2)黄疸患者于手术麻醉后,肾衰发生率增高,因而宜在术前、术中及术后保护肾脏功能。

(3)胆盐可引起迷走神经兴奋,易发生胆心反射,可引起心动过缓和心搏骤停,同时胆囊抬高后腔静脉回流受阻及分离暴露胆囊时将横膈上抬,使其运动受限,影响呼吸功能,故主张气管内全麻更为安全,并且密切监测心电图和预防性应用阿托品。

(4)如患者体温超过 38 ℃,但心率超过 120 次/分而血压偏低可能发生中毒性休克。如术中有低血容量、心功能损害或水、电解质紊乱等也应及时处理,防止发生意外。

(二)肝硬化

(1)肝硬化的病理改变是肝细胞坏死、瘢痕形成压迫血窦和门脉小支,使中央静脉变形,减少肝血流供应,故肝脏经常处于低氧状态,因而对低血压、缺氧耐受极差,一旦外加手术出血等损害,就易导致术后实质性肝衰竭。

(2)应及时补充血容量,禁用内脏血管收缩的药物,多巴胺的药量要控制。麻醉药的选择要考虑对肝血流的影响和是否加重肝功能的损害。

(3)严重肝硬化,合并门静脉高压症,病性更复杂,如脾功能亢进、黄疸、腹水、凝血功能障碍、食管静脉曲张破裂出血及肝性脑病等。腹水的患者术中应注意限制盐水摄入,严重腹水影响膈肌运动,术前应放腹水提高肺功能,但应在48小时内进行且需及时补充胶体提高血浆胶体渗透压。麻醉中应辅助和控制呼吸。肝硬化患者的各种凝血因子常不足,如有出血倾向,手术前后应静脉注射维生素K,术中最好输入部分新鲜血。疑有纤维蛋白原减少症或纤溶活性增加的患者,可应用纤维蛋白原制剂或6-氨基己酸。长时间和应激性大手术常继发肝性脑病,易误为麻醉的残留作用,用镇静药时要小心。

(三)肝癌

可分为原发和继发肝癌,一般肝功能尚好,但要注意有无肝硬化的存在。根据肿瘤的大小及是否靠近肝门选择麻醉方式。麻醉中注意以下几点。

1.加强呼吸管理

防止缺氧和二氧化碳潴留,随时注意肺扩张情况。呼吸循环尚未稳定前,不宜过早拔除气管导管。

2.补充血容量

术前应充分做好输血准备,输血要及时且宜用新鲜血,同时补充钙剂。

3.防止气栓

第三肝门即肝静脉进入下腔静脉处一旦撕裂可发生气栓,同时做好各种准备,积极进行抢救。

4.注意保温

因体腔暴露面广,手术时间长,输入大量库存冷血可致体温过低,可于腹腔内灌注热盐水,同时采用加温输血等。

(四)肝脏外伤或肝癌破裂出血

一般都需急诊手术止血,情况较危急,大多处于休克状态,故首选气管内全麻,术中应及时输血维持血压。重度休克者以清醒插管或静脉注射氯胺酮,肌松药快速插管,而后以少量芬太尼、肌松药、低浓度异氟烷维持麻醉。

(五)严重肝衰竭

手术都属于抢救性质,总死亡率可高达78%,如已出现昏迷,则生存率仅为17.6%,麻醉时要注意以下几点。

(1)昏迷患者对中枢神经系统抑制药特别敏感,药物需减量。

(2)患者对麻醉药的耐受性差,心血管系统易遭受抑制,应小量多次注药。

(3)昏迷患者,特别是有胃肠道出血者有误吸的危险。

(4)大量出血及凝血障碍均使病情复杂化,应有动脉压、中心静脉压及尿量等监测,保证静脉通路,及时补充血容量,输血应尽量采用新鲜血。

(5)肝肾综合征患者非常危险,尤应加倍注意围术期保肾治疗的一贯性。

(6)术后继续抢救,气管导管不应过早拔除,以利于继续给氧或机械通气。

(郭　玲)

第六节　急性肾损伤患者麻醉

一、急性肾损伤的病理生理

(一)急性肾损伤

急性肾损伤是一组临床综合征,指突发(1~7天内)和持续(>24小时)的肾功能突然下降。表现为氮质血症、水电解质和酸碱紊乱及全身各系统症状,可伴有少尿(<400 mL/24 h或17 mL/h)或无尿(<100 mL/24 h)。

(二)急性肾损伤分类

分为3类。①肾前性:由低血容量、心功能不全、血管床容积扩大等导致肾血流量急剧减少。常发生于休克、大面积烧伤、急性腹膜炎等。②肾性:包括肾小管、肾小球、肾间质及肾血管疾病。如严重挤压伤、烧伤、持久低血容量性休克、严重感染、误输异型血等。③肾后性:是肾以下尿路梗阻,如肾结石、神经源性膀胱或前列腺疾病等。

(三)急性肾损伤病程分期

1.少尿期

出现少尿(尿量<400 mL/d)或无尿(尿量<100 mL/d)。水电解质紊乱、代谢性酸中毒和氮质血症。肾脏排尿量急剧减少,体内水钠潴留,容易导致水肿,严重者可并发脑水肿、肺水肿和心功能不全。电解质紊乱为高钾血症、低钠血症、低钙血症、高血磷和高镁血症,其中高钾血症的危害最大。氮质血症容易引起中枢抑制和出血倾向。

2.多尿期

尿量每天>400 mL时标志患者进入多尿期,是肾功能恢复的信号。但是由于大量的水电解质随尿液排出,可出现脱水、低钾血症、低钠血症等电解质紊乱。

3.恢复期

恢复期为6~12个月,患者肾功能逐渐恢复。

二、麻醉前评估

(一)肾功能评估

(1)尿量和尿常规:了解每小时尿量及尿pH异常、蛋白尿、管型尿、脓尿等,肾脏浓缩尿的能力最先丧失,如果尿比重<1.018或固定在1.010~1.012,提示已有肾脏功能损害。

(2)相关药物:相关药物包括利尿剂、抗高血压药、钾剂、洋地黄制剂,并且注意有无接触肾毒性物质,如氨基糖苷类抗生素、重金属和放射性物质等。

(3)是否接受过透析治疗:透析的时间安排、方式和效果等。另外,行动静脉瘘透析的患者,注意观察瘘口的感染情况,并在对侧开放静脉通路和测量血压。

(4)血肌酐、内生肌酐清除率。①血肌酐正常值:男性为 80~132 $\mu mol/L$(0.9~1.5 mg/dL),女性为 62~115 $\mu mol/L$(0.7~1.3 mg/dL),血肌酐增高多见于肾性中重度损害。②内生肌酐清除率正常值为 80~120 mL/min。肾前性及早期的肾损害一般不会使血肌酐增高。

(5)同时了解血浆电解质、血气分析、胸部 X 线片和心电图等。

(二)围术期急性肾损伤的危险因素

(1)年龄:年龄越大围术期发生急性肾功能不全的危险越大。

(2)原有肾脏疾病严重程度:内生肌酐清除率在 25~50 mL/min,引起重视,在围术期注意保持肾脏有充足的血供;内生肌酐清除率<20 mL/min 表示肾功能严重的损害,通常需要透析。

(3)心功能不全或进行心脏手术。

(4)高血压、糖尿病、心功能和肝功能不全。

(5)主动脉阻断、粥样斑块栓塞、低血压、血容量不足等造成的肾脏缺血再灌注损伤。

(6)脓毒症和全身炎症反应综合征。

(7)术中需要注射造影剂。

(8)严重创伤增加围术期发生急性肾损伤的危险。

(9)肾毒性药物:肾素-血管紧张素系统阻滞剂(如血管紧张素转化酶抑制剂和选择性的血管紧张素Ⅱ受体阻滞剂)、抑肽酶、非甾体抗炎药;神经钙调蛋白抑制剂如他克莫司;放射造影剂。

三、麻醉前准备

(一)血液透析

血液透析能够纠正术前患者的大部分代谢紊乱,如高钾血症、代谢性酸中毒、钠潴留等,心血管状态和高血压也能得到一定的改善。如果没有透析则会增加麻醉和手术的风险。一般要求术前应该达到血肌酐<130.2 mmol/L;尿素氮<35 mmol/L。急性肾衰竭进行肾脏替代治疗的具体标准:①少尿,尿量<200 mL/12 h;②无尿,尿量<50 mL/12 h;③高钾血症,钾>6.7mmol/L;④严重酸中毒,pH<7.1;⑤氮质血症,尿素氮>30 mmol/L;⑥肺水肿;⑦尿毒症脑病;⑧尿毒症心包炎;⑨尿毒症神经病变或肌病;⑩严重的血钠异常,钠<115 mmol/L 或>160 mmol/L;⑪高热;⑫存在可透析性药物过量。

(二)控制感染

选用对肾功能影响较小的药物有效地控制感染。

(三)稳定循环

补足血容量、纠正贫血、控制心律失常,可适量输入新鲜全血或红细胞悬液。

(四)限制钠、水的摄入量

存在高血压、水肿和稀释性低钠时要限水,但如尿钠 60 mmol/L,血压和水肿得到控制,可适当补充含钠液体。

(五)维持血钾平衡

术前血钾使之下降到 5 mmol/L 以下。可以采用输入高渗糖、胰岛素、钙剂、碳酸氢钠或者透析等方法。

四、麻醉用药

(一)麻醉用药原则

麻醉用药原则:①不宜选用全部部分经肾脏以原型排出的药。②药物经肝脏代谢,其代谢产物要经过肾脏排泄,并有严重不良反应时不宜选用。③禁用肾毒性药物,如氨基苷类抗生素。④注意药物间的相互作用。⑤注意低蛋白血症、体液和电解质紊乱、酸碱失衡等对药物作用强度和作用时间的影响。

(二)麻醉前用药

1.镇静药

可用减量咪达唑仑,戊巴比妥慎用,苯巴比妥由肾排泄,不宜应用。

2.吩噻嗪类

一部分由肾排除,轻症患者可用,重症患者慎用,切忌反复应用。

3.颠茄类

阿托品和东莨菪碱对肾功能的影响很小,但是如反复应用则作用时间延长。

4.镇痛药

吗啡、哌替啶等由肾排出量在 15% 以下,可以使用。

(三)麻醉药和辅助用药

1.吸入麻醉药

吸入麻醉药在体内生物转化后生成的代谢产物几乎全部通过肾脏排除,吸入 50%~60% N_2O,对肾脏无毒性。轻、中度肾功能不全的患者可选用异氟烷、七氟烷或地氟烷。异氟烷麻醉后的无机氟水平只有 $3\sim5\ \mu mol/L$,可以认为没有肾毒性。地氟烷的化学性质较为稳定,遇到碱石灰不分解,实验证明地氟烷麻醉后无机氟的水平$<1\ \mu mol/L$,并且各种肾功能检查并未发现肾损害。七氟烷遇到碱石灰容易分解,其生物转化类似恩氟烷,有实验表明长时间吸入七氟烷血浆中的无机氟可以达到肾毒阈水平 $50\ \mu mol/L$,但是目前还没有证据表明在临床条件下会影响肾功能。

2.静脉麻醉药

硫喷妥钠在血浆中 75%~85% 与清蛋白结合,肾功能不全患者其结合率大大下降,在肾功能不全患者应减量。苯二氮䓬类药特别是地西泮的半衰期较长,在体内容易蓄积,应用时应该减量。

3.肌松药和拮抗药

(1)琥珀胆碱是由血浆假性胆碱酯酶分解,在肾功能不全患者血浆中的假性胆碱酯酶的量也会减少,因而可能有体内蓄积,此外,尿毒症患者肾功能不全患者常有高钾血症应禁用琥珀胆碱。

(2)泮库溴铵 40%~50% 以原型经尿液排出,其半衰期在肾功能不全患者显著延长。阿曲库铵和顺阿曲库铵在体内是通过霍夫曼消除,其半衰期在肾功能不全患者没有任何改变。维库溴铵大约有 30% 经肾脏排泄,其半衰期在肾功能不全患者显著延长,罗库溴铵的半衰期在肾功能不全患者也有所延长。肌松药的拮抗药新斯的明的 50%,溴吡斯的明、依酚氯氨的 70% 由肾脏排出。三种胆碱酯酶抑制剂的消除均慢于肌松药的消除。

4.阿片类药

肾功能不全的患者,吗啡的蛋白结合率大约下降 10%。吗啡完全在肝脏内代谢后和葡糖醛酸结合成为无毒的代谢产物由尿液排出,对于肾功能不全患者给予镇痛剂量一般不会引起长时间的抑制。哌替啶的分布、蛋白结合率和排除与吗啡相似,其代谢产物去甲哌啶能够兴奋中枢神经系统,在大剂量时甚至导致惊厥。芬太尼、舒芬太尼和阿芬太尼的药效动力学和药代动力学在肾功能不全患者和正常人相比没有显著性差异。瑞芬太尼由血浆和组织中的酯酶迅速消除,其药效动力学和药代动力学不会受到肾功能不全的影响。

5.洋地黄

地高辛 72% 左右通过肾脏排除,用于肾功能不全的患者应慎重,最好进行地高辛的血药浓度监测,治疗量>0.8 ng/mL,中毒量>1.8 ng/mL。

6.血管收缩药和抗高血压药

噻嗪类和呋塞米各有 90% 和 70% 由肾脏排除,在肾功能不全患者其半衰期显著延长。对于肾功能不全的患者往往临床医师习惯性的给予大量的襻利尿药,如呋塞米。然而,襻利尿药也可引起肾皮质血管扩张导致从已经缺血的肾髓质内"窃血"。临床证据认为大量应用呋塞米可能造成肾脏损伤。硝酸甘油能迅速代谢,且只有 1% 经肾脏排除。硝普钠由于其中间代谢产物是氰化物限制了在肾功能不全患者的应用,不应长时间给药。肼屈嗪有 15% 经肾脏排除,所以在应用时要谨慎。α受体激动剂能升高血压,同时收缩肾血管而严重影响肾循环。

7.羟乙基淀粉

羟乙基淀粉是临床上常用的人工胶体,目前的研究结果存在一些争议,有研究认为,对于脓毒症的患者大量应用羟乙基淀粉可以增加肾损伤的发生率,增加患者的死亡率,而另外的研究则证明羟乙基淀粉对于肾功能没有明显的影响。有关肾功能已经发生损伤的患者应用羟乙基淀粉是否会加重肾损伤,目前还没有充分的临床证据,但是一般认为应避免应用羟乙基淀粉。

五、麻醉方法和麻醉处理

(一)麻醉方法

1.全身麻醉

静脉或吸入全麻药对肾血流和肾功能的影响较小,全身麻醉可以安全地用于急性肾损伤患者的麻醉。全麻要点包括:①正确选择全麻诱导和维持药物,以及主要不从肾排泄的肌松药;②避免缺氧和 CO_2 滞留;③避免高血压和低血压,维持血流动力学稳定。

2.部位麻醉

连续硬膜外阻滞对肾血流的影响较小,肌肉松弛满意,麻醉效果确定,尤其对并发高血压、水钠潴留的患者,还可以减轻心脏前后负荷。但应严格控制阻滞平面,以防止低血压造成的肾灌流下降和肾小球滤过率减少。伴有明显的出血倾向和尿毒症神经根炎的患者不宜选用。

(二)麻醉处理

1.严格控制输液量

输液量应限制到每天 400 mL,再加上所测得的液体丧失量。对于心肺功能较差的患者应该减慢输注速度,术中应该在中心静脉压监测下。血钠<130 mmol/L 时才可以补充钠盐,禁用人工血浆代用品。

2.输血

出血较多的手术应输血,但最好输新鲜血,防止血钾过高。因为肾功能不全患者血小板减少,毛细血管脆性增加,凝血酶原生成受到抑制,大量输入库血容易引起广泛的渗血。

3.纠正电解质紊乱

低钙、低钠、高钾、高镁和酸中毒对心脏的危险很大,出现高钾可及时静脉注射葡萄糖酸钙,同时静脉注射少量碳酸氢钠,持续高钾血症、血容量负荷过高及高氮质血症则应积极进行透析治疗。

(三)注意事项

1.预防缺氧

急性缺氧可使肾血流减少,出现少尿,肾实质也损害,产生蛋白尿。麻醉中要加强呼吸管理,保证氧合。同时注意间歇正压通气和呼气末正压对于循环和肾血流的影响。

2.满意的镇痛

镇痛必须确切,镇痛不全可使体内释放儿茶酚胺,减少肾血流,加重肾损害。

3.维持肾血流

(1)椎管内麻醉阻滞平面在 T_5 以上时,肾血流量都有一定程度的降低,局麻药中加肾上腺素可以使肾血流减少 25%,并能影响肾滤过率。因此,椎管内麻醉时应该控制平面在 T_5 以下,局麻药中不加肾上腺素,同时适当增加血容量,防止肾血流过低。

(2)维持血压稳定:当血压降至 9.3 kPa(70 mmHg)时,尿的生成停止,如持续低血压,可加重或引起肾功能损害。

(3)慎用缩血管药物:缩血管药在常用剂量时都可以降低肾血流。异丙基肾上腺素具有兴奋肾上腺素 β 受体的作用,小剂量使用可以使肾血管扩张,肾血流量和尿量增加。

4.应用肾功能保护作用的药物

如甘露醇,抗氧化剂(N-乙酰半胱氨酸)和钙通道阻滞剂。

(郭 玲)

第七节 慢性肾功能不全患者麻醉

一、麻醉前用药和麻醉处理

(一)麻醉前用药

慢性肾功能不全患者对中枢神经系统抑制药比较敏感,麻醉前用药应该谨慎。一般要减量或不用。患者胃内容增加及排空减慢,应并用抗胆碱药、抗酸药和组胺 H_2 受体阻滞剂作为麻醉前用药,以防止术中的呕吐误吸。

(二)麻醉选择

尿毒症的患者如果没有进行透析治疗,纠正贫血,降低血尿素氮、肌酐,改善内环境和水电解质、酸碱失衡前,原则上禁止施行择期手术;如系急症手术,只宜施行局麻和部位麻醉。

1.局麻及神经阻滞

该方法适用于短小手术,适当使用辅助用药。

2.硬膜外阻滞

如果没有明显的出凝血功能障碍、血压稳定、无尿毒症性脑病,可以选择硬膜外阻滞。局麻药的用量须减少,因在慢性肾功能不全时,局麻药药效会延长,控告阻滞平面,以免造成低血压和肾血流下降。

3.全身麻醉

选用静吸复合麻醉。麻醉诱导时应注意避免发生恶心、呕吐和误吸。诱导药物的剂量要减少并缓慢注射。异丙酚 1.0～1.5 mg/kg 加咪达唑仑 2～3 mg 是最常使用的诱导方法。依托咪酯0.2～0.3 mg/kg 可用于血流动力学不稳定患者,静脉注射芬太尼、艾司洛尔和利多卡因以减轻气管插管高血压反应的作用。肌松药首选罗库溴铵或顺阿曲库铵,高钾血症患者禁用琥珀胆碱。为保证组织供氧,严重贫血者(血红蛋白<70 g/L)应给予高浓度氧,不用氧化亚氮。

(三)术中监测和处理

1.维持循环稳定和足够尿量

尿量应维持在每小时 1 mL/kg。小剂量多巴胺 1～3 $\mu g/(kg \cdot min)$能维持循环稳定,增加肾脏的血流,有效扩张肾血管。少尿时考虑应用甘露醇或小量呋塞米。

2.呼吸管理

用间歇正压通气时,气道内的压力不能过高,否则会影响回心血量,血压降低致尿量减少。同时要避免过度通气,慢性肾功能功能不全患者长期处于酸中毒状态,过度通气造成低碳酸血症,氧解离曲线左移,加重肾缺氧。

3.输血输液

在中心静脉压监测下进行,维持灌注的前提下施行欠量补液,但是要防止欠量太多造成循环不稳。输血应尽量输新鲜血,大量库血容易引起高钾血症。

4.纠正水、电解质、酸碱平衡

术中应该监测 Na^+、K^+、Ca^{2+} 的浓度,以及行血气分析,了解酸碱平衡情况,并适当纠正。

5.避免使用肾毒性药物

氨基苷类抗生素、非激素抗炎药、第一代头孢菌素(除头孢噻吩)、四环素、两性霉素 B、多黏菌素等药物都有不同程度的肾脏毒性。

二、肾移植患者的麻醉

(一)麻醉前准备

(1)肾移植的患者都属于慢性肾功能不全、尿毒症晚期的危重患者。均有不同程度的贫血、低蛋白血症、水肿、肾性高血压、水电解质及酸碱代谢失衡、凝血功能障碍等。一般要求在术前24～48 小时行透析疗法,以降低麻醉和手术风险。术前应使血钾降到 5 mmol/L 以下,尿素氮降到 7 mmol/L 以下,血肌酐降到 140 $\mu mol/L$ 以下为宜。肾移植手术多为急诊手术,术前准备的时间有限。因此,麻醉前的血气检查就非常必要,特别要注意血钾的水平。

(2)尿毒症患者术前有严重贫血,血红蛋白应纠正到 80～100 g/L。

(3)治疗高血压,包括限制水盐摄入、利尿、应用血管扩张药等。伴有心力衰竭的患者,宜用洋地黄纠正,但是要慎用地高辛。

(4)麻醉前用药:选用东莨菪碱,不用或慎用阿托品;镇静药可选用咪达唑仑,不宜选用巴比妥类药;阿片类可选用吗啡或哌替啶,但要注意防止呼吸抑制。

(二)麻醉选择

1.全身麻醉

下列情况者可以考虑全麻:①供体和受体都有明显的心理创伤。②受肾者血小板功能不全,尿毒症性凝血酶原缺乏,加之受肾者在肾血管吻合时要使用肝素,所有这些都导致患者凝血功能障碍,硬膜外穿刺可能形成血肿,甚至导致患者截瘫。③由于肾移植多为亚急性手术,术前禁食时间有限,为安全起见,按饱胃处理,全麻患者预防误吸,术前应给予 H_2 受体阻滞剂和制酸药。全身麻醉多采用静脉麻醉药诱导,静吸复合麻醉维持。

2.部位麻醉

肾移植可在连续脊麻或连续硬膜外阻滞下进行。连续硬膜外阻滞在无明显凝血障碍、无显著低血容量和无其他禁忌证的情况下均可采用。阻滞平面不宜超过 T_8。局麻药中不加或少加肾上腺素。

(三)术中监测和管理

(1)输液时要注意晶体液和胶体液的比例,在移植肾未恢复功能之前避免输液过多,术中连续监测中心静脉压。

(2)尽可能避免低血压,应维持在较高的血压水平,特别是在血管吻合完毕开放前后的一段时间,应确保血压不低于术前血压的 85%,必要时静脉滴注多巴胺,使移植肾有足够的血流灌注。

(3)严密监测血清钾、钙等电解质及心电图的改变,如有高钾应立刻处理。

(4)移植肾吻合的血管开放前,成人常规依次静脉注射甲泼尼龙 6~8 mg/kg(一般为500 mg)、环磷酰胺 200 mg,甘露醇 250 mL 或呋塞米 100 mg。若血压偏低视情况静脉滴注小剂量多巴胺或适当加快输血输液速度。

(5)移植肾吻合血管开放建立循环后应重新记录尿量,少尿或无尿时可静脉注射呋塞米并密切观察。

(6)术毕麻醉恢复期应注意维持血流动力学稳定,全麻患者待肌松药作用清退,呼吸恢复正常后拔除气管导管,完全清醒后送回病房。

(郭 玲)

第八节 肾脏肿瘤手术麻醉

肾肿瘤是泌尿系统常见的肿瘤之一,肾肿瘤的发病率与死亡率在全身肿瘤中占 2% 左右,在我国泌尿外科恶性肿瘤中膀胱肿瘤最常见,肾癌占第二位,肾脏肿瘤多采取手术治疗。肾脏肿瘤可能会并有其他一些并发症,麻醉实施及管理上更有一些特点。

一、肾肿瘤的发病原因

肾肿瘤发病的原因与吸烟、肥胖、职业、高血压、输血史、糖尿病、放射、药物、饮酒、饮食、家族史等可能有关。吸烟使肾癌的危险可增加 2 倍,肥胖与肾癌发病也有相关性。焦炭工人,石油工人及印刷工人因接触有害化学物质有增加肾癌发病的危险性。

二、肾肿瘤的分类及治疗

(一)肾恶性肿瘤

1.肾癌

(1)肾癌的临床表现及诊断:肾癌又称肾细胞癌,肾癌经血液和淋巴转移至肺、脑、骨、肝脏等,也可直接扩散到肾静脉、下腔静脉形成癌栓。临床表现有血尿、疼痛、肿块及发热,夜间盗汗,消瘦,红细胞沉降率增快,肾功能异常。肾肿瘤压迫肾血管,肾素分泌过多会引起高血压,肺转移引起咯血,骨转移可继发引起病理性骨折,脊椎转移引起神经病变等。诊断依靠上述临床表现,以及超声、泌尿系 X 线片、CT 及 MRI 检查、选择性肾动脉数字减影进行诊断。

(2)肾癌治疗:根治性肾切除是肾癌的基本治疗方法。肾动脉造影常用于手术困难或较大的肾癌,在术前造影和进行肾动脉栓塞可以减少术中出血。肾癌有肾静脉或(和)下腔静脉癌栓的,术前必须了解静脉内癌栓情况决定手术方式。手术切口采用经腰切口,或经腹腔手术,胸腹联合切口。近年来,开展了经后腹膜腹腔镜下行肾癌根治的新方法,对患者创伤小,恢复快。

2.肾母细胞瘤

它是小儿泌尿系统中最常见的恶性肿瘤,临床症状有腹部肿块、腹痛、发热、高血压及红细胞增多症,晚期出现消瘦、恶心、呕吐、贫血症状。早期可经腹行肾切除术。

(二)肾良性肿瘤

1.肾囊肿

肾囊肿内容物为清亮浆液性液体而不是尿液,肾囊肿一般肾功能正常。如果肾囊肿对肾组织压迫并破坏严重时可出现肾功能改变。肾囊肿压迫肾盏、肾盂、输尿管可引起尿路梗阻,如果肾囊肿增大对肾脏功能有影响可采用手术或经皮腔镜微创手术治疗。

2.肾血管平滑肌脂肪瘤

肾血管平滑肌脂肪瘤又称错构瘤,可通过超声,CT 鉴别诊断,较大的肾血管平滑肌脂肪瘤可突然破裂,出现急腹痛,腹腔内大出血,伴有休克症状,须急诊手术切除或介入性肾动脉栓塞。

3.其他肾良性肿瘤

其他肾良性肿瘤有肾皮质腺瘤、肾嗜酸细胞瘤、肾血管瘤等,应考虑部分肾切除等。

三、肾肿瘤手术的麻醉处理

(一)术前评估

术前常规对肾肿瘤患者进行评估,对患者呼吸功能、循环功能、肝功能、肾功能进行相应检查。注意肾肿瘤患者术前有无合并冠心病、高血压、糖尿病、贫血、低蛋白血症,有无咯血、血尿、呼吸系统疾病等情况。常规检查心电图,胸部 X 线片,尿常规,血常规,肝、肾功能,凝血功能等。

(二)麻醉前准备及用药

肾肿瘤手术多为择期手术或限期手术,术前有并发症的应做相应内科治疗,如纠正贫血,控制高血压,纠正低蛋白血症,控制血糖等,术前应用利尿剂,钾制剂的患者应注意纠正电解质紊乱,酸碱失衡。术前适当应用镇静,安定类药物,或麻醉性镇痛药可减轻患者的焦虑及紧张情绪。

麻醉前酌情给予抗胆碱药以减少麻醉中腺体分泌。肾脏手术前应用抗胆碱药最好选用东莨菪碱，因为东莨菪碱在肾排泄之前几乎完全被代谢，而静脉注射阿托品大致 50% 是以原形从肾排泄。长期服用血管紧张素转换酶抑制剂（ACEI）的患者会增加术后肾功能不全的危险性。

（三）麻醉方法选择

肾脏肿瘤手术的麻醉根据手术切口可选用硬膜外麻醉，气管内插管全身麻醉或全麻联合硬膜外麻醉。硬膜外麻醉宜选择 $T_{10\sim11}$ 椎间隙穿刺，向头端置管注药，局部麻醉选择 1.5%～2.0% 利多卡因或0.75%～1.00%罗哌卡因，或以上两种药联合应用。使神经阻滞范围达到 $T_5\sim L_2$，会产生良好的麻醉效果。利多卡因与罗哌卡因都是酰胺类药物，主要在肝脏代谢，仅有少量以原形经肾排泄，有研究证实注射利多卡因或丁哌卡因后，经肾脏以原形排泄的比例分别是 10% 和 16%，因此可安全用于肾功能不全患者的麻醉；为提高椎管内麻醉的满意和减轻术中牵拉反应，术中辅助镇静，镇痛药物，如咪达唑仑 2 mg 静脉注射，咪达唑仑 5 mg/mL 肌内注射；芬太尼 0.05～0.10 mg 静脉注射，或辅助丙泊酚泵注。硬膜外麻醉不仅满足手术要求，而且交感神经阻滞后，肾血管扩张，肾血流增加，在维持较好的血压下有利于肾功能保护。术后还可采用留置硬膜外导管进行患者自控镇痛（PCEA）。非甾体抗炎镇痛药（NSAIDS）如双氯芬酸钠不减少肾血流量，不降低肾小球滤过率，可用于肾脏手术后疼痛治疗，但也有学者执不同观点。

肾癌合并有肾静脉癌栓或上腔静脉癌栓患者，肾上腺手术，老年患者，并存严重心肺疾病，糖尿病患者，凝血功能不良患者宜选择气管插管全身麻醉，或联合硬膜外麻醉。Brodner 推荐在泌尿外科手术中全麻并用硬膜外麻醉可降低应激反应，减少儿茶酚胺分泌，改善胃肠功能，促进患者恢复。全身麻醉药物选择可参考肾创伤手术患者麻醉用药。近年来，腹腔镜肾上腺和肾肿瘤微创手术的开展，在腹腔镜下阻断肾蒂出血减少，效果好，但这种手术也须在全麻下完成。

（四）麻醉中监测

麻醉中常规监测心电图、心率、无创血压、脉搏血氧饱和度、呼气末二氧化碳分压、尿量。实施麻醉时应建立通畅的静脉通路，置入中心静脉导管，监测中心静脉压指导输液量和速度很有必要，有创动脉血压在肾肿瘤手术中应当建立，可及时观察术中血压的瞬时变化，有条件的可做动脉血气监测。

肾癌手术时可能会发生癌栓脱落造成肺动脉栓塞导致严重并发症，因此注意心电监测和呼吸功能监测，维持血流动力学稳定。

（五）麻醉中处理

肾肿瘤手术多采用特殊体位，如侧卧位，侧卧肾垫起位，患者在硬膜外麻醉下采取这种体位多感不舒适，且这种体位对呼吸，循环也有一定影响。因此，硬膜外麻醉时应用辅助药更要注意患者呼吸幅度、频率、血氧饱和度及血压变化。

全身麻醉选用对肾功能，循环功能影响较小的全麻药，术中避免低血压，低血容量。通过已建立的中心静脉导管监测中心静脉压来调整输液量和输液速度，调整好麻醉机呼吸参数维持较好的血氧饱和度和适宜的呼气末二氧化碳分压。

慢性肾功能不全的患者术后肾衰竭发生率高达 10%～15%，因此术中避免低血压和低血容量、保证肾脏血液灌注，术前尿素氮、血肌酐升高预示术后发生肾功能不全可能。肾肿瘤患者，在术中易发生大出血危险，因此，术前应准备好库血，当术中失血量大时注意补充容量和血压维持。

（郭　玲）

第九章

外科常用微创手术

第一节　腔镜乳房皮下腺体切除术

一、概述

(一)手术适应证

1.男性乳房发育症

(1)男性乳房发育症的传统手术方法和手术指征。对于男性乳房发育症的手术指征:①乳腺直径>4 cm,持续 24 个月不消退者。②有症状者。③可疑恶性变者。④药物治疗无效者。⑤影响美观或患者恐惧癌症要求手术者。

(2)男性乳房发育症的腔镜手术指征:男性乳腺发育的标准手术为乳腺单纯切除术,该术式一方面通常会在乳房表面遗留较为明显的瘢痕,严重影响美观;另一方面,如果考虑美观因素行乳晕切口,该切口势必破坏部分乳头乳晕周围血管网,影响乳头乳晕血供,增加乳头乳晕坏死概率。由于以上缺陷,使得部分患者担心手术效果甚至拒绝手术,这种矛盾的心理状况,对患者的身心势必造成严重的伤害。因此,设计一种微创且美容效果满意的手术方式对于男性乳腺发育症具有重要意义。腔镜下的乳房皮下腺体切除在溶脂吸脂的基础上建立操作空间,可应用于各种程度的男性乳房。切除腺体的同时可避免乳房表面的切口瘢痕,有良好的美容效果。对男性乳房发育症病例行腔镜下乳房皮下腺体切除手术选择标准:①术前彩超检查发现乳房内有明确的腺体成分。②乳房最大直径>5 cm,Simon 分级ⅡB级以上,持续 1 年以上者。③术前检查未发现引起乳房发育的直接原因,或行抗雌激素药物及其他药物治疗 3 个月以上无明显疗效。④乳房表面无手术或外伤引起的较大瘢痕。

2.较早期乳腺癌或有乳腺癌的高危因素需行乳房切除者

腔镜乳腺手术的目的是取得更好的美容效果,故早期乳腺癌的腔镜下部分腺体切除术应该应用于乳房相对较小的患者;而对于乳房较大的患者实施腔镜手术时,需要在较厚的腺体中准确切除肿瘤和获得无瘤边缘,在技术上相对困难。

3.良性乳房疾病需行乳房切除者

(1)导管内乳头状瘤病:乳腺的多个中小导管及末梢导管上皮细胞常呈乳头状增生,形成具有纤维脉管束的乳头状结构,这种形态学改变被称为乳头状瘤病。该病以中青年妇女多见,患者多表现为乳头长期或间断分泌,血性浆液或混合性溢液。

由于乳腺导管内乳头状瘤病大多为多灶性,且癌变率较高,诊断明确者以全乳切除为宜。此时腔镜乳房皮下腺体切除应为合适的手术方式。

(2)浆细胞性乳腺炎:PCM 又称乳腺导管扩张症,是一种好发于非哺乳期,以导管扩张和浆细胞浸润为病变基础的慢性非细菌性乳腺炎症。

PCM 的手术方式:①乳管切除术,适应证为单纯乳头溢液或乳晕下大乳管扩张者。②乳腺区段切除术,适用于较大的炎性肿块或肿块局部切除复发者。采用放射状切口,切除炎性包块及周围至少 0.5 cm 正常组织。③病灶切除联合乳头整形术,适应证为 PCM 乳晕旁小脓肿、瘘管合并乳头凹陷、内翻者。

(3)其他良性疾病:症状较重的乳腺增生症,经长期的药物治疗无明显好转,影响工作生活者;较大的叶状肿瘤,行局部切除可能会复发者及其他需行乳房切除的疾病等。

二、腔镜乳房皮下腺体切除术

(一)术前准备

(1)一般术前检查与常规手术要求相同。

(2)伴有可能影响手术的心肺、高血压、糖尿病、严重贫血和凝血功能障碍等疾病者,应在伴随疾病得到控制或改善后实施手术。

(3)通过体格检查和超声、X 线等影像检查精确定位并标记病灶及腺体边界。

(4)排除各种手术禁忌证。

(5)患者及家属签署手术知情同意书。

(6)双侧乳房正侧位照相并作为资料留存。

(二)麻醉及体位选择

由于全腔镜下的乳房皮下切除需要用充气法建立操作空间,充气压力需要在 1.07 kPa 以上才能形成足够的气压,以维持空间的需要,局麻下多数患者不能耐受。在进行良性肿瘤的切除过程中对切除腔隙的充气观察表明,多数患者在局麻下不能耐受 0.93 kPa 以上的气压。因此,全麻是腔镜下乳房皮下腺体切除最合适的麻醉方式。患者取仰卧位,患侧上肢外展,肩关节及肘关节各分别屈曲约 90°,并固定在头架上,调整手术台使手术侧抬高 15°～20°,可根据术中情况适当调整手术台倾斜度以利操作。

(三)溶脂和吸脂

溶脂吸脂是乳房腔镜手术最重要的环节,充分的溶脂吸脂是建立足够的操作空间、完成手术的根本条件。手术开始前先用记号笔标记乳房的边界及手术入路,标出 Trocar 进入的位置。在腋窝、平乳头水平的乳房外侧边缘及乳房外下分别取 0.5 cm 的切口 3 个,切口距乳房边缘约 2 cm。经此切口采用粗长穿刺针在乳房皮下及乳房后间隙均匀注入溶脂液 500～800 mL,良性疾病可适当按摩乳房,使溶脂液充分扩散,均匀分布。10～20 分钟后用带侧孔的金属吸引管(也可直接用刮宫用吸头)经乳房边缘外侧切口插入,接中心负压(压力为 0.03～0.08 MPa),在乳房皮下和乳房后间隙充分吸脂。皮下吸脂时要注意避免吸引头侧孔直接朝向皮肤,避免猛力或暴力吸刮；乳房后间隙吸脂时吸引头侧孔朝向侧方或腺体方向，溶脂时间不足或过长均不利于充分抽吸脂肪。吸脂完成后可于腔镜下检查空间建立情况，如发现吸脂不够充分特别是在 Trocar 进入路径上空间建立不充分，可重复吸脂操作，直至达到形成满意的操作空间。充分的溶脂、吸脂可简化手术操作。溶脂不充分时会增加手术难度，延长手术时间。

溶脂液配制：灭菌蒸馏水 250 mL＋注射用生理盐水 250 mL＋2％利多卡因 20 mL＋0.1％肾上腺素1 mL，按以上比例配成溶脂液。

（四）全腔镜乳房皮下腺体切除手术方法

经前述切口分别置入 3 个 5 mm 或 10 mm Trocar，充入 CO_2，建立操作空间，维持充气压力在 1.1～1.3 kPa(8～10 mmHg)。腋窝 Trocar 为腔镜观察孔，其他两个为操作孔；切除外下部分腺体时为方便操作，可换乳房外下 Trocar 作为腔镜观察孔。经充分吸脂后腺体表面只有 Cooper 韧带和乳头后方的大乳管及腺体与皮肤和乳头相连，而乳腺后间隙只有 Cooper 韧带与胸大肌筋膜相连，另腺体边缘尚与周围筋膜有部分连接。

手术时先将腔镜置入皮下间隙，进行腺体前方的操作，在腔镜监视下用电凝钩切断腺体与皮肤相连的 Cooper 韧带。为避免破坏乳晕皮下的血管网，保护乳头乳晕血供，游离皮瓣到乳头乳晕后方时对于初学者可改用超声刀操作，并于乳晕处以粗线缝合一针。以该缝线垂直向上牵引乳头乳晕，以超声刀分次切断乳头后方与腺体连接的乳管及腺体，完成腺体与皮肤及乳头乳晕的游离。对于能熟练应用微创电钩操作技术的术者可采用电钩完成全部操作。完成皮下间隙的分离切割后，继续进行乳腺后间隙的解离，将腔镜置于乳房外下缘皮下间隙，找到吸脂时建立的后间隙入口。采用电凝钩先切断部分乳房外下缘腺体与边缘组织附着处的筋膜，扩大后间隙入口。于腔镜监视下充分游离乳房后间隙，用电凝钩切断连接腺体后方与胸大肌筋膜的 Cooper 韧带及连接腺体边缘与周围筋膜的组织，直至完成全部腺体与周围组织之间的游离。对于腺体较多、体积较大的患者，可在切断乳房皮下 Cooper 韧带后暂不处理乳头乳晕的大导管。在充气压力的作用下，乳头下导管可起到对腺体悬吊作用，有利于寻找乳房后间隙和切断乳房边缘的纤维组织。术中如遇有较大血管时用电凝或超声刀止血。容易出血的部位主要是乳房内侧腺体边缘，尤其是第二肋间常有较大的肋间血管穿支，此处采用电凝操作时需小心止血。

总结腔镜乳房皮下腺体切除技术要点为：①在腋窝和腋中线后方较隐蔽做切口为 Trocar 入口，且要离开腺体边缘 1 cm 以上，以方便进行外侧腺体边缘的游离。②3 个切口之间的距离应尽量取大一些，以避免腔镜手术器械术中的相互干扰。③建立良好操作空间是顺利完成手术的前提，因此必须通过充分溶脂和吸脂以去除腺体表面和乳房后间隙的脂肪，且维持 CO_2 充气压力在 1.1～1.3 kPa(8～10 mmHg)，以获得良好的操作空间。④切断乳头乳晕下方的腺体及大导管时应谨慎处理，必要时采用超声刀分次操作以避免破坏乳晕皮下的血管网，保护乳头乳晕血供。⑤对乳腺癌的腔镜皮下腺体切除手术除了彻底吸除癌肿表面的脂肪组织，术中还应切取病变表面组织送冷冻切片，确保无癌残留。

（五）腔镜辅助下的乳房皮下腺体切除术

在乳房腔镜手术开展的初期，对于缺乏腔镜手术基础的术者可先进行腔镜辅助手术。腔镜辅助手术可借助于腺体外侧边缘处的小切口 5 cm 左右，采用牵拉法建立操作空间，利用腔镜系统的冷光源进行手术野部位的照明。在较浅的手术部位在直视下手术，在距切口较远的手术部位，直视手术困难时借助腔镜的监视作用，完成较深部位的手术操作。腔镜辅助手术不必进行溶脂、吸脂操作，对体积较小的乳房行腺体切除时有一定的优势。此外，利用腔镜辅助技术还可完成乳房的部分腺体切除手术。Tamaki采用腔镜辅助技术进行早期乳腺癌的腺体部分切除术，采用整形外科专用的短腔镜和牵开器。于腋窝平行皮纹做长5 cm手术切口，常规用电刀分离厚皮瓣。当进行至肉眼直视困难时，牵开器和腔镜由同一切口置入。以肾上腺素生理盐水适量注入皮下，从而控制出血和防止皮肤灼伤。通过切口，使用电剪刀分离并在肿瘤上方形成大的皮瓣。在甲紫标记肿瘤切除范围处切除腺体，肿瘤被扩大切除，同时皮下脂肪和胸大肌筋膜也一并切除。并对切除标本边缘进行冷冻切片检查。如果冷冻切片显示边缘有癌组织残留，则需要扩大腺体切除范围。同一切口，肉眼直视下，常规切除Ⅰ和Ⅱ水平的腋窝淋巴结。切除的乳腺区域用剩余部分的腺体和来自前锯肌的宽蒂皮下脂肪瓣填充，重建乳房。平均手术时间为387分钟，平均出血量486.4 mL。学者分析手术时间较标准方法长，考虑主要原因是起初没有专门的乳腺腔镜手术器材，尤其是没有在切除皮下脂肪组织和乳腺腺体时能够可靠止血的器械。为克服这一问题，最后两例使用了超声刀，从而能够可靠止血。加入肾上腺素的盐水皮下注射对减少出血同样有效。此外学者认为需要合适的腔镜系统来缩短手术时间，在这样的器械辅助下手术时间缩短了20%。

(六)术后观察和处理

(1)术后24小时内密切观察患者生命指征。

(2)定期观察乳头、乳晕颜色变化及血供情况，及时发现缺血及坏死等情况并行相应处理。

(3)引流管持续负压吸引，保持引流管通畅，定期观察并记录引流物的性质和引流量，引流量每天<10 mL后拔除引流管。

(4)适当补液并维持水、电解质和酸碱代谢平衡。

(5)根据病情需要围术期适当给予抗生素及止血药。

(6)恶性肿瘤患者根据乳腺癌治疗原则进行术后放疗、化疗、内分泌治疗等综合治疗。

(7)术后不同时期双侧乳房正侧位照相并作为资料留存。

(七)常见并发症及其处理

1.皮下气肿

当采用CO_2充气方式建立操作空间时，气腔压力过大可能造成手术区以外的皮下气肿，严重时皮下气肿可发展到颈部甚至发生纵隔气肿压迫静脉。手术时应随时注意充气压力，以避免压力过高造成手术区以外的皮下气肿。

2.高碳酸血症

乳腺腔镜手术分离范围和CO_2气腔较大、手术时间长，理论上在开放组织间长时间保持一定压力的CO_2充气可能导致经创面吸收CO_2增多。良好的正压通气可保证体内过多的CO_2排出而不至于发生高碳酸血症。但目前乳腺腔镜手术仍需选择无严重心肺疾病、心肺功能正常患者，同时术中应常规监测，保持动脉血氧分压(PaO_2)及二氧化碳分压($PaCO_2$)等血气指标在正常范围，避免出现高碳酸血症。

3.出血性并发症

术后出血是任何外科手术较常见的并发症。但由于腔镜皮下腺体切除术前应用了含肾上腺素的低渗盐水进行溶脂，术中主要采用电凝或超声刀操作，术中腔镜的放大作用也可及时发现并处理出血，避免遗漏活动性出血点。因此，腔镜手术的术中出血量一般均会少于常规手术，并很少出现术后出血的并发症。术中易引起出血的部位主要在乳房内侧缘的肋间穿支血管，因此在进行此部位操作时要注意对可疑的血管进行确切凝闭止血。腔镜乳腺手术中的血管处理非常重要,乳房切除时一般的血管均可用超声刀直接切断,不需要使用血管夹,但应注意在乳房内上方来自第2、第3肋间的动脉分支较粗,应妥善处理。手术结束后应再仔细检查整个手术区有无活动性出血,防止术后再出血。超声刀的正确使用具有重要意义,可使术中出血明显减少。在切断乳头后组织时注意保护乳头血供,需要注意的是在乳头乳晕后方操作时应保留少量腺体,以保护乳晕皮下血管网,同时也可避免乳头下陷。

手术完成后应再次仔细检查整个手术野,认真止血。必要时进行加压包扎,以防术后出血。术后注意观察引流情况,如术后引流管内持续有鲜红血液渗出,并影响患者的血压时,应果断手术止血,可在原切口打开,插入腔镜,反复冲洗清除积血,找到出血点妥善止血。术后少量的出血可通过引流管注射肾上腺素盐水、加压包扎及止血等措施得到有效处理。

4.皮瓣和乳头、乳晕坏死

皮瓣坏死可因用悬吊法建立操作空间时拉钩过度牵拉损伤或电凝烧灼损伤而致,手术时需特别注意游离皮瓣的厚度和电凝操作时间。皮下全乳腺切除术后发生乳头、乳晕坏死常是因血运障碍引起。术中要特别注意保护真皮下血管网。因此,对于良性疾病的腔镜皮下腺体切除时要尽量保留较厚的皮瓣,而对于乳腺癌手术,既要达到常规手术要求的皮瓣厚度,又要注意保护皮下血管网,避免皮瓣坏死。在良性乳腺疾病行腔镜手术时,亦应掌握适当的皮瓣厚度,尤其是较肥胖的患者宜在腺体表面分离;同时应按术前标定的切除范围分离皮瓣到位或稍超出,然后与乳腺组织一并切除,否则乳腺切除后遗留较多皮下脂肪,术后局部因脂肪堆积而影响外观。在处理乳头乳晕后方的大乳管时,应避免用超声刀或电刀在高功率状态下长时间持续操作,以免引起乳头乳晕部位组织或血管网的损伤。

5.皮下积液

单纯腔镜乳房皮下腺体切除后皮下积液少见,其发生与乳房体积过大,腺体切除后皮肤冗余形成皱褶,引流管无负压、堵塞或过早拔除,以及术野有小出血点持续出血有关。当乳房体积过大、术后有皮肤冗余形成皱褶时,应于包扎时适当调整并固定皮肤位置,并可于皮下放置双引流管。彻底止血,术后确保引流管负压及通畅,选择适当时机拔引流管均可预防术后皮下积液。

6.乳头功能障碍

乳头感觉神经主要由第4肋间神经的外侧皮支支配,皮下腺体切除手术中需要切断该神经,导致术后乳头勃起功能障碍及感觉缺失。但术后经半年以后,乳头乳晕周围皮肤的神经末梢可逐渐长入乳头乳晕,部分恢复乳头乳晕区的感觉。

(任仲喜)

第二节　乳腺癌腔镜腋窝前哨淋巴结活检术

一、概述

现代乳腺癌外科治疗始于 Halsted 提出的乳腺癌根治切除术,腋窝淋巴结清除是乳腺癌根治性切除术的重要内容。腋窝淋巴结是远处转移发生前的一道过滤性屏障,是重要的预后指标;

同时腋窝淋巴结清扫也是确保乳腺癌患者腋窝受到良好控制的手术基础。

(一)前哨淋巴结的检测

1.检测方法

根据使用示踪剂的不同,SLN 的检测方法分为:①染料法;②放射性核素法;③染料和放射性核素联合应用法。

(1)染料法:染料法操作简单、直观实用、费用低廉,不需要特别设备,适合基层医院运用,但该法有一定盲目性,成功率受操作者的技术和经验制约。国外较多采用专利蓝,因其与蛋白结合力很弱,当注射到皮下或乳腺组织之后,会很快进入淋巴管,而很少扩散到周围的组织,这种方法确定 SLN 的成功率为 65%~93%。因国内市场无进口淋巴蓝色染料,目前国内较多采用亚甲蓝。与专利蓝相比,两者在 SLND 的成功率、敏感度和假阴性率等指标差异无显著性,亚甲蓝是其有效、可靠的替代品。也有学者采用活性炭等示踪剂,成功率为 86.8%,但技术尚不成熟。

(2)放射性核素法:放射性核素法操作也较简单,定位准确,费时少,组织损伤不大,但检测设备昂贵。理想的核素示踪剂应有稳定的特性,即局部示踪剂由外周淋巴管网进入淋巴系统,快速达到并大量积聚在第一站淋巴结而不继续穿行进入第二、第三站淋巴结,因此示踪剂颗粒的大小十分重要。美国常用 50~100 nm 或 50~200 nm 的 ^{99m}Tc-硫胶体,而欧洲常用 4~200 nm(95%<80 nm)的 ^{99m}Tc 人血清清蛋白微胶粒。放射性核素法的优点是术前即在腋窝探测到放射性热点,可以更为准确地发现 SLN,术前 ECT 检查更可以发现内乳区 SLN。在术中探测切除 SLN 以后的腋窝放射性核素计数可以进一步确认 SLN 切除的完全性,降低 SLND 的假阴性率。该方法的成功率为 91%~98%,注射的时间为 2~24 小时不等。

(3)染料和放射性核素联合应用法:具有前两法的优点,检测成功率最高,不仅可在术前探测 SLN,还可在术中通过检测切除 SLN 后的手术野确认 SLN 切除的完全性,因而假阴性率低。Cody 等报道 SLND 检测成功率:染料法 81%,放射性核素法 87%,染料和放射性核素联合应用法高达 95%。

2.注射部位

示踪剂注射部位主要有以下几种:①肿瘤表面的皮内或皮下。②乳晕下组织。③肿瘤周围。④肿瘤内或原发肿瘤切除后的残腔周围乳腺组织。乳腺皮内浅淋巴网与乳腺实质淋巴网在乳晕区有丰富吻合,故皮内或皮下注射更易发现 SLN。Shimazu 等报道,乳晕下注射放射性核素示踪剂的 SLND 成功率较瘤体周围注射高。有人认为,乳晕下注射法适合各种不同部位的肿瘤,尤其对外上象限肿瘤,乳晕下注射 SLN 检出率更高。对不能触及的肿瘤,可在超声引导下将示踪剂注射到病变周围、表面皮内或乳晕下。对活检后的患者,应注射到残腔壁周围组织而不是残腔内,但活检可能因影响局部淋巴引流而降低检测成功率,故局部切除范围较大者不宜行 SLND。

3.注射与手术间隔时间

注射与手术间隔时间与肿瘤位置、大小、示踪剂种类、注射部位、注射剂量和容量等因素有关。有机染料注射时间一般在术前 3~15 分钟效果最好。行肿瘤周围注射者,外上象限紧靠腋窝的肿瘤,术前 3 分钟注射;外上、外下、内上象限的肿瘤,术前 5 分钟注射,内下象限肿瘤术前 7 分钟注射,如果采用乳晕下注射,一般于术前 5 分钟左右。放射性核素时间间隔变化较大,注射后 2~24 小时均可行 SLN 的检测。

4.前哨淋巴结的识别

前哨淋巴结常位于腋窝第一水平,约20％患者靠近背阔肌、腋静脉或位于第二水平,或位于乳腺内。①应用染料示踪剂时,先找着色的淋巴管后迅速找到着色的SLN。②应用放射性核素示踪剂时,术者有足够的时间探测到放射性最高的SLN,放射性低于最大值50％的淋巴结不是前哨淋巴结。

(二)前哨淋巴结的病理学检查

SLN的病理学检查分组织学检查、细胞学检查和分子生物学检查3种。病理学检查是前哨淋巴结活检的重要环节,但有一定的假阴性率。准确的前哨淋巴结病理学检查是手术成功的重要保障。

1.病理组织学检查

主要方法有:①术中冷冻切片;②术后连续间隔切片;③免疫组织化学检查。术中冷冻切片可为手术决策提供依据,采用多层切片免疫组化(IHC)检测可大大提高准确率,且假阴性率仅为5.5％。术后连续间隔切片可以更准确地判断SLN的病理状态,但由于此法切片有一定间隔宽度(250～500 μm),故有微小转移漏诊的可能,然而连续切片可以减少漏诊。免疫组化检测可以明显提高微小转移的检出率。常规病理检查阴性的腋窝淋巴结,采用连续切片和免疫组化检查可以发现约20％的淋巴结有微小转移灶。

2.细胞学检查

术中快速印片细胞学检查是一种简单、快捷的检测方法,准确性可达92.1％,假阴性率为10％,假阳性为7.1％,准确性与术中冷冻相近。细胞印片提供的细胞数常常偏少,不利于检测,采用刮片法可明显增加提供的细胞数。细胞学印片联合快速免疫组化染色,不仅可在30分钟内得出结果,既满足术中快速诊断之需求,又可提高准确性。

3.分子生物学检查

目前,采用方法为RT-PCR,由于该法对微小转移的灵敏度好,故检出率高。若再与常规病理学检查或免疫组化染色联合应用,对微小转移的检出率可进一步提高,从而提高分期的准确性。

二、乳腺癌腔镜下前哨淋巴结活检术

腔镜下乳腺癌前哨淋巴结活检术是将现代微创外科技术与前哨淋巴结活检术的有机结合,通过腋下几个微小的切口利用腔镜将前哨淋巴结取出,避免腋下皮肤切口瘢痕,在美观的同时也可防止少数患者因瘢痕致上肢活动受限。因前哨淋巴结多位于肋间臂神经附近,常规前哨淋巴结活检过程中有时在显露过程中损伤肋间臂神经,而腔镜下通过局部溶脂后各解剖结构清晰,能够最大限度保护包括肋间臂神经在内的腋窝各个重要结构。

(一)前哨淋巴结的解剖

1.前哨淋巴管

乳腺癌细胞转移到前哨淋巴结的通道即前哨淋巴管(SLC),有学者对乳腺腋窝前哨淋巴结的引流淋巴管即前哨淋巴管进行了研究,观察乳晕下注射^{99m}Tc硫胶体(SC)以显示SLN及其连接乳晕淋巴管,观察其前哨淋巴管道的解剖起源、数目及方向。经动态淋巴扫描可见^{99m}Tc-SC淋巴闪烁扫描显示多数SLC的起源位于乳晕的上方和外侧缘,也就是横穿乳腺的外上象限,并流向至腋淋巴结,乳腺的大淋巴管从乳晕下区1～2条大淋巴管止于腋淋巴结。其中91％病例显示只有一根淋巴干,9％有两条淋巴干。当必须做乳腺外上象限的切除活检时,为了避免切断该处的SLC,可做乳晕下染色剂注射以显示SLC勿使损伤,以后仍可做SLN活检和淋巴闪烁检查。

在开放性腋淋巴结清扫及腔镜下腋腔淋巴结清扫时均可发现,大部分病例有一条淋巴引流管道止于前哨淋巴结,少部分有两根引流管道止于两组淋巴结,也有部分病例可观察到两根引流管道止于同一淋巴结。

2.前哨淋巴结

前哨淋巴结大多数为 1 枚,少数可有 2～4 枚。前哨淋巴结在腋窝内的位置不固定,但学者观察到多数 SLN 位于肋间臂神经附近,前哨淋巴管有时与肋间臂神经伴行,前哨淋巴结位于肋间臂神经自胸壁穿出后约 2 cm 范围。少部分 SLN 位于上臂与腋窝交界处脂肪组织内,因此分离皮瓣过厚有可能将此处淋巴结遗漏。有研究发现前哨淋巴结在体表的投影位置多位于腋毛分布范围的下端。有多个前哨淋巴结时,常可分为深浅两组,两组淋巴结距离不定,有时可达 4～5 cm。因此,在前哨淋巴结活检时应仔细探查,不能满足于发现 1 枚淋巴结,需术中与 γ-探测仪结合,不放过每一个放射性热点部位。切除的淋巴结在体外以前哨淋巴结探测仪检测确认。

(二)适应证

乳腺癌前哨淋巴结活检仅适用于临床较早期乳腺癌且无明显腋窝淋巴结肿大者。当原发肿瘤＜2 cm 时,前哨淋巴结预测腋窝淋巴结有无癌转移的准确性接近 100%。前哨淋巴结活检指征具体有以下几个方面。

(1)早期浸润性乳腺癌($T_{1\sim2}N_0M_0$),尤其是拟行保留乳房手术者。

(2)单个病灶。

(3)临床触诊淋巴结阴性。

(4)针吸细胞学或穿刺活检明确乳腺癌的患者。

(三)禁忌证

前哨淋巴结活检术对有以下特点患者不宜施行。

(1)有明确腋窝淋巴结转移或较广泛淋巴结肿大融合者,因为如果腋窝淋巴结已经有转移,将可能引起淋巴窦的机械性梗阻,从而导致淋巴流的方向改变,使放射性胶体和(或)蓝色染料引流入其他淋巴结,而得到假阴性的错误诊断。

(2)腋窝皮肤受肿瘤浸润。

(3)腋窝有手术史。

(4)腋窝部位曾行放射治疗。

(5)乳房外上象限有手术史可能阻断淋巴向腋窝引流者。

(6)妊娠哺乳期妇女。

(7)炎性乳癌。

(8)其他不适合行腋窝腔镜手术或前哨淋巴结活检手术者。

(四)术前准备

1.皮肤准备

术区皮肤剃除毛发,注意勿刮伤皮肤。

2.药物皮试

术后适当应用抗生素预防感染。

3.心理准备

向患者详细介绍前哨淋巴结是肿瘤淋巴引流的第一站淋巴结,而理论上此淋巴结首先被累及后才出现其他淋巴结的转移,前哨淋巴结是否转移对肿瘤的分期与治疗方法的选择和预后的估计都有重要作用。使患者明白前哨淋巴结活检的重要性和必要性,并向患者介绍核素的一般知识。

(五)麻醉

采用气管插管全身麻醉,体位采取仰卧位。

(六)体位

平卧位患侧肩部垫高,这样可以更好地显露腋窝。手术时可以根据术中情况变换上肢体位,可将患肢抬高固定于头架上,以充分显露腋尖部淋巴结。

(七)操作程序

1.吸脂法腔镜下前哨淋巴结活检术

(1)根据手术方式和不同肿瘤部位决定手术时机:①拟行全乳切除者,可首先行腔镜下前哨淋巴结活检术,然后行乳房切除,如肿瘤位于腋窝附近则行开放性前哨淋巴结活检。②拟行保留乳房手术者,如肿瘤位于外上象限以外其他象限者,可首先行腔镜下前哨淋巴结活检,然后行局部扩大切除术。如肿瘤位于外上象限,则可先行局部扩大切除,然后行腔镜下前哨淋巴结活检。③拟行皮下乳房切除者,可首先行腔镜下皮下乳腺切除,然后利用乳房切除后的空间向腋下分离寻找前哨淋巴结。

(2)按常规进行消毒铺巾,消毒范围同常规乳腺癌手术,包裹患肢前臂,便于术中变换体位。

(3)注射蓝色染料显示前哨淋巴结能够便于术中寻找淋巴结,国外常用专利蓝,国内常用蓝色染料为亚甲蓝,与专利蓝有相似的效果。注射部位可分为乳晕下注射或肿瘤周围注射,二者均能够较好显示前哨淋巴结。有学者认为在行保留乳房手术时最好行乳晕周围注射,这样手术区视野更清晰。一般注射蓝色染料在注射溶脂液前 $5\sim15$ 分钟或术区消毒以前,注射后轻轻按摩,促进染料向淋巴管弥散。注射量以 2 mL 较为合适。

(4)确定操作孔:操作孔位置与腔镜腋淋巴结清扫术相同,一般腋中线乳头平面下方、背阔肌前缘及乳房外上象限近胸大肌外侧缘,呈三角形。操作孔的位置与患者具体身体情况稍有差异,以有利于器械操作为主,方便腋窝任一位置进行操作。一般以中间的操作孔作为观察孔,放入镜头,其余操作孔与观察孔距离约 5 cm。操作孔选择不当易留下死角,致清扫不彻底。在手术中可根据术中要求,选择任一孔作为观察孔。

(5)前哨淋巴结探测仪定位前哨淋巴结注射溶脂液前以 γ-探测仪确定核素热点,定位为前哨淋巴结所在位置,作为以后吸脂重点部位。

(6)配制溶脂液:腋窝溶脂的效果对腋窝清扫有重要作用,溶脂效果好能显著提高清扫速度,溶脂不满意时腋窝脂肪较多常导致清扫时间延长,因此溶脂液配制也较为关键。溶脂液配制为 0.45%氯化钠溶液约 400 mL $+1\%$利多卡因 20 mL $+1\%$肾上腺素 1 mL。其中低渗溶液主要使脂肪组织膨胀;利多卡因不作为麻醉剂的功能,主要促使脂肪液化,便于吸脂,有学者术中尝试过不加利多卡因,发现溶脂效果明显低于加利多卡因者;肾上腺素起收缩血管局部止血功能。

(7)腋前区注射溶脂液:溶脂液配制完毕后,自定位好的操作孔向前哨淋巴结附近腋前区注入,注射前注意回抽注射器以防止注入血管内。注入量根据患者局部脂肪量的多少决定,注射后局部按摩 $10\sim15$ 分钟,促进溶脂液向周围弥散,充分达到溶脂效果。

(8)吸脂:建立操作空间溶脂后自操作孔处切开,首先以较细的吸脂头吸除腋下溶解液化的脂肪,中心负压吸引或电动吸引器均可。然后以中号刮宫头进行局部液化脂肪吸出,需掌握一定力度。首先吸皮瓣附近脂肪,吸脂层次距离皮肤 0.5～1.0 cm,皮瓣太薄刮挫皮肤易致术后皮瓣坏死,过厚难以显示前哨淋巴管导致寻找前哨淋巴结困难。吸脂过程注意动作轻柔,不要刮挫组织。吸脂范围以建立一定操作空间便于操作即可,不必将腋窝完全显露。

(9)置入 Trocar 0°镜观察腋腔内结构:吸脂建立操作空间后置入 Trocar,可放置 2 个 5 mm Trocar 和 1 个 10 mm Trocar,大的 Trocar 便于将切除的淋巴结取出。注入 CO_2,气腔压力保持在 0.8～1.1 kPa(6～8 mmHg),压力过低操作空间小不便操作,压力过高易致广泛皮下气肿。气腔建立后首先以 0°镜观察腋窝内结构及吸脂情况,吸脂后腋腔在镜下纤维组织形似蜘蛛网。为便于观察以电凝器切断 Trocar 口附近腋腔纤维组织,定位各重要结构的解剖特征,如胸肌边缘、肋间臂神经等,便于寻找蓝染淋巴管及淋巴结。

(10)寻找蓝染淋巴管观察定位腋窝重要解剖结构后,以 0°镜重点观察胸肌边缘及肋间臂神经附近寻找蓝染淋巴管,寻找困难时必要时可切断影响视野的纤维条索,扩大操作空间,注意勿损伤肋间臂神经。

(11)沿蓝染淋巴管寻找淋巴结寻找到蓝染淋巴管后,沿淋巴管走行以电凝器切开纤维脂肪组织,向腋窝分离并逐渐显露蓝染前哨淋巴结。以电凝器或超声刀切除该淋巴结,取出后以探测仪检验是否为核素热点淋巴结。然后寻找是否有其他蓝染淋巴管或淋巴结。切除所有观察到的蓝染淋巴结后以探测仪进行重新检验,观察是否有核素热点存在。

(12)如无蓝染淋巴管则根据探测仪定位寻找淋巴结,如无法找到蓝染淋巴管或淋巴结,可以探测仪进一步确定放射性热点位置,逐步解剖该部位寻找到相应淋巴结,取出后以探测仪验证。

(13)经仔细探查无蓝染淋巴结及探测仪检验无放射性热点后,将切除前哨淋巴结送检术中冷冻病理检查,确定无前哨淋巴结后仔细检查有无活动性出血,并以生理盐水冲洗腋腔,并放置橡胶引流管充分引流。

(14)如病理学检测前哨淋巴结有癌转移,则在此基础上逐步扩大操作空间,行腋淋巴结清扫术。

(15)腔镜下前哨淋巴结活检术后腋下无明显瘢痕,有较好的美容效果,且对上肢活动无影响。

2.气囊扩张法

(1)常规消毒铺巾。

(2)确定操作孔。

(3)注射蓝色染料。

(4)探测仪确定前哨淋巴结位置。

(5)将观察孔切开可容纳示指大小,以血管钳向前哨淋巴结部位做钝性分离,然后以示指伸入扩大并确定操作间隙位置。注意分离间隙勿过深,以距离皮肤约 1 cm 较为合适,否则气囊扩张空间位置较深,皮瓣过厚难以寻找前哨淋巴结。

(6)置入专用扩张气囊,气囊以腔镜气腹机注入 CO_2 或注射器注入空气,逐渐增大压力,扩张操作空间,注入气体约 400 mL 较为合适,注意勿压力过大致气囊破裂。采用气腹机注入气体时可气囊杆置入10 mm 30°镜观察气囊扩张情况。

(7)操作空间建立后其余两个操作孔置入 Trocar,根据术中情况适当扩大操作空间。气囊扩张操作空间方法简便,可减少术后脂肪液化及术后局部皮肤水肿,但腋腔内脂肪较多,如果前哨淋巴结阳性行腋窝清扫时较为困难。

(8)以下操作步骤同吸脂法。

(八)术后常见并发症

1.出血

仅行前哨淋巴结活检,致术后出血可能性小,但淋巴结附近常有较丰富小血管,止血不彻底易出现局部渗血。因此,手术结束后应冲洗腋腔,仔细检查有无小的活动性出血,必要时以超声刀止血处理。术后放置引流观察,如渗血较多,可以适当加压包扎。

2.感染

腋腔手术后如果皮瓣与腋窝组织未粘贴,形成外科传统上的无效腔,易发生感染,经久不愈。因此,为防止感染的发生,放置引流管也是必要的预防措施。

3.腋腔积液

与常规手术相比较少发生,但由于注射溶脂液,出现脂肪液化,有可能出现局部积液,通过术后腋腔放置引流可避免。

4.术区皮肤水肿

因皮下注射低渗盐水,术后术区周围包括乳房外上象限腋下或肩背部皮肤出现程度不同局部水肿,可自行吸收,不需特殊处理。

5.皮瓣坏死

腔镜手术腋下皮瓣坏死发生率较低,但如果吸脂时皮瓣太薄,皮肤有刮挫时,皮瓣需留一定厚度,0.5~1.0 cm,吸脂过度易致皮瓣缺血出现局部坏死。

6.皮下气肿

腋腔充气压力过大时可致腋窝周围皮下气肿形成,一般压力保持在 0.8~1.1 kPa(6~8 mmHg)可以避免。如发生皮下气肿,术后挤压肿胀皮肤将气体排入腋腔,负压吸引排出,少量气体可自行吸收。

7.高碳酸血症

腔镜手术操作空间建立常用的气体为 CO_2,如果持续时间长,有高碳酸血症发生的可能。但前哨淋巴结活检术手术时间短,空间小,发生的可能性小。

8.气体栓塞

较为罕见,理论上存在一定的可能性,因腋腔存在一定的压力,较大静脉血管破裂后大量 CO_2 进入血管,有形成气体栓塞的可能性。如术中不慎出现腋静脉破裂,应立即放气中转手术修补。

(王　昱)

第三节　乳腺癌腔镜内乳淋巴结切除术

一、术前准备

术前应重点了解患者的心肺功能状况,必要时行肺功能检查,以对患者能否耐受单侧肺通气做出准确的判断。包括详细询问过去史,了解患者既往有无罹患肺部疾病和胸部外伤手术史,如是否有过肺结核、胸膜炎、肺炎、胸腔积液、肋骨骨折和血气胸等情况,以判断患者有无胸膜粘连。此外,乳腺癌常规开放手术的术前准备也是不可或缺的,包括胸部 X 线片、腹部彩超,必要时行全身骨扫描或 PET/CT 检查,了解有无全身远处转移。

二、麻醉与体位

腔镜内乳淋巴结清扫术应采用双腔气管插管全身麻醉,插管深度要合适,双腔管侧孔分别对准两侧主支气管开口。插管后应常规检查双侧肺呼吸音,如有呼吸音低,必要时可在纤支镜下插管或调整插管位置。手术时,在夹闭患侧通气道后应严密监测血氧分压和氧饱和度。如单肺通气时血气值偏低,也可经患侧气道侧孔给氧,以维持血气值在正常范围。如患侧肺萎陷不佳,可开放患侧气道侧孔,通过气道吸引、挤压患侧肺或者患侧胸腔充气排出肺内残余气体,使肺萎陷。

三、手术方法

手术时先根治切除乳房和腋窝,冲洗术区后经原根治切口或另戳孔置入穿刺鞘。体位采取对侧斜卧位 15°~30°,患肢弯曲向前上举固定于头架上,以便增大肋间隙,便于操作。手术器械包括腔镜、分离钳、电凝器或超声刀、施夹器、穿刺鞘等,腔镜以斜视镜为好,视野较大,便于调整观察位置。电凝器止血效果不及超声刀,尤其是对肋间血管分支止血欠佳,另外对组织损伤重,在紧邻大血管处操作风险较大。

穿刺鞘的置入位置一般选在腋中线近腋前线的第 3~7 肋间,以血管钳分离肋间隙后置入穿刺鞘,主操作孔与辅操作孔相邻,观察孔位于一端。穿刺孔不能太靠腋后线,否则,易被心脏遮挡视野,尤其是左侧手术时穿刺孔更应靠腋前线。手术步骤:先探查胸腔及肺有无异常,然后找到内乳血管;在靠其根部近无名静脉处剪开胸膜,分离内乳血管根部后予以缝扎或上血管夹后离断;再于第 4 肋间隙分离离断内乳血管,沿内乳血管两侧各 0.5~1.0 cm 剪开胸膜,自胸壁分离内乳血管及其周围淋巴脂肪组织,内乳血管肋间分支应可靠止血。分离完毕后经穿刺鞘取出组织送病检,仔细检查有无出血,冲洗吸净胸腔后放闭式引流管,开放双腔插管;鼓肺后缝闭穿刺孔,手术完毕后接闭式引流瓶;拔除气管插管前再次鼓肺使肺完全膨胀,对出血少、止血可靠者也可不放闭式引流管。

四、术后处理要点

乳腺癌腔镜内乳淋巴结清扫术后处理与传统开胸手术类似,主要应注意预防肺部并发症的发生,要鼓励患者多做深呼吸,协助患者咳痰和排痰,防止出现肺部感染和肺不张。要经常观察胸腔闭式引流管的情况,了解引流管是否通畅,并准确记录引流量。如引流液少,可在术后 24~48 小时内夹管后拔除,拔管后注意观察呼吸音和有无胸腔积液。

(王　昱)

第四节　腹腔镜胆囊切除术

开腹胆囊切除术作为一种有效的治疗胆囊疾病的手段,也给患者在治疗疾病的同时带来了一定的痛苦。使一些患者对手术产生了畏惧心理。随着科学技术的发展,使得一些新型检查设备相继问世,并使得手术技巧不断提高,腹腔镜胆囊切除作为一种微创手术应运而生。包括腹腔镜胆囊切除(laparoscopic cholecystectomy,LC)手术在内的腹腔镜技术,在我国已经得到了迅速发展。LC已经成为胆囊疾病治疗的金标准,LC作为最先开展的微创手术已经逐渐向广大基层医院扩展。

一、适应证和禁忌证

(一)适应证

1.各种类型有症状的胆囊结石

操作者还要根据患者发病情况与次数估计胆囊病变及周围组织粘连程度。

2.静止性胆囊结石

所谓静止性胆囊结石也就是无症状性胆囊结石,这类结石一般较大,直径>3 cm。

3.非结石性胆囊炎

(1)慢性胆囊炎、胆囊壁增厚、胆囊功能不良或无功能者。

(2)急性胆囊炎发病早期2天以内或炎症控制后有手术指征者。

4.胆囊隆起样病变

胆囊隆起样病变又称胆囊息肉样病变,是胆囊黏膜局限性隆起的统称。

(二)禁忌证

随着LC技术的普及,其适应证正在逐渐扩大,禁忌证逐渐缩小,禁忌证包括以下几种情况。

(1)胆囊恶性病变。

(2)由于各种原因形成的胆肠内瘘。

(3)合并急性重症胆管炎。

(4)合并急性坏死性胰腺炎。

(5)腹腔内严重感染。

(6)严重出血倾向患者。

(7)严重肝硬化、门静脉高压。

(8)膈疝。

(9)严重器官功能障碍,不能耐受LC手术患者。

(10)Mirizzi综合征,现在在一些技术与设备完整的大医院,也可将其列为相对禁忌证。

二、术前检查和术前准备

(一)术前检查

1.实验室检查

(1)血常规:了解白细胞、红细胞、血小板计数和出、凝血时间。

(2)尿常规:了解患者肾功能情况,如有异常,应抽血查肾功能。

(3)血生化检查:了解电解质及血糖、肾功能、肝功能。

(4)乙肝、丙肝检查:如果乙肝、丙肝抗原阳性,术中、术后设备应做特殊处理。

(5)年纪较大者(>65岁)或体质差者,应查动脉血气分析或查肺功能。

2.影像学检查及其他检查

(1)胸部 X 线片:了解肺部情况,有无肺部原发疾病。

(2)心电图检查:了解患者心脏情况,如有异常可请心内科会诊,完善术前准备。

(3)腹部 B 超:了解胆囊本身病变情况及与周围关系,使术者在术前对手术的难易程度、手术方式及术中、术后可能出现的一些意外情况有一个大概的估计,术中、术后预防并发症。

(4)口服法胆囊造影:如胆囊不显影或显影差,排空功能差,可能系胆囊炎症重、胆囊萎缩或结石嵌顿、周围粘连严重,手术困难度大。这种方法可受患者胃肠道吸收药物的影响,也可能诱发急性胆囊炎,目前较少应用。

(5)静脉胆管造影:了解胆系情况及胆囊周围情况。

(6)逆行胆胰管造影:为选择性检查,有创伤性,不作为常规检查。

(7)肝胆胰 CT 检查:胆总管下端有结石时,B 超常因气体干扰难以发现,CT 检查很容易发现,且可以根据 CT 情况判断胆囊与周围脏器的关系,对手术的难易程度有一个大概的估计。

(8)胃镜检查:对于年纪较大(>40 岁),有明显消化道症状或大便潜血阳性者,应行胃镜检查,排除胃部疾病,以免术中因漏诊而中转开腹。

(二)术前准备

1.患者心理方面的准备

每一例外科手术不管其手术大小都会给患者在治疗疾病的过程当中带来一定的创伤打击,有一些患者因此惧怕手术,LC 也不例外。由于其开展时间不长,患者对它有这样或那样的担心也不足为怪。因此,应针对患者的具体情况而定,细致地做好思想工作,客观地介绍这一新术式的好处及术中、术后可能出现的各种情况、手术的必要性,消除患者的恐惧、紧张心理,更好地配合手术。

2.生理准备

针对患者的具体情况,调整好患者术前生理状态,使患者术前各项化验值正常或接近正常,达到能够耐受 LC 手术的程度,使患者能够最大限度地耐受手术。

(1)术前支持疗法:病史较长的胆囊炎症患者,由于多次炎症发作消化系统功能减弱,长期低脂饮食或伴有贫血、低蛋白血症、营养不良等,都将影响患者对手术的耐受,降低抗感染的免疫能力,因此,术前就给予支持治疗,年老体弱者更应如此。

(2)术前伴有高血压:血压过高还会使术中出血增多,且不易止血。术后血压波动幅度大,易发生心脑血管意外,是 LC 手术的潜在危险因素。因此,术前应请心血管内科医师会诊,协助治疗,使血压维持在正常或稍高范围,必要时术中请心内科医师监护。

(3)心电图异常或有明确心脏病史者,应请心脏内科医师会诊,术前给予纠正,尽量择期手术。

(4)肺功能障碍者:有慢性阻塞性肺病、哮喘病史者,肺功能测定及动脉血气分析有明显异常患者对手术及麻醉耐受差,应请呼吸内科医师会诊,给予药物治疗。完全控制呼吸道及肺部症状,改善肺功能,使血气指标接近正常范围后,再行 LC 手术。

(5)术前伴有糖尿病:伴有糖尿病的患者,其全身动脉硬化较常见,因患者一般年纪较大,如果控制不好可能累及全身多个脏器,在手术应激情况下易发生心脑肾的并发症,且抗感染能力减低。对糖尿病患者的术前评估包括糖尿病慢性并发症(如心血管、肾疾病)和血糖控制情况,并做相应处理。

(6)肝功能障碍者:在我国肝功能障碍目前多为肝硬化门静脉高压所致,代偿期可耐受手术,失代偿期应给予清蛋白、血浆纠正低蛋白血症,极化液保护肝脏功能,肌内注射维生素 K_1,间断输入新鲜全血纠正贫血,纠正凝血机制障碍。按 Child 分级标准评定肝功能 A 级者可行 LC,B 级者纠正后择期行 LC,C 级者不予施行 LC。

(7)对水、电解质、酸碱平衡紊乱者均应在术前治疗,给予纠正。

三、操作方法

(一)体位

腹腔镜胆囊切除术患者常采取仰卧位,术者站在患者的左侧,第一助手站在患者的右侧,第二助手(持镜者)站在术者的左侧,监视器、录像系统、冷光源、气腹机、电凝器等可以放置在可移动的手术架上,置于患者头部或术者的对侧。此体位患者舒适,操作方便,很少引起患者小腿静脉压迫,目前腹腔镜胆囊切除术多取此体位。截石位:术者与第一助手的站位不变,第二助手站于患者两腿前,这种体位目前较少应用。

(二)CO_2 气腹的建立

用尖刀在脐上或下缘做一长约 10 mm 的切口,切开皮肤和皮下组织,术者与第一助手分别提起脐窝两侧的腹壁,术者右手拇指、示指夹持气腹针,垂直刺入,有突破感后,拔出针栓,滴入生理盐水。滴入的生理盐水很快消失,表示针尖已进入腹腔,接上充气管充气。建立气腹后,即行腹腔穿刺,并留置 4 个套管。术者以巾钳提起腹壁,助手右手握套管锥于手心,拇指紧靠套管,经脐部切口(SU),用腕部压力反复旋转刺入腹腔,当套管锥尖进入腹腔时有明显的突破感,拔除针芯,留置套管,接上气腹机导管,打开气阀,维持腹腔内 CO_2 压力在 1.5 kPa(12 mmHg)。进镜观察,如果能够实施 LC 手术,则可以进行以下 3 个穿刺点:经白线剑突下(SX)4 cm 处,纵向切开皮肤长约 10 mm,在腹腔镜的监视下,一助手的右手握大套管锥,经切口向右下方旋转刺入腹腔退出套管锥;然后分别于右腋前线(AA),右锁骨中线(MC)肋缘下2~4 cm处切开皮肤 5 mm,在腹腔镜监视下将直径 5 mm 的穿刺锥经切口垂直旋转穿入腹腔,拔除锥芯,留置套管。AA 鞘管可插入冲洗器、吸引器或作为牵拉器,MC 鞘管可插入无损伤的抓钳,用于牵拉胆囊,由于此三点的穿刺是在腹腔镜直视下进行,不易引起腹腔脏器的损伤(图 9-1)。

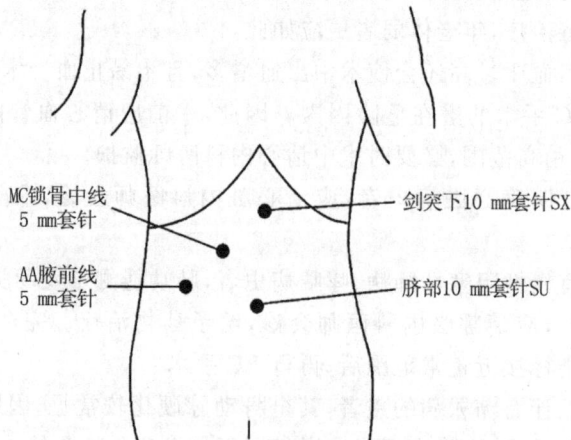

图 9-1 LC 穿刺位置示意图

(三)胆囊切除的具体步骤

胆囊三角的处理与 OC 手术一样,LC 手术分离的关键在于胆囊三角区的处理。

1.胆囊三角的暴露

首先依靠患者体位来显露,头高脚低,左侧倾斜,倾斜角度可根据具体情况而定。术者左手的无创伤抓钳抓住胆囊壶腹部,将胆囊向外上方拉开。助手用无创伤钳杆将十二指肠球部大网膜及部分胃体向脚侧端推开,这样就可以充分显露肝十二指肠韧带和胆囊壶腹的胆囊三角。也可用 10 号丝线将胆囊底部悬吊于前腹壁来加以显露。丝线悬吊不适用于初学者。在形体较瘦的患者,此时的显露可以清楚地显示胆囊三角的各个结构,而在比较肥胖的患者胆囊三角结构看不清,需进一步分离来显示。另外,在手术过程当中,可根据手术需要调节各操作钳的位置。胆囊三角充分显露后,术者以抓钳提起三角前方浆膜,用电钩电灼切开直至胆囊管后方,然后用分离钳分离,向两侧分离显露胆囊管及肝总管。肥胖患者因脂肪堆积,注意勿损伤胆管系统。此时分离应紧靠胆囊壶腹部,先分出壶腹部变细的部位,然后逐渐向胆总管分离,如果电钩钩起的组织有张力,应仔细分清是否为胆囊动脉。游离胆囊管长度为 1.0 cm 左右,显露胆囊管与胆总管的关系。仔细寻找有无变异胆囊动脉及胆管系统。确信为胆囊管后,距胆总管 0.5 cm 处放置第一枚钛夹,在其内侧再放置一枚钛夹,在其外侧相距 0.2 cm 放置一枚钛夹。确信为胆囊管无误后可以在第一枚钛夹外侧剪断。否则留待最后剪断。进行钝性分离时,动作要轻柔,以免损伤胆囊动脉及其分支,引起出血影响手术视野或被迫中转手术。上钛夹时一定要看到钛夹的对端,以免关闭不全造成术后胆汁漏。两钛夹之间一般用剪刀剪断,而不用电钩烧灼,电灼时千万注意勿碰触到钛夹,以免术后胆管坏死,钛夹脱落。

2.分离钳夹切断胆囊动脉

胆囊管处理完毕后,于其上方组织当中分离找到胆囊动脉,分离过程当中,遇到小的出血点可以电凝止血。如果靠近胆总管处出血,在没有看清前切忌盲目电凝止血,电凝时钳夹组织不要过多以免损伤胆总管造成胆汁漏。有条件的地方可用超声刀止血。超声刀对周围损伤很轻。于胆囊动脉近心端置两枚钛夹,远侧端置一枚钛夹,在第二枚钛夹外侧剪断胆囊动脉。注意胆囊动脉有时分前后支,手术分离时若只钳夹了其中前支,分离胆囊床时可造成大出血,有时因此被迫中转手术,对于初学者更应特别注意。

3.剥离胆囊

当胆囊管与胆囊动脉处理完毕后,可以向前、向上牵拉胆囊,用电钩钩起,距肝床 0.3 cm 处浆膜电灼烧,电灼胆囊后方的结缔组织即可游离胆囊。术中可根据手术当中显露情况,顺逆行交替剥离;遇到小的出血可电凝或超声刀止血。注意术中勿弄破胆囊以免污染腹腔。剥离完毕后胆囊床小出血点电凝止血。然后将胆囊床电凝一遍,从而封闭可能存在的迷走胆管,避免术后胆汁漏。如创面有渗血,可于肝下置引流管引流,术后第二天拔除。

4.取出胆囊

如果胆囊结石或肿瘤较小,无须扩大切口,可直接将胆囊由 SX 鞘管取出。术者右手持大抓钳,通过 SX 鞘管进入腹腔,抓住胆囊管处,将其拉入鞘内,将胆囊连同鞘管一起向外拔出。如果胆囊连同其内容物不能拉出,可松开胆囊管,吸净其内胆汁及小结石将其取出。若结石块较大,可将止血钳伸入切口,扩大切口将其取出,或者将结石夹碎取出。如果结石或肿瘤直径>3 cm 也可适当扩大切口,将其取出。

5.冲洗腹腔置引流管

胆囊取出后,重新显露手术视野,胆囊床用生理盐水冲洗,观察有无出血、胆汁漏。腹腔镜胆囊切除一般不主张放置引流管,但放置引流管可观察腹腔内有无出血、胆汁漏。对于初学者应放置。有以下几种情况之一应予放置引流管:急性炎症胆囊及周围组织水肿充血严重或胆囊壁破裂、腹腔有污染者;腹腔内广泛粘连,分离粘连时出血较多且创面大,术后渗出液较多者;萎缩性胆囊或其他原因致切除困难,勉强切除者;胆囊动脉术中未显示清楚。引流管应根据情况放置24小时,此后渗液逐渐减少,于48小时后拔除。

6.解除气腹,缝合切口

以上各操作完毕后,再一次全面检查腹腔,确认无异常。先拔除 MC、AA 两套管,最后拔除腹腔镜。拔镜前观察腹壁各切口有无出血。术后 CO_2 气体尽量放净,以免刺激膈肌引起术后背部疼痛不适,或因 CO_2 过度吸收造成高碳酸血症。两大切口可分别于腹膜、皮下组织各缝合一层,两小切口不必缝合。

(四)腹腔镜胆囊切除术中的中转开腹

LC 对手术设备具有高度依赖,它本身具有诸多优点,也有一定的不足之处。术中由于病变本身或各种设备及操作者本身技术情况而必须行开腹手术者,称为中转开腹。导致中转开腹手术的原因如下。

(1)病变本身非常复杂,术前远未估计到。

(2)术前漏诊、误诊。

(3)患者不能耐受气腹。

(4)术中发生镜下无法操作的并发症。

(5)术中机械故障短时间无法修好。

(6)术者本身技术所限(随着术者操作技术逐渐熟练,由此所发生的中转开腹手术率逐渐降低)。从中转开腹的时限上分为即刻开腹、延期开腹;从中转开腹的原因上分被迫开腹与强迫开腹。要降低中转开腹率、提高手术成功率应做到重视腹腔镜技术基础训练,特别对初学者应加强培训,术中应由经验丰富的上级医师把关;严格控制手术适应证,不能随意扩大手术指征;努力提高 LC 术前诊断水平,患者术前检查一定要全面。

四、并发症及防治

(一)胆管损伤

1.并发症

胆管损伤是最严重的并发症,它可分为以下几种类型:胆管横断损伤;胆管节段性损伤,此类损伤最严重,也是最常见的;肝外胆管撕裂伤;胆管穿孔;胆管部分或全部被钛夹夹闭而闭锁;胆管电热伤;肝外胆管缺血性狭窄。

2.预防

(1)充分显露胆囊及周围脏器,仔细解剖胆囊三角,注意分清胆囊管、肝总管、胆囊动脉的位置关系,注意有无变异的胆囊动脉、副肝管,注意分离胆囊管时不要进入肝外胆管所在区域。

(2)分离胆囊三角时应靠近胆囊管,必要时从胆囊颈部开始变细处分离,对胆囊管没有十分把握,暂时不要先剪断。钛夹夹闭胆囊管时,一定要看钛夹的对侧,以防夹闭不全。

（3）采用变通的腹腔镜胆囊切除术,如果术中胆囊三角解剖结构复杂,为避免损伤胆管,也可行次全切除或大部切除胆囊。

（4）术中胆管造影,对降低术中胆管损伤有一定作用,也可应用腹腔镜胆管超声检查。

（5）操作者应尽快熟悉胆囊切除的各种技术,冷静处理术中突发情况,把握中转开腹时机,尤其是初学者,中转开腹宜早不宜迟。

（二）胆汁漏

胆汁漏也是 LC 术后较为常见的并发症,发生率在 0.14％～0.29％。主要有胆囊管残端漏,由于钛夹关闭不全,钛夹术后脱落,胆囊管术后坏死,胆囊管损伤;副肝管或迷走肝管损伤,副肝管位置异常,迷走肝管较细,术中未充分注意。剥离胆囊时尽量把胆囊后间隙疏松结缔组织保留在胆囊床上,这样可以避免损伤小胆管。处理胆囊管时近胆总管处双重夹闭钛夹,不要用电钩电凝,而要用剪刀剪断。夹闭胆囊管时,注意其后方组织内有无其他管道组织。

（三）术中、术后出血

术中、术后出血主要为胆囊动脉出血,术中仔细分离,找到胆囊动脉,钛夹夹闭其主干,术后仔细冲洗胆囊床及手术区,肝下可置引流管,便于发现与引流。术中胆囊动脉主干出血由于出血多,影响视野,一般要中转开腹手术。术后出血一般较少,可以给予适当止血药物治疗。

（四）胆总管结石

胆总管残留结石是指 LC 术后一年内发现的胆总管结石,常常是 LC 术前检查未查到的结石。术前检查技术越来越先进,其发生率越来越低,一般不需外科治疗,EST 技术应用效果令人满意。

五、临床评价

腹腔镜胆囊切除术(LC)具有创伤小、痛苦轻、恢复快和安全可靠等优点,已经作为外科治疗胆囊炎等良性疾病的首选方法并得到国内外学者的认可。手术死亡率从 0.1％降至 0.019％,胆管损伤从 0.31％降至 0.19％,胆漏从 0.72％降至 0.14％,出血率从 0.15％降至 0.11％,胃肠道损伤率 0.04％。此项数据与同期美国统计结果相似,说明我国 LC 技术已经成熟。目前,国内经验较丰富的单位已将 LC 初期的手术禁忌证逐步纳入相对适应证。关于 LC 术中胆管造影及术后腹腔引流与否,目前多数意见是选择性应用。丰富的胆管外科理论知识、成熟的胆管外科临床经验加上娴熟的腹腔镜外科手术技巧是合格的 LC 手术者的理想条件。前两条是 LC 遵循胆管外科原则的基础,而娴熟的腹腔镜手术技巧是靠规范的专科培训和经验的积累逐步获得的。

（李 政）

第五节 腹腔镜肠粘连松解术

肠粘连松解为一个不定型的手术,各个套管进腹的位置不确定。它要由腹腔内粘连的部位来决定。同其他手术相比第一穿刺孔的进腹更为重要。第一个穿刺孔选择的成功与否将直接导致手术本身的成功与否。腹腔脏器粘连是腹内各种炎症、胃肠溃疡、外伤和手术的后遗症之一,有手术史的患者 100％都会发生肠粘连。粘连不一定会引起梗阻。有腹腔粘连并引起梗阻的患者才都会引起症状。临床上,只有约 30％的腹腔粘连患者会出现症状。常表现为慢性或急性发作性腹部疼痛、腹胀、恶心、呕吐、停止排气、排便。部分患者会发生完全性或不完全性机械性肠梗阻。过去治疗肠粘连主要靠保守治疗,无效时开腹手术治疗,手术不但不易被患者接受,而且术后常导致新的粘连。有时粘连较术前更加严重,甚至导致再次开腹手术。腹腔镜手术可以彻底松解腹腔粘连,并因损伤小、疼痛轻、具有下床活动早、胃肠功能恢复快、创伤小等优点,且术后再形成粘连比率小,并且粘连轻。

一、适应证和禁忌证

(一)适应证
(1)经非手术治疗后已经有肛门排气排便,但肠梗阻症状仍然没有完全解除者。
(2)腹部手术后曾经发作 3 次以上肠梗阻。
(3)粘连性肠梗阻伴有局限性包块,固定在腹部某一部位。
(4)腹部手术慢性腹痛,反复发作。
(5)有腹部手术史的单纯性粘连性肠梗阻,无明显腹胀或仅有轻、中度腹胀。
(6)平时无粘连症状,但剧烈活动或体位变动后,立即出现严重疼痛者。

(二)禁忌证
(1)严重出血倾向,心肺功能不能耐受手术。
(2)严重腹胀的患者,因肠壁高度水肿,肠腔高度扩张,缺乏手术空间。
(3)多次因肠粘连而开腹手术再次发生肠梗阻者,粘连广泛,镜下无法松解,需中转开腹处理。
(4)腹腔粘连局部尚有明显炎症充血征者。
(5)粘连带的一端为肠管、胆囊、膀胱等中空脏器者,应特别慎重选择。

二、术前准备

(一)前提条件
肠粘连松解术对手术者要具备使用超声刀、电刀、剪刀、分离钳进行分离、腹腔内缝合、打结技术。

(二)麻醉
最好选用气管内插管全身麻醉,估计粘连轻、腹胀轻也可选用持续硬膜外麻醉。

(三)术前准备
与一般开腹手术基本相同,常规胃肠减压减轻腹胀利于手术操作。全麻患者常规插导尿管。首先对患者肠粘连情况做一个基本估计,可根据上一次或几次手术的部位、手术的原因、术后有无腹腔感染来估计肠粘连部位。根据患者的症状、体征来估计梗阻的严重程度。

三、操作方法

大多数病例第一个切口可选择在脐上缘或下缘。如果术前估计脐下腹壁与大网膜或肠管有粘连(如脐处有手术瘢痕,则多数情况有粘连),则需改从其他部位放置第一套管针。气腹针要缓慢插入腹腔。遇落空感后立即回抽,观察有无血液或者肠内容物。如有则需拔出气腹针重新选择穿刺点。如无则按常规建立气腹,压力通常保持在 1.3～1.6 kPa(10～12 mmHg)。

如果通过脐部建立气腹失败,就要用 Veress 针在远离上次手术切口,估计无粘连处进针或者直接切开皮肤至腹膜,进腹腔镜套管。左腋前线第 9 肋间穿刺也可,这个位置很少有粘连,并且腹膜紧贴在肋骨正面,故很少引起皮下气肿。建立气腹后,在左肋缘锁骨中线置入 5 mm 或 10 mm 套管,从这个位置置入腹腔镜可以看到腹腔全景。如果脐部穿刺点有广泛粘连,可予以松解,以便利用脐部放置套管。如果前次手术在左上腹,该穿刺点可选在右上腹相应部位。也可由此直接切开皮肤至腹膜直接放置操作套管。

如果经脐部穿刺成功,建立了气腹,而脐周有粘连存在,则首先需要进行松解。如果这些粘连延伸到脐平面上方,那么可根据腹腔镜探查的情况在粘连最严重的部位上方另加切口,插入腹腔镜。

在腹腔镜直视下插入其他套管,用超声刀或电刀分离网膜粘连,此时的分离最好用超声刀,因电刀有时易伤及肠管。如果粘连累及小肠或者小肠与网膜粘连绞合在一起,需要用肠钳牵引或借助于小肠上方的牵开器使肠管形成一定张力,用分离剪或超声刀分离。小肠段分离后,如果有浆肌层破裂,可用 3-0 可吸收缝线进行横向浆肌层缝合修补,此时因肠管水肿、质脆故对打结缝合技术要求较高。

术中即使最轻微的出血,也需要立即控制。必须进行细致止血,以便为后面的手术过程创造有利条件,确保下一步操作不被出血妨碍。如果血管损伤,应将腹腔镜适当后退,以防出血涌出涂在镜头上,不要盲目钳夹止血,电凝止血最好应用超声刀。

如果患者曾经有过肠梗阻发作,需要明确找到形成梗阻的部位,并将其粘连解除。和开放手术一样,寻找扩张与非扩张的交界处常常是肠管梗阻的部位。有时在腹腔镜手术中偶然发现肿瘤、转移癌、肠扭转、内疝、肠套叠等疾病,可根据术者的腹腔镜操作技术及仪器设备情况进行腹腔镜处理或中转开腹手术。

四、并发症及防治

(1)术中未发生损伤,术后患者肛门排气后可拔出胃管,进清淡流质饮食。早期下床活动以促进肠蠕动恢复,早期下床活动可减少术后再粘连的机会。

(2)如果术后出现腹膜炎症状,必须想到有术中损伤肠管的可能。可以再进行腹腔镜探查修补,宜早期进行,时间拖得太长易导致腹腔镜修补失败。术后有腹腔脓肿形成者,可在 B 超引导下经皮穿刺抽出脓液置管引流。

(3)小肠广泛粘连者,套管穿刺时可损伤粘连的肠管,一经发现即应用 3-0 可吸收线缝合修补。如果技术条件限制或初学者无法完成腹腔内肠管修补也可将附近部位穿刺口扩大到 2~3 cm,拖出损伤肠管后,在体外将肠管进行修补后再放回腹腔。

(4)大肠损伤常发生于直肠、乙状结肠或陷窝深处。累及肠壁全层缺损需进行修补。可在腹腔镜下修补,或中转开腹手术修补。如果粪便广泛污染腹腔,应考虑中转开腹手术修补,必要时需行近端肠管造瘘。因此,肠粘连松解术前均应进行必要的肠道准备。

(5)延迟性肠道损伤可来自术中发现的创伤性小穿孔,也可源自热损伤。极少数是由于肠道血运障碍或因肠系膜静脉血栓形成局部缺血、瘀血性坏死所致。热损伤造成的肠穿孔常在术后 4~10 天出现腹膜炎症状而创伤性穿孔常在术后 24~48 小时内出现相应症状和体征。

(6)为预防术后再次粘连,除早期让患者下床活动外,术中也可置入腹腔内生物蛋白胶等防止肠粘连药物。大量腹水患者很少形成粘连,术中无肠管破裂者术后适当灌入生理盐水,3~5 天后于腹部引流管放出,以此来预防再次粘连发生。

(付 强)

参 考 文 献

[1] 马清涌.外科学[M].郑州:郑州大学出版社,2021.

[2] 郑树森.外科学[M].北京:中国医药科技出版社,2020.

[3] 袁晓兵.外科学[M].北京:中国医药科技出版社,2021.

[4] 许斌.外科学 第2版[M].上海:上海科学技术出版社,2020.

[5] 周茂松.现代临床外科学[M].西安:陕西科学技术出版社,2021.

[6] 赵继宗.神经外科学[M].北京:中国协和医科大学出版社,2020.

[7] 刘志宇.泌尿外科微创诊疗技术[M].郑州:河南科学技术出版社,2018.

[8] 肖强,张晋,范慰隆.现代临床外科学[M].昆明:云南科学技术出版社,2020.

[9] 曹新福.普外科微创手术学[M].汕头:汕头大学出版社,2019.

[10] 李鹏.外科学[M].长春:吉林大学出版社,2020.

[11] 田崴.实用外科与麻醉[M].长春:吉林科学技术出版社,2020.

[12] 刘龙,刘艳,刘国雄.外科学[M].昆明:云南科学技术出版社,2020.

[13] 孙君隽.新编麻醉技术与临床实践[M].开封:河南大学出版社,2021.

[14] 赵继宗,江涛.颅脑肿瘤外科学[M].北京:人民卫生出版社,2020.

[15] 刘玉军.当代外科学新进展[M].长春:吉林科学技术出版社,2020.

[16] 李文东.现代临床外科学新进展[M].北京:金盾出版社,2020.

[17] 陈国强,孙增勤,苏树英.微创外科手术与麻醉 [M].郑州:河南科学技术出版社,2021.

[18] 闫荣业.现代临床外科学[M].天津:天津科学技术出版社,2020.

[19] 董家鸿.精准肝脏外科学[M].北京:清华大学出版社,2020.

[20] 李森恺.整形美容外科学[M].北京:中国协和医科大学出版社,2020.

[21] 江志鹏,李亮.实用腹股沟疝外科学[M].北京/西安:世界图书出版公司,2020.

[22] 刘英男.现代骨外科显微外科学[M].开封:河南大学出版社,2020.

[23] 刘志宇.泌尿外科学 高级医师进阶 副主任医师/主任医师[M].北京:中国协和医科大学出版社,2020.

[24] 范巨峰,宋建星.麦卡锡整形外科学 美容卷 翻译版[M].4版 北京:人民卫生出版社,2021.

[25] 李青峰.整形外科学[M].北京:人民卫生出版社,2021.

[26] 周辉,肖光辉,杨幸明.现代普通外科精要[M].广州:广东世界图书出版有限公司,2021.

[27] 李洋,任伟刚,李旋峰.新编实用外科学[M].昆明:云南科学技术出版社,2020.

[28] 赫赤,宗晓菲,王昭安.现代麻醉与临床实践[M].北京:中国纺织出版社,2021.

[29] 莫国贤.当代胆囊外科学[M].北京:科学技术文献出版社,2020.

[30] 卢丙刚.外科疾病临床诊疗与麻醉[M].北京:科学技术文献出版社,2020.

[31] 刘钊.肝胆胰脾外科学[M].哈尔滨:黑龙江科学技术出版社,2020.

[32] 赵炜煜.实用临床普通外科学[M].哈尔滨:黑龙江科学技术出版社,2020.

[33] 梁文勇.现代临床外科学[M].长春:吉林大学出版社,2020.

[34] 段建华,刘亚北,刘玉召,等.关节松解联合肌腱松解术对断指再植术后近指间关节僵硬的治疗效果研究[J].齐齐哈尔医学院学报,2021,42(21):1883-1887.

[35] 王锐,尚静,李雪石.腹腔镜根治术对老年结直肠癌患者凝血因子、胃肠道功能及肿瘤标志物的影响[J].血栓与止血学,2022,28(5):822-824.

[36] 张雨.腹腔镜与开腹穿孔修补术治疗胃十二指肠溃疡急性穿孔患者的效果比较[J].中国民康医学,2021,33(1):132-133,136.

[37] 谢朝云,蒙桂鸾,熊芸,等.胃十二指肠溃疡急性穿孔患者手术部位感染相关因素分析[J].西北国防医学杂志,2021,42(1):36-42.

[38] 董备,黄文起,林光耀.MRI 常规序列结合 DWI 在诊断直肠癌侧方淋巴结转移中的应用[J].中国 CT 和 MRI 杂志,2022,20(1):171-172,188.

[39] 王连忠,沈慧欣,段荣欣.腹腔镜修补术治疗急性胃十二指肠溃疡穿孔的疗效评价[J].微创医学,2021,16(1):63-65,86.

[40] 廖声潮,龙飞,莫凯,等.手术治疗颅内黑色素瘤的临床疗效观察[J].中华神经外科杂志,2021,37(3):295-297.